内 容 提 要

本丛书共6集，第1、2集主要收录第一批国家名老中医146位的1850例医案，第3、4集主要收录第二批国家名老中医142位的1884例医案，第5、6集主要收录第三批国家名老中医和部分前两批国家名老中医及中医博士生导师共146位的1438例医案。6集共收录434位名中医的5172例医案。

本丛书特点：①所选名中医在全国有广泛影响，极具权威性。②各集内对名中医均按行政区划和军队分类编排。③每一医案均由名老中医自己亲自选定，真实、可靠。其中一部分名老中医现已作古，因此所收医案尤为珍贵。④每一医案后均有按语，或为名医自己所撰，或由后人、门徒所加。⑤每位名中医的医案后都有编者评注。该评注均系本丛书主编、副主编所撰，因他们长期从事中医临床工作，具有较高的学术水平。评注以简洁的语言，高屋建瓴地概括了该名中医的学术思想和诊疗特点，结合所选医案予以剖析，每能抓住名中医的学术精髓，突出要点，对读者有所启迪。⑥每集正文后附有该集的病名病证索引，第6集书末附有丛书总病名病证索引，以便读者查阅。

本丛书对提高中医各科各级临床医生诊疗水平有较大的参考价值，如能细心品读，反复钻研，掌握精髓，那他距离名医的目标也就不远了。应该肯定，这套丛书的出版，对名老中医诊疗特色的继承和诊疗经验的抢救有特殊意义。

中国现代名中医医案精粹

第6集

主　编　王永炎　陶广正
副主编　杨晋翔　崔京艳
　　　　王亚芬　李　琴
　　　　赵宜军
编　委　王永炎　陶广正
　　　　杨晋翔　王亚芬
　　　　李　琴　崔京艳
　　　　赵宜军　王学华
　　　　张晨光　宋计敏

人民卫生出版社

图书在版编目（CIP）数据

中国现代名中医医案精粹．第6集/王永炎等主编．—北京：人民卫生出版社，2010.12

ISBN 978-7-117-12538-3

Ⅰ．①中… Ⅱ．①王… Ⅲ．①医案—汇编—中国—现代 Ⅳ．①R249.7

中国版本图书馆CIP数据核字（2010）第013255号

中国现代名中医医案精粹

第6集

主　　编：王永炎　陶广正
出版发行：人民卫生出版社（中继线010-59780011）
地　　址：北京市朝阳区潘家园南里19号
邮　　编：100021
E - mail：pmph @ pmph.com
购书热线：010-67605754　010-65264830
　　　　　010-59787586　010-59787592
印　　刷：北京铭成印刷有限公司
经　　销：新华书店
开　　本：787×1092　1/16　印张：37
字　　数：947千字
版　　次：2010年12月第1版　2023年1月第1版第8次印刷
标准书号：ISBN 978-7-117-12538-3/R·12539
定　　价：75.00元

出版者的话

继承和发扬我国古代医药学遗产，是当今中医发展的主要方向；传承当今名老中医鲜活的临证经验，是发展中医的坚实基础。中医几千年的发展史，从某种意义上讲也是众多中医名家的成才史，而众多的中医名家的学术思想与临床经验，在中医发展中又起着举足轻重的作用。

历代中医医家都非常重视医案的整理和编撰工作，这些医案是历代中医学家灵活运用中医理法方药治病救人的真实记录，其中蕴藏着许多新发现、新创造、新见解。因此，学习名家医案是中医师提高临床诊疗水平的重要途径之一。

我社历来重视名老中医经验的整理出版工作，建社 57 年以来，我社出版了大量的中医名家的学术著作和医案、医论、医话等。自上个世纪 70、80 年代，我社先后出版了《蒲辅周经验集》、《蒲辅周医案》、《岳美中医案》、《岳美中医话》等老一辈名老中医的临床经验，其中《蒲辅周医案》、《蒲辅周经验集》还是在周恩来总理的亲自关心下整理出版的。90 年代至本世纪初的这 10 年，我社规划出版了大量的著名老中医经验集，尤其是国家三批名老中医的著作是我社策划组织出版的重点。如："十五"国家科技攻关计划"名老中医学术思想、经验传承研究"课题结题后，我们策划出版了《当代名老中医典型医案集》系列，分内科(上、中、下)、外伤科、妇科、儿科、五官科、针灸推拿等 8 册出版。此外还有《全国著名中医经验集丛书》、《现代名医证治丛书》等。这些名老中医经验著作的出版，对传承名老中医经验发挥了积极的作用，在读者中产生了很好的影响。

当代中医名家辈出，而由卫生部、人事部、国家中医药管理局评选的全国三批名老中医，是众多名医中的佼佼者。他们分布在全国不同地区，倾心为患者服务，成就了现代中医的辉煌。

本丛书 6 集共收录 434 位全国三批名老中医的 5172 则医案，按行政区划和军队分类排序。本丛书的编写由著名中医大家董建华、王永炎两位院士发起，先后向全国第一、二、三批名老中医发出征文，请他们将在临床中看病最拿手的医案整理出来，将医案中蕴含的诊疗思路和治疗方法总结出来，为当代医生提供借鉴。这些受邀的名老中医遂将其毕生积累的临证精粹予以总结，不少人亲自整理了自己的诊疗医案，分析其机理，探讨用方用药奥秘。

与其他同类名医医案、经验集不同的是，本丛书的医案多出自名医本人之手，为第一手资料，可信度高。这些医案就像一个个鲜活的患者呈现在我们面前，名老中医带领着读者一步一步诊治患者，思考分析，判定实践。年轻的中医医生能沿着这条被名医引领的路不断走下去，潜心研究，用心实践，那他距离成长为名医的目标也就不远了。

整理与出版名老中医经验是中医发展的必由之路，在中医发展中起着助推器的作用。我社将一如既往地做好名老中医经验传承的出版工作，为中医学术的进一步发展，为中医临床水平进一步提高，为培养造就更多的中医名家，出版更好更多的作品。

人民卫生出版社
2010 年 8 月

编者说明

中国医药学是一个伟大的宝库，中医医案则是这个宝库的重要组成部分。据不完全统计，深具影响的中医医案著作载于《中医联合图书目录》者约有360多种，未经收入《中医联合图书目录》的近现代名家医案著作更是难以计数。无疑，这些医案著作都是研究中医学的宝贵财富，也是研究中医学的真凭实据。

在著名中医专家、教授董建华院士倡导下，由王永炎院士等中医专家群体编纂的《中国现代名中医医案精华》连续出版了1～6册之后，深受广大中医工作者青睐，并在海内外产生了较大影响，因此又精心编写了第7～9册。但由于北京出版社改制，不再出版医学书籍，却又难以割舍这部由高层次中医专家群体编纂的、在社会上颇有影响的长销书，几次请作者耐心等待其出版社"研究"，以致一拖再拖延误了两年。最后还是忍痛割爱出具证明放弃版权。

本丛书转由人民卫生出版社继续出版后，出于全面考虑，将该书书名改为《中国现代名中医医案精粹》，并将已经出版的前6册重新厘订、整理，交由人民卫生出版社统一规划刊印发行。将原来的32开本换成16开本，改原计划的共9册为6集，将原第1～6册合并为新丛书的前4集，新编的第7～9册改为新丛书的第5、6集，所有医家的肖像分别放置在每位医家生平传略的右上角，使读者在研读名医医案之前既可以了解医家的生平传略，又可以一睹著名医家的风采。

编　者

2010年6月26日

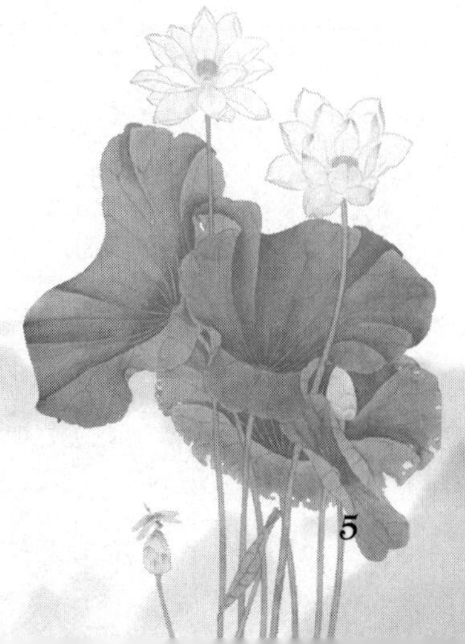

崔序

（《中国现代名中医医案精华》序）

中国医药学是一个伟大的宝库，是一门具有独特理论体系和丰富临床经验的科学。几千年来，中医药学对中华民族的繁衍昌盛，作出了重大贡献。早在唐代，中国已经成为亚洲医药学的中心，对亚洲和世界医学的发展曾经产生过深远的影响。新中国成立以来，在继承的基础上，中医药学又取得了许多重要的科研成果，对世界医药学的发展起到了积极的促进作用。近年来，中医药学在国际上的影响越来越大，不少国家出现了"中医热"；世界上一些知名的科学家认为，中医中药可能给生命科学带来新的突破。欧美和东南亚的许多国家，都加强了对中医中药的研究，某些课题已经取得一定的成果。对于中医中药发源地的中国来说，振兴中医中药事业，造福全人类，更是一项义不容辞的历史使命。

具有高深的中医理论、独到的学术思想、丰富的临床经验的名中医，是中华民族的宝贵财富。整理、继承、发扬他们的学术思想和实践经验，是振兴中医的重要内容之一。董建华教授率北京中医学院的几位门人，致力于振兴中医事业，将 23 个省、市、自治区的和人民解放军系统的共 146 位著名中医专家的医案精华汇集在一起，编辑成《中国现代名中医医案精华》一书，这对继承我国传统医药学的丰富遗产，整理和发扬现代名中医的诊治经验，无疑是一种有益的贡献。

我期望中医界能有更多的医案精华问世，更希望中医界的同志们团结一致，艰苦奋斗，不断探索，不断创新，为振兴中医作出更多更大的贡献。

中华人民共和国卫生部部长　崔月犁

1986 年 8 月

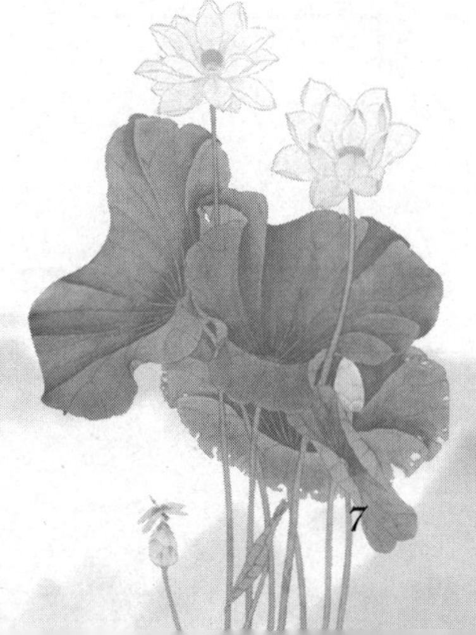

余序

（《中国现代名中医医案精华》续编序）

十年前，国内一部重要的医案著作——《中国现代名中医医案精华》(一、二、三)(主编：董建华，副主编：王永炎、杜怀棠、马朋人、陶广正)刊行问世，受到中医界的广泛重视。该书是作为建国后的大型医案汇编，第一批发行了三大册，共收选全国23个省、市、自治区和人民解放军系统总计146位名医、1850余例医案记述，包括临床各科常见多发病及若干疑难危重病证。在编撰中，为了加强学术理论与临床实践的有机结合，编者在精选医案学验精粹的同时，撰写了提炼、启发性按语和精要的评注，使读者易于领悟，亦便于临证借鉴、参考。当时，卫生部部长崔月犁十分看重并支持这部医案专著的编写，并在百忙中提笔作序。崔部长以宏观的气势看待今后中医药学的发展，他在序文中特别提到"世界上一些知名的科学家认为，中医中药可能给生命科学带来新的突破……"敝见认为，这种"新的突破"，古今医案中丰富的临床内涵将发挥至关重要的作用。

我历来重视医案著作的学习与运用，数十年来泛览数以百计的古代名家验案，往往不忍轻易释卷。医界共知，治法有常法、变法、定法、活法之别，医案著作中诸法毕备，而临床医师要学习变法、活法，尤须研读古今名家医案。唐初许胤宗尝谓："医者意也，在人思虑……"(《旧唐书·列传·第一百四十一》)，我国临床医学奠基人——东汉·张仲景给后世创立了辨证论治诊疗思想体系和施治大法的规范。而在疏方论治方面，又善于同中求异，异中求同，反复推敲，认真酌定。正如梁·陶弘景所说："仲景用药，善以意消息。"此处所说"消息"，系指立方、遣药时的斟酌加减和善于化裁变通。《续医说·吴恩序》又说："御寇有言，医者理也，理者意也……理言治，意言识。得理与意，料理于未见，曰医。"这是对"医者意也"一段绝妙的注笔。由此可知，"求意"亦即"求理"，所谓"医者意也"，是指医生在精细辨证的基础上，经过认真思考而获得的证治概念和处治大法。学习先哲、今贤的医案，有利于读者开阔诊治思路，逐步达到"审证确、思虑精"的临床水平。

今值《中国现代名中医医案精华》第四～六册即将编成、刊印之际，我还须向读者郑重推荐的是，该书为了进一步完善宏编、提高编写质量，收选更多现代名中医医案。四～六册的主编人员又作了相应的调整、充实，由董建华、王永炎两位中国工程院院士领衔主编，杜怀棠、陶广正、江扬清、杨晋翔教授任副主编。收选全国142位名医、约1884例治案，编写体例大致同前。我们翻阅诸家医案，可以从中学习现代名中医察病之机宜与遣方、用药之要妙。对于各科医师诊治复杂多变的疑难病证，每能起到"发智灯于暗室，渡宝筏于迷津"(见清·申士秀《金匮悬解·后叙》)的临床指导作用，须予着重提出的是，读者阅习此书案例，可以在诊疗过程中学到"操纵于规矩之中，神明于规矩之外"，一些相当生动的活法与变法，其中之融化机变、圆机活法，颇能取法观摩，发人深思。再者，这部医案新作，编者能进一步精选全国各地名医的临证医案予以总汇。在编法方面，突出以医家为纲，以病证为目。并以介绍中医病名和立法作为表述的主旨，体现了主编者编撰此书的主要学术特色。

综上所述，我认为该书具有鲜明的时代性和临床实用性，其中不乏具有临床深入探索、总结和开发、推广的治法、方药。当前我们正处于中医药发展“机遇与挑战并存”的新世纪，北京出版社以重点出版项目，刊印《中国现代名中医医案精华》之续编，是符合广大中医临床工作者迫切需求的。有鉴于此，聊书杂感以为序。

全国古籍领导小组成员
中国中医研究院学术委员 **余瀛鳌**

2001年5月

李序

中医学之发展进步，历来十分重视医疗经验的自我总结与书写。医案可谓是自我总结与书写，成为十分珍贵而富有指导意义的创作。医案之著，更富有理论紧密联系临床实际的特点，而且鲜活理论与经验历历在目。医案之作，对后学者之成长，知识领域之开阔，处理临床疑难病证之借鉴，可以说受益无穷。

太史公司马迁撰《史记》，在医学方面独书《扁鹊仓公列传》，特别所述仓公淳于意25例医案——《诊籍》，"备书其治病死生，主名病状"，"求合神圣之道，以立权度于万世"，令人感慨，令人肃然起敬。他似乎抓住了医学发展之真谛。

此之后，医案记述为历代医学家所关注，医家专著、文史丛书、个人医案等，逐渐兴起，不断发展、进步并趋完美。据《全国中医图书联合目录》(1991年版)所收录，从淳于意到1911年，收录历代中医医案类撰著360多种，抄本或刊刻者880多次，而现存各图书馆之医案版次著作有2700多套册。分析两千多年来医案之发展历程，这期间约有两个里程碑意义的整理研究。第一次当以明·江瓘《名医类案》(1549)为代表；第二次是由清·魏之琇《续名医类案》(1770)完成的。

第一次里程碑意义的医案整理研究，富有承先启后的作用及影响者，我以为当推江瓘对明以前诸种文献所记历代中医名家之医案整理而成的《名医类案》为代表。其所收录可以说是明以前医家医案之大成，这是一次创作。

江瓘公，在叙述其以终生之力，广罗明以前名医医案撰《名医类案》的动机时，深刻指出："今余斯编，虽未敢僭拟先哲，然宣明往范，昭示来者，即不诡于圣经，复易通乎时俗，指迷广见，或庶几焉耳。学者譬之由规矩以求班，因彀以求羿"。

《名医类案》参考收集文献十分广泛，在编辑上也有着严格的统一要求。对诸子百家文献中所收录医案会心者分门析类；凡编入者或署医家之名或注其所出；需加附说者则取先贤之言，或加管见与医案作者之共议；对所列处方用药或有、或无、或详、或略，皆本诸书之旧；凡有自己经验者亦附各该类之后供作采择；每类内容皆按时代排列其序等。该书共列205种病证，每种病证收录医案数家乃至数十家或更多，例如伤寒所收医案多达117例。不但对研究历代临床医家有很高的参考价值，也为疾病史研究提供了珍贵的资料，为研究中国人在医学领域之创造发明提供了宝贵的素材和依据，功业大矣。

第二次里程碑式的医案整理研究，是清代魏之琇《续名医类案》完成的，共分340多种病证，以明之后医案为主，结合当代实际，其温热病医案更为突出。《四库全书总目提要》赞其"采摭既博，变证悉备，实足与江瓘之书互资参考。又所附按语尤多所发明辩驳，较诸空谈医理固有实证虚揣之别焉"。

两部医案巨著分别在公元1549年与公元1770年问世，或分别刻行，或合刻刊行，400多年来不同版本之刻印面世者达30多次，现存世之线装本25种、195部套。其中石印本、铅印本及人民卫生出版社等影印铅印者更有成千上万册在流传。还必须指出，个人医案流传广泛者，喻嘉言《寓意草》(1643)，在社会流传刻本有36种；叶天士《临证指南医案》(1746)，在社会流传之刻本、石印铅印本竟多达54种。医案专著之受到历代读者之重视、欢迎，其作用、影响之深广,不言自明。

清代著名医学家喻嘉言十分重视临证医案之书写,他在教导门生时以《与门人定仪病式》为题,特别强调医案书写之格式、要点、次第、内容要求等,并着重告诫:"若是则医案之在人者,工拙自定,积之数十年,治千万人而不爽也。"

我在学习中医的过程中,研究医史的实践中,逐渐体会到历代医案著作,是中国医药学伟大宝库的重要组成部分,是一个十分重要的富矿,可以供给求学者分析研究之参考与借鉴。30多年前,我在参阅《名医类案》时,突然闪现出一个念头,即将其中可以用症状诊断知识,能鉴别出疑似为现代医学病名之例案,提出来分类编成《古医案新编》,其目的用以帮助西医学习、研究中医之参考与借鉴,为他们提供学习、研究之捷径。虽然集成一个小册子,但因形势变化,这个想法与做法已经过去,只好不了了之。其后,响应国家号召,总结研究常见病、多发病疾病史,研究室在陈邦贤老的指导下,对痢疾史、疟疾史、传染性肝炎史、流行性感冒史、营养缺乏性疾病史等,进行了比较有计划有系统的研究。历代医学家之医案成为我们参考阅读、分析研究探索的重要内容,也多成为重要的论述依据。在如此启示下,我更认识到医案著作内容的珍贵和可信的科学价值。因此,我在培养研究生的工作中,启发与引导他们作疾病史选题。疾病史研究虽然在取材、研究方法与具体要求上不尽相同,但借鉴古人理论经验,提供有价值、真实可靠的鲜活素材,其研究的目的、意义等,则是完全一致的。

古往今来,任何一位凡欲在其事业上获得成功的人士,不论是政治家、军事家、经济家、科学家、医学家、艺术家、哲学家,几乎毫不例外都是很认真地借鉴了前人的知识成就,才有可能获得成功,他们无不是站在前人肩上攀登而达到成功的顶点的。

20世纪50年代,中华人民共和国建立后,关于中国医疗卫生发展的方针政策,毛泽东主席严厉批评了当时卫生部门看不起中医的错误,亲自制定了重视中医、发展中医的大政方针,明确要求建立中医研究机构等重要措施,继承发扬中医,高度赞扬中医对中国人民、世界人民的重大贡献,甚至具体提出,要求各级卫生领导、研究机构等,要继承与整理老中医的治疗经验。我记得中医研究院正是在周恩来总理的督促下为老中医配徒,帮助老中医整理他们的经验与临证医案。蒲辅周老的临证经验与医案,可能是全国第一部正是此刻完成出版的,其带头影响所及是很深广的。此后,从中央到地方名老中医医案著作的问世犹如雨后春笋般。

中国现代名中医,中央、省市、县恐怕当以千计,他们适逢盛世,其经验、医案著作,用琳琅满目形容当不为过。我没有精确统计,他们的医案报道、出版的医案著作,其涉及的案例恐怕要数以万计。面对如此丰富的资源,两代中医巨匠董建华院士、王永炎院士,师生联袂,共同主编,同窗后学参与,默默耕耘,撰著《中国现代名中医医案精华》,2001年已出版了第一、二、三、四、五、六册,共收现代名中医288位的3734例医案,得到广大中医药学界的肯定与赞赏,不知有多少个医师、医学家们从中汲取了宝贵的营养,提高了他们在临证中、研究中、教授学生中的知识与技能。

《中国现代名中医医案精华》第7~9册,经改换出版社,被《中国现代名中医医案精粹》收编在第5、6集,目前已经相继编撰完成,共收当代名中医146位之医案1438例。综观1~6集,蔚为壮观,伟哉、大哉,她必将为中医学之继续发展进步建立不朽的业绩。面对如此伟业,作者约我为该巨著第5、6集之出版写序,我不顾老朽思拙之陋,竟欣然命笔,写了一些感想。虽然自觉颇有些手不随心,时时断意,但还是以之为序,请多批评指正。

李经纬

2007年金秋于中国中医科学院

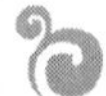

第5、6集前言

中国医药学是一个伟大的宝库，中医医案学则是其中的重要组成部分。众所周知，中医药学重视临床医学，其精髓源于临床，其根基贯通古今，其宗旨务求实效，乃科学与人文融合的典范。中医药学之所以历数千年而葆其青春，且代有发扬，不仅仅在于它有系统而独特的理论体系，更重要的还在于它有确切的临床疗效，并从养生和治疗等多方面为中华民族的繁衍昌盛做出了不可磨灭的历史贡献。中医在数千年同各种疾病(涵盖传染病和流行病)的斗争中积累了丰富的鲜活的临床经验。以原创的思维在大量的临床实践中又不断产生新理论，使中医理论体系日臻完善，同时也造就了诸多著名医家。而历代名医为我们留下了许许多多珍贵的可资验证的经验，这些宝贵经验都保留在他们毕生心血所倾注的医案之中。应该说数以千万计的医案不仅是中医理论的有力见证，而且也是中医理论不断发展丰富的摇篮。这就是我们需要花大力气下大工夫去研究中医医案的根本原因。先贤梁启超先生说过："治学重在真凭实据。"那么我们治中医学即是中医研究的真凭实据在哪里呢？医案则是最主要的载体。中医医案就是医家在几十年的临床实践中反复验证、辗转思考、不断探索，将其最具心得的经验及教训总结出来的真凭实据。清代医家周学海十分重视并称赞中医医案。他说："宋以后医书，唯医案最好看，不似注释古书之多穿凿也。每部医案中必有一生最得力处，潜心研究最能汲取众家之所长。"近哲章太炎先生进一步加以肯定指出："中医之成绩，医案最著。欲求前人之经验心得，医案最有线索可寻，循此钻研，事半功倍。"

我们一直主张中医文献研究应该与中医临床相结合。那么这个结合点在哪里呢？其实就是中医医案。可以肯定，中医医案是中医文献研究中与中医临床联系最为密切的科研领域。因此，中医医案值得我们认真地学习、研究和总结。专门从事科研的人员要挖掘中医宝库，要总结前人经验，要研究学术思想，要升华中医理论，必须认真研究中医医案。即便不是作为专门研究，哪怕仅仅是临床医生，要汲取前人的经验，要开阔自己的眼界，要启迪辨证论治的思路，要提高临床疗效水平，认真学习中医名家医案也是十分必要的。

历代名医医案要研究，现代名医医案也要研究，所谓"善言古者必有验于今"。汲古可以鉴今，有继承才能发展。中国现代名中医为我们的中医事业，为中国民众乃至世界人民的健康做出了卓越的贡献，也取得了许多宝贵经验，值得认真总结和发扬。有鉴于此，在著名老中医董建华院士倡导下，由中国中医科学院名誉院长王永炎院士等专家群体陆续编纂了《中国现代名中医医案精华》丛书。这一丛书的第1～6册业已出版多年，深受广大中医工作者所喜爱，在海内外均产生了较大影响。现在该丛书第7～9册经认真编辑反复修润，已濒脱稿，即将付梓，但由于原出版社改制后不再出版医学书籍，却又舍不得放弃我们这部在社会上深具影响的长销书，将该书续编压了一年半之久。最后该社还是忍痛割爱，并出具证明放弃版权。自此，该书转由人民卫生出版社梓行，书名改为《中国现代名中医医案精粹》。

第7～9册内容，在新丛书中被拆分在第5、6集，其编写体例与前几册基本相同，仅仅做了某些技术性调整。诸如前几册是将作者肖像统一放在书的前几页，这次是将作者肖像与其医案并行，即放置在医家的生平传略的右上角，以便读者对医家姓名、肖像及传略能一目了然。庶使视觉上或有自然和谐之感。

王永炎　陶广正

2007年10月1日

第5、6集凡例

一、本丛书第5、6集是继《中国现代名中医医案精华》第1～6册之续作，其体例与前6册大致相同。主编、副主编人员作如下变更：主编为王永炎、陶广正，副主编为杨晋翔、赵宜军、王亚芬、李琴、崔京艳。

二、本丛书第5、6集共收录全国25个省市自治区及解放军系统共146名著名老中医的1438例验案。

三、省市自治区的排列次序无一定程式，完全是随机编排。每一地区（或系统）名医的先后排序则按姓氏笔画排序。

四、为了使读者对现代名中医的生平和风采有更直观的了解，本丛书将作者的生平传略和照片展示在其医案之前。

五、自古以来，中医医案因医家不同而有不同风格、不同体例。为了方便研读，本书编纂过程中本着不害意、不失真的原则做了些许体例规范和文字加工，对个别按语也微加润色。

六、案例后边的按语，如为医家自撰，则一律不再署名。如由子女或学生整理，则于括弧内署名某人整理。

七、每位医家全部医案之后均有“编者评注”一项，系本书编者所加，意在提要钩玄，评其纲纪。

八、本书所收医案一般都采用中医病名，少数医案沿用了原案所用的西医病名。亦有一些医案出于中西医结合之需要，采用中西对照法，将西医病名以括弧的形式附于中医病名之后。

九、为方便当代读者阅读，本书中的药物剂量、检查和化验结果等的计量单位一律采用法定计量单位。

十、每集之后，附有病名病证索引，以便读者查阅。

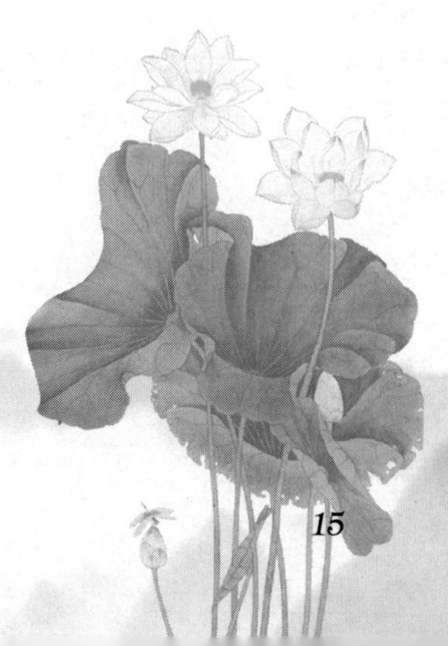

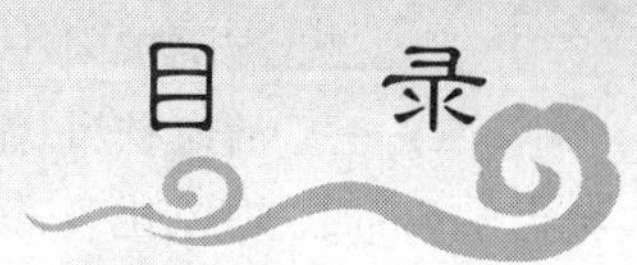

目 录

四川名医医案

黑龙江名医医案

湖南名医医案

江苏名医医案

辽宁名医医案

湖北名医医案

贵州名医医案

浙江名医医案

山西名医医案

福建名医医案

新疆名医医案

宁夏名医医案

解放军名医医案

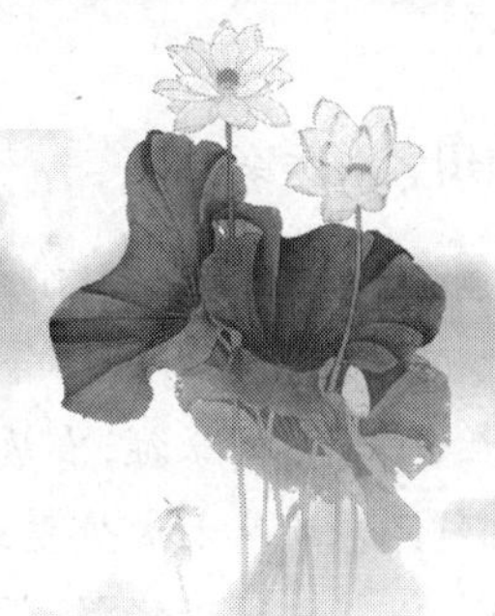

四川名医医案

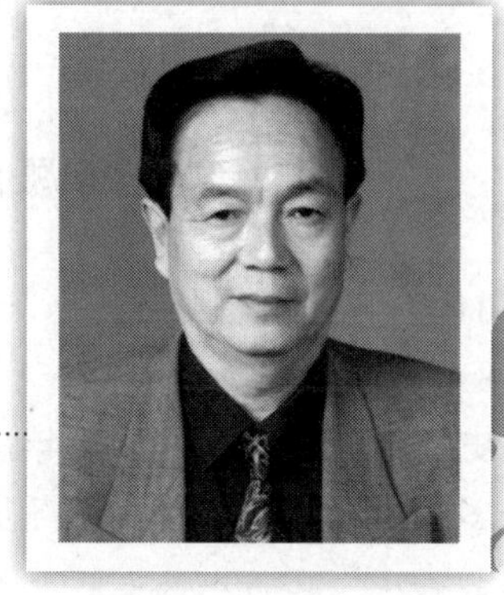

冯志荣医案

【生平传略】

冯志荣，男，1935年生，汉族，中医主任医师。1963年毕业于成都中医学院医学系。从医40余年，致力于中医临床、科研、教学事业。1984年至1995年任自贡市中医院院长。在任期间大力发展中医及中西医结合事业，培养了一大批中青年业务骨干，使自贡市中医院成为一所集科、教、研为一体的具有现代化规模的全国示范中医院和三级乙等中医院。学术上崇尚辨证施治，辨证辨病相结合，提倡中医整体观，注重调和气血和正气的顾护。主张诊断上采用中西医合参。

一、舌侧龈瘤（肉芽型）一例

刘某，女，62岁，已婚。

初诊：1999年4月16日。

主诉及病史：牙龈肿痛4年余，伴间断牙龈出血，血色鲜红，口臭，喜冷饮。多方治疗无效。西医诊断为┼7舌侧龈瘤（肉芽肿型）。

诊查：┼7牙龈红肿、糜烂、触痛。舌淡红苔白腻，脉缓。

辨证：热毒壅积，气滞血瘀湿阻。

治法：清热解毒，凉血活血，兼化湿浊。

处方：生地15g　丹皮10g　赤芍10g　玄参15g　枸杞子30g　云苓15g　苡仁30g　茅根30g　藕节30g　栀子10g　佩兰15g　银花藤30g　苍术15g　黄柏15g　桃仁10g　四剂

二诊：4月22日。服药4剂后，牙龈出血止，肿痛有好转，舌脉同前。

处方：守上方，去茅根、藕节，加当归10g、红花15g。

连续服药 12 剂，肿痛全消。

【按语】本例牙龈肿痛，历时 4 年之久，长期红肿疼痛出血，伴有出血鲜红、口臭、口干喜冷饮，观其症状、体征，有热毒蕴积之候，久病入络，必有血瘀。长期服用抗生素必伤脾胃，致使湿浊内停。故而形成热壅血瘀，湿滞于内的证候。故除主要清热解毒凉血外，尚需注意活血和除湿。以佩兰芳香化湿，苡仁健脾除湿，苍术苦温燥湿。配桃仁、丹皮、赤芍活血。照顾全面，4 剂后获效。在出血、红肿好转后，果断停用凉血之品，加大活血化瘀力度，"通则不痛"，故疼痛、肿胀渐消。效不更方，连服 12 剂，诸症全除，4 年顽疾彻底获愈。

（谢席胜整理）

二、糖尿病周围神经痛一例

张某，女，64 岁，已婚。

初诊：1998 年 4 月 7 日。

主诉及病史：双下肢麻木、疼痛半年。疼痛呈烧灼状，针刺样，时又呈电击样。服西药"卡马西平""曲马多"后稍能缓解，且有逐渐加重的趋势。伴口干喜冷饮，乏力，尿黄。有 2 型糖尿病病史 12^{+} 年。

诊查：舌红苔黄，脉细数。

辨证：气阴两伤，瘀血阻络。

治法：益气养阴，活血通络。

处方：黄芪 30g　生地 15g　花粉 30g　葛根 30g　黄连 5g　枸杞 30g　丹皮 15g　苍术 15g　黄柏 15g　鸡血藤 30g　白花蛇 1 条　全虫 15g　僵虫 15g　五灵脂 15g　4 剂

二诊：4 月 15 日。服药 4 剂，疼痛有缓解，口干、乏力好转。

处方：效不更方。

连服 18 剂，诸症大减，麻木、疼痛已不明显。

【按语】消渴的病机系阴虚为本，燥热为标，消渴日久，壮火食气，则成气阴两伤。阴虚无以载舟则为瘀，气虚无以推动亦成瘀。故治宜益气养阴，活血化瘀。故予以黄芪益气，生地、花粉、葛根、枸杞以养阴，黄连、黄柏清燥热。久病入络，非虫类药不能达其病所，故加用白花蛇、全虫、僵蚕以搜经剔骨去其邪。血藤、五灵脂活血通脉。全方构思精巧，照顾病机全面，故获良效。

（谢席胜整理）

三、痛风病一例

吕某，男，73 岁，已婚。

初诊：2000 年 5 月 10 日。

主诉及病史：痛风性关节炎反复发作 4 年余。长期服秋水仙碱、消炎痛控制发作。此次就诊有关节疼痛，精神差，乏力，腰酸软。

诊查：右第一跖趾关节、右踝关节、右手腕关节红肿、微热、触痛。舌淡红，边有齿痕，苔黄腻，脉弦滑。

辨证：脾肾亏虚，湿热下注。

治法：清利湿热，健脾补肾。

处方：黄芪 30g　太子参 30g　杜仲 30g　忍冬藤 30g　红藤 30g　狗脊 15g　防己 15g　黄柏 15g　苍术 15g　萆薢 10g　牛膝 10g　海桐皮 10g　姜黄 10g　木通 10g　前仁 20g　五加皮 50g　4 剂

二诊：5 月 20 日。服药 4 剂，红肿大减，肢软、乏力减轻。但诉关节仍疼痛，活动不利。舌脉同前。

处方：守原方，去忍冬藤、红藤。加乳香、没药、全虫各 10g。蜈蚣 2 条，白芥子 15g。

服药 4 剂，疼痛缓解，红肿不明显。守方继进 8 剂，病情平稳，随访半年未再复发。

【按语】本例患者既往过食肥甘，湿热外注皮肉关节，内留脏腑，发为痛风。湿热粘滞，留恋难解，故而病势缠绵。脾为水湿运化之枢纽，脾为湿困，津液敷布失调。致肺脾肾同病。肺脾肾气化功能失常，水湿转化输布障碍，湿浊清除更难。致使正虚邪恋，病情日重，恶性循环。患者关节红肿热痛，既有邪实的一面，又有乏力、肢软、神倦、腰膝酸软等脾肾亏虚存在。故治疗上不仅要清热利湿，还要兼顾脾肾。以忍冬藤、红藤、苍术、萆薢、海桐皮、姜黄、木通、防己、黄柏清热利湿。黄芪、太子参、狗脊益气补肾。红肿大减时去忍冬藤、红藤，加重活血通络力量，以使经络通利，疼痛缓解。方药严谨，切合病机。

（谢席胜整理）

四、结节性红斑一例

周某，男，52 岁，已婚。

初诊：1998 年 7 月 6 日。

主诉及病史：反复双下肢出现红色结节伴疼痛 6 年余，复发 3 天。双下肢红色结节以膝关节以下为主，伴疼痛。结节多时达数十枚，大小不等，最大者如红枣，小者如豌豆。呈对称性。时伴瘙痒。每发时结节呈鲜红，其后逐渐变暗，严重时溃烂，持续数周后可逐渐消退。多发于春夏两季。每年发作 3～4 次。尤以饮酒后多发。经西医检查、活检，诊断为“结节性红斑”。多方治疗无效。伴口干、口苦、尿黄，大便正常，纳可。

诊查：双膝关节下红色结节约 40 多枚，高于肌肤，周围肿胀，触之灼热疼痛。舌暗红苔黄腻，脉弦。

辨证：湿热相搏，气滞血瘀。

治法：清热凉血，祛风利湿，化瘀通络。

处方：水牛角（先煎）100g　生地 15g　丹皮 15g　赤芍 15g　苍术 10g　黄柏 15g　苡仁 30g　牛膝 15g　黄芪 30g　土茯苓 15g　红藤 30g　银花藤 30g　桃仁 10g　地肤子 15g　全蝎 15g　甘草 10g　4 剂

二诊：1998 年 7 月 16 日。服药 4 剂后，自觉疼痛、瘙痒明显减轻，余症同前。

处方：效不更方。再进 2 剂。

三诊：1998 年 7 月 20 日。瘙痒已不明显，关节疼痛缓解，结节颜色暗红，尚有压痛。

处方：上方去水牛角、红藤、银花藤、地肤子，加五加皮 10g，丹参 30g，川芎 30g。4 剂。

四诊：1998 年 8 月 4 日。服药后，结节基本消退，疼痛已缓解，无口干，大小便正常，舌暗红，苔白腻，脉弦。

处方：黄芪 30g　太子参 30g　茯苓 15g　白术 30g　生地 10g　赤芍 10g　全蝎 10g　莪术 15g　甘草 10g

连服1月余，结节完全清退，皮肤颜色正常，随访2年未见复发。

【按语】结节性红斑属中医“梅核丹”范畴。本例患者长期饮酒，喜食辛辣，血热内蕴。膏粱厚味，酿成湿热。湿热相搏，客于肌肤，阻塞腠理，气血瘀阻而成结节。故宜清热凉血以挫其热势，利湿祛风给邪以出路。选用水牛角、地黄、红藤、银花藤、土茯苓清热凉血，配用黄芪益气托邪外出。桃仁、丹参、川芎、全蝎活血化瘀通络。全方合用使热毒得解，湿瘀得除，故而病势得缓。因大剂清热解毒之品有碍脾气，故于热毒渐除，湿热渐清之际转用四君子汤为主，健脾利湿再配活血化瘀、软坚散结之品，标本同治，气血调和，正气渐充而防止复发。

（谢席胜整理）

五、放射性肺炎一例

邓某，女，64岁，已婚。

初诊：1998年12月10日。

主诉及病史：咳嗽频作，痰多而稀2月余。因左侧乳腺癌术后化疗而致放射性肺炎。咳嗽较甚，痰多清稀，绵绵不断，精神差，大小便正常，纳食尚可。

诊查：面色无华，少气懒言，舌淡、苔薄白，脉细。

辨证：痰红上犯，肺失宣降。

治法：温阳化饮。

处方：茯苓 15g　干姜 15g　甘草 10g　五味子 15g　细辛 3g　法夏 15g　杏仁 10g　白芥子 10g　苏子 10g　前胡 30g　川贝 15g　二剂

二诊：12月15日。服药2剂后，咳嗽减轻，痰量明显减少，舌脉同前。

处方：效不更方，上方继用。

连续服上方2个月余，咳嗽、咳痰基本消失，精神大好。

【按语】患者因乳腺癌放疗，放射线作为外邪直中于肺，致肺宣降功能失调，肺为水上之源，宣降失常，水湿内停，上干于肺，则为咳，为痰，属“痰饮”范畴。“病痰饮者当以温药和之”，予以苓甘五味姜辛半仁汤加减正合此意。如果仅考虑放射性肺炎多伤肺阴故而使用一派滋阴清热之品，必使咳嗽越甚、痰量越多。

（谢席胜整理）

六、冠心病心绞痛一例

文某，男，72岁，已婚。

初诊：2000年4月4日。

主诉及病史：反复心前区疼痛半年，加重10天。近半年来反复出现心前区疼痛，劳累后加重，经常服用“心痛定”“消心痛”“速效救心丸”等药，近10天来症状加重，伴口干、乏力、肢软、汗多、心烦、夜寐差。

诊查：舌淡红边有瘀点，苔薄白，脉细。

辨证：气阴耗伤，脉络瘀阻。

治法：益气养阴，活血通脉。

处方：沙参 30g　麦冬 30g　五味子 10g　龙骨 30g　牡蛎 30g　枣皮 15g　川芎 30g

白芍 30g　生地 15g　枣仁 10g　当归 15g　丹参 30g　水蛭 10g　僵蚕 10g　全蝎 10g　蜈蚣 2 条　3 剂

二诊：2000 年 4 月 11 日。服药 3 剂，心前区疼痛缓解，口干、乏力、汗多减轻，夜寐转好。上方再进 10 剂。

三诊：连续守方服用 10 剂，患者心前区闷痛基本控制，心电图检查示心肌供血不足情况已消失。

【按语】"冠心病"属中医"胸痹"范畴。本例患者年老体虚，心肾渐衰，心脉瘀阻，而发为"心痛"。故用沙参、麦冬、白芍、生地、枣皮滋阴固本。川芎、当归、丹参活血化瘀。加用多味虫类药：水蛭、僵蚕、全蝎、蜈蚣搜剔窜透，则浊透凝开，经络通畅。五味龙牡安心神、敛心液。夜寐转安对患者病情的康复亦是一个促进。致使邪蠲正复，病情转好。

（魏雪飞整理）

七、脂溢性脱发一例

何某，女，25 岁，已婚。

初诊：1996 年 7 月 30 日。

主诉及病史：脱发 1 年。1 年来洗、梳头时发脱明显，头皮痒，头屑多，发质易油腻，二便调、纳食可。

诊查：舌淡红，苔薄白，脉细。

辨证：血虚夹湿夹瘀。

治法：补益精血，活血化瘀，除湿止痒。

处方：炙首乌 30g　当归 30g　柏子仁 30g　熟地 15g　枸杞 30g　丹参 30g　红花 10g　桃仁 10g　白鲜皮 15g　白芷 15g　防风 15g　土茯苓 15g　2 剂

二诊：1996 年 8 月 4 日。服药 2 剂后，痒减轻，头屑减少。守方加元肉 15g，丹皮 10g，炼蜜为丸，连服 3 个月，脱发情况基本消失。

【按语】此例脱发的主要病理基础是血虚，"发为血之余"，血不养发则致发脱，故大量使用了补益精血之品：首乌、当归、柏子仁、熟地、枸杞、元肉等。活血之品利于发根的血供，有助于新发的生长。故使用了丹参、红花、桃仁、丹皮等活血祛瘀之品，辅用"白鲜皮、白芷、防风、土茯苓"等疏风除湿止痒以治标。由于此病见效慢、疗程长，故在用药有效的基础上改为丸剂，使患者易于坚持。一年之苦终于获愈。

（魏雪飞整理）

八、乳腺增生一例

滕某，女，23 岁，未婚。

初诊：1995 年 4 月 28 日。

主诉及病史：乳房胀痛，包块 3 月余。双乳胀痛，经前为甚，自觉乳房有包块，纳食、睡眠、二便均无异常。月经正常。

诊查：双乳可扪及鸽卵大小包块。移动，有压痛。舌淡红，苔白微厚，脉弦滑。

辨证：痰瘀互结，肝郁气滞。

治法：软坚散结，活血化瘀，疏肝理气。

处方：牡蛎 30g　鳖甲 10g　三棱 10g　莪术 10g　昆布 10g　夏枯草 30g　丹参 30g　当归 10g　云苓 30g　瓜蒌 15g　乳香 10g　没药 10g　柴胡 10g　青皮 15g　4 剂

二诊：5 月 4 日。服药后乳房胀痛大减，包块有所缩小。守方续进。

连续服用 10 剂，上述诸症缓解。

【按语】忧思恼怒，郁结伤肝，肝失条达，经行阴血下注冲任，冲脉隶于阳明而附于肝。乳头属肝，乳房属胃，肝气失疏，乳络不畅，遂致经前、经期乳房胀痛。气为血帅，气滞日久必致血瘀。肝郁脾虚，脾湿不运，痰浊内停。气滞血瘀痰凝，故见局部乳房包块。选用柴胡疏肝，青皮理气止痛，二药引经直达病所。昆布、夏枯草、瓜蒌、龙牡等化痰软坚散结，丹参、当归、乳没、三棱、莪术活血化瘀消癥，诸药合用，则乳癖可消，胀痛可除。

（魏雪飞整理）

【编者评注】冯志荣主任医师注重中西医结合办教育，也注重于中西医结合治病痛。40 年的医疗实践始终遵循辨证论治与辨病论治相结合的辨治原则，因此可以做到辨证精审准确，治疗得法效良。

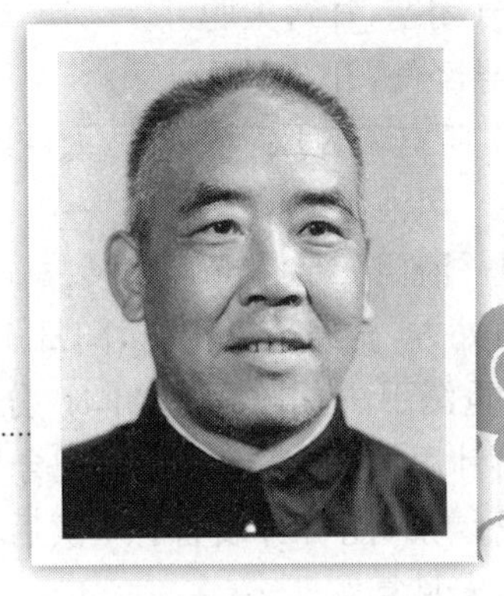

杨介宾医案

【生平传略】

杨介宾，男，汉族，1929 年 11 月生，四川金堂县人。1959 年成都中医学院师资专修班毕业。中共党员。曾任成都中医药大学针灸临床教研室主任，教授、博士生导师、省级重点学科学术带头人、全国 500 位著名老中医药专家学术经验继承工作指导老师、国务院政府特殊津贴获得者。历任国家自然科学基金会评委、全国高等中医药院校教材编委、省人大代表、省教委高职称评委、本校学位评定委员会委员、成都针灸学会主任委员、《四川中医》和《针灸临床杂志》编委等。自幼出身于中医名门世家，儒而兼医，从医就教 50 余年，为国家培养的 35 名硕士、博士、高徒生，均在各自岗位上发挥着重要作用。并多次在国际针灸讲习班为外国留学生主讲《针灸学》课程，临证带习，作学术报告，深受好评。在医疗中突出中医特色，审因论治，理法方穴术五位一体。擅长内、妇、儿、皮肤各科方药疗法及针灸刺血拔罐疗法。对脾胃、心神、肝胆及各种痛证的诊疗尤为见长。现主持“针刺镇痛后效应的实验研究”等课题 3 项。研究成果“子午流注保健钟”获省科技成果 3 等奖。出版《杨介宾临床经验辑要》、《针灸学》等专著 10 部，发表论文《灸法临证经验举要》、《担截配穴法探讨》等 100 余篇。自律人生格言是：做人正直，做事踏实，读书认真，做学问刻苦，做朋友坦诚。其业绩被多家新闻媒体报道，也被载入《中华当代名人辞典》、《中国当代中医名人志》等 10 多部当代文献。

一、耳聋一例

周某，女性，职员，住成都市核动力院。于 1994 年 11 月 14 日初诊。

主诉及病史：左耳聋 2 个月余。2 个月前因伤风感冒，突然自觉耳中胀闷，有阻塞感，隆隆作响，按之不减，时轻时重，听力减退，经某医院五官科检查，听力下降，耳鼓膜正常，无器质性改变，诊断为突发性耳聋。经以复合性维生素、高压氧治疗半月，无明显效果，故延余针灸试治，四诊所见，精神倦怠，情绪苦闷，烦躁难安，大声对话，听之不真，钟表音响，更不能闻，头晕目眩，口苦咽干，大便干燥，小便微黄，舌质淡红，脉弦数。

诊断：左耳聋（突发性耳聋）。

辨证：经气闭塞，耳窍失聪。

治法：疏导经气，开窍聪耳。

处方：(1) 听宫　翳风　外关　太冲

(2) 听会　风池　中渚　肾俞

(3) 耳门　液门　足临泣　太溪

以上 3 组处方，循经远近相伍，间日 1 次，每次 1 组，10 次为 1 疗程，取患侧交换治疗。用 28 号毫针刺，重泻手法，得气后留针 30 分钟，每 5 分钟提插捻转催针促气 1 次，以加强针刺感应。方中肾俞针后加拔火罐，或针后配合按摩补益肾气效果更佳。经治 3 次耳胀耳鸣消失，6 次后听力显著增加，能听钟表音，10 次后听力基本恢复，能正常对话。停针观察，5 个月后随访，疗效巩固，未见复发。

【按语】耳聋系指听力减退，或听之不清，或听觉丧失的一种病症。《素问·缪刺论》等篇中，又名耳闭、耳聩、暴聋。《卫生宝鉴》名曰耳卒聋等。究其病因病机当分虚实两类，新病属实，由肝胆火热兼夹痰浊上扰清空所致；久病属虚，由肾精亏损，精气不能上输耳窍而成。据本案脉证合参，应属前者而非后者。治宜疏导经气，开窍聪耳为其大法。选用手足少阳经穴听会、风池、翳风、外关、中渚、液门、足临泣、耳门，其脉从耳后入耳中，出走耳前，有疏通经气，开窍聪耳之功；小肠经脉入耳中，心与小肠为表里，心寄窍于耳，肾气通于耳，肾和则耳能闻五音，故取听宫、太溪、肾俞，有益气通络，开窍复聪之效；肝胆经脉互为表里，其穴太冲，有泻肝胆热邪，调经助听之力。诸穴同用，组合成方，共达疏通经气，调肾益精，开窍复聪之目的。

二、阴挺一例

黄某，女性，30 岁，农民，住成都市大面公社建设大队。于 1960 年 3 月 12 日初诊。

主诉及病史：下阴部有物突出 6 年。24 岁时生产第二胎男孩，未满月即做提水、挑水劳动，不数日出现小腹腰骶部有坠胀感，半年后有鸡卵大小物体脱出阴户，近 3 年来挺物逐渐增大，状如紫茄，阴门坠胀加重，常有分泌物流出，时有痒痛交作，常以丁字带固定，经县医院诊断为三度子宫脱出，多方治疗迁延不愈，即延余针刺试治。四诊所见，精神疲惫，面容憔悴，腰膝酸软，小腹坠胀，阴门脱垂物状如鹅卵，色泽紫红，行走不便，卧则收入，立则脱出，流淡黄水有异味，舌质淡红，边有齿痕，苔薄白，脉沉细而弱。

诊断：阴挺（子宫脱出）。

辨证：中气下陷，子宫失固。

治法：升阳益气，固护胞宫。

处方：(1) 百会　气海　次髎　气冲　三阴交

(2) 四神聪　关元　肾俞　维道　曲泉

以上 2 组处方，循经远近相伍，每日或间日一次，每次一组，10 次为 1 疗程，取双侧交换治疗。用 28 号毫针刺，平补平泻手法，得气后留针 30 分钟，每 5 分钟提插捻转催针 1 次，以加强针感传导，不时频频捻动针柄 5 分钟，可见子宫体逐渐向内收缩。方中各穴针后均用艾条温灸 20 分钟，以穴区皮肤潮红为度。治疗中宜卧床休息，每晚用艾叶 40g、白矾 30g 煎汤熏洗患部或坐浴，则疗效更佳。经治 5 次腹部坠胀感消失，宫体上缩三分之一，10 次后病好过半，15 次后宫体全部收入阴户内，行走自如，基本恢复正常，为了巩固疗效再治5次，停针休息，观察半年，未见复发。

【按语】阴挺，系指妇女阴户中有物下坠，或向阴道口外突出的一种病证。又有阴下脱、阴菌、吊茄子、子宫脱垂、子肠不收等名称。其发病之因多由气虚下陷，冲任不固，肾失封藏所致；或因孕产过多，临盆太早，操劳太过，损伤脉络而成。治宜升阳举陷，调理冲任，温肾固脱为其大法。选取任督经穴百会、四神聪、气海、关元、次髎、肾俞针后加灸，温通任督，升阳举陷；维道属少阳，维系胞脉；气冲属阳明，多气多血之经，益气和血；曲泉、三阴交调肝脾肾气机。诸穴同用，配合成方，共奏温通任督，回阳固脱之功。

三、面颊痛一例

周某，男性，48岁，教员，住四川教育学院。于1998年4月29日初诊。

主诉及病史：左侧面部反复疼痛1年。1年前因受风着凉发病，左侧面颊部太阳穴处，阵发性抽掣样剧烈疼痛，时作时止，近2月来日益严重，痛时如刀割火燎，每日发作6～7次，每次持续1～2分钟，缓解后有胀麻感。凡遇咀嚼、咳嗽、喷嚏、洗漱，触摸均可引发。曾服止痛片、扑炎痛、普奴卡因封闭，可暂缓一时之痛，经中西医多方治疗无效，特延余针刺试治。四诊所见，神清合作，形体消瘦，阴虚体质，愁眉紧锁，痛苦难堪，涕泪双流，呻吟不已，口苦咽干，舌质深红，苔薄微黄，二便尚调，脉象弦数。

诊断：面颊痛(三叉神经痛)。

辨证：风寒闭阻，面颊掣痛。

治法：通经活络，疏风止痛。

处方：(1) 阳白　太阳　大迎　合谷　太冲

(2) 头维　颧髎　颊车　四白　三间

(3) 鱼腰　丝竹空　迎香　下关　足临泣

以上3组处方，循经远近相伍，每日1次，每次1组，10次为1疗程，取患侧轮流交换治疗。用28号毫针刺，重泻手法，得气后留针1小时，每5分钟提插捻转催针促气1次，以加强针感传导。方中大迎穴用1寸毫针刺入下颌孔止痛效果好，其余三阳经穴多用透刺法。经治5次疼痛好转，发作稀疏，10次后痛减大半，每日发作1～2次，15次后疼痛基本停止，每日偶有胀麻感，为了巩固疗效，继针5次洗漱未发，停针观察，6个月后随访，未见复发。

【按语】《张氏医通》面痛条云："鼻颊间痛，或麻木不仁，如是数年，忽一日连口唇颊发际皆痛，不能开口言语，饮食皆妨，在颊与颊上常如糊，手触之则痛。"可见张璐所述面痛，正指三叉神经痛而言。其发病之因，多为阳明少阳风阳上僭，气血运行不畅，经络壅滞不得宣通所致。治宜通络止痛，镇潜风阳为其大法。选取手足三阳经穴，循经远近相配，疏散头面风热；肝经原穴太冲，平肝熄风，令风阳潜藏，头痛可止。3组处方交换治疗，共达镇痉熄风，清热止痛之目的，故面痛得以全瘥。

四、扭伤一例

朱某，女性，19岁，学生，住成都市十二桥路37号。于1995年3月14日初诊。

主诉及病史：左踝关节疼痛3天。因体育运动跑步不慎，将左踝关节崴伤，当时即不能走动，出现肿胀疼痛，皮肤青紫，状如茄子，不能站立行走，曾在校医院口服止痛片、七厘散，外搽舒活灵药酒，效果不甚明显，特延余针刺治疗。四诊所见：痛苦表情，步履维艰，搀扶来诊，活动时加重，左踝关节状如面包，皮色紫蓝，触痛明显，经患部拍片，未见骨损错位，舌质淡红，苔薄白，脉浮紧。

诊断：左踝关节急性扭伤。

辨证：扭伤筋腱，瘀血肿痛。

治法：活血通络，消肿止痛。

处方：(1) 阿是穴　丘墟　绝骨　昆仑

(2) 阿是穴　解溪　申脉　太溪

以上2组处方，循经局部取穴为主，每日1次，每次1组，10次为1疗程，取患侧轮换治疗。用28号毫针刺，重泻手法，得气后留针30分钟，每5分钟催针促气1次，以加强针感。阿是穴三棱针点刺出血，并加拔火罐，留罐15分钟，拔出瘀血约5ml。经治3次肿痛大减，瘀血全散，能步行10多米，6次后疼痛消失，活动自如，生活自理，恢复正常，两月后追访，并未遗留后遗症。

【按语】本病发病原因，多由剧烈运动，强力扭转，或道路不平，行走不慎，致使关节筋腱闪失受损，气滞血瘀，肿胀疼痛，活动受限等症出现。《素问·阴阳应象大论》云："气伤痛，形伤肿"即属此意。治宜血实宜决之，活血通络，散瘀止痛为其大法。选用阿是穴刺血拔罐，达宛陈则除之，活血通络之目的；绝骨、昆仑、解溪、太溪、申脉、丘墟三阴三阳经穴，重泻手法，均具调气活血，消肿止痛作用。使气血得散，经络得通，通则不痛，其病得瘥。

五、痹证一例

王某，女性，68岁，居民，住成都市十二桥路34号。于1994年11月8日初诊。

主诉及病史：肩膝关节疼痛月余。1个月前冬至来临，始觉右膝部后外侧筋骨酸软肿胀疼痛，肌肉僵硬，行走不便，逐渐加重，足不能履地，3日后右肩关节又现疼痛，不能抬举，手不能端碗执箸，曾服扑炎痛、复方阿司匹林片，疗效不佳，特延余针灸治疗。四诊所见：患者素体丰厚，痰湿形质，搀扶来诊，痛苦表情，呻吟不已，肩膝关节肿胀剧痛，难以忍受，拒绝触摸按压，畏寒怕风，心烦心慌，局部但肿不红，有热感，舌质淡红，苔白厚腻，脉浮数，体温37.5℃。

诊断：痹证(肩膝关节炎)。

辨证：风寒湿邪，闭阻经络。

治法：疏风散寒，通络除痹。

处方：(1) 肩三针　臂臑　外膝眼　委中　梁丘

(2) 天宗　肩髎　曲池　阴陵泉　犊鼻

(3) 臑会　肩井　中府　阳陵泉　膝阳关

以上3组处方，循经局部取穴为主，远端为辅，每日1次，每次1组，10次为1疗程，取患侧交换治疗。以28号毫针刺，重泻手法，得气后留针30分钟，每5分钟提插捻转催针促气1次，以加强针感传导。方中天府、天宗、肩臑、臑会、臂臑、梁丘、外膝眼、肩井等8穴点刺出血加拔火罐，留罐15分钟，拔出瘀血2～3ml。经治4次肿胀疼痛明显好转，8次后肢体能活动缓慢步行10余米，手能端碗执箸，12次后生活能自理，行走自如，为了巩固疗效再治4次，停针观察，半年后随访，未再复发。

【按语】中医学认为，风寒湿气三邪杂至，合而为痹。痹者闭也，血脉为邪气所阻闭，不通之意也。痹之为病，寒多则痛，风多则行，湿多则著。痹在骨节则重着不举，痹在经脉则血滞不流，痹在经筋屈曲不伸。本案为寒湿之邪留滞肩膝，周身关节为溪谷交会之所，八虚之处，也是最易受邪之地，邪留关节，营卫有滞，不得宣通，痹症成矣。治宜通经活络，散寒除湿，消肿止痛为其大法。选取手足三阴三阳经穴针刺拔罐，多穴同用，交换治疗，共奏调和气血，通络除痹，消肿止痛之功。使经络得通，寒湿得散，营卫得和，痹痛全瘳。

六、不寐一例

何某，女性，47岁，农民，住四川筠连县农村。于1995年2月21日初诊。

主诉及病史：少寐多梦半年。半年前因农活劳累，出现头昏脑胀，以太阳穴为甚，伴心情不舒，多愁善感，郁郁寡欢，心烦惊悸，倦怠乏力，甜睡程度极差，每晚仅能入睡1～2小时，有时彻夜难眠，心电图、脑电图、CT检测正常。经某医院诊断为围绝经期抑郁症。长期服用养心安神丸、舒乐安定，服后稍能入睡，停后病状依然，故前来我针灸科求治。四诊所见：患者精神委靡，面白少华，浮肿怕冷，语音低沉，纳差气短，二便尚可，舌质淡红，苔薄白，脉沉细。

诊断：失眠症（不寐）。

辨证：肝气抑郁，心肾不交。

治法：交通心肾，舒肝宁神。

处方：(1) 神门　三阴交　风池　肝俞

(2) 通里　阴陵泉　心俞　肾俞

以上2组处方，循经远近相配，间日1次，每次1组，10次为1疗程，取双侧交换治疗。以28号毫针刺，平补平泻手法，得气后留针30分钟，每5分钟提插捻转催针促气1次，心俞、肝俞、肾俞针后加拔火罐，留罐15分钟。三阴交、阴陵泉针后加灸，每穴艾条灸15分钟，以穴区皮肤潮红为度。经治6次，头昏胀痛，心烦不眠明显好转，每晚能入睡3～4小时，10次后病好过半，能入睡5～6小时，有时能无梦深睡7～8小时，精神振作，按上法再治10次，巩固疗效，3个月后追踪随访，未见复发。

【按语】“不寐”，通常则称为失眠。《内经》又名“不得眠”、“不得卧”，现代医学属于神经衰弱的范畴。是指以经常不易入睡，或寐而易醒，甚至通夜难以安眠的一种病证。究其发病之因，多由心脾亏损，气血两虚，心失所养；或因肾阴不足，忧思郁结，心肝火旺，引发心肾不交，导致阴阳失调而成本病。治宜协调阴阳，疏肝解郁，宁心安神为其大法。选心之原穴神门，心之络穴通里通调心气，宁心安神；三阴交，阴陵泉属脾与肝肾相通，三脉通心；风池属胆，胆之经别贯心，背之肝俞、心俞、肾俞腹背相应，内外相通，有调理肝胆气机，沟通心肾的作用。诸穴合用共奏协调阴阳，宁心安神之功。本病辨证施治，理法方穴术环环紧扣，步步相随，故获良效。

七、头痛一例

卓某，女性，58岁，居民，住成都市陕西街206号，于1995年6月19日初诊。

主诉及病史：头痛3年加重1个月。患者3年前因受风寒而出现前额和双侧头痛，恶寒怕风，面白乏力，此后稍见风寒，则头痛加重，盛夏也须戴帽，时轻时重，作止不常，缠绵难痊，经中西药物治疗，效果不佳，遂求治于针灸门诊。四诊所见，神清合作，形体中等，精神委靡不振，愁眉苦脸，头昏重痛而恶寒，面色无华，肢体倦怠，指头叩击而痛减，看书读报而痛加，晨感清爽，午后痛甚，少寐多梦，饮食尚可，大便干，小溲微黄，心肺听诊无异常，脑电图显示血管紧张度增高，舌质淡红，苔薄白，脉沉细而缓。

诊断：头痛（阳虚头风痛）。

辨证：风寒久客，阳虚头痛。

治法：温经散寒，疏风止痛。

处方：(1) 百会　上星　头维　阳白

(2) 四神聪　目窗　太阳　攒竹

以上2组处方，循经局部取穴为主，采用温针热熨综合外治。单日温针法，双日热熨法。针刺时用28号毫针刺，重泻手法，得气后留针30分钟，每5分钟提插捻转催针促气1次，以加强针感传导。在留针过程中，用艾卷温灸针根，每穴5～10分钟，以局部灼热潮红为度，然后出针按压针孔，以免出血。热熨时用姜葱膏：生姜、葱头、橘叶、石菖蒲、肉桂、花椒、食盐、前4味鲜者各250g，洗净泥沙，切碎置于石臼中捣如泥状，肉桂、花椒各100g，食盐250g，共研末如粉状。上药7味鲜干者共1450g，加50度高粱白酒约300ml润湿。酒与药和匀，置于锅内加温炒热，分成两等份，做成两个药包，趁热交换温熨每个部位和腧穴，冷后加酒再炒再熨，使药力直透肌腠筋骨，以局部潮红或全身微汗出为度。也可病家自熨，每日3次，每次20～30分钟，10日为1疗程，2日后更换新药。经上述2法交换治疗，1～2日疼痛缓解，3～4日病好过半，5～6日诸症全瘥，为了巩固疗效，再行2～4疗程，休息1个月，经复查脑电图正常，半年后随访，未见复发。

【按语】头痛是一种自觉症状，常出现于多种急慢性疾病之中。头为诸阳之会，六腑清阳之气，五脏精华之血，皆会于头，故头又称元神之首。手足三阳经脉皆循头面，督脉与厥阴经脉亦会于巅顶，故《内经》称头痛为“巅疾”。头痛应根据经脉循行分布，审证求因，寒热虚实，内伤外感，进行辨证施治。前额痛为阳明，侧头痛为少阳，后枕痛为太阳，巅顶痛为厥阴。究其本案发病之因，由于外感风寒，凝滞经脉，高巅之上，惟风可到，风寒之邪循经上犯于脑，清阳受阻，气血凝滞，经络拘急，故令头痛。本病论治当以温经散寒，疏风止痛为其大法。选穴配方以循经局部取穴为主，百会、四神聪、上星属督脉，针灸热熨温通阳气，散寒止痛；目窗、阳白、太阳属胆木主风熨之疏风止痛；头维属阳明为多气多血之经，攒竹属太阳为多血少气之经，二穴熨之通经活络以止痛。两组处方交换治疗，温针热熨同施，使风邪得去，寒邪得散，经络得通，气血得和，头痛得愈。

八、胃病一例

邱某，女性，56岁，村民，住金堂县又新乡3大队。于1997年3月26日初诊。

主诉及病史：上腹部胀痛5年加重半月。患者5年前因过食生冷硬物，而引发上腹痞满疼痛，腹胀肠鸣，呕吐泛酸，时冒清水，反复疼痛，时作时止，经照片为胃与十二指肠球部溃疡，曾服香砂六君丸，柴胡疏肝散顺气和中之剂，有所缓解，由于经济困难，故求治于针灸门诊，四诊所见，神清合作，精神困倦，近因情绪不舒，复发脘腹胀满疼痛，阵发性加剧，面色苍白，四肢欠温，空腹痛甚，进食，热敷，按压背俞穴疼痛减轻，大便稀溏呈酱油色，舌质淡红，有瘀斑，苔薄白，脉沉细而缓。

诊断：胃脘痛（胃十二指肠溃疡）。

辨证：脾胃失和，气滞作痛。

治法：温中散寒，和胃降逆，行气止痛。

处方：(1) 中脘　梁丘　脾俞　梁门　上巨虚

(2) 上脘　间使　胃俞　至阳　足三里

以上2组处方，循经局部取穴为主，采用针罐热熨综合外治。单日针罐法，双日热熨法。针刺时用28号毫针刺，重泻手法，得气后留针30分钟，每5分钟提插捻转催针促气1次，各穴出针后加拔火罐，留罐15分钟，以皮肤出现紫红色为度。双日用温经止痛散：川乌、草乌、麻黄、细辛、羌活、白芷、干姜、肉桂等份为末，用600g加入50度高粱白酒适量润湿，酒与药和匀，置于锅内加温炒热，分为两等份，做成两个药包，趁热交换温熨每个部位和腧穴，冷后加酒再炒再熨，使药力直透肌腠筋骨，局部潮红，全身微汗出为度。也可病家自熨，每日3次，每次20～30分钟，10日为1疗程，2日后更换新药。经上述两法交换治疗1～2日疼痛缓解，3～4次病好过半，5～6日诸症全除，为了巩固疗效，再行2～4疗程，休息1个月，经照片复查，溃疡面已愈合，半年后随访未再复发。

【按语】 胃痛，又名胃脘痛，古代称"心痛"，因其病变在上腹部近心窝处，故俗称"心口痛"或"胃气痛"。《素问·六元正纪大论》云："木郁发之，民病胃脘当心而痛"。《灵枢经·邪气脏腑病形》指出："胃病者，腹胂胀，胃脘当心而痛"。胃为水谷之海，又为五谷之府，职司腐熟运化。该病员纵情口腹，喜好辛辣厚味，过食生冷，伤及胃府，致寒湿阻滞中焦，胃阳被遏，气机郁滞而升降失调，故令胃脘当心而痛。久病入络，脾不统血，瘀血内结，故见溏便而现酱油色。面色苍白，四肢欠温，空腹痛甚，痛而喜按，此为中虚有寒，阳气被遏之象；精神困倦，舌质淡红，苔薄白，脉沉细而缓，亦属中焦虚寒之征。本诸《内经》"寒者温之"、"虚者补之"之意，取胃之腹募穴中脘，胃之背俞穴胃俞，前后对应俞募相配，脏腑腹背，气相通应。数穴同用，针罐热熨，杂合以治，共奏温中散寒，和胃降逆，行气止痛之功。使脾胃升降有权，中阳得运，气调血和，则胃病自除，也即通则不痛之意也。

九、腰腿痛一例

周某，男性，55岁，农民，住成都市永丰乡龙瓜大队。1965年8月27日初诊。

主诉及病史：腰腿痛半年加重2个月。患者常于田间劳作，冒雨涉水，汗出当风，半年前出现腰骶部及双腿膝部酸软重着冷痛，且有麻木感，时作时止，并未在意。近月来感寒受凉。四诊所见，家人搀扶来诊，痛苦神情，面白少华，呻吟不已，肢体乏力，行走困难，屈伸不利，遇冷则发，得热则减，查腰4、5椎及骶部无红肿有压痛，曾服中西药物及风湿药酒，未获效应，脉之两寸关部沉缓，舌质淡红，苔白厚腻。

诊断：寒湿痹症（坐骨神经痛）。

辨证：寒湿凝滞，气血不通。

治法：温通气血，散寒除湿。

处方：(1) 肾俞　次髎　环中　阳陵泉　梁丘　丰隆

(2) 命门　腰阳关　大肠俞　环跳　足三里　膝眼

以上2组处方，循经远近相伍，间日1次，每次1组，10次为1疗程，交换双侧治疗。用28号毫针刺，重泻手法，得气后留针30分钟，每5分钟提插催针1次。在留针过程中，每穴用艾条温灸针根20分钟，以穴区局部皮肤灼热潮红为度。经治疗3次冷痛缓解，6次病好过半，10次冷痛牵引消失，行走自如，屈伸灵活，痹痛全瘥，后经随访，未再复发。

【按语】 痹者闭也，不通之意也。风寒湿三气杂至，壅滞脉络肌腠，气血运行不利，如不及时祛散，故瘀久而为痹。凡肩臂痛、腰腿痛，周身关节肌内酸胀重着痛，总名之曰痹症。本案患者因久居湿地，冒雨涉水，感寒受湿，寒湿阴邪，下先受之，足太阳经脉夹脊抵腰中，循膂络肾，合腘贯腨，寒湿阴邪，凝滞经络，不通则痛。冷则凝滞，热则运行，故遇寒加剧。据上述脉证分析，显系外邪入侵脉络所致之寒湿痹症。治当温散寒湿，通络除痹为其大法。笔者经验，选取足三阳经与督脉经穴，远近配合，针灸同施，针以开导之，灸以温暖之，针能疏通经络，灸可温散寒湿。理法分明，方穴确当，恰中病机，故获全功。

十、乳蛾一例

林某，男性，32岁，营业员，住成都市一环路九如村1号。于1998年5月25日初诊。

主诉及病史：喉痛3天。患者素体壮实，嗜食辛辣厚味，鸳鸯火锅。3日前发生咽喉疼痛，吞咽不便，米粒难下，滴水不入，恶寒发热，肢体倦怠，头昏重痛，曾服黄连上清丸、青霉素喉片等药无效，乃求治于针灸门诊。四诊所见，神清合作，痛苦表情，呻吟不已，项脖强直，口臭流涎，牙关开合不利，语言难出。检查：体温39℃，压舌板开口，右后腭与喉核，焮红肿胀，形如枣栗，大便干结，小溲短黄，舌质红，苔黄腻，脉浮数。

诊断：单乳蛾（扁桃脓肿）。

辨证：热毒结咽，发为肿痛。

治法：清咽利喉，消肿止痛。

处方：阿是穴（脓肿高处）　少商　商阳　天容　合谷

以上5穴组合成方，循经远近相伍，局部为主，远端为辅。医者左手以压舌板开口，右手持粗长15cm三棱针，稳准快刺破阿是穴处脓疱，溢出脓血约5ml；手太阴、阳明井穴少商、商阳三棱针点刺出血0.5ml；太阳、阳明天容、合谷毫针刺重泻手法，留针30分钟。针后疼痛立刻锐减，神情顿时清爽，牙关张开，语言发出。5月27日复诊，言其针后回家，病好过半，吞咽自如，能进饮食。查之，热退神清，脉静身和，局部咽腔喉核，肿胀全消。按上方再针1次，另以六神丸含化，1日3次，每次3粒，1周后随访，其病已痊愈。

【按语】乳蛾，又名喉蛾。因其形似乳头，状如蚕蛾而得名。本病之发，因肺胃经脉循喉咙络咽嗌，由嗜食辛辣厚味，复感风火热邪，致使肺胃血热壅遏，火毒热邪循经上熏所致。因气滞血瘀，故现喉核红肿疼痛，阻碍气道，吞咽不便，血壅热遏，火毒炽盛，故溃败成脓。本病鉴别，应属阳实火热之证。本诸古训，实则泻之，刺血排脓，确具良效。《备急千金要方》云："天容主喉痹，哽咽寒热"。《玉龙歌》云："乳蛾之症少人医，必用金针疾始除，如若少商出血后，即时安稳免灾危"。取阿是穴，开郁结；刺商阳、合谷清阳明热邪，疏风解表，消肿止痛；天容针之，泻太阳局部血热之壅盛；大肠、小肠皆属于胃，泻二经热邪，即是泻胃腑之热邪。使脓毒去，热邪除，风火散，气血安，胸膈清，咽喉利，其病全瘥。

【编者评注】杨介宾教授治学严谨，深体博学、慎思、明辨、笃行之道。以针灸治病虽然简便，却是一丝不苟。审情辨证，务求精细，治法以针刺、热熨、艾灸、拔罐等综合运用，循经取穴与以痛为腧相配合，取效甚捷，足资取法。

李明富医案

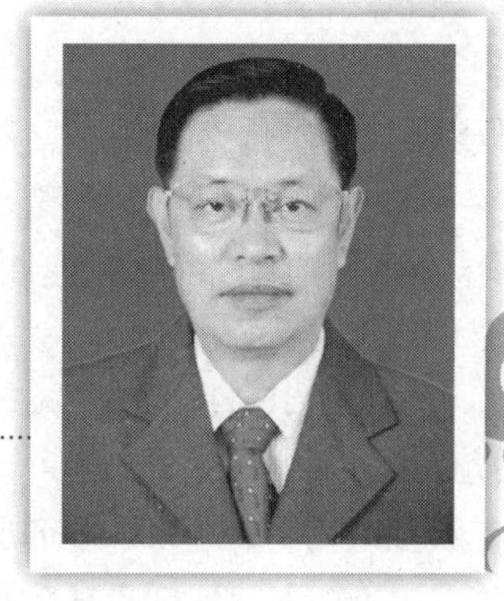

【生平传略】

李明富(1939—),男,汉族,教授,中医内科学博士生导师,享受国务院政府特殊津贴的专家。

出身于中医世家,初中毕业后考入昆明医士学校。毕业后被保送至成都中医学院学习,于1962年9月毕业后留校从事中医内科学的教学、医疗、科研工作及学校的行政管理工作至今。

1983年5月至2000年5月连任成都中医学院院长及成都中医医药大学校长17年。

现任国家药典委员会委员,国家中医药管理局中医药工作专家咨询委员会委员,中华医学会理事,中国中医药学会理事,《中华大典》编纂委员会委员、《中华大典·医药卫生典》主编,全国高等中医院校教材编审委员会委员,中国老年学会中医研究委员会副主任委员,四川省学术技术带头人,四川省中医学会副会长,四川省科技顾问团顾问等职。

专业技术方面,对中医内科学及活血化瘀治法有比较深入系统的研究。主要学术成就有两个方面:一是1964年即发表"瘀血论"的论文,后又发表数篇文章、编纂专著及在国内外作过多次学术报告,促进了活血化瘀治法的学术发展及推广应用;二是作为中医内科学教材及主要专著的编写成员,促进了中医内科学术的发展提高。曾多次应邀赴日本、美国、德国、新加坡等国家及我国台湾进行学术交流及专题讲座。

一、益气养阴、活血化瘀法治心悸、胸痹一例

吴某,女,25岁,成都某商场营业员。

初诊:2000年11月13日。

主诉及病史:胸骨后疼痛,反复发作一年多,加重4天。一年前无明显诱因出现胸骨后疼痛,多为短暂刺痛,劳累则加重。4天前劳累后,胸痛明显加重,疼痛剧烈,难以入睡,心累,心悸,动则气短。

诊查:舌质淡,苔薄白,脉数。当日在院外作如下检查,①心电图:心率148次/分,窦性心

动过速，Ⅱ、Ⅲ、avF 导联 T 波低平。②X 线心三位照片：无明显阳性发现。③心脏彩色多普勒：a. 心包积液，心包炎？b. 二尖瓣反流（轻）；c. 左室收缩功能测值属正常。

诊断：心悸、胸痹。

辨证：气阴亏虚，血脉瘀滞。

治法：益气养阴，活血化瘀。

处方：党参 15g　黄芪 15g　玄参 15g　生地 15g　麦冬 15g　五味子 9g　丹参 15g　苦参 12g　郁金 12g　延胡索 9g　建曲 12g　甘草 9g

3 剂，每日 1 剂。

二诊：2000 年 11 月 16 日。胸痛减轻，静坐则无心累感，心率 92 次/分，舌红苔薄黄，脉数。嘱坚持治疗，半月后复查心电图等检查，休息 1 周。

处方：上方苦参改为 9g。6 剂，每剂服 2 天。

三诊：2000 年 12 月 13 日。12 月 2 日至 12 月 5 日，发生两天胸骨后疼痛，较短暂，偶有心累，不活动时无心累感，大便 3 天一次，干燥难解，心率 84 次/分，心律齐，纳可，眠可，脉较平和，舌尖红，苔薄白。心电图复查：心率 86 次/分，律齐，正常心电图。

处方：11 月 13 日方药，去苦参，加柏子仁 12g，5 剂，每剂服 2 天。

四诊：2000 年 12 月 25 日。无心慌心累感，心率 80 次/分，纳好，眠好，二便调，舌淡红苔薄白，脉弦细。

处方：11 月 13 日方药去苦参、延胡索、建曲，加当归 12g，5 剂，每剂服 2 天。

【按语】本例病案，其初诊时的三个特点，应注意加以辨识。其一，瘀血之征：①病程较长，该患者胸骨疼痛已有一年余，正如清代医家叶天士《临证指南医案·胁痛》中所言："久病在络，气血皆窒"；②疼痛多为刺痛、本次疼痛剧烈，均符合瘀血疼痛的特点。其二，气虚之征：虽然患者年轻，但胸骨后疼痛，以劳累后加重，本次又系劳累后胸痛明显加重，并有心累，动则气短的特点，舌质淡，苔薄白亦是气虚之象。其三，阴虚之征：患者有心悸、脉数的自觉症状及体征，心率 148 次/分，此由气阴两虚，心失所养所致。针对气阴亏虚，血脉瘀滞的基本病机，确定益气养阴，活血化瘀的治法。方中以党参、黄芪补益脾气，以充化源；玄参、生地、麦冬、五味子滋养心阴，宁心安神；丹参、郁金、延胡索活血化瘀；苦参清热解毒，并有减慢心率之功；酌配建曲、甘草调和诸药，又兼健脾益气。二诊时，已收初效，心率已降至 92 次/分，故减少苦参用量。三诊时，自觉症状明显改善，去苦参，加柏子仁以加强养心安神，并能润肠通便。四诊以益气养阴，活血养血巩固疗效。

二、活血化瘀、益气温阳法治胸痹心痛一例

余某，男，45 岁，成都市某机关干部。

初诊：2001 年 3 月 8 日。

主诉及病史：既往 3 年，每年发生 2 次胸闷气紧，持续约 30 秒。去年出差迎风行走出现心前区不适，有紧缩感及压迫感，心率有时慢至每分钟 40 多次。2000 年在某院作冠状动脉造影示：左前支主干中段约 80%狭窄，诊断为冠心病。2001 年 1 月 7 日 ECG 心率 52 次/分，Ⅱ、V3—5 导联 ST 上斜形上移，T 波变尖；2001 年 1 月 21 日 24 小时动态心电图（HOLTER）示：窦性心律，偶发多频室早（4 个/24h），最快心率 119 次/分，最慢 47 次/分（夜），56 次/分（昼）。无高血压，高血脂，高血糖，血压偏低。曾服络活喜、丽珠欣乐、舒降脂、抵克力得、安心脉、冠脉宁、硝酸甘油、复方丹参滴丸及麝香保心丸等药物，效果不显。

诊查:时有胸闷胸痛,持续几秒至半小时,短气,口干欲饮,近两天左侧前胸疼痛明显,手足有冷感,舌淡红苔薄白,脉弦。

诊断:胸痹。

辨证:气损及阳,心脉瘀阻。

治法:益气温阳,活血化瘀。

处方:党参 15g　黄芪 20g　白术 12g　桂枝 12g　仙灵脾 15g　巴戟天 12g　丹参 12g　川芎 12g　郁金 12g　红花 9g　制首乌 20g　甘草 9g

7 剂,每日 1 剂。

二诊:2001 年 3 月 19 日。服药后胸闷及疼痛减轻,疼痛程度不剧烈,可以忍受,持续约 30 分钟。停服其他中西药物。

治法及方药同初诊,再进 7 剂,每剂服 2 天。

三诊:2001 年 4 月 4 日。病情明显好转,已无胸痛。时有左胸发闷,持续时间不明确。眠食尚可。舌红苔薄白,脉弦,P76 次/分。

治疗及方药同初诊,再进 7 剂,每剂服 2 天。

四诊:2001 年 4 月 25 日。症状明显好转,昨日在院外作心电图示:正常心电图,心率 64 次/分。院外医生称:"疗效是确实的"。仍用 3 月 8 日方继服 7 剂。

五诊:2001 年 5 月 10 日。偶有胸痛,模糊不清的不适感,以夜间发生较多。胸闷不适时服 2 粒麝香保心丸。舌正红,苔薄白,脉弦。

治法:益气活血。

处方:党参 15g　黄芪 15g　白术 12g　黄精 15g　五味子 9g　丹参 15g　郁金 12g　红花 9g　赤芍 12g　制首乌 15g　焦山楂 15g　甘草 9g　7 剂

六诊:2001 年 6 月 25 日。偶有胸部不适。服药后觉精力旺盛,头发、胡子都长得快。心率 80 次/分。

治法及方药同五诊,再进 7 剂。

七诊:2001 年 9 月 3 日。出差新疆,停药十余天,有时胸部略感不适,自觉心跳加快,心率 92 次/分,舌尖红,苔白薄。

治法:益气活血兼以养阴。

处方:党参 15g　黄芪 15g　玄参 15g　麦冬 12g　五味子 9g　丹参 15g　川芎 12g　郁金 12g　制首乌 15g　合欢皮 12g　焦山楂 15g　甘草 9g　7 剂

八诊:2001 年 9 月 24 日。目前无特殊不适,病情稳定,心率 72 次/分,舌正红,苔白薄。最近在院外检查,医生称"心电图一次比一次好"。治法和方药同七诊,再进 7 剂。

追访至今,胜任工作,身体情况较好,无明显不适。

【按语】本例病案为患者自觉胸闷、心前区不适并经冠状动脉造影确诊为"冠心病",属中医"胸痹心痛"范畴。中医对冠心病主要病机的认识是心脉痹阻,病理变化本虚标实,本虚以气虚、气阴两虚及阳气虚衰为主,标实以血瘀、寒凝、痰浊、气滞多见。本例胸痹心痛病理变化的标实之证,从临床表现及检查都提示心脉痹阻;而本虚之证,主要从以下几个症状加以考虑,心率缓慢为心阳不足,无以鼓动血脉;短气为气虚不足以息;手足冷感为阳气虚弱,不达四末,故诊为本虚之阳气虚。故以益气温阳,活血化瘀为治法。方中党参、黄芪、白术补益脾气;桂枝、仙灵脾、巴戟天温补阳气;丹参、川芎、郁金、红花活血化瘀;制何首乌养血安神;甘草调和诸药。初诊至四诊历时 1 个半月,患者服药 28 剂,并从二诊起就停服所有其他药物,胸部闷痛感缓解明显，故效不更方，守方治疗。五诊时阳气已有来复，故方中减少了温阳益气之品，而酌配黄精、五味子益气养阴。七诊时自觉心跳加快，并有舌尖红之象，故配玄参、麦冬、五味子，以加强滋阴之力。本例病案从临床表现及心电图改善来看，确实取得满意疗效。惜患者不愿复查冠状动脉造影，其左前支主干中段狭窄情况未能有所对照。

三、益气养阴、活血安神法治心悸一例

邓某，女，52岁，成都市某中学教师。

初诊：2003年11月3日。

主诉及病史：心累、气紧、胸闷1周。患者近一周来，因工作较为劳累，出现心累、气紧、胸闷，上楼尤甚，汗多，眠差，梦多。

诊查：苔薄黄，脉细数。心率100次/分，律不齐。心电图示：心率102次/分，窦性心动过速，偶发房性早搏，Ⅱ、Ⅲ、avF导联ST段轻度下移。1976年及1993年曾患心肌炎。经外院医师介绍前来就诊。

诊断：心悸。

辨证：气阴两虚，血脉瘀滞。

治法：益气养阴，活血化瘀，安神定悸。

处方：黄芪20g　党参15g　麦冬15g　玄参15g　生地12g　苦参12g　丹参12g　郁金12g　川芎12g　枣皮15g　酸枣仁12g　制何首乌15g　牡蛎12g　建曲10g　甘草9g　3剂

二诊：2003年11月6日。心累、气紧、胸闷减轻，睡眠好转，汗仍较多，脉细数，舌苔花剥好转。心率82次/分，律齐。

处方：仍用2003年11月3日方，6剂。

三诊：2003年11月13日。心累减轻，汗减，心前区隐痛，夜尿3次，脉细，花剥苔好转。心率84次/分。

处方：2003年11月3日方去苦参，加莪术12g，3剂。

四诊：2003年11月20日。心累、气紧明显减轻，右胁疼痛，牵及背心，心前区隐痛，汗减，夜尿1次，纳可，左侧舌面已有薄白苔，脉细。心率76次/分，律齐。

处方：黄芪20g　党参15g　麦冬12g　玄参15g　生地12g　丹参12g　川芎12g　莪术12g　郁金12g　制香附12g　木香12g　枣皮12g　酸枣仁12g　制何首乌15g　建曲10g　甘草9g　4剂

五诊：2003年12月4日。仅有轻微心累气紧，平时无心前区疼痛，劳累时有轻度心痛，汗出次数减至3次（原为频繁出汗），基本无夜尿，纳可，右侧舌面已有薄白苔。

处方：2003年11月20日方继服，4剂。

【按语】本案病例患者曾有两次心肌炎的病史，本次又因劳累而发生心累、气紧、胸闷，综合其病史及临床主症，符合心悸的诊断。证型分析时，气虚之征：心气不足，故心累气紧胸闷，动则耗气，故上楼则症状加重，气虚腠理疏松，故汗多，且诱因也为工作劳累，伤耗正气；阴虚之征：心阴不足，心神失养，故眠差，梦多，剥白苔，脉细数也为阴虚的表现，苔薄黄为阴虚化热的表现；血脉痹阻则主要考虑该患者有两次心肌炎的病史，久病入络。治以益气养阴，活血化瘀，安神定悸。方中黄芪、党参补中益气；麦冬、玄参、生地滋养心阴；苦参清热解毒，亦有减慢心率

之功；丹参、郁金、川芎活血通脉；枣皮、酸枣仁、制何首乌、牡蛎养心安神定悸；建曲、甘草调和诸药，健运脾气。二诊时症状减轻，守方治疗。三诊时患者心率已正常，故去苦参，针对心前区疼痛，加莪术以加强活血通脉之力。四诊时基本宗初诊之法，去苦参，加莪术以加强活血通脉，配制香附、木香补而不滞，兼行气止痛。五诊时症状已明显缓解，守方再进4剂以善其后。

四、活血化瘀、养阴清热法治灯笼病一例

郭某，女，61岁，成都某机关退休干部。

初诊：2001年4月5日。

主诉及病史：心胸部发热十余年，周身觉冷需加衣时，但觉心胸部发热，夜卧时被子只能盖到歧骨以下，若盖住心胸部时即觉发热难受，四肢觉冷1年，口腔灼痛1个月。

诊查：夜间尿多，口干欲饮，所饮不多，纳食可，舌质淡，苔薄白，脉弦细。十余年来曾多方求治不效。

诊断：灯笼病。

辨证：血瘀内热。

治法：活血化瘀，养阴清热。

处方：当归12g　川芎12g　郁金12g　红花9g　丹皮12g　焦山楂15g　玄参15g　麦冬15g　生地15g　地骨皮15g　秦艽15g　甘草9g　3剂，每日1剂

二诊：2001年4月9日。心胸部发热消失，口干减轻。现仍微有口干，咽喉干，脉弦细。

处方：上方去地骨皮、秦艽，加泡参15g、玉竹12g，4剂，水煎服。

追访数月，未再出现心胸部发热而手足发冷的症状。

【按语】本例病案患者的临床主症是长达十余年之久的心胸部发热之热象，而一年来又伴手足冷的寒象及口腔灼痛的热象，其舌、脉的寒热偏甚又不明显，这种病程缠绵，寒热错杂之象多从瘀血论治，所谓久病、怪病多瘀。初病在气，久病入络是病变的发展规律，疾病缠绵不去，反复发作，导致体内气血流行受阻，脉络中必有瘀凝。本病案冠之以"灯笼病"，其病名正是出自清代著名医家王清任的活血化瘀专著《医林改错·血府逐瘀汤所治之症目》所述："身外凉，心里热，故名灯笼病，内有血瘀。认为虚热，愈补愈瘀；认为实火，愈凉愈凝。三两付血活热退。"临证时，以当归、川芎、郁金、红花、丹皮、焦山楂活血化瘀为主，配以增液汤玄参、麦冬、生地以滋阴养液；地骨皮、秦艽清邪热；甘草调和诸药，由于辨证准确，用药恰当，仅3剂就使患者十余年之顽疾顿减。正如清代医家傅山所言："久病不用活血化瘀，何除年深坚固之沉疾，破日久闭结之瘀滞？"二诊时已无心胸部发热，故在初诊以活血化瘀为主的方药中，去地骨皮、秦艽，配泡参、玉竹以增滋阴养液，以善其后。

五、益气温阳、活血化瘀法治雷诺病一例

颜某，女，59岁，成都市某厂退休职工。

初诊：2001年3月26日。

主诉及病史：患者双手指苍白，肿胀，遇冷加剧4年余。曾多次到西医医院诊治，诊为"雷诺病"、"免疫力低下"等，服用多种西药（药名不详）效果不显。曾至某中医院服"温肾"中药，服后口腔出现溃疡，自行停止服药。有"慢性结肠炎史"，胃受凉后即胃脘不适。

诊查:舌质淡,苔白薄,脉细。

诊断:雷诺病。

辨证:气损及阳,血脉瘀滞。

治法:益气温阳,活血化瘀。

处方:黄芪 15g　党参 15g　白术 12g　桂枝 12g　仙灵脾 15g　补骨脂 12g　巴戟天 12g　细辛 6g　枸杞子 12g　丹参 12g　川芎 12g　红花 9g　台乌 12g　甘草 9g

3 剂,每剂服 2 天。

二诊:2001 年 4 月 2 日。双手肿胀减轻,表皮起皱,肤色转红。口腔溃疡好转,口已不痛。舌淡红,苔薄白,脉细。续服上方 3 剂。

三诊:2001 年 4 月 9 日。双手轻度肿胀,表皮起皱,肤色微红,惟夜间梦多。舌淡红,苔薄白,脉细。前方加制何首乌 15g、合欢皮 12g。4 剂。

【按语】本例病案西医诊断为雷诺病,为血管神经功能紊乱所引起的肢端小动脉痉挛性疾病,其辨证结合患者有双手指苍白,肿胀,遇冷加剧的特点,辨证为气损及阳,因气主温煦,气损及阳,则生内寒,阳气不能温煦四末,故双手指苍白,遇冷则内外合邪,病情加重,正如《素问·举痛论》说:"寒气入经而稽迟,泣而不行,客于脉外则血少,客于脉中则气不通";气为血帅,气虚推动无力,血脉运行不畅,肢端脉络阻滞,则肿胀;舌质淡、苔薄白也是气虚之象。其瘀血之征,主要从寒则收引,气血凝滞及久病入络两个方面来思考。故针对气损及阳,血脉瘀滞的病机,拟定益气温阳,活血化瘀的治法。方中以黄芪、党参、白术补益脾气;桂枝、仙灵脾、补骨脂、巴戟天、细辛、枸杞子补肾助阳,温通血脉;丹参、川芎、红花活血化瘀;台乌温中行气;甘草调和诸药。二诊时已初见成效,效不更方。三诊时加制首乌、合欢皮养血安神,以改善睡眠。

六、祛风散寒、活血止痛法治头痛一例

王某,男,31 岁,现住新加坡。

初诊:2001 年 4 月 26 日。

主诉及病史:头痛两个月余,由其父推荐专程从新加坡前来求医。幼时曾患过"偏头痛"2 年,已愈。两个月前游泳时潜泳约 50 米,次日出现左侧枕部及颈部抽掣疼痛,在新加坡作经颅多普勒及头部 CT 检查均无异常发现。

诊查:每天痛约 2～3 次。舌正红,苔白薄,脉弦。

诊断:头痛。

辨证:风寒阻窍,血脉瘀滞。

治法:祛风散寒,活血止痛。

处方:草决明 15g　钩藤 12g　蔓荆子 12g　白芷 12g　羌活 12g　独活 12g　秦艽 12g　僵蚕 12g　川芎 15g　当归 12g　莪术 12g　牡蛎 15g　建曲 12g　甘草 9g　4 剂

二诊:2001 年 4 月 30 日。服药后两天未发生头痛,感觉比较舒适。昨日下午短时抽掣,程度较轻。上方继服。今日回新加坡带药 8 剂,继续服药治疗。

三诊:2001 年 5 月 21 日。其父代诉,服完带到新加坡的中药后,未再发生头痛。

【按语】头痛是临床上的常见病、多发病,中医多从外感头痛与内伤头痛来辨证治疗。本例病案的特殊性在于可辨之证较少,检查也无阳性发现,仅有头痛发生前有游泳潜水的情况及

枕部、颈部疼痛。中医认为头为“诸阳之会”,《素问·太阴阳明论》说:“伤于风者,上先受之”,故感受外邪以风邪最为常见,且足太阳膀胱经行于背中,感受外邪多以枕部、颈部等膀胱经循行的部位疼痛明显,故综合考虑本病例是由外感风邪夹寒,阻遏头部络脉,不通则痛。以祛风散寒、活血止痛为主,兼平肝潜阳。方中蔓荆子、白芷、独活、羌活、秦艽、僵蚕祛风散寒;川芎、当归、莪术活血止痛;牡蛎、草决明、钩藤平肝潜阳;建曲、甘草调和诸药。

七、清热化痰法治眩晕一例

谢某,女,31岁。

初诊:2001年6月18日。

主诉及病史:发热,汗出,头晕,视物旋转10天。曾服药(药名不详),服后即吐,吃食物后亦吐。

诊查:上腹部灼热疼痛,短气,心烦,喜静,大便稀,日二次,舌质淡,苔黄厚。

诊断:眩晕。

辨证:痰热内扰。

治法:清热燥湿化痰。

处方:茯苓 15g　陈皮 9g　法半夏 12g　连翘 15g　刺蒺藜 12g　草决明 12g　泽泻 15g　旋覆花 12g　竹茹 12g　制香附 12g　建曲 12g　甘草 9g　3剂

二诊:2001年6月21日。症减。头晕头重,视物不再旋转。心烦,胃部灼热感,汗出,便稀,已可纳食,苔黄,脉沉弦。

上方去旋覆花、草决明、连翘;加苍术 12g、厚朴 12g、台乌药 12g。3剂。

三诊:2001年6月25日。

服上方后诸症若失,眩晕已止。原方2剂以巩固疗效。

【按语】本例病案主症为头晕、视物旋转故诊断为眩晕。朱丹溪非常重视痰浊在眩晕病因病机中的重要性,《丹溪心法·头眩》云:“头眩,痰夹气虚并火,治痰为主,兼补气药及降火药。无痰则不作眩,痰因火动。”本例病案患者因痰热内蕴故发热,汗出;痰热扰动清窍则头晕,视物旋转;痰热结于中焦,则上腹部灼热疼痛;痰热内阻,胃失和降而吐;痰热扰心则心烦,喜静;苔黄厚亦是痰热之象。而大便稀,短气,舌质淡则提示兼有脾虚不运之征。病机虽虚实兼夹,但治法以清化痰热治标为急。故以二陈汤(茯苓、陈皮、法半夏、甘草)为基础方燥湿化痰;加连翘、刺蒺藜、草决明、泽泻清热;旋覆花、竹茹清热和胃,降逆止呕;制香附、建曲理气和胃健脾。二诊时症状已明显减轻,故减清热之草决明、连翘及降逆止呕的旋覆花,加苍术、厚朴、台乌药理气燥湿,健运脾气。

八、凉血止血法治鼻衄一例

彭某,男,26岁,学生。

初诊:2001年6月10日。

主诉及病史:反复鼻衄1个月,一日1～2次,量不多,偶亦较多。

诊查:舌尖红,苔薄黄,脉弦。

诊断:血证(鼻衄)。

辨证:热邪犯肺。

治法：清热凉血止血。

处方：银花藤 15g　连翘 15g　黄芩 15g　桑叶 12g　大蓟 15g　小蓟 15g　茜草 12g　白茅根 12g　槐花 12g　仙鹤草 15g　甘草 9g

二诊：2001 年 6 月 18 日。每日流鼻血一次，以晨起时多发，血量较前减少，舌尖稍红，苔薄白，脉弦。血小板由服药前的 48×10^9/L 增至 80×10^9/L。前方去银花藤、桑叶、黄芩，加黄芪 15g、熟地 12g、当归 12g。

三诊：2001 年 6 月 25 日。已不流鼻血，仅 2～3 天有血痂及血丝少许，除乏力外余无不适，脉弦，苔薄黄。治以益气生血，佐以凉血止血。

处方：黄芪 15g　熟地 15g　当归 12g　女贞子 12g　玄参 15g　麦冬 15g　五味子 12g　大蓟 15g　小蓟 15g　连翘 15g　仙鹤草 15g　甘草 9g　10 剂，服 2 周

【按语】本例病案以鼻衄为主症，且已有 1 个月的病史，故诊断为血证中的鼻衄。明代医家张景岳在《景岳全书·杂证谟·血证》中将引起出血的病机提纲挈领地概括为“火盛”及“气虚”。本例病案虽临床热象不突出，但其舌尖红苔薄黄及脉弦提示为热盛迫血所致之出血，而肺开窍于鼻，故为热邪犯肺所致鼻衄。治以清热凉血止血，方中银花藤、连翘、黄芩、桑叶清宣肺热；大蓟、小蓟、茜草、白茅根、槐花清热凉血；仙鹤草止血；甘草调和诸药。二诊时热象已减，故去银花藤、桑叶、黄芩，加黄芪、熟地、当归益气养血。三诊时鼻衄已明显好转，故治法转为以益气生血为主，佐以凉血止血。

九、乳腺癌术后一例

梁某，女，60 岁，教师。

初诊：1998 年 8 月 23 日。

主诉及病史：一个多月前在某医院确诊为“乳腺癌”，于 6 月 30 日作手术治疗，并随即做了两个疗程的化疗。

诊查：短气乏力，动则出汗，纳差，头发基本脱光，平时外出需戴假发。舌质淡紫，有齿痕，苔根黄腻，脉细数乏力。

诊断：乳腺癌手术及化疗后。

辨证：气血亏虚，瘀热互结。

治法：益气生血，活血散结。

处方：黄芪 15g　党参 15g　白术 12g　当归 12g　制何首乌 15g　枸杞子 12g　莪术 12g　半枝莲 15g　白花蛇舌草 15g　郁金 12g　海藻 12g　建曲 12g　2 天 1 剂

二诊：1998 年 10 月 4 日。已服上方 16 剂，继续作化疗 5 次。现症：倦怠乏力，纳差，出汗较前减少，但活动时仍易出汗。舌质淡，苔白薄，脉细数。仍继服上方。2 天 1 剂。

三诊：1999 年 4 月 27 日。坚持服用上方 60 余剂，除乏力外，余无特殊不适。头发生长较好。因白带较多(西医妇科诊为“老年性阴道炎”)。前方加萆薢 12g、苡仁 15g，6 剂，每剂服两天。并嘱患者若白带好转，去萆薢、苡仁，每周服 2 剂。

四诊：2000 年 8 月 20 日。坚持服用上方，饮食、睡眠均好，头发已基本长齐，舌质红，苔薄白，脉细数。1998 年 8 月 23 日方去莪术、海藻。

追访至今肿瘤无转移，身体情况良好，无明显不适，在家操持家务。

【按语】本例病案为乳腺癌术后及化疗后，中医药治疗多强调攻补兼施，具体辨证治疗要注

意本虚和标实两个方面。初诊时该患者的本虚之象突出，其虚又重在气血亏虚：气虚则短气乏力；气虚则失于对汗液的固摄，故动则出汗；脾气虚则失于健运，故纳差；气虚生化乏源，气血不充，故脱发；舌边齿印及脉细均为气虚不足之象；结合治疗史，手术及化疗亦耗伤正气。标实之象主要反映在舌象上，舌质淡紫为瘀血之象，苔根黄腻为热象，并结合病史为癌病，中医认为有形之物的产生其基本病机多有瘀血、痰浊互结而成。辨证为气血亏虚，瘀热互结。治法为益气生血，活血散结。方中黄芪、党参、白术、建曲健脾益气，培补后天；当归、制何首乌、枸杞子养血生新；莪术、郁金活血化瘀；半枝莲、白花蛇舌草清热解毒散结；海藻化痰散结。患者服此方坚持完成了5个化疗疗程，除倦怠乏力、纳差外，其他情况尚可，故守方治疗。三诊时，因患者白带较多，故加萆薢、苡仁清热利湿。本例病案历时5年，以益气生血，活血散结为治法，患者一般情况均得到明显改善。

十、肾癌术后一例

陈某，男，53岁，成都市人。

初诊：2001年4月7日。

主诉及病史：患者于6年前因患肾癌而经手术将左肾摘除，后发现肺部有转移，左胸疼痛，作化疗25次。

诊查：倦怠乏力，腰痛，右胁有时疼痛，纳差，舌质淡紫，有瘀点，苔厚微黄，脉弦。

诊断：肾癌术后及化疗后。

辨证：气虚血瘀，肝脾不调。

治法：益气固肾，疏肝调脾，化瘀抗癌。

处方：黄芪30g　党参20g　白术12g　杜仲15g　续断15g　补骨脂12g　制香附12g　郁金12g　莪术12g　藤梨根15g　白花蛇舌草15g　土茯苓12g　建曲12g　甘草9g

二诊：2001年4月26日。精神稍好，疲乏之症略减，纳食尚可，但腰及右胁仍感酸痛不适，有时眠差梦多。舌质淡紫，瘀点及苔厚的情况略有好转，脉弦。前方加制首乌15g继服。

三诊：2001年6月18日。乏力、纳差、腰胁酸痛等症均明显改善，舌质瘀点减少，脉弦。嘱上方续服3个月，2日1剂。

四诊：2001年11月15日。继续服中药至今，并于7月及10月两次到西医院检查，谓“癌症已基本控制”。现无特殊不适，精神及体力均较以前明显改善。仍以上方继服，每周2剂。

【按语】本例病案为肾癌术后及化疗后，倦怠乏力、纳差气虚之象，腰痛瘀血阻滞，不通则痛；右胁痛、脉弦为肝郁气滞，不通则痛；舌淡紫有瘀点为瘀血之象；苔厚微黄为血瘀、气郁而化热。方中黄芪、党参、白术健脾益气；杜仲、续断、补骨脂补益肾气；制香附、郁金疏肝理气活血；莪术、藤梨根、白花蛇舌草化瘀抗癌；土茯苓清热解毒；建曲、甘草调和诸药，顾护胃气。二诊时病情略有好转，效不更方，酌加制何首乌养血安神。守方治疗两月余，始见明显疗效，减少服药量继续巩固治疗。

（以上均由李胜涛、韩震整理）

【编者评注】李明富教授从事中医教学、医疗和科研工作40余年，对活血化瘀理论有较深研究，运用活血化瘀方法临床上治疗多种病证，疗效显著，经验颇丰。本集所收其治疗心悸、胸痹、灯笼病、雷诺病等均因采用了活血化瘀法而取得满意疗效。可以认为“活血化瘀”已成为李明富教授临床的一大特色。

邹学熹医案

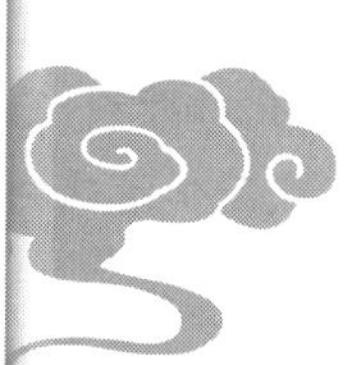

【生平传略】

邹学熹(1931—)系四川新都县人。自幼随名医廖德明习医,20世纪50年代跟蔡福裔学易学。1956年考入成都中医学院学习,1962年毕业留校任教,1986年被国家教委和教育工会评为劳动模范,1987年由讲师破格晋升为教授,1991年被国家人事部、卫生部和国家中医药管理局确定为全国首批500名名老中医之一,曾任四川省政协委员,享受国务院政府特殊津贴。

他医理精深,勤于笔耕;由于在医学与易学的结合方面具有深刻的研究,因此,他在学术思想上一贯主张医易汇通,崇尚以五行理论为基础,五脏病证为中心的辨证论治体系;先后出版了20余部医学和易学专著,其中大多被国外翻译出版。

邹学熹教授在长达50年的中医生涯中,积累了丰富的治疗经验,尤其在治疗疑难病证和运用虫类药物方面经验独到,疗效显著。

一、温阳利水、活血化瘀法治疗肝脾肿大一例

秦某,男,68岁。

初诊:1993年3月19日。

主诉及病史:右侧胁下胀痛反复发作3年,下肢水肿半年,加剧2个月。患者于3年前自觉右侧胁肋胀痛,经诊断为肝脾肿大。半年前下肢逐渐水肿,经治疗无效,2个月前病情加剧,入某省级医院经检查确诊为:肝脾肿大(肝大3cm,脾大2.5cm),肝硬化腹水;经西医治疗2个月,病情未见好转,乃求治于邹师。

诊查:形体消瘦,腹大胀满,胁肋刺痛,面色黑暗,神倦怯寒,双下肢浮肿,食欲较差,小便少,舌淡苔薄,脉沉弦。

诊断:肝脾肿大。

辨证:肝脾血瘀兼脾肾阳虚。

治法:温阳利水,活血化瘀。

处方:炙附片15g　白术15g　茯苓20g　生姜10g　赤小豆30g　猪苓12g　苡仁30g

砂仁 10g　谷麦芽各 30g　陈皮 10g

煎汤送服验方"软肝散"(三七、水蛭、枳壳、鳖甲、䗪虫、丹参、大黄),每日 2g。

二诊:3 月 26 日。服用上方 6 剂后,臌胀症明显减轻,仍觉全身发冷,守前方去猪苓,加桂枝、黄芪。

三诊:4 月 10 日。服用二诊处方 10 剂后脾肾阳虚诸证悉解,胁下疼痛减轻,痞块仍存,嘱其继续长期服用软肝散,每日 3 次,每次 1g。每周服用 2 剂参苓白术散以补气健脾。治疗半年后复查,肝脾变软,大小正常。

【按语】肝脾肿大多由慢性肝病或化学物质对肝脾的过度损害逐渐形成。其病机以气滞、血瘀、水停,肝络瘀阻为主要特征。本例患者因肝气郁结,脉络瘀阻时间较长,再加年龄较大,肾阳虚损之证亦较为突出,故在治疗上用真武汤加减以温阳利水,健运脾胃,改善脾肾阳虚证;用"软肝散"活血消癥,消除络脉之瘀滞,方中水蛭味咸,善入血分,破死血而不伤新血,大黄推陈致新,既能逐瘀血,又能泻里结,䗪虫、三七、鳖甲、丹参重在活血祛瘀,软坚散结;枳壳意在行气,诸药为粉末服用,具有祛邪而不伤正之特点。对本例患者在治疗上运用了温阳化气行水与活血散结消癥之品有机地结合,故收获甚佳。

二、滋阴护阳法治漏汗一例

李某,女,60 岁。

初诊:1993 年 5 月 25 日。

主诉及病史:患者反复出汗 3 年,加重 2 个月。3 年前因经常感冒,自己常购成药服用,因发汗过多,致汗出不止。近 2 个月来,冷汗淋沥,昼夜不止,恶风寒,愈冷汗出愈多,夏天仍着棉衣。曾在当地医院治疗无效,后转至一家省级医院住院治疗,住院期间,每抽血检查一次,全身发冷更甚,冷汗出得愈多,病情逐日加重,仍诊断不明,故求治于中医。

诊查:怕冷、恶风,五心烦热,口渴不饮,食少眠差,苔薄少津,脉沉弱无力。

诊断:漏汗证。

辨证:阳气亏虚,气血不足,营卫不和。

治法:滋阴护阳。

处方:制附片 30g　桂枝 10g　白芍 30g　生姜 3g　大枣 10g　炙甘草 5g　当归 15g　黄芪 50g　枣皮 20g　枣仁 10g　白术 10g　砂仁 5g　谷麦芽各 30g　山楂肉 15g　陈皮 10g

二诊:6 月 4 日。自述服上方 2 剂后,汗出明显减轻,服完 6 剂后,汗出止,诸症愈。后用四君子汤加白芍、黄芪、枣皮、制首乌,4 剂以巩固疗效,调理善后。

【按语】漏汗证因太阳病发汗太过,阳气大虚所致。对漏汗证的治疗在《伤寒论》中早有论述,如太阳篇云:"太阳病,发汗,遂漏不止,其人恶风……桂枝加附子汤主之。"方中用桂枝汤调和营卫,用附子扶助阳气,用当归、黄芪补养气血,实卫固表,用枣皮收敛固涩,补益肝肾,用白术、砂仁、山楂、二芽、陈皮健脾消食,乃使病愈。

三、活血祛风、滋阴安神法治愈小儿舞蹈症一例

李某,男,10 岁。

初诊：1992年10月5日。

主诉及病史：患者手舞足蹈嘴歪半年，曾因打架一周后发病，西医诊断为“舞蹈症”，用安神类药物治疗无效，故前来求治于中医。

诊查：手足抖动，嘴角向右侧歪斜，阵发性头痛，心烦易怒，睡眠不安，苔薄白，脉细数。

诊断：动风证。

辨证：瘀血阻滞，虚风内动。

治法：活血祛风，滋阴安神。

处方：广三七 30g　水蛭 30g　生龙牡各 50g　全蝎 25g　僵蚕 60g　白芍 60g　酸枣仁 30g　茯神 60g　蝉衣 50g　制首乌 50g　生地 30g

为末，作蜜丸服，1日服3次，每次3g。用竹茹30g、夜交藤30g煎水吞服。

患者服药3个月，诸症告愈，病员及家长感激不已。

【按语】西医之“舞蹈症”，属中医动风证范畴，患者曾因打架后发生，多与瘀血内阻有关，故方中用水蛭、三七活血逐瘀，又因阴不敛阳，用白芍、生地、首乌滋阴以潜阳，用全蝎、僵蚕、蝉衣熄风止痉，用龙骨、牡蛎、茯神、枣仁、夜交藤滋养心神，诸药合用，切合病机，故收效甚佳。

四、熄风化痰、镇心开窍法治愈癫痫一例

李某，男，8岁。

初诊：1991年10月5日。

主诉及病史：患者每天突然跌倒已半年。跌倒时昏不知人，抽搐吐沫，每次发作持续1～2分钟后自然清醒。半年前每月发作一次，已有2年的发病历史，近几月来，发作频繁，病情加重，经人介绍前来求治于邹师。

诊查：胸闷、头昏、面部皮肤有紫块，苔白腻，脉弦滑。

诊断：癫痫。

辨证：风痰闭阻。

治法：熄风化痰，镇心开窍。

处方：僵蚕 20g　蝉衣 50g　乌梢蛇 10g　蜈蚣 6条　天竺黄 10g　胆星 20g　远志 10g　石菖蒲 5g　生龙牡各 100g　朱砂 6g　磁石 30g　枣仁　茯神　当归　赤芍　陈皮各 20g

共为细末，每次服1.5g，每日3次。患者服上方药半月后痫证减轻，1个月后痫证停止发作，嘱其再服2个月，以巩固疗效。

【按语】痫证是较难治愈的疾病，邹师善用虫类之品以祛风通络为主，以涤痰开窍为辅，佐以养血安神之药，配伍恰当，故疗效卓著。

五、祛风除湿、解毒杀虫法治愈神经性皮炎一例

戴某，女，50岁。

初诊：1993年3月19日。

主诉及病史：患者手足弯处皮肤粗糙变厚，患处发痒已3年，加重半年，曾在省内3家大医

院皮肤科治疗无效，得知邹师擅长治疗此疾，故慕名前来求治。

诊查：手足弯曲部皮肤增厚、干燥脱屑，奇痒难忍，搔之不知痛楚。

诊断：神经性皮炎。

辨证：风湿、热邪、虫毒滞留肌肤。

治法：祛风除湿，解毒杀虫。

处方：苦参 15g　黄柏 10g　全蝎 3g　僵蚕 10g　地肤子 15g　桔梗 10g　生甘草 6g

水煎服，外用核桃枫子药膏涂擦局部，患者服煎剂 10 剂，患部擦药 2 周后，痒止、皮肤明显变薄，肤色接近正常，嘱其再涂擦药膏 2 周，患处完全恢复正常。

【按语】此例"神经性皮炎"属中医四弯风。对本病的治疗，邹师多年来用核桃青皮、大枫子、冰片等制成药膏外用，以解毒杀虫为主，辅以内服祛风清热除湿之品，治此顽证，每每获效。

六、疏肝理气、活血止痛法治愈肝癌术后剧痛一例

王某，男，63 岁。

初诊：1993 年 4 月 16 日。

主诉及病史：病员右胁肋部疼痛 2 个月，6 年前患者被确诊为肝癌，曾作肝癌切除术，术后多年情况良好，近 2 个月肝区疼痛，逐日加重，疼痛时放射至右肩胛部，每日午后 2 时至凌晨 4 时疼痛剧烈难忍。开始西医用吗啡类止痛药使疼痛有所缓解，半月后加大剂量亦无止痛作用，终日痛苦不堪，故求治于中医。就诊时由三人用汽车护送前来。

诊查：痛苦面容、气急呻吟，右胁下及背部刺痛，胃脘作胀，食欲不振，舌质紫暗，苔薄白，脉弦滑。

诊断：腹痛。

辨证：肝胃不和，气滞血郁。

治法：疏肝理气，行气活血。

处方：柴胡 15g　白芍 15g　枳壳 10g　炒川楝子 15g　延胡索 15g　郁金 12g　厚朴 10g　槟榔 15g　乌梅 12g　炙甘草 6g

3 剂，水煎服。

复诊：4 月 23 日，病员独自一人兴高采烈地骑车前来，十分感激地说，服上方 1 剂后疼痛明显减轻，服完 3 剂后疼痛消失，现仅觉胃脘不适，食欲较差。宗上方去川楝子、乌梅，加陈皮、香附、谷麦芽调理肝脾，消食和胃，服 4 剂诸症得解。

【按语】此病员患肝癌术后 6 年情况尚好，近 2 个月来，由于肝胃不和，气滞血郁，故出现疼痛，因气机不畅，阳气不伸，阴邪较甚，阴阳相搏，邪正交争，故午后至凌晨痛甚，其疼痛乃气机不畅，气滞血郁；"不通则痛"，所以西医运用了强有力的止痛药也不能收效。邹老认为在治疗上必须体现中医特点，应谨守病机，立足于调畅气血，应使用宣导疏通之法，方中用四逆散疏肝理脾，调理气机，加入炒川楝、厚朴、槟榔以增强方中行气之功，用延胡索、郁金行气活血，气血通畅，肝气条达，"通则不痛"。方中用乌梅，取其味酸入肝，引诸药入肝经，炙甘草既可调和诸药，固护正气，与白芍配伍又有柔肝止痛之功，诸药合用，体现了治病求本之特点，故对此病员之疼痛症收到了立竿见影之效。

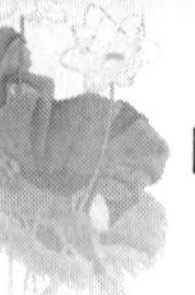

七、养阴清肺、解毒化膜法治愈白喉一例

张某，女，2岁。

初诊：1991年9月7日。

主诉及病史：2天前全身出现恶寒发热，体温持续39.5℃，口渴尿赤，前医诊为外感风热证，服银翘散2剂后体温虽减，但转为午后发热较甚、声音嘶哑，吞咽饮食困难，遂求治于邹师。

诊查：发热，体温38℃，喉间出现白膜，成条块状，白膜腐烂，面赤唇焦，烦躁啼哭，脉细数。

诊断：白喉。

辨证：阴虚血热。

治法：养阴清肺，解毒化膜。

处方：玄参15g　生地15g　麦冬10g　浙贝10g　丹皮10g　赤芍10g　蚤休10g　花粉10g　青蒿10g

2剂，水煎服。

另含服雷氏六神丸，每日3次，每次20粒。

复诊：9月9日，患儿服以上方药2剂后，咽部白膜消，诸症解。继服清咽甘露饮化裁2剂，调理善后。

处方：玄参10g　石斛10g　天冬10g　麦冬10g　生地12g　白芍10g　谷芽20g　胖大海5g　枇杷叶10g　生甘草3g

【按语】白喉表现的证型虽然较多，但以阴虚燥热型最为多见。邹师多年来对此证的治疗采用标本兼治的原则，用煎剂与丸剂同服的方法救治了不少白喉患者。其经验是：用养阴清肺汤加减以治其本，用六神丸解毒化膜治其标。方中用生地、玄参、麦冬、天花粉养阴清肺，青蒿、丹皮、赤芍清热凉血，蚤休、甘草清热解毒，蚤休对疫毒具有良好的解毒作用，用浙贝重在清热化痰。全方体现了以扶正为主、祛邪为辅的治疗法则，再加雷氏六神丸对咽部白喉疫毒既有直接的杀灭作用，又可增强煎剂中解毒药物的力量。此法切中病机，体现了扶正与祛邪，整体调理与局部治疗相结合的法则，此乃治疗白喉之奥妙所在，故收效甚佳。

八、祛风化痰、活血通络法治愈面瘫一例

朱某，男，23岁，工人。

初诊：1993年3月8日。

主诉及病史：患者因春节回家，从千里以外乘坐火车，路上受冷风侵袭后，出现口眼歪斜，曾到某医院治疗无效，遂来邹师处求治。

诊查：口眼歪向左侧，语言不清，舌下青筋暴露。苔薄白，脉浮大有力。

诊断：面瘫。

辨证：风痰阻络。

治法：祛风化痰，活血通络。

处方：全蝎　僵蚕各15g　防风　天麻　法半夏　麻黄各10g　川芎　红花各5g　竹沥水30ml兑服

患者服用1剂口眼歪斜明显好转，共服5剂而告痊愈。

【按语】面瘫以口眼歪斜为主症，此属风痰中络，肝病及心所致，治疗应以虫类药熄风为主。故方中用全蝎、僵蚕平肝熄风为主；面瘫之证初起皆由外风引动内风，故方中伍以防风、天麻；风必动痰，故配以法半夏、竹沥祛痰；肝病及心，波及血分，前人有“治风先治血，血行风自灭”的告诫，故方中佐以川芎、红花活血养血，面瘫宜治疗及时，初起可1剂而愈，重者3～5剂亦使病除。

九、活血通络法治愈类风湿关节炎一例

戴某，女，50岁。

主诉及病史：患者年轻时因多次刮宫，致使气血大伤，寒湿交侵，遂诱发指、趾、腕、踝关节疼痛，肿大变形，时时疼痛，关节屈伸不利，消瘦怯冷，经中西药治疗无效，于1993年10月4日求邹师诊治。

诊查：症见面色苍白，四肢关节疼痛、肿大，舌苔白，舌边有齿痕，脉沉细弱。

诊断：类风湿关节炎。

辨证：络脉瘀阻，正虚邪滞。

治法：活血通络。

处方：验方“十虫散”制成粉剂（全蝎、僵蚕、䗪虫、蕲蛇各50g，蜈蚣30条，水蛭15g，甲珠30g，乌梢蛇、九香虫、蚂蚁各100g），共为细末，每次服2g，日服3次。另用黄芪30g，当归、砂仁、制川乌各15g炖肉汤送服十虫散。

服药后3日而痛减，10日而痛止，1个月后肿大之关节明显缩小。

【按语】类风湿关节炎属中医历节风范畴。历节风大多本虚标实，以血气虚为主，血气不能濡养筋骨，风寒湿热等邪气则乘之，治宜标本兼顾。邹师经验方“十虫散”中用全蝎、蜈蚣、僵蚕入络搜风，此病久痛入络，非虫类药物不能止其骨节疼痛，故用蕲蛇、乌梢蛇祛风除湿止痛；用䗪虫、水蛭、甲珠活血化瘀，软坚散结，消除指、趾、腕、踝各部骨节肿大拘挛；九香虫、蚂蚁辛咸而温，入肾壮骨，补命门之火，散风寒湿邪。近代研究，蚂蚁含多种氨基酸及微量元素锰，类风湿关节炎患者则明显缺乏此类物质。用黄芪、鸡血藤、当归煎汤送服，具有扶正祛邪之意。

十、外洗法治湿疹一例

张某，男，35岁。

初诊：1991年7月15日。

主诉及病史：就诊时患者全身发湿疹已5日，奇痒难忍，曾服用西药无明显效果，因患者服药即感呕恶，故邹师以外洗为主治疗。

诊查：全身湿疹，脉浮数，舌红苔黄。

辨证：湿热血燥。

治法：燥湿止痒，解毒杀虫。

处方：芒硝浴疹汤。

芒硝60g(另包)　黄柏30g　苦参30g　雄黄10g　蛇床子15g　千里光24g　花椒10g

煎水熏洗全身，每日2～3次。

1日后瘙痒症减轻，3日显效，1周而痊愈。

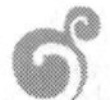

【按语】邹师验方芒硝药疹汤方中以辛苦大寒之芒硝为主药，配以苦参、黄柏、雄黄、蛇床子、千里光等品，名芒硝浴疹汤，煎水外洗皮肤，既能清热消疹，又能解毒止痒。李时珍在《本草纲目》中说："芒硝生于盐卤之地，状似末盐，凡牛马诸皮，须此治熟。"本此性，用于人皮肤痒疹，亦能清而消之。方中并配伍苦参、黄柏、雄黄、蛇床子、千里光等品，具有良好的燥湿止痒、解毒杀虫之功效，故疗效显著。

（以上均由余贤武整理）

【编者评注】邹学熹教授先从名师后入科班，医易汇通颇具特色。行医50年，经验丰富。喜用虫类药物治疗疑病证。如案九用十虫散治类风湿关节炎疗效十分显著。案十以中药煎汤外洗治疗湿疹取效甚捷亦颇具巧思。

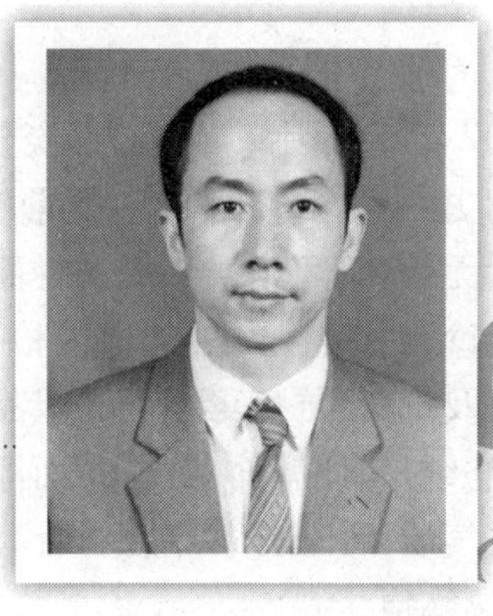

宋兴医案

【生平传略】

宋兴，男，生于1948年，成都中医药大学教授，各家学说博士导师，校学术委员会委员，校职称评审委员会委员，基础医学院专家组成员。1976年毕业于成都中医学院医学系，留校工作至今。1991年被选定为全国500名名老中医药专家之一的陈潮祖教授学术继承人，从事由国家人事部、卫生部、中医管理局主持的全国名老中医药专家学术经验继承工作，1994年12月以全省最高分的优异成绩圆满出师，并代表四川省学术继承人赴京参加出师盛典，所交流的《膜腠三焦说论要》一文被会议主持人王永炎院士在大会总结时誉为"中医新的理论生长点"。1993年晋升副教授，1998年晋升教授。他先后同时担任专科、本科、研究生、西学中、留学生多层次的《中国医学史》、《中医各家学说》、《中医基础理论》、《医古文》、《金匮要略》等课程的教学任务，教学效果优秀，获教学优秀奖。还先后完成了国家级、省级、厅局级课题近10项；在《中医杂志》、《中国医药学报》、《成都中医药大学学报》、《新中医》、《四川中医》、《上海中医药杂志》、《安徽中医学院学报》、《日本瘀血杂志》等刊物上发表《清代名医郑钦安运用辛温药物探讨》、《景岳探病法论要》、《中医治癌问题反思》、《癌症的辨证论治》、《〈医法圆通〉阴虚证治析疑》、《冒家欲解，必大汗出析疑》、《托里透毒法治疗消化性溃疡机理探讨》等学术论文30余篇，其中10余篇获全国、片区、省、市优秀论文奖；自著、主编、参编学术专著、教材、工具书等11种，其中，自著《临证解惑》获1998年国家科技出版委员会优秀科技新书二等奖，主编的《中医膏丹丸散精典》获列"国家十五重点科技图书"；在学术交流方面，1995年赴日本东京参加中日传统医学学术交流；1999—2002年，五次赴台湾长庚大学、香港中文大学从事中医教学、临床工作，均载誉而归。并被长庚大学聘为客座教授。

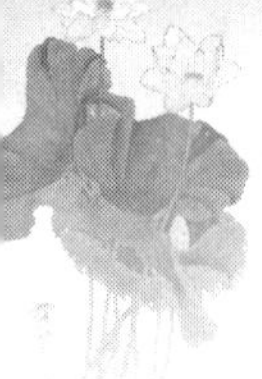

一、病毒性心肌炎(湿热型)一例

某男，49岁，业中同仁，成都市人。

初诊：1997年5月因病毒性心肌炎住院治疗。

主诉及病史：平素贪杯嗜酒，3周前突然发烧汗出，头痛身重，咳嗽胸闷，自服清热解毒中成药及抗生素无效，时间延误1周。继而因频发心悸气促，心动过速，心前区憋闷疼痛，发作欲死前往医院就诊，西医经心电图、血液检查诊断为病毒性心肌炎，住院接受中西医结合治疗，予改善心肌营养及抗炎、抗病毒西药和成品生脉口服液中药，经治半月，病情无大改善。

诊查：脘痞纳呆，便溏而滞，尿黄而涩，粘汗频出而热不解，暮夜尤甚；望诊：面色白胖中隐含晦滞油垢之气质，舌红苔黄厚腻；切诊：尺肤粘湿，六脉弦滑数。

诊断：湿热胸痹。

辨证：湿热熏蒸，扰动心神。

治法：化湿清热，开窍宁神。

处方：三仁汤加味。

杏仁15g　白豆蔻15g　薏苡仁15g　厚朴10g　法夏15g　滑石30g　通草5g　淡竹叶10g　桔梗10g　银花15g　连翘15g　虎杖20g　淡豆豉15g

上方加盖微火煎2次，每次沸腾后煎10分钟，代茶频服，1日1剂，连服4剂。渐服粘汗渐减，二便渐畅，胸闷脘痞渐开。

二诊：舌尖部仍较红，黄腻苔退去五六成，尺肤仍有粘湿感，六脉滑数已退，弦象犹存，自谓诸症悉减，心率渐趋正常，心前区憋闷尚存而无疼痛发生，唯大便较前略显稀薄，食欲仍未恢复。老师谓原方已大见功效，但湿热合邪，秽滞最甚，除尽尚需时日，治疗当守定基本法则，徐徐缓图。湿热病大便稀溏不足虑，所虑者，饮食未加，胃气未复。前方去虎杖、滑石，减银、翘至10g，以免寒凉沉降伤中碍胃，加藿香15g、郁金10g、石菖蒲5g，以芳香开郁醒脾，再服4剂。黄苔已退十之七八，脉势已缓，胃纳渐增，胸闷渐减。

三诊：胃纳尚未完全恢复，黄腻苔残余未尽，脉象已见和缓，且沉取乏力。老师明示：此湿热余势未尽，仍当守定前法治疗。前方去银花、连翘、淡豆豉、郁金，加大豆黄卷20g、冬瓜仁20g、生谷芽30g、生姜3g，寓扶胃气于清利湿热之中，又服5剂，诸症基本告愈。然虑其既患病逾月，气液两伤，又炉焰虽熄，灰中有火，予生脉散合三仁汤去滑石加生谷芽、荷叶、石菖蒲，2日1剂，再服5剂，并嘱其月内不得擅进温补药食。

【按语】吾师严肃指出：本案辨证难点不在中医之舌脉形证，而在西医之病名干扰，一闻病毒性心肌炎，便把治疗目光聚焦在抗炎、抗毒和改善心肌营养上，把生脉散作为通用首选之方，已成今日中医治疗之通病，辨证原则早已抛到爪哇国里去了，这就是所谓中西医结合的现状。不知本病在中医学范围内同其他多种病症一样，存在多种证型，仍当以辨证论治为基本原则，才能抓住核心病机，施以有效治疗，失此则寒证误清，实证误补，必重蹈覆辙而终莫能悟。辨证要点甚多，二便滞涩，面垢汗粘，舌红苔黄腻，脉弦滑，无一不是。可叹医林同仁大多一辞闭心，一叶障目，视而不见，见而不察，察而不辨，中医灵魂何在！

本案属湿热郁蒸之典型证候，湿为秽浊之邪，受热邪熏蒸，最易抑遏气机，闭阻清道，甚至淆乱神明，致令出入障碍，升降不行，脏腑气血营运失调而变生种种怪异之证。湿不化则秽毒不去，脏腑气机不能畅达，无形邪热亦难消除。故治疗当以分利湿热为要务，而尤以化湿为先。

妄投补益,反增闭滞,必然加重病情和治疗难度,是医之罪也。

二、病毒性心肌炎(寒湿型)一例

某妇,27岁,西医家属。

初诊:2000年9月因病毒性心肌炎住院治疗。

主诉及病史:半月前恶寒发热,头痛身重,咳嗽气紧,经抗菌消炎西医治疗,效果不佳,转增脘痞纳呆,继而频发心悸气短,心律失常,心前区憋闷疼痛住院治疗。西医经心电图、血液等检查,诊断为病毒性心肌炎,中西医结合治疗。西医投以抗炎、抗病毒、维生素、氨基酸等药物,中医则直接给予生脉口服液成药,经治半月,病情不仅毫无改善,且转增呕吐,腹胀腹泻,双下肢浮肿。

诊查:长期便溏纳呆,此次患病以来,一直恶寒厌油,脘痞腹胀,近日吐泻并见,日五六行,全身沉重疼痛,恶寒发热无汗;望诊:形体娇小,面色灰暗,唇淡舌胖,苔白厚水滑,双下肢踝关节以下微肿;切诊:六脉沉细无力。

诊断:寒湿胸痹。

辨证:寒湿郁滞,心阳闭阻。

治法:散寒除湿,温通心阳。

处方:胃苓汤加味。

桂枝20g　白术20g　猪苓20g　茯苓30g　苍术15g　厚朴10g　陈皮10g　羌活10g　川芎10g　干姜15g　砂仁10g　法夏10g　吴茱萸5g

上方水煎服,每日1剂,连服3剂。一服汗出,恶寒发热消除,腹泻止,小便如注,尽剂而胸闷脘痞渐开,自行要求出院。续服2剂,厚苔已退,食欲大增,心律恢复正常。

二诊:诸症虽已大愈,但仍语音低怯,面容困顿,大便溏薄,苔薄白水滑,脉细缓无力。是寒湿未尽,中气未强,神气未复。治当温阳利湿,暖中益气。方用理苓汤化裁。

桂枝15g　白术15g　猪苓20g　茯苓30g　人参5g　干姜10g　生姜10g

上方水煎服,1日1剂,连服3剂。

三诊:精神转佳,大便条解,舌质舌苔已转正常,六脉较前充盛有神,自觉身轻体健一如未病时。吾师指出:本案患者体质素弱,非提高身体素质不能杜绝其复发或变生其他疑难重证,而体质改造是一个与上帝相对抗的艰巨过程,非持之以恒不能建功,故当丸药久服善其后,改服金匮肾气丸,每次1/4成人量,附子理中丸,每次1/2成人量,嘱其连续服用1～2年。王道无近功,久用有奇效。

【按语】本案辨证无难点,所难在西医病因对中医病因认识的严重干扰上,一闻病毒二字,便把中医之温热邪毒与其等同起来,迷失了中医的辨证求因,审因论治。究其成因,中医学持正虚邪加的复合因子论,认为素体正气不足,复感六淫邪气,是本病最基本的发病学要素。单就外因而言,风寒暑湿燥火六淫邪毒皆能为患,尤以风寒湿邪为害最广最深,《素问·痹论》指出:"风寒湿三气杂至,合而为痹"。并指出痹症的发展是由浅入深的,五脏的痹症大多由外感风寒湿邪逐渐发展而来,心痹也不例外,"脉痹不已,复感于邪,内舍于心"。结合部分患者初起即具备热、渴、脉浮数等较典型的温热病特点看,则明清温病学家所论"温热邪毒"亦在其中。置辨证于不顾,循西说以求因,无异缘木求鱼。

本案辨证要点在舌胖淡,苔白滑,脉沉细无力诸点上。此寒湿郁闭之典型证候,其关键病理环节在脾肾阳气素虚，阳虚则温煦无力，运化无权，气血虚衰，五脏怯弱，湿由内蕴，寒因外受，治疗当在温阳散寒化饮解表上下功夫。舍此则气化不展，郁闭不开，阴霾不散，别无通关之坦途。抗菌消炎西药，苦寒异常，与清热解毒中药相类，用之无异雪上加霜，即使营养心肌类中西药物，用之亦更增闭滞，令里不能和，表不能解。造成此种结局的根本原因在于不以辨证为依据，而以西医理念指导中医用药，只见病毒之毒性，不明机体之状态；只知心肌之受损，不明损伤之内在动因，故劳而无功，反生败乱。

三、高血压（阴虚阳亢型）一例

某妪，66岁，台北市人。

初诊：2000年11月27日因患高血压病近20年就诊。

主诉及病史：中青年时期，身体甚佳，其家庭生活是女主外而男主内，长年经商，乘坐轮船往来于日本、泰国、马来西亚等东南亚国家，极少病痛。40岁后，始时有头晕乏力等症状发生，体力尚能支撑，未曾经意。50岁左右头晕烦热等症频发，渐感体力不支，始求医诊治，西医诊断为高血压病，从此长年服药，至今不辍。近4～5年来，频发眩晕欲倒，伴深夜两手十指指尖胀痛欲裂之症，每五七日一发。发作时昼不能行，二便、饮食均需专人护理；夜不能寐，必高举双手数分钟方能缓解。曾求治于中医，中医以三棱针十指指尖放血治之，头晕、指胀均能得到明显缓解，但疗效不能持久。乃自学中医简易针刺疗法，备三棱针于枕畔，发则自救，以求暂安。

诊查：长期服用降血压西药，一日不能中断，频发头晕头痛眼胀，夜卧指尖胀痛，烦热失眠等症，难以自持；口干多饮，大便长期偏于干燥，但尚能排解，小便正常，饮食尚可。望诊：十分健谈，精神略显亢奋，颜面潮红，舌绛红中裂，光剥无苔。切诊：右寸、关、尺三部浮弦而重按无力，左手脉体大于右手三倍以上，全无柔和之象，沉取乏力。

诊断：眩晕。

辨证：阴虚阳亢。

治法：滋阴潜阳。

处方：镇肝熄风汤化裁。

白芍20g　玄参20g　熟地20g　天冬20g　山茱萸15g　怀山药30g　怀牛膝30g　钩藤15g　代赭石30g　神曲5g

上方水煎服，1日1剂，连服3剂。

二诊：睡眠、口干明显好转，指尖胀痛未发，大便较前通畅易出；舌绛红略减，裂纹略有弥合，但仍光剥无苔，脉体略有收敛，弦劲之象亦略有改善。数年痼疾，断非朝夕可以根除，且龙雷之火，非潜敛招纳不能收其腾越之势，原方加牡蛎30g、肉桂1g，再服3剂。

三诊：诸症好转，舌转红活润泽，裂纹明显愈合，上罩薄白苔，两手脉体脉势相称，和缓从容，唯沉取乏力。其儿媳谓：服完2剂时的第二天早上5点钟左右，老太太躺在床上，忽然大喊一声："我的病好了！"循阴阳互根之理思之，阴血亏虚者，阳气亦本不足，加之古稀之体，气血本已并衰，予生脉散化裁以善后：

人参5g　麦冬10g　五味子5g　大枣10g　枸杞子15g　熟地20g　天门冬15g　山茱萸15g　怀山药30g

上方水煎服，2日1剂，嘱其续服15剂。2001年再度赴台湾长庚大学工作时，老太太闻讯举家登门拜访，言及三诊所予之方断续服用30余剂，1年来旧病从未复发。

【按语】老师指出：本案辨证难点在患者长期服用降压西药时仍左手脉大于右手三倍以上，指尖胀痛欲裂，临床甚为少见，他行医30年仅见此1例，因而最易令人疑窦丛生。所疑者是火热实证，还是阴虚阳亢？决疑不难，只在辨证要点中求之便可获得。本案辨证要点为舌绛中裂，光剥无苔，脉沉取无力，脉象尤为核心要素。此阴虚阳亢之证据。如此典型严重的临床表现，果是火热实证，火性炎上怒张，最能鼓动气血，而见洪数盛实之脉象；火性急速暴烈，最能变生燎原之害，初起或可单见气逆，久则当见高热、痈疮、斑疹、吐衄、狂越之证。既已发展到上攻巅顶，逆行四末以致寝食难安的程度，断无脉沉取乏力之理，也断无20年不愈而尚无其他火热变证之可能。

老师进一步分析指出：商场如战场，终日殚精竭虑最是伤阴耗血，舌绛中裂，光剥无苔，正是阴血久伤之象。阳以阴为根，气以血为母，阴亏则阳失潜敛而张于外，血少则气失涵养而浮于表，脉大失柔，正是阴不敛阳，血不养气之征。治此非大剂滋阴潜阳，养血育气，补不足以配有余，则断不能收长治久安之功！若以清热泻火治之，实损有余而配不足，虽可暂缓十指胀痛类标证之急，久必阴阳俱损于清热之剂，气血并亡于攻下之药，何异催命之鬼符！

四、高血压（痰热闭阻型）一例

刘某，女，73岁，成都市人。

初诊：1993年12月19日，因头昏不能自持，经西医诊断为高血压住院治疗（190/110mmHg）。

主诉及病史：素来身体强健，很少做西医理化检查，不知有无高血压病史。此次发病因偶感风寒，始则胸闷咳嗽，尚能勉强支撑，生活自理，自服止咳消炎类成品中西药物无效，渐渐胸痛气紧，头晕欲倒，无力支撑。住院旬日，经抗感染及降血压西药治疗，胸痛、头晕均有所改善，但未根除。咳嗽气紧反日益加重。

诊查：大便溏薄不爽，小便滞涩不利，背热膝冷，暮则烦热汗出，夜则胸闷难眠；望诊：形体略瘦，精神尚可而略显烦躁，呼吸气促，说话加重，舌绛红而胀大如肿，光剥无苔、无津；切诊：六脉沉伏似无，细审数疾。

诊断：眩晕。

辨证：痰热闭阻，升降失调。

治法：清宣肺卫，开郁豁痰。

处方：自制宣肺豁痰汤。

冬瓜仁30g　莱菔子20g　鲜竹沥20ml兑服　枳实10g　胆南星10g　桔梗20g　杏仁20g　全瓜蒌20g　鱼腥草20g

上方水煎服，1日1剂，暂服1剂，以观进退。建议停服其他一切中西药物。是夜，咳吐黄稠粘痰500ml以上，次晨二便畅解，量为平日2倍以上，顿时热退汗止，胸宽气畅，背热足冷改善，眩晕亦衰其大半。

二诊：精神安静，呼吸调匀，舌体胀消退过半，仍显胖大，红而不绛，苔尚未出，而隐隐有润湿之象；两手脉出弦滑，血压降至140/80mmHg。所积痰热之邪大势已去，然余孽未尽，仍循前法，守其方而轻其量。各药减半再服1剂。仍有少许黄痰不断咳出，渐出而粘稠渐减，黄色渐退，背热膝冷尽除。

三诊：神安、气平、脉静而略显乏力，大便未解，小便正常，舌色已转正常，舌体略显胖大，血压与二诊时相同。高龄老人，元气已衰，方药虽非攻伐，但总体偏于寒凉导泄，治疗仍不可过剂。改投三仁汤化裁善其后。杏仁 10g　白豆蔻 5g　薏苡仁 10g　厚朴 5g　法半夏 5g　通草 5g　淡竹叶 10g　生谷芽 20g　莲米 20g　怀山药 10g　人参 5g　桔梗 5g

【按语】本案辨证难点在舌绛无苔，背热膝冷，脉伏如绝，颇似阴血枯竭，阳气败亡之危象。老师分析指出：辨难决疑，全在二便之通畅与否上。肾为阴阳之窟宅，水火之根蒂，主气化而司二便，阴阳败亡，气化失司，二便失约，是经千年临床观察所得人体病理之必然。似此古稀之体，断无脉微欲绝，阴阳败亡，又未经扶正救亡，而二便滞涩者；更无在西医之抗感染治疗后诸症渐有减轻之理，所以，西医的治疗也给我们提供了重要的参考资料，正所谓前事不忘，后事之师。舌绛无苔，是痰浊闭阻上焦，中焦胃气不能上达所致；痰热阻肺，宣降失司，全身气机紊乱，出入障碍，升降失调，阳闭于上，阴阻于下，故背热而膝冷，便滞而尿涩，脉沉伏而数疾。本案辨证要点在舌胖如肿，二便滞涩两点上。阴血败亡，舌当枯瘦无苔，今虽光剥无苔，但却胖大如肿，阳气散亡，舌当胖淡而润，今却绛红而干，二者皆难吻合。唯有形热邪内闭，津气不能上承可以全两说之理。二便滞涩，是气机郁闭之的据，其中的所以然之理，在辨证难点分析中已经作了较详明的阐释。血压可以作为观察疾病进退的参考指标，不能作为中医辨证的依据，若舍脉证而反求之于血压，正好犯了以西说导中用，以致迷失病本的原则错误。

老师进一步指出：治高血压，切切不可抱定非滋填潜镇不能降其逆的成见，无论中西医学，都早已明确认识到，导致血压升高的原因是多种多样的，唯有辨证求因，审因论治，才能设计出最科学的治疗方案。本案患者，不开郁豁痰，就不能排出肺中蓄积的废浊，肺气闭郁，一脉塞而百脉塞，一窍闭而诸窍闭。若更妄用滋填，反助其壅，妄用镇敛，反增其滞，血压必降而复升，病情必日益加重。

五、便秘一例

周某，男，62 岁，退休干部，成都市人。

初诊：1997 年 9 月 22 日以大便秘结约 4 年就诊。

主诉及病史：4 年以前，大便基本正常，因重感冒住院使用大量抗生素而出现便秘，但症状不甚严重，有人授以牛耳大黄鲜叶代茶可以通便之经验方法，初试甚灵，但续服则效果日减，未及旬日，不仅完全无效，且大便秘结较前明显加重，于是转求中医调治。或以舌暗红、苔黄厚、脉沉有力为据，诊为阳明热结，投大承气汤，一服即便通而泻下如水，腹痛腹胀，停药即便秘复作，且球解如羊粪，苦不堪言。或以半百之体，阴血已衰其大半，又屡用攻下夺其津液为说，诊为津亏血虚便秘，投二地、二冬、玄参、桑椹、柏子仁类，服后效果甚微，转增恶心脘痞。用西药开塞露，初用有效，久用无功。自感颇为失望，于是改服上清丸，初服半包有效，渐服疗效渐减，用量渐加以维持疗效，今经患者介绍，前来老师处一试。感叹唏嘘，怨天尤人之情溢于言表。

诊查：大便秘结难解，3～4 日一行，每努责至肛裂而不下，每次服 3 包上清丸才能排便，小便清澈，饮食尚可，夜卧时有腹胀感，且有逐渐加重之势，但进展缓慢；望诊：面色苍暗但不油垢，形体尚丰，精神委顿，舌绛暗而胖，苔黄厚腐润；切诊：六脉沉迟而弦。

诊断：便秘。

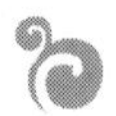

辨证:阳虚湿滞,络阻津郁。

治法:温阳化气,通络行津。

处方:五苓散加味。

桂枝 15g　茯苓 20g　猪苓 20g　泽泻 10g　白术 20g　枳壳 10g　桃仁 15g

书方未就,即有跟师实习的学生 3 次离席趋前对老师耳语:这是便秘,不是腹泻!老师亦 3 次点头回答:我知道。仍予上方与服。嘱其停用一切药物,先服上方 1 剂,以观进退。1 剂尽,大便球解如驴粪,较前排出大为轻松。

二诊:舌之绛红渐退,黄滑苔亦消退近半,脉亦渐起,前方既效,坦途已现,治疗当无大难。予五苓散合砂半理中汤化裁。

桂枝 30g　茯苓 20g　猪苓 20g　泽泻 10g　白术 20g　砂仁 10g　法半夏 15g　红参 5g　干姜 10g　柴胡 5g　小茴香 5g

上方水煎服,1 日 1 剂,连服 2 剂。2 剂尽而黄腐苔退去七八分,脉起而弦象消除,津回便通,渐成条理。三诊时嘱续服前方 4 剂,舌上黄苔退净,质转红润,大便畅解。续以理中汤合济川煎 2 日 1 剂,以固成功,嘱其连服月余。后自来相报,服前方精神、体力、饮食、睡眠日益改善,遂连续服用 2 个月余方止,自觉全身状况较病前更佳。

【按语】吾师分析指出:本案辨证难点在舌绛苔黄厚,脉沉弦有力,与湿热蕴结中焦颇为相似,但形同而实异。因热邪耗津,果是真热,苔当见燥象,今不燥而润,且不渴不饮,小便清澈,由此可以断定,是阳虚内生湿浊之真情外露,而非湿热蕴结。湿浊壅滞堆积则苔腐厚,郁积日久则化生浮热而色黄;湿热邪气长期郁结不解,壅遏营卫敷布,阻碍气血运行,故舌绛而暗;阳气大伤,浊阴内阻,搏击于内,故脉见沉迟而弦。

辨证要点在致病的原始动因——大量使用抗生素和虽有湿热之外象,而无湿热之真情两点上。抗生素苦寒伤中,误用过用,最易损伤脏腑阳气,阳气受损则脏腑之生机萧索,阳和不布,津凝不化,针对这一病机,老师创造了一个生动的术语,谓之水冻舟停,极其形象地表达了这一病机的内在本质。

吾师进一步阐明:本案所选五苓散原本是治疗太阳经腑同病之蓄水证之名方,后世医家广其意而用于寒湿内阻的水肿、吐、泻、痰饮头眩、短气而咳诸证,用治便秘确是前所未闻,寒凝湿郁便秘之用五苓散,其主导思想主要在于先去其已经形成的有形浊阴之邪,使肠络畅通,津气流行布散,为续治创造良好的施治条件,才能更好地实施温补以扶其阳的治本方案。初诊辅以枳壳、桃仁,其意也正在于此。

六、功能失调性子宫大出血(气虚崩漏)一例

杨某,36 岁,农民,四川省仪陇县人。

初诊:1988 年 8 月 3 日,因经行暴下如注就诊。

主诉及病史:婚前月经基本正常,结婚 16 年,共生 3 子,3 次怀孕生产均因家庭经济困难,未曾好好调养将息,生第二胎时,因大出血抢救脱险,得以保全性命,此后月经量即明显增多,且周期延长,但无力就医服药,而且还得坚持农事及家务劳动。近两年来,每次行经第二三两天血出如注如涌,自觉头晕眼花,体力不支,再也无法从事任何劳作,唯静卧以待经行结束后才能慢慢恢复体力。曾服民间验方:生地黄、藕节取汁冲服侧柏叶灰,毫无效果,转增小腹胀痛,脘痞纳呆,半年前也曾求中西医治疗,中医连更 3 医,所服都是清热止血方药,越服病情越日益

加重。西医打针(具体药物不详,可能属雌激素、孕激素类)有效,疗效不能持久,逾月又发。

诊查:月经周期长约 12～14 天,前 3 日经量较多,经色瘀暗,有块,后渐渐清淡如血水,经期头晕眼花,心累气短,动则尤甚,饮食、二便正常,今经行 12 日,仍下注不止;望诊:面色苍黄黧黑,满脸皱纹,口唇苍白,目光暗然,表情淡漠,精神委顿,舌淡而痿软,苔薄黄少津;切诊:六脉皆弱。

诊断:崩漏。

辨证:阳气虚衰,血失所统。

治法:温阳益气摄血。

处方:补中益气汤合理中汤化裁。

升麻 10g　柴胡 10g　红参 20g　白术 20g　黄芪 50g　当归 10g　炮姜炭 10g　血余炭 20g　陈棕炭 20g　炙甘草 10g　三七粉 5g(冲服)

时有老师同仁在侧,书方甫就,即暗扯老师衣角,附耳提示:盛夏炎天,大出血证,投温热可乎! 老师沉吟片刻,再次望舌切脉,然后仍以上方付患者,嘱水煎暂服 1 剂,以观进退。首服半小时左右,出血即明显减少,不尽剂血止。嘱原方再进 1 剂。

二诊:精神大有改善,说话时语音较前清晰有力,六脉亦较前明显有神,大便不燥不秘而较前更成条理;小便不热不涩而较前量多清澈。虑及该患者经济十分困难,改汤剂为散剂应更为省钱省事。前方去升麻、柴胡、血余炭、陈棕炭加炒杜仲、炒续断、炒怀山药各 20g,共为细末,每次 5g,每天 3 次,饭后半小时米饮冲服,以善后调理。5 剂为 1 疗程,连服 3 个疗程。追访年余,未再复发。

【按语】老师指出:本案辨证原本并无难点,但病发于盛夏,所难在出血量多。因当今医林之下大多一见出血,便谓血得热则行,认定出血为热所迫,不知尚有寒凝、瘀阻、虚损种种之不同。寒主收引,寒凝则络脉闭郁而易脆,闭郁则道路狭窄,血气不畅而壅塞于内,易脆则破碎而泄漏;瘀阻则道路不通,不通则横流而旁溢;气为血帅,气虚则血失所统而流散不止。数者之间,气虚乃本元亏损,是出血证之最重者。本案辨证要点在舌淡痿软苔薄,六脉皆弱,弱脉的特点是柔细而沉,反映的是精血亏损,气随血耗,阳陷入阴的病理本质。但值得注意的是,弱脉的出现有时也可以是假象,如湿遏阳郁便是,所以舌体舌苔也具有同等重要的辨证价值。若是湿遏阳郁,必见厚腻之苔或胀大之舌。依据本案的舌质舌苔,完全可以排除假象的存在。

老师进一步指出:阳虚气弱之出血,是根本动摇,治疗非峻剂益气扶阳不能挽散亡颓败之势,诚如明代医家赵献可所论:"有形之血不能速生,无形之气所当急固。"见功之后,即去升散止涩之剂,以免发散耗气,止涩留瘀。既如此言,何以初期治疗却要特意选用? 尤其升散之品,最难理解。老师深刻分析指出:初治用升散之品,可能对虚弱状态下的脏腑、经络、血脉等组织的半瘫痪状态具有唤醒作用,类似醒脑开窍,不过所开并非五官九窍,而是脏腑组织之信息机窍,因而具有极大的治疗意义。善后增平补肾气之品,取既固守下元,又精能化血之意。论开茅塞,烛照幽微,闻道至此,怎不令人拍案叫绝!

七、功能失调性子宫大出血伴发热(湿热入营崩漏)一例

刘某,31 岁,成都市人,某医院职工。

初诊:1998 年 9 月 11 日,因经行量多,半月不止,急诊观察治疗不愈就诊。

主诉及病史:27 岁结婚,29 岁生子,结婚前后月经量均略偏多,7 天身净。此次行经已经

半月，至第4、5日经量减少，但第6～7天忽又大下不止，且发烧，体温40.5℃，心慌汗出，头晕欲倒，全家惊慌，急送本院观察室治疗3天，出血、发烧得到控制而出院。出院仅1天，忽又出血不止，体温再次升高，于是改送某上级医院，仍住观察室治疗3天，出血、发烧再次得到控制而出院。出院1天，前症复作，现已用卫生巾85个，特来求中医治疗。

诊查：此次行经期间患感冒，轻度头重身痛，咳嗽，恶寒，尚能忍耐，自服阿莫西林后咳嗽缓解，未曾十分在意，至第6日，头身疼痛伴发烧加重，一直胸闷汗出，脘痞纳呆，大便溏薄而滞，小便黄热而涩，现自觉上半身热不可耐，下半身寒冷彻骨；望诊：形体消瘦，精神疲惫，面色萎黄，舌绛苔黄厚腻；切诊：面额两手灼热，双下肢冰凉，六脉浮弦数，沉取乏力，尺脉尤甚。

诊断：崩漏。

辨证：湿热入营，扰动血室。

治法：清热利湿，佐固肾气。

处方：蒿芩清胆汤化裁。

青蒿20g　黄芩20g　青黛20g　滑石20g　生甘草5g　茯苓20g　法半夏15g　陈皮10g　枳实5g　竹茹20g　杜仲10g　生续断10g　血余炭20g

上方水煎频服，1日1剂，首服1剂，以观进退。一服血止，尽剂热退。续进1剂，诸症大愈。

二诊：血止热退身凉，二便畅解，赫然骑自行车赴诊。舌上黄腻苔已退三分之二，脉象细缓而滑。改投银翘三仁汤化裁。

银花10g　连翘10g　杏仁10g　白豆蔻10g　薏苡仁20g　厚朴10g　法半夏10g　通草5g　淡竹叶10g　佩兰15g　冬瓜仁20g　西洋参5g　杜仲20g　生续断20g

上方服2剂，诸症痊愈。

三诊：舌上黄腻苔退尽，脉细缓。嘱其再服三仁汤合生脉散去滑石，加杜仲、生续断2～3剂以善后。

【按语】老师分析指出：本案辨证难点在出血量多高热而又上半身发烧，下半身发冷。高热出血，最易压迫医生思维，使不重病本但重标象，必集凉血止血之剂以求速效。上半身热，下半身冷，颇似气随血脱，阴虚阳浮之象，又最易引导医生大剂运用益气固脱之剂以求安稳。把上述难点集合一起，则常常令医者虚实莫辨，寒热难明。本案辨证要点甚多，舌、脉、二便互相印证，成为湿热内迫营血，阻遏升降之的据。湿热内迫营血则崩中漏下不止；阻遏气机则升降失调，热邪上腾而身半以上发热汗出，阳不下达而身半以下冷如冰霜。本案患者经期外感温热邪毒，经行则气血趋于下而衰于内，邪气最易乘虚而入，内逼营血，与伤寒之热入血室相类似，是妇人外感中仅次于产后外感之重证。对此，宋代妇科学家陈自明早有深刻认识，他在《妇人大全良方》中严肃指出："若遇经行，最宜谨慎，否则与产后证相类……若经血内渗，则窍穴淋沥无已。凡此六淫外侵，而变证百出，犯时微若秋毫，成患重如山岳，可不畏哉！"

老师进一步分析指出：本案的治疗有三难，一者湿热乘经行而深入血室，是邪实正亦虚，祛邪伤正，扶正碍邪；二者升降失调而又高热下血，升之则热势更张，降之则出血更甚；三者寒热错杂，上盛下虚，清上伐上则必伤其下，温下补下则必碍其上，无不投鼠忌器。治疗的关键点在精确求取本病的核心病机和原始动因。本病的核心病机是湿热内迫营血，原始动因是湿热邪毒，故其治疗当以分利湿热为主旨，不排除这一因素，则血止而复来，热降而复升，前期治疗就是最严肃的例证。故以蒿芩清胆汤既清深伏血分的热毒，又燥湿利浊，双管齐下。然虑及患者已病历半月，卫生巾用至85个，可见出血量超出正常量近10倍之多，属大出血病症。更兼阳逆于上，阴竭于下，若不固守下元，则危逆之象随时可见。但令人最感棘手的是患者舌绛苔黄厚腻，温补无异抱薪救火，滋填何似闭门留寇，固下之剂选择最难，唯平补肾气的负面影响相对较小，不失为最佳选择。

八、高热待诊(食积发热)一例

吴某，男，2岁，成都市人。

初诊：1998年5月24日因高热持续不退两周就诊。

主诉及病史(家长代述)：患儿一直身体健康，2周前午后困顿思睡，家长初未经意，至晚11时许高热昏迷，急送某西医医院诊治，因体温41.5℃而急诊收住入院治疗，经常规检查，无特殊发现，予抗菌抗炎解热及物理降温等对症治疗，治疗期间，每日晨起体温降至38.5℃，神志稍苏，日暮复又升至39℃以上，后续检查仍无特殊发现，至第3日，诊断治疗无大进展，家长要求转至某专科医院治疗。该专科医院治疗方案与前一医院基本相同，并加用红霉素肛门栓剂，经治1周，体温仍不能得到有效控制，徘徊在38.5～40℃之间，检查亦无新的发现，家长再次要求转院至某医学院附属医院，检查治疗5天，仍无特殊发现，疗效亦无进展，家长备感焦急，请求中医帮助治疗。

诊查：患儿喜吃肉食，大便2日1次，近两周排便甚少，仅用肥皂、开塞露导出大便2次，量少，成团块状，略显干结；望诊：面色红润，肌肉丰满，半昏睡状，唤醒后两眼睛光射人；切诊：两手掌心灼热，指纹粗大紫暗已过气关。

诊断：发烧。

辨证：饮食积滞，郁积生热。

治疗：消食，导滞，下积。

处方：楂曲平胃散和小承气化裁。

生山楂20g　神曲10g　苍术10g　厚朴10g　莱菔子30g　枳实10g　生大黄5g

【按语】老师指出：本案辨证难点在高热持续不退而又西医诊断不明，这使得今日之中医在辨证思维上也不免要受到很大影响，而以为属高难高危之怪病，无药可治，无证可辨。这是一种极大的误解，西医以微观分析宏观，中医从宏观推测微观，观察认识事物的视角差异甚大，西医之疑证不一定就是中医之疑证，很多时候恰恰相反，西医之疑难病症，正好是中医的优势所在。本案辨证要点在大便数日不通，掌心发热，指纹紫暗三点上。体强能食而又大便数日不通已是阳明胃家实之的据，掌心发热是具有较特殊意义的饮食积滞诊断指标，指纹紫暗是气机郁滞，郁而化热之明证。有此种种依据，则食积发热可以得到明确诊断。患儿睛光射人则是热极生风，将要出现惊风抽搐之先兆。

老师进一步分析指出：治疗本病非去其积滞不能畅通气机，非畅通气机不能散其郁遏，非散其郁遏不能复其升降布运，非复其升降布运不能使体温、神志、胃肠纳运恢复生理之常态。故治疗当以消食、导滞、下积为要务，舍此别无通关之坦途！盲目运用抗菌消炎解热药物不仅是隔靴搔不着痒处，而且反有抑遏气机，增其闭滞的负面影响。

九、肝癌水肿一例

某女，19岁，台北市人。

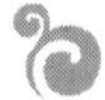

初诊:2001年5月,因患肝癌住院治疗,至6月双下肢浮肿,西药消肿效果不佳,特邀中医会诊。

主诉及病史(主管医师代述):患者两年前因面色、肤色、巩膜发黄住某医院治疗,其间确诊为肝癌。此后一直坚持治疗,但病情不仅无大改善,且持续发展。今年6月因腹水日增和双下肢出现水肿,行动不便,利尿退肿治疗效果极差,转来本院继续治疗。在抗癌化疗的同时,经反复抽取腹水及用利尿脱水剂,疗效极不巩固,近半月来,效果尤其微弱,肿势逐渐向心发展,现已过膝。

诊查:胁下胀闷疼痛,脘痞纳呆,便溏尿少;望诊:形瘦骨立,精神疲乏,面色深黄晦滞,双下肢浮肿已达腹股沟,舌绛暗,白苔满布;切诊:六脉细数弦紧,毫无柔和之象,颇似肝之真脏脉并见。

诊断:肝癌。

辨证:癌毒阻塞,血瘀气滞为本;寒郁湿遏,气滞水停为标。

治法:急则治标,化气行水,佐以益气固本。

处方:五苓散加味。

桂枝10g　猪苓20g　茯苓20g　泽泻10g　白术20g　红参5g　紫苏5g　小茴香5g

上方水煎服,1日1剂,暂服1剂,以观进退。一服小便如注,尽剂双下肢肿消过半,某西医师厉声惊呼:如此快速利尿,会导致水电解质紊乱,要出大问题!老师从容回答:单纯利尿,可能会导致严重后果,五苓散化气行水,寓有调动机体重吸收功能的积极意义,再加补益元气之人参,宣达肺气之紫苏,温中行气之小茴香,则此种意义更为明确,不必忧虑。连进2剂,水肿尽消。

二诊:下肢水肿消退,行动自如,脘痞纳呆亦大有改善。然脉象无丝毫变化。老师待患者离开后始告诉其家长:治前以为紧脉而兼真脏脉之嫌疑,肿消后得到确证,真脏脉已见,断无生理!肿势虽消,只是暂时效果,恐再次复发时,就是生命极期的到来。中医已无药可用,无方可开。在家长的苦苦恳求下,只好以柴芍六君子汤了其心愿,也许能在一定时间范围内延缓病情发展,或在一定程度范围内减轻患者痛苦。

【按语】老师指出:本案从病本上看,辨证并无难点,但从水肿之阶段性标证看,则紧脉与真脏脉合并是为最大难点。紧脉主寒,真脏脉主死,二者绝无调和之余地。若以紧脉为真脏脉,误用挽危救亡之滋补潜敛,则无疑更增其闭;若以真脏脉为紧脉,误用温散渗利,则必然急夺其气液。本案辨证要点在白苔满布,因真脏脉合并紧脉,单就水肿这一标证而言,亦虚实难辨,然结合白苔满布看,阶段性证候性质豁然明朗。同时还严肃指出:中医脉诊在危重证的预后判断上,是有其巨大临床价值的,不可弃置不究!

老师进一步分析指出:本案的治疗,最终答案人所共知——凶多吉少。但缓解某些标证,减轻痛苦,提高自下而上质量等阶段性疗效还是可以预期的,本案就是最好的例证。目前普遍存在的影响中医治癌疗效的一个重要原因,是由于中医师们在面对癌变重症时,辨证论治这一中医临证工作的灵魂难免不受到压迫和影响,但重癌细胞之恶性分裂,忽略气化失调所导致的脏腑功能紊乱,以及气血津液升降出入障碍,把抗癌治疗放在首位已成举世通病,唯有中医临床功力深厚者,始能于大风浪中立定脚跟,坚定不移地贯彻辨证论治原则,也只有按辨证论治原则处方用药,才能像本案那样启气化于虚无,逐浊邪而收精微,真正体现中医的治疗优势。最后还详为明示:本案真元衰极,切切不可单一渗利,犯之则阴竭于下,气脱于上。

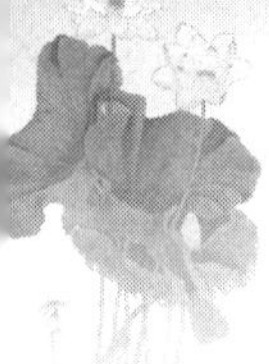

十、腰痛一例

古某，女，33岁。

初诊：1994年8月23日以腰痛2个月就诊。

主诉及病史：两个多月前，乘坐公共汽车外出旅游时，因路面凹凸不平，在突然受到一次剧烈颠簸时，顿感腰部一闪，有触电样感觉，瞬间即逝，腰骶部便生不适感。其后，渐觉疼痛绵绵，时轻时重，无休无止。X线片检查无异常发现。西医诊为腰肌劳损住院半月，接受西药、红外线治疗无效。出院转求中医治疗，服药40余剂，仍无疗效。检视其前服中药处方，大约可分行气活血止痛、温经通络止痛、散寒祛风除湿、滋阴养血四类。每类服药均在5剂以上。其用药先后顺序，亦如上所列。

诊查：腰骶部深处胀痛，尚可忍耐，饮食、二便如常；望诊：面色明润，精神状态良好，舌红润，苔薄白；切诊：腰部俯仰转侧轻度受限，叩击时有震痛；审六脉缓滑。

诊断：腰痛。

辨证：气虚血瘀。

治法：益气活血通络。

处方：补阳还五汤加味。

黄芪50g　当归10g　桃仁12g　红花10g　赤芍20g　熟地15g　地龙15g　乳香5g　没药5g

上方水煎服，1日1剂，连服4剂。

二诊：疼痛无改善，除舌根部见少许薄黄微腻苔外，余无异常发现。遂在辨证思路上另寻出路，改为“可疑性阳虚夹瘀”，方用真武汤加味：制附子20g，炒白术15g，白芍20g，茯苓20g，生姜20g，淫羊藿20g，补骨脂15g，川芎15g。前方水煎服，1日1剂，连服3剂，口唇生疮，大便燥结，腰痛如前。疑病有隐曲，嘱其去某医科大学附院检查。经磁振荡诊为左侧腰3处脊神经瘤，瘤体细小如粟，西医神经科肿瘤科专家会诊认为，瘤体生于何时不得而知，平素漂浮椎管内脊液中，因受剧烈震动时发生嵌顿，瘤体受压产生疼痛。即在该院施行手术摘除，术后不久又向上逆行继发，在不得已的情况下又连续进行两次手术，治疗终告失败，半年后死亡。

【按语】老师指出：病发于闪挫损伤之后，前医从气滞血瘀入手论治，乃是正法正治。历久不愈，改从寒凝络阻，风寒湿合而为痹，精血亏损，腰府失养等角度辨证用药，虽然是常法常方，却也思维细密，步骤谨严。由此可见，前医确是学有根底，并非庸碌之辈。然而毫不见效，已值得深思。本病辨证依据极不充分，于是将发病原因和病程结合起来考虑，因于损伤，则气滞血瘀不能排除，久久不愈，则正气不足，邪气滞着亦当虑及。前医实际上也考虑到了这个问题，故有温经通络，填精养血之治，只不过扶正的角度不同罢了。无论祛邪还是扶正，在缺乏充分辨证依据的情况下加以应用，都带有盲目性、试探性，都属诊断性治疗。故两诊之后仍无寸功，应引起高度警惕，乃建议采用现代科学方法进一步探查病本，以排除某些病变的存在，减少盲目性。本病经现代科学检查，豁然明朗，虽救治失败，仍深刻说明此类无证可辨的特殊疑证的本质，单凭中医的诊断、辨证、辨疑等手段是难以查明的。不明病本，盲目施治，治必无功！失败之后也弄不清失败的原因何在？只好由糊涂始而糊涂终。中西医诊断方法可以互相补充，互为参考，如完全拒绝西医诊法的运用，部分疑难顽怪病证就难以明其病本，此现代中医之大忌！

本案宏观辨证无效，微观查验有据，虽明确诊断后仍不免于死，其结果令人殊深遗憾，但并不能因此认为明确诊断没有意义。明确诊断使我们既直面医药有限、疾病无穷的残酷事实，又提示我们对某些微观明确的特殊病证的治疗，既要重视辨证所反映出的整体要素，又要重视开发寻找新的治疗措施，以期最终在治疗上真正有所突破。

（以上均由陈丽平整理）

【编者评注】宋兴教授年富力强，治学勤而猛，才华横溢而无头角诡诞，研习《内经》深体张介宾"阴中求阳，阳中求阴"之妙，重阳气而不忽视阴精，尚温补而又忌热燥。观其案例，在挽危救亡之际，每见胆大心细之处。

陈潮祖医案

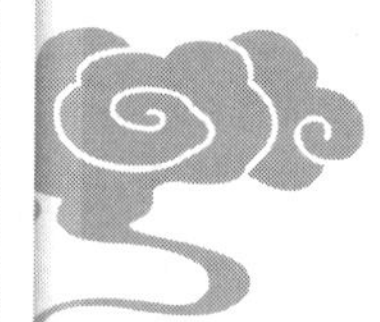

【生平传略】

陈潮祖，男，1928年生，成都中医药大学教授，全国著名中医学家，是两部一局首批选定的全国500名老中医药专家学术经验继承工作指导老师。从医50年，穷究方理近40年，考据千家，集古论今，著成《中医治法与方剂》一书，将理、法、方、药融为一体。该书已翻译成日文、韩文在日本、韩国发行，第5版也将由人民卫生出版社出版。师尊仲景，于临床诊病，思维活跃，辨证准确。其治学严谨，为人宽厚，无半点私心，其毕生心愿乃希望中医后辈能体会中医临证精要，发扬中医。他为人正直，对患者，无论长幼贫富，一视同仁，尽心诊疗；对同道，虚怀若谷，谦虚容让，成人之美；对学生，悉心教授，从不保守，爱护有加；对名利，淡漠恬然，不计得失。其精湛的医术，高风亮节的医德，无不为弟子所景仰。

一、小青龙汤合五苓散治疗癃闭一例

杜某，男，56岁。

初诊：2000年1月20日其妻前来求方。

主诉及病史：谓患者于数日前凌晨2～4时仍在办理未尽公事，后感全身寒冷，随即小便不通，点滴难下。送某省级医院治疗，为其导尿仍然未通，拟在小腹穿孔安上导管，病人不愿，嘱家属前来求方。

辨证：外感风寒，上源闭阻，下源不利。

治法：宣肺散寒，开上利下。

处方：小青龙汤加减。

麻黄15g　桂枝15g　北细辛5g　干姜10g　法夏10g　白芍15g　白术20g　泽泻30g　炙甘草10g

1剂，水煎服。嘱其试服。

二诊：次日来告，小便已通，唯汗出较多，减去麻黄，再服1剂。25日病人出院前来就诊，自述小便中有血块，显系在导尿时尿管受到损伤。改书五苓散合四逆散加生熟蒲黄各10g，3

剂调理而安。

【按语】小便不通是肾系病变，如何要用治肺系病变的小青龙汤加减？师谓治病之要，在于审证求因。时值严寒季节又在深夜工作，随即小便不通，显然是因感受寒邪，肺卫闭郁，导致肾系经隧挛急才呈小便不通。根据治病求本原则，法当辛温解表，温散寒邪。本方能温散寒邪，消除病因；方中芍药、甘草又可缓解经隧挛急，使其水道通调；《伤寒论》谓四逆散可治小便不利，加入柴胡、枳壳则四逆散也在其中；复加白术、泽泻，与小青龙汤中的桂枝相伍，即五苓散的变方，又具温阳行水作用，故选此方加减。此证病位在下而求之于上，提示治病应从五脏间的内在联系去探求病机，才能得出正确的病机结论和正确的治疗方法。

二、柴胡桂枝汤治疗黄汗一例

杨某，女，22岁。

初诊：2000年7月12日。

主诉及病史：查出单纯性甲状腺肿3个多月，觉晚饭后至夜22点左右饥饿感明显，但纳食少。时呃逆，自服沉香化气丸可好转。最近1周忽见上半身出黄汗，以背部为多，汗出染衣，洗之困难。

诊查：察其双侧甲状腺Ⅰ度肿大。眼睑浮肿。舌质淡，苔薄白润；脉沉缓。

辨证：少阳三焦津气阻滞，营卫失和。

治法：通调三焦，调和营卫。

处方：柴胡桂枝汤。

柴胡15g　红参10g　黄芩5g　法夏20g　桂枝15g　白芍15g　生姜15g　大枣10g　甘草10g　黄芪20g

4剂，每日1剂，水煎服。

二诊：2000年7月19日。谓上方服3剂后，黄汗已止。呃逆发作减少，纳食增加，但晚饭后仍有饥饿感。师谓此系甲状腺机能亢进作祟，当坚持调理数月方可根治。书小柴胡汤加夏枯草30g、枳壳10g、广木香15g、牡蛎30g、浙贝母20g，嘱其服2个月，以治疗其单纯性甲状腺肿大。

【按语】黄汗是据患者汗出色黄命名的一种疾病。《金匮要略》云："黄汗之为病……状如风水，汗沾衣，色正黄如柏汁，脉自沉……以水从汗孔入得之"。患者曾患单纯性甲状腺肿，是少阳三焦壅滞不通之疾。正值盛暑，汗出较多，气随汗泄，卫气虚损，不能固护水津运行三焦；亦不能固护胆液循于常道，进入少阳三焦，随其水津从汗孔泄出，于是黄汗见矣！此证有卫虚不固的病理存在，亦有津气出入失常病理存在，故施治之际，一方面当要通少阳三焦，使其胆汁循于常道，用小柴胡汤以竟其功；一方面当调和营卫，实卫固表，投桂枝加黄芪汤恰合此证。二方合之，即仲景柴胡桂枝汤加黄芪汤是也。仲景之方，灵活变通，由此可见一斑。

三、小青龙汤治疗咳而遗尿一例

张某，女，55岁。

初诊：2001年5月17日。

主诉及病史：患者自诉反复咳喘、气紧5年有余，西医诊断为肺气肿。1个月前因外出未带雨具，淋雨后当晚即咳喘、气紧，已服中药20余剂。

诊查：现仍咳嗽频作，痰多，咳吐不利，伴有胸闷、气紧，时流清涕，口不渴；最感苦闷是咳则小便自流，以致不敢轻易出门。素不敢沾冷水，怕风。察其舌体胖大，边有齿痕，舌质淡红，苔薄灰腻；脉象紧而微缓。

辨证：风寒闭阻，寒滞上中二焦。

治法：疏风散寒，温肺运中。

处方：小青龙汤原方。

麻黄10g　桂枝15g　北细辛6g　干姜10g　法夏20g　白芍15g　五味子10g　甘草10g

3剂，每日1剂，水煎服。

二诊：2001年5月21日。患者告知上方服4剂后，咳则小便自流现象已全消失，但咳嗽、气紧还未全解。上方加厚朴、杏仁、瓜蒌皮，嘱病人再进3剂，后以苓甘五味姜辛半夏汤调理。

【按语】张石顽用春泽汤治疗咳而遗尿，是否此证只可用春泽汤治之？此案患者有肺气肿史，长期咳喘，久咳耗伤肺气，肺气虚损，上虚不能制下；复感风寒，肺气宣降失常，脾之运化失职，肾之气化失司，水停少阳三焦，咳则气耗，肺不摄津，则咳而遗尿见矣！小青龙汤以麻黄、桂枝辛温散寒，宣发肺卫；桂枝温阳化气，畅通上下；法夏、干姜，温运中焦；细辛、五味子止其咳逆，咳止则尿无以出；而干姜、甘草乃"甘草干姜汤"也，《金匮》明确指出："肺痿吐涎沫……其人不渴，必遗尿……上虚不能制下故也……甘草干姜汤以温之"，用此二药既可温其肺寒，又可振奋中阳，补土暖金，使肺气得复，能够制约水液，则水液不犯肾系，肾系气化恢复，则能化水为气，水津四布，五经并行，而不停滞于三焦，则上无犯肺而咳之忧，下无咳则遗尿之虑，乃"下病治上"、"上病治下"；复用干姜、半夏温运中焦，乃三焦同治之法也。其机要在于"肺为水之上源"，水液代谢有赖肺之功能正常，肺之功能不外宣发肃降，通调水道，而通调水道有赖于肺气之宣发肃降也。小青龙汤宣肺降逆，可复肺之宣降，脾之运化，肾之气化，故单投小青龙汤亦可治疗咳而遗尿，非独春泽汤也。

四、补阳还五汤合真武汤治疗中风后遗症一例

王某，女，52岁，已婚。

初诊：1985年5月6日。

主诉及病史：1985年4月3日因急怒猝然倒仆，不省人事，送某医科大学住院抢救，脱险后遗留右侧半身不遂，头昏重痛，检查诊断为脑血管痉挛，住院2周无效；转住入空军医院治疗2周亦无效果，遂求治于师。

诊查：右侧肢体不遂，活动不利，握力减小，口齿不清，右口角流涎，纳少，小便基本失禁，大便无力，日一次，量少。舌质淡胖，边有齿痕，苔白水滑，脉沉缓无力。

辨证：气虚血瘀，兼阳虚水停。

治法：益气活血，温阳利水。

处方：补阳还五汤合真武汤加味。

制附片30g(另包，先煎1小时，以不麻口为度)　黄芪120g　当归10g　川芎10g　白芍60g　红花10g　桃仁12g　地龙30g　干姜10g　白术12g　茯苓15g　川牛膝30g　粉葛40g　全蝎10g

每日1剂，水煎服，坚持服用。

1985年6月11日患者来告，上方服用10剂以后，头不重痛而呈颈痛难忍；继服10剂，颈部不痛而腰痛甚剧，再服6剂腰痛突然如失，一切恢复正常，计服此方26剂而愈。

【按语】本证因急怒而发病，常易辨为肝阳上亢，但观其见症，大小便无力，舌淡胖，边齿痕，苔白滑，脉沉无力，均非肝阳上亢之征。右侧肢体不遂，是因脑络痉挛所致；舌淡胖，有齿痕，苔白水滑，提示阳虚水停。补阳还五汤长于活血，真武汤乃温阳利水之方，二方相合，加重解痉药之剂量，正好符合此证病机。师对此证，与常规辨治中风有所不同，吾等认为其目的有二，其一：治中风后遗症，补阳还五汤乃常规处方，而此患者舌质淡胖有齿痕，提示其不仅有血瘀之征，还有阳虚水停之象，还须温阳利水；此证是因急怒以致猝倒无知，醒后半身不遂，兼头痛难忍，是因血管挛急使然，所以方中重用缓急解痉之品，是以解痉为主，兼通脉内之血、脉外之津也。

五、温经汤治疗妇人天将明而腹痛一例

沈某，女，31岁，已婚。

初诊：2001年10月18日。

主诉及病史：凌晨6点左右，屋外噪音起时肚脐周围疼痛且胀年余，反复发作。每次发作则腹痛即泻，西医检查B超、CT、肝功、肾功均正常，西药曾服镇静剂、胃肠动力药等。察其中药处方，约有三四十张，有丹栀逍遥散、天王补心丹、归脾、四君、枳实导滞丸等加减，均无寸效。

诊查：本次月经以后突然又发，已历1周。平素手足常僵冷，时感腹中气胀；素来月经后期，色暗有瘀块。察其舌质，淡红偏暗，苔白微腻，脉弦。

辨证：气郁、血滞、夹湿，肝木克土。

治法：行气活血，柔肝缓急，兼以除湿。

处方：温经汤加减。

吴茱萸15g　桂枝15g　当归5g　川芎10g　阿胶8g　法夏20g　生姜15g　白芍20g　甘草10g　小茴香20g　台乌药10g　陈皮10g　防风15g

3剂，每日1剂，水煎服。服药期间嘱其注意保持情绪舒畅。

二诊：2001年10月24日。诉初服第1、2剂药，未见改善，本来不欲再服，但考虑药弃可惜，遂将第3剂服完，殊知第2天竟睡到8时方醒，未觉腹胀、腹痛。取效后不敢停药，又寻师未果，原方再买2剂煎服，服至今日，已连续3日未见发作，手足觉温，大便日一次，饮食正常。舌淡红，苔薄白，脉象柔和。书小柴胡汤合芍药甘草汤加川芎、当归调理1周后，诸症消失。

后遇感冒，则在师处治疗半年有余，旧病未再复发，且月经周期恢复正常，瘀块消失。

【按语】此属典型肝木克土之证。鸡鸣至平旦，乃阴中之阳也，阴中之阳者，肝也。噪音一起即痛，提示由于噪音刺激，导致筋膜紧张、痉挛而腹痛骤起。筋膜归属肝系，所以此病病位在肝。经行后，肝藏之血相对亏虚，肝体不足，经脉失养，则经脉痉挛，牵引血络则脐周作痛，腹痛且胀；其苔见薄腻，提示行于脉外少阳三焦之津气郁滞不舒，故治疗当柔肝缓急为主，兼以温经活血，畅气行津。温经汤中有桂枝、当归、川芎、吴茱萸温经行血，又有半夏、生姜散寒除湿，更为重要的是有芍药甘草汤柔肝缓急，加陈皮、防风即为痛泻要方，乃治疗肝木克土之有效方剂。因其夹湿，为防碍湿邪而去麦冬之腻；因其病性偏寒，故去丹皮之凉；经后血室空虚，筋膜失养，仍然保留阿胶养血，阿胶用量不大，且有半夏、生姜散寒除湿，则不会滋腻碍湿。由此可见，临床治病

一定要灵活思维，要从发病时间、诱发因素等诸多方面考虑，才可准确切中病机。笔者在学习温经汤时只知其为调经之要方，不知尚可治疗杂病腹痛，师用方之巧妙，由此可窥其一二。

六、木香蜈蚣散合四逆散治疗睾丸炎一例

罗某，男，54岁，已婚。

初诊：2001年10月22日。

主诉及病史：右侧睾丸炎1周，局部睾丸肿大，胀痛难忍。西医用抗生素静脉滴注治疗，稍有好转。经人介绍寻师治疗。

诊查：右侧睾丸胀痛，局部红肿，痛引两侧腹股沟，触之较硬。受冷后疼痛更剧。二便正常，舌淡偏暗苔灰腻，脉弦滑。

辨证：寒凝肝经，经脉挛急，气血郁滞。

治法：温散寒邪，柔肝缓急，调气活血。

处方：木香蜈蚣散合四逆散。

木香10g　蜈蚣3条　柴胡15g　枳壳15g　白芍15g　甘草15g

7剂，每日1剂。木香、蜈蚣焙干后研成细末，分为21份，每日3次，每次1份，黄酒冲服。余4味煎汤服。

上方连服1周后来告，肿痛全消。

【按语】此病虽为西医所说之“炎症”，其实是因寒气凝滞，精隧挛急使然。肝经经脉络阴器，睾丸虽属肾系，但其精隧则由肝系筋膜构成，乃寒凝肝经，导致精隧挛急，气血不通，“不通则痛”，气郁化热，肾精不泄，停蓄睾内，以致睾丸肿大胀痛，正如《圣济总录》所云：“寒气客于经筋，足厥阴肝经经脉受邪，脉胀不通，邪结于睾卵”，则肿大而痛也。既然病机是因寒凝肝经，经隧挛急，气血郁滞，法当温散寒邪，柔肝解痉，行气活血。方中木香辛温无毒，李时珍谓系“三焦气分之药，能升降诸气，气滞者宜之”；蜈蚣辛温有毒，专走肝经血分，《名医别录》谓能“去恶血”，《本草纲目》谓能治“风搐脐风，口噤丹毒，秃疮瘰疬”，可见本品有以毒攻毒、解除痉挛、活血通络之功，二者相伍，有木香入三焦气分畅通气机，开其窒塞；蜈蚣入血分解毒止痉，活血通络，再用黄酒温通血络，以行药力；再配四逆散之柴胡、枳实疏畅气机，增强木香行气之力；芍药、甘草柔肝缓急，助蜈蚣解其精隧之挛，可呈行气散寒，解痉缓急，理气活血之效，使精隧不挛，气血流通，则肿痛自愈。由此案可知，中医辨证时切不可受西医思维影响，一见“炎症”即投清热解毒之品，此证若复投清热解毒之品，则精隧愈挛，气机愈滞，势必加重肿痛。余师认为局部红肿，皆因经脉痉挛导致气郁化热，津凝成湿，血郁一隅。此证虽无湿郁，却有精郁于卵病理存在，只须解痉行气活血，则不消炎而炎自消，不软坚而坚自去，体现了治病求本原则。

七、葵子茯苓汤加味治疗顽固性尿道口痒一例

谢某，男，31岁，已婚。

初诊：2002年1月24日。

主诉及病史：尿道痒9年余，伴小便解之不尽，若喝水少则尿血，近一个月已有两次尿血史。时觉身冷恶寒，阴囊胀痛、潮湿，腰骶酸胀。大便偏稀，饮食如故。西医诊断为前列腺炎，反复针对性治疗，效果不巩固。中药曾服清热通淋之剂，疗效亦不持久。

诊查:面色晦暗。舌淡红而暗,苔白黄厚腻润,边有齿痕,脉滑数。

辨证:下焦湿热,瘀阻血络。

治法:清热除湿,活血通络。

处方:葵子茯苓汤加味。

冬葵子 30g　茯苓 20g　滑石 20g　白术 20g　川芎 20g　虎杖 30g　丹皮 10g　蜈蚣 3 条　银花 30g　肉桂 6g　广木香 10g

3 剂,每日 1 剂,水煎服。

二诊:2002 年 1 月 27 日。诉服上方后尿道口痒如前,但小便通利,阴囊胀痛,腰酸有所好转,患者小声告知曾有不当性生活史。察其舌质暗较前有所改善,舌苔由厚腻转为薄腻。药已中病,效不更方,以上方加土茯苓 50g,再进 4 剂。后来告,尿道口痒明显好转,阴囊潮湿、胀痛消失,腰微酸胀,后以此方加平补肾气之菟丝子、杜仲治疗两个多月,终将该病彻底治愈。

【按语】此证以尿道作痒为其主症。审其舌脉,确属下焦湿热,前医用清热通淋之剂却疗效不巩固何也?细辨此证,舌质晦暗,知其"久病入络",辨证为:下焦湿热,瘀阻血络,导致尿道作痒不休。《金匮要略》有云:"……小便不利,洒淅恶寒……葵子茯苓散主之",病机相似,故以葵子茯苓淡渗利水,滑利窍道。辅以清热通淋之滑石、虎杖,清利下焦湿热;川芎、丹皮、蜈蚣活血化瘀;木香行三焦之气;少佐肉桂既可合茯苓化气通阳,又可助川芎、丹皮、蜈蚣温通血络;病人告之有不洁性生活史,土茯苓可治性病,故重用此药增强虎杖、银花清热解毒,消除病因,使病因得除,湿热得去,气化得行,顽症可愈。余师谓:此方以蜈蚣活血通络,解其血络之挛,以止其痒,其余诸药,不过是消除病因,去其湿热而已。

八、五苓散合四逆散治疗前列腺肥大一例

胡某,男,72 岁。

初诊:2002 年 8 月 11 日。

主诉及病史:小便频急,尿来中断,尿等待 2 年余,加重半年。西医诊断为前列腺肥大,建议手术治疗,病人恐年事已高,手术有危险,故寻师治疗。

诊查:尿频急,尿来中断、等待,尿流时分叉,小便色黄浑浊,尿道口无分泌物。大便正常。有高血压史,但控制良好。舌红体胖,苔心薄白腻边薄少,脉滑偏弦。

辨证:水湿内阻,气化不行。

治法:化气行水,柔肝缓急,兼固其精。

处方:五苓散合四逆散加味。

茯苓 20g　桂枝 15g　白术 20g　泽泻 20g　猪苓 20g　柴胡 10g　枳壳 10g　白芍 10g　甘草 10g　萆薢 30g　虎杖 20g　黄柏 10g

3 剂,每日 1 剂,水煎服。

3 剂后症状改善,后以此方调理 1 个月,诸症消失,免受手术之苦。

【按语】中医辨治前列腺肥大,常见病机有三:一是下焦湿热;二是肾阳亏虚,气化不及;三是瘀血阻滞。下焦湿热,治当清热除湿,可选八正散、龙胆泻肝汤等;肾阳亏虚,水液停滞,治当化气行水,可用五苓散或真武汤;瘀血阻滞,治当活血化瘀,可选桃核承气汤、抵当汤等加减治疗。此证以小便排尿异常为其主症,兼见舌体胖、苔润,脉弦滑有力,为气化不行,水液停滞。其尿频急 2 年,绝非初成,实属水停丹田,压迫尿路,导致膀胱平滑肌痉挛所致,故用五苓散化

气行水。合四逆散者，以其柴胡、枳壳可畅气机，芍药、甘草可解痉挛也；加黄柏者，泄其相火也；萆薢者，除湿固精也；虎杖者，活其血而利其湿也。诸药合用，既化气行水，又疏肝缓急，还可活血化瘀，自可有效改善前列腺肥大诸症。

九、真武汤治疗脉结代一例

刘某，女，77岁。

初诊：2001年11月26日。

主诉及病史：患肺气肿、冠心病20余年。

诊查：咳嗽、痰白量多、胸闷、气短20天，动则心悸、气紧、气喘、不能平卧。下肢肿，按之凹陷，纳少，大便稀，小便量少，舌淡胖，苔薄白润，脉缓结代。

辨证：阳虚饮停。

治法：温补肾阳，温肺化饮。

处方：真武汤合苓甘五味姜辛夏汤加味。

制附片15g(另包先煎1小时)　茯苓20g　生姜20g　白术20g　白芍10g　五味子10g　北细辛6g　法夏16g　红参10g　黄芪20g　桂枝10g　炙甘草10g

上方连续服15剂后诸症平息，整个冬天未再复发。

【按语】中医学子皆知《伤寒论》中有炙甘草汤可以治疗“脉结代”，不知尚有真武汤可以治疗脉结代。炙甘草汤证阴阳两虚而偏于阴虚，故重用生地滋阴，然脉结代之证并非阴虚一端也。师认为：究其脉结代之理，实因脉管时有痉挛，气血失于通利，不能相续所致，而脉管痉挛除有阴血不足，不能濡养外，阳虚饮停也常可见。此证一派肺肾阳虚，水饮停滞之征，确非炙甘草汤可缓。故宗“治病求本”原则，用真武汤温阳利水，阳复水去，脉道无饮内阻，自然血行通畅；再加炙甘草与芍药合用，柔肝缓急，使脉管恢复正常，不呈痉挛，则气血通利，脉来连续，结代可愈。而咳嗽痰多色白，是肺寒有饮之象，故用苓甘五味姜辛夏汤温肺化饮。患者年事已高，动则气紧气喘，是心气亏虚也，故加人参、黄芪益气补虚。师反复教导我们，临床思维应当“面面俱到”，考虑周全，患者的年龄也是我们临证不可忽略的一个方面，如若不辨，则有顾此失彼之嫌。又谓：脉律不匀，并非心气虚损所致，实因脉络时挛使然，伤寒注家咸谓炙甘草汤是用甘草补心气之虚达到治疗脉象结代目的，如属心气虚损，导致脉呈结代，何不加重人参而重用甘草？重用甘草者，实乃缓其脉络之急也，只考虑流通之气血津液变化，不考虑固定之组织结构变化，以致有些证象解释，似是而非，不可不明。

十、蒿芩清胆汤治失眠一例

卢某，女，45岁。

初诊：2002年9月19日。

主诉及病史：因其子远去外省求学而感不习惯，近半月来入夜不能成眠，每晚皆要翻覆至凌晨3点多方可迷糊入睡，且眠不深，至六点多又醒，白天精神委靡，影响工作。

诊查：纳少，口腻。大便二三日一次，质偏干，解之不爽快；小便黄。平素时觉潮热，心烦。舌红，苔黄腻，脉滑数。

辨证：湿热内阻，扰乱心神。

治法：清热除湿，分消走泄。

处方：蒿芩清胆汤加味。

青蒿 20g　黄芩 15g　青黛 10g（包煎）　滑石 20g　竹茹 15g　枳实 15g　茯苓 20g　法夏 15g　陈皮 10g　川芎 20g　生甘草 6g　琥珀 10g

3 剂，每日 1 剂，水煎服。

二诊：2002 年 9 月 22 日。第 1 剂服后则夜能成眠，3 剂服完现觉睡眠安好，神清气爽，审其舌、脉基本正常。考虑其为更年期妇女，病又由思子而成，故书小柴胡汤 3 剂调理善后。

【按语】此为更年期妇女失眠案，一般对于更年期妇女失眠，常从阴虚辨治，多用天王补心丹治疗，既可治疗失眠，又可消除阴虚潮热，可谓一举多得。然细考失眠之证，乃阳不入阴所致，白天阳出于阴则寤，晚上阳入于阴则寐，阴虚不能涵阳是导致阳无以入阴之机，此天王补心丹治失眠之理也。若湿热阻滞少阳三焦半表半里，阻碍阳入于阴之路，也可使阳不入阴而致失眠；湿热阻滞，营卫郁遏，则见潮热汗出之征。结合患者口腻，大便不爽，小便黄，舌红苔黄厚腻，脉滑数，确为湿热内阻，扰乱心神无疑，故当清利湿热，而要使湿热之邪有出路，法当上下分消。吾师本欲投温胆汤，后思及温胆汤虽可分消湿热之邪，但其通利作用不及蒿芩清胆汤。蒿芩清胆汤中既有温胆汤之清热、燥湿、淡渗，又有青黛助竹茹之清热，滑石助茯苓之通利，使湿热之邪顺利从小便而去，更为恰当。此证虽为失眠，但常用安神之品如酸枣仁、柏子仁、夜交藤等都滋腻碍湿，不甚恰当。琥珀一味，既可安神，又可利尿通淋，助湿从小便出，故用于此正好桴鼓相应；川芎重用，其意不再活血，乃因现代药理研究表明：川芎重用有抑制神经兴奋作用，故借此以安眠。临床选药，要反复思考，力求丝丝入扣。在辨证论治基础上应用现代药理知识，是必要的。

（以上均由江泳、陈建杉、陈文娟整理）

【编者评注】全国如陈潮祖教授学验俱丰而又德高望重者已然不多。其学术思想与医疗经验亟待继承。以其经典理论与经方已烂熟于胸中，故辨证论治能左右逢源而颇具匠心。巧用经方，看似轻描淡写，却能屡起沉疴。此老诚深得仲景之心者。其小青龙汤合五苓散治癃闭、补阳还五汤合真武汤治中风偏瘫等皆具巧思，而麻黄附子细辛汤治暴喑，更是胆大心细，若无真知灼见，焉能如此！

郭子光医案

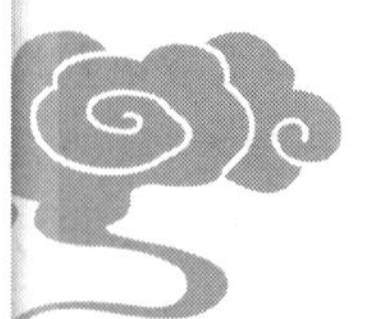

【生平传略】

郭子光教授，男，1932年12月生，重庆人，著名中医学家，享受国务院政府特殊津贴，为四川省政府首批确定的学术带头人。他出身中医世家，又为成都中医药大学医学本科首届毕业生，从医已逾50年。他医风朴实，治学严谨，富有创新精神，而与时俱进。在国内外发表医学论文120余篇，有医学专著10种出版问世。擅长内科疾病诊治，坚持“病证结合”的发展方向，拥有丰富的临证经验，在运用中医理论指导疑难病症的治疗方面颇多发挥，疗效卓著。在理论上也有注目的创新，例如，提出“病理反应层次”学说，全新地解释伤寒六经方证；提出“三因鼎立”学说，使中医发病学臻于完善。其教书育人，弟子何止三千。硕士、博士遍及海内外。年逾古稀，仍然精勤不倦。著书立说，治病救人，俨然大家风范。

一、感冒高热一例

黄某，男，52岁，教师。

初诊：1999年8月27日。

主诉及病史：前日午后突然恶寒发热，自测体温39.2℃，立即去某医院急诊，作白细胞等常规检查，血象不高，认为“病毒感染”，当即输注青霉素、柴胡针等，一度汗出热解，次日午后体温又上升，全身酸软乏力。患者略知医道，听说是“病毒感染”，认为还是中医药较好而来求诊。

诊查：自测体温39℃（上午11时），恶风寒，发热，汗出，头痛身痛，口苦欲呕，咽喉干微痛，口渴喜冷饮，心烦，四肢烦软，两小腿疼痛，饮食尚可，小便正常，大便2日未解。察其体质中等，神志清楚，面色红光，唇红而干，舌质红苔白干，脉浮滑数。

辨证：寒温合邪，三阳合病。

治法：寒温合法，三阳并治，用柴、葛、羌、防汤、银翘、大板汤加白虎汤合方以治。

处方：柴胡　葛根　黄芩　银花　连翘各20g　防风　羌活　法夏　大青叶　知母各15g　板蓝根　谷芽子各30g　石膏50g　甘草10g

2剂，每日1剂，每剂煎2次，首次淡煎（煮沸10分钟），二次浓煎（煮沸30分钟），两次药液混合分4次（日3夜1）服完。进清淡饮食。

二诊：8月29日。上方服1剂，当天夜半汗出热退身凉，昨晨解大便1次，量甚多，诸症缓解，已服完2剂，体温一直正常，一身轻松，惟两小腿疼痛虽减未消，口干咽干，口淡乏味。察其神色正常，舌苔白干少津，扪其小腿有触痛感，脉细缓。是热病解后，津液损伤，脾胃未复，而其小腿之触痛，当是寒温成毒，留滞筋肉，未能尽解之故。治以养阴生津，清热解毒法，用银翘大板汤、益胃汤、芍甘汤合方与服。

处方：银花　板蓝根　麦冬　白芍各30g　连翘　大青叶　玄参　生地　沙参各15g　甘草10g

1日1剂，嘱服4剂，每剂煎2次，每次煎沸25分钟，两次药液混合，分3次服。

三诊：9月8日。服完4剂药，诸症如失，今索方善后调理，防止感冒。乃书玉屏风散加板蓝根与服。

处方：黄芪50g　防风　白术各20g　板蓝根30g

1日1剂，浓煎2次，分2～3次服，连续服10剂为1疗程，休息二三日，再服1个疗程。

【按语】笔者观察到，这些年来的外感发热，多是寒温合邪，表里同病，很少单纯的风寒外感或温邪上受，而且往往三阳合病（只是孰多孰少的问题，有的太阳病多，有的阳明病多，有的少阳病多，如此而已），治疗上不可偏废。本案一诊方，以柴、葛、羌、防解太阳之表而散风寒，银、翘、大（青叶）、板解卫分之邪而散风热，其中有小柴胡之主药以和解少阳，白虎汤之主药以清泄阳明，药味不多而面面周到，药皆重剂而针对性强，所治病例当以百计，大多1剂即热退身凉，诸症缓解，历历不爽。若汗不出或汗少而热势高者，有时加薄荷、青蒿之类。服上方后一般随着热势顿挫，体温下降，脉静身凉，诸症随之缓解，而与注射柴胡针退热的情况大不一样，后者大汗出、体温降后往往症状（如身痛、恶寒、乏力、饮食等）缓解不明显。辨证论治之优点就体现在这些方面。

本案小腿疼痛、触痛，当时西医认为是"病毒性肌炎"所致，此例程度较轻，重者可延续十数日不愈，治疗上总以清热解毒、养肝柔筋，有的则以除湿解毒治疗为主。

二、长期低热(1)一例

陈某，女，37岁，本市某公司干部。

初诊：1990年6月2日。

主诉及病史：每日午后低热（自测体温37.5～38℃），已3个月余，时有胸部微痛之感，在华西医科大学附一院多项检查，排除肺结核、支气管结核、心肌炎、胆囊炎、疟疾等疾病，但仍试用过抗疟治疗，并已服抗结核药2个月余，毫无效果而来就诊。

诊查：每日午后低热如故（患者自测体温），手足心烦热，乏力，心悸，气短，口苦，至夜半微汗出而热解，时觉胸部隐痛，但不咳嗽吐痰，二便眠食尚可。察其体质偏瘦，精神欠佳，面色苍暗少华，舌淡苔白润，脉细而弱。出示昨日检查之血常规、血沉报告无异常（患者谓多次检查均正常）。

辨证：本案长期低热，又无恶寒、身痛等表证，已排除外感发热之可能。若是阳虚发热，必定手足厥逆；阴虚发热，必定舌红少津、面潮红，而患者表现为手足心热，舌淡苔白润面苍暗，故此二种发热可以排除。以其疲乏、心悸、气短、舌淡、脉虚等症，辨为"气虚发热，阴火不敛"之证，当无疑义。

治法：甘温除热法的代表方补中益气汤加青蒿（清透邪热）、鳖甲（滋阴退热，入络搜邪）治之。

处方：党参　黄芪各 20g　白术　当归　陈皮　升麻　柴胡各 15g　炙甘草 5g　青蒿 18g(后下)　炙鳖甲 30g

嘱服 3 剂，1 日 1 剂。

复诊：6 月 14 日。患者陈述，上方服 3 剂而热尽解，诸症如失，又以原方重复 2 剂巩固疗效，目前已停药 1 周观察，无异常发现，今特来索方杜其复发。察其舌正脉平，未见阴阳偏盛之象，乃以六君子汤 3 剂作善后调理。随访半年未见复发。

【按语】李东垣甘温除热法有少加苦寒泻火药的配伍应用方法，如烦热甚者，少加黄柏以泻阴中之火而救肾水；或加生地黄滋肾水，水旺而火自降。若气浮而烦乱甚者，少加黄连以泻心火。本案无胸中烦热闷乱之症，故不需配苦寒降火之药，而加青蒿、鳖甲者，以其午后低热而早凉，邪热伏于阴分，气虚固然，而阴亦有伤故也。此乃是对东垣补中益气汤加减法之发挥。

三、长期低热(2)一例

王某，男，32 岁，干部。

初诊：1988 年 10 月 11 日。

主诉及病史：2 个月前因突然恶寒高热去本市某省级医院急诊，以“发热待诊”收入住院治疗，经打针服药数天，体温逐渐下降，但却一直低热不解，体温 37.3～38℃，白细胞 12～14×10^9/L，肺、心、肝、胆反复检查均未发现异常，大小便常规也正常。西医认为，需进一步作骨髓检查以明确诊断，患者不愿意而自动出院前来就诊。

诊查：自诉上午全身较轻松，每于午后微恶寒，手足心热，体温呈低度发热（上午正常），口苦咽干，不欲饮食，二便调和。察其体质中等，面色苍暗，神志清楚、抑郁，呼吸平匀，舌苔白干少津，脉弦微数。

辨证：患者每于午后微恶寒而低热，即是往来寒热之象，加之口苦咽干，不欲食，是少阳定证已具，邪气郁于半表半里之分，邪正相持不下，而阴分略伤。

治法：和解少阳，清透邪热。

处方：柴胡 20g　法夏　黄芩各 15g　党参 20g　炙甘草　生姜　大枣各 10g　青蒿(后下)　鳖甲各 20g

2 剂，每日 1 剂，浓煎，分 3 次服。

二诊：10 月 22 日。自诉上方服 2 剂后，手足心热减，不汗出，认为有效，乃以原方又配服 4 剂，自查体温正常，无不适之感，又去医院查血象仍正常。目前只是饮食欠佳，特来复诊以求善后调治。书六君子汤加谷芽、神曲，嘱服 4～6 剂。追访一年余其低热未复发。

【按语】用小柴胡汤一般是濈然汗出而热解，但本案却是热解而不汗出，可见解热的方式是多样的，不必拘泥于汗出不汗出。

四、长期低热(3)一例

邸某，女，56 岁，工人。

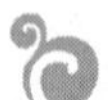

初诊:2000 年 4 月 11 日。

主诉及病史:低热(自测体温 37.5～38℃)一年余。曾在本市几家医院作过多种检查(包括骨髓检查)未发现异常,有的医院以“不明原因发热”作为初步诊断,有的医院则认为是“植物神经功能紊乱”,打针服药毫无效果。又请中医诊治,以其心烦、手足心热等症状,认为是阴虚发热,用知柏地黄丸加味等同样无效。由于治疗信心减退,1 个月多来没有服用任何药物,而症状如故,仍然低热、出汗、全身不适,感到不治疗还是不行,经友人介绍而来求治。

诊查:成天低热(37.5～37.8℃),手足心热和常自汗出,汗出后微有恶风之感,常需多披一件衣服,感到周身不适,似痛非痛,似软非软,眠食尚可,口中和,二便正常。察其形体偏瘦,精神欠佳,呼吸平匀,面色红润,舌质淡苔白干,脉软缓。

辨证:本案具有发热、恶风、一身不适,自汗出,脉缓等太阳中风证,乃营卫不和,卫强营弱所致,迁延一年余而表郁不解,邪热难免不深入阴分。昔贤柯韵伯指出:但见自汗出,脉浮缓便是桂枝汤证,余证不必悉具。

治法:调和营卫。

处方:桂枝 20g　白芍 25g　炙甘草 6g　生姜 15g　大枣 12g　青蒿 20g(后下)　鳖甲(酥制)30g　地骨皮 20g

嘱服 3 剂,1 日 1 剂,每剂浓煎 2 次,分 3 次服,服药后稍事卧床休息,饮食清淡,忌吃大荤大油。

追访半年余未见反复。

【按语】张仲景云:病人脏无他病,常自汗出而不愈者,可与桂枝汤,令其阴阳自和。此例适与之合拍。

五、慢性支气管炎(喘息型)一例

冯某,女,48 岁,商业厅干部。

初诊:1991 年 9 月 20 日。

主诉及病史:素来痰多,常因受凉感寒引发喘咳。3 天前起病,也不知何时何地受凉,咳嗽,气紧,胸闷,心悸,一身软酸不适,就近去本市某医院就诊,诊断为“感冒”,注射庆大霉素,内服桑菊饮加减方(出示处方)2 剂,无效。渐觉喘咳、心悸更甚,以致夜间因咳嗽频繁而不能入眠,于是去省人民医院诊治,两次心电图检查报告:左室下壁供血不足,并开出入院证要其住院治疗。病人不愿意住院而来求治于中医。

诊查:喉中作痒,咳嗽频繁,气喘甚,心悸动,上二楼都需歇息两次,胸前紧闷,痰多清稀,喘鸣显著,夜间频咳不能成寐,有时因咳而引起呕吐,恶风寒,周身不适。察其形体肥胖,呼吸短气,语言断续,舌质淡苔白润微黄,脉细数弱而歇止。

辨证:病人膈有久宿之痰,外有非时之感,内动壅滞之气,痰升气逆,发为喘咳,但其痰饮清稀而未化热,又恶风寒而表证未解,外寒内饮之证甚旺,其脉歇止不续。为寒饮阻滞气机所致。

治法:散外寒、涤内饮。

处方:麻黄 12g　桂枝 18g　北细辛 6g　干姜 12g　法夏 15g　五味 12g　白芍 20g　炙甘草 10g　杏仁 15g

嘱服 2 剂,1 日 1 剂。

二诊:同年9月25日。患者自诉,服上方当晚咳喘大减,并未出汗,服完2剂又就近自配1剂服完,自觉效果甚佳,各症均显著缓解,并正常上班。目前觉咽喉干燥,微咳,咯少量稠痰。察其神色佳良,舌苔薄白干而微黄,脉细较有力,脉律齐。温化寒饮,又有化燥之征,仍以小青龙加石膏40g,麦冬20g,与服2剂而愈。

【按语】慢性支气管炎病人,一般多有宿痰宿饮,又因其肺卫多虚,易感外邪引动内饮而发病。小青龙汤散外寒、涤内饮,有仲景"病痰饮者,当以温药和之"之义,对于寒性痰饮喘咳,效如桴鼓,仅指标证(痰咳喘)而言。其本在肺脾肾之虚。由于肺虚失通调之功,脾虚失输布之能,肾虚失气化之权,故其宿痰随去随生,缠绵不愈。所以,本病发时治标,即治咳治痰治喘;平时治本,即补肺补脾补肾,结合体育锻炼,坚持治疗缓图根治。

本例病人其脉歇止,随着痰饮涤去其心悸、胸闷等症状缓解,脉律也恢复正常,但未再作心电图检查,尚不知其左室下壁供血不足的情况是否改善。本人经验,凡冠心病心绞痛、高血压等,麻黄当慎用,因其有诱发心绞痛和升高血压的可能,是否由于其辛温升散太过的缘故,当继续观察。

六、肺下部感染一例

黄某,男,56岁,某学院院长。

初诊:1997年2月14日。

主诉及病史:半月前因受凉感冒,恶风、咳嗽、胸痛、咳血而住省人民医院,经X线照片及CT等检查,均认为"右肺下部炎症",一直应用青霉素、头孢呋肟酯、交沙霉素等治疗,毫无效果,主治医生认为当排除肺癌,需要作纤支镜检,患者不愿而自动出院前来求治。

诊查:一日数度轻微恶寒发热,身酸痛乏力,咳嗽痰少而稠,不易咯出,偶有痰中带血,咳嗽牵连两侧胸胁作痛,以右侧为甚,常主动控制咳嗽力度,口燥咽干,口渴喜饮,口苦心烦,自觉手足心热,眠食二便尚可。察其形体中等,精神不振,呼吸尚平匀,面红唇干燥,不时呈抑制性咳嗽。舌质鲜红,苔白中黄厚干。有长期吸烟嗜好。

辨证:本案乃外感风寒表不解,病由太阳传少阳,形成太少并病。故有寒热、身痛、胸胁痛、口苦、咽干诸症。胸中为太阳之里,心肺所居,故太阳病最多心肺证。今表邪不解,导致肺气不宣,郁而生痰、化热,久则损伤脉络而咳血。此种太少并病,痰热结胸之证,进一步发展,则其痰热化火成毒,使肉腐血败而形成痈脓,种种坏证由此发生。

治法:和解太少,辛开苦降,清逐痰热。方用小柴胡、小陷胸、苇茎汤加味。

处方:柴胡　黄芩　瓜蒌壳各20g　泡参　法夏　桃仁　苡仁　冬瓜仁　防风各15g　苇茎　白花蛇舌草　银花　鱼腥草各30g　浙贝　甘草各10g

浓煎,1日1剂,日3夜1,4次服完。嘱服4剂。

二诊:2月19日。证大减。寒热、身痛、口苦咽干等症状消除,胸胁痛明显减轻,咳痰利落,已无痰血,痰淡黄而白稠,易出汗,手足安和。察其面唇红润,舌质淡红苔薄白,脉滑。表证已解,肺气开宣,尚失清肃。继续清逐肺中痰热,以小陷胸、苇茎汤加味予服。

处方:苇茎　白花蛇舌草　银花　鱼腥草　苡仁各30g　瓜蒌壳　黄芩　谷芽各20g　法夏　桔梗　浙贝　桃仁　冬瓜仁各15g　甘草6g

上方1日1剂,服7剂。

三诊:2月26日。咳嗽、胸胁痛等诸症消失,已上班工作,诊其舌正脉平,毕竟热病之后,

气液有伤，尚恐余邪未尽，死灰复燃，继续清逐痰热，兼益气生津养胃，上方去浙贝、桔梗、银花，减黄芩、瓜蒌壳之量，加沙参、麦冬各20g，再服1周。患者于3月2日去省人民医院作X线照片检查，与原来的照片对照，报告右肺下部炎症消失。

【按语】近年来，中老年人肺下部感染颇为多见，青霉素等抗生素效果往往不佳，多是混合感染，中医辨证论治有较好疗效。这类感染通常开始表现为感冒症状，如注意解表，使肺气开宣，可以大大缩短病程；如见咳止咳，使肺气滞塞，则日久不愈。由于这种感染在肺之下部，不少病人没有咳嗽、吐痰症状，对于这种情况，只要X线照片等检查诊断为肺下部感染，即按“结胸”、“肺痈”治疗，用小陷胸、苇茎汤加白花蛇舌草、鱼腥草、板蓝根等，再视病情加味，均可取效。如胸紧气喘者，加麻杏石甘汤；痰稠不易咯出者，加浙贝、竺黄、桔梗之类。一般需大剂量、日夜连服。笔者近年来治疗此病不下数十例，皆本上述思路与方药而取得较好效果。

七、自发性气胸一例

唐某，男，46岁，打工农民。

初诊：1999年3月2日。

主诉及病史：10天前因受凉感冒咳嗽，未予介意。昨日忽觉心悸、气短，咳则右侧胸胁疼痛，有少量泡沫痰，右侧睡卧时感到胸胁疼痛，只能仰卧或左侧卧，渐觉体力不支，而来就诊。

诊查：自诉一身酸软乏力，往来寒热，右侧胸胁苦满，心烦，口苦，咽干，咳嗽，有少量泡沫痰，气短、心悸较前几日更甚，咳嗽、喷嚏时右侧胸胁更痛，因而不敢大胆进行，大便正常，饮食不香。有长期吸烟史。察其形体偏瘦，精神不振，面色萎黄，口唇微紫暗，呼吸短气，呈抑制性咳嗽，咳时呈痛苦面容。察其右侧胸廓明显高于左侧，右侧胸廓语颤消失，呼吸音明显减弱，舌苔白而干，脉濡数。当即在本校附院作CT检查（CT号：29126）：自发性气胸，胸腔积液（少量）、慢性支气管炎。再三嘱其住院治疗，患者因经济困难，坚持门诊中医药治疗。

辨证：少阳不和，痰热结滞，形成“悬饮”。

治法：和解少阳，辛开苦降，清逐痰热。

处方：小柴胡、小陷胸合方予服。

柴胡20g　黄芩20g　法夏15g　泡参20g　炙甘草6g　黄连10g　全瓜蒌15g　生姜10g　大枣10g

1日1剂，每剂浓煎2次，日3夜1予服。

二诊：3月8日。上方服4剂，寒热尽除，精神好转，很少咳嗽，胸胁疼痛亦显著减轻，口苦、咽干等症消失，饮食知味，仍觉心悸、气短，扪其右侧胸廓仍无语颤，呼吸音未闻及，苔白润，脉细数。是少阳半表之邪已解，而半里之“悬饮”未除，但已折其转化之势，仍以小柴胡枢转气机，合小陷胸，葶苈大枣泻肺、瓜蒌薤白化裁，积极清逐痰热结滞，以除其根本。

处方：柴胡15g　黄芩15g　法夏15g　泡参20g　炙甘草6g　大枣10g　全瓜蒌15g　黄连10g　葶苈子15g　白芥子15g　茯苓15g　薤白15g　苏子15g

1日1剂，服4剂。

三诊：3月16日。自觉心悸、气短大减，已全日上班工作（轻劳动），右侧胸语颤明显，呼吸音清晰可闻，且较前平坦，但比左胸仍略高起。苔白润，脉细有力。原方继续，加谷芽30g，保胃气，予服4剂。

患者至4月16日，共服二诊方16剂，自觉已无任何不适，恢复原来的一般体力劳动工作。因其经济困难未再作CT检查。

【按语】本例病人为表热不解，与宿饮相合，内陷胸胁，结于少阳半表半里之位，形成“悬饮”之证。由于少阳病未解，故有寒热、口苦、咽干等症。其苔白而干，是痰热结滞之征；脉濡为正气虚，数则邪气盛，故其“悬饮”有向大结胸转化之势。然而，其邪不在表，非汗法能解；邪踞胸胁，不在胃脘，非吐法能除；其病偏上，又非急下之大陷胸汤等所能荡涤。故初诊以小柴胡和解少阳为主，略加小陷胸汤辛开苦降，实是遵循仲景“表解者，乃可攻之”的垂训。及至二诊，半表之邪已解，着重攻逐胸胁结滞之痰热，除续用小柴胡枢转气机之外，方中实际包括小陷胸、葶苈大枣泻肺、三子养亲汤、瓜蒌薤白汤诸方之意，药味不多，但可谓集逐痰散结之大成，故疗效卓著。

八、包裹性胸腔积液一例

蒋某，男，63岁，省地矿局干部。

初诊：1994年7月20日。

主诉及病史：患者两个月前在成都市结核病院做肺结核球手术后，又发现右下胸腔包裹性积液，一直服用利福平及其他西药未能解决，近日在该院X线照片检查，病情如故而来要求中药治疗。

诊查：自诉右侧胸胁疼痛胀满，于咳嗽、喷嚏时增剧，呼吸气短，身无寒热，轻微咳嗽有少许稀薄白痰，饮食佳，二便如常。察其体质偏瘦，面色苍白，呼吸短促，右侧胸廓隆起，语颤消失，呼吸音极弱，舌质淡苔白厚滑，脉沉滑。

辨证：乃水饮结滞于胸胁，引起升降不利，本虚而标实之证，古称之为“悬饮”是也。其身无寒热，是仲景所谓“表解者，乃可攻之”之证。

治法：行气逐饮，以利升降。

处方：香附旋覆花汤、小陷胸汤、葶苈大枣泻肺汤合方化裁治之。

香附　旋覆花（布包煎）　苏子　陈皮　茯苓　法半夏　瓜蒌壳　葶苈子各15g　薏苡仁20g　黄连　大枣　降香各10g

水浓煎，温服，1日1剂。

二诊：9月9日。患者持方回单位指定配方部配方，共服30余剂，症状逐渐缓解，于9月6日去市结核病院X线照片复查，报告胸腔积液消失，增生性粘连存在。在服中药期间，患者鉴于西药的副作用大而自动停服利福平等西药。目前虽有粘连存在，但无自觉痛苦，乃转入善后调治，用柴芍六君子汤收功。

【按语】中医治疗胸膜腔积液的疗效肯定，重者用控涎丹或十枣汤，轻者用本案所开方药，再据寒热略事加减即可（重者亦可先与本案方试治，若不效再施控涎、十枣猛剂）。要点是“表解者，乃可攻之”。若有寒热等表证存在，当先解表，用小柴胡汤合小陷胸汤治之。其中有的包裹性积液，单用中药尚属难治。

九、奔豚气一例

王某，男，59岁，干部。

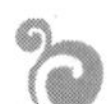

初诊:1996年3月11日。

主诉及病史:1992年1月做肾结石手术后,一般情况均正常,但逐渐感觉左下腹气上冲胸,初未介意,渐觉程度加重,发作频繁,延至1995年12月,发作更频,常于饭后发作,气上冲胸,胸闷胀、窒塞难忍,去四川省人民医院作ECD检查,发现"心侧壁缺血",服丹参片、地奥心血康等无效而来求治。

诊查:每于饭后发作,自觉左下腹气上冲胸,胸腹闷胀,严重时左侧手足均感麻胀,必须停止进食,休息不动,约半小时后嗳气、矢气而缓解,之后又似无任何不适之感。饮食二便及睡眠均无特殊,言谈中有偏激之感。察其形体中等,目光炯炯,呼吸平匀,舌质淡红苔薄白润,脉弦。

辨证:下焦寒气(肝气)上逆形成的奔豚气。

治法:平冲降逆,兼疏肝气,方用桂枝加桂汤更加疏肝调气药予服。

处方:柴胡　桂枝各12g　白芍　丹参各20g　台乌　槟榔　厚朴　香橼　降香　香附　广香　萝卜子　建曲　枳壳各15g　甘草(炙)3g

首次淡煎,第2次浓煎,两次药液混合,分3～4次温服,每日1剂。嘱服3剂。

二诊:3月25日。患者自诉,上方3剂服后症状大减,只轻微上冲过1次,乃持原方就近又配3剂服完,已无任何不适之感,此次来诊是医治心肌缺血的问题。乃书行气活血之品调治。

【按语】考奔豚有广狭二义。广义奔豚包括《灵枢》与《难经》的"肾积奔豚"是"积";《素问》的"奔豚疝气"是"疝";以及《金匮》《伤寒》的"奔豚气"是"气"。狭义奔豚是指奔豚气而言。奔豚气之属肝气上逆者,《金匮》用奔豚汤;属肾经水寒上冲者,《伤寒》用桂枝加桂、苓桂术甘汤治之。《金匮》奔豚汤侧重养血柔肝、清肝平冲,而本案重在气逆,故改用四逆散加一派理气、顺气、降气之品,并加少量桂枝平冲而愈。然而,本病之中医病名虽曰奔豚气,实际可能为不典型之心绞痛。

十、舌炎一例

冯某,女,57岁,干部。

初诊:1988年8月17日。

主诉及病史:自诉近1个月来,喉头常感不适,舌边有疱疹作痛,对着镜子照舌体并不红,常含化余柑子、润喉片等药,暂时缓解而未介意。突于1周前舌痛异常,冷热之物入口则疼痛难忍。在本市某医院就诊,西医诊断为"舌炎",用庆大霉素及中药联合治疗1周未效而来求治。

诊查:舌体连及咽部疼痛异常,并有烧灼之感,遇冷热辛辣更甚,张口困难,身觉寒热,渴不思饮,小便黄,大便3日未解。察其形体肥胖,面色苍暗无华,舌体焮红肿胀,舌面无苔,舌边有溃烂点,上覆白色假膜,脉细数。

辨证:舌为心之苗,而胃络通心,胃热上炎,未伤神明而发为舌炎,损伤阴津,且有化火化毒之势。此为心胃实热,阴津亏损之证。

治法:寒凉直折,解毒养阴。

处方:黄连解毒汤、甘露饮合方化裁。

大黄　黄连　甘草各10g　黄芩　赤芍　丹皮　连翘　生地　石斛　枳壳各15g　银花　麦冬　天冬　枇杷叶各20g

3剂，每日1剂，日3夜1予服。并嘱用淡盐温开水漱口，一日多次，保持口腔清洁。

二诊：同年8月20日。舌红肿及疼痛大减，大便调和，日一二次，能进饮食。以原方去大黄再进6剂。

三诊：8月27日。舌色与形态均正常，进食冷热饮食均不觉疼痛，惟有咽喉部尚有干燥不适之感，实热消除，舌炎已愈，阴津未复，以养阴清肺汤善后调治。

【按语】本案当为“感染性口舌炎”，是否霉菌感染，因当时未作化验检查难以断定，只是从用抗生素等无效推测而已。患者身有寒热，实非表证，因无头痛、身痛等故也，乃是热毒熏蒸由里及外，使营卫不和所致，只需清泄热毒，里和则表解。若妄用发表助长热势，更损气阴，则变坏证矣。

十一、唾液腺萎缩一例

段某，女，54岁，四川省地矿局干部。

初诊：1996年5月10日。

主诉及病史：半月前，因舌痛、口干去华西医科大学附属口腔医院诊治，诊断为“左侧唾液腺萎缩、舌炎、口腔炎”，服抗生素数日无效而来就诊。

诊查：口咽干甚，需要不断饮水，湿润口腔，外出也需带足饮水，常因饮水太多使胃囊胀满而口仍干渴，干饭、干馒头不能下咽，需泡水进食。同时，舌头、口腔、口角均感烧灼样疼痛。二便无异常。察其形体偏瘦，面色皖白无华，口角、口腔粘膜有疱疹，舌质娕红干裂无津液，脉细数。

辨证：舌为心之苗，唾涎为脾所主。心火上炎则有舌炎、口腔炎诸症；脾阴不足则不能生成涎唾以润口咽，故病在心脾二脏。

治法：清心火、养脾阴，用导赤散、甘露饮化裁。

处方：生地　木通　竹叶　天冬　黄芩　枳壳　石斛　茵陈　枇杷叶　玄参　丹皮　甘草梢各15g　麦冬30g　黄连10g

水浓煎，1日1剂，分3～4次服。忌辛辣油炸食物。

二诊：5月21日。上方共服6剂，前3剂一日1剂，后3剂2日1剂。自诉口咽略有津液，舌头不痛了，口腔和口角的症状消除，但仍感口干咽燥，不时尚需饮水润之，还不能进食干饭、干馒头。察其舌质淡红有薄白润苔，脉细弱。是心火已退，脾阴未复，且涎唾之生成虽由脾气散精、输布使然，但细分之，则涎为脾之液，唾为肾之液。前方着重清心火、养脾阴，而忽视滋肾液，今当大力滋养脾肾以治之。用六味丸、增液汤加味治之：

熟地　山萸肉　天冬　玄参　枸杞子　石斛　丹皮　茯苓　泽泻各15g　山药　麦冬　龟板（酥炙）各20g　谷芽30g

水浓煎，每日1剂，分3～4服。

三诊：5月31日。患者已能进干饭、干馒头，外出不必携带饮水，要求巩固疗效。以麦味地黄丸善后调治，用麦味之意，在养肺金以生肾水也。

【按语】《素问·宣明五气》关于津液归属五脏的问题，指出“五脏化液，心为汗，肺为涕，肝为泪，脾为涎，肾为唾，是谓五液。”统称津液，是一个整体，可以互相影响。滋润口咽的津液，有唾也有涎，任何原因耗伤津液也同时耗伤涎唾而出现口干、口渴等症状，如高热伤津、暴泻脱液等都是。本案的口咽干渴欲频频饮水，却无伤津耗液或津液丢失等外感原因可稽，且其整体表现也无津液脱失的症状，只局限于口咽干燥，饮水甚多亦不解渴，显然仅属脾肾亏损，涎唾分泌不足，不能上承所致，水不足则火上炎，故常引起舌炎、口腔炎等症状，以清心火、滋脾阴、养肾液而治愈，印证了《素问》津液归属五脏之论。临床所见，若是全部唾液腺萎缩，病程较长者亦属难治。

十二、腮腺阻塞一例

汪某，女，47岁，家住成都市。

初诊：1988年9月8日。

主诉及病史：患者自诉，一年前，两颊肿大，因无自觉痛苦，自以为"发胖"而未予介意。渐觉其胖大有增无减，且口干舌燥越来越重，并不思饮，乃就诊于本市某医院，西医诊断为"腮腺阻塞"（未说明阻塞原因），经打针服药时好时差。近半月来，病情加剧而来要求中医药治疗。

诊查：两侧腮腺部肿大，牵连两侧耳心痛及两侧头痛，口舌干燥，不欲饮，口苦，咽干，心烦，并诉有慢性胆囊炎，目前不觉疼痛。察其体质偏瘦，面色淡苍少华，两颊肿大并不红热，也无明显压痛，胆囊部有轻微压痛，舌正苔薄黄而干，脉滑弦略数。

辨证：身之两侧属少阳之域，两腮肿大而皮色不红又无压痛，可知是痰结而非火毒，痰结少阳之经，日久脉络瘀阻，瘀久已有化热趋向。痰瘀结滞于少阳之位，并已化热。

治法：枢转少阳，化痰软坚，活血凉血。

处方：小柴胡汤加减。

柴胡　黄芩　法半夏　浙贝　赤芍　川芎　生地各15g　牡蛎　鸡血藤各20g　夏枯草　忍冬藤各30g　甘草6g

4剂，每日1剂，浓煎，日3夜1予服。

二诊：同年9月14日。两颊肿大之腮腺已消大半，口中津液满布，诸症缓解。嘱原方再服3剂而愈。

【按语】本案痰结瘀阻，脉道不利，不通则痛，故有头痛、耳心痛；脉道不利，津液受阻，不能上承，所以口舌干燥。因为是津液受阻，而非津液缺乏，故不思饮。苔薄黄表明已有化热倾向。口苦、咽干、心烦是少阳定证已具，邪在半里之域，未涉及半表，故无寒热往来等症。仲景指出，凡柴胡证"但见一证便是，不必悉具"，故取小柴胡汤之半（未用人参、生姜、大枣，不会濈然汗出）以枢转少阳之机，而清半里之痰热，其余诸药则是化痰散结、活血软坚，清热凉血之品，药味不多，面面周到，故毕其功于一役。

【编者评注】郭子光教授学验俱丰，享誉国内外，理论与实践结合颇多创见。如以"脏为阴，腑为阳"为指导治疗结石症，以"肝主疏泄"为指导治疗血小板减少，以"久病入络"学说为指导治疗心、脑血管病和顽固性头痛等。上述12则病案皆由其亲自整理，病史翔实，辨证精审，理法方药丝丝入扣，细心研读当不无启发。

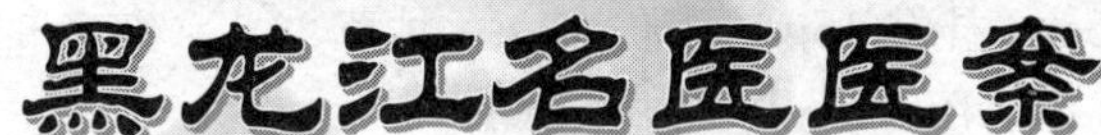

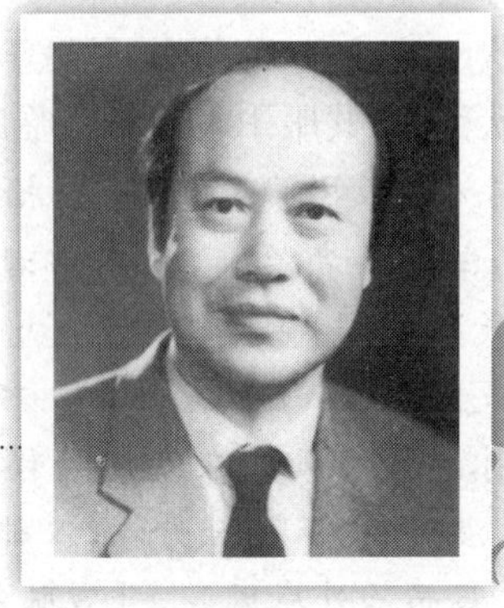

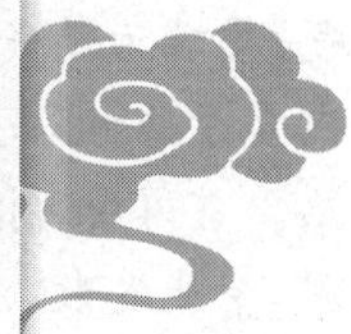

卢芳医案

【生平传略】

卢芳，1939年6月18日生，汉族。中医教授。黑龙江省肇东市人。出身于中医世家，幼承庭训，攻读医籍。为求深造，1961年毕业于黑龙江中医学院。因品学兼优留校任教，一直工作在临床、教学、科研第一线，成果显著，在民众中享有很高声望。多年来他始终孜孜不倦地研究中医学术，知识渊博，临床经验丰富，已出版著作13部，300余万字，如《卢芳临床思维》获东北地区出版一等奖。科研成果获省部级奖11项。如双解降糖精胶囊治疗2型糖尿病的临床观察及实验研究获省政府科技进步二等奖。在国内外刊物上发表40余篇学术论文。桃李遍布大江南北。曾任黑龙江省政协委员，黑龙江省晋升高级职称评审委员会委员，哈尔滨市中医医院院长，黑龙江省中医管理局副局长。历任黑龙江省中医药学会会长，中国中医药学会糖尿病专业委员会副主任委员，中国中医药学会男科专业委员会副主任委员，全国中医药学会理事，全国名老中医药专家导师，国家级名中医，并享有国务院政府特殊津贴。

一、重用麻黄治喘证一例

黄某，男，40岁，教练员。

初诊：1990年3月15日。

主诉及病史：近2年因寒冷刺激即气喘，时发时止，伴有胸闷，无咳嗽，用气喘喷雾剂缓解。1周前，因劳累复感风寒，喘息气急，胸部胀闷，伴有恶寒，发热，无胸痛咳血及黄痰，在某医院诊断为“支气管哮喘”，用氨茶碱口服症状不减，恶寒加重，无汗出。

诊查：急性病容，呼吸急促，舌苔薄白，脉浮紧。

辨证：哮喘，风寒袭肺型。

治法：宣肺散寒，定喘。

处方：炙麻黄 25g　桂枝 15g　杏仁 15g　甘草 15g　细辛 5g

4 剂，水煎，每 8 小时服 150ml。

二诊：3 月 19 日。服药 4 剂喘息已平，伴轻咳，咳吐少许白色泡沫痰，舌苔薄白，脉弦数。证为束表风寒已解，寒邪侵肺，凝液成痰，致肺气不宣。

处方：上方去细辛、桂枝，加百部 25g，枇杷叶 25g，投 3 剂。

三诊：症状明显减轻，苔薄白，脉弦。继服二诊方 3 剂。

四诊：症状消失，共服 10 剂汤药，临床治愈。嘱其防止风寒刺激及感冒，追访 1 年无复发。

【按语】喘为呼吸困难，甚至张口抬肩，鼻翼扇动，不能平卧的一种病证。《类证治裁·喘证》认为"喘由外感者治肺，由内伤者治肾。"故实喘为邪气壅肺，气失宣降，治以祛邪利气；虚喘为精气不足，肺肾失职，出纳失常，治以培补摄纳，此不可不辨。此例为风寒上受，内合于肺，邪气壅实，肺气不宣，故喘咳气逆，胸闷。风寒束表，皮毛闭塞，营卫不和，恶寒发热。苔薄白，脉浮紧为风寒在表之外候，方用麻黄、桂枝、细辛宣肺散寒解表，麻黄味辛性温，辛能发散，温可祛寒，体轻升浮，入肺与膀胱二经，肺合皮毛，太阳膀胱经主一身之表，故能发汗解表散寒而治外感风寒，升宣肺气，故外邪犯肺，肺气壅遏的喘咳，疗效显著，故为干咳之要药。现代药理证实：麻黄内含麻黄素，能舒张支气管平滑肌，故有平喘作用，且对流感病毒有抑制作用。并能收缩血管，使血压上升，故高血压患者慎用或忌用。喘重不息者，可用至 50g，临床无其他副作用，效果显著。桂枝辛散温通，外行于表，专解肌表风寒，亦能抑制流感病毒。细辛，味辛香窜，性温而烈，既能外散风寒，又能内化痰饮，有解热、镇痛、镇咳、镇静的作用。杏仁止咳平喘，苦辛性温，味苦入肺，能降肺气，味辛疏散，善宣肺除痰，有宣肺化痰、止咳定喘之功，为治咳喘之要药。甘草调和诸药，用热药可缓其热，用寒药可缓其寒，使补而不骤，泻而不致速，故应用广泛，有通行十二经之称。百部、枇杷叶苦平，肃降肺气化痰止咳祛痰。上药虽味少，但量大，辨证准确，标本同治，直达病所，共奏宣肺散寒，定喘止咳作用。

二、重用大黄治咳血一例

王某，男，35 岁，钳工。

初诊：1998 年 4 月 16 日。

主诉及病史：近 5 年来反复咳嗽，吐白色泡沫痰，每逢劳累及秋冬季节症状加重，时有黄痰，在某医院经胸片确诊为支气管扩张，混合感染，经消炎止咳治疗，症状反复，终未治愈。1 周前因劳累咳吐鲜血，无发热恶寒，无脓痰，伴口渴、便秘。

诊查：呼吸略急促，口唇无发绀，舌质红，黄褐苔，脉弦滑数。时咳鲜血，量约 2ml。

辨证：咳血，肠火犯肺型。

治法：泻火止咳降气。

处方：生大黄 25g(后下)　黄芩 20g　川连 10g　炙百部 20g　鱼腥草 20g

3 剂，水煎，常规服。

二诊：服药 3 剂后无咳血，无腹泻，口渴减轻。一般状况良好，舌苔薄黄，舌质红，脉弦数。证属热邪已减，但伏火内存，故舌质红，脉弦数。继服前方 3 剂。

三诊:症状消失,舌质淡红,苔薄白,服药期间无不良反应,临床治愈。随访一年,病情无复发,已正常工作。

【按语】此患者为男性壮年,平素患有咳嗽,但此次发病1周,症状为咳鲜血,无发热恶寒,无黄痰脓痰。口渴便秘,舌质红,苔黄褐,脉弦滑数。证属大肠郁热,化火上逆。肺与大肠相表里,上下相应,大肠手阳明之脉络肺属大肠,肺气肃降,则大肠腑气通畅,出入有常,大肠郁热化火致肺气上逆,火气熏蒸,肺气不降,热迫血行,血不循经,而外溢则咳吐鲜血。生大黄泻大肠郁热,大肠腑气得通,肺气得降,火不熏蒸,气血归经,咳血自消。并没用止血药,而病亦痊愈。方中重用大黄25g,亦可用至50g,泻大肠火,大黄苦寒入大肠、胃、心、肝经,攻积导滞,泻火凉血,逐瘀通经。泻火凉血可用于火热亢盛,迫血上溢的吐血以及热毒疮痈等证。大黄又称"将军",苦寒沉降,力猛行速,能直达下焦,荡涤肠胃积滞,清泻血分实热,唯性峻烈,能伤正气,如非实证,不可轻用。本品生用泻下力强,熟用泻下力缓,炮制可清上焦之热,亦可增加活血行瘀之力。炒炭则化瘀止血,可随病情使用。本例为泻大肠实火,故选生者。本方用川连之意为泻心火。心肺以血脉相通,肺与大肠相表里。用黄芩配大黄泻大肠火。另该患素有痰饮,用百部、鱼腥草止咳化痰,治其宿痰。据药理证实:百部能抑制咳嗽中枢,有镇咳作用,实为治标之法也。

三、温中健脾法治疗亚急性肝坏死一例

王某,男,29岁,机关干部。

初诊:1990年6月20日。

主诉及病史:患肝炎5年,身目俱黄如橘皮色。食少纳呆、脘腹胀闷,神疲畏寒1个月,在某医院诊为亚急性肝坏死,肝功失代偿,经住院治疗至今,症状无明显好转,自服安宫牛黄丸十余丸,病情加重,今来就诊中药治疗。

诊查:慢性重病容,周身颜面目睛黄染如橘皮色,表情苦闷,舌胖嫩,苔白腻,脉沉。腹部呈蛙腹,移动性浊音(+),肝叩诊上界右锁骨中线第5肋间,下界锁骨中线肋缘下3cm,剑突下5cm,边缘钝,无结节,压痛(+),脾左肋下可触及边缘,双下肢凹陷性浮肿。ALT 1200mmol/L,血浆蛋白:总蛋白60g/L,白蛋白20g/L,球蛋白40g/L。

辨证:黄疸,阴黄。

治法:温阳化湿。

处方:熟附子25g　炮姜25g　茵陈50g　茯苓50g　炒白术50g　红参15g　7剂

二诊:6月27日。自述服药后无不适,尿量增多,黄疸减退。舌体胖嫩,苔白腻较前减轻,脉沉。效不更方,继服上方。

三诊:7月5日。服汤药14剂后,精神好转,食欲大增,尿量正常。查体见黄疸已消退,苔薄白,脉沉弦,腹水消退较慢。上方加泽泻50g,以利湿祛浊,守原方加减共服21剂中药,诸症消失,复查ALT 500mmol/L。

【按语】黄疸一证,阳黄与阴黄分型辨证,不能单凭色泽,应根据症状。阳黄等于黄疸加热证,阴黄等于黄疸加寒证。本例黄疸色泽鲜艳如橘皮色,但四诊合参,皆无热象,故自服牛黄安宫丸无效,病情加重,而犯"寒者寒之"大忌。本例舌体胖嫩,苔白腻,浮肿腹胀,腹水,脉沉皆属寒湿之象,脾阳虚衰,寒湿内生,故用红参配炮姜补气、回阳。茯苓、泽泻利湿化浊。阳复,脾运湿去而黄亦自退矣。立法用药贵在辨证,不能拘于一方一法一证,方能药到病除。

四、心胃同治法治疗冠心病一例

张某，男，60岁，机关干部。

初诊：1990年5月20日。

主诉及病史：胸闷气短，心窝部闷痛，痛引肩背，尤其食后加重，肢体沉重，腹胀纳呆，反复发作，逐渐加重1年，在某医院诊为"冠心病，心绞痛型"，服丹参片无明显好转。

诊查：慢性病容，表情苦闷，形体肥胖，舌体胖大，舌苔黄腻，脉滑。心电图：窦性心律，电轴正常，Ⅱ、Ⅲ、avF导联ST段水平下移>0.05mV，T波倒置呈冠状T波。

诊断：冠心病心绞痛，下壁缺血。

辨证：胸痹，痰浊闭阻型。

治法：通阳泄浊，豁痰开结。

处方：温胆汤加减。

陈皮30g　半夏20g　茯苓50g　胆星10g　瓜蒌50g　苍术50g　枳实50g

7剂，水煎服。

二诊：服药后症状明显减轻，舌体胖大，苔白腻，脉滑。心电图好转，较初诊Ⅱ、Ⅲ、avF导联ST段有所上升，T波双向。遵前方苍术改为白术50g，加薤白30g，7剂，水煎服。

三诊：自诉服药无不适，食欲大增，心窝部疼痛消失。舌体胖，舌苔薄腻，脉滑。心电图Ⅱ、Ⅲ、avF导联T波低平。上方去胆星，7剂，水煎服。

四诊：自诉服药后无不适，上症消失。舌体胖，苔薄白，脉沉弦。复查心电图大致正常。

【按语】此例胸痹属痰浊闭阻型，心电图诊断为下壁心肌缺血，特点是心绞痛伴消化道症状，极易误诊为胃脘痛。证属脾虚痰湿结于胸中，形成阳虚阴乘。胸为心肺阳气所居，痰浊阻塞心脉易发生"心痹"。医学家朱丹溪指出："心痛即胃脘痛也。"因胃之大络名曰虚里，心胃有络脉相通，故心胃症状往往并见，即心绞痛伴有消化道症状，如腹胀纳呆、心窝部不适、呃逆、嗳气、呕吐等，因而治以和胃健脾化痰，即采用"心胃同治法"。痰湿犯胃，胃失和降，胃气上逆则呃逆，湿固脾阳则腹胀纳呆，肢体沉重；痰湿痹阻心阳则胸闷气短心痛，方中瓜蒌开胸中痰结；陈皮、半夏化痰降逆，薤白辛温通阳、豁痰下气，苍术(白术)、茯苓健脾燥湿化痰和胃；陈皮、枳实理气化痰；白术、枳实健脾消痞，配陈皮散郁理气，以除痞满；胆星去湿热；上药配伍共奏通阳泄浊、豁痰开结、宽胸理气之效。痰浊一去，心脉得通，阳气得复，脾运得健，诸症悉去。此即导师明鉴，心痛为标，痰浊为本，心胃同治之妙在于治病必治其本，本邪已除，标亦自去也。另下壁心肌缺血，即心肌膈面缺血，致心绞痛，每于饭后膈肌抬高压迫而加重，此乃治心痛不治其心而治胃的辨证之要。

五、益气养阴活血法治疗病毒性心肌炎一例

祖某，女，25岁，未婚。

初诊：1990年5月10日。

主诉及病史：半年前患外感风温高热，自服银翘解毒丸，速效伤风胶囊后症状消失，近1周心慌，心悸，伴有头晕、无力、口渴。经某医院诊为病毒性心肌炎，频发短阵室早二联律。

诊查:慢性病容,表情苦闷,面色㿠白,舌质红,苔薄白,脉代。心电图:窦性心律,电轴正常,心率 80 次/分,频发室早二联律。心肌抗体阳性。

诊断:病毒性心肌炎,心功代偿,频发室早二联律。

辨证:心悸,气阴两虚型。

治法:益气养阴,安神,佐活血化瘀。

处方:黄芪 50g　生地 50g　桂枝 15g　赤芍 25g　丹参 25g　红参 3g　琥珀 5g

上述药中,红参、琥珀共为细末分 2 次早晚用汤药冲服,余药水煎 2 遍取汁 300ml,早晚各服 150ml。共服 7 剂。

二诊:服药后无不适,症状减轻,舌质红,苔薄白,脉代,继服前方 7 剂。

三诊:服药后无不适,心慌明显减轻,主症消失,苔薄白,脉代。复查心电图呈窦性心律,电轴正常,心率 78 次/分,频发室早。听诊 10～15 个/分。按初诊方略有加减。

服至 1 个月后,复查心电图偶发室早,听诊 1～2 个/分。巩固治疗半个月,共服上方 50 余剂,症状完全消失,已正常工作,追访一年无复发。

【按语】病毒性心肌炎为病毒侵入人体后引起心肌细胞和间质的炎症性改变。中医诊断为心悸,病因是热病后(大多为温病,外感风温之邪)气阴两虚,气虚不能鼓动气血,阴虚则精血不足。心失所养,虚则郁,气虚血涩,脉络不畅,故脉见涩或结或代或促而胸中惊悸。

方中红参、黄芪、炙甘草补气;麦冬、生地养阴生津止渴;桂枝辛温通阳;赤芍、丹参活血,养血、通络;丹参、红参养血和血,琥珀甘平化痰,镇静安神。全方共奏益气养阴、生津止渴、活血化瘀安神之效,使气得复,津得生,瘀得化,气血流通旺盛,心神得养则诸症愈。现代临床药理证实:红参、麦冬、黄芪、炙甘草调节增强人的机体免疫功能,黄芪尚能促进人体干扰素的产生,抑制病毒繁殖,红参、甘草能兴奋肾上腺皮质功能,赤芍、丹参调节改善血流动力学指标,改善微循环,使损伤的心肌细胞再生,桂枝、赤芍亦能抑制流感病毒,红参尚能调整心律,另心肌炎患者体内微量元素失衡,琥珀及上述各药含有各种微量元素,调整体内含量,使其恢复生理平衡。

六、自拟四生饮治自主神经功能紊乱一例

薛某,女,30 岁,工人。

初诊:1990 年 7 月 10 日。

主诉及病史:五心烦热,心悸,失眠多梦,胸闷胁痛,易怒 3 个月。

诊查:慢性病容,表情苦闷,舌红,苔薄白,脉细数。

诊断:自主神经功能紊乱。

辨证:不寐,阴亏肝旺型。

治法:滋阴潜阳。

处方:生地 50g　生白芍 50g　生龙骨 50g　生牡蛎 50g　菖蒲 25g　郁金 25g　夜交藤 25g　合欢皮 25g

7 剂,水煎服。

二诊:7 月 17 日。服药 3 剂后,能安然入睡,服 7 剂后,诸症消失,继投上方 3 剂,以巩固疗效。

追访病人治愈,症状再无复发。

【按语】自主神经功能紊乱多为精神因素造成大脑皮层兴奋和抑制过程的失调，因而症状繁多，主诉不一。相当于中医学的“不寐”、“惊悸”、“奔豚气”、“梅核气”、“脏躁”、“百合病”等疾病。中医的传统治疗辨证加减属肝郁气滞的用逍遥散；属心脾两虚的用归脾汤，属心肾不交的用交泰丸，属心阴虚的用天王补心丹，属心阳虚的用炙甘草汤，但疗效都不稳定，不能痊愈。导师经过长期临床研究，认为此病症状错综复杂，除肺脏外，肝、心、脾、胃四脏都有症状，用一元化解释，病根本在肾，因肝肾同源，肾阴虚致肝阴虚而阳亢；心阴虚火旺而致心肾不交；肝阴虚阳亢犯脾；肾阳虚则脾气虚，脾气虚则心阴虚；心阴虚则肝火盛，四脏生克乘侮，阴阳互根。心者君主之官，五脏之大主，心动则五脏六腑皆摇，因而此病以肾阴虚、心阴虚、肝阳上亢、脾气虚为见症，治疗大法应以滋阴潜阳为主。用自拟方四生饮加减。此病例为典型的心、肝、肾阴虚，舌红少苔，脉细数，五心烦热，失眠多梦，易怒。用生地 50g，性味甘寒，入心、肝、肾经，以滋阴清热，补肾养心，性虽寒不伤胃气，质虽润而不滋腻；用白芍 50g，养血敛阴，柔肝止痛。二药滋肝肾之阴，配伍为四物汤之半，使滋阴养血之作用更强。用生龙、牡各 50g 平肝潜阳，二药配合有益阴敛阳，镇静安神之效；而牡蛎配白芍则敛阴潜阳又可止汗。此例加菖蒲 25g、郁金 25g 解郁安神；加合欢皮、夜交藤滋肾安神。辨证准确，治则无误，用药精良，味少量大，直达病所，服 3 剂后安然入睡，服 7 剂后诸症消失。随访未见复发。导师治疗神经衰弱，皆以四生饮加味，无不奏效。

七、阳和汤加减治疗慢性肾功能不全一例

李某，男，34 岁，干部。

初诊：1990 年 5 月 24 日。

主诉及病史：双下肢浮肿，尿少，腰疼，伴神疲乏力，反复发作，劳累后症状加重。3 年前在某医院诊为慢性肾炎（普通型），用抗生素、激素、肾气丸治疗，病情反复，近 1 个月，因活动多病情加重，伴食少纳呆，恶心欲吐。

诊查：慢性病容，面色㿠白无华虚浮，舌体胖大，苔白腻，脉沉，双下肢凹陷性浮肿，查尿常规：尿蛋白 3.0g/L，BUN：10mmol/L。

诊断：慢性肾炎（普通型），肾功能不全氮质血症。

辨证：水肿，脾肾阳虚型。

治法：温阳补肾，散寒通滞。

处方：熟地 50g　肉桂 15g　麻黄 10g　鹿角胶 15g　白芥子 15g　炮姜 15g　生甘草 10g　7 剂

二诊：服药无不良反应，恶心明显减轻，食欲增加。

在治疗过程中，随症加减，纳呆加焦三仙 15g 以化食导滞，尿少加泽泻 50g 以利水泄浊，乏力自汗加黄芪 50g 以益气固表，BUN 增加夏枯草 50g、酒军 50g、吴萸 15g 以温化寒湿泄浊，外感温热之毒加大青叶 50g、连翘 50g，病情稳定时加丹参 50g、益母草 50g、赤芍 50g 以活血化瘀。病人配合将近 4 个月的治疗，服汤剂 120 余剂，症状逐渐消失，复查血、尿常规肾功能均恢复正常范围，嘱病人劳逸结合，防止外感，追访二年病情无复发。

【按语】阳和汤温阳补血，散寒通滞，为主治阴疽之主方，用此方温阳补肾，化阴凝而布阳气，达到治疗慢性肾功能不全诸症。方中重用熟地，滋补阴血，填精益髓；配以血肉有情之鹿角胶，补肾助阳，强壮筋骨，两者合用，养血助阳，以治其本，共为君药。寒凝湿滞，非温通而不足

以化,故方中用炮姜,温热之品为臣。脾主四肢肌肉,炮姜温中,破阴通阳;肉桂温通血脉。佐以麻黄辛温达卫,宣通经络,引阳气,白芥子祛寒痰湿滞,可达皮里膜外,两味合用,既能使血气宣通,又可令熟地、鹿角胶补而不滞。生草生用为使,解毒而调和诸药。综观全方,其配伍特点是补血药与温阳药合用,辛散与滋腻之品相伍,宣化寒凝而通血络,补养精血而扶阳气。加减灵活用药,故病宜速愈。

八、自拟蛇半汤治疗肝硬化腹水一例

张某,男,36岁,干部。

初诊:1990年11月15日。

主诉及病史:患乙型肝炎20年,腹大坚满,左肋下积聚,口渴,活动受限3个月。在某医院诊断为肝硬化,肝功代偿,脾肿大,腹水形成。

诊查:慢性重病容,舌质紫暗,苔白腻,脉细涩而数,腹壁静脉曲张,腹部呈蛙腹,移动性浊音阳性,叩诊肝上界在右腋前线第5肋间,脾在肋弓下可触及约5cm,中等硬度,压痛(—)。肝脾B超:肝硬化、脾肿大。

中医诊断:臌胀,积聚。

辨证:热毒蕴结,肝脾血瘀型。

处方:半枝莲50g　白花蛇舌草50g　制鳖甲15g　丹参50g　车前子50g(单包)　茯苓50g　白术15g

7剂,水煎服。

二诊:服药后无不适,尿量增多。效不更方,继服前方7剂。

三诊:腹部明显轻松,尿量增多。舌质暗,苔薄白,腹部柔软,腹水减少。上方加大贝15g、夏枯草15g、当归15g,清热凉血,活血软坚,7剂,水煎服。

四诊:腹水已消失(经腹部B超证实),脾已缩小,在腿前线可触边缘,舌质暗,苔薄白,脉弦。遂停上方,治以益气活血软坚之法:黄芪50g,赤芍50g,丹参50g,制鳖甲15g,王不留行25g,泽兰50g,7剂。

五诊:症状消失,复查肝脾B超:肝硬化,脾恢复正常,腹水阴性,继服四诊方7剂。

追访1年,病情无复发。

【按语】此例为慢性肝炎致肝硬化、脾肿大,腹水形成,属中医积聚、臌胀,证为湿热之毒阻于脉络,而气滞血瘀,瘀血阻于肝脾脉络之中,积聚生成,水气内聚,故出现腹大坚满,右肋下积聚等症。导师以自拟蛇半汤治之。方中半枝莲、白花蛇舌草清热解毒,用车前子、茯苓利湿邪祛有形之水,用鳖甲、大贝、夏枯草软坚,用王不留、泽兰、白术、丹参、赤芍活血理气化积,用黄芪补正祛邪,使湿热毒去血活积消而诸症消失。临床上治疗急慢性肝炎,多以清热利湿为主,配活血化瘀药,对合并肝硬化,重在疏肝化瘀;以肝区疼痛为主的,重在理气活络;以肝脾肿大为主的,重在活血理气,消积软坚;对肝硬化晚期合并腹水臌胀者,重在扶正化瘀。

九、自拟补劳丸治疗席汉综合征一例

王某,女,35岁,干部。

初诊:1989年7月5日。

主诉及病史：畏寒，浮肿，闭经，头晕无力，头发阴毛脱落1年。2年前早产，产后大出血，经某医院抢救治疗后逐渐出现上症。诊断为席汉综合征。

诊查：面色晄白无华，虚浮，无欲状，神疲乏力，头发稀疏，舌淡嫩，苔薄白，脉细弱。

辨证：产后劳，阴阳气血俱虚型。

治法：阴阳气血俱补。

处方：紫河车1具　鹿茸25g　红参50g　附子50g　肉桂50g　肉苁蓉100g　细辛25g　沉香25g　紫豆蔻50g　山萸肉100g　覆盆子100g　麝香5g　汉三七5g　当归100g

共为细末，炼蜜为丸。每丸重9g，每日3次，每次1丸。

二诊：1989年8月5日，服药后无不良反应，症状明显好转，不甚畏寒，周身有力，食欲大增，舌质淡，苔薄白，脉弦。效不更方，继服上方1个月。

三诊：1989年9月5日。症状全部消失，月经来潮，量正常。已如常人。继服上方1个月巩固疗效。

1年后追访，头发、阴毛长出，已如常人，已妊娠5个月，妇产科检查正常。

【按语】此患者属“产后劳”症，为产后失血过多虚劳已极，阴阳气血同亏，肝脾肾俱虚，既不能濡养清空而头晕、耳鸣、嗜睡无欲；亦不能濡养四肢肌肉，故神疲乏力；阳虚则畏寒浮肿；内不能滋养冲任，而闭经、不孕、性功能低下；外不能润泽肌肤、毛发而脱发、阴毛脱落、面色晄白无华憔悴。方中紫河车、鹿茸、红参大补气血；肉桂、细辛、附子补心脾肾之阳，肉苁蓉、覆盆子、山萸肉温补肾阳；沉香、紫豆蔻温脾化浊；当归补血；汉三七、麝香活血通窍，使补而不滞，补中有活。导师多年临床治疗此病数十例，服药2～3个月者疗效都比较满意。

十、自拟四藤二龙汤治疗急性类风湿关节炎一例

王某，男，30岁，工人。

初诊：1988年4月8日。

主诉及病史：1年前无明显诱因出现乏力、低热，当时未治疗，继而晨起渐感手足关节僵硬，活动后有所缓解，近两个月手足膝肘关节肿痛发热、僵硬、活动受限，无咽痛及浮肿。在某医院住院1个月，经用激素、抗风湿药物治疗症状好转不明显而出院，出院诊断类风湿关节炎。

诊查：被人背入诊室，表情痛苦，双侧近端指间、腕、膝关节红肿热痛，肘关节有1cm×1cm结节。心脏各瓣膜区未闻及病理性杂音，舌苔薄黄腻，脉滑。血沉：50mm/h。类风湿因子：阳性。心电图正常。

诊断：类风湿关节炎活动期。

辨证：痹证，热痹。

治法：清热利湿，疏风通络。

处方：青风藤50g　海风藤50g　鸡血藤50g　天仙藤50g　穿山龙50g　地龙25g

7剂，水煎服。

二诊：服药无不良反应，疼痛略有减轻，舌苔薄黄，脉滑数。药已中病，继同前方再服7剂。

三诊：服“四藤二龙汤”14剂后，关节疼痛、肿胀明显减轻，已无热感，舌苔薄黄，脉滑。效不更方，继服7剂。

四诊:服药后无不良反应,关节疼痛肿胀消失,已能独自行走,但手足关节僵硬,屈伸不利,苔薄白,脉沉。证属关节经络湿热已除,痹邪日久,湿热损及肝肾,肝肾阴虚,筋骨失养,缓则治本,佐以治标。

处方:巴戟天 50g 何首乌 25g 白花蛇 15g 蜈蚣 2 条 全虫 10g 五加皮 50g 狗脊 50g 熟地 50g

7 剂,水煎服。

五诊:服四诊方无不适感,关节活动稍有轻快,舌苔薄白,脉沉。病情已缓解,为慢性恢复期,继续以滋补肝肾壮骨为原则,服丸药。处方:巴戟天 100g 何首乌 100g 白花蛇 50g 蜈蚣 10 条 全虫 15g 五加皮 50g 狗脊 50g 熟地 50g 枸杞 50g 川断 50g 寄生 50g

共研极细末,炼蜜为丸。每丸重 15g,日 3 次,每次 1 丸。

按上方配药,病人服药 3 个月来诊,症状完全消失,正常生活工作。临床治愈。追访 3 年无复发。

【按语】类风湿关节炎急性期中医诊为热痹,证属邪热壅于经络、关节气血郁滞不通,用四藤二龙汤治疗疗效较好。方中青风藤苦平,祛风湿,治风湿痹证、鹤膝风。《本草汇言》记载:“青风藤,散风寒湿痹之药也,能舒筋活血,正骨利髓……久服常服大见奇功。”海风藤辛苦温,入肝经,祛风湿,通经络,行气止痛;鸡血藤活血补血,舒筋活络;天仙藤活血通络,化湿消肿,穿山龙活血舒筋,治风寒湿痹;地龙通经活络,主治痹证关节疼痛,屈伸不利。上药配伍全方共奏清热利湿,疏风通络之效。风湿即除,经络得通,关节得养,肿痛灼热自然消之,其中青风藤、海风藤为对药,祛风湿,行气止痛。类风湿关节炎缓解期,表现为关节屈伸不利,为肝肾阴虚,筋脉关节失养而致。方中熟地、首乌甘温滋补肝肾,生精益髓,为补肝肾之要药,既可用于风湿外袭之关节疼痛,又可用于肝肾不足之筋骨痿弱,对于湿邪偏胜,筋络拘挛,及风湿日久,肝肾亏损,气血瘀阻之症,尤为适用;白花蛇搜风通络,用于风湿顽痹,筋脉拘挛非此不能除;巴戟天、狗脊补肝肾,强筋骨,祛风湿,尤适于肝肾虚而兼风湿之腰膝疼痛证;蜈蚣、全虫为虫蚁之类,善于通络搜剔除痹止痛,用于久痹入络,非此不能引邪外出。上述药经药理研究证实有些含有类皮质激素样作用,有些只有抗风湿消炎作用,又有些具有调整免疫功能的作用。全方配伍共奏补肝肾、强筋骨、祛风湿之功效。导师治疗类风湿关节炎于活动期辨证施治中加藤类药,使急骤进展的病情得以控制,效果显著。在缓解期待病邪欲尽时,拟滋补肝肾法,佐以虫类搜剔药,使正气得复,邪气被剔,气血调和,则病自去,效果理想。

(以上均由郎宜男整理)

【编者评注】卢芳教授出身于中医世家,自幼攻读医典,及长又深造于中医学府,因此中医功底深厚。在长期的临床与教学工作中积累了丰富的经验。常用经方重剂以起沉疴。如案一用麻黄汤加细辛治疗风寒实喘,麻黄用量高达 25g,这是一般医者不易轻用的,足见其胆识过人。案二用泻心汤加味治咳血,重用生大黄 25g 而后下,宜属得意之笔。本集所收十则验案各具特色,足以使读者一新耳目。

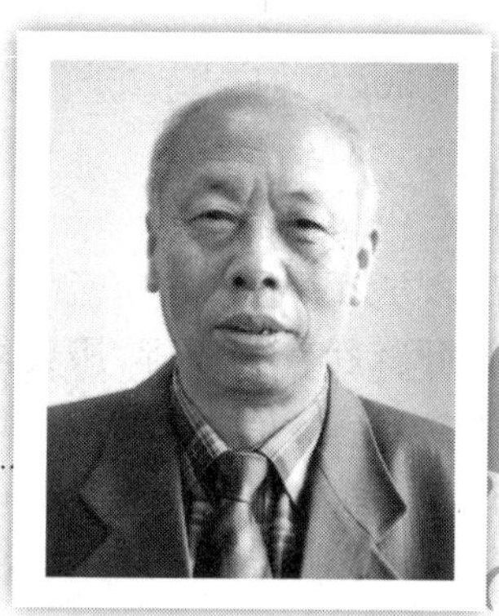

段富津医案

【生平传略】

段富津，男，1930年12月出生。黑龙江中医药大学教授，博士研究生导师，国家重点学科方剂学学科带头人。任中华中医药学会方剂学专业委员会常务副主任委员，全国普通高等教育中医药类规划教材编审委员会委员、《方剂学》(第6版)主编，全国高等教育自学考试指定教材《方剂学》主编。从事中医临床工作50余年，中医方剂学教学工作40余年，是全国老中医药专家学术经验继承工作指导教师，全国优秀教师，全国师德先进个人，黑龙江名老中医。长期潜心研究方剂配伍规律，倡“力大者为君”的组方原则，即以药力大小区分君臣佐使，组方严谨而君臣有序，临床经验丰富，蜚声国内外。擅长治疗内、妇、儿多种疑难病证，尤其对心系疾病、糖尿病、温热病、风湿病、脾胃病等有独到经验。主持承担国家级科研课题4项、省部级科研课题5项、厅局级科研课题8项。获国家教学成果一等奖1项，省优秀教学成果奖2项，省科技进步一等奖1项，厅局级科技进步奖2项、二等奖2项、三等奖2项。共主编全国规划教材、自考指定教材及与其配套的教学用书7部，主编、主审学术专著6部，发表学术论文50篇。培养出博士后1名，招收培养的研究生中，博士23名、硕士22名。

一、滋阴理气法治愈胃溃疡一例

刘某，男，40岁。

初诊：2001年5月22日。

主诉及病史：患胃溃疡已5年余，经常胃脘疼痛，喜按，经中西医反复治疗无效。

诊查：近日因饮酒加重，胃脘作痛，喜按，胃纳减少，口唇干燥，右肋及腰部隐痛，大便时黑，小便黄，失眠，面色萎黄，身体明显消瘦。舌红少苔，脉弦缓。

辨证：胃阴不足，气机不畅。

治法：滋阴理气。

处方：沙参 20g　寸冬 20g　玉竹 20g　川楝 15g　知母 15g　炒枣仁 25g　石斛 25g

女贞子 20g　炙草 20g　炒麦芽 20g　枳壳 15g

6 剂，嘱其注意饮食。

二诊：5 月 29 日。舌已不红，胃痛轻，胁肋仍痛，上方去寸冬、知母，加郁金 15g、香附 15g，6 剂。

三诊：6 月 3 日。胃痛减，二便正常。述其近日出差，遂做上方为丸，月余诸症全消。

【按语】本例胃痛，病位在胃，而病本在肝。木郁横逆犯土而胃痛；日久化火，灼伤胃阴则见口干，舌红少苔；津液不足，心火亢盛则失眠。胃喜润恶燥，已土无以濡养则枢机不利，气滞不行，治宜滋阴疏肝。方中沙参、玉竹滋养胃阴，川楝、枳壳、麦芽疏肝，知母清胃火，上述诸药恰中病机。然木郁土涸当治之于肾，肾阴不足，水不涵木则木失条达；肾阴匮乏，则水谷之海无以濡养。故方中加石斛、女贞子滋养肾阴，则木得水涵，肝郁得解，而土得水润，胃火得消。木得水荣，肝郁得舒而胃痛减轻；舌已不红，可知阴火得散，故去寸冬、知母；然胃痛一症仍在，知气滞一证犹存，故加郁金、香附疏肝理气，月余而胃痛全消。

二、补气升阳、燥湿化痰治愈眩晕一例

姜某，女，49 岁。

初诊：2000 年 11 月 4 日。

主诉及病史：眩晕头痛 2 年余，血压正常，CT 诊断未见异常，终日服止痛药时有缓解，影响工作生活，故前来就诊。

诊查：患者现头晕目眩，甚则恶心呕吐，时头痛，不思饮食，四肢倦怠嗜卧。面色㿠白，舌淡，脉弦略数无力。

辨证：脾胃气虚，痰湿上扰。

治法：补气升阳，燥湿化痰。

处方：半夏白术天麻汤加减。

白参 15g　黄芪 25g　焦术 15g　陈皮 15g　半夏 15g　茯苓 30g　竹茹 15g　当归 15g　天麻 15g　防风 15g　甘草 15g　柴胡 10g

水煎服，6 剂。

复诊：服上方 6 剂，头眩晕大减，自觉身体有力。嘱其继服上方 10 剂。于 11 月 21 日前来复诊。诸症均消，能食，已能上班工作。

【按语】本案乃由脾胃气虚，痰湿中阻，清阳不升所致。《灵枢经·口问》曰："上气不足，脑为之不满，耳为之苦鸣，头为之苦倾，目为之眩。"朱丹溪言："无痰不作眩"。脾胃者，后天之本也。脾主运化，以升为健；胃主受纳，以降为和。夫饮食不节，或劳倦过度，损伤脾胃，脾失健运，不能运化水谷津液，停而生湿成痰。清气不升，清窍失养；加之痰湿上犯，故见眩晕头痛；痰湿中阻，胃气失和，故恶心呕吐；脾主四肢，今脾胃气虚，四肢不得禀水谷气，故见倦怠、嗜卧。此属虚中夹实，而以脾胃气虚为本。故当以补气升阳，燥湿化痰立法。方用黄芪补气升阳，白参、白术、茯苓、甘草补气健脾，半夏、陈皮燥湿化痰，和胃止呕。茯苓用量独重，以其脾虚生湿故也。当归补血和血，协参芪补气生血，使气有所附；"诸风掉眩，皆属于肝"，故以天麻化痰熄风而止头眩；竹茹化痰，协半夏以和胃止呕，兼能清热（病者脉略数）。防风、升麻气轻味薄之品，引清气上升，复其本位。柯韵伯曰："补中之剂，得发表之品而中自安；益气之剂，赖清气之品而气益倍。"全方补气升阳以治其本，燥湿化痰以治其标，标本兼顾，气旺湿除，则清空得养，

而眩晕自止。

三、逍遥散治疗肝脾不和一例

王某，女，38岁，医生。

初诊：1998年2月3日。

主诉：患慢性肝炎两年余，近月常右胁疼痛。

诊查：喜长太息，心烦易怒，睡眠欠佳，食少腹胀，下肢明显浮肿，身重嗜卧，月经常后期而至，血色浅淡而量少。舌苔白腻，脉象弦缓。

辨证：血虚，肝脾不和。

治法：健脾除湿，疏肝养血。

处方：茯苓 50g　白术 25g　当归　白芍　柴胡各 15g　大腹皮　橘皮各 10g　甘草 7.5g　薄荷　生姜少许

二诊：2月5日。煎服2剂，尿量增多，浮肿渐消。继服4剂，肿平痛减，食欲渐增。后按此方加减，共服10余剂，诸症消失。

【按语】此证为血虚肝脾不和，但患者已服逍遥散(汤剂)20余剂不效。反复思之，细辨诸症，确认逍遥散证无疑，但服之无效何也？盖病者以浮肿为主症，并见身重嗜卧，食少腹胀，舌苔白腻等脾虚湿盛之候，本证当以脾虚为主症。土虚则木不升而为郁，见胁痛、太息诸症；土虚则气血生化乏源，见气血虚弱之象。故将逍遥散之茯苓变为君药，以其健脾利湿，白术为臣健脾燥湿，以助茯苓之力，且助脾之运化，湿去脾健，水不复聚。佐以柴胡、白芍疏肝，当归养血，更加腹皮、橘皮行气，以助湿邪之运化、肝气之条达。如此配伍，祛湿不伤正，养血不碍湿。湿邪去，脾气旺，血得养，肝得疏，诸症自解。故用方之妙贵在权变，君臣佐使，主从有序。

四、小柴胡汤加味治疗热入血室一例

贾某，女，34岁，工人。

初诊：1999年6月12日。

主诉及病史：初因外感，未获痊愈，时发寒热，4个月有余，进药数十剂不效。

诊查：现乍寒乍热，发无定时，尤以经前为著，伴心悸，头眩，烦躁易怒，胁肋疼痛，食少呕哕，经期小腹微痛。舌苔薄白，脉虚弦稍数。

辨证：热入血室。

治法：和解少阳，凉血消瘀。

处方：柴胡 25g　当归 20g　丹皮 15g　黄芩　半夏　党参　甘草　生姜各 10g　大枣 4枚

二诊：煎服4剂，月经来潮，经后又进4剂，其病告愈。追访2个月，未曾复发。

【按语】仲景曰："妇人中风，七八日续得寒热，发作有时，经水适断者，此为热入血室，其血必结，故使如疟状，发作有时，小柴胡汤主之"。此证亦为表热乘经水下行，血室空虚之际而内陷，形成热入血室证。血室之热，循经上扰，胆气不和，枢机不利，故往来寒热、胁肋疼痛，当以小柴胡汤主之。然前医之治曾予小柴胡汤数剂无效。观其方，柴胡用量最多不过9g，且与方中其他药之药力相当，实不足以疏肝利胆，透达血海之邪热。故今增至25g为君，且虑血室瘀阻，其血必结。本钱天来“小柴胡汤应另加血药”之意，益丹皮15g、当归20g。诸药合用，则枢机得利，寒热得解，血活邪无伏匿之地，血和外邪不得复入。临证用药需别药力。医必有方，勿泥其方。所谓“辨者，变也”，明矣！

五、破血下瘀法治疗狂犬病一例

张某，男，38岁，工人。

初诊：于1995年2月4日。

主诉及病史：1994年6月患者曾被一犬咬伤，但未引起重视。至10月5日，因恐水由家属陪同到省防疫站做免疫荧光检查，两次均呈阳性。随后，出现恐惧不安、怕声，经哈尔滨医科大学附属第一医院诊为狂犬病。因此病甚为危险，古今治愈者很少，故其家人为之十分痛苦，几无治愈之望后，经朋友介绍求治。

诊查：患者于诊室中惊惕不安，家人称其不敢独处，需有人陪同；怕声，听到大声心率即加快超过120次/分。怕风，见风后周身奇痒，乃至抓破皮肤以止痒；四肢有蚁行感。头痛失眠，食欲不振，低热，至夜尤甚。舌苔黄燥，脉数。

辨证：猘犬咬伤。

治法：破血下瘀。

处方：下瘀血汤化裁。

大黄15g　生桃仁7个　土鳖虫7个

上三味，水煎服。另研炙斑蝥5个为末，置黄酒250g、蜂蜜50g中，空腹顿服。

二诊：患者服上方药后6小时开始大便，共大便3次。第一次便下恶浊发黄之物，后两次为鲜血之物，略有血丝，小便数次，便下浑浊，诸症好转，热退，痒止，然仍怕声，少寐，舌苔黄，脉略数。改用紫雪丹，但因市面无货，故改服安宫牛黄丸，连服1周。

三诊：除失眠外，余症均消。舌尖红，脉细数。改服朱砂安神丸以善后。

患者经治疗和调养3个月后正常上班，随访至今未再复发。

【按语】仲景言：“其人如狂者，血证谛也”，“下血乃愈”。此为瘀热毒邪在里，扰乱神明而致。经曰：“心者，君主之官，神明出焉”。瘀热扰心，神无所主，则变证丛生。舌苔黄燥，脉数俱为邪热之象。此证甚为凶险，治当急下瘀血。大黄苦寒，破瘀泄热，推陈致新；桃仁、土鳖虫破血逐瘀。大黄一药，既入气分，亦入血分，然与桃仁、土鳖虫相伍，则入血分力专，而导瘀热从大便而去。斑蝥乃一药三用，一者取其大毒之性以毒攻毒，《本草纲目》言其能“解猘犬毒”；二者辛散以破血散结；三者取其专走下窍，通利水道，尽导垢腻从小便而去。黄酒、蜂蜜送服，黄酒辛散以行药势；蜂蜜甘缓解恶毒，护胃气，和药性且可润肠。全方备举活血之峻药，顿服而力雄，前后分消。故药后便下恶浊发黄之物，小便混浊，此为败血得下、恶毒得消之征，是故翌日症状大减。二诊患者怕声少寐，舌苔黄，脉略数，此为瘀血去而邪热羁留，《素问》曰：“诸躁狂越，皆属于火”，故以安宫牛黄丸清心开窍。三诊患者失眠，舌尖红，脉细略数，此为余热少留，心失所养，故以朱砂安神丸泻火安神，兼可滋阴养血以善其后。

六、补肾健脾、填精益髓法治疗脊髓空洞症一例

辛某，女，28岁，依安县新兴乡平胜村人。

初诊：1989年6月。

主诉及病史：患者于1989年元月出现左上肢麻木无力，因家在农村，一直未予诊疗。而后逐渐左上肢尺侧肌肉萎缩，不能从事劳动，遂来哈就诊。经省级两家西医院神经内科会诊，磁共振检查确诊为颈部脊髓空洞症，并被告知此病尚无较好的治疗方法。患者于绝望之际，经人介绍求治。

诊查：患者左上肢肌力减弱，尺侧肌肉萎缩，不能持物，项强，头昏，腰膝酸软，少气乏力，盗汗，自汗。舌淡苔白，脉沉细。

辨证：脾肾亏损，阴阳两虚，精血不足(痿证)。

治法：补肾健脾，填精益髓。

处方：地黄饮子化裁。

熟地30g　山萸肉15g　石斛15g　麦冬15g　石菖蒲15g　五味子10g　远志15g　肉苁蓉15g　肉桂5g　炮附子10g　巴戟天15g　枸杞子20g　葛根15g　茯苓20g　白术15g

水煎服，每日1剂。因患者往来不便，嘱其久服。

二诊：患者服上方30余剂，来信告知诸症减轻，手已能持物，但无力。嘱其继服上方。

三诊：患者服上方60余剂，肌肉渐丰，能捡针于地上，唯觉项强。上方去附子，倍葛根，枸杞加至30g，继服。患者服至100余剂，诸症均消。

【按语】本案之痿证，乃由先天不足，后天失养，精血乏源，无以濡养筋骨肌肉而致。肾者，先天之本也，藏精生髓而主骨；脾者，后天之本也，化生精血而主肌肉。《素问·痿论》曰："脾主身之肌肉，肾主身之骨髓……脾气热，则胃干而渴，肌肉不仁，发为肉痿；肾气热则腰脊不举，骨枯而髓减，发为骨痿。"《内经》之旨，发人深省。究其本证，痿在四末，本在脾肾，而以下元虚衰为主，法当补肾健脾。然肾精一物，为五脏六腑活动之物质基础，经谓其为生之本也，是故补肾必当填精。方中重用熟地黄，《本草纲目》言其能"填精髓、长肌肉、生精血"，合甘平之枸杞子、酸涩之山萸以补肾填精。石斛、麦冬、五味子滋阴壮水。孤阴不生，独阳不长，故以苁蓉、巴戟天温壮肾阳，同辛热之附、桂相伍以助温养下元。以上诸药，阴阳并补，以使肾中阴平阳秘而化精生髓。先天之精，有赖后天之充养，故又配以茯苓、白术健脾而助后天生化之源；葛根乃阳明经之要药，一者以其气轻味薄，鼓舞脾胃清阳之气上行而助补脾；一者取其解肌生津以治项强，此亦取"治痿者独取阳明"之意。脾肾虚衰，痰浊内生，故伍以菖蒲、远志化痰开窍。全方宗河间补肾填精之旨，而又佐以补益后天之苓、术、葛，如是下元得养，中州得健，脾肾同治。此正是医者有方而不执方之谓也。

七、益气健脾、温阳止血法治疗周期性便血一例

王某，男，9岁。

初诊：1992年6月1日，由其母、祖母代述。

主诉及病史：该患儿于1990年11月因便血而行直肠手术，然术后疗效不甚理想，故于1992年1月又行第二次手术，术后仍未得痊愈，且便血呈规律性，每于24日或25日必便血，每月1次，一次持续3～5天，有似女子之月事，每次便血前几日精神特别兴奋。

诊查：面色萎黄，眼睑浮肿，四肢清冷，体倦盗汗，舌淡苔薄白，脉缓。

辨证：脾阳不足，脾不统血。

治法:益气健脾,温阳止血。

处方:党参15g 焦白术10g 黄芪20g 茯苓10g 当归10g 炙甘草10g 黑姜5g 阿胶5g 生地15g

每日1剂,用伏龙肝水煎,分3次服。

二诊:6月11日。服上方10剂,体重略有增加。继用上方炒槐花10g,6剂。

三诊:6月25日。昨又便血,血色仍暗,但自觉手心热。于前方加黑黄芩5g,6剂。

四诊:7月2日。血止,手足心热已除。上方去黄芩。

五诊:7月20日。脉沉无力,食欲欠佳。继服上方6剂。

六诊:7月26日。昨又便血,全身症状好转。继用上方6剂,待下月再诊。

七诊:8月31日。又便血3日,血量明显减少,能照常上学。依上方生地易为熟地10g,10剂。

八诊:9月17日。脉较前有力,舌仍淡,手足温。上方黑姜减至3g,6剂。

九诊:9月29日。腹胃痛,便微溏,但未见便血。继服上方6剂。

十诊:10月9日。一切良好,唯两膝疼痛。上方加山药10g,6剂。

十一诊:10月29日。未见便血,诸症明显好转。上方10剂。

前后共服药80余剂,用灶心黄土近百余斤,诸症告愈。随访3年未见复发。

【按语】本案周期性便血血色暗淡,四末不温,面色萎黄,舌淡,脉缓,故诊断为脾阳虚之脾不统血证。治之以益气健脾,温阳止血之法。方用黄土汤与归脾汤合方化裁治之。方中灶心黄土为君,入足太阴脾经,温阳止血,《本草便读》云:“凡诸血病,由脾胃阳虚而不能统摄者,皆可用之”。党参、黄芪为臣药,益气健脾,以复脾之统血之职。以白术、茯苓为佐,助健脾益气之力。当归补血既治所失之血,又与黄芪相配,有益气生血之意;少佐黑姜,既可温阳,又能止血,朱震亨谓:“止唾血,痢血,经炒黑用之”,《本草经疏》曰:“干姜炒黑,能引诸补血药入阴分,血得补则阴生而热退,血不枉行矣”,然炒黑之法,应炒黑而留性,正如《本草正》所言:“但炒熟留性用之,最为止血之要药”,然用量宜轻,多用恐有动血之虞。生地、阿胶补血止血,生地又可防止温燥之品耗血动血,炙甘草配参、芪、术益气健脾,又可调和药性而为佐使。诸药合用补而不滞,温而不燥,共奏益气健脾,温阳止血之效,使脾之阳气得复,自能统血归经,而便血遂愈。

八、凉血疏风法治疗过敏性紫癜一例

叶某,女,26岁,家住黑龙江省逊克县。

初诊:1992年3月9日。

主诉及病史:素日常月经前期,今患过敏性紫癜两个多月,反复发作3次,以下肢为甚,身热,心烦,咽痛,伴双下肢膝关节酸楚重痛而肿胀。经服抗过敏药稍有缓解,但继用之则无效。

诊查:双下肢紫癜,呈豆粒大斑块,局部有热感。舌质暗红,苔微黄,脉数。

辨证:素体血热,复感风热,内入营血,迫血妄行,瘀而发斑。

治法:凉血疏风,兼祛湿止痛。

处方:生地40g 当归15g 川芎10g 赤芍15g 玄参20g 丹皮15g 苦参15g 汉防己15g 防风15g 荆芥15g 甘草15g

因路途遥远，患者要求回家服药。嘱其避风邪，慎起居，勿食辛辣、腥膻之品。

复诊：3月22日。服10剂后，紫癜全消，关节酸楚肿痛全无。继以四物汤加黄芪、丹皮，以善其后。

【按语】本案之过敏性紫癜为风热内入营血，热迫血行，瘀于肌肤。该患又兼关节酸楚重痛肿胀，故治以凉血疏风，祛湿止痛之法。方中重用甘、苦、寒之生地为君，取其清热凉血而兼化瘀之功。又以玄参，"滋阴降火，解毒斑"(《本草纲目》)，清血中毒热，与君药相配奏凉血消斑之功，为臣药。血一离经，皆为瘀血，所以不用收涩止血之品，而酌加活血之味，方中佐以赤芍、丹皮。丹皮："凉血退热、祛瘀……最泄诸血之火伏"(《本草易读》)，可泻血分郁热，凉血活血，血热清而不妄行，故丹皮为血热炽盛，阴虚火旺及瘀血阻滞之要药；赤芍能清血分实热，散瘀血，两药相合，具清热凉血，活血散瘀之效。又佐以当归、川芎，张锡纯云："当归之性虽温，而血虚有热者亦可用之，因其能生血即能滋阴，能滋阴即能退热也，其表散之力虽微，而颇善祛风"；川芎为血中气药，通行十二经，走而不守，活血祛瘀，实具通达气血之效。二者相配养血活血，祛瘀而不伤正，又能补已伤之血。以上丹、芍、归、芎相伍，共达凉血活血，祛瘀消斑之效。本证初起多由风热之邪为患，故方中伍以荆芥、防风祛风清热，荆芥又可祛血中之风。佐以苦参清热祛风燥湿；防己泻下焦湿热以治关节肿痛，亦为佐药。使以甘草，既调药和中，又可清热解毒。全方以四物汤合消毒犀角饮子化裁而成，共奏凉血活血、疏风清热之功，使血热得清，风热得解，瘀血得除，则紫癜自消。

九、补中益气汤合五苓散加减治疗癃闭一例

陈某，女，57岁。

初诊：1996年7月28日。

主诉及病史：有15年泌尿系感染史，尿常规有红、白细胞，病情反复发作。10天前加剧，初起尿频急，静脉滴注抗生素后，尿频急症状全消。但近2日不能小便，小腹坠胀，痛苦不堪。

诊查：白细胞(++++)，体温37.4℃。诊其患者气息短怯，心悸，食少乏力，下肢浮肿，腰痛，舌体胖大，苔薄白，脉沉细。

辨证：中气下陷，清气不升，浊气不降。

治法：升清降浊，化气利水。

处方：黄芪30g　党参20g　茯苓25g　白术10g　桂枝10g　当归15g　泽泻15g　猪苓10g　甘草15g　柴胡15g　陈皮15g　沉香20g

该方自28日早9点半服下，至11点即有小便少许。下午4时小溲通利。3剂，浮肿，腰痛诸症大减。继用益气利湿法调理1周，诸症消失。

【按语】《灵枢经·口问》曰："中气不足，溲便为之变"。外感六淫或劳倦伤脾，致脾虚而清气不能上升，浊阴难降，小便因而不利。本证之癃闭即由中气下陷，清气不升，浊气不降所致。中气不足，故气息短怯；中气下陷，升提无力，故小腹坠胀；脾气虚弱，运化无力，故精神疲惫，食欲不振。中气不足，心失所养，故心悸。中气不能下达于肾，肾失气化之权，则腰痛而加重小便不利。方用芪、参、术、柴升清；茯苓、猪苓、泽泻以降浊。桂枝温阳化气以助利水、沉香温肾纳气，使气化则水行。《汤液本草》言："东垣云：'沉香，能养诸气，上可至天，下而至泉，用为使最相宜'。"诸药相伍，上提中气，下温肾气，清升浊降，水道自通。

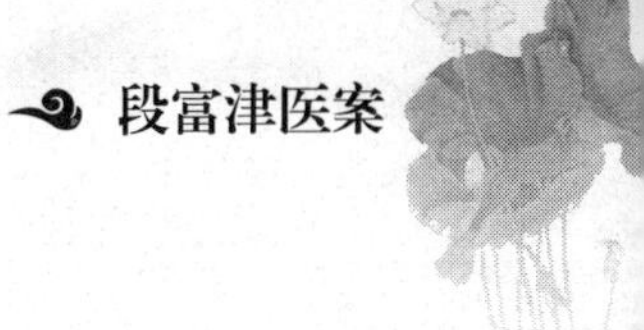

十、伏暑高热治验一例

史某，男，14岁，学生。

初诊：1999年3月17日。

主诉及病史：发热3个月，体温高达42℃以上，无汗，头身痛，时烦。患者3个月前罹病，初时发热，头痛，周身不适，继而体温逐渐升高，自行口服感冒药后体温可降至37℃左右，停药后体温迅速上升。继而先后到数家省、市医院诊治，曾静脉点滴多种抗生素(交替使用)及中药治疗，一直高热不退，最高可达42℃以上(体温计升到顶点，医生称为43.0℃)。医生与患者家属多次怀疑体温计有问题，结果几经更换体温计，最终均确认体温42.0℃以上是真实的。

诊查：患者来我处就医时，体温39.5℃(服解热药3小时后)，面赤头痛，微恶风寒，无汗，时有身痛，口微渴，饮食无味。舌质稍胖嫩，苔白腻，脉弦细而略数。

辨证：伏暑高热。

治法：清暑利湿。

处方：滑石30g　薏苡仁30g　青蒿10g　半夏10g　白通草10g　白薇15g　竹叶10g　丹皮10g　白豆蔻10g　甘草10g

试投3剂，水煎服。

服本方1剂，身热降至38.8℃，服2剂后，热势大减，体温降至37.9℃；3剂尽，热退身和，诸症消失。随访至今，未见复发。

【按语】伏暑乃发于秋冬的一种急性热病，又称“晚发”。其病因为夏月感受暑邪，遇秋冬时令之邪而诱发，《临证指南医案》云：“盖暑湿之伤，骤者在当时为患，缓者于秋后为伏气之疾”。《温病条辨》又云：“长夏受暑，过夏而发者，名曰伏暑。霜未降而发者少轻，霜既降而发者则重，冬日发者尤重”。此证初起，可见头痛，发热，微恶风寒，多以为时令感寒，而治以辛温发散，至于高热，则治以寒凉清泄，致使缠绵难愈。盖伏暑夹湿，湿得寒则凝滞不解。该患发热已近3个月，经多家医院各种检查均未查出发热病因。我们考虑：此病虽发于严冬，其恶寒不甚，且脉见数象，定非外感风寒。身高热，口微渴，一似冬温(风热外感)，但舌质胖，苔白腻，脉弦细略数，又为热中兼湿之候。若为湿温，又非午后身热，且见口渴。再三思之，当是伏暑为患。《温病条辨》曾云：“头痛微恶寒，面赤烦渴、舌白，脉濡而数者，虽在冬日，犹为太阴伏暑也”。故治以清暑利湿之法，方以三仁汤加减。方中重用滑石为君药，取其甘淡性寒，清暑利湿，除烦解渴，《本草经疏》称其“是为祛暑散热，利水除湿，消积滞，利下窍之要药”。臣以薏苡仁、青蒿、竹叶，薏苡仁甘淡微寒，利湿清热，健脾和中，与滑石为伍，既清利湿热以祛暑湿，又利湿健脾以除宿湿。青蒿清热解暑以助滑石之力。竹叶清热除烦以“治暑热消渴”(《药品化义》)。佐以白薇、丹皮清解伏热，通草清热利湿。半夏、白豆蔻理脾和胃化湿，且可防止滑石寒凉碍湿。使以甘草调和诸药，与滑石合用，即取六一散之意。诸药合用，则暑得清，湿得除而热自消。

【编者评注】段富津教授从事中医方剂学教学40余年，对方剂配伍原则研究颇深。主张以药力大小而区分君臣佐使，既与《内经》“主病之谓君，佐君之谓臣”之旨切合，又大胆地加大君药的剂量，创造出个人临床法则，经验丰富，疗效快捷。如小柴胡汤治热入血室案加大柴胡用量；逍遥散治肝脾不和案重用茯苓以为君药等均能反映其学术特色，很有借鉴价值。

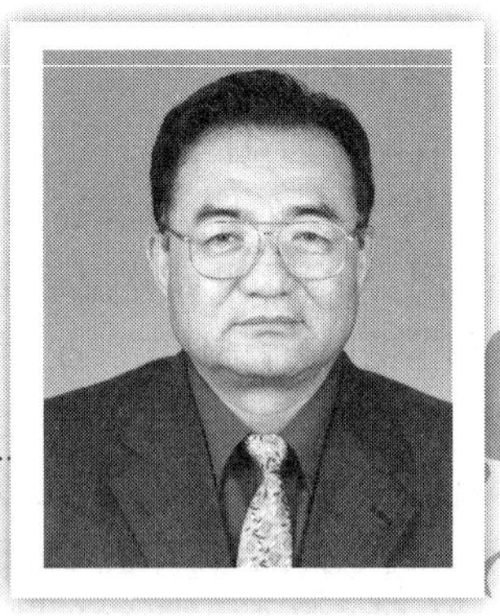

栗德林医案

【生平传略】

栗德林，1940年生，汉族，辽宁省辽阳县人，教授，博士指导教师。1965年以优异的成绩毕业于黑龙江中医学院中医本科。留校从事中医教学、医疗和科研工作36年。1981年任黑龙江中医学院教务处副处长。1985年任学院副院长主持学院全面行政工作，1987年任院长，1996年至1999年7月任黑龙江中医药大学校长。在任期间狠抓学科建设，注意人才培养和科技创新，抓质量求效率，深化教学改革，使学校迅速崛起，创建了1个国家级重点学科，2个国家中医药管理局重点学科，10个省级重点学科，获6个博士授权点、16个硕士授权点，被省政府批准为省重点院校，并跨入全国中医院校先进行列，于1996年更名为黑龙江中医药大学，设立了博士后流动站。对业务刻苦钻研，对医术精益求精、不畏艰难、有强烈的创新意识，治学严谨、有崇高的职业道德和敬业奉献精神。在本科教学基础上，培养大量的高级中医药人才，多次出国讲学并参加国际学术会议，其学术思想、研究成果辐射国内外。现为国家中医药管理局重点学科学术带头人，省重点学科学科带头人，享受国务院政府特殊津贴，被卫生部授予“边远地区优秀医学科技工作者”称号。是国务院学位委员会学科评议组成员、全国博士后管委会专家成员，全国中医药研究生教育指导委员会委员，国家药品监督管理局药品审评首批专家，中国中医药学会理事，中国中医药学会内科学会消渴病专业委员会主任委员，中医内科教研室主任。省政协科教文卫体委员会副主任。主攻内科疑难病证，尤善肺脾肾系疾病和中医内科热病。主持国家攻关项目1项，省部级科研项目9项，委局级科研项目3项，针对糖尿病首创奇恒柔弱，内热熏蒸，伤津耗气，血稠液浓的病机学说。研治慢性肾盂肾炎，提出湿毒下受、首犯膀胱、逆行肾脏、伤津耗血、内毒滞留的病机新理论，发现溃疡性结肠炎反复发作脾胃虚弱阳气不升是关键，久治难愈湿热留滞大肠是要害。并突破传统理论，提出本虚标实、寒热错杂、血瘀阻络是慢性萎缩性胃炎的主要病机等认识。获国家科技成果证书1项，省部级1、2等奖4项和3等奖1项、委局级1、2等奖8项。发明的新药消渴停和延参健胃胶囊技术转让取得可观的社会与经济效益，主编专著5部、审编5部、发表论文60余篇。2001年被提名为中国工程院院士有效候选人。

一、健脾升阳、涩肠止泻法治疗溃疡性结肠炎一例

聂某，男，28岁。

初诊：2000年7月6日。

主诉及病史：1998年6月患急性溃疡性结肠炎，经西医住院治疗缓解，近2年来反复发作，一直服用柳氮磺胺吡啶，肠镜检查提示：全结肠炎变。现每天2～3次便，便稀带血或便后有紫暗色血滴，有后重感，少腹不适，左下腹时有绞痛，伴肠鸣矢气，嗳气频频，有臭味，胸闷气短，心悸胆怯，情志不舒时加重。

诊查：左下腹压痛，舌略紫微胖，苔腻，脉弦。

辨证：脾胃虚弱，复感湿热毒邪，兼肝气不舒。

治法：健脾升阳，清热燥湿，疏肝涩肠。

处方：党参15g　茯苓15g　焦术20g　陈皮15g　防风15g　黄连15g　三七面5g　诃子15g　石榴皮20g　赤芍20g　山药20g　苦参15g　柴胡15g

二诊：2000年7月13日。排便次数减少，便血量减少，口干渴，身倦乏力，舌略紫，苔白腻，脉稍弦。前方去党参，加西洋参15g、马齿苋30g。灌肠方：苦参15g，黄柏15g，黄连10g，马齿苋20g，仙鹤草20g，大黄10g，棕榈炭15g，五倍子15g。

连续口服及灌肠上方汤剂21剂后，已无便血，绞痛消失，但仍有后重感，腹部不适。在原方基础上加入白头翁、秦皮配合灌肠，7个月后痊愈。

【按语】溃疡性结肠炎，属炎性肠病，中医根据临床症状表现纳入泄泻、痢疾、便血、肠澼病。溃疡性结肠炎，反复发作，不易痊愈，有时可发现局部或全身并发症，重者易恶变。临床研究发现脾胃虚弱阳气不升是溃疡性结肠炎反复发作关键，湿热留滞大肠是久治难愈要害，提出补中升阳清热化湿法治疗溃疡性结肠炎，取得满意疗效。本案患者急发便脓血，尤其血量较多并伴发热、腹痛难忍，急诊入院，经近2个月临床治愈出院，不久则再发。如此反复后进京求治，肠镜见全部结肠炎性变化，经住院缓解，但仍未治愈。初诊谨守病机、标本兼顾，健脾升阳用党参、焦术、陈皮、山药、防风，清热燥湿用黄连、苦参、黄柏、白头翁、大黄等，用柴胡疏肝气，用诃子、石榴皮涩肠止泻，使用三七、仙鹤草、棕榈炭、炒地榆止血。采用内服加灌肠，经半年而愈。

二、健脾温肾、涩肠止泻治疗肠易激综合征一例

单某，男，28岁。

初诊：2000年9月27日。

主诉及病史：近日因工作繁忙，出现食少纳呆，晨起腹泻，伴畏寒肢冷，倦怠乏力，便常规化验无异常。

诊查：面白无华，腹部压痛不明显，舌淡红，苔白腻，脉沉无力。

辨证：脾肾阳虚，水谷难化。

治法:健脾温肾,涩肠止泻。

处方:党参 20g 茯苓 20g 白术 10g 山药 20g 莲肉 20g 薏仁 15g 桔梗 15g 肉蔻 20g 故纸 20g 山楂 15g 炒麦芽 20g 扁豆 15g

二诊:2000 年 10 月 4 日。服上方 7 剂后,便能成形,但仍稀软,伴肠鸣、畏寒、苔白腻,脉沉无力。以前方为基础化裁。

处方:炙附子 10g 陈皮 15g 石榴皮 15g 砂仁 15g 党参 20g 白术 20g 茯苓 20g 山药 15g 薏仁 20g 肉蔻 20g 莲肉 15g 故纸 20g

三诊:2001 年 3 月 20 日。服上方 7 剂后,停止用药,期间病情时有反复,近日又出现晨起腹泻,胃隐隐作痛,纳差,倦怠乏力,并出现梦遗。经辨证为脾肾阳虚,治以补肾健脾。

处方:桂枝 10g 煅龙骨 牡蛎各 15g 巴戟天 15g 杜仲 15g 肉苁蓉 15g 党参 20g 焦术 15g 山药 20g 肉蔻 20g 故纸 20g 石榴皮 15g 炙甘草 15g

服上方 7 剂后,诸症消失,体力恢复,精神状态明显改善,又在原方基础上加入狗脊、吴茱萸,以巩固疗效,服 7 剂后痊愈。

【按语】肠易激综合征,在临床上极为常见,主要表现为腹痛、腹胀和排便异常。系统检查未发现有器质性病变,其证病因尚不清楚。根据临床症状,属泄泻病。其脾肾阳虚性泄泻最为常见。以晨起泻,食后泻为主,或精神紧张,或食冷物、多食蔬菜水果,或脚下遇冷、复发。细审病证,多有晨起肠鸣急泻、腹痛喜按畏冷身倦之症,每以参苓白术与四神加减见效,为巩固疗效,当慎饮食,忌寒凉,节房事,调精神,以防复发。

三、健脾和胃、平调寒热、散结降痞治疗胃痞一例

于某,女,53 岁。

初诊:1999 年 4 月 20 日。

主诉及病史:患 CAG 二年多,现胃脘痞满,嗳气,纳少,身倦乏力,肠鸣便溏,口苦,近日作胃镜检查,胃窦部慢性浅表萎缩性胃炎,并有一个 0.8cm×1.5cm 的息肉胆汁反流,Hp++。

诊查:上腹部有压痛,舌淡稍胖,苔薄微黄腻,脉弦数。

治法:健脾和胃,平调寒热,散结除痞。

处方:人参 10g 黄连 15g 黄芩 15g 干姜 8g 元胡 15g 半夏 15g 甘草 10g 炒莱菔子 20g 焦三仙各 15g 丹参 20g 薏米 25g

二诊:1999 年 5 月 4 日。连服上方 14 剂后,症状明显减轻,效不更方,连、芩均改为各 10g 服 40 剂。

三诊:1999 年 6 月 15 日。症状已全部消失,作胃镜复查,萎缩的胃粘膜已恢复,息肉只有稍隆起,替而代之。

后又改服延参健胃胶囊,巩固治疗 1 个月,遂痊愈而无再发。

【按语】CAG 相当中医内科疾病中的胃痞。是胃炎常见而又难治的疾病,因其与胃癌发生有一定关系,尤其是重度 CAG 或伴有重度肠上皮化生及不典型增生,而被列入胃癌前期病变。本案的临床表现属胃痞中的寒热错杂型。本虚标实,寒热错杂,血瘀阻络是其主要病机,故用健脾和胃、散结除痞、活血止痛治疗大法。方中半夏辛开散结为主,干姜温中散寒为辅,黄芩、黄连苦寒泄热,相伍辛开苦降,人参补气,甘草补脾胃,莱菔、三仙、薏仁健脾消食、利湿,丹参、元胡理气活血止痛。

四、清热化痰、降逆止呕治疗眩晕一例

王某，女，42岁。

初诊：1998年12月20日。

主诉及病史：昨午后突然头晕，右耳鸣如喷气状，视物旋转，不敢睁眼，恶心呕吐，服用晕海宁，奋乃静，症状减轻。现仍眩晕、耳鸣、恶心、痰较多、心烦闷，视物仍有转动。

诊查：舌体胖嫩，苔黄白而腻，脉滑数。

辨证：痰热上扰清窍。

治法：清热化痰，降逆止呕。

处方：陈皮15g　半夏15g　茯苓20g　竹茹10g　旋覆花15g　生赭石20g　甘草10g　黄连10g　胆星15g

二诊：眩晕耳鸣减轻，恶心呕吐，视物旋转，心烦诸症基本消失。前方继服7剂。

服药后，症状全消失，已上班，再未复发。

【按语】眩晕有多种病因，但急发严重者，以痰热所致较多见。尤其痰盛，可令清窍失衡，故有"无痰不作眩"之说。脾为生痰之本，眩为痰实干扰清空所致。治当既以陈皮、半夏健脾燥湿化痰，防痰再生，又当以旋覆花、胆星、黄连清消已上扰之痰，还清空以洁静，以竹茹、生赭石、枳壳调理气机，镇逆止呕。痰化热清气机降顺，眩晕则自平。

五、补气养血、疏风清热祛湿治疗久痹一例

吴某，女，38岁。

初诊：2000年8月9日。

主诉及病史：患关节疼痛半年多，实验室检查，抗"O"高，抗核抗体(＋)，用药治疗时好时坏，可见四肢关节痛重，脚踝部出现多形红斑，有痒感，身倦乏力，自觉发热，心悸气短。

诊查：踝部及腕后有1.0cm×0.8cm大小红斑，膝关节扪有微热。舌体稍胖有齿痕，苔薄根部微黄，脉沉细数。

辨证：气血亏虚，风湿羁留，瘀而化热。

治法：补气养血，疏风祛湿清热。

处方：当归15g　人参15g　云苓20g　泽泻10g　川羌15g　防风10g　升麻15g　苦参15g　葛根20g　苍术15g　乌蛇15g　生龙牡　茵陈各15g

二诊：2000年8月16日。关节痛重，心悸，气短，身倦症状减轻，红斑渐退，时还有热感，舌苔薄白，脉细数。处方：前方加鳖甲15g，青蒿20g。

三诊：2000年8月23日。关节痛继续减轻，心悸、气短基本消失。时有发热症，苔薄白，脉细稍数。继服前方14剂后，诸症继续改善，又连续用药2个月治愈。

【按语】痹证日久，无论风寒湿热邪所致，多耗气伤血，甚则"内舍于心"。在治疗中一味使用祛邪诸药，不予扶正气，实难见效，久痹当扶正祛邪。本案用人参、当归、补气血，川羌、防风、葛根、乌蛇以祛风，云苓、泽泻、苦参、苍术、茵陈类以祛湿热，升麻升清降浊，调整气机，生龙、牡收湿气，固精气。湿有内外之别，其内湿停滞，关节为患，自有湿之特点，而使病缠绵难愈，若祛之，可汗，可利，可燥。风药燥湿，其病见效快，但凝集之湿非能速去，当苦味以燥之，选用苍术、

苦参等令湿渐去。两类祛湿之药相伍,则相得益彰。

六、健脾温肾、清热利湿治疗慢性肾盂肾炎一例

吕某,女,25岁。

初诊:2000年4月8日。

主诉及病史:去年患“急性肾盂肾炎”,经西医治疗缓解,近日因外感风寒,又出现腰痛,晨起眼睑浮肿,咽喉肿痛,少尿怕冷。

诊查:眼睑浮肿,咽部充血,舌红苔薄白,脉沉细,尿常规PRO++、WBC 8~10/HP,RBC 15~20/HP。

辨证:脾肾阳虚,湿浊内蕴。

治法:健脾温肾,清热利湿。

处方:茯苓20g　木瓜15g　大腹皮15g　萆薢15g　仙灵脾15g　炙附子10g　杜仲15g　双花20g　鱼腥草20g　白花蛇舌草15g　人参10g　白术15g　黄芪20g

二诊:2000年4月15日。腰痛诸症减轻,但心悸气短,舌红苔黄,脉细数,ECG:窦性心动过速,尿常规:PRO(+),WBC 3~4/HP,RBC 5~6/HP。

处方:在原方基础上加减。

茯苓20g　木瓜15g　大腹皮15g　人参10g　黄芪20g　仙灵脾20g　山茱萸15g　炙附子10g　苦参15g　鱼腥草20g　仙鹤草20g　杜仲15g　熟地15g　肉苁蓉15g　7剂

三诊:2000年4月29日。诸症均好转,仍有心悸,心率106次/分,舌略红,脉弦细数。治以补肾为主。

处方:熟地20g　山萸15g　茯苓20g　泽泻15g　炙附子10g　苦参20g　菟丝子20g　枸杞子20g　女贞子15g　山豆根15g　旱莲草15g　黄芪20g

连服上方7剂后,诸症基本消失,尿有少量RBC和WBC。在上方基础上加入止血补气养血药。连服1个月,症状消失,尿常规基本正常。

【按语】慢性肾盂肾炎属中医劳淋、水气病等范畴。在临床治疗中,我们提出湿毒下受,首犯膀胱,逆行肾脏,伤精耗血,内毒滞留的病机理论,揭示本病慢性化关键环节是免疫病理损伤。开拓用中药免疫调节作用防治本病的新途径。本案脾肾阳虚为本,湿热内蕴是标。本虚标实,用参芪术补气健脾,炙附子、仙灵脾温补肾阳,双花、鱼腥草、白花蛇舌草以清热,云苓、木瓜、大腹皮、萆薢以利湿。肾乃水火之脏,阴阳互根,在治疗中始终体现阳中求阴,阴中求阳思想,加减变化疗效得以巩固,本例治疗中有心悸之症,为肾阳虚,不得蒸化,水不济火,故心火旺,而见心悸,以山豆根、苦参以降之。

七、温阳益肾、行气止痛治疗寒疝一例

孙某,男,60岁。

初诊:2000年3月11日。

主诉及病史:腰背酸痛,周身乏力,近1个月加重,伴尿频,四肢寒冷,少腹冷,睾丸肿胀抽痛,胃脘痞胀,镜检为CAG。

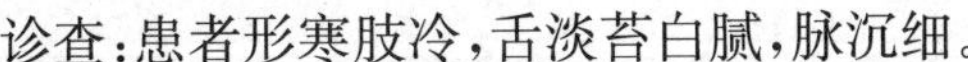

诊查：患者形寒肢冷，舌淡苔白腻，脉沉细。

辨证：肾阳虚弱，寒凝肝络。

治法：温阳益肾，祛寒止痛。

处方：肉桂 5g　炙附子 15g　熟地 20g　山萸 15g　川楝子 20g　茯苓 20g　橘核 15g　荔枝核 15g　元胡 15g　当归 15g　炒茴香 15g　杜仲 15g

二诊：3 月 18 日。尿频消失，腹部已有暖意，阴部抽掣冷痛减轻，但大便不成形，舌淡，脉弦细。

处方：熟地 15g　炙附子 10g　山萸 15g　茴香 15g　桂枝 15g　白术 20g　甘草 10g　金樱子 20g　菟丝子 20g　肉蔻 20g　故纸 15g　女贞子 15g　橘核 15g　荔枝核 20g

三诊：4 月 25 日。阴部冷痛、腰背酸痛已消失，身体较以前有力气。手足还稍有凉感，令服金匮肾气丸两盒而愈。

【按语】病寒疝有虚实之别，其证亦异，本案为年过六旬之人，腰酸尿频，形寒肢冷，为肾阳虚弱之征，少腹冷坠，睾丸肿胀抽痛，此为寒邪滞于肝脉所致，此时当标本兼施，方能速见成效。优于单用暖肝煎或右归丸。

八、滋补肝肾、养血熄风治老年震颤一例

郭某，女，83 岁。

初诊：1998 年 6 月 15 日。

主诉及病史：近月来，张口下颌颤抖，闭嘴时略有减轻，两手轻度抖动，用勺吃饭难送口中，口干咽干，耳鸣有异声，头晕而痛，手足心热，腰腿疼痛，平时头晕耳鸣，走路不稳，血压高。

诊查：舌偏红，少苔。脉沉弦而细。

辨证：肝肾阴虚，虚风内动。

治法：滋补肝肾，养血熄风。

处方：天麻 15g　钩藤 20g　牛膝 20g　当归 15g　白芍 25g　丹皮 20g　独活 15g　杜仲 15g　生龙牡各 15g　麦冬 20g　川羌 15g　川芎 10g　7 剂

二诊：6 月 22 日。颤抖症状明显减轻，手拿勺能自行吃饭，头晕耳鸣次数减少，舌色基本正常，脉沉弦。在前方加煅石决明 20g，14 剂。

三诊：颤抖消失如常，生活自理。

【按语】风有内外之别、内风又有虚实之分。实风多表现四肢抽搐，颈项强直，甚则角弓反张，亦有血之与气并走于上的大厥之候；虚风多为口角抽动，手足蠕动，或瘛疭，甚或撮空理线，寻衣摸床。耄耋之年，肝肾俱虚，有偏阳虚有偏阴虚。阳虚自有形寒肢冷之状，阴虚当有耳鸣，五心烦热之症。即使如此，也只是相对而言之。本例病人，则属在阴阳俱虚基础上阴虚偏重，肾阴虚、血虚，水不涵木，筋脉失濡养而致虚风内动，则见下颌及两手颤抖。治则一方面滋补肝肾治本，一方面熄风治标，标本兼施，则症自当除。现临床常见老年病人，头颈，肢体震颤之症，检查也并非为帕金森症，仿此治疗多见效。

九、淡渗利湿兼清热治疗湿热病一例

吴某，女，43 岁，已婚。

初诊：2001 年 7 月 13 日。

主诉及病史：患病发热 1 个月余。始头痛重，发热，轻咳，时汗出，全身酸痛，胸闷恶心，以感冒治疗，但始终未愈。现头重而痛伴胀感，午后发热，测温在 37.5℃左右，身汗出不爽，纳呆，口乏味，时有恶心，有时咳嗽，便溏。

诊查：舌边尖红，苔白根部微黄而腻，脉濡。

辨证：湿热久羁，气机被遏。

治法：芳香辛散，宣化湿邪。

处方：杏仁 15g　白蔻仁 15g　薏苡仁 15g　川朴 15g　藿香 15g　半夏 15g　白通草 15g　滑石 20g　竹叶 10g　赤苓 15g　7 剂

二诊：7 月 20 日。热退身爽，头清纳增，唯还有时咳。舌淡红，苔薄白而润，脉充盈和缓。

处方：桑叶 15g　杏仁 10g　连翘 15g　桔梗 20g　菊花 15g　芦根 20g　川贝 15g　鱼腥草 20g

7 剂后基本治愈。

【按语】四季虽皆可患感冒，但受邪不同，则症状各异，治疗方药也各自有别。尤其在暑湿较胜之季，感邪往往湿热相伴，其症状非为银翘之辛凉解表之剂所能除，也非荆防败毒辛温解表所能解。湿邪重浊粘腻淹滞，热被湿所阻，湿被热所灼，湿热熏蒸，留连难祛。在临床中屡接因对湿缺乏足够认识而缠绵不愈的病人。然中医治湿热之证，芳香化湿，宣化湿邪，确可收立竿见影的效果。

十、清肝泻脾、益气养阴治疗口腔溃疡一例

何某，男，51 岁，已婚。

初诊：2000 年 10 月 6 日。

主诉：口腔溃疡已 8 年。

诊查：现下唇内侧有黄豆粒大两个溃疡，舌面两畔有两处溃疡，吃刺激食物则疼痛。口臭，时口苦，口干饮水不多，少寐多梦，纳呆，身倦乏力，大便时燥时溏不爽，手足心热，心烦易怒。舌色偏红，两侧有溃疡，唇内溃疡，红暗无脓，苔剥白，脉弦滑。

辨证：肝脾湿热，气阴亏虚。

治法：清肝泻脾，益气养阴。

处方：龙胆草 10g　栀子 15g　柴胡 15g　车前子 15g　生地 15g　滑石 20g　当归 15g　芦荟 5g　青黛 15g　百合 20g　知母 15g　黄芪 20g　7 剂

二诊：10 月 13 日。溃疡明显减轻，口臭、口苦已消失、饮食有增，苔薄白。脉弦，继服前方 7 剂。

三诊：溃疡已平，诸症已去，身较有力，欲恢复工作。

【按语】溃疡有急慢之别，虚实之分，其急性和属实者易愈，其慢性和属虚者难医，有的缠绵反复，令人焦躁。此既不是西医所称眼口生殖器三联综合征，也非 B 族维生素缺乏引起的粘膜溃疡。长期临床观察，认为这种溃疡是一种由肝脾功能失衡，气阴双亏，湿浊之邪作祟的形诸于外的疾病证候。久病多虚，肝脾之湿热羁留为虚中所夹之实。因此，治疗单补虚，而不清利湿热，必致虚难复邪更盛；若单清泻湿热，而不同时补虚则必虚更甚，即使湿热暂去也会复至，虚与湿热胶着存在是溃疡难愈反复发生的癥结。治疗必两者兼顾，方能

取得满意疗效。

【编者评注】栗德林教授治学严谨，勇于创新。医疗、教学与科研并重，对糖尿病，提出“奇恒柔弱，内热熏蒸，伤津耗气，血稠液浓”的病机；对肾盂肾炎，提出“湿毒下受，首犯膀胱，逆行肾脏，伤津耗血，内毒滞留”的病机学说，对于临床诊治，颇多参考价值。

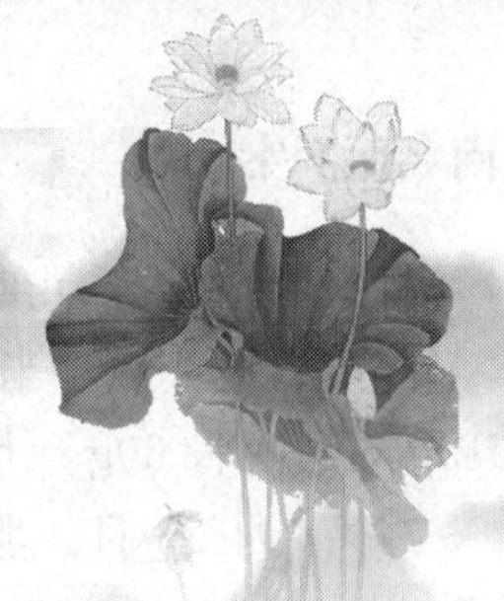

湖南名医医案

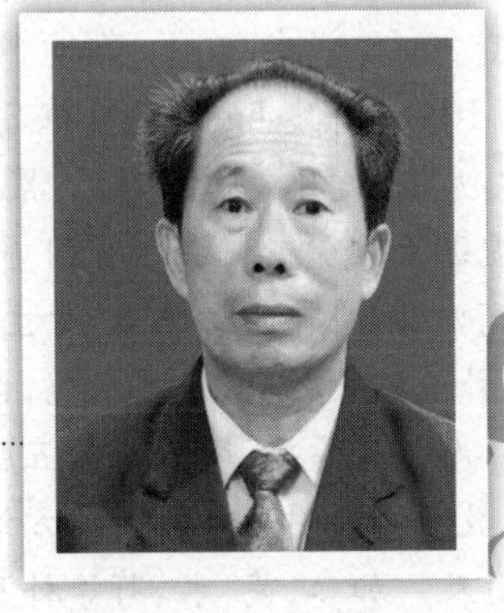

胡毓恒医案

【生平传略】

胡毓恒，1925年生。汉族。中医主任医师。湖南中医学会理事。湖南省双峰县人。出身中医世家。幼承庭训，攻读经典，基础扎实，行医故里，疗效卓著，谨守医德，早获盛誉。1958年毕业于湖南中医进修学校。其成绩优异而留任湖南省立中医院，任内科医师。历任湖南中医学院附属第一医院内科和湖南省马王堆疗养院（湖南省老年医院）中医科副主任、主任职务。半个多世纪以来，一直从事临床、科研和教学。自20世纪60年代至80年代末，总结自己几十年的临床经验，先后对慢性肝炎、肝硬化、高血压、冠心病、慢性支气管炎、胃肠病、慢性肾炎等进行临床观察研究。参加著述的著作有：《传统老年医学》、《奇效验案》、《名医名方录》等。1992年被评为有突出贡献的中医科技专家。经国务院批准享受政府特殊津贴。1999年被湖南省评为名老中医。主要业绩已载入《跨世纪中国专家学者名录》、《当代名老中医风采》、《中华名医高新诊疗通鉴》等辞书。年逾八旬仍从事临床与科研工作。

一、补益肺肾、止咳化痰，佐以滋阴潜阳法治愈咳喘心悸一例

陈某，男，51岁，已婚。

初诊：1981年4月14日。

主诉及病史：咳嗽痰少，气喘胸闷十余年。近2个月来常卧床不起，难于行动，动则张口抬肩，心悸心慌，汗出淋漓。每天晚上无梦而遗，神惫体倦，近20多天有低烧。

诊查：刻诊咳嗽痰少，胸闷气喘。舌暗红，无苔，脉濡细数。

辨证：肺肾阴虚，累及心脾。

治法：补益肺肾，止咳化痰，佐以滋阴潜阳。

处方：熟地 20g　当归 10g　茯苓 10g　法夏 10g　五味 5g　陈皮 6g　白及 24g　枸杞 15g　煅龙骨 30g　煅牡蛎 30g　炙甘草 6g　服 7 剂

二诊：4 月 23 日。服药后咳喘、出汗、心悸、遗精等明显好转。治拟原法。仍守方续服 30 剂。

三诊：5 月 14 日。服药后诸症消失，精神体力已恢复十之七八，能上街活动。但活动多或上楼稍有心悸气促气短，精神不振。舌苔薄白。脉细略数。治以前法化裁。

处方：黄芪 20g　党参 20g　熟地 20g　当归 10g　法夏 10g　茯苓 10g　五味 5g　枸杞 15g　白术 10g　陈皮 6g　炙甘草 5g　白芍 10g　远志 7g　调治 1 个月。恢复上班。

【按语】久咳伤肺，日久肺阴乃虚，累及心肾；阴虚生内热。虚热内扰，汗津外泄，故汗出淋漓不止；肺阴虚则干咳少痰，低热；肾阴虚，水不济火则心悸；肾虚则精关不固，故滑精无度；肾虚不纳气，故气喘动甚；汗为心之液，肾主五液，凡汗症未有不由心肾虚之因也。治用金水六君煎《景岳全书》补益肺肾之阴，止咳定喘，俾阴复阳静；加白及补肺，增益收涩之功；加煅龙骨、煅牡蛎固涩精液，潜阳除虚热；增五味敛五脏六腑之精纳于肾，又能敛耗散之气；增枸杞填精补髓以益肾。服药数剂诸症明显好转。守方续服 30 剂，诸症控制，精神体力恢复十之八九。仍以原方去龙牡、白及。加参、芪、术、芍等补益脾气营血以善其后。本病例肺肾阴虚，心脾受损，辨证准确。这样重的慢性支气管炎、肺气肿、肺心病，效如桴鼓。

二、温肾益脾、扶阳制水法抢救麻桂之误一例

彭某，男，50 岁，已婚。

初诊：1950 年 4 月 15 日。

主诉及病史：宿有哮喘，素体阳虚。因外感风寒而诱发。某医用小青龙汤 3 剂症减。再诊又进 1 剂而大汗淋漓，气喘痰鸣，头晕目眩，不能起床，起则欲仆地，肢冷。

诊查：刻诊闭目卧床，大汗淋漓，头晕目眩，气喘哮鸣，肢冷。舌淡苔薄白，脉象沉迟而弱。

辨证：脾肾阳虚，水气上凌。

治法：温肾益脾，扶阳制水。

处方：熟附子 10g　白术 10g　茯苓 10g　白芍 10g　苏子 10g　党参 15g　生姜 10g　3 剂

二诊：4 月 18 日。服药 1 剂，汗出乃止，咳嗽气喘减轻，哮鸣音减少，再进 2 剂诸症缓解，能起床行走。唯精神不振，稍咳吐痰，食纳欠佳。舌淡苔薄白，脉象细缓。此系脾气未复，痰饮未尽，以六君子汤加味。

处方：党参 15g　白术 10g　法夏 10g　茯苓 10g　陈皮 7g　杏仁 10g　甘草 5g　生姜 10g　红枣 5 枚　7 剂

药后诸症已愈。嘱注意避风寒，禁烟酒。

【按语】患者宿有哮喘，因外感风寒诱发。医者投以小青龙汤外散风寒内化痰饮，治法无误且已取效。但未注意中病即止，再诊以原法续进，引起汗多亡阳之变，致变证突起。用真武汤温阳健脾。附子温肾扶阳；白术、茯苓、党参，健脾制水；白芍敛阴和阳；生姜温胃；苏子降逆祛痰。方药中肯，收效甚捷，解救危急。再予甘温健脾化痰，六君子汤加味调治乃愈。用真武汤者，一以救麻桂之误，一以治水和治喘之源。

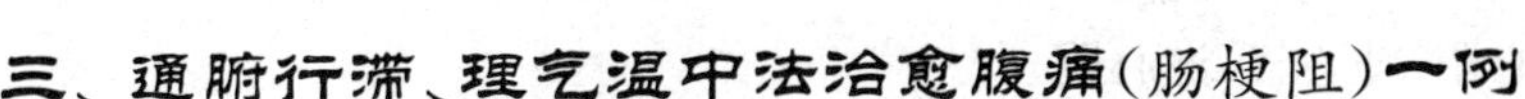

三、通腑行滞、理气温中法治愈腹痛(肠梗阻)一例

张某,男,62岁,已婚。

初诊:1989年4月10日。

主诉及病史:5年前因脾功能亢进行切除术,术后引发肠粘连。每逢冬春季感寒辄发腹痛。此次因气候突然转冷而发病。始则左腹部胀痛不适,一天之后胀痛增剧难忍。

诊查:急重病容,腹胀痛难忍,大便不通3天,不转矢气,恶心呕逆,呼吸迫促,遍身出大汗,不发热。舌暗红,苔淡黄微腻。脉弦滑数。

辨证:气血瘀阻,寒邪内侵,气机阻滞,腑气不通。

治法:通腑行滞,温中祛寒,调理气血。

处方:厚朴10g　枳实10g　陈皮10g　乌药10g　木香10g　法夏10g　茯苓10g

1剂,急煎服。

二诊:4月11日。服药后病情无任何缓解。乃改用通腑行滞,理气温中之法。

处方:木香12g　槟榔12g　厚朴10g　枳实12g　乌药10g　大黄12g　玄明粉(冲服)10g　赤芍10g　吴茱萸5g　1剂

三诊:4月12日。药煎一次顿服,约30分钟便泻如水,腹胀痛立即大减。再煎一次服之,大便连泻8次,腹胀痛缓解,余症消失。唯腹中稍不适,神疲乏力。舌苔薄白。脉濡细。腑气已通,正气已虚,峻下之剂,不宜多服。予香砂六君子汤加味益脾胃调气血之法。

处方:党参20g　白术12g　茯苓10g　法夏10g　木香8g　砂仁6g　黄芪15g　丹参15g　甘草5g　陈皮7g　7剂

药后病愈。嘱饮食不过饱,吃容易消化富有营养的食物,勿过早进食油腻,慎风寒,防疲劳,增强免疫功能以防复发。

【按语】患者缘于脾功能亢进行脾脏切除,术后导致气血瘀滞引起粘连。每逢冬春季感寒而发生肠梗阻,病发时腹痛剧烈,中西救治旬日才缓解,恢复缓慢。本次因感寒发病,腹部胀痛难忍,呕逆,不转矢气,全身大汗出,虽经中西医抢救2天无效。舌苔淡,黄微腻,舌质暗红。脉弦滑数。拟诊为阳明腑实证。予以通腑行滞,理气温中之法。取木香,槟榔,厚朴,枳实,乌药理气行滞;大黄,玄明粉通腑散结;气滞则血瘀,以赤芍活血行水;少佐吴茱萸以温中,且制硝黄之峻寒也。如此相辅相成,共奏良效。

肠梗阻属《伤寒论》阳明腑实证范畴。一经确诊,必须及时予以通下。本例患者治疗及时,用药中肯,收效甚捷。但通下只宜中病即止。倘株代太过,定必戕伤脾胃。本例患者仅服一剂,得通利即止,而康复较快。

四、温心阳、补心气、滋心阴法治愈迟脉症一例

刘某,男,50岁,已婚。

初诊:1985年9月10日。

主诉及病史:近10年来常心悸气短,神疲乏力,头昏胸闷。天气寒冷时,症状加重,脉搏愈慢,每分钟40余次。

诊查:舌苔薄白,舌质淡红。脉象沉迟。心电图示:“窦性心动过缓”,心率48次/分。

辨证:心阳不振,气阴两虚。

治法:温心阳,补心气,滋心阴。

处方:制附子 8g 细辛 3g 麻黄 6g 党参 20g 黄芪 20g 麦冬 15g 五味 5g 当归 10g 生地 15g 炙甘草 5g 30 剂

二诊:10 月 10 日。服药后,症状明显好转,脉搏由每分钟 50 次左右增至 60 次左右。尚稍感胸闷,嗳气。因思虑中兼有瘀滞。以原方增减续进。

处方:制附子 8g 党参 30g 黄芪 30g 麻黄 5g 当归 10g 丹参 20g 麦冬 15g 五味 5g 生地 15g 枳壳 10g 桔梗 10g 炙甘草 8g 10 剂

三诊:10 月 20 日。上方服后继续好转,脉搏有所增快。原方再进 20 剂。

四诊:胸闷、心悸气短消失,精神体力好。脉搏每分钟 65～70 次。心电图示:①窦性心律;②心率 66 次/分;③心电图在正常范围。

【按语】窦性心动过缓,即中医之迟脉症。“迟则为寒”,其根本乃为心肾阳虚。日久阳损及阴,气阴两伤。麻黄附子细辛汤温阳祛寒。据现代药理研究,麻黄含麻黄碱。麻黄碱有兴奋心脏,收缩周围血管等作用,故能增快心率。阳虚气亦虚。患者气短明显,合保元汤补益心气;阳损及阴。配生脉饮滋养心阴;加当归、生地养血通脉。在治疗的后一阶段,心率不再增快。于滋补中加枳壳、桔梗和丹参理气活血,疏其壅滞,有助于气血流畅,心率增快明显。

五、养心安神、降火滋阴法治愈脏躁一例

廖某,男,18 岁,未婚。

初诊:1959 年 5 月 10 日。

主诉及病史(家长代诉):因恋爱未成而受刺激发病。精神错乱,表情呆滞,语言失常,或歌或泣,或无故发笑,失眠多梦,心惊胆小,头昏头痛。病已 6 个月余。医治罔效。休学在家。

诊查:刻诊表情呆滞,沉默少言,或半言半语,或发笑。失眠多梦,头昏痛。舌苔薄白。舌尖有赤点。脉弦细滑。

辨证:心肝火扰,阴液暗耗,心神失养。

治法:养心安神,降火滋阴,镇心缓肝。

处方:黄连 6g 当归 10g 生地 10g 朱砂(冲服)1.5g 甘草 5g 柏子仁 10g 茯神 10g 3 剂

二诊:5 月 13 日。服药 3 剂后,精神、表情恢复正常,答问正常,头痛,失眠减轻。尚有头昏,睡眠欠佳,梦多,健忘。舌苔薄白。脉弦细。治法守方 3 剂。

三诊:5 月 16 日。续前方 3 剂,精神正常,余症基本消失。舌苔薄白,脉象弦细。治拟原法化裁,巩固疗效。

处方:黄连 6g 龙齿 15g 茯神 10g 生地 10g 朱砂(冲服)1g 当归 10g 柏子仁 10g 甘草 5g 6 剂

服后病愈。嘱患者多到室外体育锻炼,与同学多交谈,适当看些书报,关心国家大事。半年后获悉病未复发。

【按语】本例患者属于中医“癫疾”、“脏躁”范畴。因早恋未成,多思郁怒伤心肝,心肝三火暗耗阴液,心肝火亢,扰乱心神,而导致精神失常。用朱砂安神丸(汤剂)降火滋阴,镇心安神,舒肝和中。处方对证,使休学治疗半年未效的患者很快缓解近愈。最后原方化裁服 6 剂,已获全功。

六、活血化瘀、疏肝理气、滋阴清热法治愈不寐、胁痛一例

胡某，女，39岁，已婚。

初诊：1980年8月27日。

主诉及病史：3年前因难产行剖腹产。尔后常头晕、痛，失眠，甚至通宵不睡，心烦，想哭，肝区痛，有灼热感，腹胀纳呆。医院检查：肝肋下4cm，肝功能正常，诊为神经衰弱症，慢性肝炎。

诊查：刻诊愁苦病容，舌苔薄黄，舌质暗红。舌尖及边布满瘀点，脉象弦细。

辨证：情志抑郁，肝气失调，气结血瘀，肝阴自耗。

治法：疏肝理气，活血化瘀，滋阴清热。

处方：生地15g　丹皮10g　柴胡10g　红花8g　桃仁10g　延胡10g　枳壳10g　赤芍10g　香附10g　郁金10g　旱莲20g　甘草6g　26剂

二诊：9月23日。前方服后，诸症明显好转，情绪舒畅。舌尖及舌边瘀点基本消失。苔薄白。脉弦细。治以前法增减。

处方：柴胡10g　赤芍10g　生地15g　丹皮10g　莪术8g　山棱8g　延胡10g　枳壳10g　香附10g　郁金10g　旱莲20g　红花6g　甘草6g　牡蛎20g

上方在服药期间有个别药随症变更，共进30余剂，诸症基本消失。肝肿回缩2cm、舌上瘀点消失。舌苔正常。愉快出院。恢复上班。

【按语】患者病起于剖腹产后，既有肉体的创伤，又有精神上的刺激，而导致气结血瘀。故在体征上最明显之处：舌上瘀点满布，肝脏肋下肿大4cm。病久不愈，情志不畅，肝气郁结。因此，主要以活血化瘀，疏肝理气为务。使瘀消结散，气血条达，则病乃除。方用血府逐瘀汤、膈下逐瘀汤化裁。去当归、川芎之温燥。加旱莲草滋肝肾之阴以涵木，制木火之浮动。最后加山棱、莪术以加强理气活血，加牡蛎以软坚散结，使肝脏回缩有益。

七、和解少阳、疏理肝胆法治愈眩晕症一例

李某，男，40岁，已婚。

初诊：1962年9月6日。

主诉及病史：近5年来经常发生眩晕。每因工作劳累或受寒则发。发时头不能稍动，欲闭目静卧，周围景物旋转，耳鸣，恶心呕吐。旬日方缓解。越发越勤。影响工作。

诊查：眩晕症已发3日，闭目卧床，这次发作比以前重。舌苔薄白，舌质淡红。脉象弦小。

辨证：邪犯少阳，疏泄失调。

治法：和解少阳，疏理肝胆，温胃降逆。

处方：柴胡10g　法夏10g　党参15g　吴茱萸6g　川芎6g　甘草4g　生姜10g　红枣10g　3剂

二诊：9月9日。药服2剂，诸症减轻十之八九，已起床活动。治以原方再进1剂病愈。嗣后该病复发，患者本人仿原方治之乃愈，屡发屡治屡效，数治以后，病不复发矣。

【按语】本病发生的原因，历代医家认为系风、火、痰、虚等引发的病变。如《内经》指出："诸风掉眩，皆属于肝"和"上气不足"、"髓海不足"。刘河间认为由风火所致。朱丹溪则偏主于

痰。张景岳强调“无虚不作眩”，当以治虚为主。陈修园则综合各家所说，阐明上列几个因素的相互关系。他根据临床实践认为属于虚者居多。如阴虚则肝风内动，血少则脑失濡养；精亏则髓海不足。均易导致眩晕。还有认为由于痰浊壅遏，或化火上蒙所致。故治疗方面大抵以风、火、痰、虚论治。但笔者从临床实践体会，认为除上述原因外，还可按《伤寒论》六经辨证论治。《伤寒论》少阳篇云：“少阳之为病，口苦咽干，目眩也。”又云：“伤寒中风，有柴胡证，但见一证便是，不必悉具。”上述说明本病与少阳证相似。从经脉分布上探索：少阳经脉起于目锐眦，从耳后入耳中，夹咽出颐颔中，若邪伤其经，则目眩耳鸣。少阳属胆，胆气上逆，故恶心呕吐。因此，上述临床表现，少阳证已具。故用小柴胡汤化裁，屡获佳效。因此，对本病的治疗，不必拘泥，若能勤求古训，不难找出更佳的治疗途径。

【编者评注】胡毓恒主任医师本为世医，复经深造，遂使学验俱丰。临床诊疾，堪称妙手。诸多疑难，均获良效。方药虽平淡，理法却严谨，如非苦心钻研经典，何能如此！

郭振球医案

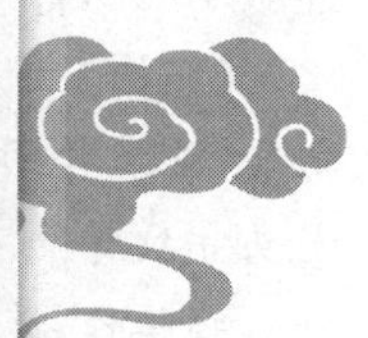

【生平传略】

郭振球，1926年生，汉族。湖南省长沙人。湖南中医药大学教授，博士研究生导师。出身儒医世家，幼承父志，致力于医。曾毕业于长沙精益中医学院、湖南中医进修学校、南京中医学院中医教学研究班。自1947年以来，即从事中医医疗、教学与科研。临床擅长内科、妇科、儿科常见病辨证论治。20世纪50年代于长沙地区、衡阳市立中医院、衡阳医学院等单位任中医师，主持医疗工作，并创办西医学习中医班。1962年调湖南中医学院任医经诊断教研室主任。20世纪80年代为了搞好研究生教学，创建了中医诊断学重点学科、博士点和研究所，采取以文献研究为先导、临床诊断为基础、实验研究为手段的教学法，培养了一批医学博士、硕士和高校中医诊断师资。治学严谨，坚持"科教兴国"、"古为今用，洋为中用"、"推陈出新"方针，集中西医学精华之大成，汇百家之言而成一学，求真务实，出版有《中医诊断学》、《内科证治新诠》、《妇科证治学新诠》、《儿科证治学新诠》、《中医临证学基础》、《郭振球临床经验辑要》等专著；主编出版了《中国现代科学全书·医学·中医儿科学》、《世界传统医学诊断学·微观辨证学》等。系中医诊断学学科奠基人和微观证治学开创者。

一、补肾救心、益阴扶阳法治疗肾心痛一例

向某，男，64岁，干部。

初诊：1999年12月17日。

主诉及病史：患心痛彻背已5年。诊为冠状动脉粥样硬化性心脏病心绞痛。经复方丹参片治疗，速效救心丸口服，稍可缓痛，但稍因劳累，彻复发作痛，近因天气寒冷劳累忽发心痛，服姜汤送救心丸，少安，继而复作，阵痛，连腰，按之痛缓，动则气短，心烦胸闷，少腹拘急，小便不利，膝软无力。

诊查：重证病容，气息微弱，神疲，四肢清冷，心动悸，脉沉细而结代，舌质淡嫩。

辨证：心肾不交，阴阳俱虚。

治法：补肾救心，益阴扶阳。

处方：熟地黄 15g　怀山药 15g　云茯苓 15g　山茱萸 13g　泽泻 13g　牡丹 10g　淡附片 12g　紫肉桂 6g　巴戟天 15g　延胡索 12g

每日 1 剂。水煎 2 次，连服 5 天。

二诊：1999 年 12 月 22 日。服上方 5 日后，阴火潜消，烦痛缓解。惟神疲乏力，舌红嫩，心动悸，脉结代。乃于原方去延胡索，加人参 10g，滇山漆 6g，以益气活血，交通心肾。每日 1 剂，连服 10 天，肾气充，心之悸痛若失，嘱服丹参饮送下金匮肾气丸，追踪半年，未见复发。

【按语】肾心痛，见《灵枢·厥病》，亦称肾厥心痛（《类证治裁·心痛》）。是一种心肾水火之气不交、肾阴阳俱虚、阴火上冲、逼及心宫所致的心痛。人年 60 岁以上肾气偏虚，如有不慎，尤易导致肾气不交于心，阴火上犯。《张氏医通·诸痛门》："肾心痛者，多由阴火上冲之故。"此例心痛阵作，连及腰腹，小便不利，脉沉细而结代，用肾气丸加巴戟，益阴扶阳，以调肾间动气，注心脉而温化阴火，"补阴之虚，可以生气；助阳之弱，可以化水"（《金匮要略心典》）。温补肾之阴阳，则阴得阳以相生，阳得阴以相养，肾中之阴阳既济，肾气自通于心，心气自降于肾，心肾上下水火相交，阴火自降，方加延胡利气，后入人参、山漆，益气活血；则心主自然宁静而葆其动态的协调，脉络通顺，故心痛之症，亦自豁然。

二、疏肝解郁、活血荣心法治疗肝心痛一例

余某，女，52 岁，教师。

初诊：2000 年 2 月 4 日。

主诉及病史：患心痛，反复发作已历 5 年。近 5 天来痛发连及胁肋。含丹参滴丸等止而复发，其痛如刀绞，不得太息，嗳气后，痛稍缓。伴头晕，心烦，口渴喜热饮，便结。

诊查：精神倦怠，面色苍苍，频作呻吟，舌质苍老，脉象弦涩。

辨证：肝气郁结，血络壅塞。

治法：疏肝解郁，活血荣心。

处方：川楝 12g　延胡索 10g　丹参 15g　砂仁 10g　降香 6g　滇山漆 10g　川芎 6g　柴胡 12g　枳壳 12g　赤芍 15g　香附 10g

每日 1 剂，水煎 2 次，送下四磨汤。连服 7 剂。

二诊：2000 年 2 月 11 日。服上方 2 天，心痛缓解，痛全止，惟心烦、口渴，乃用丹参饮合逍遥散，加枣仁、竹茹，以疏肝理气，活血荣心。嘱每日 1 剂，连服 10 天，以固疗效，遂愈。

【按语】此例冠心病心绞痛患者，辨证为肝心痛。肝气郁结，血络壅塞。病由气、血、痰、火郁结于肝，气逆上攻，血络壅塞，血不荣心，因而作痛。故用金铃子散合四逆散去甘草加香附，疏肝利气以散郁；配丹参饮合山漆、川芎，活血化瘀以荣心，送四磨汤佐降香以降逆气，去便结而缓痛，故 7 剂而效。

冠心病心绞痛。属《灵枢·厥病》的心痛范畴。心为君主之官，不受邪侵，所以一般真心痛少见，多属厥阴心包络病，称厥心痛。厥心痛，虽有肝、脾、胃、肺、肾的不同。例如脾厥心痛，由中焦寒逆；肺厥心痛，由上焦气分不清；胃厥心痛，由胃中气滞等。致痛病机的辨别：由于诸痛皆肝、肾气上逆攻冲而致，其大要可分寒热气血辨证。即寒厥心痛，身凉厥冷，心痛，不渴，便利，脉沉迟，宜桂附温阳散寒；热厥心痛，身热足厥，心痛烦躁，脉洪数，宜金铃子散，解郁汤；气滞心痛，胸中气壅，攻冲作痛，脉弦或结，宜沉香降气散或四磨汤；血瘀心痛，其痛若刺，舌下络

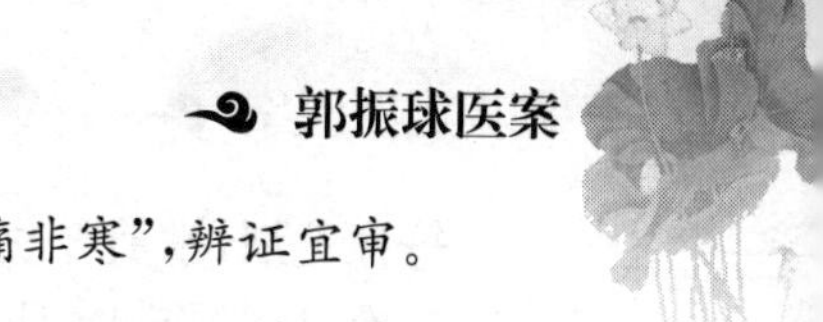

脉紫暗，宜手拈散，失笑散或愈痛散。总之，凡诸心痛，“暴痛非热，久痛非寒”，辨证宜审。

三、益气摄津、滋阴养心法治愈汗出心悸一例

胡某，女，37岁，已婚。

初诊：2000年4月18日。

主诉及病史：经常患感冒，必须中西医结合治疗才能获愈。5天前因劳累出汗后，突然心悸不宁，头晕，乏力，汗出不止，胸闷，气促，伴心前区隐痛。

诊查：刻诊正值经期，神疲，多汗，四肢清冷，舌质干绛，少津，脉象虚弱，数而促。心尖第一心音低钝。心电图S-T段下降。

辨证：气阴两虚，汗出不敛。

治法：益气摄津，滋阴养心。

处方：白人参10g　麦冬15g　五味子6g　干地黄15g　浮小麦15g　阿胶珠12g(另蒸兑)　炙甘草3g　白芍15g　枣仁13g　牡蛎18g　龙骨15g

水煎3次，每日1剂。连服5剂。

二诊：2000年4月23日。上方服2天经停汗止，心悸渐宁，至5天服完5剂，诸症皆减。惟神疲乏力，动则汗出。乃于原方中，加黄芪20g，以增益气养心之效，嘱再服10剂，心电图正常，心悸得以康复。

【按语】本例汗出心悸为一病毒性心肌炎患者。病人素体虚弱，月经过多，易罹感冒。心气阴两虚，卫气不能卫外而失所固密，以致汗出不敛。故治以益气摄津，滋阴养心，仿吴鞠通镇摄法用救逆汤化裁。取参麦散、炙甘草益气以固津，枣仁、小麦养心定悸，阿胶、地黄滋心阴、配龙、牡敛心液以止汗，5剂而效。继守原方入黄芪佐参麦以益气宁心，助龙、牡而摄津敛汗，所以奏效甚捷。

此例为病毒性心肌炎心气阴两虚而致的汗出心悸。然就本病来说，这仅是病毒性心肌炎的一种类型治例。此外有因心气虚而阳弱者，必自汗怔忡，当用补阳汤(参、芪、术、草、五味)；心液耗而阴虚者，必盗汗心悸，宜参麦地黄汤。还有心阳虚者阴必乘，多伴发厥自汗心悸，宜黄芪建中汤；心阴虚者阳必凑，多伴潮热盗汗心悸，宜当归六黄汤。临证应加详辨。

四、缓肝熄风、滋阴活血法治愈老人眩晕一例

周某，男，66岁。

初诊：1990年12月5日。

主诉及病史：头晕目眩，头顶闷痛，动则益甚。年前脑血流图检查：椎-基底动脉供血不足。曾用“康脑灵”等中西药治疗，眩晕瘳而复发。日趋严重，并伴左侧肢体麻木，举步维艰。睁眼眩晕益甚，周围景物欲倒，瞑睡亦觉头晕，溺黄便干。

诊查：卧床瞑目，困倦。舌质干红，苔黄薄，脉弦细。

辨证：肝阳化风，上冒巅顶。

治法：缓肝熄风，滋阴活血。

处方：天麻12g　地龙10g　珍珠母15g　甘菊花12g　女贞子15g　旱莲草15g　钩藤勾15g　川芎6g　车前仁10g　玄胡索12g

每日1剂，水煎3次。早晨、中午、晚上服，嘱服6剂。

二诊：1990年12月22日。服药6天，眩晕平，头痛止，惟肢体麻木尚未全消，乃照原方去延胡索、川芎，加枸杞子、木瓜、苡仁，煎汤10数服而安。

【按语】此为老人脑动脉硬化之眩晕。随着社会人口老龄化，老年眩晕者日益增多。肾水不足，水不涵木，肝阳上盛，以致阳化内风，上扰巅顶，为老年眩晕的重要病机。由于风为阳邪，善行数变，灼血为瘀，是以老年脑动脉硬化之眩晕患者，均伴有不同程度的肝阳上亢，瘀阻络脉的证候。血液动力学检查，全血粘度，血小板粘附率，血小板聚集率，纤维蛋白等普遍增高，这是目前公认的血瘀存在的客观指标之一。同时，血清胆固醇，甘油三酯大多数偏高，血液中污秽成分增多，污秽之血为瘀。治风先治血，血行风自灭。故此例治以缓肝之急以熄风，滋阴活血以清瘀浊而获效。方中天麻、钩藤缓肝熄风，为治眩晕之要药，故取之为君；配女贞、旱莲滋阴以补肝肾，伍地龙、川芎活血化瘀而通脉络；且地龙尚能佐天麻平肝熄风。药效学实验表明：天麻具有选择性增加椎动脉血液量和提高小鼠抗缺氧能力的作用；女贞、旱莲均能降低家兔血清胆固醇和甘油三酯，预防和减轻动脉粥样硬化斑的形成，川芎能改善脑循环，抗血小板聚集；地龙的有效成分蚓激酶可防止血栓形成和溶解血栓，激活纤溶酶原，使纤维蛋白原降解。因此，本方治例，其疗效机理与降低血粘度，抑制血小板聚集，改善脑循环，降低血脂等有关。

五、柔肝通络、活血荣筋治愈中风偏枯一例

唐某，男，69岁。

初诊：2000年3月10日。

主诉及病史：素体健康，禀性急躁。近3年来常感头晕不适，稍坐休息，即可缓解；高血压病史5年，常服降压药片。昨晨起突然头晕跌倒，昏不识人，口涡舌强，四肢不收，经就地急诊治疗一日，神识渐苏，语言謇涩，左侧半身不遂，食欲不振，溲黄便软。

诊查：扶之尚可勉强坐起，血压180/115mmHg，舌质干红，口眼歪斜，脉弦而涩。

辨证：此属肝风袭络，血不荣筋。

治法：柔肝通络，活血荣筋。

处方：天麻12g　钩藤勾18g　桑椹15g　地龙12g　桑寄生15g　丹参15g　赤芍15g　鸡血藤15g　远志6g　菖蒲10g　益母草15g

水煎2次，每日1剂，分两次饭前服。

二诊：2000年3月10日。上方配合复方罗布麻片，连服7天，血压145/95mmHg，食欲转好，口眼歪斜转正，语言清楚，扶拐能于室内跛行，惟神疲乏力，舌苔黄燥，脉象弦细。乃于上方内去远志、菖蒲，加女贞子15g、旱莲草15g、牛膝10g、山茱萸15g，缓肝柔筋。

三诊：2000年3月22日。上方服12剂，精神好转，惟患侧肢体仍感乏力，但可扶杖室内走行，脉来细弱，乃疏地黄饮子去菖蒲、远志、桂附、加杜仲、女贞、木瓜、续断各15g、牛膝10g，以活血柔筋、濡肝滋肾，再用15剂，每日煎服一剂，以善后，服药半月，血压正常，健步如常，获愈。

【按语】此例为风中经脉的偏枯，法宗叶天士“内风”辨治而收效。内风，乃身中的阳气变动，肝为风脏，患者素禀急躁，易动肝火，精血暗耗，水不涵木，木少滋荣，故肝阳上亢，内风旋起。“液燥下亏，阳夹内风上引，阴不上承，舌络强则言謇；气不注脉则肢痿，乏力步趋。”肝为刚脏，体柔而用刚，以柔制刚。故方取天麻、钩藤勾、桑椹、寄生缓肝之急以熄风；丹参、赤芍、鸡血

藤、益母草、地龙活血濡养营络以舒筋;更入菖蒲、远志芳化以宣通清窍而苏神解语,后用温柔濡润,通补肾精的河间地黄饮子去桂、附辛热助阳;远、菖芳香窜窍;加杜仲、续断、木瓜、女贞、牛膝壮骨柔筋,以善后而获康复。

此例还说明:高血压不是单纯血液动力学异常,80%以上患者伴有一或多种危险因素。因此,单一降压药治疗,未能防止脑血管等事件的发生。特别是中风。脑梗死属于中风范畴。其病机为阴阳失调,气血逆乱,直冲犯脑而成。以本方柔肝通络,活血荣筋治疗,具有抑制交感神经兴奋,降压,改善脑供血,提高生活质量等效应。

【编者评注】郭振球教授幼承家学,克绍箕裘,学贯中西,儒雅博洽,治学严谨,著述甚丰,融汇百家,求真务实。所收医案5则,皆为得力之例。不唯理法方药四平八稳,所加按语亦能引经据典头头是道。同道读之能畅胸怀,后学读之能迪心窍。

谌宁生医案

【生平传略】

谌宁生，1933 年生，湖南临湘人，中医主任医师，中共党员，1956 年 9 月调干考入广州中医学院学习 6 年，1962 年 9 月毕业分配到北京市中医医院，1964 年调湖南中医学院附属第一医院，从事医教研工作迄今。历任内二科、传染科兼肝病研究室、温病教研室主任。硕士研究生导师，国家第二批名老中医带徒指导老师。现为国家肝病中医医疗中心学科带头人，经湖南省政府审批确认的名老中医，中国中医药学会内科肝胆病专业委员会顾问，中国中医药学会传染病分会首届委员兼顾问。

从医半个世纪，有丰富临床经验，擅治内科肿瘤及疑难杂症，特别对肝病研究有专长，曾担任国家“八五”攻关及湖南省科委、教委和卫生厅局有关肝病重点课题多项，有 5 次获湖南省中医药科技进步奖和湖南省科技进步奖。在国内外 30 余种杂志发表论文 120 余篇，其中十余篇获国际优秀论文奖和金杯奖。著作：主编及特邀副主编各 1 部，编委、参编多部。

一、清热解毒、行气利湿法治滑膜肉瘤一例

唐某，男，41 岁，已婚。

初诊：1970 年 4 月 14 日。

主诉及病史：患者 1969 年 9 月 7 日，左膝关节不慎跌倒受伤，青紫瘀痛，不断加剧，经某医院照片意见：左胫骨上端溶骨性骨质破坏，高度指向恶性肿瘤。1970 年 1 月行左下肢截肢术，并作病理检查报告：左膝部胫骨符合滑膜肉瘤。至 3 月初，左下肢残端外侧出现两小肿块，不能活动，同时左上肢相继出现肿块疼痛。于 3 月 28 日不慎跌倒，照片结果：左肱骨病理性骨折，有骨质破坏，符合滑膜肉瘤转移，因患者血象下降，不宜用抗癌药物及放射疗法，故来我院求医。

诊查：患者全身消瘦，情绪忧郁，口干苦，腹胀，尿黄少，左上肢疼痛，左肘关节肿胀，左下肢残端可摸到两个小肿块，比蚕豆稍大。舌质红苔薄黄，脉弦细略数。

辨证:湿热蕴结致成毒瘤。

治法:清热解毒,行气利湿。

处方:白花蛇舌草 30g　半枝莲 30g　紫草 15g　绵茵陈 15g　山慈菇 15g　木香 5g　太子参 15g　土贝母 10g　怀牛膝 10g　枳壳 10g

二诊:上方吃完 5 剂,自觉舒服些,左上肢疼痛稍缓解,腹胀减轻,仍守原方进服,病情续有好转,服至 7 月肿块缩小。1970 年 7 月 9 日在我院照片报告:左肱骨中段病理性斜行骨折;照片复查与外院对比,骨折对位对线良好,有骨痂形成,但骨线仍清晰可见,肱骨中段骨质破坏较前更为明显,呈透明的骨质密感低,代表骨质病变有进展。

因前方获效,不需更改,仍守原方进服至 10 月,上下肢肿块外形全部消失,但肿块周围关节仍痛,至 11 月病情继续好转,患者情绪乐观,腹胀减轻,纳食增加,每餐可吃 2～3 两饭。仍宗原法,以清热解毒为主,常用药物:蛇舌草、半枝莲、山慈菇、田基黄、黄芩等;兼利水化湿为辅,药用:茵陈、车前草、泽泻、猪苓、茯苓等;佐益气健脾消食为治,药用:太子参、白术、内金、神曲、谷芽等;并用活血止痛、软坚消肿之药,如丹参、郁金、茜草、白芍、鳖甲、三七、土贝母等。根据病情变化加减应用,病情日趋好转。

经按前法治疗年余,病情一直稳定好转,1972 年 11 月 14 日再作右膝及左肱骨照片报告:右腓骨上端骨质破坏较前照片有修复,骨折线亦较前略模糊,有少量骨痂形成。左肱骨中段骨折愈合较前更为明显、骨痂较前有吸收,骨干近于正常范围。患者上下肢肿块及痛感均消失,能手撑双拐或坐手摇轮椅出外活动。精神纳食均可,病趋痊愈。

【按语】本例患者在服用中草药期间,除用西药护肝治疗外,未作过放疗、化疗及其他抗癌药物治疗,经 2 年余的治疗观察基本痊愈。因滑膜肉瘤属恶性肿瘤,病情严重、病因复杂,为湿热瘀毒蕴结所致,根据中医辨证论治原则,给予清热解毒利湿为主,兼用行气活血化瘀软坚之品,疗效良好,说明中医药对恶性肿瘤有一定疗效,但其药理作用有待进一步研究。

二、疏肝解郁、清肝泻火法治愈甲状腺瘤一例

葛某,女,31 岁,已婚。

初诊:1971 年 7 月 18 日。

主诉及病史:患者 1965 年起发现甲状腺肿大,当时作^{131}I 及基础代谢检查,结果均正常,于 1970 年 12 月经北京某医院诊断为单纯性甲状腺瘤,以后继续增大,发展较快,由杏子大发展到乒乓球大,到鸡、鸭蛋大。先后经全国各大医院作^{131}I 测定、甲状腺功能、甲状腺超声波及甲状腺同位素扫描等检查结果:甲状腺左上叶形态放射分布未见异常,甲状腺右上叶变形,上半叶呈放射性缺损,属甲状腺冷结节。一致诊断为右侧甲状腺瘤,并建议手术治疗,因患者畏惧手术,而来我院求医。

诊查:患者性情烦躁易怒,月经不调,提前量多有瘀块,纳食一般,无心悸、手颤、突眼等症状。触诊颈右侧甲状腺肿大如鸭蛋。舌布白薄苔,脉弦细。中医诊断:瘿瘤。

辨证:肝郁气滞,痰湿阻络。

治法:疏肝解郁,软坚散结。

处方:柴胡 10g　当归 12g　白芍 15g　郁金 10g　昆布 15g　海藻 15g　生牡蛎 30g　车前子 15g　香附 10g　川芎 10g　夏枯草 10g　甘草 5g　7 剂

二诊:病情稳定,故宗此方断续服药治疗 3 个月。

三诊：瘿瘤有缩小趋势，但烦躁易怒，月经不调等诸症同前，此为肝火未尽，于同年10月28日改清肝泻法。

处方：龙胆草、黑山栀、黄芩、柴胡、生地、当归、泽泻、车前、昆布、海藻、香附、贝母，连服数月。

四诊：1972年1月。患者甲状腺瘤明显缩小，无明显自觉症状。为了进一步确定中药疗效，于2月再次到某医院复查、作放射性同位素扫描报告结果：甲状腺位置正常，右上叶稍低、放射性分布尚均匀，未见明显放射性降低区域。同时又作放射性^{131}I检查甲状腺机能报告：甲状腺对^{131}I最高吸收率10.2%。结论：甲状腺部吸^{131}I率低于正常范围，不能排除中药影响。为了巩固疗效和服药方便，仍宗前法。

处方：丹皮　山栀　龙胆草　当归　白芍　怀山药　茯苓　昆布　海藻　夏枯草　枳壳

制成丸药，每日2～3次，每次10～20g。继续追踪观察，1973年3月及12月随访，未见复发。

【按语】甲状腺瘤为西医病名，中医称为“瘿瘤”或“肉瘤”，一般为肝气郁结，气机阻滞，痰湿凝结所致。由于肝气郁久，化热生火，导致伤阴，而见阴虚火旺之证候，故治疗原则宜疏肝解郁，养阴清热泻火为主，并佐以化痰祛湿，软坚散结之药，可以获效。关于中药配伍禁忌十八谓“海藻反甘草”，这两味药通常不能配伍使用，但对于本病临床观察，说明二药可以同时使用，反而收到良好效果，值得研究。

三、血府逐瘀汤治疗颅内占位性病变一例

李某，男，37岁。

初诊：1971年9月29日。

主诉及病史：患者有慢性头痛史，于1971年8月12日下午突然高热，手足抽搐，人事不清，持续约半小时，经当地医院治疗无效，诊断亦不明，转来长沙某医院于8月26日作右侧脑血管造影报告：右侧大脑前动脉向对侧移位，右侧位上大脑中动脉第二段多半有下移，无动脉瘤或明显血管畸形。意见：右侧额叶占位性病变可能性大。建议手术治疗，因患者家属不同意手术，而抬来我院门诊。

诊查：患者头痛乏力，时现神呆，抽搐，有时口吐清水，不省人事，右上肢瘫痪。舌苔白粗少津，舌右侧一块稍呈瘀暗，脉浮数。

辨证：气滞血瘀，风邪入脑。

治法：行气活血，逐瘀熄风。

处方：血府逐瘀汤加减。

柴胡10g　赤芍10g　当归尾10g　生地15g　川芎5g　桃仁10g　红花10g　牛膝10g　谷精草25g　全蜈蚣2条　甘草3g　蛇舌草30g　枳壳10g

二诊：11月8日。来人代述，上药进服30余剂，病情明显好转，患者由卧床不起，已能起床活动，吃饭、排便均能自理。唯仍有头晕痛，有时有点神志不清，觉得心窝里或脑子里有时有“筋”跳动，并轰轰作响，但比前减轻，右上肢瘫痪已恢复活动，因前方获效，守方再进20剂。

三诊：11月30日。自述上方共服50余剂，目前食欲好，每餐可进3～4两，唯肌肉跳动、脑子里作响仍如前述、舌质红暗瘀滞，脉涩细。仍守原方加制南星、白附片、全虫等祛风祛痰之品，以后接连数诊，又服70余剂，病情日趋好转。至1972年3月4日，患者已不需扶杖，能徒

步前来就诊，一般情况可，仍宗前方加减。

四诊：6 月 3 日。病情趋愈，患者 6 月 1 日去某医院再作脑血管造影报告：曾诊断右侧额叶占位性病变可能性大，治疗后复查，现正位大脑前动脉居中，已无移位，侧位现颈内动脉虹吸张开，以上改变，代表血管移位已基本恢复正常。

1972 年 11 月 23 日去患者家中访问，患者一般情况尚可，生活自理，并可做些轻微家务。

【按语】颅内占位性病变，是西医病名，其病因病机目前尚不清楚，但根据其临床症状，可属中医头痛头风病。血府逐瘀汤是《医林改错》中活血化瘀的三大主方之一，主治瘀血内阻，头痛胸痛，内热瞀闷等症。患者突然高热、头痛、抽搐、神呆等症，为风热入脑，气滞血瘀，故以血府逐瘀汤行气活血化瘀，加蜈蚣通经透络，搜风镇痉，行瘀血而散毒瘤，谷精草、蛇舌草清热解毒而止头风痛，针对本症病因病机而治，故能获效。但其药理机制作用，仍有待进一步研究。

四、清热解毒、活血化瘀法治肝癌一例

黄某，男，40 岁。

初诊：1976 年 5 月 19 日住院。

主诉及病史：患者因右上腹疼痛不适，至某市医院检查，发现右剑突下可扪及质地较硬之包块，似有结节感，疑为肝癌。经超声波、肝扫描检查，均提示肝右下部及顶部靠后占位性病变，诊断为肝癌，收入我科住院。

诊查：症见头昏乏力，纳差，口干苦，腹胀，肝区疼痛，肝大肋下一指，剑突下 4 指，质硬似有结节感，压痛(＋)，脾未触及。舌质尖边红，苔黄腻，脉弦滑略数。

辨证：湿毒内蕴，气滞血瘀所致癥积。

治法：以清热解毒利湿为主，佐以疏肝行气活血化瘀。

处方：龙胆草　半枝莲　茵陈　土茯苓各 30g　当归　赤芍各 15g　丹皮　山栀　木通　泽泻　鳖甲各 10g　枳壳　甘草各 6g

加减法：症见胁痛明显，加田七、莪术、荆三棱；颈淋巴结肿大，加生牡蛎、夏枯草、皂刺；有肝肾阴虚之候，以滋补肝肾之一贯煎合二至丸加减；脾胃虚弱时，予益气健脾之参苓白术散加减。如此施治 7 个月有余，病情逐渐好转，至同年 12 月 14 日作肝扫描复查报告：肝向上肿大，形态基本正常，肝影清晰，边缘规则，放射性分布均匀，与前图像比较，原右叶顶部及右下部放射性稀疏区已基本消失，目前暂未发现明显占位性病变。为巩固疗效，拟予滋养肝肾，以固其本，又治疗月余，于 1977 年 1 月 27 日出院，住院 253 天。

追踪观察：患者出院后 5 年多，由于能坚持服中药治疗，故一般情况尚可，嗣后因失于调理，病情有反复加重，于 1982 年 5 月中旬，因肝区突然剧痛，在某医院抢救无效死亡。

【按语】肝癌为常见多发癌症之一，其病死率之高，冠于诸癌症之首，故有“癌中之王”的称号，目前尚无特效药物治疗，一般认为存活不过半年。本例患者经用清热解毒，活血化瘀祛邪，以抗癌毒为主，兼用滋养肝肾和调理脾胃之法，以扶正固本，调节和增强免疫功能，亦有利于抗癌毒作用。因此使患者病情好转，并存活达 6 年之久，证明中草药对治疗肝癌有一定疗效。

五、晚期肝硬化并肝昏迷治验一例

熊某，男，53 岁。

初诊:1983年1月5日住院。

主诉及病史:患者有慢性乙型肝炎病史,近年来,因工作紧张劳累病情复发。1982年5月经某医院住院2个月余,病情无好转,同年10月发现腹部胀大不适,下肢浮肿加重,尿少,神疲乏力,气急、咳嗽,又经省某医院门诊治疗,效果不显,来我院门诊以肝硬化腹水收入住院。

诊查:症见患者面色黧黑,形体消瘦,腹部胀大如鼓,有移动性浊音,双下肢浮肿,按之没指,颈胸部有多个蜘蛛痣。自诉神疲乏力、口干苦、两胁胀痛、伴气急、咳嗽、尿少、便结。舌质深红,光亮无苔,脉弦细而数。

化验肝功能:谷丙转氨酶正常,麝香草酚浊度16U,硫酸锌浊度20U,血清白蛋白(A)1.39g,球蛋白(G)4.85g,A/G 0.29/1。超声波意见:肝硬化腹水。胸透:双膈明显升高,双肋膈填塞,右下肺有盘状肺不张改变。意见:腹压升高、双胸少量积液。

西医诊断:肝硬化腹水并胸腔积液。

中医诊断:臌胀,辨证肝肾阴虚兼水湿内停。

治法:滋养肝肾,兼利水湿。

处方:一贯煎合猪苓汤加减。

沙参15g　麦冬15g　枸杞12g　生熟地各15g　当归12g　川楝10g　猪苓　茯苓　泽泻各15g　滑石30g　阿胶10g

服5剂后,疗效不显,考虑熟地滋腻而去之,加丹皮、知母滋阴凉血,连服10余剂,病情逐渐好转,仍宗原方继服。但至1月29日患者因情绪波动刺激等因素,而出现躁动不安,答非所问,双手有鸡扑样颤动等早期肝昏迷症状,给多种抗肝昏迷的西药未能完全控制。至3月19日患者病情加重、烦躁不安、两手颤抖、有时嗜睡、答非所问、舌质红绛无津、苔薄黄、脉细弦。

辨证:热毒侵犯营血,危及心包。

治法:清营解毒、醒脑开窍。

处方:参须5g　麦冬15g　生地15g　金银花15g　川连5g　丹参15g　玄参10g　郁金10g　石菖蒲10g　远志5g

每日1剂,水煎服,另加安宫牛黄丸,每次1粒,日2次。服药2天后,病情明显好转,3月22日患者神志清醒,双手不颤动,仍宗前方施治,精神饮食日益好转,胸水气急咳嗽诸症消除,胸透复查,肺野清晰,心膈正常。5月31日超声波复查:未探及腹水。6月13日化验肝功能结果均正常,唯HBsAg仍阳性。自觉心情愉快,饮食如常,但患者时有腹泻、舌质淡红、苔白薄、脉弦缓。此时阴虚之候已除,而症现脾胃虚弱之候,故改用益气健脾之法,用参苓白术散加减,以固其本,至6月23日临床治愈出院。

【按语】晚期肝硬化腹水兼有胸水(胸腔积液)者,已属难治之症,若又并发肝昏迷时,更属危候。如不及时抢救,施治得法,则必死无疑。笔者根据祖国医学理论,按法施治,而获显效,说明中医中药不仅能救治危重病人,而且疗效巩固。如患者于1月29日至3月19日,长达50天时间内,曾经多次使用抗肝昏迷的各种西药,而肝昏迷症状仍未控制,嗣后根据中医理论辨证为热毒侵犯营血,危及心包,采用清营解毒,醒脑开窍之法施治后,则肝昏迷症状逐渐获得控制,未再复发。

六、肝炎肾炎并肾衰治验一例

王某,男,13岁。

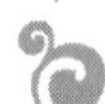

初诊:1990年9月28日。

主诉及病史:患儿因皮肤生疮月余,全身乏力一周,浮肿尿少4天,于1990年9月28日收入我院儿科。呈急性病容,神惫嗜睡,巩膜微黄,眼睑浮肿,唇干咽红,舌绛少苔,脉细数。肝肋下1.5cm,剑突下2cm,轻压痛,脾未触及。实验室检查:小便常规,色黄混浊,蛋白++,白细胞++,红细胞1~7/HP,管型0~2/HP。血常规:Hb 69.5%,WBC 21.8×10^9/L,中性84%,淋巴16%,血清尿素氮21.21mmol/L。心电图意见:1. 窦性心动过缓。2. 肢导联QRS低电压。X线摄片报告:心脏轻度普遍增大,结合临床考虑肾性心脏改变。

西医诊断:急性肾小球肾炎,中度尿毒症并急性肾衰。中医辨治以清热解毒,渗湿利水之五味消毒饮合五苓散加减,并配合西药利尿消炎等对症治疗10余天未效。10月9日化验肝功:ALT>200U,TTT10U,ZnTT20U,HBsAg阳性。更改诊断为病毒性乙型肝炎合急性肾炎并肾衰。于10月10日转入传染科。

诊查:诸症如前,并时有头痛,恶心,呕吐,尿少。测血压150/120mmHg,化验CO_2CP 31.6ml%。注射速尿2次,24小时排尿约500ml。

辨证:热毒入营,耗损肝肾。

治法:凉血解毒,滋养肝肾。

处方:六味地黄汤加味。

生地 怀山药 茯苓 丹皮 山萸肉 泽泻 益母草 怀牛膝各10g 白茅根20g 生甘草5g

二诊:服药3剂后,患儿转危为安,嗜睡,头痛,呕吐等危候消失,精神食欲好转,尿量增多,每日排尿量1000ml以上,面部及下肢浮肿明显减轻,仍宗前方再进。至10月13日病情进一步好转,血压降至正常,复查血清尿素氮正常食睡均佳,二便自调,前方去牛膝,加蛇舌草、夏枯草各10g,又连服10余剂,至10月25日化验,除HBsAg阳性外,肝功能及尿和血常规均正常。病属临床基本治愈出院。

【按语】急性肾衰,病势凶险,如误治或抢救不及时,必致脾肾衰败而不治。今人认为肾炎水肿,病因多为风湿热毒之邪侵袭,致肺、脾、肾三脏机能受损,治则急性期,多以宣肺利湿解毒为先,益气健脾于后;慢性恢复期,则当调补脾肾为主,配以利湿解毒,活血等法。盖脾主运化,作用为精微的摄取与水湿的布输;肾司开合,作用为精气的蓄藏与湿浊的排泄,故医者多从脾肾论治。今患儿肝炎与肾炎并发,热毒盛极,侵犯营血,不仅耗损肝肾之阴,且有危及心包之候。故治宜滋养肝肾,凉血解毒,方以六味地黄汤养阴、生津、泻火,而滋养肝肾之阴,加益母草,白茅根清热凉血,活血利水,牛膝降压并可引热毒下行,甘草调和诸药,增加解毒功效,方药对证,故服3剂病危转安,10剂后血压及血清尿素氮恢复正常,肾衰及尿毒症消失,再原方去牛膝,加蛇舌草,夏枯草清热解毒,继服10余剂,促使肝肾功能同时恢复,以竟全功。

七、地黄饮子加减治验格林—巴利综合征一例

李某,女,43岁,已婚。

初诊:1992年1月23日。

主诉及病史:患者起病于去年10月,无明显诱因出现四肢麻木无力,进行性加剧,近20天来有进食困难,饮水反呛,提气不上,有时小便费力,讲话声嘶,软腭运动可,双上肢肌力3~4级,双下肢肌力2~3级,四肢肌力下降反射(—),未引出病理征。腰穿检查:脑脊液清亮,细胞

总数 20×10^6/L，白细胞计数 4×10^6/L，潘氏试验阳性。生化：pro 0.30g/L，Glu 3.2mmol/L，CL 122.9mmol/L。细胞学：少量淋巴细胞和单核细胞，属正常范围。经某医大神经内科诊断为格林—巴利综合征，建议住院治疗，患者因经济困难无法住院，而来我院求治。

诊查：下肢瘫痪，不能行走，大便偏干，余症同前述，舌质淡苔薄，脉沉细。

中医诊断：痿证。

辨证：肝肾两虚，气阴不足。

治法：温肾补肝，益气养阴。

处方：地黄饮子加减。

附片 10g　熟地 15g　肉苁蓉 10g　麦冬 15g　五味 5g　远志 5g　菖蒲 10g　茯苓 15g　生芪 30g　白芍 15g　甘草 3g

服 3 剂后，病情好转，自觉下肢有发热感，四肢麻木无力好转，仍照原方进服月余。

二诊：3 月 25 日。自述进食困难、饮水反呛、提气不上均已消失。惟下肢仍有麻木无力，宗前方去生芪、白芍、甘草，加桂枝 6g，巴戟、山萸肉、石斛各 10g，以加强温阳补肾养肝之功力，又连服月余，竟获痊愈，嗣后随访 6 年，未见复发。

【按语】格林—巴利综合征是神经内科中的一种全身性疾病，其发病机理尚不甚清楚。中医历代医籍无此病名，但根据患者症状，下肢痿软，举步艰难，应属中医痿证，又名痿躄，临床特征为肢体筋脉松弛，软弱无力，甚者手不能握，足不能行，以至肌肉萎缩不能随意运动的一种病证。《素问·痿论》以五脏主五痿，分为皮、脉、筋、骨、肉五痿，并有治痿者，独取阳明之说。因阳明胃经为水谷之海，主化津液，变气血而润筋脉，虚则五脏无所宗，不能行气血，濡筋脉，利关节，则宗筋弛纵，带脉不引而为痿。此虽为经典论据，但笔者认为，五痿互相关联密切，难以截然划分，临床痿证有深浅轻重之异，但不能机械划分五痿。治则理论虽强调胃经阳明，但临床用药应重视肝肾，调补气血。因肾主骨而藏精，肝主筋而藏血，肝肾不足，则精血亏虚，精血虚则筋脉失养而为痿。故方以熟地，肉苁蓉，补肾益精，配附片温肾壮阳，增强补肾作用；以麦冬、五味、白芍滋阴养肝；生芪、甘草补气生津；远志、菖蒲、茯苓利湿化痰，诸药合用，具有补肾养肝，益气滋阴，治病求本之功效。方药对证，故服 3 剂则病有起色，连服月余而获显效，二次更方又加桂枝、巴戟、山萸肉、石斛，增加温阳通络兼补肝肾之作用，以竟全功，达到治愈而不再复发之目的。

八、瘟黄血证治验一例

张某，男，41 岁。

初诊：1979 年 5 月 3 日入院。

诊查：患者头晕神疲，食欲不振，恶心厌油，大便溏泄，小溲黄赤，身目色黄如金，胸腹出血斑块，腹部臌胀，腹围 90cm，有移动性浊音，舌质红，苔黄腻，脉弦滑。化验肝功能谷丙转氨酶(GPT)678U，黄疸指数(II)145U，麝香草酚浊度(TTT)18U，硫酸锌浊度(ZnTT)20U。西医诊断重症肝炎，中医诊断瘟黄。先以清热解毒利湿退黄之甘露消毒丹加减，治疗 20 余日未效。5 月 26 日化验结果 II 195U、BI 23.1mg，提示肝细胞严重损害坏死，病情有发展。

诊查：症见黄疸加深，腹胀难忍，腹水增加，腹围 96cm，神疲烦躁，口干鼻衄，舌质红绛无苔，脉弦细数。

辨证：热邪入营，发为黄疸。

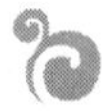

治法：清营凉血，泻火逐水。

处方：犀角地黄汤(现名清热地黄汤)加味。

犀角(现已禁用)5g(先煎)　生地 15g　赤芍 10g　丹皮 10g　茵陈 30g　黄柏 10g　生大黄 10g(后下)　甘遂 3g(研冲)　牛黄 1g(研冲)　4 剂

二诊：4 剂后，病情稍稳定，小便量增多，排尿时较前畅快，唯仍腹胀难忍，大便不爽，极度疲乏，少气懒言，舌质红绛有裂纹，余症脉同前，辨为正虚邪实，虚实夹杂之证，改拟急下存阴，攻补兼施之法，用大承气汤合参麦散加减。

生大黄 15g(后下)　玄明粉 12g(分冲)　枳实 10g　川朴 10g　红参 10g(另蒸兑服)　麦冬 15g　生地 30g　防己 30g　大腹皮 30g　怀牛膝 30g　茵陈 30g　栀子 10g　4 剂

三诊：4 剂后，病情续有好转，饮食渐进，唯仍疲乏，烦躁口干，腹胀尿少，舌质红绛，脉细弦。辨为肝肾阴虚，水湿内停。拟滋阴利水法，用知柏地黄汤加枸杞，牛膝，车前子，大腹皮，汉防己。进 20 余剂，病情明显好转，至 6 月 21 日复查肝功能：II 55U，BI 5.4mg，GPT 175U，TTT 20U，ZnTT 36U。

但至 7 月 3 日由于饮食不慎，午后 3 时，突然胃脘胀痛而大量吐血，先后两次共计 1700ml，患者面色苍白，血压下降，口鼻灼热，烦躁发热(38.5℃)，并有呕血、便血、舌质红绛，苔薄黄，脉弦细数。

辨证：热入营血，迫血妄行。

治法：清营解毒，凉血止血。

处方：犀角地黄汤(现名清热地黄汤)合黄连解毒汤。

犀角 5g(现已禁用)(先煎)　生地 20g　赤芍 15g　牡丹皮 10g　黄连 5g　黄芩 10g　栀子 10g

数剂后，血止，病情好转，黄疸减退。7 月 9 日化验肝功能：II 26U、GPT 100U、TTT 14U、ZnTT 16U。以后多以滋补肝肾，益气健脾或调理肝脾，治疗 2 个月，病情未有反复，日趋痊愈，精神纳食如常，化验肝功能基本正常，以临床治愈出院。

【按语】重症肝炎属中医“瘟黄”、“急黄”，其特点是：起病急骤，传变迅速、变化多端，证候凶险。故本病初起，用一般清利湿热之甘露消毒加减治疗无效，盖因热毒亢盛，药力不够，无法控制病势发展。热毒进而侵入营血，邪气嚣张、阴津被耗，正气已伤，为正虚邪盛之候，如治之不当，则邪陷心包，必难挽救。故当机立断，改拟泻火逐水，急下存阴之法，以攻其实；用参麦地黄益气生津，而救其虚、标本兼顾，以使病势顿挫，有所好转。病程中期，因饮食伤胃而大量呕血、便血，为血热妄行之候，急用犀角地黄汤(现名清热地黄汤)合黄连解毒汤治之，果效，使病情由危为安。更因本病热为阳邪最易耗灼肝肾之阴，而湿毒为阴邪又常损伤人体脾胃之阳，故病势缓解，宜滋补肝肾，益气健脾，调理脾胃，扶正祛邪，以固其本，可竟全功。

九、慢性乙型肝炎治验一例

陈某，女，29 岁。

初诊：2000 年 8 月 15 日。

主诉及病史：患者罹患乙型肝炎 2 年余，肝功能反复不正常，乙型肝炎表面抗原(HBsAg)持续高滴度，经服熊胆乙肝胶囊及多种治肝药物未见好转。本月 10 日化验肝功能：谷丙转氨酶(ALT)158U/L。B 超提示：肝内回声增强，脾稍大，脾厚 42mm。乙肝病毒标志物结果为大三阳;即 HBsAg、HBeAg 及 HBcAb 均为阳性。

诊查:患者自觉胁痛隐隐,两目干涩,疲倦乏力、纳差、咽干舌燥、舌质红,苔薄黄有裂纹,脉弦细。

辨证:肝肾阴虚、脉络瘀阻。

治法:滋肾养肝,软坚化瘀,兼清毒邪。

处方:沙参 15g　麦冬 15g　生地 10g　枸杞 10g　女贞 10g　旱莲 10g　田基黄 15g　虎杖 10g　炒麦芽 15g　内金 10g　制鳖甲 10g(先煎)　地龙 6g　生甘草 5g　蛇舌草 20g

上方每日 1 剂,连服 30 剂后,自觉胁痛减轻,精神好转,食欲增加,咽干舌燥,两目干涩症状消失。因药后有效,仍宗原方继服 2 个月,病情进一步好转,自觉胁痛消失。

复查:11 月 20 日。肝功能正常(ALT 22U/L),B 超提示肝、脾正常。乙肝病毒标志物,HBeAg 转阴。因患者肝脾正常,前方去鳖甲、地龙,加黄芪 15g、白术 10g,以益气健脾,扶正祛邪,以巩固疗效。

再服 3 个月余。于 2001 年 2 月 27 日复查,HBsAg 转阴,肝功能正常,自觉纳食精神均佳,二便如常。追踪随访年余,未见复发。

【按语】慢性乙型肝炎发病机制,是由急性乙肝失治或久治不愈,温热之邪稽留不去,蕴结日久,损伤肝脾肾,导致气血虚弱,脏腑机能失调,而形成“温热余邪难除尽,肝郁脾肾气血虚”的正虚邪实,虚实夹杂的复杂结局。因此,治疗原则必须针对本病病因(湿热之邪)病机(脾肾两虚)病理(肝郁血瘀)施治,则可不失大要。方中以蛇舌草、田基黄、虎杖清热解毒祛邪为君,配沙参、麦冬滋阴生津清热,以助乙肝病毒清除;枸杞、生地、女贞、旱莲滋养肝肾扶正为臣,配麦芽、内金健脾消食,有利提高机体免疫功能;鳖甲、地龙软坚活血为佐,可缩小脾脏;甘草为使,调和诸药,增加解毒祛邪功能。诸药合用、攻补兼施,以达到祛邪可以扶正,扶正有利祛邪之相得益彰的功效,不仅使患者肝功能恢复,同时促使乙肝病毒清除,进而达到治愈本病的目的。

【编者评注】谌宁生教授从事中医 50 余年,对内科疑难杂症造诣颇深,对传染病、温病之治疗经验丰富,见解独到,治疗肿瘤尤为擅长。案例一滑膜肉瘤、案例二甲状腺瘤、案例三颅内占位病变等,均能以中医辨证进行合理治疗,并取得满意疗效。认真研读,确有经验心得可循。

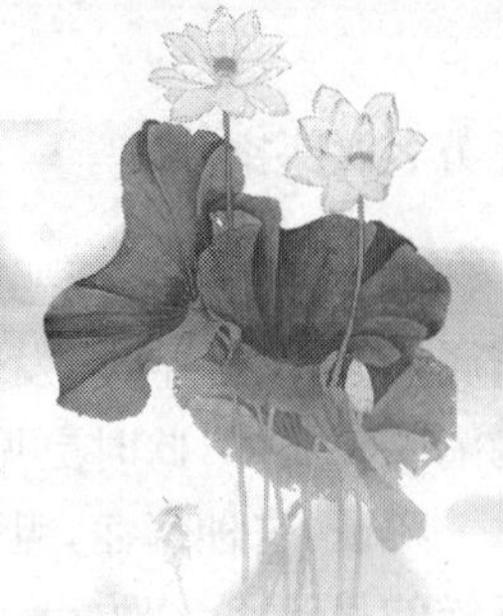

江苏名医医案

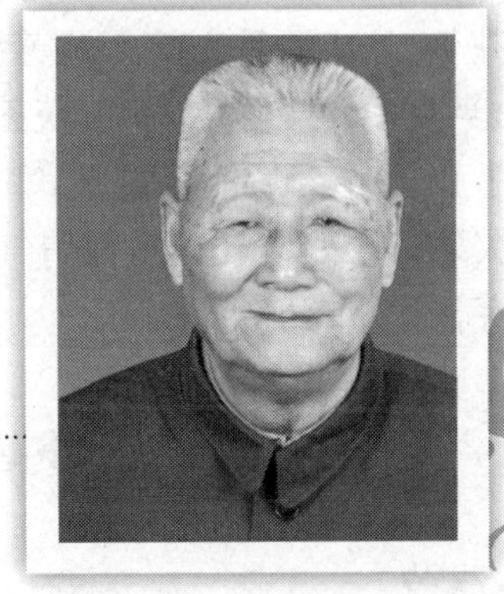

丁光迪医案

【生平传略】

丁光迪教授,1918年生,出身于江苏武进丁氏中医世家。少年上私塾,读文、史、哲诸书,打好了文化基础。1935—1937年从先父丁谏吾公授业中医。1938—1955年开业行医。又先后从上海恽铁樵、陆渊雷两先生函授学习。1955年在江苏中医进修学校进修1年。1956年参加江苏中医学校(均是南京中医药大学前身)教学工作。先后负责组建中医诊断、金匮、方剂、中医各家学说等教研组、室,以老带新,培养各科教师。并主编上述各门教材。积极投入教材建设。又系统讲授上述各门课程,并带教多届同学临床实习,能够娴熟地理论结合实际,学以致用,受到好评。被评为学校的教师代表,先进工作者。如此历经30余年。并带出多名硕士、博士研究生。

1979年以后又负责《七本古医书校释》和《十一本古典医籍校注》的国家科研课题,为《诸病源侯论》科研课题主编。并获得卫生部中医药管理局国家科技进步奖三等奖和一等奖。

在临床上,对中医内科脾胃病和妇科病多有研究。曾总结经验,公开发表论文百余篇,个人专著6部,最近还出版《中国百年百名中医临床专家丁光迪》专著。作为一名老中医,重视中医的辨证论治和整体观,阐发中医临床的各种特色专长,发挥中医药学的优势。

一、时感夹旧病,双解最相当一例

徐某,女,56岁。

初诊:2001年7月11日。

主诉及病史:在家享用空调,一身清凉,出门冒着酷暑,本感烦热,乘车又人头拥挤,通风不好，以致突然胸闷，泛恶欲吐，头昏倾倒，惊呼中暑。迅速扶持回家，当即恶寒发热，欲盖衣被。家属好心，又开空调，发热而汗不得出，烦躁昏乱，胸闷气塞，呼吸似欲窒息。平时有“老慢支”，胸闷咳嗽痰多，此时更见气闷，烦逆陡增。舌尖赤，苔白腻；脉细滑。

辨证：这种病症，粗看似乎小恙，伤暑而已，但再加分析，外感是寒暑相杂，即空调的寒风与气候的暑热，交相为患，而且是寒包热；外感又夹内伤，寒热触动本有的痰湿，又是表里两病了。见症亦正反映上述病情。内伤多病之体，发展如何，尚难断言。

治法：解感和中，兼顾表里，观效再商。

处方：荆芥 7g　广藿香 10g　鸡苏散(包)30g　银花 15g　连翘 10g　黑山栀 10g　炒香豉 10g　法半夏 10g　陈皮 7g　茯苓 10g　炒枳壳 10g　淡竹叶 15g　3 剂

二诊：7 月 13 日。药后能得透汗，寒热告退，疲睡了两天，已转清醒。胸宽、咳痰亦少。惟苔尚腻，胃纳欠馨，这是邪气已退，而胃气未和，再为和中化湿以善后，投藿香正气丸 30g，分两日服，炒谷麦芽汤送下，药后即安。

二、清暑导赤以开通二阴一例

杨某，女，73 岁。

初诊：2001 年 6 月 30 日。

主诉及病史：痿躄年余，不能下床活动。经常便秘，必得通利，才勉强一解。近时天气大热，又突然癃闭，小便点滴不通。送医院急诊，挂水，置导尿管，别无他法。转请中医。

辨证：目前烦躁口干，二便不通，不能入寐，不能活动，苦不堪言。从当前症状看，是暑热伤于心肺，气阴两损。邪火上炎，阴气不能下及之变。所以上为烦躁口干，下则二便不通。

治法：法为清暑导赤，通腑泄热，清润心肺，开通二阴。方从益元、琥珀、更衣合参。

处方：益元散(包)50g　麦冬 15g　芦荟 3g　琥珀 5g

另用粥浆调，分 2 次服，3 剂。

二诊：7 月 3 日。药后见效佳；小便清爽，大便通顺，烦躁向安。惟胃气不开，食欲尚差。再为效议出入，参以开胃，调理巩固。前方益元散减半，琥珀粉减 2g，加广藿香 10g，3 剂。

三诊：7 月 11 日。3 天连得大便，成条成块，有 20 多枚，这是腹中宿积尽得下行了。小便利，已无混浊之色，量亦增多。自感腹中气适，轻快多了。因天气热，畏吃药，转从饮食调理而安。

【按语】痿躄、便秘，均为阴虚阳旺，气血干涩之证。更加伤暑热，则心肺阴气又大伤，气化不能下及，所以骤然癃闭，成为二便不通。气痹热壅，烦躁口干，不能入寐，均相应而至。急则治标，用清暑导赤，通腑泄热方法，与病情是合拍的，所以疗效较佳。

方中重用益元散(六一散加辰砂)，是突出清暑导赤的主攻方向；伍以麦冬，更能救心肺之阴，以水制火。更衣丸(芦荟、辰砂)配伍琥珀，通利前后二阴有确效，并能调理气血。如芦荟的祛风热烦闷，琥珀的消瘀破结，安五脏、定魂魄，是救急又顾及宿疾了。

三、平肝和胃治眩晕一例

何某，女，54 岁。

初诊：1999 年 10 月 30 日。

主诉及病史：近年来时感头痛项强，不能骤然转侧，特别是向右转，稍一转动，即头眩剧发，天旋地转，泛恶作吐，要1个多小时后，才渐平复，甚时需一二天后才安。如此已经年余。平时亦每胸脘作闷，欲得太息，或嗳气透彻，而后方宽。胃纳不香，谷多易胀，但二便尚可。寐较差，易惊醒。不能饮绿茶，饮多会泛清水。

诊查：面色黄滞，似虚浮。脉细，舌稍胖，边有齿痕，苔薄腻。

经营繁重，人多手杂，每每有不顺心事，但自认并无芥蒂。

辨证：这种病情，主要在于肝胃两经，血虚又夹痰湿，以致纠葛不清。肝气易于上逆，化风则头痛项强，发为眩晕；胃失和降，则脘闷气胀，清水上泛。心肝不宁，痰湿夹杂，虚实参错，虽然不是大病，处理掣肘很多。

治法：平肝和胃，并多怡情。

处方：天麻10g　葛根10g　川芎7g　双钩藤(后下)10g　制天虫10g　姜南星10g　竹沥半夏10g　陈皮7g　茯苓10g　广郁金10g　砂仁末(后下)5g　焦楂曲各10g　鲜姜渣3g　7剂

二诊：此证是肝风与痰湿并重(脉细舌胖)，又加情绪拂逆，所以见症错杂。针对病情，药效很好。连服14剂，自感已经好了一大半。

据述在香港时，曾作肝阳痰火看，用了大量清肝泻火药，羚羊片及西药，吃了胃气受伤。又作虚寒胃病看，温中亦伤肝胃之阴，头痛眩晕亦受不了。最后说情绪不好，药亦难疗。经过一段曲折，自己对此亦增进了见识，要仔细分析，与医生交流配合。

现在头痛项强眩晕，发作减轻，闭目静坐，移时即能平复。恶心呕吐，胸闷太息，均有改善。异地安间小游，眠食亦佳。舌胖已敛。效议出入再进。原方去广郁金、鲜姜渣，加佛手片10g，7剂。

三诊：二诊方又连服14剂，头痛项强眩晕发作次数明显减少，发亦较轻。对此已少顾虑，不似脑血管病了。胸脘胃口不适几平，自己有意试服绿茶，亦并没有泛清水，更加放心。面色亦转明亮，便妆亦见精神。脉尚细，按之有神；舌质正常，色稍淡，苔薄腻。分析证候，确实好转较快。效议出入，调理巩固。

天麻10g　葛根10g　川芎7g　双钩藤(后下)10g　姜南星10g　法半夏10g　陈皮7g　茯苓10g　佛手片10g　焦楂曲各10g

14剂带回家服。以后通函改方2个多月，日趋平善。

四、辛润理肺治干咳一例

吴某，男，65岁。

初诊：2000年9月19日。

主诉及病史：干咳多年，时剧时轻，并无季节气候发病规律。工作集中注意力时，似乎又能忘掉作咳；但一旦喉痒刺激，可以连连作咳。咳声呛急，始终无痰；甚时胸闷气逆似喘，胸膻隐痛。但偶尔咳吐痰块，为燥痰，则又胸中宽舒，咳亦随平。口作干，欲饮水。眠食均可，二便如常。无烟酒嗜好。退休后生活亦多顺遂。惟此咳屡治不愈。

诊查：曾经多方检查，并气管镜检查，未发现明显病灶。心血管亦无明显病变。惟两手臂内外，有许多疙瘩，右颈咽部亦有淋巴结。自感咽嗌时哽，但视咽喉又正常。舌体稍胖，苔薄白腻，质稍暗。脉右弦滑，左较细。

辨证：综观病情，此为风邪伏于肺脏，延久则郁而生热化燥，所以气失润降，咳声呛急，津液亦炼为痰块，病类燥咳。

治法：辛润理肺，宣化肃降。

处方：带节麻黄 3g　杏仁(打)10g　甘草 4g　当归 10g　佛耳草(包)10g　法半夏 10g　薄橘红 7g　桔梗 7g　炒枳壳 7g　广郁金 10g　黄芩 10g　赤芍 10g　芦根 20g　5 剂

二诊：上药连服 15 剂，干咳几平，块痰亦很少，疗效喜出望外。惟偶尔尚有似咳非咳，有气上逆，但得汤饮便和平。这是肺气尚欠宣化之象，所谓余波尚未尽平。再为开合气机，润降肺胃。

炒荆芥 5g　炙诃子皮 5g　桔梗 5g　甘草 3g　当归 10g　光杏仁(打)10g　广郁金 10g　法半夏 5g　薄橘红 5g　炙枇杷叶(去毛包)10g　5 剂

三诊：上方又续服 10 剂，干咳全平，亦无痰块，胸臆舒畅，眠食均可，多年干咳，迅得治愈。曾经出国旅游半月，一切平善。要求续方一张，平日保养。仍以润降肺胃之法。

处方：炒荆芥 5g　薄荷(后入)3g　炒牛蒡子(杵)7g　桔梗 5g　甘草 3g　光杏仁(打)7g　法半夏 5g　橘红 5g　炒枳壳 5g　当归 10g　川百合 10g　白果肉 7 个　5 剂

五、和胃降逆、理气通络治胃痛一例

陈某，女，38 岁，工人。

初诊：2001 年 2 月 6 日。

主诉及病史：胃痛 10 余年，1990 年即明显发作，经服药缓解，嗣后又反复发病。常脘中掣痛，不能转动。平时醋心泛酸，气逆作恶，嗳气不畅；受寒劳累或饥时，胃痛较甚，欲得按抑，或得小食亦舒。大便不爽，有痔疮，不甚。食杂亦能发痛，尤其海味、螃蟹、冷饮等。

诊查：畏寒疲乏，面色晦滞。脉细而弦，苔黄薄腻，舌有紫气。西药已经尝遍，用时曾小效，但病发依然。去年 6 月，曾作纤维胃镜检查。提示：①胃十二指溃疡，有 0.7cm×0.8cm 疮面；②胃浅表性胃炎。

辨证：久病胃痛，症状明显。分析病情，属于肝胃气痛，并已由气及络。其溃疡面，亦属疮疡范围。所以中焦的痰瘀湿热，滞留不去，阻其通降之常。因此泛酸作恶，气滞气逆，大便不爽，胃痛不能痊愈。

治法：胃以通降为顺，此时亦宜气营兼调。和胃降逆，理气通络。

处方：黄连温胆合金铃子散加味：法半夏 10g　陈皮 7g　茯苓 10g　炒川楝子 10g　醋炒延胡 10g　黄连 4g　淡吴萸 4g　炒白芍 15g　焦枳实 7g　乌贼骨 15g　丹参 15g　降香 10g　炒竹茹 5g　5 剂

另，三七片 100 片，一日 3 次，每次 3 片(如无片剂，改成粉剂，每日 3 次，每次 2g)，开水调服。

二诊：上药服后较适，已经连服了 20 剂。现在胃痛减轻，发作次数亦少。泛酸嗳气见减，气逆作恶全平。有食欲，大便顺。但天气阴冷，或疲劳、食杂，尚有反复，只要注意饮食休息，能够恢复。近感胃痛在脘右侧明显，得暖便爽，较舒，少食多餐更适。

久病能得转机，尚须谨慎前进，效议出入再投。前方去竹茹、三七片；加炮姜 5g、广郁金 10g、嫩苏梗 10g，10 剂。

三诊：天气进入春阳还暖，人感舒适，病情亦更有改善。胃痛更轻，有时嗳气几声，其痛即平。晚分偶有醋心，随之隐隐作痛，能得温饮即舒。这种症状，毕竟还是营络受损所致。其症在阴分发作，这在络瘀病中多见，不能忽略。但眠食大便改善，病在好转之中。效方随机加减。二诊方去苏梗，加制乳香10g，10剂。

四诊：前方服了15剂，胃痛已平，晚分醋心未再发作。气色亦转润泽，自感精神好多了。脉细有滑象，苔薄，舌紫气亦减，病情确实改善。调理巩固，慎防反复。方法仍守肝胃，气营兼调。

处方：法半夏10g　陈皮7g　茯苓10g　姜川连4g　焦枳实5g　炒川楝子10g　醋炒延胡索10g　白芍15g　丹参10g　降香10g　制乳香10g　党参10g　炙甘草3g　炒谷芽10g　10剂

五诊：最近因工作出差半月，身体一直很好，自己注意饮食应酬，胃痛并未复发。惟感尚然不能吃红烧荤腥，否则每见泛酸作恶，胃中不适。可见胃化尚弱，易于影响通降。调理应注意及此。多年病体，善后尚需一番工夫。前方去川楝子、延胡索、谷芽；加炒焦山楂，神曲各10g，间日1剂，调理1个月。

【按语】此例有几个问题值得探讨，①胃痛喜温按，似乎虚寒证。其实不然。因为此病有实质性损害，如溃疡、胃炎，定有营络瘀阻，如病灶的水肿，渗液，小出血等疮面刺激。后来还反映晚分隐痛。这是络瘀阴凝证，不通而痛，欲得按抑，是要活动内脏疮面，减轻刺激，以助其气机的流通。何况有面色晦滞，舌泛紫气，可以佐证。不是虚寒病情，应加辨识。②得小食亦安，亦似中虚欲食症，但泛酸醋心，气逆作恶。欲得小食，是借此中和胃酸，有利于胃气的下降。并不是虚证欲得食。因而对此用药，一直从实证考虑，步步取得效机。总之，痛时久而有定点，大多属于血病。③这里用降香，乳香，三七等，是参酌丹参饮意，对溃疡胃痛有效。因为这些药，多有止血定痛，消肿生肌等作用。亦是采取外科方法，以溃疡比拟疮疡为治，临床是有效验的。

六、行气化痰治心烦便秘一例

车某，男，58岁，财务工作。

初诊：1999年10月26日。

主诉及病史：近年身体丰腴，纳食亦旺，而大便常坚，身感重滞。晨起痰多，但少咳嗽。性情易于急躁，有时烦不安寐，便秘则诸症亦加。

诊查：阳痿年余，气色晦滞。脉细；舌胖淡红，苔根腻。血压不高，心脏亦可，无烟酒嗜好。

辨证：分析此证，脉细而不弦，舌胖淡红而不赤敛，身重滞而不躁动，气色晦滞而不泛赤，却又心烦便秘。此证明显不是痰火亢阳，而为痰阻气滞，气郁不化，又心肾有病。肥人多痰，前贤早有此说，而心肾之变，既是气郁，又是神思间病。如此有形无形兼伤，比较复杂。

治法：先为行气化痰，待痰消气顺，则诸症可调。方从黄连温胆参四七汤意。

处方：姜川连4g　法半夏10g　陈皮7g　茯苓10g　焦枳实10g　全瓜蒌(杵)10g　天竺黄10g　川贝母7g　石菖蒲10g　远志肉10g　厚朴花7g　佛手片10g　炒竹茹5g　7剂

二诊：大便已通，性情亦畅。按理应得痰化气行，精神气爽，但仍感重滞。晚间欲得起坐，似乎胸闷不能呼吸，甚时一夜几次。入寐又即打鼾，声气很高，呼之浑然不知。脉转细而滑，舌苔无大变化。这是痰浊上逆，似有蒙蔽神明之势！原议加白金丸，加强行气化痰。原方加陈胆星10g，7剂。另用广郁金100g，研粉，明矾粉100g。二药粉和匀，面糊丸，分作30份，每早晚各服一份，开水送下。

三诊：初服大便已通，再服又较艰解。仍然气滞不通之象。但重用白金丸，有效，晚间起坐已少，有时太息几声即行。鼾声、吐痰亦减。痰浊之病，总宜开化，下不通则必上逆，几乎成为变化规律。前方出入，豁痰通腑。前方去全瓜蒌，加炒萝卜子(研)10g、芦荟3g，10剂。白金丸继续配服。

四诊：药后腹中转气，连日得大便，神清气爽，痰少寐安。性情得到宽缓了。气色晦滞亦已改善。晚间起坐亦很少，鼾声亦小。舌胖已敛。痰浊渐得开化，病情确有转机。

姜川连3g　法半夏10g　陈皮7g　茯苓10g　炒枳壳10g　天竺黄10g　川贝母7g　陈胆星10g　石菖蒲10g　炙远志10g　厚朴花7g　佛手片10g　芦荟3g(间日一服)　生萝卜(打)30g　10剂

白金丸继续配服。

五诊：大便通顺，很感轻适。有时偶感烦闷，又易影响睡眠。真是有形之痰易治，神思间病难疗，尤其步入老年之人，要多自寻潇洒，放开襟怀，就能怡然自得，心无挂碍，这是最好的不药之药。效议加味。四诊方加炒竹茹10g，10剂。

六诊：诸症改善，精神亦爽。丸以缓调，巩固疗效，还当节食怡情。

丸方：北沙参80g　丹参80g　川百合80g　炒合欢皮60g　法半夏80g　陈皮50g　茯苓80g　炒枳壳80g　川连30g　天竺黄80g　川贝母70g　石菖蒲80g　炙远志80g　厚朴花70g　佛手片80g　陈胆星80g　芦荟25g　泽泻80g　焦楂曲各40g　一料

上药共为细末，另用炒竹茹50g，生萝卜片200g，煎浓汤泛丸，梧子大。每日2次，每次10g，开水送下。

又，白金丸继续配服1个月。

七、升阳分清治愈暴泻一例

丁某，男，83岁。

初诊：2001年4月28日。

主诉及病史：26日下午放晴，出门散步，回家躁热，脱衣受寒；又加果食相杂。晚饭后即腹部阵痛，矢气下迫，随之大便泄泻，势急犹如喷射，水粪杂下。此后即小便少、亦不矢气。至27日晨，又腹中阵痛，随之泄泻如水，几无粪滓。当时尚能少食，服了藿香正气丸，黄连素片，未能见效。临晚又腹痛欲泻，但不爽，仅得稀便少许而止。至夜半后，睡中似觉腹痛，欲矢气，但又迷糊困睡入寐。至晨5时，发觉遗屎一床，糟蹋半身，狼藉不堪。急起，移时又作泻，仍然水多粪少。

诊查：形体畏寒，腹中不适。脉弦滑；苔根腻。

辨证：分析病情，此为寒温外袭，饮食内伤，气机逆乱，郁极乃发，成为暴泻，湿泄之病。

治法：和中化气，分别清浊。方从痛泻、五苓、芎曲合参。

处方：白术10g　防风10g　陈皮7g　白芍10g　桂枝10g　茯苓10g　猪苓10g　川芎7g　焦楂曲各10g　炒车前子(包)10g　川连4g　煨木香10g　青荷叶10g　3剂

二诊：服药一剂，未减，仍然痛泻，但粪滓见多。又连日阴雨，气闷不适，纳谷较差。湿阻气滞尚甚。再加藿香正气丸10g，包煎。药效即显，腹痛缓，小便利，并得微汗，矢气，仅泻一次。三剂药尽，一场风波告平。

【按语】寻思本病，为何如此急暴？盖由寒温相杂，邪积两伤，气机为之逆乱，郁极乃发，邪甚而正气被遏，莫能阻挡，所以来势凶猛。但中气逆乱，为何不成霍乱，而上吐下泻？其因亦当有二：①体质问题，原本脾弱便溏，已经有年，虚处最易受邪，所以一病即脾虚下陷，病变亦形成暴泻，湿泄，有降而无升。②与发病时令有关，正在春季（尚未立夏）春病多风泄，因为风性善行速变，风邪又易侮土，所以邪积两伤，一变就成为暴泻、湿泄，其势亦一往下趋而莫制。假如病发在夏秋，湿热蕴蒸，挥霍缭乱，可能就要上吐下泻了。总之，这是邪积两伤，脾虚又招木侮的病情。

再从方中用药思路来看，以痛泻要方为首，和风木而崇脾土，有升阳泄浊之功；五苓散化气分清，能利小便而实大便；芎曲善治湿泄，李时珍赞赏备至；香、连行气化湿，又是泻痢名方；又加荷叶为之引使，着意于搜风升清。协同诸药以共成"下者上之"的妙用。总之，防风、桂枝、川芎、荷叶，是大力搜风升清，挽回暴注下迫之势；同时配伍四苓、陈、香、曲、车、连、芍，和中扶脾，化气分清，正合当前肝脾两伤病情。药病相当，所以见效亦自较速，较佳。

八、重视脾肾治虚损一例

陈某，女，46岁，职工。

初诊：2000年5月10日。

主诉及病史：体弱有年，时常如感冒，头痛鼻塞打喷嚏。同时形寒自汗，汗多又畏风，并感手足心有凉气出，无分季节，要用手套，着厚袜。中西药并进，有时小效，总不能改变局面。

诊查：形神疲乏，寐差，梦多，动作迟钝。纳谷少，间且作胀，大便亦少，或结或溏。月经已乱，性欲淡漠。舌苔薄滑腻，脉细而濡。如此已经一年多。经过多种检查，有些疑问，但未明确某一种病。

辨证：分析病情，上中下三焦证候纷呈，风邪伤孔窍，胃肠欠运化，而又营卫不和；下焦阴阳俱衰。如此复杂变化，病情已入损途。

治法：上下均病，只当先治其中；而虚损久病关键，亦要守住脾肾。姑仿黄芪建中法，随症出入。

处方：川芎 5g　白芷 10g　防风 10g　苍耳子 10g　石菖蒲 10g　黄芪 15g　桂枝 10g　白芍 15g　炙甘草 4g　白术 10g　陈皮 7g　砂仁末（后下）4g　仙灵脾 10g　巴戟肉 10g　煨生姜 5g　大枣 5个　7剂

二诊：服第一次7剂药，疗效很好。头痛愈，鼻塞通利；睡眠亦好。形寒自汗减轻，恶风一症亦见好；手足心凉气亦少了。再接服七剂，疗效即不如前。天气连日阴雨，头又觉重，特别胃纳差，大便溏，脘腹作胀，嗳气不爽。自汗肤凉粘腻。舌苔亦较厚。寻思此变，还属脾虚不胜外湿，天人不相适应了。时令将入黄霉，这是一个坏讯号！权为邪正兼顾，复入平胃，理气化湿，观动静再商。前方去苍耳子、黄芪、姜、枣，加广藿香 10g、苍术 10g、姜川朴 7g、大腹皮 10g，7剂。

三诊：胃纳较加，脘腹胀除，多矢气，大便亦成形。自汗恶风好转，舌苔亦化。湿邪退，胃气开，再重扶正。二诊方去石菖蒲、苍术、川朴、大腹皮，加黄芪 15g、党参 10g，10剂。

四诊：头重鼻塞已除，仅感鼻中作痒，偶尔作嚏即舒。自汗畏风尚存，但好转，肌肤不凉了。不过，不能吹电风扇，更不能接触空调冷气。天气炎热，自感烦躁，有时心悸，夜寐又差。口干喜热饮，不能吃水果。这种虚体，真是不耐寒，又不耐热。适时为故，注意暑令，生脉合桂枝加龙、牡。

党参 10g　麦冬 10g　五味子 5g　桂枝 10g　白芍 10g　甘草 3g　龙骨(先煎)15g　煅牡蛎(先煎)15g　白术 10g　陈皮 7g　砂仁末(后下)4g　茯苓 10g　广藿梗 10g　10 剂

五诊：上药断续服了 1 个多月，暑令勉强度过了。纳便尚然欠佳。不能稍为食杂，食杂便会作胀作嗳，矢气频多。甚至腹痛作泻。稍为受凉，又易咳嗽痰多，有时吐脓痰。自感痰从鼻后窍出，可能还是同前头痛鼻塞有关。形寒自汗仍有，虽不甚，总有恶风感。脉细，苔薄腻。脾胃薄弱，营卫不和，补消兼行。

黄芪 15g　桂枝 10g　白芍 10g　炙甘草 4g　防风 10g　白术 10g　姜半夏 10g　陈皮 7g　茯苓 10g　白芷 10g　炙鸡内金 10g　焦楂曲各 10g　糯稻根须 30g　10 剂

六诊：秋风送爽，体气亦有改善。自汗稍敛，胃纳亦可，咳痰已平。惟秋凉独先知，比别人要多加衣了。近因工作稍劳，心虚时悸，寐中亦要惊醒，虚汗一身。这种动辄反复，在虚损病人是不足为怪的，因为适应性差，抵抗力差，所谓虚多生变。只要步步为营，及时调理，可以恢复健康的。效方加减再进，复入养营安神药。五诊方去半夏、白芷、炙鸡内金，加当归 10g、柏子仁 10g、龙骨(先煎)10g、牡蛎(先煎)10g，10 剂。

七诊：天气已临小阳春，体气亦多好转。特别新谷登场，粥饭均香，已经有精神了。惟一问题，尚有畏寒，手足发凉气，虽然较过去是见轻了，但总似有个病根子。饮食亦只能小心从事，否则腹胀便泄，会随之而来，气色已转明润，并能少少操持家务。脉细已见滑象；舌苔薄腻，接近正常。这是营卫渐和，脾肾之气来复，殊属佳境；但善后调理，尚得一番工夫，调补脾肾。

处方：黄芪 15g　桂枝 10g　白芍 15g　炙甘草 4g　防风 10g　白术 10g　党参 15g　当归 10g　柏子仁 10g　仙灵脾 10g　补骨脂 10g　陈皮 7g　茯苓 10g　焦楂曲各 10g　糯稻根须 30g　10 剂

此药一剂可作两天服。

八诊：诸症续有改善，病情已进入坦途，要求膏方缓调，促其康复。调补脾肾，兼顾心肺。

膏滋方：炙黄芪 150g　桂枝 100g　炒白芍 150g　炙甘草 40g　防风 100g　白术 100g　党参 150g　陈皮 70g　茯苓 100g　木香 70g　当归 100g　川芎 50g　柏子仁 100g　炒枣仁(杵)100g　五味子 50g　仙灵脾 100g　巴戟肉 100g　补骨脂 100g　益智仁(杵)100g　焦楂曲各 100g　煨生姜 30g　红枣 50 个

上药一料，熬清膏，冰糖 500g 收膏。每日两次，每次 1 匙，开水冲服。

九、痛经见寒凝气滞，辨肝心脾肾施治一例

陈某，女，29 岁，电厂化验员。

初诊：2000 年 7 月 29 日。

主诉及病史：痛经多年，经前乳胀，尤其下腹部又痛又胀，遇寒更甚，必得经血畅行，其痛才缓。

诊查：经色暗淡，而周期尚可。纳谷一般，大便时溏。脉细；苔薄腻浮黄，质稍淡。

辨证：肝脾两伤，气滞络瘀，脾虚湿胜。

治法：气血两调。逍遥散合当归四逆汤。

处方：柴胡 7g　防风 10g　白术 10g　茯苓 15g　川芎 7g　当归 10g　炒白芍 15g　桂枝 10g　吴萸 4g　生姜 5 片　炙甘草 4g　乌药 10g　益母草 15g　14 剂

二诊:10 月 9 日。药后腹痛见轻,大便亦有改善,但又解而不爽。畏寒易汗。营卫尚弱。脉细苔薄腻。效议加味。原方去乌药,加炒党参 15g、广木香 7g,14 剂。

最近检查:发现肝左右叶均有血管瘤。左叶见 1.8cm×1.9cm,稍强光团,边界尚清;肝右叶见 0.8cm×0.9cm,稍强光团。临床无明显症状,怀疑曾有过血吸虫病。

三诊:11 月 21 日。经前腹痛几平,经色亦较正常,但乳胀尚存。性情躁急,右胁下觉痛。大便仍溏,并有解不尽意,畏寒。脉细,苔薄舌较嫩。肝脾两病,治有改善,调理巩固,逍遥合归脾。

处方:柴胡 7g　白术 10g　茯苓 10g　黄芪 15g　防风 10g　党参 15g　益智仁(杵)10g　当归 10g　白芍 15g　川芎 7g　广木香 7g　焦楂曲各 10g　生姜 3 片　桂圆肉 10 个　14 剂

四诊:月经正常,气色亦渐荣润,但婚后年余,尚未受孕,当为月经不调之故。现在体气已渐恢复,希能助其怀麟。法为固本培元,补中寓通,周流气血,肝脾肾同调,基厚自能受孕。

膏滋方:炒熟地 150g　怀山药 150g　枸杞子 150g　当归 150g　川芎 100g　炙黄芪 150g　党参 150g　苍白术各 150g　茯苓 150g　炙甘草 50g　陈皮 100g　炒川断 100g　炙杜仲 100g　茺蔚子 150g　菟丝子(研)150g　红花 100g　丹皮 100g　炙地鳖虫 150g　玫瑰花 50g　焦楂曲各 100g　老生姜 70g　红枣 100g　桂圆肉 100g　冰糖 600g 收膏　一料

药后有娠,足月生一子。

【按语】此例痛经病,调治很顺手,先用逍遥合当归四逆,调肝脾而温经;继用逍遥合归脾,调心肝脾而养血,改善痛经。最后用十全合奇经药,补中寓通,调肝脾肾而固本培元,竟得怀麟,可以说是大功告成了。

十、行气活血治愈经病便秘一例

孙某,女,46 岁,银行职工。

初诊:2000 年 3 月 10 日。

主诉及病史:自初潮即痛经,婚后又几次刮宫,上环又去环,胞宫损伤太多了。近年月经错乱,行止无常,医生讲可能是绝经前症状。现已停经二三个月了。在以前行经时,每先腹痛,喜得温按。两乳作胀,有过小叶增生。面色晦滞,斑点较多。同时大便经常秘结,自感一身气滞。困重怕动,每出差一次,须得休息 10 天半月。为人爽快,但性情急躁。

诊查:近有阴痒,但白带不多。脉细而涩;舌稍胖,苔腻,隐紫气。

辨证:腹痛色晦,便秘脉涩,不属虚证,当为气滞血涩。

治法:和营通络,调理冲任。方从四逆散、桂枝茯苓丸加味。

处方:柴胡 7g　炒青皮 10g　焦枳实 10g　白芍 10g　丹皮参各 15g　炒生地 10g　当归 10g　桂枝 10g　茯苓 10g　桃仁泥 10g　制大黄 7g　7 剂

二诊:4 月 5 日。药后见效很快,服两剂药后,即大便通解。三剂药后,月经来潮,血色鲜红,毫无腹痛,3 天而净。这是最爽快的一次行经。自感一身轻松,眠食都香。很感欣慰,自己又连服两周。目前大便已经每日能解,周身澌澌有汗。腹部已无板滞感,得转气更舒。但乳胀尚存。舌胖已敛,脉尚未和。而这是气血渐能通和的佳象。效议再进一步,久病增强通络,观其下次经行如何。前方枳实改枳壳,去桃仁,加炙地鳖虫 10g、炙蜣螂虫 10g,14 剂。

三诊:4 月 18 日。上次经后 20 天,月经又至,按以往行经常例在 21～22 天,这次应属正常行经。既无腹痛，亦无乳胀。而经色发暗黑，三天即净，很爽利。当是和营通络的显效，气络通行，瘀滞得去，所以月经转入正常运行，按期而至了，自己亦感身轻舒适。大便亦能间日一解，腹中气舒。纳谷可，有食欲。睡眠间时较差，易兴奋。寐差则又身困欠适。面部晦滞斑点，自己已感到润泽，不似过去粗涩了。脉细尚有涩意；舌苔罩薄黄腻。余邪未净，效议出入。目前气滞症状改善，经色却见瘀黑，据此调整用药。二诊方去青皮、枳壳，加焦枳实 10g、川牛膝 15g、桃仁泥 10g，14 剂。

四诊：5 月 16 日。月经 20 余天又至，可以说是正常行经。但此次经前又见腹痛，另有特点，痛位在左小腹，并感局部内冷，欲得温重按。第一天尽下水与带浊，第二天才见经血，已无污黑色浊物，稍有红色小块，3 天而净。间有白带。为什么突见此变化？作妇检追查，报告：患者原有左小腹肌纤维瘤，仍然存在；子宫肥大，后倾。镜检白带，脓球＋＋＋。问题明白了，不是病有什么变化，而是宿疾暴露了。原法对路，再为加减，继进。

柴胡 10g　炒青皮 10g　炒小茴 4g　桂枝 10g　茯苓 10g　丹皮参各 15g　桃仁泥 10g　当归 10g　白芍 15g　白芷 15g　制大黄 7g　炙地鳖虫 10g　炙蜣螂虫 10g，14 剂。

五诊：6 月 1 日。月经又如期而至，量多有血块，色稍暗，但已无污黑浊物。稍有乳胀，腹痛，痛点仍在左少腹，但经血通行，腹痛即止，自感轻爽，可见病情改善了（每次经行流畅，就感腹中舒适，这说明其中定有瘀血留积，欲得排泄）。白带减少，亦无臭气。大便一直通顺，间日一次，亦已恢复正常了。纳食正常，面色晦滞转亮，斑点亦淡。脉细略涩；舌苔薄白腻，尚稍隐紫气。原方加益母草 15g，14 剂，调理巩固。

后以逍遥丸、桂枝茯苓丸收功。

【按语】此例证候，比较复杂，虚证实证并呈。当初着眼于宫损经愆，困重少气。作为虚证处理，养血温经，半载未能扭转局面。以后认定气滞血瘀为壅疾，胞宫大肠均属于腑，应该以通为主，行气活血，取得节节效机。虚实两途，得失明显。前贤常说，痛证是没有补法的，气滞必须疏通，瘀血大法攻消，便秘更需通腑，临证不能疏忽。再说此病的困重少气，懒得怕动，亦当属于"大实有羸状"的类似反应，即气血经脉壅塞，是假虚真实证，因为同时见脉涩、舌紫、腹痛、大便秘结等症，可以鉴别，毋庸怀疑。

【编者评注】丁光迪教授出身中医世家，既承家学，又私淑恽铁樵、陆渊雷两位大家，因而理论基础十分雄厚。临床、教学及科研皆能得心应手。几十年的临证经验使其处理疑难证候时每能左右逢源。对内科脾胃病和妇科病造诣尤深。本集所收内、妇科医案，看似平常，却是匠心独具，哲理蕴含其中。

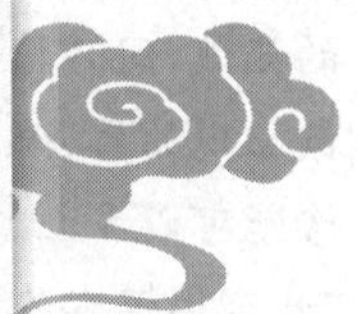

王少华医案

【生平传略】

王少华，1929 年生，汉族。主任中医师。江苏省兴化市人，历任兴化市中医院名誉院长，兴化市中医学会会长，泰州市中医学会副会长，江苏省第一届中医内科学术委员会委员，江苏省名中医，1992 年获国务院特殊津贴。王少华出身于中医名门世家，1957 年毕业于南京中医学院医科师资班，分配至河北中医学院任教，先后任本草方剂教研组组长，中医基础理论教研室主任。擅长温病、血证、肝病、脾胃病等，诊治疑难杂证甚多，崇尚景岳学说，提倡双向疗法，常用变法取胜。科研硕果累累，在《中医杂志》、《浙江中医杂志》等刊物上已发表理论探讨、临证心得、病案讨论、医案医话、教学体会等共 170 余篇文章，并有《中医诊疗阐微》专著问世。

一、泻南补北治狐惑一例

曹某，女，33 岁。

初诊：1998 年 5 月 18 日。

主诉及病史：患白塞病已近 5 年，曾赴上海求治 4 次，疗效不显。

诊查：口唇、舌畔、舌下、上腭、前后两阴有 0.3～1cm 大小溃疡十余处，痛甚，泛恶吐沫，腰府酸楚，汛水先期而量多，带下连绵不断，色黄、质稠、气臭。脉濡数，舌偏红、苔黄。其狐惑之疾矣？即以其法治之。

处方：生甘草　炒黄柏　苦参　细木通　淡竹叶　制半夏各 10g　淡黄芩 6g　川雅连 3g　土茯苓　赤茯苓各 30g　5 剂

另用苦参、蛇床子、百部各 40g，金银花 20g。10 剂。每晚 1 剂，煎汤坐浴。

复诊：呕恶已止，余无进展，前方加生石膏 30g。5 剂。

三诊：5 月 28 日。两投苦寒燥湿、清热泻火、杀虫之剂，不特溃疡如故，舌反干而欲饮，腰酸益甚，得毋为肝肾阴虚之由耶？夫火热固宜清泄，而阴伤又当滋填，仿泻南补北法。

处方：生地黄　熟地黄（砂仁 3g 拌）　黑玄参　大麦冬各 15g　女贞子　怀牛膝　竹叶各 10g　生大黄（后下）　淡黄芩各 6g　生甘草 5g　土茯苓　赤茯苓各 30g　川雅连 3g　5 剂

另用苦参40g，炒黄柏、儿茶各20g。10剂。每晚1剂，煎汤坐浴。此方服用后，大便转软，日一行，唇、舌、上腭处溃疡逐渐收敛。

四诊：6月1日。前内服方去赤茯苓，加生黄芪15g。5剂。

五诊：6月7日。五投壮水泻火之剂，药证相合，唇、舌、上腭破碎处已愈合，前后两阴溃疡亦敛十之六七，日前经行量减过半，带下亦有好转。前方去大黄，加党参20g。10剂。外用坐浴药用三诊方。五诊方服后即瘥。7个月后曾小发作，仍投四诊方而愈。

【按语】《金匮要略·百合狐惑阴阳毒病脉证治》中有"蚀于上部"、"蚀于下部"和"蚀于肛者"的记载，同时指出："蚀于喉为惑，蚀于阴为狐"。巢元方更具体地指出："蚀于阴肛为狐"。这与本例出现的唇、舌、上腭、前后两阴溃疡为主的症状颇相吻合，因而就中医的角度而言，本例的狐惑诊断可以成立。《诸病源候论·伤寒病诸候下·伤寒狐惑候》谈及狐惑的成因时一语中的地说："此皆由湿毒气所为也"。后世医家多遵此说，如赵以德《金匮方论衍义》认为是由湿热蒸腐气血而成；吴谦等在《医宗金鉴·订正金匮要略注·百合狐惑阴阳毒》中以"余毒与湿䘌之为害"立论。就本例而言，病机当为湿热酿毒，内蕴足少阴、足厥阴、足太阴、足阳明之分。查"肾司二阴"，阴器为肝脉所络，而舌为脾胃之外候。其中的肾脉"循喉咙，夹舌本"，肝脉"下阴中，环阴器"，脾脉"夹咽，连舌本，散舌下"，胃脉"夹口环唇"，今邪踞肝肾脾胃四经，循经充斥为害，以致上下部俱见蚀烂。又久病必虚，证近五载，已成气阴两虚局面。至于立方遣药，一、二诊仿仲圣治狐惑法，并取其内服外用方——甘草泻心汤、苦参汤增损，连续旬日，成绩平平。后思前此曾以养阴益肾法扶正为主治愈白塞病例，此患者10多年来，经行先期而量多，似此阴血焉得不亏！且腰酸、舌红，服苦寒清热降火剂，舌红未淡而反干燥，下焦肝肾之阴耗损可知。于是三诊时改用泻心汤以泻南，增液汤加女贞子以补北，掺入土茯苓、赤茯苓以祛湿毒，大黄釜底抽薪，使邪毒下泄，再以牛膝下行，果然合拍。奏效后，四诊增以黄芪，五诊再入党参，以益气扶正生肌，标本兼顾而收全功。

二、甘温除热治外感一例

张某，男，55岁。

初诊：1998年10月24日。

主诉及病史：自幼形瘦，成年后劳倦太过，致伤中州，恙初中脘胀痛，胀甚于痛，胃呆少纳，食后则胀痛益甚，坐卧则安，噫嗳不适，甚则泛恶，呕吐痰水，肠鸣，大便干，日或间日一行。病经9载余，中气益伤，无怪其面色萎黄，神情疲惫等虚象毕露。今岁入夏后，又增腹胀而坠，由此饮食益废。询得平昔感冒无虚月，8日前沐浴后汗出当风，不旋踵而鼻塞流涕，暮夜寒热交作，寒重于热（体温39.2℃），无汗，口中和，不欲饮，咳嗽痰白，略喘。

诊查：诊其脉不浮不数而反濡缓，舌正红、苔白而粘。

辨证：虚人外感。

治法：当补散兼施。

处方：生黄芪　潞党参　云茯苓各20g　冬白术　苏子　玉桔梗各10g　关防风　薄橘红　粉甘草各3g　苏叶　前胡各6g　生姜3片　大红枣5枚　2剂

复诊：10月26日。寒热悉退（体温36.2℃），咳嗽未已，痰白而粘，前方去苏叶，加法半夏、枇杷叶各10g。5剂后，外感咳嗽即瘥。

【按语】本例于1990年12月16日曾作上消化道摄片检查，报告为慢性胃炎，胃下垂9cm。1998年5月23日复查报告为胃小弯溃疡，胃下垂11cm，迭服多种西药罔效。此次外感寒热不退，无汗，已进活人葱鼓汤及西医用先锋霉素点滴3日，均不应。接诊时考虑到患者常病胃疾，中气久伤，卫外无权，以致外感频发。寒热9日，无汗，治宜发表，使邪随汗出，然此前已用辛温发表剂，苦于气虚之体，无力运用汗源，以致药后未得汗出。遂用玉屏风散合参苏饮增损。查玉屏风散具益气固表之功，原为表虚自汗及中虚卫阳不振、易感风寒而设。方中黄芪得防风，则补中有散，虽补而不留邪；防风得黄芪，则散中有补，虽散而不伤正。又黄芪与白术同为甘温之品，本例选用玉屏风散，也寓有甘温除热之意。另一方参苏饮功能益气解表，行气祛痰，其适用范围为气虚体弱、外感风寒而恶寒发热，咳嗽胸闷者。本例有气虚型胃痛病史，新感外邪发热不退，用上述两方合为复方，果得1剂热减，2剂热除。通过本例的治疗，从实践中证明《脾胃论·饮食劳倦所伤始为热中论》中关于"脾胃之气下流，使谷气不得升浮，是春生之令不行，则无阳以护其荣卫，则不任风寒，乃生寒热，此皆脾胃之气不足所致也"的论述实乃经验之谈，因而是正确的。

三、引火归原治喉痹一例

黄某，男，41岁。

初诊：1996年7月11日。

主诉及病史：患者原不嗜酒，客岁新春，亲友聚会，强饮烈性酒后，翌日即咽喉疼痛，多次用西药抗生素，中药苦寒清利咽喉、甘寒养阴等罔效，于邻市特来就余诊治。

诊查：望诊局部红赤而润，语音较低，口中和，不欲饮。舌红而嫩、苔薄白有津，脉虚细而数，按之无力。询知肾泄6载余，日必便溏3～4行，序届小暑，而四末欠温。

诊断：喉痹。

治法：其咽喉赤痛，似属火象，实为浮阳，当引火归原，"于阴中求阳"。仿仲师方，金匮肾气丸主之，桔梗汤亦主之。

处方：淡附片　粉甘草　射干各3g　上肉桂1g　熟地黄(西砂仁2g拌)12g　山萸肉　怀山药　建泽泻　云茯苓　玉桔梗　怀牛膝各10g　粉丹皮6g　1剂

复诊时自述无不良反应，遂将前方中的附片、肉桂各加1g。2剂。

药后咽喉痛减十之七八，红赤渐隐，原方再服2剂即瘥。

改方先后用四神丸、连理汤、参苓白术散加大黄，续治月余，肾泄亦向愈。

【按语】本例患者咽喉疼痛不属实热，其可辨之处如下：①咽喉虽红而润；②脉虽数而虚软无力；③舌虽红而嫩，有津，且不渴；④患者年逾不惑，《素问·上古天真论》云："丈夫……五八，肾气衰"，又罹虚寒性肾泄6载；⑤虽无形寒怯冷之象，却有炎暑肢清之征；⑥咽喉疼痛一载有半，已进寒药多剂无效而肾泄增剧。"寒之不寒，是无火也"的训言，应予考虑。再者，"少阴绕咽"，该患者咽喉之所以色红疼痛，实乃肾火循经上炎所致。《景岳全书·传忠录》指出："凡病有不可正治者，当从阳以引阴，从阴以引阳，各求其属而衰之"。以此用金匮肾气丸补阴扶阳，滋水壮火，以引火归原；复入甘草、桔梗以清在上之虚火，再加入射干以理喉痹，牛膝以引火下行，俾成上下分消之势。药证相对，症情迅即缓解。

四、补火生土治经迟一例

董某，女，35岁。

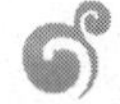

初诊：1997 年 3 月 5 日。

主诉及病史：肾气不充，二九而地道始通，癸水三四月始一潮，色或淡或暗，量少，仅及常人十之二三，不足两日即净。

辨证：似此血海空虚，孕机甚少，无怪其结缡十一载而犹未孕也。阿姑弄孙心切，不得不斟酌者再。细审是证，经之迟缘于血虚，血不足来自脾弱，中土亏实因火微。不尔，何以便溏甚则飧泄，初由日一二行至刻下日四五行，历时十九载而不愈耶？询得胃呆少纳，脘有胀时，每进少量荤食，辄肠鸣腹痛增剧，大便日达七八行，且完谷不化。它若面黄色萎，神疲乏力，腰酸腿软，形寒怯冷，带下连绵不断，色白质稀无臭气，近年来自远房闱。脉沉细少力，舌淡红、苔薄白。

诸症无一非脾土亏乏、命火不足之象，故迭进扶土之剂始效而终不效者，盖治未及火耳！

治法：仿隔一隔二之治，效补火生土之法，止泻在斯，调经亦在斯。

处方：淡附片 5g　上油桂　淡干姜各 2g　鹿角霜　茅术　白术　菟丝子　当归身(酒炒)　山萸肉各 10g　潞党参　焦山楂　焦神曲各 15g　怀山药　熟地黄(砂仁 3g 拌)各 12g　7 剂。

复诊：3 月 12 日。前仿右归丸合理中汤意立方，药后颇合病机，大便日仅二行，稍成形，腹痛肠鸣已减过半，形寒亦有起色，佳兆也，再益火以生土，作正本清源之计。前方去当归身，加川杜仲 15g。7 剂。另紫河车 1 具，焙干研极细末，胶囊装，每晚入睡前服 6g，桂圆 5 枚煎汤送服。

三、四诊：3 月 20 日、3 月 27 日。大便已成形，日或间日一临圊，鲜有日二行者，惟茹荤则便次增多而质溏薄。三诊去菟丝子，加云茯苓 20g。7 剂。四诊去焦楂曲，加焦谷麦芽各 10g。7 剂。另紫河车 1 具，服法同前。

五诊：3 月 30 日。患者来云，四诊方刚服完第 2 剂，昨暮月水仅错后 9 日即潮，问如何处理。询知经色初起尚淡，今晨已转鲜，量亦较以往增多。嘱续服原方，另加全当归、京赤芍各 10g，川芎 6g 于前方中，使成四物汤，意在活血。经期用此，寓因势利导之义。此后停汤药，仍以右归丸、理中丸合四物汤，加紫河车、巴戟肉、黄芪、清阿胶、制香附等制成丸剂内服。至 1998 年元旦后，因诸恙悉除，月水仅错后四至七日即潮，一切已若常人，遂停服丸药。同年 9 月怀孕，翌年 5 月育一女婴，产后母女均健康。

【按语】本例月经较之正常人晚潮 4 年，意味着肾气不充，先天不足，以致多年来历三四月始一行经。随着年龄的增长，汛期且有愈来愈迟的趋势。加之脾气有亏，运化失职，于是便溏多载，后天又伤，气血生化之源枯竭，冲任空虚，月经始终错后不复。患者虽经治疗，不仅养血和血调经无效，以后迭进香砂六君子汤、参苓白术散，乃至理中辈从脾论治，疗效亦不尽如人意。笔者接诊时，认为从其见症来看，用药针对中州确有必要，但张景岳指出："凡脾泄久泄者，大都与前治脾弱之法不相远……且久泻无火，多因脾肾之虚寒也"。今患者不仅脾虚见证显然，即肾虚寒之腰酸腿软、怯冷、自远房闱等症状亦纷至沓来。治中既已不效，非峻补命门不可，于是用右归丸以益命火，理中汤以温脾阳，守方长服未及 1 个月，而月经即一反数月始潮的多年惯例，仅错后九日即至，是乃穷本求源的不治之治，又方中熟地黄用砂仁拌，以免甘味药泥膈滞中；当归用酒炒，以防滑肠。凡此种种，均为古代医家善用中药，避短就长、去弊兴利之经验。

五、培土生金治咯血一例

宗某，女，24 岁。

初诊：1977 年 3 月 12 日。

主诉及病史：两载来，潮热骨蒸起伏不定，午后颧赤，不时咯血，量少，其为阴虚火旺，已不言而喻。况咳而有声无痰，显系肺受火灼所致。乃迭进秦艽鳖甲散以滋阴除蒸，频投百合固金汤以养肺润燥，如此立方，原无不合，奈何服药以还，不惟疗效阙如，且谷食不馨，纳减十之八九，神疲乏力，形体羸瘦，大便不实，日辄二行。舌不红而淡、苔薄，脉弱无力。

辨证：中气不足。病情之所以不退而进，似与此前过服苦寒伤中、甘润腻膈有关。

治法：调补中气，似为上策。

处方：潞党参　怀山药　生地黄　白扁豆各12g　云茯苓15g　野于术6g　上广皮　建莲肉　玉桔梗各9g　大红枣5枚　3剂

复诊：3月17日。

前仿参苓白术散意增损，咳呛十去其二，咯血渐止。若非金受土益，似不应有此转机。然纳谷不馨，饮食未增，中流无砥柱，尚不足恃。询得餐后且有胀意，仍属运化无权，再重治其中。前方去生地黄、大红枣，加西砂仁(后入)2g，玫瑰花1g。3剂。

三诊：3月22日。近3日来胃纳渐馨，知饥思纳，脘胀未起，大便日一行，质尚溏，中气有来复之兆；乃昨暮咳呛增剧，痰中血丝转多，虽无寒热表证，而鼻塞声重，加之渐有白色稀痰，凡此均可为冒风之佐证。拟寓散于补。

处方：潞党参　怀山药　白扁豆各12g　云茯苓15g　上广皮　建莲肉　玉桔梗各9g　净蝉衣3g　荆芥穗4.5g　鲜枇杷叶(布包)2片　2剂

四诊：3月25日。主以扶正和中以治本，辅以辛散疏风以理标，不特纳增、咳减、血少，且数月潮热之势亦衰。谓之正胜邪却固可，谓之母令子实亦无不然。伏思母气充旺虽能荫子，而子脏有亏仍可累母，两者不可偏废，而应兼顾为是。方取月华丸意。

处方：潞党参　怀山药　熟地黄各12g　云茯苓15g　天门冬　麦门冬　南沙参　北沙参　肥百部　玉桔梗各9g　粉甘草3g　京川贝6g　5剂

此后即以月华丸为基本方，服药过程中，虽小有反复，但病情基本稳定。至6月下旬，除清晨稍有呛咳外，他无所苦，遂停药。嘱注意营养、休息。

【按语】西医诊断本例为两上肺浸润性肺结核，右上肺有一小空洞。常服异烟肼、对氨柳酸，肌内注射链霉素等，症情一直不稳定。后加服中药秦艽鳖甲散、百合固金汤等，仍不应。笔者接诊时，即一反以往理肺治法而转以扶脾。使用培土生金的依据，除胃纳日减、神疲、便溏等辨证眼目外，还以脉舌为凭。假令此刻仍以阴虚火旺的肺疾为主要矛盾，则脉当虚数而不应脉弱无力，舌当红而不应淡。如此脉舌，则究属手太阴经虚热为主，抑足太阴经气弱为主，已泾渭分明。本例病初宗滋阴润肺法而病进，终用滋阴润肺法而病退，乍看似乎费解，实则关键在于是否顾及中州。开始专一以苦寒、甘寒从事，有伤中气，生化亏乏，后援不继，所以病情有增无已。笔者考虑到土为万物之母，气血之源，若金虽伤而土未损，则事尚可为，因而采用参苓白术散培土生金，果然中气来复，胃纳迭增，然后转入治肺，选择月华丸为主方。此方无苦寒伤中之弊，有甘润养肺之能；且取山药补中，寓肺脾同治之义。本例连续诊治3个月，症情较为稳定。6月28日摄片复查，报告为浸润性肺结核，吸收好转期，原右上肺小空洞已愈合。

六、滋水涵木治经闭一例

邹某，女，33岁。

初诊：1996年11月30日。

主诉及病史：结缡之初，16个月间半产者3，阴血未病先耗。尔后3载未孕。客春大产，乳少几近于无。今夏月汛于产后初潮，迄今闭经5个月。

诊查：大产后始则头目眩晕，心悸怔忡，寐少梦多，常汗出，心窝之分尤多；继之急躁易怒，不时火升，虽严冬仍喜清恶温，两手指震颤，消谷善饥，虽胃纳迭增，却又饮食不为肌肤，形体羸瘦，两颈侧轻度肿大，大便溏薄。脉细数，舌红、苔薄黄。

诊断：眩晕与瘿气两疾并见。

治法：养心、润肝、滋肾、濡胃以治其本，苦寒泻火、熄风、化痰、潜阳以理其标，仿杞菊地黄合程钟龄消瘰丸意。

处方：熟地黄(砂仁3g拌) 生地黄 怀山药 朱茯苓各15g 山萸肉 甘枸杞 黑玄参 天门冬 麦门冬 杭菊花 夏枯草 大贝母各10g 生龙牡各30g 川雅连3g 7剂

复诊：12月8日。前仿滋水涵木之意立方，药证相对，因得头目渐清，火升之势亦减，虚汗已敛过半，惟仍少寐，心悸，指颤，颈肿。证经一载于兹，已成缠绵之候，守方为是。前方去川连，加九节菖蒲10g。续服7剂。

以后加用过天麻、钩藤、胆星等熄风祛痰药，但滋水涵木大法未变。服药调理至翌年2月上旬，除颈侧稍肿，手指略颤外，他无所苦。仍守前意立方，以丸代煎方，并嘱调整心理，以冀复原。

【按语】本例患者于1996年9月赴南京军区总医院专家门诊查治，诊断为甲亢，经治后病情一度好转。未几因恼怒而复发，转求治于余。考虑到甲亢一证，相似于中医的瘿气。《诸病源候论·瘿候》认为此病的主因之一为情志所伤，所谓“瘿者，由忧恚气结所生”。《圣济总录》与《三因方》中记载的“气瘿”更贴近甲亢。综观邹姓患者诸见症，实由阴虚阳亢，火旺风动而起。例如眩晕、指颤，是乃肝风内动，所谓“诸风掉眩，皆属于肝”。它若易怒、火升、心悸、少寐、消谷善饥等，又是阴虚火旺之象。至于肝风之所以妄动，肝、心、胃三脏腑之所以火旺，实来自肾水亏耗，肝阴不足。因而论治之计，首当滋水涵木，此从因论治，不治之治，亦治本之计。同时佐以熄风潜阳、泻火祛痰，以善后。

七、培土制水治水肿一例

谭某，男，26岁。

初诊：1982年2月28日。

主诉及病史：患慢性肾炎已近2年，因全身浮肿伴腹水第3次住院治疗。实验室检查：尿蛋白＋＋＋＋，白细胞3～5，红细胞1～3，颗粒管型0～1，血浆总蛋白42g/L，白蛋白27g/L，球蛋白15g/L，诊断为肾病综合征。经用泼尼松、环磷酰胺、双氢克尿塞等治疗2周，病情仍不稳定。

诊查：面色皖白，神情疲惫，语声低弱，周身浮肿，按之没指，腹胀大如鼓(腹围88cm)，胃呆少纳，呼吸不利似喘，腰府酸楚，四末欠温，小便量少，大便溏薄。脉沉弱，舌淡、苔白腻。

辨证：脾肾两伤，势有水溢高原而致喘促之变。

治法：健脾温阳以治本，散水渗湿以治标，仿实脾饮合防己茯苓汤出入。

处方：生黄芪 赤茯苓各30g 冬白术20g 汉防己15g 猪苓 大腹皮 白商陆各10g 川桂枝 广木香各6g 淡附片 川厚朴各5g 炙甘草 生麻黄各3g 3剂

另500g重鲜鲤鱼1条，赤小豆100g，姜、葱各10g，煨熟，1日内服完，连续服3日。

复诊：3月3日。前投培土制水之剂，虽未见汗出而尿量大增，面浮已消，肢肿亦减十之四五，尤可喜者，腹胀锐减(腹围 79cm)，胃纳迭增，呼吸亦畅，中气渐复，邪水日消，药既应手，理宜再进。袁诗有云："莫嫌海角天涯远，但肯摇鞭有到时"。前方去麻黄，加生姜皮 1g。5 剂。续服鲤鱼赤豆汤 3 日。此后症情日有起色。

三诊时已下床活动，先后加用过五倍子、党参、山药、益母草、济生肾气丸等。至 3 月 18 日，水肿已全消(腹围 68cm)。实验室检查：尿蛋白＋，白细胞 0～2，血浆总蛋白 61g/L，遂出院。西药仅用维持量泼尼松，中药仍宗前意制成丸剂常服。

【按语】本例患肾病综合征 2 年，水肿反复出现，尿蛋白一直在＋＋～＋＋＋＋之间，往昔治疗除以西药为主外，亦常服六味地黄丸、金匮肾气丸等中成药，疗效并不理想。此次住院 2 周后加服中药，病情明显好转。当时考虑，中医虽无慢性肾炎病名，但历来治水肿者，均从肺脾肾三脏着手。凭证而论，本例当属脾气亏虚，中阳不振，由此水湿不行，外泛为肿，内停作胀。以往虽曾服六味、肾气之属，然治肾不及脾，只辨病，未辨证，故不效。周慎斋云："诸病不愈，必寻到脾胃之中，方无一失。何以言之？脾胃一虚，四脏皆无生气，故疾病日久矣。万物从土而生，亦从土而归，补肾不若补脾，此之谓也"。此言甚是。《景岳全书·肿胀·述古》条云："水肿本因脾虚不能制水，水渍妄行，当以参术补脾，使脾气得实，则健运而水自行"。基此，健脾补气为第一要务。由于本例虚中夹实，法当清补兼施，方选实脾饮合防己茯苓汤出入。本处方方义有四：①自始至终重用黄芪、白术。及三、四诊加党参、山药，其目的在于培土以制水；②方中用桂枝、附片，既寓"益火之源，以消阴翳"之意，更有"补必兼温"，借以最大限度发挥芪、术、参补脾功效之含义；③实脾饮中原有厚朴、木香和大腹皮，意在行气以祛水，正如张景岳所说的那样："水气本为同类，故治水者当兼理气，盖气化水自化也"；④《金匮·水气病》篇指出："诸有水者，腰以下肿，当利小便；腰以上肿，当发汗乃愈"，本例通身浮肿，并有喘势，此刻须防水溢高原，且腹笥胀大如鼓，理应采用"开鬼门，洁净府，去宛陈莝"诸治法，因而一则加辛散外透的生麻黄以发越水气，再则用防己、赤茯苓、猪苓以渗湿利水，三则用白商陆以逐水消肿。全方泻水与补脾兼施，理气与利湿同进，上、中、下并举，水肿得以较快消退。

八、泻木安土治泄泻一例

周某，女，32 岁。

初诊：1999 年 4 月 9 日。

主诉及病史：月水先后无定期，经量偏多，经色鲜，夹有紫瘀块，历时八九日始净，经前半月两乳胀硬且痛，拒按，经后则安，如斯者已一载有余。近年来急躁易怒，咽喉状若炙脔，吐之不出，咽之不下，胸胁痞满，迭进丹栀逍遥散、半夏厚朴汤，旋愈旋发。

诊查：据云旬前脘胁胀满，嗳嗳频作，胃呆少纳，食后则胀甚，脐腹下连少腹两侧作痛，痛则如厕，频转矢气，大便溏泄，日四五行。脉弦而数，舌畔红、苔薄白。

辨证：肝气素盛，值此春令木旺之际，乘其所胜而致痛泻也亦宜矣。

治法：泻木安土，肝脾同治，痛泻要方主之，四逆散亦主之。

处方：杭白芍 30g　黄郁金　宣木瓜　江枳壳各 10g　醋炒柴胡　关防风各 5g　泔制白术　上广皮各 6g　西砂仁(后下)　炙甘草各 3g　玫瑰花 2g

3 剂后腹痛止，脘胁胀满十消其七，惟大便尚不实，日一行。前方去木瓜、玫瑰花，加云茯苓 15g，薏苡仁 20g，续服 2 剂，诸恙悉平。

【按语】《灵枢·经脉》云："肝足厥阴之脉，循股阴，入毛中，过阴器，抵小腹，夹胃，属肝络胆，上贯膈，布胁肋”，且乳房属胃，乳头属肝，今患者月经先后期不一，加之经前乳胀痛硬，胸胁痞满诸症丛生，显系肝气郁于本经。至若急躁抑郁则咽喉梗阻，是为梅核气病，亦即半夏厚朴汤证。《医宗金鉴》指出其机制为“此病得于七情郁气，凝涎而生”。正由于抑郁戕肝，木乘土位，于是进一步形成肝强脾弱而致痛泻并作。追本溯源，则其本在肝，其末在脾，考虑到患者正值中年，根据中年治重在肝及“治病必求于本”的原则，当以疏肝为急务。然肝用之亢，常来自肝体失柔，于是以痛泻要方合四逆散加味。再根据《素问·五藏生成》“肝欲酸”及《素问·阴阳应象大论》“酸生肝”的经旨，除重用白芍外，还参入木瓜以增强酸味入肝以柔肝体，复入郁金、玫瑰花配柴胡以遂肝用。服药后肝郁得疏，气机畅达而痛泻减，复诊时加入茯苓、苡仁，健脾渗湿以竟全功。

九、阴中求阳治背寒一例

戚某，男，49岁。

初诊：1970年4月8日。督脉为统摄诸阳之脉，行于身之后，6载来洒淅形寒，脊背尤甚，虽时至炎暑，而犹非棉不温，若非督阳有损，焉得至此？审得阳事不兴，腰背酸痛强直，难以俯仰者已九易春秋，近四月又觉脊背有气攻冲，面色皖白，语声低微，胃纳欠馨，大便溏薄，每于鸡鸣之分临圊，日则一二行。脉细无力，舌淡有紫气、两畔多齿痕，苔白而滑。

治法：病在奇经，姑为温督壮阳。

处方：鹿角霜15g　菟丝子　熟地黄(砂仁1.5g拌)　川断肉　金毛狗脊各12g　生黄芪　甘枸杞各9g　上油桂3g　猪脊髓1条　煎汤代水

上药服10剂，形寒好转，脊背攻冲之气未再出现，腰酸亦略有起色。后连续复诊4次，均以上方为基础，略事增损，先后用过补骨脂、煨肉果、胡桃肉、紫丹参等，共服药50剂，除阳事未举处，他无所苦，遂停药。

【按语】《难经·二十八难》云：“督脉者，起于下极之俞，并于脊里，上至风府，入属于脑”。由于督脉循行于脊背正中线，又主一身之阳，有“阳脉之海”的称号，故督脉为病，多见阳弱而形寒怯冷，腰背酸痛，甚则呈伛偻状，治宜温壮督阳，用鹿茸、鹿角片、菟丝子、肉苁蓉、牛骨髓、猪骨髓、羊骨髓、小茴香等。由于肾为先天元阳之发源地，故治督阳亏损者，又常须补益肾阳，扶助命火。本例腰背酸痛强直，俯仰不能，与《难经·二十八难》所述“督之为病，脊强而厥”之意有相合之处。沈金鳌云：“年老伛偻者甚多，皆督脉虚而精髓不充之故”。此乃指高年而言，今患者甫届“五八”而见此象，是为早衰。又陈士铎论任督脉云：“二脉为胞胎之主脉，无则女子不受妊，男子难作强以射精”。叶天士云：“凡冲气攻痛，从背而上者，系督脉主病”。本例背寒六载，阳痿九年，脊背之分逆气上攻四月，据此诊为督脉亏损，谅无不合。治法方面，根据虚则补之的原则，在温壮督阳的同时，又参入熟地黄、枸杞之属以滋肾阴，一则寓养阴于温阳之中，所谓“善补阳者，必于阴中求阳，则阳得阴助而生化无穷”；再则督脉亦隶属于肝肾，地黄、枸杞益肝肾即所以扶督脉也。

十、阳中求阴治头痛一例

沈某，女，23岁。

初诊：1997年5月7日。

主诉及病史：七载前患流行性脑脊髓膜炎，经治后壮热即退，神识亦清，惟仍呼头痛，甚于前额、右颞及脑后之分，至深秋后，头痛始渐止。近七年来，每届春分季节头痛即作，入夏则痛势增剧，秋分后痛势渐缓，入冬后头痛暂停。

诊查：其痛也，起于辰巳之际，其势隐隐，午刻则痛增而胀，日晡后其痛即缓。眩晕耳鸣，两目干涩，口干不多饮，夜寐欠安，腰府酸楚，大便干结，小溲色黄，月经量多，经期头痛尤甚。脉虚数，舌偏红不燥、质胖嫩边有齿痕、苔薄白。迭进杞菊地黄丸、二至丸、天麻钩藤饮等，虽能使头痛减轻，但不能根治。

辨证：肝肾阴伤，虚风上扰，阴虚及阳之象。

治法：采用寓阳于阴，"于阳中求阴"法，改用左归丸加味。

处方：生地黄　熟地黄(砂仁3g拌)　石决明　川芎各15g　山萸肉　甘枸杞　菟丝子　怀牛膝　桑叶　菊花　嫩钩藤各10g　怀山药　龟鹿二仙胶(炖化冲入)各12g　5剂

复诊：5月12日。服前方颇合病机，头痛仅在右颞一处，且痛势十去其六，夜寐亦安，前方去山药，加煅磁石30g。5剂。

三诊：头痛已止，他恙亦相继减轻，复诊方续服10剂。

四诊：除偶有耳鸣、稍觉腰酸外，余无不适，于复诊方中加制首乌、穞豆衣、明天麻、川断肉制成丸剂服，并嘱明年初春复诊。

1998年2月27日诊。自述1997年服汤药后，不仅较往年提前4个月停止头痛，且迄今未发，一切已若常人。仍用四诊时丸方作预防用。1999年春再服前丸方，头痛均未发作。2000年停服丸方，症情稳定。

【按语】以养阴派著称的朱震亨，于《丹溪心法》头痛门中，将头痛在性质上分为痰、火、感冒、风热、气虚、血虚、气血俱虚诸型，部位上又分为正偏、六经诸型，没有明确地标立阴虚头痛。朱氏立论，对后世影响很大。尽管明代张介宾于《景岳全书》中有"阴虚头痛"的记载，而同时代龚廷贤的《万病回春》及清代程钟龄的《医学心悟》、张璐的《张氏医通》，以至集体创作的《医宗金鉴》诸书，论述基本上脱胎于《丹溪心法》。然而临床上的头痛病例，属阴虚者并不少见。本例头痛起于春温之后，而温为阳邪，最易伤阴，此其一。其二，发病季节为起于春，剧于夏，缓于秋，止于冬。发作时间为起于辰，剧于午，缓于酉。这类春夏剧、秋冬瘥，白昼剧、暮夜瘥的特点，乃阴伤的明证。因为春夏属阳、秋冬属阴，昼为阳、夜为阴。病阴虚者，理应遇阴则安，逢阳则甚。所以《景岳全书・传忠录》云："考之《中藏经》曰：阳病则旦静，阴病则夜宁。阳虚则暮乱，阴虚则朝争……阴虚喜阴助，所以朝重而暮轻"。此说甚是。其三，有目干涩、耳鸣、腰酸、便干，以及虚数之脉、偏红之舌等见症，阴虚头痛的诊断可以成立。问题是数年来迭进滋阴熄风之品虽能获效，但不能制止复发。余从舌体胖嫩及舌畔有齿痕等辨证上考虑到此乃阴虚及阳之象，改用左归丸为基本方于阳中求阴，且方中龟鹿二仙胶为血肉有情之品，切合症情，亦为有效因素之一。

十一、补气生血治类中风一例

马某，男，63岁。

初诊：1993年3月9日。

主诉及病史：类中风两月，神志虽清，而偏右手不能握，足不能步，瘫软无力，抚之欠温，已成半身不遂之象。迭进主以养血活血、辅以祛痰通络之剂，虽有小效，终不能起沉疴。

诊查：左肢亦麻木，舌淡苔薄白，脉濡细。

辨证：血病及气，病废之肢，无血固不得濡养而难以恢复，而少气则无以温煦而血亦难以再生。

治法：补气以生血作治本之计，方用四君子汤合补阳还五汤出入。

处方：潞党参 20g　冬白术　全当归　赤芍　白芍　淡苁蓉　炙地龙各 10g　云茯苓　生黄芪各 30g　熟地黄 15g　红花 3g　15 剂

药后复诊，右肢逐渐有力，扶杖能蹒跚行走数步，左肢麻木亦渐减，前方去红花，加炙山甲片 5g。15 剂。

此后症情日有起色，三诊加怀牛膝 10g。续服 15 剂，即逐步恢复如常人。

【按语】中风半身不遂患者，其病机多为本虚标实，尤以本虚为主的虚实夹杂证。本例的治疗，初起一味养血活血，治血而不及气，以致疗效不显。《景岳全书·非风·论治血气》云："夫血非气不行，气非血不化。凡血中无气，则病为纵缓废弛；气中无血，则病为抽掣拘挛。何也？盖气主动，无气则不能动，不能动则不能举矣……故筋缓者，当责之无气"。今患者半身不遂，乃属张氏所述"纵缓废弛"，为"血中无气"。据此，治疗时采用四君子汤甘温益气，补阳还五汤重用黄芪补气活血化瘀，熟地养血，守方续服一月有半，患肢既得血之濡养，又得气之温煦，正胜邪却，瘀化络通，气血运行恢复而愈。

十二、补血以益气治脱肛一例

余某，男，66 岁。

初诊：1994 年 12 月 9 日。

主诉及病史：血痢伊始，日必十数行，迭经医治 2 个月余，血冻已止。

诊查：大便日仅二行，质尚溏，尤所苦者，每临圊后必脱肛不收，面色萎黄，神情疲惫，少气懒言，不饥少纳。舌正红，脉濡细。

辨证：中气不足，清阳下陷之象也。

治法：予东垣方，仿升阳益胃汤出入。

处方：炙绵芪　煨白芍各 12g　潞党参　赤茯苓各 15g　炒白术　怀山药　建泽泻各 10g　羌独活各 6g　关防风　柴胡　炙甘草各 3g

7 剂后复诊，神情稍振，惟依然脱肛不收，得毋为气无所附耶？再予补中益气汤以观动静。

处方：炙绵芪　潞党参各 20g　冬白术　怀山药　当归身　赤茯苓　煨葛根各 10g　上广皮 6g　炙升麻　炒柴胡各 5g　炙甘草 3g　7 剂

三诊时大便已成形，日一行，虽有脱肛，已能自收。复诊方续服 7 剂。另用五倍子 140g，每日 20g，煎汤坐浴。此后未再脱肛。

【按语】升阳益胃汤与补中益气汤同为李东垣所创的方剂，两方中均有人参、黄芪、白术、甘草等补益中气药，故同治中气虚弱证候。不同的是，升阳益胃汤的药物组成中有祛风胜湿药，而补中益气汤中却用了补血的当归。本例气虚见证固显，而年逾六旬，阴血亏虚亦在意中；且此前患血痢二月余，阴血焉得不虚？气与血本相互依存，血虚则气无所附，故单用升阳益胃侧重补气而疗效不彰，复诊时补气的治疗大法未变，仅改用含补血以丽气的补中益气汤即逐渐生效，于此可见选方遣药的重要性。

十三、逆流挽舟治下痢一例

韩某，男，51 岁。

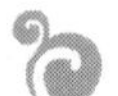

初诊:1998 年 8 月 26 日。

诊查:连日露宿,昨日始则微寒,继之发热(体温 39.4℃),无汗,头疼,周身不适,咳嗽咯痰欠爽,咽喉疼痛,口渴欲饮,入暮腹痛,滞下赤白冻腻,白多于赤,一夜六七行,里急后重。舌畔偏红,苔薄黄而近根腻,脉浮数。

辨证:证属下痢,而表证尤急。

治法:当重以解外,先予银翘散救表。

处方:净连翘　金银花　神曲各 15g　荆芥穗 5g　广藿梗　苏薄荷　玉桔梗　香豆豉　炒牛蒡子各 10g　六一散(布包)20g　煨木香 6g　鲜荷叶半张

3 剂 2 日内服完。

复诊身热悉退,喉痛、咳嗽已减十之七八,大便仅二行,冻腻若失。处方:香连丸 30g,每日 3 次,每次 5g;另竹叶 10g,鲜荷叶半张,煎汤送服。

【按语】用辛温发表治痢是逆流挽舟法,用辛凉解表治痢亦是逆流挽舟法。在《医门法律·痢疾》门中,喻氏就曾明言:"必从汗先解其外,后调其内,首用辛凉以解其表"。印证本例,颇具指导意义。患者先是外感,时邪袭入肺卫,肺与大肠相表里,肺中邪热下迫大肠,与肠中积滞互结而成痢。表里同病而表证尤重于里证,故予辛凉平剂银翘散,以解卫表之邪且清肺热,使肺热不再下移大肠而达表解里和之目的。

十四、增水行舟治春温一例

汪某,男,8 岁。

初诊:1981 年 3 月 16 日。

诊查:壮热(体温 39.7℃),无汗,心烦,口燥咽干,唇裂,渴甚,频欲饮水,腹膨满,按之痛,大便六日未下。舌暗红中有裂纹、苔焦黄,脉弦数。

辨证:春温已经九日,阴液大伤,阳明热结。

治法:滋阴与通腑并进,庶几滋不碍邪,下不伤正,方选吴氏增液承气汤。

处方:黑玄参　大生地　大麦冬各 15g　生大黄(后入)6g　元明粉(冲入)5g　粉甘草　枳实片各 3g　净连翘　金银花各 12g　竹叶 10g　2 剂

复诊:3 月 18 日。药后大便二行,先硬后软,腹胀已消,身热亦退十之八九(体温 37.3℃),惟仍唇裂,苔黄干少津,是阳明热结已下而阴伤犹未复也。再以退为进。

处方:黑玄参　大生地　大麦冬各 15g　净连翘　金银花　竹叶各 10g　青蒿 6g　生大黄(后入)5g　粉甘草 3g　2 剂

药后即愈。

【按语】本例患春温证已九日,其症状表现,既有壮热、腹满痛、大便秘结、舌苔焦黄等阳明腑实证的一面,又有口燥咽干、唇裂、舌上裂纹等阴伤见证的一面。为此,治法宜滋阴与攻下并进,方选增液承气汤。此方为吴鞠通所创,由增液汤加大黄、芒硝,一以养阴,一以通腑,以达邪去正复的目的。运用增液承气汤时,必须确诊腑实,因而要掌握其有腹满痛、不大便的症状,及老黄、焦黄、黄厚等舌苔。如误用于以阴伤为主的虚多实少的增液汤证,尤其是稚阴稚阳、易虚易实的小儿患者,将出现难以收拾的坏病。此外,增液承气汤与大承气、调胃承气的运用也各有别,如治阴大伤而腑又实的增液承气汤证,单纯用硝、黄而不用玄参、生地、麦冬,纵使能解决部分腑实,但终必因肠燥而热结复炽,有死灰复燃之虞。

十五、利小便以实大便治腹痛一例

庄某，男，38岁。

初诊：1999年9月24日。

主诉及病史：平昔嗜酒茹荤，喜进乳酪酿湿之品，两月前先是冷饮过度，复加淋雨而腹痛便泻，经服附子理中丸后即愈。4日前又因食饮不慎而便泻复作，再服附子理中丸不应。

诊查：肠鸣辘辘，腹微痛，大便泻下似水，日夜十数行，口渴欲饮水，小便短少黄赤。脉濡数，舌苔淡黄而腻。

辨证：湿热内蕴，脾不运化。

治法：健运中州，淡渗利湿，仿四苓散合香连丸加味。

处方：茅术　白术　猪苓　泽泻　煨葛根各10g　赤茯苓20g　川雅连3g　煨木香5g　六一散(布包)15g　苡仁30g　2剂

二诊：9月26日。昨日大便两行，今日尚未临圊，腹中无不适，惟胃纳欠馨，再调和中州。

处方：潞党参　怀山药各15g　茅术　白术　白扁豆各10g　云茯苓20g　砂仁壳3g　苡仁30g　玫瑰花2g

续服2剂而愈。

【按语】患者嗜酒茹荤，喜饮乳酪，中焦湿盛可知。初患腹痛便泻，起因于冷饮淋雨，湿从寒化，故服附子理中丸即愈。《外感温热篇》云："又有酒客里湿素盛，外邪入里，里湿为合。在阳旺之躯，胃湿恒多；在阴盛之体，脾湿亦不少，然其化热则一"。此次发病，乃湿从热化，其所表现症状可资佐证，因而予四苓散淡渗分利，以冀小便利而大便实；加香连丸以清利湿热，且行滞气。奏效后改用参苓白术散增损，方药虽变，但健脾分利之意未改。

十六、行血以止血治虚劳一例

徐某，女，36岁。

初诊：1979年4月17日。

主诉及病史：20岁时患经前紧张症而于经前旬日乳房胀硬、乳头痛，结婚后又屡发梅核气。1978年11月因咳嗽咯血就医，胸透为右中下肺浸润性肺结核，经西医对症处理，血止后续用抗痨疗法，证情不稳定。此次因咯血发作9天不止而住院治疗。中医诊断为虚劳咯血。治法宗清肺止咳、凉营止血、敛肺化痰，方用茜根散、百合固金汤、咳血方等出入，效果不满意。

诊查：咳嗽咯痰不爽，痰中夹少量血已两旬余，每日五七口至十数口不等，色暗多鲜少，胸胁痞闷或痛，太息，咽干不欲饮，胃呆少纳，眩晕。先是月经过多13载，近四年来月经错后，现已闭经4个月余。脉虚数，舌正红、苔薄黄。

辨证：肝血亏虚，肝气化火，火载血升，瘀阻肺络。

治法：柔肝、疏肝、降逆、化瘀、清肺，方选黑逍遥散、生地大黄方、百花膏出入。

处方：生地黄　川百合各15g　全当归6g　醋炒柴胡4.5g　炙款冬花　云茯苓各12g　赤芍　白芍　粉丹皮　广郁金各9g　锦纹大黄(酒炒)3g　代赭石(杵碎，先煎半小时)30g　6剂服药开始第一二天，咳嗽不减，血量反有所增加，色仍暗而有小块，因胸胁部痞闷之势较前减轻，神情亦有起色，遂守方不变；服至第四天时，痰中仅见一次血丝；至第六日，血即停止。后用润肺化痰、养血柔肝方药巩固，咯血未再发作。

【按语】本例经前有乳胀痛硬及梅核气病史，就诊时尚有胸胁痞闷的见证，这些都符合“女子不足于血，有余于气”之说。且肝为藏血之脏，“女子以肝为先天”，少女时即月经过多，历时十三载，其结果必然血虚不能养肝，使肝体失柔而肝用独亢，一则肝气上逆，血随气逆而上溢，再则气化为火，火载血上而外溢，所谓“诸逆冲上，皆属于火”。张景岳亦云：“失血之由，惟火与气”。今患者血虚气滞于前，为本；气化为火于后，为标。此火乃五志之火，与六淫之火大相径庭，非苦寒直折所能扑灭。根据唐容川“气逆血中，此血证之一大关键也”，及缪仲醇治血三诀中“宜降气不宜降火”的意见，宜采用开郁降逆的治法，当然还要养血柔肝，以期符合于“中年治肝”的论点。此外，气滞者血亦瘀，是以所咯之血多色暗。《血证论》指出：“凡治血证，必先以祛瘀为要”，因而行血化瘀一法，也应一并筹划。考虑到虚劳病其体早虚，又见气滞血瘀病机，处此体虚有实邪阶段，可以补虚泻实并进，庶几补不留邪，泻不伤正。方药方面：①首选黑逍遥散增损，重在治肝，体用兼顾。地黄可生用，生地黄除凉血止血外，又可滋肾水以涵肝木，《医宗必读》云：“补肾即所以补肝”，所谓“母能荫子”是也。此“隔一”之治。②大黄在选用之列，借以通降化瘀，推陈致新，损阳和阴。对此，前人多有体会，如唐容川治血证亦主用之。他认为“全在大黄，降气即所以降血”；又说：“凡属气逆于血分之中，致血有不和处，大黄之性亦无不达……既速下降之势，又无遗留之邪”。至于虚弱体质能否应用大黄的问题，何梦瑶认为，人不问虚实强弱，对于有血妄行瘀蓄者，大黄、桃仁仍在必用之列。此说颇具现实意义。当然，虚人用大黄，一要用小量，二要中病即止，不可过剂。③遵照“宜降气不宜降火”的治血要诀，再增入一味赭石。此药最受张锡纯赏用，他用龙骨、牡蛎、萸肉、三七4味组成补络补管汤，以之“治咳血吐血，久不愈者”。方后注云：“服之血犹不止者，可加赭石细末五六钱”。其治血之功，于此略见一斑。尽管张氏用赭石常取其作“降胃之药”，但赭石主入肝与心包二经，凭其质量之体，入肝以镇肝经逆气，这是毋庸置疑的。通过其镇逆作用，使肝气不上逆而正常上下运行，血亦随之运行而咯血可止。④患者咯血之际每伴咳嗽，亦应予以注意。询得咳呛不扬、咯痰欠爽，当责之气火灼肺，除柔肝疏肝以宁气火的治本措施外，再参入百花膏作清肺润肺以宁嗽的治标手段。由于药证相对，因而奏效较捷。

十七、上病下取治咳喘一例

阮某，男，63岁。

初诊：1980年1月27日。

主诉及病史：咳喘六载，耐夏不耐冬，近年来作多止少。两月前稍感风寒而咳喘增剧，喘甚于咳。

诊查：近旬日来喉中嘤吼有声，痰白多沫，咯吐无力，声低息短，暮夜端坐倚息，张口抬肩，动则呼吸若不相接，面色㿠白，额上汗出，四末不温，脸浮，肢肿没胫，按之如泥，不饥少纳，溲清便溏。脉沉细，尺部尤著；舌淡边紫暗、苔白滑根部腻。

辨证：肺胀，肺气耗损于先，肾阳亏虚于后也。

证在险途，慎防厥脱。

治法：论治之计，前贤虽有平时治肾、发时治肺之说，然肺虽为气之主，而肾乃气之根，故其本在肾而其末在肺，根本动摇，治之难矣。应重培其本，仿上病下取，拟肺肾同治。主以温肾之阳，辅以益肺之气，真武汤主之，皱肺丸亦主之。

处方：淡附片 9g　红参(另煎冲入)　冬白术　紫菀茸　黑苏子(杵)各 10g　熟地黄(砂仁 1.5g 拌)　赤茯苓　白茯苓各 15g　北五味子(杵)　桂枝木各 3g　胡桃肉 1 具　生姜皮 1g　3 剂

日 3 服，2 日内服完。另蛤蚧 1 对(焙干研末，分为 6 包，每日 3 次，每次 1 包)。

复诊：1 月 29 日。前投温肾纳气、补肺行水之剂，喘势已衰，今夜渐能平卧，肢肿已消其半，且思进食，前方加赤白芍各 10g。3 剂，每日 1 剂，此后即逐渐缓解，于 2 月 2 日出院。

【按语】阮姓患者以慢性肺源性心脏病合并肺部感染收治住院。经过抗感染、缓解支气管痉挛、吸氧等治疗，体温虽下降，而气喘、浮肿症状并无改善。经过会诊，笔者考虑其病当属肺胀。《丹溪心法·咳嗽》指出："肺胀而嗽，或左或右，不得眠，此痰夹瘀血碍气而病"。《张氏医通·卷四》记载："治孙起柏肺胀，服耗气药过多，脉浮大而重按豁然，饮食不入"，认为"肺胀实证居多，此脉虚大，不当以寻常论也"。方用《千金要方》七气汤，每剂用人参 9g，肉桂、半夏曲、炙甘草各 3g，生姜 4 片，4 剂霍然。从方中用肉桂看出，张氏已知肺胀与命火式微及心阳不振有关。就本例而言，咳喘六载，病情逐年加重，其病机当属肾阳不足，水气不化，上凌心肺，导致痰阻、水停、血瘀、气滞无疑。此际本虚标实，法当消补兼施。拟温心肾之阳，补肺之气，佐以祛痰、行水、活血、降气。方选真武汤温肾阳，消阴翳，利水道，祛痰浊。合《百一选方》皱肺丸补肺气，纳肾气，壮心阳，化水饮。这里"皱肺"二字，含有使肺胀患者因病而扩张的肺叶得以收缩，如此则一张一弛，重新恢复其呼吸功能之意。用皱肺丸治肺胀，不仅药名的效用形象、生动、贴切，其疗效亦称满意。

十八、下病上取治癃闭一例

卢某，男，45 岁。

初诊：1979 年 11 月 9 日。

主诉及病史：咳喘宿疾五载，旬前秋行冬令，气候骤寒，以致旧恙又起。

诊查：咳嗽痰白而稀，喉中嘤吼有声，张口抬肩，入夜端坐倚息，身无热而形寒，腹虽饥而厌食。自前夜起，突然小便不通，少腹膨胀，呻吟不已。脉浮滑，舌淡红、苔白。

辨证：肺有伏寒，因感而发，清肃失职，不克通调水道，此癃闭之所由作也。此证先发咳喘而后癃闭，肺气不利，气化不及州都，实乃致癃之因。

治法：温肺寒，宣肺气。方用三拗汤加味。

处方：炙麻黄　光杏仁(打碎)　黑苏子(杵)　玉桔梗　紫菀茸　香橼皮各 9g　粉甘草　薄橘红各 3g　信前胡 6g　1 剂

翌日复诊时，病员欣然云，服药后 2 小时小便即通。前方加大黄芪 15g，北五味子(杵)3g。3 剂后，咳喘亦缓解。

【按语】本例之治，似应以消癃通闭为急务，乃观方中药物，均属隔二之治，乍看似有欠周到之处。实质是患者原病咳喘，继发癃闭，咳喘在先，癃闭在后。之所以新增尿闭，其病机显然是肺气壅阻，清肃之令不行，无以"通调水道，下输膀胱"，于是"膀胱不利为癃"。本例起因于寒邪袭肺，肺气升降失司，以致上为咳喘，下成癃闭，其在下之病，缘由实在于上，应取之于上，因而以三拗汤温肺，桔梗、紫菀以升肺，苏子、前胡以降肺，药后肺气和利，升降如常，于是复司"通调水道，下输膀胱"之职而小便通利。为防癃闭复发计，亦为咳喘六载，久病必虚，邪气易凑计，复诊加入黄芪补肺气，以免寒邪再度袭肺。

【编者评注】王少华主任医师长期从事中医临床与教学，学验俱富，不唯中医理论功底深厚，而且能兼采众家之长。本集所收18则医案均为王氏平素整理的典型病例，每例皆以“泻南补北”、“引火归原”、“补火生土”、“滋水涵木”等治疗原则命名，饶有兴味。按语部分将各案病机分析得十分透彻。引经据典，借鉴前贤，条分缕析，面面俱到，使读者洞若观火颇受启迪。

刘永年医案

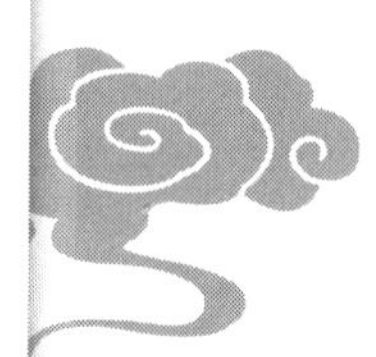

【生平传略】

刘永年，1934年生，江苏省南京市人。主任中医师，教授。江苏省名中医，全国第二批500名老中医药专家学术经验师承导师之一，享受政府特殊津贴。1963年毕业于南京中医专科学校，后师从全国名中医傅宗瀚先生，得其真传，为其以后的学术发展奠定了坚实的基础。刘氏从医40年，他在长期的医疗实践中，精研医理，勤耕不辍，广集博采，勇于开拓，擅治内科疑难病及自身免疫性结缔组织病。对疑难病的诊治不囿传统，勤于探索，形成了自己的独特风格，总结撰写论文"中医疑难病的辨证思路与方法探讨"、"疑难病的中医治疗思路与方法"，为充实和发展中医疑难病学，做了大量有益的探索。对免疫性结缔组织病潜心研究20多年，尤擅诊治干燥综合征，提出了中医对该病较为全面系统的理论认识，为中医认识和诊治此病奠定了一定的基础，在国内同道中有一定反响。

撰写发表论文50余篇；主编和参编的中医专著有《中医疑难病方药手册》、《南京中医药论文荟萃》等4部；多次获得省、市优秀论文奖，主持和参与科研项目12项，分获国家中医药管理局及省、市科技进步奖；曾获南京市"六·五"期间优秀科技工作者称号。

现仍供职于南京中医药大学附属南京市中医院，并任中国中医药学会名医学术研究会理事、江苏省中医药学会理事、南京中医药学会副会长、内科专业委员会主任委员及南京自然医学会副会长；并被遴选为江苏省第七届政协委员。

一、益气养阴、解毒活血法治疗干燥综合征一例

朱某，女，46岁，已婚。

初诊：1998年5月11日。

主诉及病史：口眼干涩，关节疼痛3年。患者3年来逐渐出现口干咽燥，进食多需夹以汤水，多发龋齿，两眼干涩，目睛红赤，伴四肢关节疼痛而无红肿，经先后检查：两侧角膜2%荧光

素染色(+),两侧泪流量(Schirmer 试验)减少为 0～1.5mm/5 分钟,下唇病理活检示腺泡内大量淋巴细胞浸润。确诊为干燥综合征。虽经多种西药治疗而疗效不显。

诊查:刻诊目干泪少,口舌肌肤枯涸皴揭,频频多饮,然饮不解燥,关节疼痛,面色萎黄,形体消瘦,大便干结,纳食不振,疲乏少力。舌质红,苔少,脉细涩。右手掌见一暗红结节约 0.4cm×0.5cm。手腕及髁膝叩痛。查血:抗 SSA(+),抗 SSB(+),血沉 86mm/h,IgG 21g/L。肝肾功能正常。

辨证:气阴两虚,脉络瘀滞,津液失布。

治法:益气养阴,解毒活血。

处方:炙黄芪 15g　太子参 15g　熟地黄 12g　赤白芍各 12g　紫丹参 15g　鬼箭羽 12g　土茯苓 12g　生甘草 3g　肥玉竹 12g　威灵仙 12g　女贞子 12g　鸡血藤 10g　宣木瓜 12g　7 剂

二诊:连续加减服药 3 周,口眼干燥显著减轻,关节疼痛减而未消,纳食改善,大便间日一解,右手掌红斑转淡缩小,但手足皮肤又起散在细小红疹。仍神疲乏力,面色少华,夜寐欠佳,治疗再以扶正通络,化瘀蠲痹。

处方:炙黄芪 15g　太子参 15g　熟地黄 12g　丹参皮各 10g　赤芍 12g　紫草 6g　景天三七 15g　玉竹 12g　生甘草 3g　土茯苓 12g　大白花蛇 12g　木贼草 12g　白花蛇舌草 30g　木瓜 12g　7 剂

三诊:再经上方化裁治疗 4 周,关节疼痛完全缓解,口干眼燥消失,已能进食干物,右手红斑消退,皮肤细疹消散,精神大振,纳寐均有改善,二便自调,面色转华,舌质红苔薄,脉细。此乃脾气渐复,气运津布,气血精微得以化生之兆,仍宗原法巩固疗效。上方去大白花蛇、丹皮,加石斛 12g、怀山药 15g,14 剂。

另予通塞脉片 8 片　每日 3 次　六味地黄丸 8g　每日 2 次

经过上法调治半年,病家临床证候完全得以缓解,复查血抗 SSA(-),抗 SSB(-),血沉 46mm/h,IgG 16g/L,双侧角膜 2%荧光素染色(-),Schirmer 试验右眼 12mm/5 分钟,左眼 16mm/5 分钟。各项理化检查指标达到正常或基本正常。

【按语】津伤液燥是干燥综合征的基本病理,然而若见燥即投滋阴润燥,法虽不悖,但未免流于浮浅。作者经过数十年的探索,认识到本病为本虚标实之证,且虚多实少。其燥之为病除阴津耗伤外,又常因于布津之途障碍,有似阴虚燥胜之象。津液布途障碍每当责之于虚损和瘀血。盖虚有气(阳)虚、阴(血)虚之分,气虚则血运受阻,阴虚则津液枯涸。验之临床本病并非一派阴虚燥热之象,而以气阴两虚多见。本例病人证属气阴两虚,脉络瘀滞,津液失布,其治乃宗《内经》"燥则润之"、"以甘缓之"之原则,同时健脾益气,以达气旺津布之意,佐以解毒活血,以缓燥胜成毒,津亏血瘀。总结自拟解毒润燥汤运用于临床。全方由黄芪、玉竹、生甘草、紫丹参、威灵仙等 10 味组成。方中用黄芪,甘而微温,《本草求真》谓之为"补气诸药之最,是以有耆之称",善治气虚血滞之证,现代药理研究证实其有较好的调节细胞免疫功能;玉竹,性味甘平,《本草纲目》谓其治"一切不足之症,用代参芪,不寒不燥,大有殊功",为滋阴生津润燥之佳品,二味合为主药,重在益气养阴而治其本。辅以紫丹参、生甘草、威灵仙等活血化瘀,流畅血脉,解毒清燥,通络布津。全方标本兼顾,共奏益气养阴、解毒祛瘀、生津润燥之效。本病获得疗效的关键在于早期诊断,精确辨证,综合诸法论治,而非单纯养阴一途,当针对病机,随症加减运用,气虚甚者加党参、白术、黄精、山药等;阴虚甚者加地黄、玄参、石斛等;瘀血甚者加丹皮、红花、地鳖虫等;阳虚者加菟丝子、巴戟天、仙灵脾等;关节痛者加防风、宣木瓜、秦艽等。

二、益气温阳法治疗干燥综合征一例

朱某，女，45岁，干部，已婚。

初诊：1999年12月23日。

主诉及病史：反复腹泻、疲乏气短17年。患者自1982年起反复腹泻，大便日解7～8次，甚至十数次不等，并逐渐感全身疲乏气短，纳食减退。初起检查血沉快（最高达126mm/h）球蛋白增高（最高达31%），曾诊断为“高球蛋白血症”，用强的松、胸腺肽治疗，但效果不显。纤维结肠镜检查，诊断有“慢性结肠炎”。近几年来持续腹泻，大便日解多次，少则7～9次，多达十数次，质稀夹有不消化物，便时偶有腹痛肠鸣。食欲不振，面容憔悴，多发性龋齿，疲乏无力，动则气短，口干眼涩，关节不痛。

诊查：舌质红有裂纹苔少、脉细。面色萎黄，下肢不肿。化验：血常规：WBC 2.1×10^9/L，N 0.416，L 0.529，M 0.055；RBC 3.02×10^9/L；HGB 112g/L；PLT 121×10^9/L。尿常规：蛋白++。肾功能正常。多肽抗体系列：抗SSA（+），抗SSB（+）。血清ANA（+）。ESR87mm/h。双侧角膜荧光试验（+）。泪流量测定：左眼5mm/5分钟，右眼6mm/5分钟。唇腭粘膜活检见腺泡内大量淋巴细胞浸润。

辨证：肺脾气虚，邪毒滞络，津液失敷。

治法：益气健脾，解毒润燥，活血布津。

处方：七味白术散化裁。

太子参15g　葛根12g　怀山药15g　炒白术10g　土茯苓15g　生炙甘草各3g　杭白芍10g　熟苡仁15g　紫丹参15g　鸡内金5g　神曲10g　黄精12g　黄连3g　7剂

二诊：口眼干燥已不显著，大便次数减少，日解3～4次，偶有下腹隐痛，面色无华，疲乏无力，胃纳一般，另诉近年来入冬则经常咳嗽，痰多，易于气短，动则气喘，舌质淡红有裂纹苔少，脉濡细，原法既效继进。

处方：太子参15g　葛根12g　白术10g　土茯苓15g　生炙甘草各3g　紫丹参15g　功劳叶12g　鸡内金5g　菟丝子12g　黄精15g　鸡血藤12g　7剂

三诊：咳嗽气短减轻，胃纳尚好，大便溏软，次数续有减少，口干不甚，仍面色少华，气短疲乏，苔脉同前，治疗原法出入再进。上方去鸡内金、鸡血藤，加怀山药15g、黄芪15g，7剂。

四诊：大便溏软改善，日解2次，疲乏气短已有减轻，面色欠华，胃纳增加，形体消瘦，目睑微浮，口不渴，眼不涩，舌质光滑苔薄，脉细，乃脾肾气虚，津布失常，治以益气运脾，补肾纳气，活血布津。

处方：炙黄芪15g　太子参15g　炒白术10g　茯苓15g　生炙甘草各3g　葛根12g　赤白芍各10g　丹参12g　菟丝子12g　神曲10g　鸡内金6g　补骨脂10g　14剂

患者经上述治疗后，口眼干涩基本消失。长期腹泻得以缓解，复查血沉降至34mm/h。WBC升至4.1×10^9/L。尿蛋白消失。两眼泪流量基本正常，左眼14mm/5分钟，右眼15mm/5分钟。

【按语】《内经》云：“燥胜必干”。刘完素补充病机十九条：“诸涩枯涸，干劲皴揭，皆属于燥”。然而医者多年临床观察到不能囿于“燥必阴虚”之论而一味滋阴。其燥之为病除阴津耗伤外，亦有因于气虚，盖气虚则推动无力，血运受阻，布津之途障碍，有似阴虚燥胜之象。验之本例并非一派阴虚燥热之象，初见脾气亏虚之征，后见脾肾阳虚。一派阳气亏虚因而生燥之象。临床口干眼涩不显，而见一派气虚征象，如面容憔悴，气短疲乏，动则气喘，大便不干，反而腹泻溏软等，故治疗不能一味养阴生津，而以益气运脾，补肾布津为法。方以七味白术散为代表，药采黄芪、太子参、白术、茯苓、炙甘草，健脾益气，以期气旺津布。虽见脾肾阳虚，但药采中和，以菟丝子、补骨脂等温补阳气，而不用附子肉桂大辛大热之品，以免燥热伤津。气虚运血无力，瘀血乃生，故治兼活血化瘀，通畅脉络，药选丹参、鸡血藤、赤药等。本例采用益气温阳，活血润燥，非但未加重其燥，反助脾旺气充，血运津布。不见燥治燥，方能掌握本病的治法精髓。益气温阳法治疗干燥综合征，冀其气盛津流，燥邪自除，乃属该病的变法，辨证宜乎精细，需防用之不当反益助其燥。

三、分期论治系统性红斑狼疮一例

王某，女，17岁，学生，未婚。

初诊：2000年2月19日。

主诉及病史：发热、面部蝶形红斑、关节疼痛1个月。初起发热，体温在37.6～38.9℃之间，午后及夜间为甚，不畏寒，少汗，渐渐面部出现红斑，面颊部为主，呈蝶状，耳后及手部亦有散在红斑，边缘模糊，色泽鲜艳。四肢关节游走性疼痛，但不红肿，活动如常，大便干燥，小便黄赤，精神尚振，纳食不香，夜寐欠安。

诊查：舌质暗红，苔薄黄，脉数，形体消瘦，面部及手部红斑，按之不退，色泽明亮，双侧腕、肘、踝、膝关节叩之疼痛，但不肿胀，下肢不肿。化验示：血抗Sm(＋)、抗ds-DNA(＋)、抗RNP(＋)、ANA(＋)、血沉108mm/h、肝肾功能正常、WBC 3.5×10^{9}/L、PLT 68×10^{9}/L、Hb 96g/L。

辨证：邪热内舍，犯于营血，络伤血溢，凝滞肌腠。

治法：凉血清热，活血化瘀，解毒宁络。

处方：水牛角片30g(先煎)　生地黄12g　玄参12g　丹皮8g　知母10g　生石膏30g(先煎)　连翘15g　蛇舌草20g　防风6g　土茯苓10g　丹参15g　赤芍10g　白茅根20g　10剂

二诊：服用上方每日2剂，3天后体温渐退，再服原方每日1剂，1周后体温降至37.5℃左右，关节疼痛亦减轻，面部红斑色略转淡，大便仍干，小便如常，纳寐欠香，舌质红苔薄黄，脉细微数。气分热邪渐退，热舍营血，瘀热互结，治以凉血清热散瘀。原方去连翘、生石膏，加生大黄6g，7剂。

三诊：服药2周，体温退至37.2～37.3℃之间，关节疼痛显著减轻，面部红斑淡而未退，大便日解2次，纳食增加，舌尖红苔薄，脉细转静不数。此乃营热渐退之兆，治宗原法，加强凉营荡邪，解毒化斑。

处方：水牛角片15g　生地黄12g　玄丹参各12g　赤白芍各10g　土茯苓15g　紫草6g　红花6g　大黄5g　白茅根30g　蛇舌草30g　大白花蛇10g　生炙甘草各5g　青蒿10g　龟板10g　14剂

四诊：发热已退，诸关节疼痛亦告缓解，面部红斑继有转淡，手部红斑部分消退，精神大振，纳寐转香，舌尖红苔薄，脉细。乃瘀热互结，蕴而酿毒，脉络瘀阻，治疗重在清热凉血，化瘀消斑。

处方：水牛角片30g　玄丹参各12g　生地黄12g　丹皮10g　赤白芍10g　生甘草5g

土茯苓 10g　蛇舌草 20g　秦艽 10g　威灵仙 10g　大白花蛇 10g　紫草 6g　龟板 10g　女贞子 12g

五诊：上方化裁连续服用 1 个月，关节疼痛完全缓解，手部红斑消散，惟面部红斑散而未尽，但色泽已转暗淡，舌质略红苔薄，脉细涩。此乃邪毒渐去，但肾阴受损，脉络瘀滞，治疗转以正邪兼顾。

处方：玄参 10g　生地黄 12g　山萸肉 12g　土茯苓 15g　丹参 12g　紫草 6g　菟丝子 12g　大黑豆 12g　首乌 12g　甘草 3g　赤白芍 12g　龟板 10g　女贞子 12g

连续服用 1 个月，红斑逐渐转淡并消散，后配合以六味地黄丸、通塞脉片口服，半年后临床症状体征基本消失。复查血沉 31mm/h，抗 ds-DNA(－)，抗 Sm(－)，抗 RNP(±)。生活学习恢复正常。

【按语】本例系统性红斑狼疮，证属中医"阳毒发斑"范畴。其辨证可参照温病学"卫气营血辨证"。本病有活动期和缓解期之分，本例患者初起，热毒内舍，深踞营血，兼见气血两燔，同时热毒兼夹风湿，犯于经脉，病属活动期，邪热炽胜，然"血热之处必有瘀血"，此时瘀热互结，蕴而酿毒，脉络瘀阻为病机关键。故治疗先以清热凉血，活血散瘀，兼以疏风剔邪，方选犀角地黄汤合清营汤化裁，又宗叶天士之训："入营犹可透热转气，入血直须凉血散血。"而加生石膏、连翘、知母透热转气，气血两清。并加防风、秦艽、威灵仙、大白花蛇疏散风湿。迭经治疗后发热得退，关节疼痛消失，红斑逐渐转淡消散，乃邪热渐去，病情趋于缓解，但此时热毒损及肝肾，阴液受灼而邪热迁延未清，故治疗兼顾正虚与邪恋，滋补肝肾，养阴凉血，化瘀消斑。并待邪热消退后，终以补肾养阴巩固其效，并防其复发。本病临床应分期辨证而治。本例活动期热舍营血，瘀热互结为其病机关键，迁延缓解期，转以正虚邪恋为主。临床应注意迁延期不宜过早滋补，以防留邪，缓解期不宜过多攻伐，以免损伤正气，影响预后。

四、健脾益肾、活血利水治疗肾病综合征一例

陈某，女，23 岁，未婚。

初诊：1997 年 2 月 20 日。

主诉及病史：反复下肢浮肿，腰酸，蛋白尿 1 年余。患者一年前劳累后出现下肢浮肿，按之凹陷没指，眼睑微肿，腰酸乏力，头昏头晕，小便短少而浊，入院后经查大量尿蛋白(＋＋＋～＋＋＋＋)，高血压，高胆固醇血症，低蛋白血症，诊断为慢性肾炎肾病综合征。经治头昏头晕，小便混浊，下肢浮肿虽有好转，但反复消长，持续下肢浮肿及蛋白尿难以消除，遂投中医治疗。刻诊下肢浮肿，按之没指，午后尤甚，晨起眼睑微浮，疲劳为著，休息减轻，伴腰酸疲乏，头昏少神，小便短少，大便尚调，纳寐欠佳。

诊查：面色萎黄，苍白无华，足胫浮肿，按之没指难起。舌质淡苔薄白，脉沉细缓。血压 120/75mmHg。化验检查：尿常规：蛋白＋＋＋，管型＋，红细胞少许，白细胞少许。血胆固醇 8.1mmol/L。血清总蛋白 5.7g/L，白蛋白 3.1g/L。血液检查肝肾功能正常。

辨证：脾肾亏虚，水湿内蕴，络脉瘀阻。

治法：健脾益肾，活血利水。

处方：炙黄芪 15g　怀山药 15g　连皮苓 15g　炒苡仁 15g　泽兰泻各 10g　紫丹参 15g　益母草 15g　天仙藤 12g　鬼箭羽 10g　菟丝子 15g　车前子 15g　生山楂 12g　法半夏 10g　陈皮 6g

加水适量煎服，每日1剂，上方化裁连服4周。

二诊：3月28日。连续服用补益脾肾，活血利水剂后浮肿渐渐消退，仅偶午后下肢微肿，头昏头晕，小便短少，纳寐欠馨诸症均告缓解，但仍尿蛋白＋＋～＋＋＋，微微腰酸，疲乏少力，舌淡苔白，脉细，乃因肾虚失于固摄，精微下渗所致，治用原法加强益肾固摄。上方去连皮苓、车前子，加熟地黄12g、巴戟天12g、益智仁12g、芡实10g。

经服上方14剂后，复查尿蛋白＋～＋＋，管型消失，24小时尿蛋白定量为23g，而血浆总蛋白及白蛋白分别为70g/L和34g/L，血胆固醇降至5.8mmol/L，均已恢复正常。

三诊：4月10日。患者以间断尿蛋白＋～＋＋为主，疲劳为甚，平素易遭外感，面色少华，夜尿不多，神食如常，舌淡红苔薄白，脉细。此乃脾肾亏虚，久病入络，脉络失畅，肾失固摄，精微下渗。治疗重在补益脾肾，活血固摄。然慢性痼疾，难以速愈。惟从脾肾先后之天施治入手，冀脾旺则精微生化、气血有源，肾气充盛则摄纳有权。

处方：炙黄芪15g　熟地黄15g　怀山药15g　炒苡仁12g　赤白芍各10g　紫丹参12g　云茯苓15g　泽兰8g　墨旱莲15g　杜仲10g　菟丝子15g　芡实12g　金樱子12g　桑螵蛸12g

此患者经调治半年，补肾活血为主，佐以固摄。益肾选用地黄、山萸肉、菟丝子、巴戟天、枸杞子、仙灵脾等，重用2～3味加入方中。固摄精微选用水陆二仙丹，桑螵蛸散化裁。久病入络，肾脉瘀阻药采紫丹参、益母草、淡水蛭、丹皮、泽兰、红花、生山楂、三七等2～3味用于方中。患者病情得到满意控制，水肿与尿蛋白完全消失。各项化验指标如三大常规、肝肾功能、血浆蛋白、血沉、C_3、CH_{50}等均恢复正常。后以六味地黄丸和金水宝（冬虫夏草制剂）巩固治疗。随访两年，病告痊愈。

【按语】本例慢性肾炎肾病综合征，当属中医“水肿”与“虚劳”病门。患者水肿病历年余，反复发作，下肢为主，伴面色无华，腰酸疲乏，显属阴水。古贤有训水肿“其本在肾，其标在肺，其制在脾。”然而对于水肿顽固难愈者，往往因于瘀血阻滞，三焦水道不通，即所谓“血不利而为水”一类。其瘀血所成，或因于虚损，血运无力，或因于邪阻，经络瘀滞。本例患者，从脉证分析，当属脾肾亏虚，气化不利，水湿内蕴，络脉瘀阻，故治宗健脾益肾，活血利水。方中以黄芪、怀山药、茯苓、苡仁等健脾利湿；地黄、山萸肉、二至丸、菟丝子、巴戟天等，补益肾气；水肿甚则以茯苓、泽泻、车前子等渗利水湿；其长期水肿及尿蛋白不消，除与脾肾亏虚有关外，亦与瘀血阻滞密切有关，故参入活血化瘀行水之法，在传统的健脾益肾利水基础上，重用行瘀药如丹参、泽兰、鬼箭羽、益母草、赤芍、红花、淡水蛭等畅通经络，活血利水。对于尿蛋白多者，佐以益肾固摄，加减运用水陆二仙丹及桑螵蛸散亦为古方变用之法。本例审证用药，古今合参，辨证与辨病结合，方中许多药物亦为今之有效的免疫调节之品，体现“西为中用”的现代中医发展原则。

五、健脾柔肝、软坚利水治疗臌胀一例

沈某，女，67岁，已婚。

初诊：1999年5月10日。

主诉及病史：腹胀而大，反复腹泻10个月。患者1998年7月起渐出现黄疸，腹胀而大，反复腹泻，面色灰黑，全身疲乏，尿少而赤，大便秘结，经常性鼻衄、齿衄。1998年9月住南京市某传染病医院，经查血肝、肾功能，血甲、乙、丙型肝炎等相关病毒学检查，以及B超等确诊为慢性乙型肝炎，脾肿大，肝炎后肝硬化，低蛋白血症伴腹水，胆结石，胆囊炎。经予保肝降酶、利

尿退黄等治疗后，黄疸消失，血清 AST 降低而出院。但其后仍反复腹泻，大便日解 4～6 次，质稀而溏，腹胀而大，下肢浮肿，小便不多，经常鼻衄、齿衄，面部黧黑，口干而渴。有胆结石 1 年，慢性乙型肝炎病史约 10 年。

诊查：舌质红，苔薄白，脉细弦。神志清楚，巩膜黄染，面色黧黑，形体消瘦，双手肝掌明显，面部及躯干散见蜘蛛痣，胸廓对称，心率 90 次/分，心律不齐，频繁早搏，无病理性杂音，肺听诊(阴性)，腹部隆起，腹壁静脉曲张，腹部移动性浊音阳性，腹围 98cm，脾肋下 3cm，双下肢轻度凹陷性浮肿Ⅰ度。B 超(1999-05-04)：肝硬化伴大量腹水、脾肿大、门静脉增宽(1.2cm)，胆结石；肝功能(1999-05-04)：1 分钟胆红素 65.5mg%、总胆红素 84.2mg%、GOP78U、GTP144U、TTT10U、AKP378U、γ-GT279U、LDH326U、总蛋白 81.0g/L、A/G＝29.7/50.3 明显倒置；血清 AFP 阴性；蛋白电泳：白蛋白 40.1%、球蛋白：α_1 2.8%、α_2 9.5%、β12.7%、γ34.9%。

辨证：肝郁脾虚，瘀热内蕴，水湿壅阻。

治法：运脾利水，清热化湿。

处方：太子参 15g　泽兰泻各 6g　猪茯苓各 12g　车前子 15g　白茅根 15g　马鞭草 15g　茵陈 12g　熟苡仁 15g　白术 10g　陈皮 6g　鸡内金 6g　神曲 10g　大腹皮 12g

7 剂，每日 1 剂，水煎两次，取汁 400ml，分两次服用。

二诊：5 月 16 日。经治小便增加，腹大减轻，下肢浮肿消退，鼻衄著减，大便日解一次，便质溏软，面色黧黑，疲乏无力，饮食不振，巩膜淡黄，口干依旧，舌质干红少津，苔薄白，脉细弦，原法既效守之不更。上方去鸡内金 6g、大腹皮 12g，加芡实 15g、煅鳖甲 15g，7 剂。

三诊：5 月 21 日。腹部膨胀略松，纳谷稍增，依然乏味，精神略振，下肢疲乏，小溲仍黄，大便或溏，舌苔中黄质红，脉细，治用原法化裁。

处方：炙黄芪 15g　汉防己 6g　焦白术 10g　泽兰泻各 8g　猪茯苓各 12g　车前子 15g　大腹皮 12g　茵陈 15g　马鞭草 15g　平地木 12g　煅鳖甲 15g　糯稻根 15g　谷麦芽各 15g　7 剂

四诊：5 月 27 日。今诉腹胀为主，小便增多，大便已转正常，饮食改善明显，午后下肢或有浮肿，鼻衄、齿衄消失，疲乏减轻，口干略减。舌质红苔薄黄而粗糙，脉细，治守原法，药后症情得以显著改善。

处方：炙黄芪 20g　太子参 15g　焦白术 10g　芡实 15g　猪茯苓各 12g　泽兰泻各 10g　马鞭草 15g　平地木 12g　茵陈 12g　紫丹参 12g　煅牡蛎 20g　鸡内金 5g

此后连续用上方加减服用前后 3 个月，黄疸消退，腹水著减，下肢浮肿消失，腹泻完全停止，饮食增多，鼻衄、齿衄未作，复查 B 超腹水少量，脾肿大略有缩小，门静脉减小至 1.0cm。腹围减少为 87cm。肝功能已基本正常。病情得以控制。

【按语】“风劳臌膈”为内科传统四大疑难疾患。本病臌胀由黄疸日久演化而成。初起盖由黄疸病后湿热邪毒内蕴，肝气郁结，日久戕伐中气，脾虚斡旋无力，水湿停聚，清浊相淆，气滞血瘀，隧道壅塞，成为臌胀顽疾。据医者临床经验：肝硬化腹水严重时中气虚惫，甚至损及肾气，脾肾两虚，此时治疗已不耐攻伐，而当以黄芪、白术、苡仁、山药、芡实、莲子等健脾益气，取《内经》“塞因塞用”之意，并能防止肝昏迷，其中黄芪、白术等用量应适当，以防温燥伤阴。同时配合猪茯苓、泽兰泻、马鞭草、车前子等活血利水，紫丹参、白茅根、丹皮清热凉血化瘀，可防止因凝血障碍所产生的鼻衄、齿衄等出血现象，牡蛎、平地木、鳖甲等能软坚散结，现代研究发现其有增加白蛋白的作用，配以大腹皮、陈皮、木香理气行滞，可加强行水利水之作用，更注意佐以鸡内金、谷麦芽、半夏、陈皮和中益胃。有效的中医治疗，不仅能使臌胀消失，并且使化验指标得到纠正。本例患者经治疗后症状得到了控制，肝功能转为基本正常，并且B超显示门静脉压减低（门静脉由治疗前的1.2cm下降到1.0cm），从而能有效防止消化道大出血的发生。

六、疏肝解郁法治愈阳痿一例

沈某，男，28岁，已婚。

初诊：1997年12月12日。

主诉及病史：主诉婚后半年阳事不举，伴寐中遗泄，夜间盗汗，神疲乏力，失眠多虑，平时多思少动，近来工作紧张。婚前曾有手淫史，婚后思想负担较重，曾多处就医投以温阳补肾剂而未效。

诊查：刻下阳痿不举，或举而不坚，难行房事，有时寐中举阳，伴随遗精，心悸易惊，精神忧郁，纳食减少，脘胀腹满，二便自调。外生殖系统未见异常。舌淡红苔薄白，脉细弦。

辨证：肝郁不达，气血失疏，宗筋不振。

治法：疏肝解郁，益肾安神。

处方：自拟九香疏肝汤加味。

九香虫10g　醋柴胡6g　川郁金10g　杭白芍12g　煅龙牡各20g　当归尾10g　生甘草3g　茯苓神各10g　生地黄15g　熟枣仁12g　首乌藤12g

7剂，加水适量煎服，每日1剂。

二诊：12月20日。患者诉药后1周晨起阳事已举，寐中遗泄消失，盗汗亦减，神疲乏力渐缓，夜寐改善，神食已转如常，脘腹痞胀不显，舌脉如前。原法既效，治守调达肝木法不更。原方加合欢皮12g，7剂。

三诊：病家喜诉二诊药后阳事已举如常，梦遗盗汗消失，神食俱旺，夜寐已馨，诸恙均缓，疏肝解郁，调和气血，已获显效。改以逍遥丸和六味地黄丸，意在疏肝养血，调理肝肾，巩固其效，随访半年，疗效满意。

【按语】阳痿一病，《内经》称为“阴痿”，谓之为“阴器不用”或“宗筋弛纵”，归其病由“气大衰而不起不用”或“热则筋弛不收，阴痿不用”。此后隋唐诸家多从劳伤，肾虚立论，至宋、明又有所发挥。《景岳全书》首先以“阳痿”命名，谓其“多由命门火衰，精气虚冷，或从七情劳倦，损伤生阳之气……亦或湿热炽盛，以致宗筋弛纵”。故后世医家治疗本病从虚实两面，或从虚损或从邪热入手，然临床乏效者恒多。大量临床实践使医者认识到：男子的房事活动举阳泄精是其正常的生理功能，固与肾之功能密切相关，但肝之疏泄亦莫不系之。肝主疏泄，主藏血，为体阴用阳之官。疏泄是肝之活动的体现，并非局限于气机调畅而言，还涉及血液运行、物质代谢、精神活动、激素分泌等一系列生理机能。肝郁不达，气血失畅，宗筋不得肝血充盛，遂纵弛失用。诚如清代沈金鳌所论“失志之人，抑郁伤肝，肝木不能疏达，亦致阴痿不起”（《杂病源流犀烛·前阴后阴源流》）。验之临床阳痿一证真正属器质性者少，属功能性者居多。可见阳痿的病机除肾虚与邪热外，肝木失达是重要的病理因素。本例患者前医屡从肾虚论治，恐受阳痿多因“肾虚劳伤”以及“肾无实证”之论所囿。然经详细问诊结合患者年龄尚轻，病程不长，并有肝气抑郁的起因及证候特点，改从疏肝解郁、畅通肝经气血入手。以自拟九香疏肝丸临证化裁，方由九香虫、醋柴胡、郁金、龙骨、牡蛎、白芍、当归、甘草八味组成，其中九香虫善入肝经，其性走窜，疏通力强，脏腑经络内外，气血凝结之处，皆能开之，而为主药。辅以醋柴胡、郁金、当归、白芍，疏肝解郁，调畅肝经气血，兼能补肝柔肝，滋养宗筋，并清心解郁，佐以龙骨、牡蛎，重镇安神，补阴收涩，兼治失眠遗精、自汗盗汗等，使以甘草，调和诸药，更与配伍白芍酸甘化阴，柔肝和中。全方共奏疏肝解郁，畅达肝经气血之效。因兼有心悸易惊，精神忧郁，夜寐不安，乃心神受扰，故加酸枣仁、茯苓神、合欢皮等宁心安神，标本兼顾，终能获效。阳痿一病临床有虚实之分，证型有肾虚火衰、湿热下注、阳明亏虚、肝郁不达之别。运用疏肝解郁法治疗阳痿，应正确掌握其临床适应证候。

七、活血升清法治愈颈性眩晕一例

孙某，女，53岁，已婚。

初诊：1999年1月8日。

主诉及病史：发作性眩晕3年，加重伴呕吐1周。患者诉一周来又多次发作头昏头晕，轻则刹那而逝，重则视物旋转，闭目自转，两眼发黑，伴恶心呕吐，四肢麻木，耳鸣失聪，语言清晰，肢体活动如常，二便自控，神志清楚。平素腰酸尿频，时常面部泛红。无高血压史。

诊查：面色微红，形体略胖，口角不歪，伸舌正中，舌质暗有紫气，苔薄白，脉细涩。四肢肌力正常。血压130/80mmHg。查颈椎X线片示$C_{3\sim6}$退行性病变。头颅CT未见异常。脑多普勒超声血流图示：颈椎-基底动脉供血不足。血脂示：总胆固醇6.88mmol/L，三酰甘油酯2.36mmol/L。

辨证：肝肾不充，瘀血阻络，清空脉络失畅。

治法：活血升清，平肝养阴。

处方：葛根12g　穞豆衣12g　明天麻10g　紫丹参15g　川芎10g　赤白芍各10g　白蒺藜12g　地黄12g　枸杞子12g　女贞子12g　生山楂12g　龟板12g　荷叶15g　7剂

二诊：药后眩晕已平，恶心呕吐消失，仍有头昏耳鸣，腰膝酸软，肢体麻木，夜寐欠安，苔脉同前。眩晕既平，治疗显效，药证合拍，原法巩固。上方加夜交藤12g，7剂。

经治眩晕未再复发，改以丹参片4片，每日3次。舒血宁2片，每日3次。首乌丸6g，每日2次。随防3个月病情稳定。

【按语】医者经验“风、阳、痰、火、虚、瘀”虽为眩晕的重要病因病机，但总不出升降失衡所致。因此，平衡升降是治疗眩晕的另一重要法则，其间不外虚实两端，临证应予仔细辨别。本例颈性眩晕，由于颈动脉狭窄及颈椎退变引起。其病机关键在于瘀血内阻，脑络不畅，清气不升，脑失奉养。故治疗在辨证的基础上重在活血化瘀，升清定眩。遂选用丹参、川芎为主药，辅以葛根、荷叶解痉升清，佐以天麻、白蒺藜平肝定眩。赤芍、红花等加强活血化瘀之功，患者偏于阴虚肝旺，乃加地黄、白芍、二至丸、龟板等养阴平肝。若属气血不足则加黄芪、党参、白术、茯苓、炙甘草、熟地、当归等。同时患者血脂偏高遂以生山楂、首乌、泽泻等养阴活血化浊，降其浊脂。本例活血升清法治疗眩晕，拓展了眩晕一证的中医治则，思路新颖，病证结合，既能体现现代中医微观辨证，又与传统理论不悖，理法方药层层相扣，运用精巧。

八、托化法治愈产后痹一例

蒋某，女，35岁，已婚。

初诊：1998年11月17日

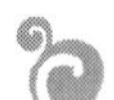

主诉及病史：产后反复游走性关节疼痛 8 年。患者诉自产后 8 年来反复发作游走性关节疼痛，以四肢及腰骶关节为甚，但无关节红肿，亦无关节畸形，活动自如，疼痛发作与季节变化有关，每遇寒冷天气加重，平素腰酸或痛，大便干结，顺产一次，小产两次，每次产后关节疼痛显著加剧，疲乏少神，畏寒怕风。

诊查：舌质淡红苔薄白，脉细。形体略瘦，面色无华，四肢欠温，全身关节无红肿畸形。查血沉 66mm/h，类风湿因子阴性，抗“O”、粘蛋白、C-反应蛋白、ANA、抗 S-DNA、抗 Sm、抗 SSA、抗 SSB 等均属正常。双手膝关节 X 线片无异常。

辨证：肾元亏虚，风邪留乘，气血失和，经络闭阻。

治法：补肾托化，养血祛风，通络蠲痹。

处方：黄芪 15g　防风 5g　白术 10g　炙甘草 5g　熟地黄 10g　巴戟天 10g　杜仲 10g　独活 6g　桑枝寄生各 10g　金毛狗脊 12g　炮山甲 10g　地鳖虫 10g　陈皮 6g　7 剂

二诊：关节与腰部疼痛显著减轻，而诉皮肤干燥，经期尤著，夜寐欠佳，舌淡苔薄，脉细，此乃阴血亏虚，血燥生风所致，原法化裁不变，加强滋肾养血，扶助正气，托邪外出。上方加夜交藤 12g、当归 10g，7 剂。

三诊：二诊治疗后腰及关节疼痛已愈十之八九，自觉疲乏怕冷减轻，精神亦振，已能用冷水洗手而无关节疼痛，工作时间较前延长，耐受增强，舌苔薄白，脉细。继以托化法巩固疗效。上方加女贞子 12g、首乌藤 12g，14 剂。

四诊：复诊诉关节疼痛已经消失，腰酸隐隐，纳食增多，面色少华亦见改善，二便自调，夜寐如常，复查血沉 23mm/h，各项化验检查均属正常。治疗已见成效，改以成药缓缓滋补，巩固其效，冀除病根。遂以两仪膏 10g，每日二次，浓缩六味地黄丸 8 粒，每日二次。

随访半年，患者关节疼痛未再发作，恢复正常工作。

【按语】妇人胎产遗留诸疾，其治不易，传统归属疑难病证范畴。本病的临床特征为病自产后(所括流产、小产、人流等)，病程较长，反复发作。以关节疼痛为主，但无红肿热痛及关节畸形等。辨证上详细询问病史尤为重要。其病因病机关键在于患者素质气血不足，产后肝肾正气未复，百脉空虚，风邪乘虚而入，留着经络，即所谓“虚处留邪”，而致气血不畅，筋骨失荣。本例患者病延 8 年，治以托化之法，托化者自里向外托邪外出，法从补肾、祛风、活血、通络，亦宗“治风先治血，血行风自灭”以及“痛痹者，散寒为主……渗以补火之剂，所谓热则流通，寒则凝塞，通则不痛，痛则不通也。”故选用黄芪、白术、巴戟天、菟丝子、杜仲、桑寄生、炮山甲等益肾托邪，补火散寒。熟地、当归、首乌、二至、防风等养血祛风。佐以地鳖虫搜剔通络，松动病根。全方补肾托化，养血祛风，搜剔通络从而除其顽疾，不失为治疗产后痹痛的有效途径。

九、益气养阴、清热化湿治愈癌性发热一例

顾某，男，50 岁，已婚。

初诊：1998 年 12 月 25 日。

主诉及病史：食管癌术后持续发热 1 个月。患者 1998 年 9 月出现进食梗阻，逐渐加重，11 月初就医后经检查纤维胃镜及病理活检等确诊为食管下段鳞癌，于 12 月 2 日在江苏省某肿瘤医院外科行食管癌根治术，但术后 1 个月来持续发热，体温在 37.8～39.5℃之间，为不规则发热，伴气喘胸闷，消瘦疲乏，X 线片及 B 超提示右侧中少量胸水，胸水培养发现大肠杆菌，先后用多种抗生素(包括多种三代头孢霉素、三代喹诺酮类、氨基苷类、替硝唑等)均无效，体温持续

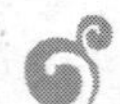

不退，遂延请中医会诊治疗。

诊查：刻诊发热、出汗少、无畏寒，大便秘结，不思纳食，口干而渴，形体瘦弱。舌质红苔淡黄腐腻。脉滑数。

辨证：气阴交虚，湿热郁蒸。

治法：益气养阴，清热除湿。

处方：太子参 15g　青蒿 10g　黄芩 10g　枳实 6g　生苡仁 30g　石斛 12g　葎草 15g　功劳叶 12g　生地黄 12g　丹皮 10g　煅鳖甲 15g　土茯苓 12g　生甘草 5g　7 剂

二诊：药后体温渐渐恢复正常，停药后 3 天体温复升（T37.6℃），神疲嗜睡，舌苔腐腻略退，续以原法治疗。

处方：太子参 15g　葎草 15g　功劳叶 12g　地骨皮 10g　青蒿 10g　生苡仁 30g　煅鳖甲 15g　生甘草 5g　土茯苓 12g　黄芩 10g　竹茹 6g　4 剂

三诊：体温渐趋下降，晨起 T36.9℃，咳嗽痰吐白粘，气喘著减，仍神疲嗜睡，一天睡眠多达 20 小时左右，语言欠畅，思维记忆正常。

处方：太子参 15g　生苡仁 30g　川贝 5g　茯苓 15g　枳实 6g　竹茹 6g　半夏 10g　郁金 6g　菖蒲 5g　黄芩 10g　煅鳖甲 15g　4 剂

四诊：低温徘徊，37.5℃左右，神疲嗜睡改善，仍咳嗽痰吐白粘，苔脉同前，进一步查胸片及 CT 等均无异常发现，治守原法。

原方加金荞麦 30g、鱼腥草 15g、功劳叶 12g，5 剂。

五诊：体温已趋正常，嗜睡改善，咳轻痰亦减少，食欲不振，二便如常，舌苔转为薄白，脉滑不数。

处方：太子参 15g　茯苓 15g　生苡仁 30g　杏仁 10g　川贝 5g　陈皮 5g　枇杷叶 10g　生炙甘草各 2g　谷麦芽各 15g　功劳叶 12g　白术 10g　金荞麦 30g　5 剂

【按语】癌症发热有虚实之分，医者经验癌证发热虚多实少，或虚中夹实。本例患者形体瘦弱，食管癌术后气阴亏虚，复又外感湿热之邪，正气亏虚而邪热留恋，正虚无力抗邪外出，遂见邪正相争，发热迁延不愈，故治从益气养阴，清热除湿，选用太子参、白术、苡仁、鳖甲益气养阴，滋而不腻；黄芩、金荞麦、鱼腥草、地骨皮、土茯苓、川贝、竹茹、枳实清化湿热；葎草、功劳叶、青蒿、鳖甲等功专养阴清热，对癌性低热有一定的疗效。同时以六君子汤顾扶中气，乃宗"存一分胃气，得一分生机"之说。本例的治疗体会有如下几点：①癌性发热多属虚实夹杂，治疗中需重视扶正抗邪，清热解毒慎用大苦大寒之品，结合脏腑辨证选用清热兼有抗癌作用之品；②补益需注意滋而不腻，以免留邪；③葎草、功劳叶、青蒿、鳖甲、地骨皮、百部、野百合、石斛、枫斗等具有养阴清虚热之品，可临证选择掺于辨证之中使用，能提高疗效。

十、疏肝理气、调燮阴阳治疗肾上腺皮质醇增多症一例

邵某，女，52 岁，已婚，干部。

初诊：1996 年 6 月 17 日。

主诉及病史：多毛、出汗、疲倦四年。患者近四年来逐渐出现多毛，明显疲倦无力，少气懒言，经常性出汗但无畏寒，面部色素沉着，小便色黄，大便易溏，形体虚胖，情绪忧郁，失眠健忘，口干思饮。查血皮质醇高达 600nmol/L，经注射 ACTH 治疗后下降至 300nmol/L，但症状尚无明显减轻。

诊查：形体偏胖，面色晦暗，少言寡语，情绪低落，眼睑不肿，腰背肥厚，呼吸均匀，腹部脂肪堆积，双下肢按之不浮。血液化验示：血清皮质醇600nmol/L。舌苔薄黄质暗红，脉沉细而缓。

辨证：肝郁失健，阴虚血热，肾气受累。

治法：疏肝益肾，清热凉血。

处方：醋炒柴胡6g　丹皮6g　黑山栀6g　生地黄12g　煅龙牡各12g　土茯苓12g　生甘草5g　菟丝子15g　枸杞子12g　丹参10g　龟板12g　7剂

二诊：自觉倦怠疲乏，气短心悸，情绪低落，夜寐不实，症情尚无明显变化，舌质红苔薄，脉濡细。乃肝气郁结，肾气亏虚，虚火内扰，治疗疏理肝气，调和阴阳。

处方：炒柴胡6g　黄芪15g　熟地黄12g　山萸肉10g　首乌藤15g　枸杞子12g　紫丹参12g　炙甘草3g　茯苓15g　菟丝子15g　绿梅花3g　14剂

三诊：连续服用上述药物1个月，出汗烦躁，失眠健忘，心悸心慌显著好转，疲乏倦怠，情绪低落亦有减轻。仍食欲欠佳，大便容易溏泄，舌苔薄舌质略红，脉细缓。肾气亏虚，脾运失健，原法酌加温肾健脾。上方加怀山药15g、炒苡仁15g、巴戟天12g，14剂。

四诊：药后大便基本成形，日解一次，心慌心悸消失，夜寐改善，神疲乏力，少气懒言，亦减大半，情绪渐渐好转，食欲增加，体重增加2kg，已能恢复日常工作，舌质仍略红苔薄不黄，脉细。治守益肾疏肝，调燮阴阳。

处方：炒柴胡6g　熟地黄12g　山萸肉10g　茯苓15g　首乌藤15g　枸杞子12g　龟板10g　菟丝子15g　怀山药15g　巴戟天12g　玫瑰花3g

另：枸菊地黄丸6g，每日2次；益坤丸6g，每日2次。

随访半年症状逐渐缓解，恢复正常工作，腰背及腹部脂肪亦显著减少，嘱其继续服用成药治疗，复查血液皮质醇已基本恢复正常。

【按语】本例患者诊断为肾上腺皮质醇增多症，其特征符合中医肾气亏虚证，然而此时虽然表面上看，症见出汗烦躁、失眠健忘、心悸心慌似属阴虚内热之证，但深入分析结合伴随症状面色晦暗、大便溏泄、情绪低落、脉来迟缓，又见肾阳不足之象，如结合现代医学有关下丘脑-肾上腺皮质轴的内分泌理论综合分析，便可以知道此时的阴虚内热已属表象，肾阳亏虚方是本质，同时又有肝气失于疏泄之象，故治疗从益肾疏肝，调燮阴阳为大法，肾气亏虚，脾失温煦，运化失健，遂兼以健脾助运，标本兼顾，其中补益肾气，宗"善补阴者必于阳中求阴"、"善补阳者必于阴中求阳"古之圣贤之论，于补阴药中温补肾阳，以期阴生阳长，阴阳互生，从而达到调燮阴阳之目的。从疏肝理气、调燮阴阳之法治疗疑难病是医者临床探索得出的一种较为独特的方法。另外，肝体阴用阳，五脏之中惟其功能独特，肝主疏泄功能，并非仅指气机之运转，而且涉及血液运行、物质代谢、内分泌调节等一系列生理机能。基于此，医者乃从疏肝理气、调燮阴阳治疗肾上腺皮质醇增多症。由于本病属疑难病，中医学尚少现成经验可以借鉴，故实录于此，爰作引玉之砖。

（以上均由陶寰整理）

【编者评注】刘永年教授精研医理，功底扎实。从师名医，克绍箕裘，勤奋探索，勇于开拓。对免疫性结缔组织病有深刻研究。对干燥综合征之诊治颇为擅长，且提出较为全面系统的理论，足资取法。本集所收验案就是在其理论指导下的典型案例。读之自有耳目一新之感。

许济群医案

【生平传略】

许济群(1921—　)男,江苏邗江人。1936—1943年随丹阳名医贺桐孙(孟河御医马培之传人贺氏家族)先后在丹阳、上海学习中医,1944—1950年个人开诊。1951年任江都县中西医联合诊所所长,其后任江苏省江都县中医协会副主任、江都县人大常委,1955年于江苏省中医学校进修学习1年,1956年留校任教。1958年该校改为中医学院,历任内经教研室主任,中药、方剂教研室主任,中药系主任,中医系主任,《南京中医药大学学报》编委会副主任,兼编辑室主任。1978年先后被聘为副教授、教授,并在此期间,曾受聘为国家药政局中成药评审委员会委员,《江苏中医》编委,《中国医学百科全书·方剂学》编委会副主任委员,1992年开始享受政府特殊津贴。

许教授是全国著名老中医,从事中医教学、科研40余年,临床医疗50余年,先后承担全国教学研究班、中医进修班、本科班等课堂教学,并先后培养中医方剂硕士研究生9名。主编《方剂学》(高等医药院校教材),副主编《中国医学百科全书·方剂学》,主编《贺季衡医案》,参编《中医学概论》、《内经讲义》、《温病讲义》。发表了《麝香定喘膏外贴的临床观察》、《中医药教学大纲纵横谈》等学术论文十余篇。另外《方剂学》获学院优秀教材奖。

一、清热凉血、化痰宣肺法治疗哮喘一例

杨某,男,7岁,学生。

初诊:2002年5月9日。

主诉及病史:患哮喘5年余,常年发作,每发则气喘难平。去年10月前因双目红赤、双眼睑活动异常而在北京手术治疗,后来B超检查发现双肾、输尿管有结石、积水,时未予治疗。近来咳嗽、气喘较甚,同时有咯痰,痰多色黄,皮肤有渗出性多形性红斑。

来门诊就诊时,咳嗽、气喘仍甚,自汗多,皮肤仍有渗出性多形性红斑。

诊查:舌红少苔,脉细数。听诊两肺布满哮鸣音。

辨证:气阴两伤,营血俱热,痰热蓄水内踞。

处方:犀角地黄汤(现名清热地黄汤)加减。

水牛角 30g(先煎) 生地 15g 丹皮 10g 白芍 10g 甘草 5g 生石膏 20g(先煎) 炙麻黄 3g 虎杖 10g 蚤休 10g 金荞麦 15g 黄芪 20g 北沙参 10g 天花粉 10g 瓜蒌皮 10g 炒葶苈子 8g 桔梗 8g 干石斛 15g

3 剂,1 日 1 剂。水煎两次,早晚温服。

二诊:2002 年 5 月 13 日。经投清热凉血、生津化痰宣肺之剂,3 日来,咳嗽减轻,全身皮肤红斑有所减退,但气喘未见明显改变,两肺仍可闻及哮鸣音,仍有自汗,并诉有手足不温、咯吐黄痰等症状。病机为肺有郁热,肺气不宣。治疗转以清热宣肺为主。

处方:麻杏石甘汤加减。

炙麻黄 3g 生石膏 20g(先煎) 虎杖 15g 蚤休 12g 炒苏子 10g 炒葶苈子 10g 金荞麦 12g 黛蛤散 10g(包) 炙桑皮 10g 款冬花 10g 玄参 10g 桔梗 8g 甘草 4g 细辛 3g 五味子 8g 丹皮 10g 干石斛 12g 车前子 10g(包) 金钱草 15g

7 剂,1 日 1 剂,水煎,早晚温服。

三诊:2002 年 5 月 17 日。近几日来,咳嗽、气喘明显减轻,仍有咯痰,痰出色黄,量已减少,全身皮肤红斑有明显减退,汗也渐少,手足渐温,听诊两肺哮鸣音均减轻,舌质红,苔薄黄,脉滑。血热渐轻,痰热未化,再以原方出入再进。

炙麻黄 3g 生石膏 15g(先煎) 虎杖 15g 蚤休 12g 炒苏子 10g 炒葶苈子 10g 金荞麦 12g 黛蛤散 10g(包) 炙桑皮 10g 玄参 10g 五味子 6g 细辛 3g 桔梗 8g 甘草 4g 丹皮 10g 干石斛 12g 车前子 10g(包) 金钱草 15g 黄芩 8g 麦冬 10g

7 剂,一日一剂,水煎,早晚温服。

四诊:2002 年 5 月 24 日。近周来,咳嗽、气喘均已明显减少,时有喷嚏,两眼红赤流泪如感冒状,小便黄,自汗亦渐少,体检见两侧扁桃体Ⅱ度肿大,听诊:哮鸣音仍在,舌质红光,苔少。久病痰热,袭肺伤阴,津液不足,余邪留恋未消,转以滋阴清热,宣肺化痰兼顾以善理其后。处方:清燥救肺汤加减。

生石膏 15g(先煎) 肥知母 10g 玄参 10g 炙麻黄 3g 桃仁 10g 苡仁 10g 瓜蒌皮 10g 天花粉 10g 生地 12g 太子参 12g 黄芪 20g 黛蛤散 10g(包) 紫草 10g 黄芩 8g 冬瓜子 10g 金荞麦 10g 海浮石 10g(先煎) 银花 10g

【按语】本病属于中医“哮喘”范畴,来诊时据其表现,其病机当为虚实夹杂,以气阴两虚为本,痰热内踞为标,且热入营血,而致周身斑疹。故治疗以犀角地黄汤加减以清营凉血,同时加桔梗、甘草、麻黄、炒葶苈子等以止咳化痰平喘,生石膏清肺热,以虎杖、蚤休、金荞麦清热解毒,黄芪益肺气,北沙参、天花粉、干石斛养阴生津,瓜蒌皮宽胸理气化痰。服药 3 剂后,营血热减,故斑疹渐退,但哮喘顽疾,非短期可愈,此时病机为肺失宣降,痰热壅盛,故二诊、三诊治疗改用麻杏石甘汤以清热平喘,同时加用清热解毒之剂;其自汗较甚是因为久病及肺,气阴亏虚,当仿当归六黄汤滋阴清热,益气固表止汗。经服 14 剂后,咳嗽、气喘、自汗均有明显好转。此时病邪已去大半,病机以久病肺阴亏虚为主,故治疗改从清燥救肺汤加减以养肺阴、补肺气善其后,防复发。

该患者哮喘时作已 5 年有余,自汗、舌红、脉细,虚象毕现。然近日喘咳加重,痰吐稠黄,皮肤红斑,遇感触发也。宗丹溪“未发则扶正气为主,既发则攻邪气为急”之说,急则清热凉血,清肺化痰之剂,略佐扶正之品;3 天后,斑疹渐退,咳嗽减轻,气喘痰仍甚,转以清热宣肺大剂,主攻痰热，兼顾气阴；二周后咳喘、自汗大减，再用滋阴清热、宣肺化痰善调其后。此案正虚邪实，痰热蓄水，错综复杂，如决断略有迟疑，则变证丛生。综观全程，许老将犀角地黄、麻杏石甘、清燥救肺三方，信手拈来，加减变通，进退有序，贴切病情，终使患儿化险为夷，诸恙渐平。

（金实　管华全整理）

二、清肝泻火、逐痰解郁法治疗精神病中的忧郁症一例

胡某，男，60岁，已婚。

初诊：1999年4月30日。

主诉及病史：一年前因家务纠纷，出现神志异常，经南京市脑科医院诊断为精神病—忧郁症。治疗用西药为主，如：奋乃静、氯丙嗪、安定等。短期能控制症状，拟根治反复发作无效。

诊查：来门诊就医时，患者叙述，自觉胸闷易怒，烦躁失眠，每遇所欲不遂，常怀抵触愤恨情绪，甚则萌生寻短见，如此循环往复，延期年余。脉弦滑，舌苔黄厚、血压160/95mmHg。舌干、口秽，腹胀便结，目赤，头眩等。

辨证：脏腑失调，痰郁气滞，化火内扰，心肝受病。

治法：清肝泻火，逐痰解郁，宁心安神。

处方：泻青丸、黄连温胆汤加减。

龙胆草3g　生大黄10g　黑山栀10g　黄连4g　竹沥半夏10g　天麻10g　丹参10g　灵磁石10g　生石决明15g(先煎)　生地15g　天竹黄10g(先煎)　远志10g　九节菖蒲8g

7剂，1日1剂。水煎两次，早晚温服。

二诊：1999年5月6日。药后大便畅通3次，腹胀遂减，烦躁、干燥、口秽等相继轻退。血压150/90mmHg。年届花甲，所幸体质尚能抵御。肝经郁火与顽痰宿垢初具降化之机，前方生效，当再急起直追。上方(4月30日方)减九节菖蒲、黑山栀。加以礞石滚痰丸方化裁。

青礞石20g　生大黄8g　沉香5g　黄芩10g　生铁落40g(先煎代水)

7剂，1日1剂，水煎，早晚温服。

三诊：1999年5月13日。近周来烦躁，面红，意寻短见，口舌干燥，舌上黄厚舌苔后缩变薄。此由郁火顽痰经渐消缓散之势，宿垢残留，犹难豁然告尽，越过此关，方能进入坦途。暂守"效不更方"步骤，原方再进7剂。

四诊：1999年5月20日。近周痰火郁结渐散，大部均已清退，临诊见有舌上前半光剥少苔，后半苔黄少津润。自觉嗌干咽燥，触事每易胆怯心惊，忧虑丛生。良由郁火化热伤阴，心神失养，肝失所涵。转按"大毒治病，十去其六"经旨，用十味温胆汤加味，以清热化痰，与益气养血，补心安神共进，善理其后。

枳实10g　竹沥半夏10g　黄芩10g　天竹黄10g　天麻10g　生熟地各10g　白芍10g　太子参10g　酸枣仁10g　五味子10g　琥珀粉4g(分吞)　生铁落40g(先煎代水)

【按语】本病经脑科医院诊断为精神病中的"忧郁症"，来诊时经中医辨证认为属于"癫症"的范围。病机为脏腑失调，阴阳逆乱，以致痰郁气滞，里不得通，外不得泄，化火干扰，心肝受病。据证立法，初诊先以清肝泻火，逐痰解郁为主，使能"釜底抽薪"，肝经郁火与顽痰宿垢初有降化之机。方中以龙胆草、黑山栀清肝泻火为君药；黄连清泻心火，以助君药泻火之功，心肝同治；生大黄泻火通便，釜底抽薪，导痰火下行；竹沥半夏、天竹黄清热化痰，共为臣药；天麻、灵磁石、生石决明平肝潜阳，化痰熄风；丹参、生地养心血，滋肾水，壮水以涵木；远志、九节菖蒲化痰

开郁，共为佐药。诸药相合，共奏清肝泻火，化痰开郁之效。二诊据前方获效，因乃急起直追，用原方加入礞石滚痰丸，方义极蕴，以使原方泻火逐痰药力加强。三诊遵"效不更方"旧法再进，望能乘胜摧残，荡涤余孽。四诊选经大剂泻火逐痰为法，改仿"大毒治病，十去其六"经义，改用十味温胆汤主方加减，用清热化痰与益气养血，补心安神共投，善调其后。

1999年12月底前来复诊，获悉该病人自同年六月底停药后，宿患诸症基本缓解。迨至就诊时旧病又蠢蠢欲动，又服1999年5月6日方，宿患诸症逐次减轻，又服7剂，迅即相继缓解。后用龙胆泻肝丸10g，1日2次，卧时用天王补心丹10g，继服1个月余，作为善后调理。

三、清热化痰、利气止咳法治疗肺痨咳血证一例

黄某，男，62岁，已婚。

初诊：1999年10月15日。

主诉：发热(T 37.3～37.6℃)，咳嗽，痰黄，胃纳欠佳，咳甚则痰中带血，舌红苔黄腻。

辨证：痰热阻肺。

治法：清热化痰，利气止咳。

处方：银柴胡6g　黄芩8g　鱼腥草15g　瓜蒌皮10g　桔梗8g　甘草3g　玄参12g　南北沙参各10g　玉竹10g　黛蛤散10g　海浮石15g

7剂，每日1剂，水煎温服。

二诊：1999年10月22日。药后体温已正常，黄痰减少，痰中带少许血，咳嗽，舌偏红，苔根淡黄腻，咽干痛。

原方去银柴胡，加生地12g、麦冬10g、阿胶10g、川贝粉(另吞)3g、黄芪30g，14剂，1日1剂，水煎温服。

三诊：1999年11月5日。干咳口干，咯白色痰，时有白色痰带少许血丝，舌红，苔根黄厚腻。

黄芩8g　鱼腥草15g　瓜蒌皮10g　桔梗8g　甘草3g　玄参12g　南北沙参各10g　玉竹10g　黛蛤散10g(包)　海浮石15g　天麦冬各10g　生地15g　阿胶10g　知母10g　黄芪30g　川贝粉3g(分吞)

14剂，每日1剂，水煎温服。

四诊：1999年12月3日。咳嗽，痰中带血多年，经治明显好转。近2周来晨起咳嗽，痰多色白，痰中少许血丝，胃纳、二便均可，舌淡红苔淡黄腻。

黄芪40g　黄芩8g　黄精15g　鱼腥草15g　南北沙参各10g　玉竹15g　黛蛤散10g(包)　五味子8g　海浮石15g　天麦冬各10g　生地12g　制半夏10g　川贝粉3g(分吞)　薤白10g

14剂，每日1剂，水煎温服。

五诊：2000年3月17日。药后诸症悉减，但前日因感冒咳嗽加重，痰也增多，色白，偶有血丝，鼻塞流涕，胃纳也减，舌淡红，苔根黄腻。

生黄芪40g　黄芩8g　黄精15g　鱼腥草15g　南北沙参各10g　玉竹15g　黛蛤散10g(包)　五味子8g　海浮石15g(先煎)　天麦冬各10g　生地10g　制半夏10g　桔梗8g　六曲10g　牛蒡子10g　辛夷10g

14剂，每日1剂，水煎温服。

六诊:2000 年 5 月 12 日。咳痰不多,也未出血,腹胀,矢气频频,咳时左胸疼痛,余尚可,舌淡、苔根淡黄腻,脉滑,时流清涕。听诊:两肺(一)。

生黄芪 30g　黄芩 8g　黄精 15g　鱼腥草 15g　南北沙参各 10g　玉竹 15g　黛蛤散 10g(包)　五味子 8g　海浮石 15g(先煎)　天冬 10g　丹皮 10g　丹参 15g　生地 10g　桔梗 8g　六曲 10g　牛蒡子 10g　辛夷 10g　白术 10g　川郁金 10g　川贝粉 3g　茯苓 12g　木香 8g

14 剂,每日 1 剂,水煎温服。

七诊:2000 年 7 月 7 日。偶见痰血,余无明显不适,口干,舌淡红,苔根淡黄腻,脉滑缓。拟糖浆方:生黄芪 30g　黄芩 8g　黄精 15g　鱼腥草 15g　南北沙参各 10g　玉竹 20g　黛蛤散 10g(包)　五味子 8g　海浮石 15g(先煎)　天麦冬各 10g　生地 10g　桔梗 8g　六曲 10g　辛夷 10g　茯苓 12g　诃子 10g　瓜蒌皮 15g

8 剂,水煎浓缩,制成糖浆剂,每次服 1～2 匙。

八诊:2000 年 9 月 29 日。近因感冒,咳嗽痰多,色黄易咯,未见痰血,胃纳欠佳,余尚可,舌淡红,苔黄腻。拟法宣降肺气,清热化痰,兼以扶正。

生黄芪 30g　黄芩 8g　黄精 15g　南北沙参各 10g　黛蛤散(包)10g　玉竹 20g　海浮石 15g　桔梗 8g　甘草 4g　射干 10g　六曲 10g　天麦冬各 10g　生地 10g　鱼腥草 15g　瓜蒌皮 10g

14 剂,每日 1 剂,水煎温服。

九诊:2000 年 10 月 13 日。痰量减少,大便干结,痰中带血,量中,胃纳欠佳,鼻流清涕,舌红,苔根黄腻,中部灰黑。

黄芩 8g　鱼腥草 15g　金荞麦 15g　南北沙参各 10g　黛蛤散(包)10g　海浮石 15g　桔梗 8g　甘草 4g　六曲 10g　象贝母 10g　生地 12g　玄参 12g　仙鹤草 15g　黄连 3g　天花粉 10g　制军(另包)6g　丹皮 10g　焦楂 10g

7 剂,每日 1 剂,水煎温服。随后原方增损去制军、黄连,加葶苈子、薤白,14 剂;化痰丸 1 片,1 日 1 次,治疗半个月。

十诊:2000 年 12 月 22 日。经用配合西药抗生素治疗,黄痰显减,胃纳也增,晨起痰中带血,舌尖红,苔根黄腻,原方损益。原方加金荞麦 15g,7 剂。1 周后,去芦根 25g、桃仁 10g、胆南星 10g。又进 7 剂。痰减,诸症悉减。法转调理。原方加海浮石 15g、香砂六君子丸 5g,一日 2 次。

十一诊:2001 年 2 月 2 日。症情平稳,晨起痰中带血,黄痰减少,大便时干燥,胃纳尚可,舌红苔中后淡黄厚腻。原法继用。

黄芩 8g　鱼腥草 15g　金荞麦 15g　海浮石(先煎)15g　生苡仁 15g　冬瓜仁 12g　桔梗 8g　甘草 4g　南北沙参各 10g　生地 12g　玄参 12g　仙鹤草 15g　象贝母 10g　全瓜蒌 15g　黄芪 30g　茜草炭 10g　黛蛤散(包)10g

14 剂,每日 1 剂,水煎温服。

十二诊:3 月 15 日。症情平稳,痰少时多,晨起痰中带粉红色血丝,舌质淡,苔微黄腻。法用补肺润肺化痰为主。2 月 2 日方去茜草炭,加瓜蒌 15g、白茅根 15g、生地 15g。又进 14 剂。2001 年 3 月 29 日服上方症情稳定,血痰已控制,痰多便干,舌质淡红,苔黄厚。原方又进 28 剂,1 日 1 剂,水煎温服。

十三诊:5 月 18 日。近来自觉腹胀,胃纳差,时有气滞不通。治以理气和胃,清化痰热,兼以润肺扶正。

广木香 8g　砂仁(后下)5g　陈皮 8g　白术 8g　太子参 10g　炒枳壳 8g　生地 15g　玄参 10g　黛蛤散(包)10g　黄芩 8g　鱼腥草 15g　金荞麦 15g　桔梗 8g　甘草 4g　海浮石(先煎)15g

28 剂,1 日 1 剂,水煎温服。

十四诊:6 月 28 日。痰不多,咳嗽减少,偶有痰中带血,量少,口略苦,纳仍不香,舌前淡红根苔黄厚。

黄柏 10g　炒苍术 8g　广木香 8g　砂仁(后下)3g　干石斛 15g　陈皮 8g　炒枳壳 8g　黛蛤散(包)10g　黄芩 8g　鱼腥草 15g　金荞麦 15g　桔梗 8g　甘草 4g　海浮石(先煎)15g　冬瓜仁 10g　玉竹 12g　南北沙参各 15g

14 剂,1 日 1 剂,水煎温服。

十五诊:11 月 15 日。咯痰量多,色黄,咯血不显,咳嗽,两周前因左侧肺炎而行输液、抗感染等治疗,劳体后易喘,舌质淡紫气,苔中根白腻,脉濡小数,重按无力。CT:两肺结核,左肺萎陷,两侧肺大泡形成;右肺代偿性肺气肿。

炙麻黄 4g　北沙参 15g　炒苏子 10g　炒葶苈子 10g　全瓜蒌 12g　薤白 10g　黄芩 8g　玉竹 15g　鱼腥草 15g　虎杖 10g　生地 10g　麦冬 15g

7 剂,一日 1 剂,水煎温服。

十六诊:12 月 13 日。近两周来,咳嗽晨起较少,午后量多,痰出色黄,鼻流清涕,痰中血丝仍未间断,胸闷,纳可,苔黄厚,脉滑。听诊:两肺(一)。

炙麻黄 2g　北沙参 15g　瓜蒌皮 10g　薤白 10g　黄芩 8g　玉竹 15g　鱼腥草 15g　虎杖 10g　生地 10g　天冬 10g　砂仁(后下)5g　羊乳 8g

14 剂,一日 1 剂,水煎温服。另加玉屏风口服液 10ml,一日 3 次。

十七诊:1 月 24 日。药后一切尚可,咳嗽、咯痰均缓,纳谷有增,有时痰中偶夹血丝,胸闷,登楼气喘,精神体力尚可,舌质淡,苔中根腻而罩黄,脉濡细滑。

炙麻黄 2g　北沙参 15g　瓜蒌皮 10g　薤白 10g　黄芩 8g　鱼腥草 15g　虎杖 10g　天冬 10g　砂仁(后下)5g　羊乳 8g　太子参 12g　黄芪 20g　法夏 10g　陈皮 10g　玉蝴蝶 5g

7 剂,1 日 1 剂,水煎温服。

十八诊:2002 年 7 月 18 日。服用糖浆方及清肺丸近半年,痰黄等症状未作,活动剧烈时咳嗽。数日前感冒,痰中带血丝 5 天,量不多,不发热。继用糖浆方:

南北沙参各 10g　生地 15g　玄参 10g　黛蛤散(包)10g　黄芩 8g　鱼腥草 15g　天麦冬各 10g　桔梗 8g　甘草 4g　海浮石(先煎)15g　炒苏子 10g　炒葶苈子 10g　虎杖 10g　制黄精 10g　炒牛蒡子 8g　制半夏 10g　五味子 6g

7 剂,制成糖浆剂服用。

十九诊:8 月 15 日。症情稳定,偶有咳嗽,有少量白痰,易咯,舌质淡苔白。病象趋愈,气阴不足。仍守法继进,采用 7 月 18 日方去牛蒡子,加知母 10g、黄芪 30g,14 剂,制作糖浆剂,每日 3 次,每次 2 匙,调理善后,巩固疗效。

【按语】肺结核,属中医肺痨、咳血范畴。本例自 1997 年 2 月 CT 及摄片提示:两肺陈旧性结核、左肺大泡、右肺代偿性肺气肿。经住院治疗缓解症状。于 1998 年除上述改变外,又发现左肺已广泛纤维化及胸膜肥厚粘连。2001 年提示:肺大泡形成、广泛纤维化及胸膜肥厚粘连、代偿性肺气肿。1999年初诊时发热(T 37.3～37.6℃),咳嗽痰黄,胃纳欠佳,咳甚则痰中带血,舌红苔黄腻。是知病由痰热内蕴,肺失清肃,损伤血络所致。痰热内蕴,肺失清肃则发热咳嗽痰黄;损伤血络则痰中带血,痰阻气滞,脾运失健,则胃纳欠佳;舌红苔黄腻,此乃痰热内蕴明证。故治以清热化痰,宣肺利气,止咳平喘,兼以凉血止血法。方用银柴胡、黄芩、鱼腥草为君药,清肺泻热;瓜蒌皮清热化痰止咳,桔梗、甘草宣肺利气,止咳化痰;玄参、南北沙参、玉竹滋阴泻火,为臣药;黛蛤散清肝泻火,凉血止血;海浮石重镇降气,止咳平喘,为佐药。甘草化痰止咳,调和诸药为使药。三诊时即显现阴虚火旺,肺燥津伤,热伤血络特征。故法转清肺泻热,滋阴降火,润燥化痰,凉血止血为主。药用黄芩、鱼腥草、知母清肺泻热,瓜蒌皮、桔梗清热化痰止咳;玄参、南北沙参、玉竹、天麦冬、生地、阿胶滋阴润燥;黛蛤散凉血止血;海浮石重镇降气,止咳平喘;黄芪、甘草益气健脾,资助生化之源。本病迁延日久,后期久咳肺伤,气阴不足,法转益气扶正,润肺止咳,降火滋阴,凉血止血为主加减进退。药用太子参、黄芪、白术、茯苓等益气健脾扶正;北沙参、生地、玄参、天麦冬、制黄精、玉竹等滋阴润肺;黛蛤散、黄芩、虎杖、鱼腥草清热泻火,凉血止血;桔梗、甘草、海浮石、制半夏、炒苏子、炒葶苈子、炒牛蒡子化痰降气,止咳平喘;五味子补肺纳气,敛肺止咳。兼有外感咳喘,加炙麻黄、葶苈子、清肺丸;食欲不振加六曲、砂仁、陈皮、枳壳、香砂六君子丸。并用糖浆剂配合巩固疗效,以调理善后,使病得痊愈。半年后随访,未见复发。

(刘学华整理)

四、宣肺化痰平喘、养阴生津润肺法治疗哮喘证一例

刘某,男,10岁。

初诊:1998年11月5日。

主诉及病史:患支气管哮喘5年,缠绵不已,屡治难应。发作频繁,无季节性,以秋季症状严重。发作前多有鼻塞、喷嚏、流涕和咳嗽的先兆症状;发病迅速,发作时痰鸣气喘,喉中水鸡声;发剧时呈哮喘持续状态;平时易感冒,自汗,有地图舌史。曾经过敏原试验,对花粉、尘螨呈阳性反应。

诊查:咳嗽阵作,气喘气急,喉中水鸡声,痰难咯出。咽略红,听诊两肺满布哮鸣音(+++)。舌尖红,舌苔薄黄,略有斑剥不均,脉细滑且数。

辨证:痰热郁肺,肾阴本虚。

治法:宣肺清热化痰,治标为主。

处方:炙麻黄3g　辛夷8g　射干8g　细辛3g　五味子8g　制半夏10g　黛蛤散10g　黄芩8g　鱼腥草15g　炒苏子10g　炒葶苈子10g　地龙10g　桔梗8g　甘草4g

7剂,每日1剂,水煎温服。

二诊:喘作、气急减轻,口干,舌质红,苔花剥,听诊哮鸣音(++)。邪从热化,阴已伤。前方进步,清化为主,兼顾养阴。

处方:炙麻黄3g　射干8g　黛蛤散10g　黄芩8g　鱼腥草15g　玄参10g　细辛3g　五味子8g　制半夏10g　炒葶苈子5g　炒苏子10g　地龙10g　生地10g　知母10g　天花粉10g　桔梗8g　甘草4g

7剂,每日1剂,水煎温服。

三诊:喘渐平,痰出爽利,自汗减少,听诊未闻及哮鸣音。舌尖红,苔花剥。效不更方,继服

7剂。

四诊：喘已平，花剥苔渐化。病情虽缓解，但久病耗伤气阴，且伏痰未尽，故养阴为主，清化兼顾。

处方：北沙参10g　生地　熟地各10g　龟板10g(先煎)　鳖甲10g(先煎)　黄芪30g　制黄精10g　玉竹10g　天、麦冬各10g　知母10g　炒白术10g　黄芩8g　玄参10g　炙半夏10g　象贝10g　蒌皮10g　桔梗8g　甘草4g　砂仁3g(后下)

7剂，煎成糖浆，轻量缓服，服2周。

如法调服2个月，以善其后。其后哮喘发作时间延长，症状减轻，迨至发作，每以清化养阴兼顾。随访两年，渐至痊愈。

【按语】本例患支气管哮喘5年，来诊时咳嗽阵作，气喘气急(发作前鼻塞、鼻痒)，喉中水鸡声，两肺满布哮鸣音，痰难咯出，咽充血，舌红，脉细滑且数，是为初失表散，痰热内蕴，气升痰阻。舌苔略有斑剥不均(原有地图舌史)，示该病患肾阴本虚。急性发作，以邪实为主，当治其标，先以宣肺清热、化痰平喘为主。麻黄、辛夷、桔梗宣展肺气，细辛化饮消痰、五味子敛气，散收相配，促进肺气的宣通；黄芩、射干、黛蛤散、鱼腥草清肺热；制半夏化胶痰，此痰去则病去；地龙咸寒泄降，熄风解痉定喘；葶苈子、苏子泻肺降气平喘，甘草和药，诸药合用，宣肺清热化痰定喘，使呼吸两促、哮鸣喘咳得以暂轻。

哮喘的病位主要在肺，但反复发作，病程缠绵，化火化热，伤津劫液，易致肾虚。如痰热蕴肺，日久可耗损肺肾之阴，而阴虚火炎又可灼津成痰，致肺气宣降失常。灼伤阴液者，舌质多偏红、苔薄少，甚至舌苔花剥，临床辨证，重在察舌。该病例原有地图舌史，乃肾阴本虚之象，二诊口干、舌质红、苔花剥，示邪从热化，阴已伤，斯时注重阴虚为本、痰热互结的病理变化，以宣肺化痰平喘治标，养阴生津润肺治本，清化佐以养阴并举，加入玄参、蒌皮、生地、知母、天花粉，标本兼顾，致使喘势渐平。三诊"效不更方"，原法继进，以求药效巩固。

四诊喘作虽已缓解，但肾阴已虚、痰瘀互结仍蕴伏于内，此乃所谓"哮有夙根"之所在。病去当养正，正气复而外邪痰浊毋能再犯。方用熟地、龟板、鳖甲、制黄精、麦冬补肾滋阴；生地、北沙参、麦冬、天冬、玉竹、天花粉、知母养阴生津；黄芪、炒白术益气健脾，以杜生痰之源；黄芩、瓜蒌皮、制半夏、象贝清热化痰；桔梗宣肺，砂仁醒脾，以防滋腻碍胃，甘草和药。全方配伍滋肾养阴，兼顾清化，使顽疾得瘳。此期给药方法，根据病情、病程，可采取糖浆、膏滋等方式，服药时间缓长。庶几正气渐充，复发减少，从而渐痊。2001年12月底家长特地来访，云：哮喘已两年未发。

(范欣生整理)

五、温阳化痰、宣降肺气、止咳平喘法治疗哮喘一例

于某，女，24岁，未婚。

初诊：2000年5月19日。

主诉及病史：支气管哮喘病史15年，近7年来频繁发作，常发于午夜至凌晨之间，长期服用定喘止咳片，症状严重时使用喘康速喷雾剂及地塞米松、氨茶碱等静滴。5天前因受凉而宿疾又作，每于凌晨2～3时胸闷喘逆，不能平卧，咯吐大量白色泡沫痰，鼻塞流涕，喷嚏，汗出畏寒。

诊查：刻诊喘息不甚，胸闷咳嗽，咯痰色白，鼻塞流涕，形寒肢冷，汗出纳差，舌淡红，苔白

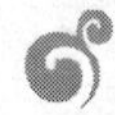

滑，脉细滑重按无力。

辨证：阳虚痰凝，肺失宣降。

治法：温阳化痰，宣降肺气，止咳平喘。

处方：阳和汤合三子养亲汤加减。

熟地 15g　炙麻黄 4g　肉桂 3g　白芥子 10g　炒苏子 10g　莱菔子 10g　桔梗 8g　炙黄芪 40g　煅龙牡各 10g　黄芩 10g　全蝎 5g　粉甘草 4g　7 剂

二诊：5 月 26 日。服药 3 剂咳喘大减，定喘止咳片由 2 片减为 1 片；7 剂后喘平，汗出、咳嗽、咯痰诸症均较前为轻，仍感腰背冷纳差，续以前方化裁。

熟地 15g　炙麻黄 4g　肉桂 3g　白芥子 10g　炒苏子 10g　莱菔子 10g　炙黄芪 40g　桔梗 8g　煅龙牡各 10g　黄芩 10g　巴戟天 8g　仙灵脾 8g　砂仁 3g　粉甘草 4g　7 剂

服上方 7 剂后停定喘止咳片，又服 7 剂诸症皆失，舌淡红，苔白，脉细。转予益肺补肾，扶正固本膏方 1 个月，随访 1 年未有大发作。

【按语】咳喘日久，肺肾两虚，气不布津，凝滞为痰，肺失宣降，夜半乃阴中之阴，阳气当至不至，寒痰蕴肺，肺气上逆，咳喘遂作。是证反复发作，本虚标实，治当温阳化痰，止咳定喘为法。阳和汤虽为外科阴疽而设，然冀其温阳化痰之功，亦可补肾元之虚，化肺中寒痰。初诊以阳和汤去鹿胶之腻、姜炭之燥，合三子养亲汤以助降气化痰平喘治标之力，再加煅龙骨、煅牡蛎镇逆平喘，敛汗固表；黄芪益气补肺，固表止汗；全蝎搜风止痉，桔梗助宣肺化痰之力，黄芩制温药之燥。二诊寒痰渐化，邪气已衰，故加巴戟天、仙灵脾以助温阳益肾治本之功，加砂仁理气醒胃以启化源。全方虚实并治，标本兼顾，刚柔相济，滋而不腻，温而不燥，与久病虚实错杂之证甚合。俟标证渐失，转以膏方补益肺肾，扶正固本。综观本案治疗过程，始终贯以温阳化痰之法，同时针对阳虚与痰阻气逆的主次病机变化，由降气化痰为主逐渐过渡到温阳固本为主，法随证转，方随法变，宛若抽蕉剥茧，数年痼疾顽证应手而效。

（樊巧玲　朱永忠整理）

六、清泄肺热、平喘止咳、益气固本法治疗哮喘一例

韩某，男，21 岁，学生。

初诊：2001 年 10 月 11 日。

主诉及病史：哮喘病史 15 年，除夏季 7、8 两月间发作稍缓外，余时均有明显发作，须长年服中西药方能缓解，药如：速效喘静胶囊、氨茶碱、强的松、定喘止咳片、喘康速喷雾剂等。刻感胸闷、气喘、干咳、鼻塞、流清涕、自汗，易于外感。

诊查：一般情况尚可，面色少华，晦暗不泽，双肺呼吸音弱，局部散在哮鸣音（＋＋），舌质淡红，苔薄微黄，脉濡弱。

辨证：肺气不足，肺热郁闭，宣降失司。

治法：清泄肺热，平喘止咳，益气固本。

处方：(1) 麝香定喘膏 1 份，外敷天突、定喘、肺俞、膈俞达 24 小时；

(2) 口服汤剂：生黄芪 30g　桂枝 4g　炒白芍 10g　炙麻黄 4g　炒苏子 10g　瓜蒌皮 12g　炒葶苈子 10g　桔梗 8g　鱼腥草 15g　虎杖 10g　黄芩 8g　黛蛤散 10g(包)　五味子 8g　细辛 3g　全蝎 4g　炙甘草 5g(包)　辛夷 10g　地龙 10g　瘪桃干 15g

7 剂，1 日 1 剂，水煎两次，早晚温服。

二诊:2001 年 10 月 18 日。诉证情未见明显进退,每日须加服“速效喘静胶囊”2～3 粒,方能控制。查体双肺呼吸音弱,哮鸣音不显,舌质淡红,苔薄微黄,脉细弱。前方略去苦寒泄肺,增入温培之品。2001 年 10 月 11 日。原方去黄芩、虎杖,加淡附片 5g、仙灵脾 10g、仙茅 10g、补骨脂 10g。7 剂,一日 1 剂,水煎两次,早晚温服。

三诊:2001 年 11 月 1 日。诉喷嚏有减,胸闷、气喘、咳嗽、流涕等均已缓解,“速效喘静胶囊”已减至每日 1 粒,体查双肺局限性哮鸣音(+),舌质淡红,苔中根黄、微腻,脉濡滑,治拟标本兼顾,温阳益气以培其本,清肺化痰、宣肺定喘以顾其标。

处方:生黄芪 30g　肉桂 3g　熟地 12g　鹿角霜 12g　炮姜 4g　炙麻黄 4g　白芥子 8g　炙草 5g　鱼腥草 15g　虎杖 10g　乌梅 10g　炙僵蚕 10g　五味子 8g　细辛 2g　黛蛤散 10g(包)　砂仁 4g(后下)

14 剂,1 日 1 剂,水煎 2 次,早晚温服。

四诊:2001 年 11 月 15 日。“速效喘静胶囊”已减至 2 日 1 次,每次 1 粒,喷嚏不显,出汗稍多,偶有胸闷、咳嗽、气喘。查体左前胸偶闻散在哮鸣音。舌质淡红,苔薄黄微腻,脉弦滑。

2001 年 11 月 1 日原方去乌梅、炮姜;加防风 8g,干姜 5g,淡附片 8g。7 剂,1 日 1 剂,水煎两次,早晚温服。

五诊:2001 年 11 月 22 日。证情明显好转稳定,“速效喘静胶囊”已停,偶有胸闷不适及鼻塞流涕,体查心肺无特殊,舌质淡红,苔薄微腻,脉细濡。

辨证:伏痰渐化,喘咳已平,肺脾双亏,肾阳不足。

治法:健脾补肺温肾,佐以宣肺化痰。

处方:炙麻黄 4g　炒苏子 10g　炒葶苈子 8g　肉桂 4g　熟地 10g　仙茅 10g　仙灵脾 10g　补骨脂 10g　全瓜蒌 10g　薤白 10g　炙乌梅 8g　辛夷 10g　五味子 8g　细辛 3g　生黄芪 20g　防风 5g　太子参 12g　砂仁 4g(后下)

14 剂,1 日 1 剂,水煎两次,早晚温服。

【按语】患者病起幼年,自幼哮喘长年发作,久病伤肾,肾虚不足;加之后天失调,肺脾两虚,脾虚则水谷不归正化,聚湿生痰,内伏于肺;肺虚不足,卫外低下,故外邪每易乘袭,引动内伏痰饮,阻塞气道,肺管狭窄,通气不利,宣降失常而发病。患者初诊时,虽标实本虚同兼,但刻值发作期,标实为急,且邪已热化,堵闭气道,肺失清肃,故治拟清泄肺热,平喘止咳,益气固本。同时配合外治穴位敷贴,旨在迅速调整气机,开泄肺气,祛除痰邪,通畅气道,平定气喘。

二诊时患者虽诉证情未见明显进退,但此非药不对证,似病程日久,正气亏虚,元阳不足,非旦夕可效,故原方略去苦泄,增入温培纳气之品。

三诊时病情已缓,标实与本虚,各以参半,故处方标本兼顾,温培与清化,力各占半,平缓调治。

四诊时证情持续好转,故方中再伍入温卫固表之品,如附片、防风等,以防外邪再次侵袭,引发宿恙。

五诊时证情好转稳定,标实之象已不显著,热邪亦清,故转以培本为主,兼以宣肺化痰,以顾其标。

综上,本病证属本虚标实,本虚为肾阳不足,肺脾两亏;标实为外邪乘袭,闭郁肺气,肺失清肃,故初期以治标为主,待证情平稳后,逐渐转向培本;因系过敏性哮喘,故治疗中可结合辨病用药,如辛夷、乌梅、地龙、全蝎等,加强抗过敏治疗;外感引发,多伴有支气管感染情况存在,故可伍入虎杖、鱼腥草、黄芩等清肺化痰,以治疗肺部感染的药物;痰饮内伏,肺气宣发与敛降功能失常，故凡肺病日久，可仿“小青龙汤”意，伍入五味子、细辛等。

此后，患者证情基本稳定，虽偶有小发作，但证情明显减轻，发作时间亦短，治如前法，便能迅速有效地控制病情。

（赵智强整理）

【编者评注】许济群教授从医60余年，临床经验极为丰富，桃李遍及中华。许老除擅长内科杂病的诊治外，对方剂学的研究功力颇深。本集所收医案记录最长者达19诊，而且每诊记录皆详，足见其治学态度之严谨。

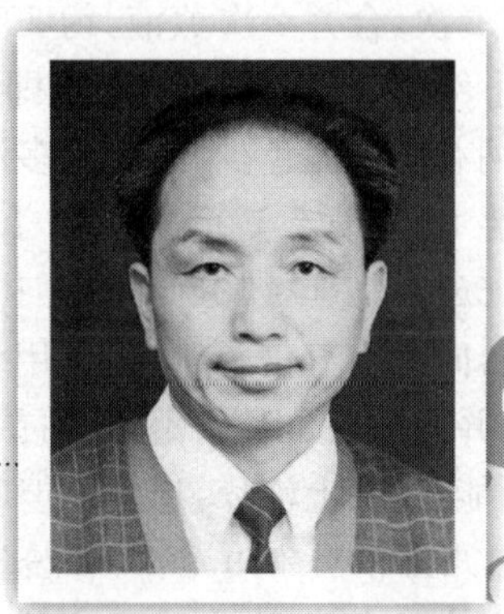

李乃庚医案

【生平传略】

李乃庚，1939 年出生，主任中医师，江苏盐城人，1963 年毕业于盐城医专中医专业（五年制）。毕业后又师从儿科专家江育仁教授一年多，迄今一直从事儿科临床、教学、科研工作。历任盐城市中医院儿科主任、副院长、院长等职。历任盐城市中医研究所所长、南京中医药大学兼职教授、中国中医儿科学会常务理事、江苏省中医药学会常务理事、盐城市中医药学会副理事长、《中医儿科》杂志编委等职。1994 年被评为江苏省名中医，1997 年被确定为全国老中医药专家师承工作指导老师，享受政府特殊津贴。在长期的临床实践中，逐步形成了诊断注重望诊、用药立足祛邪、方法灵活多样的学术指导思想。精于儿科杂病，善用外治疗法，1984 年他即承办江苏省儿科外治学习班，培养儿科外治人才，嗣后曾多次在南京、南通、珠海等全国外治学习班讲学，推广外治疗法在儿科临床的运用。主编出版了《小儿外治疗法》等学术专著 4 部，参加编写了《实用中医儿科学》等医学著作 5 部，发表论文 40 多篇，获省市科技进步奖 5 项，国家专利 2 项，其主编的《小儿外治疗法》一书，获得 1995 年第二届世界传统医学大会国际优秀成果（著作）奖。

一、益气养阴、化痰止咳法治愈久咳一例

乔某，男，8 岁，学生。

初诊：1989 年 4 月 4 日。

主诉及病史：咳嗽两月余，虽屡经中西药治疗，仍时轻时重，近一周来咳嗽加剧，晨起或活动后咳嗽尤甚，喉间有痰声，咳声重浊。患儿平素食少易汗，面色欠华，二便正常。

诊查：两肺听诊呼吸音粗糙，未闻及干湿啰音，胸片提示支气管炎，舌苔薄净，舌质淡红，脉象细滑。

辨证：气阴两虚，痰湿内蕴。

治法：益气养阴，化痰止咳。

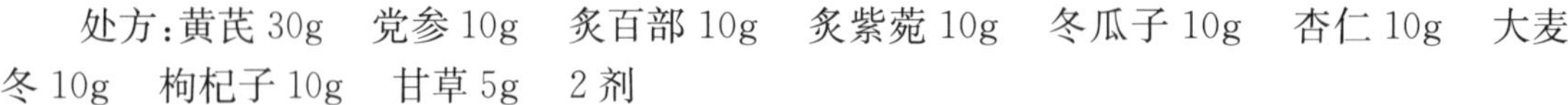

处方：黄芪 30g　党参 10g　炙百部 10g　炙紫菀 10g　冬瓜子 10g　杏仁 10g　大麦冬 10g　枸杞子 10g　甘草 5g　2 剂

每剂水煎 2 次，合并 2 次煎液，约 300～400ml，冰箱冷藏，服时温热，分 6 次两天服完。

二诊：4 月 8 日。上药服 1 剂咳嗽即十去七八，2 剂服完夜间和白天咳嗽已止，唯晨起时偶有咳嗽，虽胃纳有增仍面色少华，夜寐多汗，仍以前方加减。

处方：黄芪 5g　党参 10g　灵芝 10g　炙百部 10g　炙冬花 10g　冬瓜子 10g　茯苓 10g　五味子 5g　大麦冬 10g　杏仁 10g　甘草 5g　2 剂

服法如前，同时用五倍子研末，再用食醋调成糊状，每晚睡前贴神阙穴，晨起剥去，连贴 3 晚，以助止汗，并用甘松、山柰、菖蒲、白芷、川椒、细辛等药研末，置枕边作闻药，能醒脾开胃，提高患儿免疫功能，经以上治疗，患儿不但咳嗽痊愈，且胃纳增加，盗汗亦止。

【按语】小儿为稚阴稚阳之体，脏腑娇嫩，腠理疏松，特别是面色少华易汗者，更是卫表不固，询知既往常有厌食、挑食或腹痛反复发作，大便不调等病史。其正虚邪恋，是久咳之根源。故方用黄芪、党参为君，补肺脾之气，扶正驱邪。两药同用，既能补益中土，温养脾胃，又可入肺补气，固护卫阳，旨在增加体液和细胞免疫功能，此为正本清源之治。用杏仁、冬瓜子清润肺气，化痰止咳。配炙百部、炙紫菀共用为臣，二药炙用，更善温润。清温并用，使方药温而不燥，清而不寒，顺肺守中和之性，则咳嗽乃平，佐以大麦冬、枸杞子能养肺肾之阴，气阴双补，肺脾肾同治，正气来复，则咳嗽自愈。方中甘草为使药，既能益肺脾之虚，助参芪之功，又能调和诸药，祛痰治咳。综观全方，集气阴双补，温润并用，肺脾肾同治，化痰止咳于一体，可使卫表固密，脾胃健运，肺气肃降。对小儿虚证久咳可谓药证相符，疗效明显，常能药到病除，临床屡试不爽。

二、清肠泄热、利湿止泻法治愈暑热泻一例

秦某，男，9 个月。

初诊：1984 年 8 月 2 日。

主诉及病史：腹泻 3 天，始起高热泄泻，在当地医院诊断为急性肠炎，经输液 2 天，发热好转，腹泻依然，大便日行 20 余次，暴注下迫，状如蛋花汤，患儿烦躁不安，口渴多饮，小便量少而黄。

诊查：腹软膨胀，舌苔薄黄腻，口唇干红，大便镜检脓细胞＋，脂肪球少许。

辨证：外感暑邪，内蕴湿热。

治法：清肠泄热，利湿止泻。

处方：生石膏 30g　寒水石 30g　滑石 30g(布包)　1 剂

煎水代茶频服。

二诊：8 月 3 日。上药一剂服完，大便转稠，次数已减为日行 3 次，口渴好转，小便量增。于原方加焦白术、炒麦芽各 10g，继服 1 剂，大便性状和化验均正常而愈。

【按语】夏日暑邪淫盛，由口鼻犯肺，肺热遗于大肠，而成暴泻急症，此时治疗，需用清热重剂，切断病机，控制病势，若徒进轻剂，延误时日，极易化火传营，引动肝风，或重阳必阴，而成虚寒险恶之候。故方用生石膏，清阳明实热，以除烦止渴，寒水石清三焦积热，以降火止泻，滑石清暑除热，利尿止泻。三药相配，药力专攻，对暑邪湿热，胃经实火所致的暴泻有立竿见影之效。笔者将此方取名三石汤，曾作过 175 例的临床疗效观察，总有效率达 93％，在实践中还有两点体会，更当注意。一是量宜大不宜小，二是可暂服，不可久服。就是对数月婴儿，只要辨证

准确，也是同样剂量，只是分多次频服。若伴有发热，口渴严重者，一日可服2～3剂，常能取得奇效。但是绝不可久服，如果两天之内不见效果，尽管从辨证的角度仍然认为属暑热泻，也应停用此方，进一步查明原因，改用他法治疗，因为再服不但难以取效，而且会使患儿胃纳不振或腹痛。

三、理气化痰、宣肺利咽法治愈失音一例

际某，女，15岁，学生。

初诊：1997年6月25日。

主诉及病史：其母代诉。4个月前因吃豆腐乳呛咳后即声嘶失音，屡经中西医治疗，均未见效，刻下仍言语无声，用力讲话，附耳仍不知所云，经询问病史，起病前适逢学校考试，成绩欠佳，自感升学无望，思想忧郁，逐渐觉喉中有异物感，如粘痰缠喉，咯之不出，胸闷不适，至今未愈。精神胃纳如常。

诊查：舌质偏红，舌苔薄黄，脉弦滑。

辨证：气郁生痰，耗伤肺阴，食咸暴咳，损及会厌。

治法：理气化痰，润肺利咽。

处方：郁金10g　香橼皮10g　佛手10g　大贝母10g　瓜蒌皮10g　杏仁10g　法半夏5g　桔梗5g　枳壳5g　玉蝴蝶5g　大麦冬10g　甘草5g　5剂

二诊：6月30日。上药服至3剂时声音即逐渐恢复，四五剂服完喉间异物感亦消失，为巩固疗效又拟原方3剂，随访半年多，患者已考入中专读书，语音一直正常。

【按语】患者先有肝气怫郁，化生痰热，气痰互结，肺阴受耗，而有粘痰缠喉之症。继而暴咳伤肺，损及会厌。故肝郁为其本，肺伤为其标，治当标本兼顾。故方用郁金、佛手、香橼皮疏理肝气，大贝母、瓜蒌皮、法半夏清化痰热，杏仁、桔梗、枳壳疏理肺气。大麦冬、玉蝴蝶润肺疏肝，消痰利咽，善治失音。甘草调和诸药，使全方共奏理气化痰，润肺利咽之功而获得良效。

四、温补脾肾、益气养血法治愈重症肌无力一例

张某，男，9岁。

初诊：1988年3月16日。

主诉及病史：恙历6年多，始起外感发热，经治疗热退后，见有看人斜视，继而左眼上睑下垂，眼裂狭小，经当地先后针灸一年多未能好转，后至上海等地治疗，经用溴化新斯的明等药一度好转，一年前又复发，再经治疗不见效果。

诊查：刻下患儿左上眼睑明显下垂，看物需仰面而视，晨起稍轻，下午尤重，平素胃纳欠佳，形体瘦弱，面色少华。舌质淡，苔薄净，脉沉细。

辨证：脾肾阳虚，气血不足。

治法：温补脾肾，益气养血。

处方：党参10g　生白术10g　黄芪30g　茯苓10g　升麻5g　仙灵脾10g　防风5g　当归10g　红花3g　甘草5g　10剂煎服

另用制马钱子2g，研细末，每天0.2g，分2次，和上方同服，每日1剂，30天为1个疗程，休息10天，再进行第2个疗程治疗。

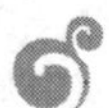

二诊：1988年6月13日。

经服上药2个月，眼睑开合自如，已无需仰面视物，唯下午与人对视时，可见左右眼裂尚不等大，仍拟前法化裁。

处方：黄芪 30g　党参 10g　仙灵脾 10g　仙茅 10g　当归 10g　红花 3g　升麻 10g　茯苓 10g　生白芍 10g　生甘草 5g　10剂

隔日煎服1剂。

嘱上药服完，每日上午服补中益气丸 6g，下午服肾气丸 6g，连服1个月，同时用保尔泰闻药（主要由甘松、山柰、白芷、菖蒲、冰片、细辛、川椒等药组成）。每晚置枕边闻芳香之气，通窍醒脾，增强免疫功能。计治疗3个多月而愈，随访3年多未再复发。

【按语】重症肌无力属中医痿证范畴。本病例起于肺脾气虚，外感风邪，久病及肾，而呈脾肾阳虚，气血两亏。故方用黄芪、党参、白术、茯苓为主，补肺脾之气，健运中土，脾胃旺，能消行水谷之气，则可通络起痿，配以仙灵脾、仙茅温脾肾之阳，升麻、防风恢复脾土升散精微之能事。佐以当归、白芍、红花、养血通络。甘草调和诸药，共奏温补脾肾，益气养血之功。治疗初期同时服用治疗重症肌无力的验方马钱子散以提高疗效。治疗后期又配以外用闻药和丸剂，巩固疗效，故能步步见效而病愈，后未再发。

五、养阴润肺、和胃降逆法治愈久咳一例

章某，女，6岁。

初诊：1992年10月2日。

主诉及病史：咳嗽3个月余，为阵阵干咳，每当运动后咳嗽加剧，甚则干呕欲吐。半月前用多种抗生素输液8天，咳嗽一度减轻，但始终未愈，前天起复见咳嗽加重。今晨干咳不断，且呕吐一次，胃纳减少，面黄形瘦，二便正常。

诊查：两肺听诊呼吸音略粗，未闻及干湿啰音，胸片提示支气管炎，舌苔薄净，舌质红。

辨证：燥伤肺阴，胃失和降。

治法：养阴润肺，和胃降逆。

处方：南沙参 10g　大麦冬 10g　玉竹 10g　姜竹茹 10g　甜杏仁 10g　旋覆花（布包）5g　炙百部 10g　诃子肉 10g　五味子 5g　枇杷叶（布包）10g　甘草 5g　2剂

二诊：10月4日。上药煎服2剂，咳嗽十去其七，继以本院制剂强力枇杷露（枸杞子、麦冬、杏仁、枇杷叶等）巩固治疗而愈。

【按语】小儿稚阴稚阳之体，阴常不足，外感燥热之邪，肺阴耗伤，肺失濡润，则久咳不愈。胃为阳土，本喜柔润，今子病及母，胃失和降，则咳甚呕吐。故方用沙参、麦冬、玉竹、枇杷叶养肺胃之阴，甜杏仁、炙百部、甘草以润肺止咳。姜竹茹、旋覆花和胃降逆。实践证明，对久嗽虚咳，养肺阴而不敛肺气，肃降之令难行，故方中诃子肉、五味子常为取效关键。

六、祛暑化浊、通利除湿法治愈长期发热一例

陈某，男，7岁。

初诊：1998年9月6日。

主诉及病史：发热30余天，始起因贪凉饮冷而呕吐发热，经当地医院输液治疗好转，嗣后

低热不已至今，日轻夜重，体温在37.5～38.5℃之间，胃纳欠佳，精神倦怠，二便尚可。

诊查：舌苔黄腻罩灰而润，脉滑数。肥达反应、血常规、胸透均无异常。

辨证：暑邪夹湿，湿浊内阻。

治法：祛暑化浊，通利除湿。

处方：藿香 10g　茵陈 20g　连翘 10g　滑石(布包)10g　白豆蔻 2g　黄芩 5g　建曲 10g　薄荷 5g　石菖蒲 5g　通草 3g　3剂

二诊：9月9日。上药煎服3剂身热即退，精神好转，但仍舌苔黄腻罩灰，胃纳欠馨。此乃湿浊未除，脾运未复，于原方去黄芩加海南子 10g，连服4剂苔化而愈。

【按语】贪凉外感寒暑，饮冷而生湿邪，暑邪夹湿，未得即时宣化，稽留日久，而成湿浊内阻，使病势缠绵不已，低热不退。故方用藿香、薄荷、石菖蒲、白豆蔻祛暑化浊，行气悦脾。用茵陈、通草、滑石清热利湿，使湿从小便去。用建曲、海南子运脾通腑，驱肠间湿浊，连翘、黄芩清热燥湿。湿浊之邪得去，气机调和，则热退病愈。

（以上均由李志武整理）

【编者评注】李乃庚主任医师几十年来一直从事儿科临床、教学与科研工作，积累了十分丰富的儿科治验，注重望诊，立足祛邪，治法灵活。如用五倍子醋调成糊填脐以止汗，法出《串雅》，实用有效。以香药置枕边用来醒脾开胃亦颇具巧思。其药重力专、中病即止亦得张从正攻邪之妙。

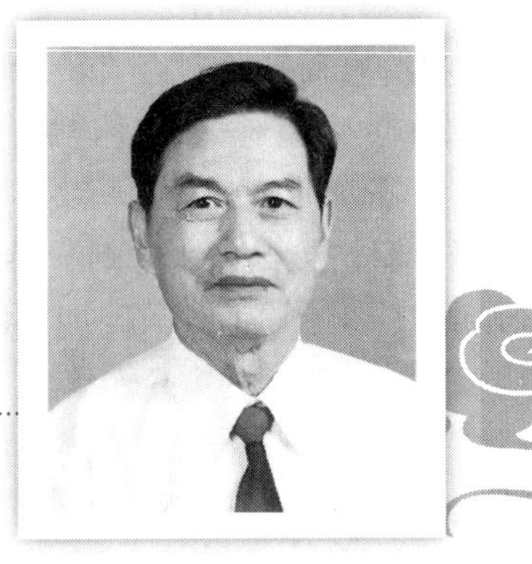
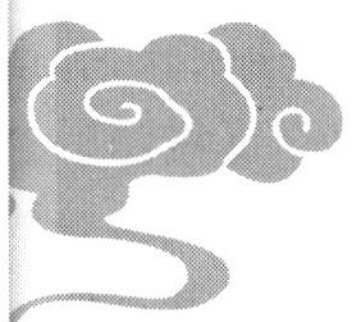

吴震西医案

【生平传略】

吴震西，1928年生，江苏南通市人，南通市中医院主任医师，中国中医药学会全国外治专业委员会主任委员，全国第二批老中医药专家学术经验继承工作指导老师，享受政府特殊津贴。从医50余年，主要从事临床，兼任教学、科研。擅长内科，对心、肺、脾胃系统疾病有丰富的经验。钻研中医内病外治，1982年在全国率先开设内病外治门诊，已运用20余种外治方法，治疗70余种疾病。其“头痛塞鼻锭治疗偏头痛”及“宁嗽贴膏治疗外感咳嗽”两项科研成果，均已经专家鉴定并获奖。将在民间流传1600余年可治多种疾病的“发泡疗法”，经过革新，使之登上城市医院的“大雅之堂”。为普及推广中医外治法，从1985年起先后为全国、省、市中医学会举办4期中医内病外治学习班，培训外治骨干200余人；为广泛交流内病外治的经验，从1989年起先后在南通、南京、黄山、泰安、桂林组织了5次全国中医外治学术交流会和1次海峡两岸外治学术交流会。此外，还先后接收陕西、河南、湖北、内蒙古、北京、上海等12个省(市、自治区)、37个单位、52名来通进修外治法的学员。澳大利亚、菲律宾、马来西亚等国家及中国香港、中国台湾同道及患者纷纷来信要求学习和问病购药。主要著作有《中医外治研究》(中国科技出版社1995年出版)、《吴震西内病外治集》(台湾新文丰出版有限公司1996年出版)、《中医外治求新》(中医古籍出版社1998年出版)。学术上遵循中医的整体观念，强调五脏相关，天人合一。分析病情时，特别注重情志发病因素。处方遣药时，时刻注意顾护胃气。推崇孙思邈、吴尚先，主张“内外相扶”，综合治疗，迅速解除病员疾苦。

一、疏肝安胃、健脾止酸治胃病一例

陆某，男，63岁，退休工人。

初诊：1998年10月15日。

主诉及病史：退休后生活不习惯，一直心情抑郁，时易动火发怒，怒后则胃脘胀痛、吐酸、嗳气，服解痉、制酸等药不效，常延数周方自缓解。

诊查：近又因事不遂，胃脘胀痛 2 天；痛引两胁，嗳气，吞酸、纳少。钡餐检查诊断为慢性胃炎。苔薄白，脉细弦。

辨证：肝郁气滞，横逆犯胃。

治法：疏肝理气，降逆和胃。

处方：软柴胡 6g　炒白芍 12g　炒枳壳 10g　粉甘草 6g　广木香 6g　青皮 6g　陈皮 6g　佛手片 6g　炒白术 10g　云茯苓 15g　制香附 10g　生麦芽 15g　白檀香 3g(后下)

嘱服药 3 剂，药后胃痛即止，余症亦除。

【按语】胃脘胀痛，多伴胸闷胁胀，嗳气吞酸，时欲太息等肝气横逆症状。肝主疏泄，气郁日久，疏泄失常，可影响中焦之运化；脾虚气乏，运化呆钝，则食滞痞胀，和降失调，肝木更易乘侮。故脘痛虽责之胃，病机却不能不涉及肝脾，论治需从肝脾胃着眼。

吐酸一般多由情志失和、肝火内郁、曲直作酸。然亦有脾胃虚弱，水湿不运，清阳不升，浊气上逆而致吐酸。对这一虚证，吴老常用健脾止酸法，使脾运得健，清阳得升，水湿畅行、吐酸自解。此类病症，组方时重用炒白术、云茯苓，不加乌贼、瓦楞，效果亦令人满意。若由饮食停滞而泛酸嗳腐者，则宜消食导滞，又当别论。

二、活血通络治神经根型颈椎病一例

胡某，女，60 岁，退休工人。

初诊：1992 年 3 月 10 日。

主诉及病史：颈项僵硬，常易落枕，已半年余。近月来左臂发麻，有沉重感，持物无力，头转侧时晕眩。纳可，二便自调。

诊查：颈椎侧位示：$C_{5,6,7}$生理弧度变直，间隙略变窄，$C_{5,6}$后缘见骨质增生。苔薄白，脉弦细涩。

辨证：气血瘀滞，络脉痹阻。

治法：活血通络。

处方：羌活 10g　葛根 10g　桂枝 6g　川芎 15g　当归 15g　赤芍 15g　丹参 30g　片姜黄 10g　威灵仙 15g　明天麻 10g　鸡血藤 15g　甘草 6g　黄酒 100g(入煎)　10 剂

二诊：1992 年 3 月 21 日。服药 10 剂后，臂麻消失，眩晕好转，仅觉项背拘急，原方续进 5 剂。后随访颈项活动自如，2 年余未再复发。

【按语】颈椎病为中老年人常见疾病之一，临床一般将其分为神经根型、脊椎型、椎动脉型及交感神经脊髓混合型四种类型。其中以神经根型比较多见。吴老多年来在辨证的基础上，自拟活血通络汤治疗神经根型颈椎病数百例，收效满意。在治疗同时亦可加用颈椎药枕配合治疗。方用防风 60g，羌活 60g，川芎 60g，细辛 30g，川乌 10g，草乌 10g，威灵仙 60g，千年健 60g，葛根 60g，白芷 30g，透骨草 60g，冰片 10g(另包后加入)。上药共研粗末，装入长 40cm、宽 30cm 的布袋内，置于原来枕头上或当一般睡枕使用，一般可枕 2～3 个月。

三、镇心安神治顽固性失眠一例

徐某，女，45 岁，校医。

初诊:1992年4月10日。

主诉及病史:有神经衰弱病史,经常失眠,服西医安眠片已失效。近一周来加剧,每届夜临即提心吊胆,上床后辗转反侧,目不交睫,头晕目眩,耳鸣腰酸,肢倦乏力,不能坚持工作,口干心烦,烘热出汗。

诊查:苔薄白,舌质红,脉细弦。

辨证:肝肾阴虚,心火偏亢,心神失宁。

治法:镇心安神。

处方:生龙骨10g(先煎) 生牡蛎30g(先煎) 川连3g 麦冬10g 北五味子6g 朱染茯苓12g 炒枣仁30g 合欢皮12g 夜交藤30g 生甘草6g 3剂

第1剂药服后,晚9时上床即渐入朦胧之境,睡至清晨4时方醒,第2晚心神安定,药后不久即进入梦乡,服药3剂,1个月后随访睡眠恢复正常。

【按语】失眠为临床常见病证之一,由于病因不同,体质差异,病程久暂等因素,失眠的程度也轻重不等。一旦发生失眠,患者的精神容易紧张,思想焦虑、恐惧,求寐之心越切,越是卧下辗转难眠,如此恶性循环,甚至通宵目不交睫,服安眠片初尚有效,常服不仅罔效,而且影响肝肾功能。镇心安神汤以镇心药龙骨、牡蛎、朱染茯苓合养心安神药丹参、枣仁、合欢皮、夜交藤组成,结合辨证,选增相应的药物,服后不仅可以安然入睡,醒来且无任何不适,显效者睡眠由此即趋正常,好转者经辨证调治,短期内也可逐渐向愈,效果尚能令人满意。

吴老的经验,治疗顽固失眠,必须集中优势兵力打歼灭战,不仅要集中有效的镇心安神药于一方,而且剂量要大,头煎药放在睡前服,才能更好地发挥药效,同时也可使患者消除紧张、焦虑情绪,树立战胜失眠的信心。

失眠的原因很多,中医辨证不外虚实两大类,由于阴血不足,血不养心,心神不宁而致虚证失眠者,多见于产后,病后,失血,或由心脾素虚,生化乏源。由于心火偏亢及心肝火旺,除五志过极,化火扰神者外,多半亦因肾阴不足,水不济火,神明受扰而致不得眠者。因此,究其实质亦属虚证或虚中夹实证。镇心安神汤遵急则治标,缓则治本之旨而设,临床宜随症加减。如单纯因痰热、瘀血、胃气不和而致失眠者,则宜分别投以温胆、血府逐瘀、半夏秫米汤等,非镇心安神汤所宜。

四、凉血祛风治风疹、湿疹一例

陈某,女,30岁,已婚,农民。

初诊:1999年7月21日。

主诉及病史:昨晨起全身出现风疹块,烘热作痒,不发寒热,二便如常。过去无气喘和荨麻疹病史。

诊查:头面、四肢、躯干均散发大小不等之红色疹块,隆起皮肤表面,以胸背及上肢为最密集,体温正常,苔薄白,脉细数。

辨证:风热邪毒,蕴于血分。

治法:凉血祛风,清泄湿热。

处方:蝉衣4.5g 僵蚕12g 当归6g 赤芍6g 细生地30g 黄芩10g 生军6g 2剂

结果:11月8日访视,方服完1剂,烘热作痒均减轻、两剂后即痊愈,迄今未复发。

【按语】风疹、湿疹的临床表现,与中医文献上的瘔瘰、漆疮、血风疮、黄水疮等病相类似,根据其临床表现的皮疹、烘热、瘙痒等症状来辨证，认为是风、热、湿蕴于血分所致。吴老通常采用凉血祛风、清泄湿热的方法来治疗，方以蝉衣、僵蚕祛风解毒，当归、赤芍、生地、黄芩清热凉血，大黄凉血泻热，因此对风疹、过敏性皮炎等急性发疹疾患效果显著，对急性湿疹疗效亦佳。使用要随症加减，如兼见寒热头疼等表证者加荆芥、薄荷。大便秘结者加芒硝。烘热甚者加生山栀、丹皮。化脓感染者加银花、连翘。瘙痒甚者加蛇蜕3g。久痒不瘥者加生首乌、熟地。湿疹脂水浸淫者加苍术、黄柏。病在下肢者加牛膝。

五、用龟板、黄柏为主的复方治湿热带下一例

王某，女，26岁，已婚。

初诊：1992年4月20日。

主诉及病史：白带多已一年余，色白或黄，有腥臭味，在职工医院检查谓阴道炎、宫颈糜烂，曾经服药、注射、冲洗等疗法，均不见效果。现觉肢倦，腰痛，月经周期不准，行经时始觉腹痛，余无不适。

诊查：苔薄白，脉缓。

辨证：湿热下注，带脉失约。

治法：清利湿热。

处方：龟板15g　黄柏9g　乌贼骨12g　苍术9g　苡仁15g　泽泻9g　芡实9g　金樱子15g　4剂

二诊：4月26日。服2剂药后，精神渐佳，白带略减，原方再进2剂，现白带明显减少，再予原方2剂。5月2日再诊，云白带已很少，要求改用调经药。

【按语】在临床上遇有经妇科检查诊断为阴道炎、宫颈糜烂之白带患者，虽然湿热下注之见症不全备，但以上方略事增减，鲜有超过6剂药的。本方以龟板滋肾中之阴，黄柏清肾中之火，乌贼骨咸温入肝肾，自古即认为是治疗女子赤白漏下之要药。再加苍术、苡仁、泽泻健脾利湿，芡实、金樱子之补益酸敛。苍术配黄柏为“二妙”，为朱丹溪治疗下体湿热的良方，芡实与金樱子为“水陆二仙”，能益气补真，亦治淋沥带下。综合全方，系寓补于清，寓敛于利，乃虚实兼顾，标本同治之法，无论病程新久，均为相宜。

六、补益气血通络治缺乳一例

胡某，女，32岁，已婚，护士。

初诊：1994年5月10日。

主诉：第二胎足月顺产4天，乳汁极少。

诊查：乳房无胀感。头晕肢倦，心悸气短，饮食尚可。舌淡，苔薄，脉细。

辨证：气血不足，乳络不通。

治法：补益气血，疏通乳络。

处方：潞党参10g　炙黄芪12g　炒白术10g　当归身10g　川芎6g　炮山甲6g　王不留行10g　通草6g　广陈皮6g　4剂

二诊：5月15日。服药4剂后，乳汁明显增多，已够婴儿吮吸。半月后夫妇口角，又致乳汁突然减少，胸闷胁痛，乳房觉胀，再来诊治，嘱注意怡情悦性，于原方中加入柴胡、青皮，再服

4剂,乳汁分泌即恢复正常。

【按语】本例缺乳,缘于气血不足,乳络不通,方用党参、黄芪、白术、陈皮益气健脾,以助化源,当归、川芎补血行血,推动血运,益气补血,补而不滞以治本;山甲、王不留行、通草通络下乳,疏通乳腺以治标。《本草纲目》云:"穿山甲王不留,妇人服之乳常流。"若夹有肝郁者,佐柴胡、青皮以疏肝解郁。全方扶正通络、通补兼施,标本同治,宜其效如桴鼓也。

七、益气养阴、活血化瘀治心悸一例

黄某,男,61岁,工人。

初诊:1999年5月10日。

主诉:有冠心病史5年余,经常感觉心悸胸闷,近日症情加重。

诊查:气短乏力,头昏口干,睡眠尚可,纳谷正常,二便通调。舌质红,苔薄白,脉细结代,检查心率75次/分,心律不齐,每分钟可闻早搏5次,血压150/100mmHg。心电图检查为窦性心律,频发房早。

辨证:气阴不足,心血瘀滞。

治法:益气养阴,活血化瘀。

处方:太子参15g　麦冬10g　五味子6g　当归15g　川芎15g　赤芍15g　丹参20g　甘杞子10g　朱茯苓12g　柏枣仁各10g　生牡蛎30g　炙甘草6g　7剂

二诊:5月18日。服药后心悸、胸闷、气短均有好转,头昏已瘥,检查心率70次/分,心电图检查提示窦性心律不齐。治守原法,继服原方15剂。半月后随访,心悸愈,余症悉除,复查心电图提示窦性心律。

【按语】心悸辨证要点不外虚实两端,虚则权衡气血阴阳之深浅,实则辨气滞、血瘀、痰浊、痰热、热毒之所侵,心悸患者以气阴两虚,心血瘀滞为多见,吴老自拟生脉活血汤,效果比较显著。方中用生脉散益气养阴,生津复脉;用当归、川芎、赤芍、丹参、合欢皮活血化瘀,行气开郁;用柏子仁、枣仁、朱茯苓、生牡蛎、炙甘草养心安神。心悸常伴有胸闷,故可配伍合欢皮、佛手片等药;气血瘀滞发为心痛,郁金、元胡为首选药品;娑罗子亦名开心果,理气止痛效佳;心动过缓者可加入少量桂枝,使其温阳通脉,而阴阳互济,也有助于气阴恢复。临床随症加减,常可得心应手。

八、降气化痰治咳喘一例

王某,男,60岁,已婚,农民。

初诊:1996年4月1日。

主诉:咳嗽、气喘、痰多,反复发作已有10年,冬季为剧。

诊查:顷因感冒诱发,咳喘痰多色白,夜间不能平卧,胸闷食少。苔薄白,脉滑数。胸片诊断为慢支、肺气肿。

辨证:肺气上逆,痰阻气道。

治法:降逆肺气,平喘化痰。

处方:旋覆花10g(包)　炙苏子10g　炙紫菀10g　炙冬花10g　佛耳草10g　杏仁10g　广地龙10g　黄芩10g　清半夏10g　茯苓10g　化橘红6g　炙僵蚕10g　甘草6g　3剂

二诊：4月4日。服药3剂后症状明显缓解，痰易咳出，效不更方，续上方3剂，以资巩固。

1周后随访，咳痰喘皆平息如常人。

【按语】 肺属上焦，位居胸中，处于五脏的最高位，为五脏之"华盖"，上连气道喉咙，开窍于鼻，外合皮毛，主气司呼吸，为人体升降出入之枢纽，气贯百脉，而连他脏，不耐寒热，称为娇脏。因此，无论邪气客肺，还是脏腑内伤及肺，均易使肺失宣肃而咳嗽、咯痰、气喘。方中旋覆花、苏子降气化痰平喘；紫菀、冬花润肺止咳祛痰；杏仁、佛耳草、黄芩宣肃肺气止咳；法半夏、茯苓、橘红理气健脾燥湿，以绝生痰之源；炙僵蚕、甘草祛风解痉，解毒利咽，化痰平喘。诸药合用，共奏降气化痰，止咳平喘之功。若外感风寒，去黄芩加荆防以疏邪散寒；发热加双花，连翘或知母以解毒泄热；痰多加大贝母、冬瓜仁以祛痰；咽痒加蝉衣以解痉利咽；夹瘀加丹参、当归以活血通络；咯血加白及、煅花蕊石以止血；咳而呕吐者加炙枇杷叶以止咳；阴伤加沙参、麦冬以养阴；体虚易感者，加玉屏风散以补肺益脾，扶正固本。

除运用汤药，吴老还善用外治法，常用的如发泡疗法：取斑蝥、白芥子各20g，分别研成细末，和匀，以30%二甲基亚砜调成软膏状，装盒备用。用时取麦粒大一团，置于2cm×2cm胶布中心，贴于有关穴位上。第一组穴：定喘、肺俞、天突；第二组穴：身柱、膻中、大杼、命门；第三组穴：肾俞、足三里、身柱。发作期用第一组和第二组交替；缓解期用第一组和第三组穴交替；痰多者加丰隆。7天贴治一次，4次为一疗程。

（以上均由吴自强整理）

【编者评注】 吴震西主任医师擅长内科疑难杂病，对心、肺、脾胃疾病研究较深，经验丰富，对内病外治亦有广泛涉猎，成绩较著。本集所收医案均辨证准确，药少力专，颇具巧思。

金实医案

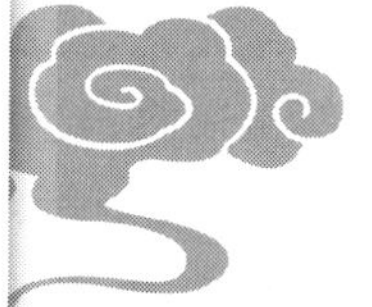

【生平传略】

金实，1943年生，汉族。中医内科教授，博士生导师。江苏省南京市人。1961年考入南京中医学院医疗系，1979年考入母校内科研究生班，幸得吴考槃、曹鸣高、邹良材、周仲瑛等诸多名医亲授。研究生毕业后留校从事临床、医疗、科研工作至今。曾多次出国讲学及合作科研。历任南京中医药大学中医内科学教研室主任，江苏省中医院内科主任医师，江苏省中医学会内科分会副主任委员、肝胆病专业委员会主任委员等职。培养中外博士、硕士研究生20余名。学术上崇尚中医经典，吸取仲景经方之古朴，融汇苏吴时贤之轻灵；提倡衷中参西，主张辨证与辨病结合，立法严谨，用药精炼。擅长内科疾病的诊治，尤致力于肝胆胃肠疾病，类风湿、红斑狼疮等结缔组织病及多种疑难杂症的研究。主编《病毒性肝炎的诊治》、《中西医结合肺脏病学》等著作4部，任《中医内科学》（新世纪全国高等中医院校教材）副主编，参编著作20余部。

一、清火豁痰、平肝宁心治疗梦游一例

郭某，男，12岁，南京市人，学生。

初诊：1987年8月20日。

主诉及病史：1982年起家人发现患儿夜晚梦游，大多发生于入睡三四个小时后，几乎每夜皆发。曾服中药2个多月未见效果（具体药物不详）。西医予镇静安眠药后病情改善，长时间依赖硝基安定（每晚5～7.5mg），服药后有头昏、嗜睡现象，减少西药用量即不能控制病情。血液多项检查及脑电图均未见异常。

诊查：梦游频作，行走哭闹，或随地小便，不听劝阻，但醒后不能忆及。头昏，食欲不振，食量一般，智力正常，大便正常，舌苔薄白，舌质略红，脉象细弦。

辨证：心肝火旺，痰火内扰，心神不宁。

治法：清火豁痰，平肝宁心。

处方：龙胆草3g　炒山栀10g　黄芩10g　川连3g　生地黄12g　胆南星6g　天竺黄

8g　丹参 15g　陈皮 6g　珍珠母 15g　茯神 10g　5 剂

另送服礞石滚痰丸每次 3g，一日 2 次。

二诊：1987 年 8 月 25 日。患儿母亲诉：自服中药后已停西药，近几日梦游未作，一般情况良好，大便日行 2 次。原方 7 剂继续服用。

三诊：1987 年 9 月 1 日。开学后情绪波动，昨晚梦游又作，原方加减再进。

处方：龙胆草 3g　炒山栀 10g　黄芩 10g　川连 3g　生地黄 12g　胆南星 6g　天竺黄 8g　丹参 15g　陈皮 6g　磁石 30g(先煎)　7 剂

另琥珀粉 1.5g，日 2 次，礞石滚痰丸继续服用。

此后梦游未再发作，观察 3 个月一切安好。

【按语】梦游一证，夜晚游荡动作，或哭闹行走而不能自知，多由痰火扰心所致。动荡不宁者，阳也，火也；不能自知者，痰浊蒙窍也；痰火内扰，心神失主，是梦游证的主要病机。治疗多从心肝辨治，祛邪多以痰火为主。若痰火较重，宜加用礞石滚痰丸，用法：每次 3～6g，一日二次。心神不安，可另吞服琥珀粉或朱砂琥珀粉，用法：朱砂，每次 0.5～1g，琥珀粉，每次 1～2g，混合研细，蜂蜜送下，一日 2 次。

二、益气养阴、清肺利水治疗癃证一例

刘某，女，56 岁。

初诊：1978 年 4 月 17 日。

主诉及病史：4 天前因发烧、腹泻住院，诊为胃肠型感冒，经治疗烧退，昨日下午起排尿乏力、困难，点滴而下，尿色微黄，今请中医会诊。查血常规、尿常规均正常；胸部 X 线片无异常发现。

诊查：患者排尿乏力、困难、点滴而下，尿色微黄，无尿频、尿急、尿痛，少腹微胀，大便软溏，舌苔薄腻微黄，舌质淡红，脉细无力。

辨证：温热病后，气阴两伤，膀胱气化失司。

治法：益气养阴，清利并进。

处方：生黄芪 30g　莲子肉 10g　西洋参 6g　白术 10g　桑白皮 15g　麦冬 10g　地骨皮 10g　黄芩 10g　车前子 15g(包煎)　滑石 10g(包煎)　生甘草 3g

服药后四五个小时，小便即较易排出，第二天起小便排出正常，遂痊愈出院。

【按语】经云："膀胱者，州都之官，津液藏焉，气化则能出矣。"排泄小便属膀胱之功能，但与肺、脾、肾协同参与的气化作用密切相关。该患者发热、腹泻之后，余热未净，热郁气滞，气阴两伤。肺气滞则通调失职；脾气虚则气化乏力。《灵枢·口问》所谓"中气不足，溲便为之变"是也。气虚癃闭的临床特点为排尿乏力、困难且无艰涩疼痛，舌淡，脉细无力；尿检无异常发现。方用《太平惠民和剂局方》清心莲子饮加减，补中益气以助气化，养阴生津以滋其源，兼以清肺利水以治其标，标本兼顾，收效颇捷。

三、滋肾化毒治疗系统性红斑狼疮二例

(一)盛某，女，27 岁。

初诊：1997 年 3 月 27 日。

主诉及病史：患系统性红斑狼疮伴狼疮性肾炎（Ⅴ型）1年余，服用泼尼松（每天45mg）、消炎痛、抗生素、雷公藤等药已6个月余，稍有撤减则诸症复甚，且不堪西药之副作用而求治。

诊查：T 37.5℃，心率118次/分，精神委顿，面部蝶形红斑，腹背及大腿部皮肤多处网状青斑，双指关节轻微肿胀活动不便；血查抗核抗体、抗Sm抗体、抗RNP抗体及抗SSA抗体均阳性，血沉55mm/h，尿蛋白：+++，24小时尿蛋白定量29.9g/L。

诊查：低热缠绵不退，汗多，神疲乏力，不思饮食，口渴喜饮，肌肤红斑，紫赤不艳，筋骨疼痛，酸楚不已，心烦易怒，惊惕不安，腹部隐痛，痛则欲泻，每日数次，舌苔薄少，脉细而数。

辨证：外感风湿，化火成毒，损肝伤肾，肝脾失调。

治法：清热化毒，凉血滋肾，兼调肝脾。

处方：白花蛇舌草30g　半枝莲30g　地锦草15g　丹皮10g　山茱萸12g　泽泻15g　生地15g　熟地15g　白芍20g　白术10g　防风6g　陈皮6g　干姜5g　延胡索10g　诃子12g

日服1剂，并嘱停用消炎痛、抗生素及雷公藤。

二诊：1997年4月10日。治疗2周，痛泻渐平，低热、烦躁减轻，尿蛋白亦有改善，肌肤红斑未退，舌脉如前，原方进退。

处方：生地15g　熟地15g　丹皮10g　山茱萸12g　白花蛇舌草30g　半枝莲30g　菟丝子30g　益母草30g　六月雪30g　凌霄花6g　莲须10g　青蒿15g

每日1剂。并嘱逐步减小泼尼松用量。

调治4个月，恙情缓解，低热未起，肌肤斑疹明显消退，仅见暗红隐隐。复查尿蛋白多次阴性，血查抗Sm抗体转阴，抗RNP抗体、抗SSA抗体仍阳性，血沉正常，泼尼松用量维持在5～7.5mg/d，已恢复工作至今。

【按语】系统性红斑狼疮临床表现多端，病机变化复杂，但究其要，大多以肾虚阴亏为本，风、火、毒、瘀为标，补肾化毒为其治疗大法。该病症见低热、出汗、心烦、口渴、纳减、舌苔薄少、脉细数等，表明有热毒久留，阴津耗伤之象，且狼疮之无形邪毒，已深入血分，留于五脏，虚火实火互而为之，故治疗上以清热解毒，泻其实火；另取“六味”，壮水滋肾以制虚热。至于腹痛便溏、心烦易怒，为肝脾失调之象，故少佐“痛泻要方”之意，以疏肝健脾；酌配干姜以温脾化湿。清补合用，虚实同治，标本互参，药证合拍，得以收效。

（二）蔡某，女，35岁。

初诊：1995年12月27日。

主诉及病史：患者3年前反复发烧，关节疼痛，于1993年在江苏省某省级医院诊断为系统性红斑狼疮合并心包积液、间质性肺炎。经服用泼尼松、抗生素、非甾体镇痛药、注射胸腺素治疗后，心包积液、间质性肺炎好转，但低热、皮肤斑疹、蛋白尿始终不退，遂来中医院就诊。

诊查：发热，面部蝶形红斑，关节疼痛，腰膝酸软，月经不行，舌质暗有瘀点，苔薄，脉细小数。查：ESR 46mm/h，抗ds-DNA抗体（+），抗Sm抗体（+），ANA（+），WBC 4.3×10^{9}/L，RBC 3.4×10^{12}/L，PLT 67×10^{9}/L，BUN 8.9mmol/L，Cr 104μmol/L，尿蛋白+++。

辨证：肾虚阴亏，瘀毒内蕴，外伤肌肤，内侵脏腑。

治法：滋补肾阴，活血化瘀，凉血解毒。

处方：生地15g　熟地15g　山药20g　丹皮12g　山萸肉12g　泽泻20g　白花蛇舌

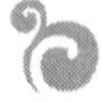

草 30g　鱼腥草 30g　益母草 30g　青蒿 20g　蝉蜕 15g　芡实 20g　14 剂

另继续口服泼尼松 15mg/d,晨顿服。

二诊:服药两旬,症状好转,发热已退,面部蝶形红斑明显减轻,于前方去蝉蜕、青蒿,加六月雪 20g、菟丝子 30g。泼尼松逐渐减量。

调理 4 个月,药后月经已行,无明显不适,继以本方加减调理半年,于 1997 年 2 月 20 日复查:ESR 10mm/h,抗 ds-DNA 抗体(—),抗 Sm 抗体(—),ANA(—),PLT 108×10^9/L,尿蛋白(—),停止服用泼尼松,无明显不适,随访至今病情缓解,已正常上班数年。

【按语】SLE 患者临床症候错综复杂,病机易变,抓住肾虚阴亏,瘀毒内蕴之主要病机,随证施治,药随证变,圆机活法,做到"观其脉证,知犯何逆,随证治之"。同时中西合参,结合西医病理变化,吸收中药现代药理研究结果,临证时每每得心应手。

四、温清并用治疗白塞病一例

陶某,女,28 岁。

初诊:1998 年 11 月 3 日。

主诉及病史:因口腔、外阴溃疡,下肢结节红斑反复 4 年,西医确诊为白塞病,但多方医治少效而来求治于中医。

诊查:口舌生疮,疼痛不已,进食有碍,不思纳谷,阴部溃破,双下肢紫斑微隆,触之即痛,足踝肿胀酸楚,疼痛难忍,步履不便;舌淡苔薄白,脉细而弱。

辨证:风寒外袭,内入脏腑,日久化热,皮肉溃破。

治法:祛风通络,养阴清热。

处方:桂枝 10g　赤芍 10g　知母 10g　防风 10g　制附片 10g　生地 10g　川牛膝 10g　细辛 3g　露蜂房 12g　雷公藤 12g　甘草 5g

二诊:1998 年 11 月 17 日。调治两周,关节肿痛减轻,行走明显改善,唯上下溃破依然。转以清热泻火养阴为主。

处方:川桂枝 10g　白芍 30g　知母 10g　生地 15g　百合 15g　黄连 3g　黄柏 10g　川牛膝 10g　露蜂房 12g　雷公藤 12g　甘草 5g

另以珠黄散口腔外用。

药后 2 周,口舌、阴部溃破渐愈,饮食增加,行走自如。原方出入,巩固疗效,治疗 3 个月后诸恙悉平,观察半年,未见复发。

【按语】此属中医"狐惑"病,临证极为复杂,或口舌生疮,或下体溃破,或为关节痹痛,或致五脏六腑俱损,似鬼神所作。明·张介宾《景岳全书》曰:"凡火之为病,其在外者必见于皮肉筋骨,其在内者必见于脏腑九窍";金礼蒙《医方类聚》又曰:"热毒蕴结于其内也……或郁结脏腑之间,或在心肺之内,令人口苦咽干……口舌生疮"。可见本病多为火热毒邪为患,病久阴血亦伤。治疗多从清热解毒、滋养心肾为主。但本例患者口腔外阴溃疡伴有足踝肿痛难忍,风胜则肿,寒胜则痛,肿痛、瘀斑、结节等症为风、寒、热、瘀混杂互见,治当祛风、清热、温经、活血并用,药后关节肿痛顿减。但上下溃破尤存,考虑虽留着肌肉筋骨之风寒湿邪已减,但入里化热伤阴,心肾之火未除,故赤芍易白芍,并加百合及连、柏、珠黄之类,以泻火清热养阴,生肌敛疮。如此综合辨治,用药切病,则沉疴可起。

五、祛风通痹、养阴润燥治疗干燥综合征合并类风湿关节炎一例

王某，女，38岁。

初诊：1996年9月18日。

主诉及病史：因口干、目涩而痛、双手指关节肿痛1年而诊。病程中曾查：腮腺造影示腮腺主导管扭曲，分支导管消失，含醋后主导管能排空，符合干燥综合征表现；结膜滤纸试验：5分钟左眼滤纸润湿长度2mm，右眼0mm；角膜荧光染色，双侧阳性，确诊为干燥综合征合并类风湿关节炎。

诊查：口干渴饮，饮不解渴，目涩而痛，视物有碍，双手指关节肿痛较甚，摄物不便，时有腕、肘、膝关节移行疼痛，舌苔薄干，脉细而小。

辨证：风湿毒邪，阻滞经络，化热伤阴。

治法：祛风化湿，通络止痛，养阴润燥。

处方：羌活10g　防风10g　薏苡仁10g　白芷10g　威灵仙10g　青风藤10g　当归10g　雷公藤15g　生地15g　甘草5g

二诊：1996年10月17日。调治月余，手指关节痛减轻，但适逢天气变化，腕、肘、膝关节痛反复发作，口干略轻，目涩未除，转以养阴增液、通痹活络为主。

处方：北沙参20g　麦冬15g　石斛15g　乌梅肉10g　穿山甲12g　桃仁10g　全当归10g　威灵仙20g　青风藤30g　甘草5g

该方略有加减，调治半年，关节痛除，两眼涩痛缓解，滤纸试验左眼10mm，右眼8mm，口干不显，病趋稳定。

【按语】干燥综合征治以滋阴生津润燥，似乎已成定论，然此疾并非皆燥热阴虚一端，往往燥痹互见。痹者闭也，闭塞不通也。干燥综合征之痹主要有二，其一为风热燥毒痹阻津液隧道，导致口、眼、鼻腔干燥；其二为风寒湿热痹阻肌肉筋骨经络，导致肢体关节疼痛。本案肢体关节肿痛较甚，活动困难，故先以祛风化湿、蠲痹通络为主，佐以养阴润燥。二诊痹痛缓解而目涩未除，转以养阴润燥、通痹活络为主，津液增，痹塞通，口眼干燥、关节疼痛得以缓解。

六、理气和络法治疗自身免疫性肝炎一例

沈某，女，41岁，本院职工。

初诊：1998年6月25日。

主诉及病史：该患者于9年前曾确诊为自身免疫性肝病、白塞综合征、干燥综合征。曾服用激素、雷公藤及中药，症状未见缓解。

诊查：乏力，纳少，胁下隐痛，口腔溃疡、阴部溃破缠绵不愈，左眼发红、疼痛，口干，泪少，胸闷，头晕，舌有瘀点，苔薄，脉弦细。查泪滤纸试验：右眼2mm/5min，左眼0mm/5min；抗ss-DNA(＋)，抗SSA(＋)；AST 193IU，ALT 157IU，ALP 390U，γ-GT 329U。

辨证：阴虚内热，肝络郁滞。

治法：疏肝理气，活血和络，养阴清热。

处方：炒柴胡5g　黄芩10g　川连4g　天麦冬各10g　南北沙参各15g　郁金10g　枳壳10g　丹参10g　生石膏30g　垂盆草40g　甘草6g　7剂

服用1个月后，症状好转，继经本方加减调理半年后，症状明显好转，口腔溃疡不明显，目微干，饮食及二便正常，无其他不适。查抗ss-DNA(－)，抗SSA(－)；AST 45IU，ALT 11IU，ALP 130IU，γ-GT 48IU；泪滤纸试验左右眼均为5mm/5min。原方加减调理至今，病情稳定。

【按语】根据自身免疫性肝炎的临床表现，将其归属于中医学"癥积"、"黄疸"、"胁痛"、"郁证"之范畴。本病属本虚标实，病机关键为肝络郁滞。针对本病的病机特点，我们制定"理气和络"治法，所谓"理气和络"是指祛除湿、热、瘀、毒等邪气以理顺肝气、和畅肝络的方法。我们认为自身免疫性肝炎重在通，而不在补；用药重轻灵活泼，忌寒遏壅补。促使气顺络畅，气血阴阳平衡，而致疾病痊愈。

七、凉血解毒、疏肝运脾治疗慢性乙型肝炎一例

张某，女，12岁，学生，南京市人。

初诊：1996年7月8日。

主诉及病史：其母系慢性乙型肝炎患者，体检发现HBsAg阳性多年。血查AST 197U，ALT 273U，A/G＝1.1，γ-GT 119U，病毒指标HBsAg、HBcAb、HBeAg、HBV-DNA均阳性，来我处诊治。

诊查：时有倦怠乏力，食欲尚可，大便软溏，小便微黄，舌质红，苔薄白，脉细。

辨证：湿热邪毒蕴结血分，肝脾失于疏调。

治法：凉血解毒，疏肝运脾。

处方：龙葵10g　茜草10g　女贞子12g　炒柴胡6g　黄芩10g　法半夏8g　丹皮10g　山栀10g　垂盆草25g　连翘12g　白花蛇舌草25g　甘草5g

二诊：1996年8月23日。加减服药50余剂，2个月后复查肝功能：AST 15U，ALT 24U，A/G＝1.2，γ-GT50U，病毒指标HBeAg转阴，HBeAb转阳。已见效机，原方加茯苓30g继服。

三诊：1996年9月20日。近旬周身皮肤发生斑块瘾疹，色红，瘙痒，有灼热感。舌红苔薄白，脉细，查肝功能：AST 60U，ALT 76U，A/G＝1.15，γ-GT 63U。治以凉血疏风清热解毒为法。

处方：生地20g　丹皮10g　山栀10g　炒柴胡8g　黄芩10g　垂盆草30g　夏枯草12g　连翘12g　水牛角30g　蝉衣8g　防风10g　甘草6g。

四诊：1996年11月18日。服药2周后风疹块基本消失。继以上方服1个半月，患儿无明显症状，转以补益肝肾、疏肝凉血解毒为法。

处方：生地20g　枸杞子10g　女贞子12g　太子参10g　丹皮10g　山栀10g　炒柴胡6g　黄芩10g　垂盆草30g　夏枯草12g　连翘10g　甘草8g。

上方随症加减服两月余，复查肝功能各项指标正常，A/G为1.8，HBV-DNA转阴，乙型肝炎病毒指标仅HBsAg阳性。遂嘱本方隔日服1剂，患儿病情一直稳定至今，多次检查除HBsAg低滴度时阴时阳外，HBcAb、HBeAg、HBV-DNA及肝功能指标均为阴性。

【按语】乙型肝炎是感染某种疫毒之气而致。疫毒之邪内蕴血分，痼结不去，是本病的根本原因。"疫气"有偏湿、偏热之别，湿、热、瘀、毒为本病致病因素。治疗主要以清、疏、化、运、补为法。清，即清热解毒、清肝泻火、清热燥湿、清热凉血；疏，即疏肝解郁，疏肝利胆；化，有化

湿，化瘀，化毒；运，即健脾助运；补，补脾胃之气血，滋肝肾之阴液。运用之时，既要突出重点，又要全面兼顾。根据具体病情，灵活化裁。

【编者评注】金实教授崇尚仲景，融会时贤，立法严谨，用药精炼，对肝炎、类风湿、红斑狼疮等疑难杂证较有研究。本集所载红斑狼疮治验两则均调理4个月而获痊可。其中清热化毒为主旨但必兼补脾肾而调肝气，否则毒未清肾先惫而一败涂地矣。

孟景春医案

【生平传略】

孟景春，汉族。1922年生。南京中医药大学教授，江苏省张家港市人。青年时从师学习中医内外科4年，结业回乡里自行开业。1949年解放后，参加联合诊所，1955年至江苏省中医进修学校学习，结业后留校任教。任内经、中医基础理论课教学。历任南京中医学院医经教研组副组长，江苏新医学院中医系副主任，南京中医学院中医系主任、基础部主任，卫生部高等医学院校专业教材编委会委员，江苏省暨南京市中医学会副会长，江苏省内经研究会主任委员，省养生康复学术研究会顾问。1978—1989年先后被评为江苏省先进卫生工作者及省优秀教育工作者，1992年享受国务院政府特殊津贴，1994年被评为江苏省名中医。

长期任教兼行政管理工作，1978年任首批研究生导师。20世纪80年代后参加养生康复专业的筹建并任顾问。临床上擅内、妇科和疑难病的诊治，尤其对脾胃病有较深的研究。数十年来发表医学论文100余篇（均在省级以上杂志发表），编写教材及论著16种（25部）近600万字。20世纪90年代起，又专心养生方面的研究，先后出版了《祝您健康长寿》、《四季进补》、《实用中医养生》和即将出版的《实用教师保健》。发表的著述共计160余万字。在学术上崇尚《内经》理论，重视整体观。在临床时重视辨证论治和整体分析。

一、柔肝缓急、行气活血治肠粘连一例

梁某，女，40岁。

初诊：1993年4月22日。

主诉及病史：右少腹胀痛3年余。3年前因患急性阑尾炎，经手术而愈。后右少腹辄胀痛，时愈时发，经某院外科检查：诊为阑尾炎术后引起的肠粘连。刻下右少腹胀痛，痛时拒按，且每于疲劳或受寒时易发，大便秘结不通，得矢气则胀痛稍缓。

诊查：面色尚好，体质尚佳，饮食正常，痛处不红肿，拒按。

辨证：肝气郁结，气滞血瘀。

治法：柔肝缓急，行气活血。

处方：赤芍 15g　清炙草 10g　台乌药 6g　广木香 6g　桃仁泥 10g　杜红花 6g　郁李仁(打)10g　延胡索 10g　蜣螂虫 10g

二诊：4 月 27 日。上药 5 剂后，大便通，疼痛基本控制，唯局部仍有重胀感。再以原方去郁李仁，加小茴香 10g。另用当归、川芎各 15g，陈皮 10g，广木香 6g 共研末，炒后加酒少许，以布包热熨局部，1 日 2 次，内服外熨 10 天，右少腹胀痛全部消失，大便通畅如常，为巩固疗效，以上方 10 倍量改为丸剂续服。后半年以胃痛复来诊视，告以肠粘连痛未发作。

【按语】肠粘连，系肠部的浆膜与腹膜痉挛，并有血瘀痹阻而致。在发病过程中二者互为因果。痉挛可导致血行障碍，由此可形成某一部分的瘀血与另一部分的贫血，瘀血部可发生疼痛，贫血部又可发生隐痛，痛甚又可使痉挛加重。故对此症除用芍药甘草汤以柔肝缓急外，又要加诸如桃仁，红花之类的活血祛瘀药。又因瘀血常可致气滞，故加木香、乌药以行气。以其便秘故加郁李仁，蜣螂虫以通便行痹，尤其蜣螂虫，不仅有通便之能，更有活血行痹之功，服后随时即转矢气，胀痛往往随之减轻。

阑尾炎术后或非手术疗法，都有可能引起肠粘连，均可以芍药甘草汤加理气活血之品进行治疗，疗效尚称满意。一般粘连见有炎症者宜加红藤，败酱草；有寒象宜加小茴香、川桂枝；胀者加乌药、木香；痛甚者加重桃仁、红花、玄胡索，或更加乳香、没药。若痛久而见虚象者宜加生绵芪，当归随症加减治之。

二、清养肝阴治咳嗽一例

张某，女，30 岁，教师。

初诊：1995 年 4 月 20 日。

主诉及病史：咳嗽伴胸胁疼痛 2 个月余。

诊查：呛咳阵作，痰少质粘时或见绿色，咳则胸胁疼痛，口渴欲饮。舌质红，苔薄黄，脉弦细。

辨证：肝火犯肺，肺阴受灼，清肃失司。

治法：清肝养肺止咳。

处方：桑叶 10g　黄芩 6g　川贝 5g　黛蛤散(包)15g　南沙参 12g　大麦冬 12g　炙紫菀 10g　瓜蒌皮 10g　芦根 15g

嘱在近期忌食辛辣刺激上火食物。

二诊：4 月 27 日。服上药 7 剂后，咳嗽胸胁疼痛均减，唯口渴较甚，原方去川贝，加北沙参 12g，天花粉 10g，再服 7 剂告愈。

【按语】本案咳嗽为肝火犯肺所致，即《内经》所云“肝咳”是也。病位在肺，病本在肝。故治之以清泻肝火为主。舌质红，痰少而粘是肺阴亦为肝火所灼之征，故清热润肺亦为不可或缺之举。如此标本同治，故而取得佳效。此外，还有肝阴亏损，肝血不足而致肝火旺者，则可以一贯煎加减，并加用白芍、甘草等柔肝、养肝，疗效亦较显著。希临床者细辨之。

三、清火泄热、化瘀通络治顽固性偏头痛一例

李某，女，48 岁，瓦工，六合县人。

初诊：1967 年 7 月 17 日。

主诉及病史：偏头痛经常发作，屡治不愈已历 10 余年。其头痛发作情况，在一年中以夏季为甚，1 日之中以中午及午后 2～3 时为甚，至晚上 7 时后痛势渐缓；若在阳光下工作痛势尤为剧烈。以冷敷则稍稍缓解。细询其疼痛部位，以左侧太阳穴并绕耳前后，头额部延及眉棱骨，目痛如脱。平时常服"优散痛"或"去痛片"以控制其发作。

诊查：苔薄黄，舌下筋脉怒张紫暗，脉弦。

辨证：火热内郁，瘀阻经脉，不通则痛。

治法：清火热，化瘀滞，通络止痛。

处方：双钩藤(后下)15g　桃仁 12g　葛根 6g　甘菊花 12g　大川芎 6g　白蒺藜 12g　延胡索 12g　生石膏(先下)20g　龙胆草 3g　生甘草 3g　5 剂

二诊：7 月 25 日。服 1 剂后痛势已轻，连服 5 剂后，痛势已基本控制，唯去阳光处仍有微痛，治以清彻阳明之热。

处方：双钩藤(后下)15g　桃仁 12g　葛根 6g　甘菊花 12g　大川芎 6g　白蒺藜 12g　玄胡索 12g　生石膏(先下)30g　龙胆草 3g　生甘草 3g　5 剂

三诊：7 月 30 日。服 5 剂后疼痛未发。原方去桃仁、玄胡索，加生白芍、川石斛、天花粉。

【按语】该头痛在太阳穴，绕耳前后、前额及眉棱骨部位，属少阳，阳明经循行部位。从其发作一年中以夏季为甚，1 日之中以中午及午后 2～3 时为甚，均为阳盛之时，阳光下更甚显系火热为患，火热郁于少阳、阳明之络。故用钩藤、菊花、白蒺藜以清泄火热、平熄肝阳，以肝胆为相合之腑。川芎为治偏头痛要药，但由于其性味辛温走窜，故此例不能重用。又由于病延 10 余载，久病多瘀，何况痛证则更易成瘀，故加桃仁、玄胡索活血祛瘀止痛。由于火热郁于少阳、阳明经，故加生甘草、龙胆草以清少阳之郁火；用葛根、生石膏以清阳明经之郁热。三诊时，疼痛未作，瘀滞已祛，故去桃仁、玄胡。其所以加白芍、石斛、天花粉以火热内郁既久，势必有伤阴之弊，故以白芍以养肝胆之阴，石斛、天花粉以滋阳明之阴，如是则可杜火热之邪复起，实为善后之计。

四、补益肾气、温养督脉治脊背寒冷症一例

秦某，男，25 岁，体育教师。

初诊：1986 年 6 月 15 日。

主诉及病史：脊背寒冷殊甚已历半载，医治无效。其脊背寒冷，冬日尤甚，即在暑天虽遍体汗出，而背部亦丝毫不能吹风，深以为苦。

诊查：咽喉疼痛，龈肿齿痛，晨起口苦。舌质偏红，舌苔灰黑而润。

辨证：肾气不足，阴阳两虚。阴虚则虚火上炎，此咽干疼痛，齿痛之所由。阳虚则不能温养督脉，此舌苔灰黑，脊背寒冷之缘起。

治法：阴阳并补，温通督脉。

处方：玄参 10g　大生地 12g　川黄柏 6g　菟丝子 12g　川断肉 12g　鹿角胶 10g　丹参 15g　陈皮 6g　炒谷芽 15g

另：用绿袍散 2 管涂擦牙龈肿痛处，2 小时 1 次。

二诊：1986 年 6 月 23 日。上药 7 剂后咽干齿痛均愈，脊背寒冷略有好转，肾阴复，上炎之虚火已平。再以原方加减。

处方：大熟地 12g　菟丝子 12g　陈皮 6g　川断肉 10g　丹参 15g　鹿角胶 10g(溶化炖温分 2 次冲服)　炒谷芽 15g

嘱其先服 5 剂，若无不良反应，可连服 1 个月。愈 2 个月后，其因感冒来诊，述其连服上药 60 剂，脊背已无丝毫冷感，故停服。

【按语】脊背寒冷属督脉经气亏损，而其亏虚又与肾阳不足有关。督脉的循行为：贯脊属肾，且与足太阳经并行，足太阳经夹脊、抵腰中，入循膂，络肾。太阳主表。故督脉不足，太阳经气亦因之亏虚。所以脊背寒冷，舌苔灰黑。始用阴阳并补，兼用绿袍散外涂局部以治其标。肾阴复，继补肾阳、温督脉。鹿角胶为温养督脉的首选药物。

五、柔肝缓急、温经通络治小腿转筋症一例

章某，女，50 岁，玻璃厂职工。

初诊：1982 年 6 月 3 日。

主诉及病史：右小腿转筋已历 4 年。转筋不时发作，发则强直疼痛，一日约发 20 次，一年之中以冬季为甚，常觉下肢冷甚，现虽值初夏，然仍着毛线裤。

诊查：面色尚好，饮食当佳，二便当调。舌质略胖嫩，脉细涩。

辨证：寒滞厥阴，筋脉失和，阳气不宣。

治法：柔肝缓急，温经散寒通络。

处方：炒白芍 15g　清炙草 10g　吴萸 3g　北细辛 3g　川桂枝 6g　怀牛膝 10g　全当归 10g　生绵芪 15g　丝瓜络 10g

二诊：6 月 8 日。服上药 5 剂后，小腿强直抽搐次数减至 2～3 次，痛势亦轻，唯觉口渴。再以前方去细辛，川桂枝改用 4.5g，连服 10 剂。下肢已无畏寒之象。抽搐强直已基本控制。再以原方去吴萸，桂枝改用 3g，加白术 10g，再服 10 剂以善其后。

【按语】转筋系小腿肚痉挛，西医名为腓肠肌痉挛。该部为足厥阴肝经循行所过，寒邪客于厥阴经，经络之气失和而致筋脉失于濡养，故取芍药甘草汤以柔肝舒挛，唯不能祛寒，故加入肝经之吴萸、桂枝，使柔肝更有温肝作用，加牛膝以引药下行，细辛温经止痛；又以久病多虚多瘀，故加黄芪、当归以补气血，丝瓜络通络活血。二诊时见口已渴，痛势减，是乃寒邪有化热之象，故去细辛，减桂枝；三诊时抽搐与下肢畏寒已基本控制，故去吴萸，桂枝减至 3g，复加白术以健脾，以肌肉属脾，健脾有利于肌肉柔和。本例转筋系兼寒严重的治法，若无寒者用芍药甘草汤加怀牛膝、宣木瓜、丝瓜络治之；若夹湿者加生苡仁，木防己等随症加味。

六、气血双补、充养阳明经治乳房萎缩一例

赵某，女，28 岁，工人。

初诊：1986 年 6 月 13 日。

主诉及病史：乳房日渐萎缩 2 个月余。2 个月前流产，因出血不止而住院，经治一周，血止而出院。回家后因其夫不予关怀，反责其不慎而致流产，故而心情抑郁，饮食不嗜，精神委顿，并发现乳房日渐萎缩。两月来已小似男子乳房，心中恐惧殊甚而来就诊。

诊查：观其面色憔悴，精神委顿，乳房萎缩，舌质淡红，脉细。

辨证：肝郁犯胃，胃气不和，气血不足。

治法：疏肝解郁，理气和胃。

处方：细柴胡 6g　炒白芍 12g　苏梗 10g　制香附 10g　生麦芽 15g　炒枳壳 6g　佛手片 6g　玫瑰花 6g　炙甘草 5g　橘络 6g

嘱其怡情志以助药力之不逮。

二诊：6 月 18 日。服上药 5 剂后，饮食转佳，精神亦有好转，唯乳房仍形萎缩。肝郁已舒，胃气渐复，舌质淡胖，脉细。气血未充，阳明经脉失养。再以气血双补，以充阳明之络。

处方：生黄芪 12g　太子参 12g　陈皮 6g　云茯苓 12g　大熟地 12g　炒白芍 12g　当归身 10g　制香附 10g　炙甘草 4g　葛根 10g　5 剂

嘱在服药同时，两手擦热，按摩乳房部，1 日 2～3 次，每次 5～10 分钟。以改善局部的血液循环，有利于萎缩肌肉的恢复。

三诊：6 月 23 日。服气血双补剂，胃纳倍增，乳房已渐隆起，面色转为红润，气血渐充，阳明经气得养。再以原方加重其制。宗张景岳用补之法"贵乎先轻后重，务在成功"之旨。

处方：生黄芪 30g　太子参 20g　陈皮 10g　云茯苓 12g　大熟地 15g　炒白芍 15g　当归身 15g　春砂仁 2g　炙甘草 5g　葛根 10g　阿胶 10g(烊化冲服)　15 剂

嘱局部按摩如前，并告若乳房未复如旧，可再服 10 剂，不必更方。后又以他疾来诊，诉说乳房已恢复正常。

【按语】乳房，在中医学理论认为乳房属胃。乳头属肝。胃，足阳明经脉所属，阳明经为多气多血。气血两充则乳房得养，若气血两虚则阳明经脉失养，是乳房萎缩之所由也。该患者因人工流产，出血过多，此气血不足之根本原因；出院后又复食欲不嗜，致气血生化乏源，此气血不足之继发因素。而食欲不佳，又因情志忧郁，致肝胃失和，此又食欲欠佳的精神因素。故初诊未予大补气血而予疏肝和胃法，更加心理疏导以开其情志。候其食欲转佳后，再以大补气血，使阳明经脉得养，使乳房之萎缩得以复初。《内经》有云："必伏其所主，而先其所因"；又曰："治病必求于本。"旨哉！

七、柔肝肃肺治便秘一例

刘某，女，29 岁。

初诊：1985 年 6 月 14 日。

主诉及病史：大便干结如栗 10 年余。

诊查：刻下便时艰涩难下，甚则肛门出血(如是者已有十数年)，饮食尚佳。舌质红，脉弦细带数。

辨证：肝阴不足，肺气失肃，大肠传导失司。

治法：柔肝缓急，肃肺通腑。

处方：生杭芍 15g　清炙草 6g　郁李仁(打)12g　炙紫菀 12g　南沙参 12g　大麦冬 10g　大麻仁 10g　川朴花 5g　炒谷芽 12g　5 剂

二诊：6 月 19 日。服药 5 剂后，大便较通畅，日行 1 次，唯仍如栗状，舌质红，脉弦细。再以原方加大生地 12g，瓜蒌仁、油当归各 10g，服 7 剂后，大便已呈条状，有时夹少许栗状，口渴，舌偏红，苔薄白，脉细。上方去川朴花，加五味子 5g。再服 7 剂后，大便正常。

【按语】肝性喜条达，主疏泄，能疏泄脾土，亦能疏泄大肠；肺与大肠相表里，肺气宜降，则肠腑气机通畅。故肝失条达，肝气急，肺失肃降，则肺津不能下润大肠，以致大便秘结。又此证之大便形如栗状，或如羊屎，现代医学认为是直肠痉挛所致。据此悟出是肝气急，疏泄失职，因而大肠传导失司，导致便秘。白芍、甘草酸甘同用，既能酸甘化阴，又能柔肝缓急，临床只要见大便干结如栗，重用白芍、甘草配以郁李仁，每每见效。

八、润肺利气佐以润下治便秘一例

孔某，男，50岁，教师。

初诊：1985年10月5日。

主诉及病史：患大便秘结已有年余。大便常5～6日一行，便时十分困难，需1小时左右，肛门常因而出血，经多方调治，如用西药果导、便塞停，中药生大黄、番泻叶，成药如脾约麻仁丸等，有时效，但停药后便秘依然，且有时更剧，剧时则重用开塞露亦不能通下，常用手指挖出，十分痛苦。

诊查：除大便秘结外，更有咽干鼻燥，口渴，在一年中秋季更为严重。饮食尚佳，睡眠欠安。舌质偏红，苔少，脉细数。

辨证：肺阴不足，大肠传导失司。

治法：滋养肺阴，开肺润肠。

处方：南北沙参各12g　大麦冬10g　柏子仁10g　郁李仁10g　炙紫菀20g　大熟地12g　云茯苓12g　桔梗10g　杏仁(打)10g　川朴花6g　芦根20g　7剂

梨膏1瓶，早晚分服，每次2匙，以温开水冲调，空腹服用。

嘱其忌食辛辣，煎炒食物，戒烟酒。

二诊：1985年10月12日。服7剂后，大便3日1次，质亦转软，能顺利而下，口渴咽干等亦轻。药已中肯，再以原方继进。

处方：原方14剂。

三诊：1985年10月28日。半月后，患者喜形于色，告知便秘已愈，每日一行，能顺利而下。

嘱其煎剂暂停，再服梨膏1个月，以资巩固。

【按语】便秘，是一种常见病，但引起便秘的原因，并非一端，故不能简单地用泻下，或润肠即能取效。必须结合整体分析，不然只治其末不治其本，恐难以根治。本症除便秘外，更有咽干鼻燥，足证其肺阴不足；一年中以秋季更为严重。秋为燥令，秋气通肺，故在秋季燥气当令，肺阴更易被灼。肺与大肠相合，肺津伤则大肠失润，致便秘更为严重。故重用滋养肺阴，开肺润肠，重用梨膏而取效。此乃腑病治脏，下病治上之法也。

九、化湿潜降治胃痛一例

王某，女，42岁。

初诊：1986年3月22日。

主诉：患慢性浅表性胃炎10余年。

诊查：近来常胃脘胀痛。食后更甚，不思饮食，时有恶心，口中粘腻，兼有目赤，龈肿。舌苔白腻而厚浊，脉右濡而左弦。

辨证：湿阻中焦，肝火内郁，兼有胃热。

治法：化湿潜阳，兼清胃热。

处方：川朴花 5g　陈皮 5g　姜半夏 10g　苏梗 10g　藿香佩兰各 10g　灵磁石(先煎) 30g　焦神曲 12g　南沙参 10g　芦根 15g　鲜竹茹 10g　5剂

二诊：3月27日。服药5剂后，诸症向愈。再予清轻和胃剂，以善其后。

【按语】中焦湿阻兼肝阴虚而阳亢之胃痛，治之颇为棘手，因化湿则易伤阴，滋阴则易助湿。据该患者病历记载，前医曾辨为湿阻中焦，胃气不和，药用苍术、厚朴、陈皮、法夏、苏梗、炒谷麦芽、焦神曲等，服7剂后，脘痛稍减，口中粘腻略和，然舌苔转黄，口渴欲饮，目赤更甚而眵多，齿龈肿痛较剧。细析此证，虽为湿阻中焦，然亦夹有肝火内郁，故有目赤，原有胃热，故易龈肿。法当治以芳香化湿，配以灵磁石重镇潜降，再佐以甘凉而不助湿之品，如南沙参、芦根之类，及芳化药如藿苏梗、陈皮、川朴花、法夏等；重镇潜降药如磁石，不应可再加代赭石、生石决明。如此配伍，可使化湿而不致升火伤阴，潜阳降火保阴不碍湿，则诸症自可向愈矣。

十、通腑泻下治咳喘一例

王某，男，50岁，某部队职员。

初诊：1986年8月6日。

主诉及病史：患哮喘20余年，经常发作。此次发作已逾两周。前医诊治两次，均用三拗汤合射干麻黄汤加减，但症势不减。

诊查：咯痰不爽，胸闷气短，喉间有水鸡声，不能平卧，若能咯出粘液其气喘略平，大便干结，2～3日一行，大便后气喘亦能轻。苔腻，根部较厚。

辨证：热结大肠，上逆于肺。

治法：清肺通腑。

处方：炙麻黄 3g　光杏仁(打)10g　炙甘草 3g　款冬花 10g　炙紫菀 10g　南沙参 12g　瓜蒌仁(打)12g　玄明粉 12g　蜜炙枇杷叶(包煎)10g　3剂

二诊：8月13日。药后大便通畅，每日一次，咯痰亦易，痰涎少，已能平卧，卧时微有气喘。续予前方加减。

处方：南沙参 12g　款冬花 12g　炙紫菀 12g　光杏仁(打)10g　炙苏子(包)10g　3剂

三诊：8月16日。托他人持病历要求抄方。诉说服药后，痰已少，大便通畅，呼吸自如。再予二陈汤加味，以善其后。

处方：法半夏 10g　陈皮 6g　云茯苓 12g　炙甘草 4g　怀山药 12g　栝蒌仁(打)10g　光杏仁(打)10g　炙紫菀 12g　款冬花 10g　5剂

嘱禁烟酒，忌食辛辣肥腻食物。

【按语】本证的治疗，用三拗汤、射干麻黄汤，原为治喘常用的有效方，但在该患者何以无效，究其因，其痰喘实与大便秘结有关。由燥热蕴于大肠，通过经络的属络关系，燥热之邪，得以上逆犯肺，肺气清肃之令不行，使肺气上逆而为喘。追本求源，其病根实在于大肠。故在三拗汤合射干麻黄汤的基础上加了通下的瓜蒌仁和玄明粉，使大便通下，燥热之邪得以下泄，故取得较为理想的效果。用肺与大肠相合的理论，对前人的治疗经验还能加深理解，便于掌握使用。

十一、泻肝补脾愈失眠一例

李某，女，43岁。

初诊：1984年5月4日。

主诉及病史：夜难入寐，寐则多梦。不耐思考，多思则头痛。每次看书时间不能超过半小时。病已两年，迭经西医诊治，疗效不佳。

诊查：平素性躁易怒，口渴，便干。舌苔尚正，脉弦细。

辨证：肝火亢旺，脾血不足，心神不宁。

治法：泻肝补脾（血），宁心安神。

处方：夏枯草10g　双钩藤（后下）15g　太子参10g　生绵芪12g　炒白芍12g　当归10g　柏子仁10g　炒枣仁15g　硃茯神12g　合欢花15g　法夏10g　5剂

复诊：5月9日。服5剂后，诸症均减。再以原方加焦山栀10g。服7剂，夜寐转佳，耐思考，可连续看书2小时，记忆力亦增强。为巩固疗效，令服天王补心丹，中、晚各一次，嘱其连服2个月，以善其后。

【按语】患者平素性躁易怒，口渴，便干，当属肝火无疑。肝火上扰神明，故而夜难入寐；肝升太过，克伐脾土，脾虚则生化气血不足，脾不主思，则不耐思考，注意力难以集中。且脾血不足，不能养心，故而失眠经久难愈。用泻肝补脾法，亦是治本之计。

【编者评注】孟景春老教授青年从师习医，悬壶乡里。1955年进修深造后进入南京中医学院任教，担任内经和中医基础理论的教学工作。他中医功底深厚扎实，运用于临床实践每能得心应手、左右逢源。本集所收11则医案都是临床较为罕见或顽固的病种，也是孟老颇感满意者。总体看来，所以能获显效，主要在于辨证精审、法度井然、方药入彀。后学者读之当多有启迪。

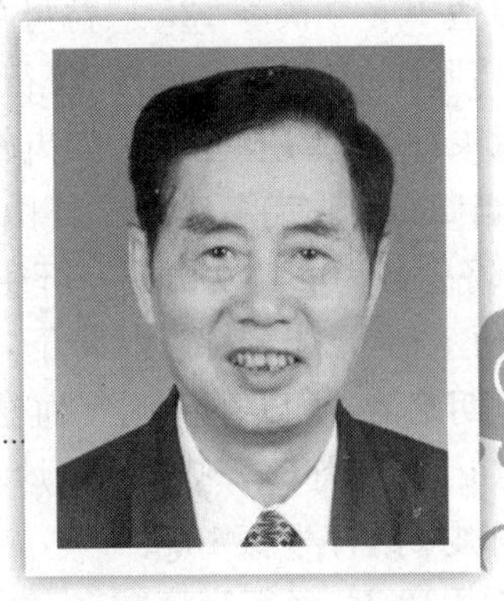

夏桂成医案

【生平传略】

夏桂成，1932年生，汉族，中医教授，江苏省江阴市人，早年从江阴名医夏奕钧先生修学内科，20世纪50年代中期考入江苏省中医进修学校，结业后就职于南京中医药大学附属医院，即江苏省中医院。从事妇科的医疗、教学、研究工作。翌年，师承黄鹤秋主任，研习妇科，得其心传，出而应诊，颇为得手，故求治者众。1987年被聘为妇科硕士研究生导师。兼任江苏省中医妇科学会主任委员。1994年被评为省名中医，享受国务院政府特殊津贴，多次参与全国高等中医大学妇科教材的编写，被聘为全国中医妇科师资班第一、二、三期的主讲教师。亦为全国500名带徒老中医之一。前后主编《中医临床妇科学》、《不孕不育与月经周期调治》、《月经病中医调治》等书，均由人民卫生出版社出版。几十年的妇科临床，经验宏富，在医疗实践中首先提出了“阴阳消长转化的月圆运动生物钟节律”的观点，并以此调治不孕不育病证，取得了较好的疗效。同时对痛经、子宫内膜异位症，围绝经期综合征等也颇有心得。

一、补肾助阳、化瘀止痛治痛经（功能性）一例

钱某，女，30岁，职员，已婚。

主诉及病史：患痛经已10余年。初潮14岁，5/28日，量中，色红，有血块，或有大血块，经行第一天疼痛剧烈，恶寒。结婚2年，犹未孕育。妇科检查，未见异常。测量基础体温，BBT虽示双温相，但高温相不稳定，高温相偏低。经间排卵期的锦丝状带下一般或偏少，所能维持的时间亦偏短。经前期胸闷烦躁，乳房作胀，乳头或有作痛，腰俞酸楚，小腹作胀，或有恶寒之象，舌质淡红，苔质白腻，脉象细弦，或有时带数。

诊查：刻下正值经前期，胸闷烦躁，乳房乳头胀痛，腰酸腹胀，腰腹常有冷感，痛属功能性痛经，行经第一日痛剧。

辨证：肾虚血瘀。

治法：补肾助阳，化瘀止痛。

处方:毓麟珠合又制香附丸加减。

丹参 10g　赤白芍各 10g　川断 12g　紫石英(先煎)12g　广木香 6g　延胡 10g　五灵脂 10g　山楂 10g　茯苓 12g　益母草 15g　服 7 剂

二诊:上药服 4 剂后,月经来潮,经行第一天疼痛减轻,第 2 天疼痛即消失,5 天经净,净后带下偏少。脉象细弦,舌质淡红,边如齿轮,从经后期论治,予以滋阴养血,归芍地黄汤加减。

处方:炒当归　赤白芍各 10g　怀山药 10g　山萸肉 6g　熟地 10g　炒丹皮 10g　茯苓 12g　川断　寄生各 10g　女贞子　怀牛膝各 9g　连服 7 剂

三诊:服药 7 剂,已出现锦丝状带下,且数量较前略多,腰酸,少腹略有胀滞感,脉舌同前,姑从经间排卵期论治,予以补肾调气血法治之,药用补肾促排卵汤,处方:炒当归、赤白芍各 10g,怀山药 10g,山萸肉 6g,熟地 10g,炒丹皮 10g,茯苓 12g,川断、菟丝子、紫石英先煎各 10g,五灵脂 10g,陈皮 6g,怀牛膝 10g。

上方药连服 10 剂,经行腹痛减轻,血块减少和变小,行经 5 天净,净后仍服前经后期常用方药,经间排卵期再服补肾促排卵汤,BBT 高温相亦恢复正常,前后服药 5 个月经周期,痛经基本消失。

【按语】患者属于功能性痛经,以经行第 1 天疼痛剧烈。从妇科特征分析,周期正常,行经期经量稍多,但有时经行不畅,色紫红,有较大较多之血块,按此而论,应属血瘀,但全身症状上却出现肾虚肝郁的证候,与妇科特征的血瘀相矛盾,不得不通过月经史、病史及有关的检查治疗,进行全面分析,患者月经史基本正常,而且痛经 10 余年,病史较长,未发现器质性疾患,故属于功能性病证。测量 BBT,高温相欠稳定,且由来较久,说明肾虚气滞,导致血瘀。其血瘀的程度较之膜样痛经为轻,且肾阳虚的程度亦较轻。由于伴有不孕症,故得从调理月经周期的序贯疗法治之,前后治疗 5 个月经周期,基本上已控制了痛经病证的发作。

二、养血理气、扶正止痛治痛经(功能性)一例

袁某,女,19 岁,学生,未婚。

主诉及病史:经前经期胀痛已 6 年。初潮 12 岁,3～5/30 日,量一般,色红;或有小血块,平时带下或多,质稀,无臭气,据述初潮年余,因劳累而致痛经。B 超探查:子宫略小,余未见异常。但近年来月经周期常或落后,经前期 3 天即开始小腹胀痛,胀甚于痛,行经第一天小腹胀痛有所加强,第二日即消失,经量中等偏少,色紫红,有血块,疼痛时轻时重,每遇劳累后,或者受凉后加重,并伴有胸闷烦躁,恶心泛吐,有时鼻衄,平时头昏心悸、形体消瘦等症。

诊查:经前小腹胀痛,胸闷烦躁,恶心泛吐,头昏心悸,脉象细弦,舌质较淡,苔薄黄而腻。

辨证:肾虚血少,气滞血瘀。

治法:养血补肾,理气止痛。

处方:归芍六君汤加减。

炒当归　赤白芍各 12g　熟地　党参　白术　茯苓各 10g　陈皮 6g　枸杞子 10g　炙甘草 6g　合欢皮 10g　广郁金 9g　广木香 6g　服 3 剂

二诊:经即将来潮,服药后小腹胀痛隐隐,头昏心慌,胸闷烦躁。养血补肾,理气调经,方取调肝汤合四制香附丸(汤)治之。

处方:炒当归　赤白芍各 12g　熟地 10g　阿胶炖溶冲 10g　炒川断 10g　广木香 9g　制香附 10g　延胡 10g　钩藤 12g　青陈皮各 6g　服 5 剂

行经时小腹胀痛基本控制，经量亦恢复正常。下月经前期，仍服上经前期初诊方。行经期服二诊方，或加益母草15g，炒荆芥6g，前后治疗3个月经周期，痛经痊愈。

【按语】本例亦属于功能性痛经，从妇科特征上分析，经量或多或少，色紫红有小血块，按此而论，应属气滞血瘀，且以气滞为主，经前小腹胀痛，以胀为主，同样说明了气滞为主的特点，再从全身症状来分析，如腹胀，胸闷烦躁，乳胀等症，也反映了肝郁气滞的证型，所以妇科特征、全身症状、疼痛性质，均反映出气滞为主的特征，归纳为气滞为主的证型是无疑义的，观此前用活血化瘀止痛方药后，疼痛似乎有所减轻，但出血增多，体虚明显，头昏心慌加重，可见方药并不对证，虽有微效，副作用大，利少弊多，非其治也。经过仔细推敲，不得不从补养阴血，疏肝理气入手，才能获显效。根据我们的观察，此病有两个特点，其一，是虚实夹杂，既有阴血虚的一面，又有肝郁气滞的一面，在未婚青年女子中，应为少，而此虚证痛经，应多见于中年育龄期妇女。但因此女，素体较弱，因学习紧张，压力较大，心情不畅，加以性格内向，沉默寡言，故见此证，与一般功能性痛经属于肾虚血瘀者不同；其二，是经前期即发作疼痛，而且疼痛的程度也以经前期为主，呈以胀为主的疼痛，与一般功能性痛经以经行第一天疼痛为主者，显然有别。前人曾有："经前以理气为先"之说，可见气滞是本病的重点，气滞者与肝有关，俗有肝郁气滞之说，而且肝郁气滞得阴血虚的内因，可以出现两种变化，加重肝郁气滞，肝体阴用阳，而用阳不足，在于体阴不足，是以阴血愈虚，肝气愈郁也；肝郁化火，气郁有余便是火，而阴虚阳旺，必然更易化火也。治疗上抓住阴血虚为主，兼顾肝郁气滞，故能获得显效。但病变的由来与精神心理因素有关，所以在治疗同时，注意到心理疏导，舒畅情怀，减轻思想负担，以巩固疗效，防止复发，经过3个月经周期的经前期治疗，以及经后期的扶正而得痊。

三、清肝宣郁、和络止痛治痛经(功能性)一例

徐某，女，25岁，工人，已婚。

主诉及病史：痛经11年。病始于初潮后年余。月经初潮14岁，5～7/25～28日，量较多，色红，有小血块，有痛经史，但近2年来有所加重，B超探查：未见异常，妇科检查：子宫略有后倾，宫颈轻度炎症，测量BBT，示低温相偏高，高温相偏短，形体清瘦，面色稍黑，每次经前一般7天左右，(或者经前10天)即出现乳房胀痛，胸闷烦躁，口渴便艰，少腹有时抽痛，平时带下色白较多，质粘稠，有时较浓浊，经行第1～2天，小腹疼痛剧烈呈抽掣性痛，或有时呈热灼性痛，或有时出现吊阴痛状，经量偏多，色红，质粘稠，有小血块。

诊查：痛经现值经期，少腹抽掣性痛明显，并伴有腰骶酸痛，乳房胀痛，胸闷烦躁，口渴便艰，经量少，色红，质粘稠，脉弦，舌红，苔黄腻。

辨证：肾虚肝郁，郁火灼络。

治法：清肝宣郁，和络止痛。

处方：宣郁通经汤合金铃子散。

炒当归10g　赤白芍各12g　炒山栀　炒柴胡各6g　炒丹皮10g　甘草5g　制香附10g　白芥子6g　金铃子10g　延胡12g　益母草15g　7剂

二诊：服药7剂，经行已净，此次经期小腹抽掣性疼痛大有减轻。经量亦较前为少，经净之后，自觉头昏腰酸，胸闷不舒，脉象细弦，舌质偏红，苔色薄黄，从经后期论治，滋养肝肾，佐以疏肝和胃，予以杞菊地黄丸(汤)合越鞠丸治之。

处方：钩藤12g　杞子10g　怀山药10g　山萸肉6g　熟地10g　炒丹皮　茯苓各10g

泽泻 9g　怀牛膝　白芍各 10g　广郁金 9g　荆芥 6g　寄生 12g　7 剂

三诊：又届经前期，乳房胀痛已萌，少腹隐隐抽痛，头昏头痛，胸闷烦躁，脉象细弦带数，舌质偏红，苔色黄腻，按经前期论治，养血滋肾，疏肝解郁，以宣郁通经汤加减。

处方：炒当归　赤白芍各 10g　炒山栀 9g　丹皮 10g　炒柴胡 5g　甘草 5g　制香附　广郁金各 9g　绿梅花 5g　白蒺藜 12g　5 剂

四诊：服药 4 剂，月经来潮，少腹抽掣性痛，并有灼热性疼痛，但较以前为轻，脉细弦，舌质红，按经期论治。在三诊方中去甘草、广郁金，加入金铃子、延胡各 10g，益母草 15g，服药 5 剂，基本控制疼痛。如是调治 3 个月经周期，痛经基本痊愈。

【按语】本例亦属于功能性痛经，但出现肝经郁火，火热灼络所见的功能性痛经，较为少见。从此例患者来看，之所以出现郁火证型者，与情志心理因素有关，患者性情急躁，常苦忧郁，或忿怒，特别是近两年来由于学习、工作紧张，所以出现此心肝郁火，郁热性痛经，如给予丹栀逍遥散，亦为合适。但我们应用《傅青主女科》的宣郁通经汤获效。但鉴于患者有吊阴痛之状，考虑吊阴痛该用川楝子汤，故我们合用金铃子散，才能获取佳效。

四、经间期未痛时补肾活血治痛经(功能性)一例

赵某，女，32 岁，营业员，已婚。

主诉及病史：痛经已 10 余年。月经初潮 15 岁，3～5/28～35 日，量一般，或偏少，色紫红，有血块，初潮 2 年后患有痛经。近年来有所加剧，并出现经间期腹痛。妇科检查：宫颈轻度炎症，余无异常，B 超探查：亦未见异常。测量 BBT：低温相起伏不定，高温相呈缓慢上升，且高温欠稳定。据述近年来所出现的经间期腹痛，有时较剧，较剧时与行经期腹痛相交替，即经间期腹痛较剧，则行经期腹痛减轻或消失，而行经期腹痛剧烈，则经间期腹痛消失，并出现经前胸闷烦躁，乳房胀痛，腰俞酸楚。平时特别是经间排卵期带下偏少，经行第 1 天，量甚少，色紫黑，第 2 天时多时少，有较大血块，腰酸明显，小腹有冷感，疼痛呈阵发性。常服止痛类中西药，效不满意。

诊查：经将来潮，有痛经史，经行第一天疼痛剧烈，经量偏少，色紫红，有血块，伴有腰酸腹冷，胸闷烦躁，脉象细弦，舌质暗红。

辨证：肾虚偏阳，血瘀内阻。

治法：补肾助阳，活血止痛。

处方：痛经汤加减。

炒当归　赤白芍各 10g　钩藤 12g　丹皮　茯苓　川断　泽兰叶　五灵脂各 10g　广木香 9g　延胡 12g　肉桂(后下)5g　益母草 15g　5 剂

二诊：服药 5 剂，经行腹痛有减，经行量、色、质基本正常，5 天即净，头昏腰酸，带下偏少，但 2～3 天后，即可出现锦丝状带下，届时亦将伴有腹痛，故从经间排卵期论治，补肾助阳，活血通络，方取补肾促排卵汤加减。

处方：炒当归　赤白芍各 10g　怀山药 10g　山萸肉 6g　炒丹皮　茯苓各 10g　川断　菟丝子　鹿角片(先煎)各 10g　紫河车 6g　五灵脂 10g　广木香 9g　7 剂

嘱经间期服。

三诊：经间期出现锦丝状带下时服上药 7 剂，药后未见腹痛，但仍感腰酸头昏，轻度乳房胀痛，胸闷烦躁，此刻又将经行，治疗仍当以痛经汤加减。即在初诊方中去丹皮，加玫瑰花 3g，仍

服5剂。

药服5剂后，痛经已基本上控制，下月经间排卵期，再服补肾促排卵汤7剂，行经时停药观察，小腹稍有隐痛，以后连续3个月经周期，均在经间排卵期治疗，均使用补肾促排卵汤，行经期均停药观察，痛经基本控制。BBT高温相亦趋于正常。

【按语】功能性痛经从经间排卵期论治，乃是从未病论治，是治本之法也。亦是我们辨治痛经的特色、优势。且此例痛经患者与一般功能性痛经有所不同者，即近年来痛经与经间期腹痛交替发作，痛经剧则经间期腹痛消失或减轻，而经间期腹痛剧则痛经消失或减轻，此两个时期存在着内部联系，由此，启迪我们从经间排卵期的未病时期论治痛经，亦有人认为恢复排卵，反致痛经，抑制排卵，则痛经自已，殊不知，恢复正常排卵，提高转阳后的阳长水平，乃是治痛经之本也。欲全面认识这一机理变化，可参阅拙著《中医妇科理论与实践》及《月经病中医诊治》两书。

【又按】以上我们介绍4例功能性痛经，一例系一般常见的功能性痛经，属于肾阳偏虚，血瘀内阻，故着温阳化瘀而得效；一例是偏于虚证，属于阴血虚气滞作痛者，着重养血理气而获效；一例是肾虚偏阴，肝经郁火，着重清肝解郁，和络止痛而收功；最后一例，亦属于肾虚偏阳，血瘀内阻致痛者，从经间期论治，补肾活血而得效，此乃治本之法，更应推广之。

五、温阳理气、逐瘀脱膜治膜性痛经一例

张某，女，23岁，工人，未婚。

主诉及病史：痛经10年，病始于初潮后10个月。初潮13岁，6～7/30～37日，量中，色红，有血块，有痛经史，平时带下偏少，经间排卵期锦丝状带下亦偏少，B超探查：子宫略小，余未见异常，形体丰腴，毛发较浓，面部多脂，有轻度痤疮。一般经前期出现胸闷烦躁，乳房胀痛、小腹隐痛。据述其痛经发作于经行第1～3天，尤以第2天最为剧烈，伴有量多、色紫红，有较大血块，并夹有腐肉片状血块，经行第4天仍有隐痛，腰酸形寒，经行便溏等症。

诊查：痛经10年，兹值经前期，胸闷烦躁，乳房胀痛，小腹隐痛，腰酸形寒等症，脉象细弦，舌质暗红，苔薄白。

辨证：肾虚偏阳，肝郁血瘀。

治法：理气止痛，温经活血。

处方：痛经汤加减。

炒当归　赤芍各10g　丹皮　茯苓各10g　广木香9g　延胡12g　莪术9g　钩藤12g　肉桂(后下)5g　川断　杜仲各12g　五灵脂12g　7剂

二诊：服药后痛经大减，腐肉状血块亦减少，经净之后，仍感腰酸，或伴头昏，脉象细弦，舌质淡红，嘱经间排卵期服药。用补肾调血法，取补肾促排卵汤加减。

处方：炒当归　赤白芍各10g　怀山药12g　山萸肉6g　熟地10g　炒丹皮　茯苓各9g　川断　菟丝子各12g　鹿角片(先煎)10g　紫河车6g　红花5g　五灵脂10g　12剂

在上药服完后，又将月经来潮，不得不仍用我们的临床验方痛经汤加减，至经间期再服用补肾促排卵汤12剂，前后治疗5个月经周期痛经痊愈。

【按语】此为膜样性痛经。拙著《中医临床妇科学》、《月经病中医诊治》，均列有此病的专篇，并进行了详细的论述。此例从其妇科特征来分析，患者月经后期，经量中等偏多，色紫红，有较多较大之血块，腹痛以第2天为最剧，应属血瘀，而且为较严重的血瘀。但量多，似与血瘀

不相符，须得进行深入地分析。按量多有三种情况，首先是血热，但血热之月经量多，一般于月经的第1天即开始，而此例在第2或第3天才开始增多，且随腹痛而发作，与此不符，可以排除；其次是气虚，气虚月经过多主要在于色质，但色质不能支持气虚，因此，可以排除；再次是血瘀，血瘀有两重性，既能阻滞经血运行，促使月经后期量少，又可瘀阻伤络，或瘀结而血不归经，以致月经过多，经期延长，而且从此例患者的色质上，支持了血瘀的病变，妇科特征上可以归纳为血瘀，但全身症状上出现肾虚肝郁，与妇科特征的血瘀不一致，不得不根据月经史、病史、各种检查、治疗等作全面分析。患者月经周期一贯落后，说明肾虚与先天发育有关，肝郁主要与肾虚有关，即所谓水不养木，水不助木，以致肝木之气不得抒发，从而致郁，血瘀是在肾虚肝郁的病变下形成的。膜样血瘀者，即血瘀与痰脂的相结合，蕴结较深，非得癸水之阳不能溶解，所以肾虚偏阳者，就将导致膜样性血瘀也。在治疗上，虽然从急则治标，予以理气活血，温阳止痛，用我们的验方痛经汤加减，但只能起到止痛调经的作用。故还当重视经间排卵期的补肾活血法，以提高阳长的水平，才能从根本上控制膜样血瘀的形成，故能取得较佳的效果。

六、温阳祛寒、止痉和络治膜样痛经一例

张某，女，24岁，已婚，职员。

主诉及病史：患者经行腹痛已10年。月经初潮13岁，3～5/30日，量一般，有时偏少，偶尔偏多，色红或紫，有血块，夹有腐肉状血块。初潮一年后即患痛经，据述痛经的发生与经行淋冷雨有关，近两年来疼痛剧烈，常致昏厥，平时白带较多。妇科检查：子宫略小，余无异常。B超探查：亦发现子宫偏小，测量BBT示低温相偏低，高温相欠稳定。形体稍胖，面色略显苍白，平时常感腰酸肢冷，经前常有胸闷烦躁，轻度乳房胀痛，经行第一天，量少，色暗，或有血块，小腹疼痛十分剧烈，甚则昏厥，经行时少时多，色紫暗，有大片腐肉状血块，迭经中西医药治疗，效果欠佳。

诊查：痛经由来已久，近年疼痛剧烈，常致昏厥。而且以第2天为主，或伴有量多，此刻又将经行，小腹已见胀痛，胸闷烦躁，腰俞酸楚，脉象细弦，舌质淡紫，苔质白腻。

辨证：阳虚肝郁，血瘀轻重。

治法：温阳解郁，逐瘀脱膜。

处方：逐瘀脱膜汤加减。

炒当归　赤白芍各10g　广木香9g　延胡12g　川断10g　钩藤15g　肉桂(后下)5g　炒枳壳9g　益母草30g　五灵脂10g　茯苓12g　5剂

二诊：服药5剂。经行5天净，此次经行腹痛虽有所好转，但疼痛依然剧烈，行经时大便偏溏，腰俞酸楚，经量有所增多，腐肉状血块仍较大较多，兹从经后期论治，予以健脾补肾，方取参苓白术散进退。

处方：太子参15g　炒白术　茯苓　怀山药各10g　山萸肉6g　白芍　炒丹皮　炒川断　寄生各10g　怀牛膝9g　菟丝子9g　7剂

三诊：刻下又值经前期，稍有乳胀，伴有腰酸，带下色白，质浓，但患者所苦痛经剧烈，要求根治痛经，余再三推敲，亦再三细询病人，其疼痛剧烈时有如整个小腹吸进去的状态，按此，笔者认为此是一种子宫痉挛性收缩的表现，亦即是中医学中的“寒主收引”，热胀寒缩的现象。脉象细弦，舌质淡红，苔白腻，不得不转予大剂量温阳祛寒，止痉和络，方取小、中温经汤、止痉散等加减之。

处方：制附片 9g　肉桂(后下)5g　炒当归　赤白芍各 12g　全蝎 5g　蜈蚣 2 条　煨葛根 12g　川牛膝 10g　广木香 9g　延胡 10g　川续断 10g　炙桂枝 9g　益母草 15g　5 剂

药服 1 剂，月经即来潮，来潮后，上药日服 3 次，每日 1 剂半，服药后腹痛大减，仅感小腹隐隐作痛，经量中等，色转红，有小血块，腐肉样血块亦转少，大便亦趋于正常，患者自述乃自痛经以来，治疗效果最为满意的一次。

【按语】本例亦为膜样性痛经。但属于剧烈性的膜样痛经。以往我们多次诊治时，均从阳虚瘀阻论治，虽有一定效果，但疗效并不满意。适值有一天患者又来求诊时，年龄较小，故详细询问患者情况，特别是痛经的性质、时间、程度等，病人一再申述疼痛在经行第 2 天，整个小腹如被强大的吸力所吸进去，十分难受，伴有形寒肢冷，昏厥等表现，再三推敲，此乃子宫呈强烈痉挛状收缩，是与寒主收引有关，温阳祛寒，需用小温经汤，亦即当归四逆汤意。同时血瘀要化，故与《妇人良方》温经汤，亦可名曰中温经汤，缓解痉挛，又得加入止痉散。合而用之，故能收到满意的止痛效果。同时着重经间期、经前期助阳，得能稳固疗效。

七、温阳化瘀、消癥止痛治子宫内膜异位性痛经一例

陈某，女，33 岁，干部，已婚。

主诉及病史：经行腹痛 3 年，呈进行性加剧。初潮 13 岁，5～7/25～30 日，量一般偏少，色红，有血块，腹痛在经前 1～2 天就开始，以小腹胀痛为主，至行经期加剧，近年来疼痛有增无减，呈进行性。26 岁结婚，1-0-1-1 上节育环后 3 年又取出，病由于 3 年前人工流产后疼痛发作，并逐渐加重。妇科检查：发现子宫增大，质地较硬。B 超探查：子宫腺肌证。经前期伴见头昏腰酸，胸闷烦躁，乳房胀痛，夜寐欠佳，带下不多，小腹作胀，经行略有先期，经行第 2～3 天量多，色紫红，有较大血块，行经时疼痛剧烈，呈坠痛状，有冷感，腰俞酸楚等症。

诊查：刻下正值经前期，腰酸小腹胀痛已见，胸闷烦躁，乳胀等，测量 BBT 高温相不稳定，脉象细弦，舌质偏红边紫等。

辨证：肾虚阳弱，瘀结成癥，子宫内膜异位性痛经。

治法：温经助阳，化瘀止痛。

处方：内异止痛汤加减。

炒当归　赤芍各 10g　钩藤 15g　紫贝齿(先煎)10g　五灵脂 12g　广木香 9g　延胡 12g　肉桂(后下)5g　琥珀粉(分吞)1.5g　全蝎粉(分吞)1.5g　7 剂

二诊：上药服 7 剂后，经行腹痛有所减轻，但值此经间排卵期，已有锦丝状带下，腰俞酸楚，脉细，舌质淡红，从经间期论治，予以补肾促排卵汤合消癥散。

处方：丹参　赤白芍各 10g　怀山药　熟地各 10g　炒丹皮　茯苓各 9g　川断　菟丝子各 10g　鹿角片(先煎)12g　五灵脂 10g　石打穿 10g　生山楂 12g　10 剂

上方在服用后，至经前期，再加入地鳖虫 6g、炒柴胡 5g，同时兼服越鞠丸、桂枝茯苓丸，行经期再服内异止痛汤，前后治疗 5 个月经周期，基本上控制了内异证的疼痛。

【按语】子宫内膜异位性痛经，简称内异证，近年来发病率有上升趋向，前人称之为血瘕。虽然子宫腺肌证亦属于内异证，但现在已将它另列为病证。但由于本例在有些医院发现其他部位亦有内异病灶，因而我们仍将它列入内异证范围。根据我们对此病多年来诊治的体会：内异证是与月经周期中的阴阳消长转化的运动有关，因此不仅要控制内异证所致的疼痛，而且要治愈内异证的病灶，所以在对证应用活血化瘀、止痉止痛外，更重要的是按照月经周期中 4 个

时期的特点，进行调治。特别要指出的是重视经间排卵期与经前期的转阳和阳长水平的治疗。提高阳长水平，以溶解和排除瘀浊，同时结合服用桂枝茯苓丸，每次6g，一日2次，除行经期与经后期外，经间排卵期与经前期均服用之，前后调治6个月经周期，痛经基本控制，有时小腹隐痛，不影响生活、工作，停药3个月后，即能受孕。翌年举一男，俟后痛经未再发作。

【编者评注】夏桂成主任医师专攻妇科，在几十年的医疗实践中积累了许多宝贵经验，对许多妇科疑难病证有独到见解。本集所收夏先生治疗不同类型痛经验案，或从助阳，或从理气，或从清肝，或从补肾，但始终不忘理气化瘀，使气血畅行，通则不痛。其遣方用药，十分老到。

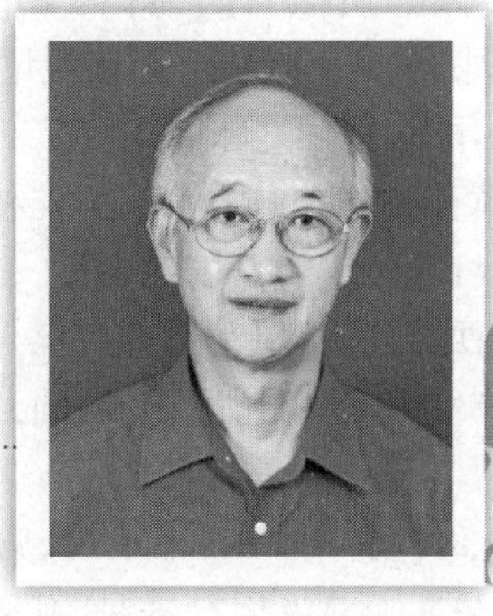

唐蜀华医案

【生平传略】

唐蜀华，1941年生，汉族。中医教授，主任中医师。江苏省常州市人。出生于中医世家，自幼受岐黄熏陶，后考入南京中医学院，1964年以全优成绩毕业。毕业后留职于校附属医院（江苏省中医院），长期从事中医内科临床、教学、科研及医院管理工作。1984年任江苏省中医院内科副主任，1987年至1996年任院长，指导研究生十余名，主持省、局级科研课题多项。现为南京中医药大学教授，博、硕士研究生导师，历任中华全国中医学会内科分会委员，中华全国中医学会江苏分会常务理事、内科分会副主任委员、心血管病研究会主任委员。在学术上能博采众长，既继承中医传统，又钻研现代医学知识，认为现代中医必须坚持中西医“双重诊断”，坚持发展、创新，坚持中医现代化。治疗上主张突出中医特色，重视整体辨证论治，发挥中医多靶点、多环节调整、双向平衡、着重自身抗病能力的恢复。又注意吸取西医针对性强等长处，擅于利用中药药理研究成果，重视药物的量效关系、配伍疗效的比照以及中西药同用的利弊。在临床上长于中医内科，尤精于心脏内科。共发表论文30余篇，曾参编《中医学》、《中华内科学》、《中医内科临证备要》等专著。

一、温补心肾、活血利水法治疗心衰一例

俞某，女，58岁，工人。

初诊：2000年10月11日。

主诉及病史：近1个月来腰及双下肢浮肿，以下肢为甚，上二楼即气喘，乏力，心悸，时有胸闷，症状休息后能缓解，夜需高枕而卧，不咳。高血压病史8年，冠心病史5年。

诊查：下肢浮肿，尿少，畏寒肢厥，唇甲淡紫，舌淡衬紫，苔白滑，脉小数。血压150/65mmHg，双肺底可闻及少量中、小水泡音，心率90次/分，房颤律，腹部移动性浊音可疑，双下肢三度可凹肿。

辨证：心肾阳衰，血瘀水停。

治法：温补心肾，活血利水。

处方：炙黄芪 20g　白术 15g　制附片 3g　熟地 10g　仙灵脾 15g　肥玉竹 15g　北五加 9g　丹参 15g　川芎 10g　泽泻 15g　水红花子 15g　7 剂

二诊：10 月 18 日。服药 7 剂小便增多，浮肿始消退，畏寒肢厥明显缓解，活动耐力提高，因防利尿伤阴，酌加养阴之味。

处方：炙黄芪 20g　白术 15g　桂枝 9g　熟地 10g　北五加 9g　丹参 15g　川芎 10g　泽泻 15g　水红花子 15g　麦冬 10g　肥玉竹 15g　五味子 6g　14 剂

嘱患者中西药同服，但其心存芥蒂，拒服西药。上方 14 剂后浮肿消退，一般情况明显好转，又以二诊方继服 3 个月，后以温补心肾、活血利水之成药以收其功。至今病情稳定，下肢偶有轻度浮肿。

【按语】本例心衰，责之罹患风眩、胸痹多年，心用过度，日久不复，心体(阴)受损，心用(气阳)耗竭不支，使气血津液运行不利，则见尿少，水液停聚，泛溢肌肤，湿性下趋，故以下肢浮肿为甚；心气虚无力鼓动血脉，血行瘀滞，故唇甲淡紫，舌淡衬紫；肾为元阳之根本，心气阳虚，久必累及于肾，阳气日衰，肾失温煦，则畏寒肢厥。他如上二楼则气喘，乏力，心悸，时有胸闷，苔白滑，脉小数皆为心肾阳气不足、血瘀水停之故。总之，本例心衰之证，以心肾阳气不足为本，水饮血瘀为标。初诊以炙黄芪、白术补益心气；制附片、熟地、仙灵脾温补肾阳；因阴阳互根，张景岳谓："善补阳者当于阴中求阳，则阳得阴助而生化无穷。"故治心衰之本虽以益气温阳为主，亦每辅之滋阴之味如肥玉竹等；北五加、丹参、川芎活血行血；泽泻、水红花子活血利水。服初诊方 7 剂后效著，二诊因防"壮火食气"，故将辛甘大热之附子易桂枝，既温通心脉，又能助阳化气利水；长期利尿，可能伤阴，遂增养阴之麦冬、五味子。但始终恪守温补心肾、活血利水之主法，故得症平。老师认为中医改善心衰症状确属满意，但目前尚缺乏对长期疗效的大样本病例总结报告，故据已有的循证医学资料，仍力荐病人同时应用 β 受体阻滞剂及 ACEI 类西药，可获改善心肌重构等长期益处。

（范群丽整理）

二、益气温阳、行气活血法治疗厥证一例

赵某，男，68 岁，退休干部。

初诊：2001 年 3 月 14 日。

主诉及病史：患者无诱因突然晕倒 6～7 次，每次均持续 3～5 秒，能自行缓解，发时不伴抽搐、口吐白沫，醒后无任何后遗症。就诊时心悸，胸闷气短，乏力，肠鸣，腹胀，嗳气频频。否认高血压、糖尿病、冠心病史。

诊查：肢冷，面色苍白，舌质淡边有齿痕，脉小迟缓，沉取无力。心脏听诊：心率 59 次/分，诊时律齐，各瓣膜听诊区未闻及异常心音及杂音，肺(一)，腹部体检未见异常，双下肢无浮肿。既往心电图示：二度Ⅱ型窦房传导阻滞、二度Ⅰ型房室传导阻滞。

辨证：心阳不振，气滞血瘀。

治法：益气温阳，行气活血。

处方：炙黄芪 30g　麦冬 10g　炙桂枝 6g　炙甘草 3g　白芍 9g　炒枳壳 9g　陈佛手 6g　广郁金 15g　醋元胡 15g　制香附 10g　赤芍 9g　全当归 15g　7 剂

二诊：5 月 25 日。诉服药初期曾发作晕厥一次，7 剂后诸症有缓，未作晕厥，遂再服 14 剂，精

神明显好转，食欲增加，无嗳气，多次复查心电图为正常，但服药期间大便日行1～3次，性状如常。

处方：炙黄芪30g　麦冬10g　炙桂枝6g　炙甘草3g　白芍9g　陈佛手6g　广郁金15g　醋元胡15g　制香附10g　赤芍9g　全当归15g　炒谷芽10g　炒麦芽10g　7剂

患者服药后晕厥未作，余症皆瘥，曾自行停服中药，晕厥再度发作。其后常服此方，意在益气温阳，行气活血，兼调脾胃，随访至今，未再发作。

【按语】本例厥证属心阳不足，血不上达，阴阳之气一时不相顺接而致突然晕倒；心失温养，故心悸不安；胸中阳气不足，宗气运转无力则胸闷气短；心阳虚衰，血液运行迟缓，肢体失于温煦，故肢冷，面色苍白；心气不足，行血迟滞，留而为瘀，易致脉来结代（虽刻诊脉无结代，但参之心电图、24小时动态心电图，当有此虑）；火不生土，健运斡旋无力，则见嗳气频频，肠鸣，腹胀；舌质淡边有齿痕，脉小迟缓，沉取无力皆为心阳不足，无力鼓动之故。初诊以炙黄芪、炙桂枝、炙甘草辛甘化阳以补益心气；炙桂枝兼通心阳，以助心脉；白芍、炙甘草甘润缓急；炒枳壳、陈佛手、广郁金、制香附畅通气机；醋元胡、赤芍、全当归活血行血。全方共奏益气升阳，行气活血之功，使阴阳贯通，互相顺接。该患者二诊时出现中虚下陷之症如大便次频，故治疗时当心脾并调，并加入炒谷、麦芽健脾和中之品。因本证有反复发作的倾向，嘱患者坚持服药。随访至今，晕厥基本控制。多次动态心电图检查未见异常。

（赵东杰整理）

三、培育气阴、调和营卫、滋肾通关法治疗心痹（心脏联合瓣膜置换术）术后一例

耿某，女，61岁，退休教师。

初诊：2001年6月8日。

主诉及病史：患者因风湿性心脏病二尖瓣狭窄合并主动脉瓣关闭不全伴心功能Ⅳ级，2000年12月行心脏联合瓣膜置换术，术后心衰症状消失，一般状况尚可，唯形寒恶风，多汗，易感冒，小腹坠胀，近2个月来伴夜尿频频，尿急不畅，小腹隐痛。

诊查：舌质淡紫，舌尖红，苔薄白苔根黄腻，脉沉细滑。心脏听诊：心率81次/分，律齐，心音较尖锐清脆，各瓣膜听诊区未闻及病理性杂音，肺腹未见异常。心电图检查无异常，心脏超声检查示瓣膜活动良好。

辨证：气阴两亏，营卫失调，肾虚湿热，关门不利。

治法：培育气阴，调和营卫，滋肾通关。

处方：生黄芪30g　炒白术15g　炒防风10g　炙桂枝3g　炒白芍15g　鹿衔草15g　麦冬10g　五味子6g　肉桂1.5g　黄柏10g　知母10g　鸭跖草30g　7剂

二诊：6月15日。服7剂后，诉形寒恶风好转，出汗减少，尿频、尿急好转，尿痛消失，舌苔薄白，脉沉细涩，按原方出入。

处方：生黄芪30g　太子参10g　炒白术15g　炒防风10g　炙桂枝3g　炒白芍15g　鹿衔草15g　麦冬10g　五味子6g　丹参10g　肉桂1.5g　7剂

患者长期服用上方，目前形寒恶风症状不显，小腹隐痛消失，精神、食欲、睡眠、便均好，数月内未感冒。

【按语】本例患者考虑手术伤及正气，营阴亏虚，卫外失固，腠理空疏，营阴不守，津液外泄，属表虚多汗，故兼见形寒恶风；表虚气弱，腠理疏松，则易感风邪而屡屡感冒；又久病体虚，

肾气不足，夜间阴盛阳衰，故见夜尿频频；兼之肾虚下焦湿热蕴结，关门不利，则见尿急不畅，小腹隐痛；脉沉细涩亦为气阴不足之象。以生黄芪、炒白术、炒防风益气固表；桂枝、白芍调和营卫；麦冬、五味子养阴；肉桂、黄柏、知母、鸭跖草温肾化气，清利下焦。全方取桂枝汤合玉屏风散、通关滋肾丸之意，以培育气阴，调和营卫，滋肾通关，清利下焦。二诊湿热尽去，宗扶正、调和营卫原则，原方去黄柏、知母、鸭跖草，加太子参以益气，丹参以活血。诸药相伍，恰中病机，故临床应用可获良效。心脏瓣膜置换术，常用于治疗风湿性心脏瓣膜病，能改善血流动力学，但术后常遗留一些不适应证，排除疾病本身及继发症外，有些往往用现代医学知识难以解释，治疗束手。中医可按辨证用药，治之多效。

（范群丽整理）

四、行气、活血、补血治疗胸痹一例

李某，男，50岁，干部。

初诊：2001年8月27日。

主诉及病史：患者于2年前因劳力性心绞痛反复发作，经心电图及冠状动脉造影术确诊为冠心病，行PTCA术治疗，术后仍感胸骨后闷痛，持续约数分钟至数小时不等，性质与饮食、活动无关，自觉胸中有气，嗳气频频，忧心忡忡。查心电图、24小时动态心电图、心脏彩超无异常，复查冠状动脉造影未见再梗塞，服阿司匹林、华法林等症状不缓解，为此求诊。

诊查：舌淡红苔薄白，脉小弦缓。心脏听诊：心率70次/分，律齐，各瓣膜听诊区未闻及病理性杂音，肺部及腹部未见异常。

辨证：气滞血瘀，营血不足。

治法：行气，活血，补血。

处方：醋柴胡3g　赤芍10g　白芍10g　炒枳壳10g　桃仁9g　红花10g　川芎10g　桔梗6g　丹参15g　炒生地10g　全当归15g　炙甘草3g　仙鹤草15g　7剂

二诊：9月3日。服7剂后，患者自觉症状明显减轻，胸中有气感、嗳气症状消失，胸闷时间缩短，程度减轻，食欲好，舌淡苔薄，脉缓。原方去仙鹤草继服，以冀续效。

处方：醋柴胡3g　赤芍10g　白芍10g　炒枳壳15g　桃仁9g　红花10g　川芎10g　桔梗6g　丹参15g　炒生地10g　全当归15g　炙甘草3g　7剂

再服7剂后，患者情绪好转，自诉如释重负，胸闷、胸中有气感、嗳气等症如失。效不更方，再进7剂。随访半载，一切正常。

【按语】 患者有“胸痹”宿疾，经西医手术治疗，有形之瘀虽除，但无形之瘀尤在，瘀阻胸阳，心脉不畅，故胸闷；瘀留于经络，气机阻滞，则忧心忡忡，自觉胸中有气，嗳气频频；舌淡红苔薄白，脉小弦缓表明有气血不足的一面。本证与“血府逐瘀汤”治疗之“胸任重物”有形似之处，故用以化裁。醋柴胡行气解郁；桔梗、枳壳相伍，一升一降，疏通胸中气机；白芍、生地养血柔肝；当归、川芎、赤芍、桃仁、红花补血活血。本方行气而不耗气，活血化瘀而不伤血，故能著效。

（赵东杰整理）

五、温阳化饮法治疗痰饮一例

王某，男，60岁，退休工人。

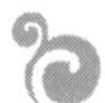

初诊:2002年10月10日。

主诉及病史:无诱因自觉心悸胸闷、短气半年,伴头晕,乏力,纳差,夜难平卧,经心脏X线片、心脏彩超检查示大量心包积液,曾住院治疗,抽心包积液示漏出液,未找到癌细胞、结核杆菌及狼疮细胞,无胸水、腹水及肢体浮肿,查肝功能正常,白蛋白未见减低,查 T_3、T_4、TSH 均在正常范围,曾给以利尿、补充白蛋白、激素、抽心包积液治疗,疗效不满意,为此来诊。

诊查:舌淡苔白腻,脉沉细。心脏听诊:心率72次/分,律齐,心音遥远低钝,各瓣膜听诊区未及病理性杂音,肺(一),腹部无异常,双下肢无浮肿。

辨证:心肾阳虚,水饮内停。

治法:温阳化饮。

处方:熟附片 3g　炙桂枝 15g　炒白术 15g　云茯苓 30g　炙甘草 3g　鹿角霜 10g　紫丹参 20g　益母草 15g　白芥子 9g　水红花子 15g　福泽泻 15g　7剂

二诊:10月17日。服7剂后,一般状况明显好转,食欲好转。足见中阳来复,饮邪渐除,为善其后,去辛热之附片继服。

处方:云茯苓 30g　炙桂枝 15g　炒白术 15g　炙甘草 3g　鹿角霜 10g　紫丹参 20g　益母草 15g　白芥子 9g　水红花子 15g　福泽泻 15g　14剂

继服14剂后,夜能平卧,胸闷气短不明显,头晕消失,舌淡苔薄白,脉缓,复查彩超示少量心包积液。宗此方,2日1剂,至今未见心包积液增加。

【按语】本证患者心肾之阳不足,湿聚成饮,阻遏气机,故短气;清阳不升,则头晕,乏力;饮邪凌心,则心悸,夜难平卧;中阳不振,脾失健运,故纳差;舌淡苔白腻亦为阳虚水停之佐证。《金匮要略》云"病痰饮者,当以温药和之"、俾"离照当空,则阴霾自散",故拟苓桂术甘汤加味治之。附片、鹿角霜温补心肾之阳;白术、茯苓、泽泻淡渗利水;丹参、益母草、水红花子活血利水;白芥子性善走散,能通经络、逐水饮;炙甘草益气和中、调和诸药。因饮为阴邪,其性重滞,病势缠绵,须长期服药,二诊方温而不热,利而不峻,标本兼顾,正当适宜。

(范群丽整理)

【编者评注】唐蜀华教授出自中医世家,幼时受到前辈熏陶,1964年自南京中医学院毕业后一直从事中医临床工作,间及教学与科研,中医功底深厚而又注意吸取西医之长,坚持创新。擅长中医内科,于心血管疾病的诊治研究较多,经验亦丰。及收几则医案均从不同角度显示出其辨治特色。

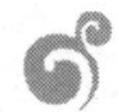

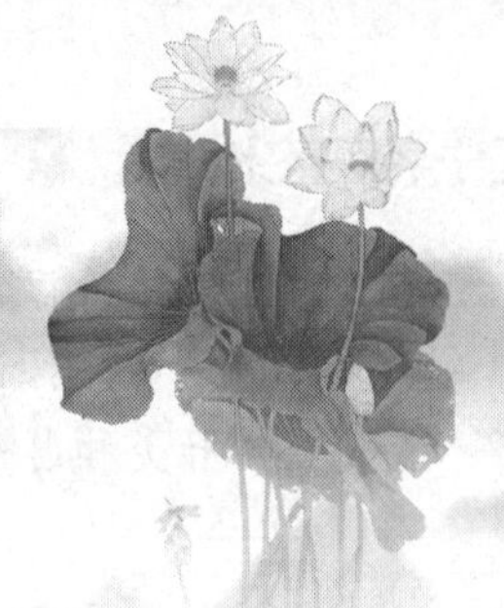

辽宁名医医案

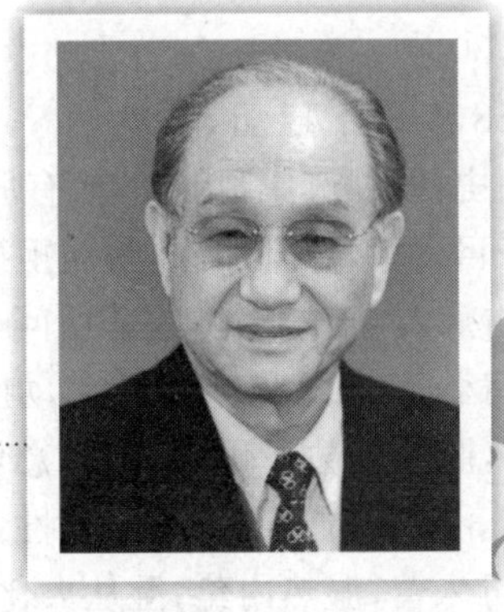

李寿山医案

【生平传略】

李寿山(1922—),山东平度人,出身于中医世家,从事中医临床、教学、科研工作60余年,原任大连市中医院院长、大连市中医研究所所长。现任大连市中医院技术顾问、主任中医师、教授、研究生导师。曾任中华全国中医学会第一、二届理事、辽宁中医学会副会长、东北地区肾病研究会副主任、全国中医脾胃病专业委员会顾问、大连市政府科技顾问、大连市第1～10届人大代表、大连市中医药学会理事长、《中国中西医结合消化杂志》高级顾问。1989年受聘为中国中医研究院研究生部研究生导师;并被国家人事部、卫生部、中医药管理局确定为第一二届继承老中医药专家学术经验工作指导老师。1993年先后3次应邀赴日本,1次赴韩国考察讲学。享受国务院颁发的政府特殊津贴,2000年获国家知识产权专利局专利证书1项。先后在国内外医学期刊发表学术论文50余篇,著有《李寿山医集》、《中医临证指南》、《中医消化病证治准绳》、《中医治疗癌症精方》、《中国百年百名中医临床家丛书》等专著,并参编出版《现代中医内科学》等24部专著。其中《李寿山医集》被收藏于墨尔本英国皇家大学图书馆。

李寿山精通《内经》、《难经》,服膺于仲景学说。博览历代医药名著,对各家学说均能留心研究,而取其所长。常谓"古为今用,洋为中用,推陈出新"是当代中医事业发展的必经之路。他在临床上集数十年之经验,总结出一些精华心得,擅长于内科疑难杂病。如对心脑血管病证,善用活血化瘀为主治疗,认为胸痹心痛证,应重视"阳虚为本,痰瘀为标,燮理脏腑,补通兼施"的辨治方法。治疗肺系病,自拟四纲十二证的辨治原则,治疗咳喘哮,尤以豁痰化瘀截哮法治疗顽固性哮喘急性发作,应手取效。对肾系病,认为慢性肾炎有非湿即瘀的病理特点,创用清化益肾法的治疗,而以清宣解毒法治疗急性发作,清开降浊法治疗肾衰等。消化系病，创拟萎缩性胃炎从“痞”论治，消化性溃疡从“痈”论治，溃疡性结肠炎从“痢”论治；自拟治肝8法治疗病毒性肝炎和肝硬变等。上述经验曾获多项省、市科技进步奖。

一、清热解毒、凉营开窍法治愈急黄神昏症一例

张某，男，30岁。

初诊：1958年8月17日。

主诉及病史：既往健康，1个月前有肝炎病人接触史。一周前突然发病，身热，纳差，恶心呕吐。继则身目发黄，急剧加深，胁痛拒按，神识渐昏蒙不清，烦躁不安而急诊住院。

诊查：察看病人，神志恍惚，答非所问，巩膜黄染明显，皮肤色深黄。胸背部皮下有散在出血点，肝浊音界缩小，脾未触及，腹部无移动性浊音，膝腱反射亢进，巴宾斯基征阳性。体温38.5℃。舌质绛红少津，脉弦细数。化验检查：总胆红质15.8mg%，出凝血时间56秒，血氨115μg，麝浊12U，麝絮(+++)。西医诊断：急性黄疸型肝炎，亚急性肝坏死(住院后肝穿证实)。

辨证：疫毒入营，湿热内蕴，湿从火化。热毒攻心。

治法：清热解毒，凉营开窍。

处方：清营解毒汤合服安宫牛黄丸。先鼻饲安宫牛黄丸1丸，日2次。继进汤剂。

犀角(现已禁用)15g(先煎)　生地30g　丹皮15g　赤白芍各15g　茵陈蒿50g　酒大黄15g　桃仁15g　菖蒲10g　郁金10g　白茅根50g

水煎服，日进2剂，昼夜服药。

复诊：8月19日。进药后翌日开始神识清楚，已不烦躁，但反应迟钝。已见初效，继用前法。3日后完全清醒，身目黄染减轻。能进饮食，体温36.8℃，脉弦不数，黄腻苔尽退，舌质偏红少津。此湿浊之邪已减，窍开神清，热势仍盛，停安宫牛黄丸，继服汤剂，原方去菖蒲、郁金，以清营凉血解毒为法。治疗约2周，黄疸尽退，诸症消失，黄疸指数已转正常，舌质淡红而润无苔，脉象弱滑。唯肝功尚未恢复。辨证投方，住院约3个月，肝功恢复正常而出院。出院后定期来院检查，一切良好。休息3个月恢复工作，随访3年，一切正常。

【按语】本案急黄神昏证，病情重而急，按湿病热入营血、心包辨证，获良好疗效。方中犀角地黄汤，清营凉血解毒，赤芍、桃仁活血化瘀通络，以防热盛留瘀；茵陈蒿清利湿热退黄；菖蒲、郁金辟秽解毒开窍，白茅根凉血止血而利湿；酒制大黄导湿热下行，使邪有去路。合服安宫牛黄丸清热解毒以辟秽，开窍醒神而救闭。诸药合奏清热解毒，凉营止血，开窍醒神。后用补益肝肾，活血化瘀而获痊愈。

(李小贤整理)

二、补益气阴、鼓舞胃气法治愈虚损危症一例

顾某，男，68岁，退休干部。

初诊：1980年1月8日。

主诉及病史：患糖尿病20余年，久治不愈，随年龄老迈，体质日渐衰弱，以致长期病体不能工作。半月前因感冒发热，入大连海港医院住院，经对症用药热退，但体质极度衰弱，颜面及下肢浮

肿（恶液质），精神委靡，不思饮食，日进食50～100g，四肢逆冷，大便不畅小便自调。虽用降糖、支持疗法，病情却日渐加重，以致不进饮食，病势垂危，医务人员嘱其家属准备后事。家人邀余会诊。

诊查：身体枯瘦如柴，精神委靡不振，面色苍白无华，四肢逆冷，颜面及足背浮肿，问之尚能回答，但语声低微难以听清，偶有呃逆。舌质红绛光剥，脉微细如绝。

辨证：气阴大伤，胃气将败。

治法：补益气阴，鼓舞胃气。

处方：白人参15g　麦冬15g　五味子7.5g　公丁香5g　鸡内金15g

水煎服，日1剂。

服药3剂，精神转佳，胃纳渐增，日可进食150～200g，诊脉沉细略起，舌绛小退，似无苔而干，四肢见温。原方改红人参10g，加生地15g，水煎服。服药2周，病情大见好转，日进主食300g左右，有饥饿感，口不渴，精神振作，可以坐起，语言有力，浮肿日退，体力渐复。唯大便秘难解，诊脉弱，舌淡红胖嫩，苔薄而润，此气阴渐复，胃气见壮，仍当补益气阴，兼补气血，鼓舞胃气为法。处方：党参20g，麦冬15g，五味子7.5g，当归15g，生地15g，公丁香3g，水煎服。服药10余剂。饮食日增，日进主食300～350g，体质见壮，诸症均见好。因近春节，遂出院回家调治，并嘱病人服人参养荣丸，六味地黄丸等，以善其后。1980年5月追访，一切良好，继续休养中。

【按语】虚劳虚损同一病证，统称虚劳。盖谓因劳而致虚，因虚而成劳，皆由脏腑亏损，阴阳气血虚弱而成。凡禀赋不足，后天失调，病久失养，积劳伤损，久虚不复而表现的各种亏损证候者，皆属虚劳范畴。在治法方面，可从先后天入手，亦有从肝肾论治者。二者比较，调理脾胃尤其重要。盖脾胃不健，纵有益气养血，滋阴补阳之品，无从运化，饮食日减，虚从何复？经云：有胃气则生，无胃气则死。又谓：胃为水谷之海，五脏六腑之大源。可见一身气血、阴阳皆从胃中谷气生化而来。本案久病消渴，体质日虚。由于病久失养，久虚未复，又感外邪，气阴耗伤，以致胃气将败，一蹶不起，病情十分危重。此时若不急益气阴，鼓舞胃气，恐怕垂危之势难以挽回，在治疗过程中，总未离开鼓舞胃气，补益气阴，先后服药20余剂，胃气渐复，饮食增进，使极度衰弱之体日渐恢复，最后能够自理生活。

（李小贤整理）

三、滋阴熄焚、益气敛血、健脾补肾法治愈急劳症一例

滕某，男，20岁，工人

初诊：1976年9月26日。

主诉及病史：20天前，因高烧鼻衄，皮下有出血点，急诊于海港医院，随即收住入院。经骨穿确诊为“再生障碍性贫血”。并给予输血及对症治疗，高热不退，血象逐日下降，红细胞由1.48×10^{12}/L也降至0.98×10^{12}/L，血红蛋白由50g/L降至38g/L，血小板由50×10^{12}/L降至30×10^{12}/L，贫血日趋严重。邀余会诊。

诊查：面色苍白，神疲乏力，懒言声低，身热（38.5℃）不恶寒，午后潮热，手足心热，夜寐不实，盗汗但无咳嗽，口干不欲饮，晨起鼻齿作衄，皮下散在斑点，下肢尤多，纳差，日餐2～3两，大便日1次稀便，小便淡黄，舌质淡，胖嫩无苔，脉来洪大而数。

辨证：阴虚火旺，动血耗气，气阴两亏。

治法：滋阴熄焚，益气敛血。

处方：生熟地各15g　知母15g　盐柏10g　龟板20g　丹皮15g　黄芪30g　当归15g

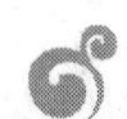

水煎，日服2次。

服药4剂，诸症如故。遂于原方加青蒿15g、地骨皮15g。又进11剂，发热得平，口干减，皮下未见新斑点，但纳减便溏。虑苦寒太过，有碍中阳，遂去知、柏、生地。继服22剂，口干渴已除，食欲转佳，日餐250～300g，大便已调。但偶见齿衄，脉仍洪大而数，且沉取有力。综观虚火渐敛，气阴未复，仍拟益气养阴、补血。方用当归补血汤合二至丸加味：黄芪50g，当归15g，女贞子15g，旱莲草10g，熟地30g，阿胶15g，白茅根30g，丹皮15g，水煎服。连服半月，诸症好转，血象微增。（红细胞1.4×10^{12}/L，血小板50×10^{9}/L，血红蛋白4g/dl），11月24日出院调治，嘱以原方继服。

12月24日来诊，诉纳食增，体力渐复，二便自调，唯时发潮热盗汗，动则心悸气短，鼻齿衄偶作，但皮下未见新瘀点，诊其脉来洪大略数，沉取有力，舌淡胖嫩无苔，脉证互参，仍当养阴益气，封蛰虚火。处方：黄芪50g，当归15g，人参15g，白芍15g，熟地20g，何首乌15g，阿胶15g，肉桂5g，水煎服。连进5剂，潮热盗汗，鼻齿衄未见复作。饮食日餐500g左右，二便亦调，脉急转细弱，舌质淡红嫩而无苔，此虚火得平，精血未复，当遵"形不足者，温之以气，精不足者，补之以味"之旨，拟丸药缓图。处方：人参150g，白术150g，黄芪150g，熟地150g，当归100g，龟鹿胶各75g，鸡血藤75g，何首乌75g，枸杞子100g，菟丝子100g，紫河车150g，肉桂20g，以上共为细末，炼蜜溶胶为丸，每服15g，日3次，白开水送服。照方服药3个月后，复查血象：红细胞2.5×10^{12}/L，白细胞4.6×10^{9}/L，血红蛋白80g/L，血小板80×10^{9}/L。至1978年6月，血象恢复至：红细胞3.8×10^{12}/L，血红蛋白100g/L，血小板90×10^{9}/L，曾动员复查骨髓象，均被拒绝。并被招录为工人，上班工作，嘱其停药观察。1989年10月追访，一切正常。

【按语】①本案病起骤急，但无外邪传变形迹可稽，遂从虚劳辨治。因病急骤故曰急劳，经云："邪气盛则实，精气夺则虚"，虚劳之起，当责精气内夺为本，然该案始见阴虚火旺，动血耗气之候，如不滋阴熄焚，则动血不已，真阴难复。故采用滋阴降火之大补阴丸合当归补血汤化裁，诸药伍用寓滋阴降火，凉血化瘀，益气敛血之义。后加青蒿、地骨皮退劳热之品，使热势日平，实标本兼顾之法矣。②热平之后，气阴未复，鼻齿之衄，间作不已，脉来洪大而数有力，此内潜虚火浮动之势，当巩固前功，继以当归补血汤与二至丸化裁，养阴益气以敛阳之阴。后思脉洪大而数，系虚火不得归元之象，选取当归补血合参地，保元加肉桂引火归原，冀以蛰封虚火。连进5剂，喜见脉洪大转沉细弱，舌质由红转淡，鼻衄已止，此佳兆已呈。但精血之亏当予填充，正如《病机沙篆》曰："夫人之虚，非气即血，五脏六腑莫能外焉，而血之源头在乎肾……气之源头则在乎脾。"如是从脾肾入手，参以血肉有情之品。从阴中补阳，促气化精。丸药缓图，精血日复，终收全功。正可谓"形不足者，温之以气，精不足者，补之以味"之实践耳。

（李小贤整理）

四、清利湿热、凉血解毒、消瘀化浊法治愈狐惑病一例

单某，男，47岁。

初诊：1974年8月15日。

主诉及病史：2年来经常口腔溃疡，或前阴糜烂，上下交替或同发，反复发作，伴有两下肢起结节红斑肿硬胀痛。曾多次住院，确诊为"白塞综合征"，屡经中西医多方治疗不效。

诊查：来诊时口腔粘膜及舌尖多处溃疡，周围红肿，灼热而痛。阴囊、阴茎、龟头散在溃烂溢水痒痛。两膝以下多个结节红斑，红肿胀痛，甚苦。时发冷热，周身不适，纳呆食少，大便秘

结,小便短黄。舌质红苔黄腻,脉弦滑数。

辨证:湿热蕴毒,壅滞营卫,蒸腐气血而成瘀浊。

治法:清利湿热,凉血解毒,消瘀化浊。

处方:赤小豆 50g(先煮) 当归 15g 土茯苓 50g 苦参 16g 升麻 7.5g 黄柏 10g 苍术 10g 板蓝根 30g 生薏米 25g 紫草 15g 生地 20g 赤芍 15g 茵陈 15g 泽泻 15g 葛根 15g 甘草 10g

水煎服,日 1 剂,早午晚分服。

外用苦参、甘草各 30g,纱布包煎,熏洗外阴患处。

二诊:按法治疗一周后,口糜收敛,前阴溃烂痒痛亦有好转。按法又治两周,病情逐渐好转,下肢红斑结节无变化,身重冷热均平,胃纳好转,二便通畅。病重痼疾难以速愈,内服原方苦寒药减量,外用法同前,继续治疗约 2 个月,口糜敛而未复发,前阴溃烂已收敛,其间虽有小反复,但极轻微,一般 1~2 日即可平复。下肢结节红斑已消退,留有小硬结,肤色暗红,脉沉细,舌红无苔,原方减味小其制:赤小豆 30g,当归 10g,土茯苓 30g,甘草 10g,水煎服。

又治 1 个月余。诸症悉愈。遂停药,嘱常食绿豆粥,黑豆粥,薏米粥,忌食辛辣厚味,随访 1 年,未再复发。

【按语】本案湿热蕴结成毒,瘀浊较重之狐惑病。师仲景法,内外合治,内服赤小豆当归散合当归拈痛汤化裁,清热利湿,凉血解毒,消瘀化浊,配合外用苦参,甘草洗法,燥湿去腐,解毒收敛,获得成效后,停外用法,内服方亦小其制,恐苦寒太过伤胃之弊。以赤小豆当归散加土茯苓、甘草清热利湿解毒而不伤正而收到满意效果。停药之后,嘱常食绿豆粥、黑豆粥、薏米粥,忌食辛辣厚味酒类等,终收全功。

(李志民整理)

五、芳香化浊、清利湿热法治愈长期低热症一例

杨某,女,47 岁。

初诊:1964 年 7 月 7 日。

主诉及病史:患低热病已 3 年,多方医治无效。6 年前曾患急性黄疸型传染性肝炎,经某医院治疗 50 余日,痊愈出院。经多次复查,肝功均正常,但自觉腹胀、矢气频、肝区隐痛,时有五心烦热,疲乏无力,经中西医多方诊治无效,因来就诊。

诊查:面色萎黄不华,下肢轻度浮肿。午后发热,体温 37.6℃左右,头昏乏力,胸胁苦闷,脘腹胀满,纳谷不馨,泛恶欲吐,口苦口粘且燥,但不欲饮水,大便溏而不爽,日 1~2 行,小便淡黄,时有面部烘热,出微汗,平素白带较多,脉滑数,右关有力,左脉较弱,舌质红尖赤,苔腻微黄。

辨证:湿热内蕴,湿重于热。

治法:清热燥湿。

处方:苍术 15g 佩兰 15g 生石膏 25g 薏仁 15g 知母 15g 草蔻 5g 陈皮 10g 芦根 25g 水煎服

服药 4 剂,口苦口粘略减,小便转清,但低热如故(37.6℃),且大便更溏,日 3~4 行,舌脉无大变化。因思上方清热有余、化湿不足,服之过久,必伤中阳,此属药证不尽相合。深思此证属湿与热合,久蕴不解,非芳香不足以化浊,遂改投芳香化浊,清利湿热之剂。以求宣透芳化,湿热尽除。

处方:藿香 15g 佩兰 15g 杏仁 15g 薏仁 15g 白蔻仁 7.5g 竹叶 15g 制半夏

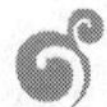

15g　芦根 25g　水煎服

服药 4 剂，低热已退(36.7℃)，纳食见增，大便正常，腹胀已解，身体舒适。但口苦未全去，原方加黄连 5g，连服 5 剂，一切症状消失。至此，3 年多之痼疾竟获痊愈，1996 年追访，一切情况很好。

【按语】本证系湿热久蕴不解，以身热不退为其主要见症。虽见面部发热，口苦口粘而燥，小便淡黄等热象。但同时又见胸闷、腹胀、便溏、带下、不欲饮等一派湿盛之候，所以本病辨证当为湿热合邪，湿重于热证。初诊投以苍术白虎汤，证稍减，但仍身热不退、且更便溏，是药证不尽相合。病虽在气分，同为湿热合邪，临证当辨其湿热孰多孰少。热重于湿者，可选用苍术白虎汤，清热为主，佐以燥湿，而湿重于热者，就当以利湿为主，佐以清热。因湿为胶滞之邪，湿热久蕴，而有锢结不解之势。惟宜芳香苦辛，轻宣淡渗之法，宣畅气机，渗利湿热，方能奏效。正如薛生白所云："湿滞阳明，宜用辛开"，遂改投芳香苦辛之剂而获得良效。

(李志民整理)

六、益气化瘀、淡渗利湿、健脾益肾法治疗肾劳水肿(慢性肾炎，肾病型)完全缓解一例

刘某，男，18 岁。

初诊：1976 年 4 月 12 日。

主诉及病史：幼年有肾炎史，每因感冒受凉而复发。近 2 个月来颜面及全身浮肿，按之凹陷不起，纳呆便溏，尿少色黄。西医诊为慢性肾炎肾病型。前医曾用温阳利水法，治疗月余，水肿不消，尿蛋白持续在＋＋＋～＋＋＋＋之间。

诊查：来诊时，面色晦暗不华，舌质淡，苔薄腻，舌下络脉淡紫细长，脉弦细小滑。尿常规化验：蛋白＋＋＋，红细胞 0～3/HP，白细胞 1～5/HP，血压 160/90mmHg，血化验：胆固醇 3.6mmol/L，血红蛋白 80g/L，血浆总蛋白 50g/L，白蛋白 35g/L，球蛋白 15g/L。

辨证：脾肾两虚，水湿夹瘀。

治法：益气化瘀，渗利水湿，佐以健脾益肾。

处方：清化益肾汤加减。

黄芪 50g　当归 10g　白术 15g　丹参 20g　坤草 50g　浙贝母 10g　益智仁 15g　土茯苓 60g　冬葵子 30g　白茅根 50g

水煎服，日 1 剂。

二诊：4 月 26 日。进药 12 剂后，浮肿消退，纳开食增，尿畅便实，体力见壮，腻苔已退，脉细小滑。小便化验：蛋白±～＋，白细胞 0～1/HP，管型消失，血压 120/80mmHg。原方加健脾温肾药。

治疗 3 个月，诸症消失。多次检查，尿中蛋白、管型均转阴性，血脂正常，血压正常，嘱常服黄芪大枣粥，饮食调养。已复学，随访 2 年，一切良好。

【按语】久病水肿，时起时伏，漏下蛋白不能控制，脾肾两虚已成肾劳之证。其所以用温肾利水法而不效者，概由湿瘀之邪蕴结于内，邪不去正难安之故。清化益肾汤祛邪为主，标本兼顾。方中黄芪、当归、丹参益气养血化瘀；冬葵子、土茯苓、浙贝母、白茅根清热利湿解毒；佐以白术健脾运湿；益智仁温肾固经；坤草化瘀利水，且能降低血压；诸药合奏益气、化瘀、渗湿、益肾之力。病情完全缓解后，又增健脾益肾之品，且常服黄芪大枣粥扶正，故有良效。

(李志民整理)

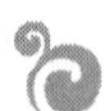

七、健脾渗湿、分利清浊法治愈乳糜尿一例

尚某，男，48岁。

初诊：1974年8月18日。

主诉及病史：既往健康。近2个月来，小便混浊，尿如米粉呈乳白色有块，小便短频。但无窘迫涩痛。纳呆食少，大便溏薄，倦怠身重，口中粘腻，夜寐不安。曾于某医院检查，尿蛋白+++，红细胞0～2/HP，白细胞0～1/HP，脓细胞阴性。确诊为"乳糜尿"，屡经中西医诊治无显效。

诊查：面色不华，舌淡红苔薄腻，脉象濡滑。

辨证：脾虚湿聚，湿浊下注。

治法：健脾渗湿，分利清浊。

处方：萆薢15g　土茯苓30g　益智仁15g　乌药10g　生薏仁20g　黄柏6g　苍术10g　白蔻仁6g　通草10g

水煎服，日1剂，早晚分服。

二诊：8月25日。进药6剂，尿浊减轻，小块消失，小便通畅，大便成形，食纳略增，药已对症。继服6剂，尿浊消失，脉转沉细，舌淡红润无苔，3次小便化验均无异常。为巩固计，原方小其制，又服10余剂，一切良好，多次尿化验均正常，遂停药。嘱其禁酒忌食辛辣厚味，随访1年，未再复发。

【按语】本案尿如米泔，无窘迫涩痛等症，此与膏淋不同。病为脾虚不能化湿，气化不利，清浊不分，湿浊下注之证。方用萆薢分清饮化裁，健脾渗湿，分利清浊。方中苍术、黄柏、白蔻仁、生薏仁和中益脾清利湿邪；萆薢、通草、土茯苓分清泌浊，淡渗利湿；佐乌药理气化湿；益智仁温肾以摄精。诸药合奏，健脾渗湿，分利清浊。药证相符，故收到满意效果。

（李志民整理）

八、养血祛瘀、清热益肾法治效肾虚夹瘀尿血症一例

赵某，男，46岁。

初诊：1976年10月6日。

主诉及病史：既往有尿血史，曾确诊为多囊肾。常因劳倦或外感而诱发。一周前腰痛酸楚，继则尿血，尿血同出而不痛，无窘迫感，色鲜红，量多，夹有小血块，尤在晨起时血尿多。

诊查：舌淡暗红质，胖嫩有牙痕，苔白黄腻，舌下络脉淡紫细长，脉细数尺微。小便检验：红细胞满视野，白细胞3～8/HP，蛋白+。

辨证：肾虚夹瘀尿血。

治法：益肾清热，养血祛瘀。

处方：生熟地各20g　生白芍15g　川芎7.5g　全当归15g　怀牛膝20g　小蓟50g　血余炭5g

水煎服，3剂。

二诊：10月10日。进药3剂，尿血显著减少，仍夹少量血块。药已对症，守方继服6剂。

服药后尿血大减，日1次量少色淡无块，脉沉弱，舌淡苔薄白，舌下络脉淡红细短。又进3剂，尿血全止。出现腰酸隐痛，倦怠短气，手足心热。此瘀热已去，虚象明显。原方去小蓟、血

余炭，加黄芪50g、炒杜仲15g，续进6剂，尿血未再出现，腰痛亦止，遂停药调养，半月后上班。

【按语】《素问·气厥》云："胞移热于膀胱，则癃溺血。"《金匮要略》云："热在下焦者，则尿血。"所云皆下焦湿热所致实证尿血。本案尿血鲜红量多有块而不痛，与纯属湿热证不同，乃虚实夹杂，肾虚湿热夹瘀证。在治疗上应标本兼顾。方本景岳牛膝膏加减。方中熟地合牛膝滋养肝肾；当归合川芎养血祛瘀；生白芍配生地补血凉血；牛膝伍小蓟、血余炭清热，止血而不留瘀。诸药合奏，益肾清热，养血祛瘀。血止后，去小蓟、血余炭加黄芪、炒杜仲以补气固肾扶正。据云，日后每次尿血量极少，照方服药即止。

（毕磊整理）

九、益气养阴、宣痹通阳、心肺同调治愈胸痹心痛症一例

范某，男，55岁。

初诊：1986年10月7日。

主诉及病史：患冠心病心绞痛6年余，屡经中西医治疗症状虽可缓解，但不稳定。近因过劳而加重，每日心前区刺痛3～5次。含硝酸甘油片可缓解，止而再发。伴有胸闷短气，口干不多饮，纳呆食少，倦怠乏力。心电图提示：冠状动脉供血不足。

诊查：面色不华，舌淡红少津，胖嫩有齿痕，苔薄腻，舌下络脉暗红细长，脉沉细而缓。

辨证：气阴两虚，痰瘀阻滞。

治法：益气养阴，宣痹通阳，心肺同调。

处方：益气通痹汤加减。

黄芪30g　太子参20g　麦冬15g　黄精20g　桑白皮15g　橘皮15g　清半夏10g　丹参20g　瓜蒌20g　薤白15g

水煎服，日进1剂。

二诊：10月14日。进药6剂，心痛缓解，胸脘宽舒，短气减轻，口和不干，舌脉同前。效不更方，继进6剂。

三诊：10月21日。药后心痛未发，诸症再减。舌转淡红无苔，舌下络脉淡红细短，脉象弱滑，原方增减，继服30余剂，诸症消失，舌脉同前。多次复查心电图，T波较前增高，TV1倒置转双向，TV4～6由倒置转直立，ST V4～6回升到基线。病已稳定，停汤剂，予生脉散加丹参，三七研粉，每剂5g，早午晚各一剂。治约2个月，停药调养，恢复工作，随访半年，一切良好。

【按语】本案胸痹心痛多年，因劳倦而加剧。年近花甲，气阴两虚明显。舌红少津，苔薄腻，舌下脉暗红细长，胸闷短气，心痛频发，口干不多饮，足证痰瘀阻滞心脉，而见气阴亏虚之候。凡胸痹心痛证，舌诊极为重要，尤其舌下络脉形色变化，对血瘀之辨证是为关键。本案胸闷短气，心前区刺痛，见舌红少津、齿痕、苔腻、舌下络脉暗红细长，是气阴两虚、痰瘀阻滞心脉之特征。治后痰化瘀去，气阴渐复，而舌脉证亦随之好转，是其明证。本案运用心肺同调法，益气通痹汤，方本《金匮要略》治胸痹心痛效方，瓜蒌薤白半夏汤加益气养阴之品。合橘枳姜汤以助中焦之运化，化痰降逆；伍丹参养血活血化瘀，为治心血瘀滞之要药；桑白皮伍瓜蒌，宽胸利膈，宣降肺气以助化痰去瘀之力，增加益气养阴之功。诸药合奏，心肺同调，益气养阴，宣痹通阳，故收到满意疗效。

（毕磊整理）

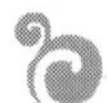

十、补气养血、祛瘀通络法治愈气虚血滞眩晕症一例

黄某，男，49岁。

初诊：1988年10月8日。

主诉及病史：禀赋素弱，易患感冒，3年前有头部外伤史。2年前患肺结核，经抗结核治疗已愈，但遗有链霉素中毒症状，常有眩晕、耳鸣、健忘、肢麻，屡经中西医多方诊治效不显。近因外感未愈，劳倦太过，眩晕加重，卧则稍缓，起则眩剧，甚则恶心欲吐，伴有耳鸣重听，视力模糊，胸闷短气、心悸、肢麻。

诊查：面色晦暗不华，眼周色黑，舌淡有瘀点，舌下络脉淡紫细短，脉沉涩。

辨证：气虚血滞，瘀血阻络。

治法：补气养血祛瘀通络。

处方：黄芪50g　党参15g　川芎10g　当归10g　丹参30g　红花10g　桃仁15g　天麻10g　僵蚕10g　䗪虫10g

水煎服，日1剂，早晚分服。

二诊：10月15日。进药6剂，眩晕耳鸣大减。效不更方，继服6剂，眩晕耳鸣基本消失，胸闷心悸，肢麻诸症亦有好转，唯感倦怠少气，时有自汗。脉沉微细，舌质淡红而润，舌下络脉淡红细短，此为瘀去生新之佳兆。原方去僵蚕、䗪虫，加枸杞子15g、巴戟15g。治疗1个月有余，体力日增，健忘逐渐恢复，诸症相继消失。停药观察半年，一切良好。

【按语】病人元气素虚，有外伤史，可有气虚血滞之因，复因药物中毒，出现眩晕，耳鸣、健忘、肢麻、脉涩、舌有瘀点等证，显系气虚不荣，脑失所养，瘀阻络脉，营卫不调之候。故予补气养血，祛瘀通络之法。方中黄芪、当归、党参补气养血；川芎、丹参、桃仁、红花活血化瘀；僵蚕、䗪虫祛瘀通络；天麻祛痰熄风，与补气养血药配伍，增强熄风养脑之效，与活血化瘀药配伍，加强祛瘀化痰通络之功。药证相符，故有良效。

（毕磊整理）

十一、健脾益气、补肾填精佐以化瘀法治愈血枯经闭一例

刘某，女，30岁。

初诊：1975年2月11日。

主诉及病史：闭经已2年。患者14岁月经初潮，周期28～30天，经期3～5天。婚后2年怀孕，按期分娩，产后流血过多，曾用大量止血剂，延至2个月余血始止。此后，常感少腹冷坠，倦怠无力，但饮食精神正常未加介意。产后一年月经来潮，色暗量少，2日即止。继则出现腰膝酸软，神疲力乏，短气懒言。食纳减退，并闭经一年未潮。曾去某医院，经内、妇科检查，未发现异常病变，予以黄体酮与对症治疗无效。体质日渐衰弱，纳呆食少，瘦弱乏力，背寒怕冷，渐则面黄无泽，精神憔悴，肌肤甲错，毛发脱落。尤以腋毛及阴毛为甚，性欲淡漠，白带全无，乳房萎缩，已停经2年。经某医院检查诊为“席汉综合征”，用中西医各法治疗无效。

诊查：脉沉细无力，舌质淡暗，无苔。

辨证：精血亏损，冲任不盛，血枯经闭。

治法：健脾益气，补肾填精，佐以化瘀。

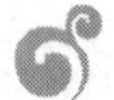

处方：黄芪 30g　党参 15g　当归 10g　熟地 20g　枸杞子 15g　肉桂 5g　炒山药 15g　肉苁蓉 15g　巴戟天 10g　仙灵脾 15g　炒麦芽 30g

水煎服。另用酒军、䗪虫各等份研末每服 3g，胶囊盛服，早晚各 1 剂。

进药 2 周，体力见壮，食纳好转，守方又治 2 周，背寒怕冷，少腹冷胀消失。原方增减治疗 1 个月余，精神食欲恢复正常，皮肤已转润泽。毛发未再脱落，乳房萎缩已有改善。仍宗原法扶正以缓治，原方加量 3 倍（停酒军、䗪虫），加紫河车粉 200g，鹿角霜 100g，每剂 10g，日 3 次服。治疗约 3 个月，面转红润，乳房、毛发均复正常，已有白带，并感少腹轻微胀痛。脉沉细，舌质红无苔。此脾肾复健，精血渐充，有经水来潮之佳兆。处以汤剂，促其通经。当归 50g　川芎 15g　香附 15g　黄酒引，水煎服。送药 3 剂，阴道有少量淡红色分泌物排出。续进 3 剂，经水渐畅，色淡黄量较少，3 日始止。经水已通，上药停服。嘱继服金匮肾气丸，日 2 剂以善后。通过以上治疗近半年的月经完全正常，全身情况已复原，病告痊愈。

【按语】闭经最早见于《内经》，称其为“不月”、“月事不来”、“血枯”，指出其病因为忧思郁结，伤其心脾，“失血过多，房劳过度，肝血亏损”、“寒邪凝血”、“胞脉闭……不得通”等等。观其病因病机不外虚实两类，但纯实、纯虚者较少，多为虚实夹杂。本案闭经，系由失血过多引发气血不足，精血亏虚，脾肾两虚，冲任不充导致血枯之经闭。由于阴虚气弱，止血留瘀，久病入络等因素，夹有寒凝血滞。治疗全过程大约分三个阶段，首先以益气健脾，补肾填精，以扶其本，佐以活血化瘀治标通其冲任之脉。经过治疗病有起色，精血尚未充实，则转入第二阶段，扶正为主，以丸药缓图。经治，经血渐充，经血有来潮之先兆，此时气血尚有郁滞，冲任未通。有待养血活血调气以通冲任，促其经行。故药后经水来潮，量虽不多已属经通。最后嘱其常服金匮肾气丸，补其肾气，调其阴阳，作为善后之治亦属重要。诸法切合病机，故获满意效果。

（毕磊整理）

十二、疏肝理气、温经化瘀法治愈痛经一例

孙某，女，43 岁。

初诊：1986 年 4 月 20 日。

主诉及病史：14 周岁月经来潮，结婚生育一胎，流产（人流）2 次。自两年前始，经期延后，每届经期，乳房胀痛，继则少腹冷痛坠胀，痛不可忍，服止痛药不能止，需注射强痛定或哌替啶始可暂缓。且经行不畅，色紫黑有块如筋膜，块下痛减而常淋漓不断，需用止血剂始止。下次经来仍如故，如此周而复始，恶性循环，病情日渐加重。已导致续发贫血，甚苦。平日伴有头眩耳鸣，纳呆食少，倦怠乏力，腰膝酸软。

诊查：面色不华，眼周晦暗，舌质淡而有紫气，舌下络脉淡紫细长，脉象细涩。

辨证：肝郁气滞，胞寒血瘀。

治法：疏肝理气，温经化瘀。

处方：当归 15g　川芎 30g　香附 15g　元胡 15g　官桂 6g　炒小茴 7.5g　五灵脂 15g　炮姜 6g　坤草 20g　橘核 15g

黄酒引，水煎服。

时值经前一周，进药 6 剂，此次经期，腹痛大减，但经水淋漓不畅。处方：全当归 50g，川芎 15g，香附 15g，黄酒引，水煎服。经水畅行。6 日血止，据云 2 年来本次月经最佳，既畅、痛减、按期而止。嘱其平日服加味逍遥丸，日 2 付。经前一周，按上法服药，经水不畅加服芎归汤2～

3剂，按法治疗3个月经周期，病告痊愈。随访半年，一切良好。

【按语】痛经一症大体说有虚实二证。虚者阴阳气血不足，冲任脉虚。实者气滞血瘀，痰湿寒凝，冲任脉阻。但临床上往往虚实夹杂为多。本案证系肝郁气滞、胞寒血瘀，实多虚少，故方中用当归、川芎、坤草养血活血，祛瘀调经；香附、元胡、橘核疏肝理气，气畅则血行；小茴、官桂、炮姜温经祛寒。促进血行以定痛；配五灵脂既能行血止痛，又能止血调经。经行不畅兼用芎归汤加香附，理气化瘀以调经。平日服逍遥丸，意在疏肝理脾以调经。更妙在按时用药的周期疗法，经前用温经理气祛瘀药，重在调经止痛，经期用理气化瘀药，重在祛瘀生新；经后用疏肝理脾药，重在调理内脏，调理气血，寓有治本之意。此种周期用药法，适用于妇科月经不调各证。

（于家军整理）

十三、理气化瘀、通络止痛法治愈瘀血头痛一例

刘某，女，42岁。

初诊：1980年2月2日。

主诉及病史：头痛数载，西医诊为神经性头痛，每值经前尤甚，轻则口服止痛药，甚则肌注哌替啶，方得一缓，经后诸症稍减。本月经期后延，头痛又作，经来色暗有块，乳房及腰腹均感胀痛，口干欲饮，饮而不多。

诊查：舌质淡紫，舌下络脉紫暗粗长，脉沉弦。

辨证：瘀血内阻，气滞头痛。

治法：理气化瘀，通络止痛。

处方：当归50g　川芎30g　香附15g　红花15g　细辛5g

水煎服，日1剂。

服药3剂，经来较畅，有块，腹已不痛，头痛亦减。舌紫，脉沉弦，原方去红花，加蜈蚣2条。

服药10剂，头痛锐减，嘱其暂停服药，待下次经前继服。连疗4个经期，非但头痛尽除，痛经也霍然而愈。

【按语】本例示人以明理：①诊病要有整体观念。夫血行脉中，环周不息，一旦瘀阻则百脉不利，上扰髓海，下及血海，头痛及痛经乃本一而标二。妇人以血为本，故通过经带胎产症候，乳之病变也可为有瘀血之佐证。该患经前头痛尤著，经后则缓已为明据。②观前医用药，多为疏肝理气之类，气为血帅，理气固然可用，然而血之瘀甚，全用气药尚欠一筹，故方中用香附配川芎，行气以活瘀，相得益彰。③该患之口干非热，乃瘀血作乱。正如唐容川所谓："血在里则口渴……名曰血渴。瘀血去则不渴矣"。询属卓见。

（于家军整理）

十四、化痰祛瘀、软坚散结法治愈痰瘀流注骨痹一例

高某，男，21岁。

初诊：1981年11月7日。

主诉及病史：自幼有痰喘史。于3个月前突发腹痛，纳呆食少，倦怠无力，多方诊治不效，住某医院，发现下腹部有硬性包块2个3.0cm×2.5cm，右上臂亦有同样硬性包块2个，1.5cm×

2.0cm，经多方检查诊为“多发性骨化性肌炎”。住院期间，曾注大量抗生素及口服激素等对症治疗，未见好转，且包块日趋增大。自动出院，就诊于中医。

诊查：面色苍白不华，形体肥胖，右上肢肩髃穴下有包块2个如核桃大，少腹关元穴两旁有包块2个如鹅卵大，推之不移，按之坚硬而痛。舌质淡嫩有紫气，苔白腻，舌下络脉淡紫粗长，脉象弦滑。

辨证：痰瘀互结，流注经络。

治法：化痰祛瘀，软坚散结。

处方：当归25g　丹参25g　红花15g　炮山甲6g　僵蚕15g　胆南星7.5g　白芥子7.5g　醋制香附15g

水煎服，日1剂，早晚分服。同时配服小金丹片，日2剂，白开水送服。

治疗3周，腹痛减轻，照法又治3周，腹不痛，包块明显缩小，按之硬但不痛。继治1个月左右，包块消失，腹不痛，面色红润，舌红无苔，脉细缓。遂停药观察，半年后复查一切良好。随访3年未再复发。

【按语】本案素体肥胖，宿疾痰喘，必然痰湿内盛，今突发腹痛，上肢及少腹有包块可及，推之不移，按之硬痛，此非癥积，乃属流注之病。凡流注者，多为痰浊瘀血所致，察其舌象可证无疑。故投以当归、丹参、红花、山甲、僵蚕之类养血活血以祛瘀。胆南星、白芥子燥湿祛痰以软坚；伍醋制香附疏肝理气，使气行血活且能止痛。合服小金丹片，消痰软坚。共奏化痰祛瘀、软坚散结之效，故获良好效果。

（于家军整理）

十五、温经止血法治愈咳血重症一例

徐某，男，60岁，干部。

初诊：1962年2月。

主诉及病史：患咳喘病20余年，每届冬春发病。且伴咳血。半月前因外感诱发咳嗽、大咯血，经北京某医院诊为支气管扩张咳血、肺结核瘤、肺不张。经用西药、输血、吸氧、控制感染，止血镇静，以及中药十灰散、咯血方等均未奏效，特邀余赴京会诊。

诊查：精神委靡，面色苍白，形态虚浮，烦躁汗出，呼吸困难，不能平卧，语声低微，喉有痰声，咳中带血，其色浅红或暗红有块，每次约100～200ml，心悸乏力，不欲进食，二便尚可。舌质淡而胖嫩苔黑而润，脉象虚数。

辨证：阳虚夹寒不能摄血。

治法：温经止血。

处方：侧柏叶20g　炮姜15g　艾叶10g　西洋参25g

水煎频服。童便100ml，每次药前先服5～10ml。

药后咳血渐少。翌日会诊，诸医皆有悦色。服至6剂，血已全止，选用生脉散加阿胶，以西洋参代人参扶阳，以资善后，服药10余剂，患者纳增体健，神采奕奕，诸症霍然而平。

【按语】本案前医用十灰散、咳血方，凉血止血之剂而不效，改温药敛血而获奇效。其理安在？盖吐衄病者，一般属血热妄行者居多，法当凉血以止血。但亦有因失血过多，热随血去，阳气亦虚，不能摄血者，则其治法当用温药温经以止血。仲景方如柏叶汤之用干姜，艾叶；黄土汤之用炮附子；甘草干姜汤之用干姜皆属此法。本案之辨证要点，高龄久病，今咳血反复发作，气阴必虚。临诊面色苍白、少气、声微、心悸、舌淡苔黑而滑，脉象虚数，皆系阳气虚弱不能摄血之证。其中脉数属"膈气虚，脉乃数也"之虚数脉。若不识脉证，误用清热止血之品，虽塞流而血不能止。本方以柏叶汤温经止血，童便代马通汁，咸寒降逆而消瘀。加西洋参以补气敛血，养阴益血而又无人参升发之弊。惟嫌干姜辛热刚燥，故炒黑取其苦温收涩。继以生脉散加阿胶补肺之气阴而善其后。药证相符，故收预期效果。

（于家军整理）

【编者评注】李寿山老先生出身于中医世家，精通《内经》、《难经》，服膺仲景，留心各家。行医60余年，经验老到，经方重剂，屡起沉疴。观其脉案，每能辨证准确，用药精当。治急黄神昏先以安宫牛黄鼻饲，继进犀角地黄，可称出奇制胜；补益气阴、鼓舞胃气治愈虚损危症，又似轻描淡写。其匠心独运，还须细心体味。

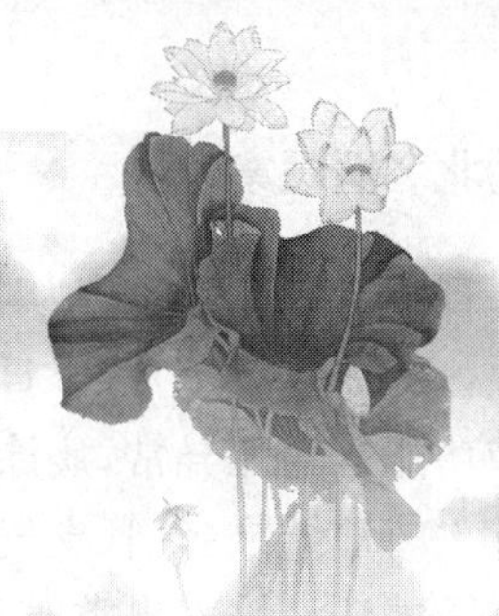

湖北名医医案

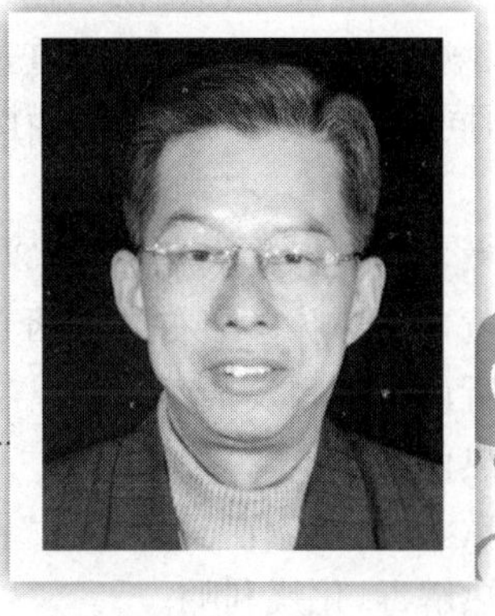

王鹏医案

【生平传略】

王鹏,男,1940年7月生,汉族。湖北省武汉市人。中共党员。湖北中医学院内科教授,主任医师,博士生导师。从事中医内科临床工作30余年,中医基础理论扎实,对内科常见病、多发病及疑难病症有丰富的临床经验,并对某些疾病有独到的见解和创意。1985—1998年先后任湖北中医学院附属医院大内科副主任、主任。有近30年的教学经历,在学院主讲《中医内科学》、《内科常见病诊疗概论》及《中医内科护理学》等课程。1985—1987年,1992—1998年兼任湖北中医学院中医内科教研室主任,尤其是20世纪90年代,使该教研室先后成为学院和湖北省教委的优质课程教研室,1997年成为湖北省教委“九五”计划重点学科建设单位,王鹏教授为重点学科带头人。先后培养硕士研究生13名,博士研究生4名。为法国、瑞士、澳大利亚、韩国等数十名留学生讲授并带教中医内科学,曾于1998年应邀到韩国讲学。历任中国中医药学会内科学会委员,中国中医药学会肺系病专业委员会委员,湖北省中医药学会理事,湖北省中医药学会肺系病专业委员会主任委员。主编专著3部,并参与编写专著4部,发表论文30余篇。主持省部级科研课题4项,其中2项已通过省级鉴定,达到国内领先水平,并获奖。

一、原发性气管、支气管乳头瘤治验一例

王某,男,20岁,湖北郧阳师专学生。

初诊:1998年11月9日。

主诉及病史:反复咳嗽、咯黄浓痰9个月。患者1998年2月底受凉致咳嗽、咯白色粘痰,

每日约15ml，后渐转为咯黄绿色浓痰，伴口干，大便干结，症状持续2个月余并加重，屡治不效，于1998年7月21日到十堰市太和医院（国家三级甲等医院）住院治疗，查全胸后前位片、肺功能等均无异常，痰涂片见少数革兰阳性球菌，痰培养分离出金黄色葡萄球菌。纤支镜检（8月19日）结果：气管支气管乳头状瘤？急性支气管炎？病检报告示：纤维上皮性乳头状瘤。纤支镜灌洗液培养出类产碱假单胞菌。纤支镜刷涂片：未找到抗酸杆菌及真菌。给予抗感染（头孢噻肟钠、洛美沙星、美洛西林、妥布霉素、益保世灵、泰能等）、驱痰、雾化吸入等治疗，症状减轻，于1998年10月7日好转出院。出院诊断：原发性气管、支气管乳头状瘤继发细菌感染。出院后患者咳嗽，咯黄浓痰又逐日加重，遂到武汉同济医院呼吸内科门诊求治，经纤支镜检（附录像＋照片），同意上述诊断，但考虑西医治疗较为棘手且不易被患者接受，推荐到我院呼吸内科门诊治疗。

诊查：咳嗽，咽痛，咯黄浓痰，量约20ml/d，有时自觉有腥臭气味，大便干，小便黄，纳可，寐安。舌红、苔黄，乏津，脉左细右弦。咽充血，双肺呼吸音清，未闻及干湿啰音，心率：84次/分，律齐，各瓣膜听诊区未闻及杂音。

辨证：痰热郁肺。

诊断：咳嗽。

治法：清热解毒，化痰利咽。

处方：二花15g　连翘12g　鱼腥草15g　花粉15g　桔梗10g　甘草10g　牛蒡子10g　金沸草12g　大贝10g　白芥子12g　全瓜蒌15g　黄芩12g　枳壳10g　丹参20g

以此方为基础加减服药近2个月余，其间汗多则加黄芪25g；口干加麦冬10g、芦根20g；咳嗽、咯痰减轻则适当减轻清热化痰药的剂量；咽痛减轻则去牛蒡子。

二诊：1999年1月26日。咳嗽、咯痰明显好转，汗多，动则汗出，大便干，舌红，苔黄而干，脉细。辨证：气阴两虚，余热恋肺。拟益气养阴，固表止汗，润肺化痰，佐以通便法。益气固表用玉屏风散，止汗另加煅龙牡、麻黄根；养阴用南、北沙参、麦冬；润肺止咳化痰用川贝、百部、紫菀、枇杷叶；通便用熟军、厚朴。另外加黄芩清肺热。上方为基础加减，大便干结好转去厚朴，加五味子。再服3个月。

三诊：1999年4月26日。服上方后咳嗽、咯痰基本消失，5～6天咳"痰"一次，"痰"呈白木耳状，大小约0.8cm×0.6cm，极难咯出，出汗明显较前减少，口干好转，喜饮，最近两月未感冒，舌红，苔薄黄，脉细。辨证：气阴两虚，痰热结于肺系，肺系不利。治以益气养阴，清热化痰，通腑。以前方加礞石、山慈菇、橘络、海蛤粉、浮海石。

此方加减，服药至6月28日，症状基本消失，复查纤支镜，结果提示气道多发小结节，经中医治疗较1998年11月10日明显好转。

【按语】气管、支气管乳头状瘤又叫气管、支气管乳头状腺瘤、多形性腺瘤，是一种可发生于气管及各级支气管的罕见疾病，文献报道甚少。从1980年至今，国外仅Spencer等（1980）报告19例，与石川真报道1例，国内刘氏报告1例，方氏等做纤支镜遇3例。中医治疗尚无报道。临床上出现症状多为反复发作的呼吸道感染，表现为咳嗽、咯痰、咯血、发热等，有时甚至胸痛、喘鸣、咯出瘤组织。曾有恶变的报道。该病多通过纤维支气管镜检发现，取组织做病理活检确诊。西医治疗方法很多，如单发瘤体小者通过支气管镜镜下切除或电灼，或用激光治疗等，药物治疗很难控制继发的呼吸道感染。中医通过辨证论治，疗效斐然。该患者初诊时，见症以痰热毒邪作祟为主，则集中药力攻其痰热；3个月后，痰热虽减，正气却耗，固以玉屏风散、沙参麦冬汤合润肺化痰药加减，且攻且补。再治3个月，患者正气已固，可以受攻，所以在益气养阴治疗基础上加攻消积痰之品，助其排除痰根，即瘤组织，直至收功。总之，治疗气管、支气管乳头状瘤祖国医学以扶正固本(益肺气、养肺阴)、祛邪治标(清热化痰、解毒)为法显示出一定的优越性。

二、治疗臌胀一例

彭某，男，64岁。

初诊：1984年5月。

主诉及病史：腹大如鼓，胀满难忍，形体削瘦，大肉枯槁，毛发憔悴，表情痛苦，目光晦暗，面色苍黄无华，不断呻吟喘气，语声低钝，短促难续，下肢浮肿明显，按之重度凹陷，脉弦细，舌质暗淡。患者入院前曾用中西药治疗，间断有少许小便，但腹胀大有增无减。入院后迭进温补脾肾、化气利水、行气活血利水等药，并用麝香、二丑、葱白外敷肚脐，其症状仍未改善。同时又加用西药"双氢克尿塞"、"氨体舒通"乃至"速尿"等利尿剂，并逐渐加大剂量，均无济于事。腹围高达103cm。

辨证：气虚蓄水，正虚邪实。

治法：祛邪扶正。

处方：每天用甘遂末胶囊(每粒0.5g)4～8粒，同时内服大补气血方。黄芪300g，党参15g，当归12g，白芍12g，陈皮10g，如此联合用药10天后，患者大小便日十数行，腹围缩小至80cm，双下肢肿胀消失，食纳旺盛，精神转佳。出院后至今一直未见反复。

【按语】以上治法是宗关幼波老中医治臌症"补气与逐水并用"的经验，以图"气足血行而水化"(《关幼波临床经验选·臌症治水心得》)。关老认为，臌胀为病，"都是久病体虚，正不抗邪，水湿内停"，故以"正虚为本，邪实为标"。在治疗上当"以补虚扶正为常法，逐水攻邪为权变"，方中超大剂量使用生黄芪，在于补气以促血行，血行则水化。甘遂虽属逐水峻剂，然则"有故无殒，亦无殒也……衰其大半而止"(《素问·六元正纪大论》)，更与大补气血同伍，逐水而不伤正。本案获得如此显效速效，不唯病家绝处逢生，笔者亦受益匪浅矣。

三、完全性房室传导阻滞一例

欧阳某，女，27岁，教师。

初诊：1980年6月15日。

主诉及病史：患者今年6月13日感觉腿软，全身乏力，15日午后开始出现胸闷、短气、心慌，说话时感到吃力，有时胸闷胀而连及背部，同时伴有恶心、口苦、口干喜热饮等症状。门诊心电图检查：室率42次/分，房率111次/分。Ⅰ、Ⅱ、Ⅲ导联有提前出现的宽大畸形QRS波，长于0.12秒。其前无P波，其后代偿完全，早搏形态不一；各导联P波与QRS波无固定关系，各有其规律。诊断：完全性房室传导阻滞、多发性多源性室性早搏。体检：神志清楚，精神委靡，两颧微赤，语声断续无力，舌淡苔薄白，脉迟缓。体温37.8℃，脉搏38次/分，呼吸20次/分，血压130/90mmHg。心率40次/分，律齐无杂音，两肺未闻异常，颈静脉不怒张，胸廓扁平对称，心尖搏动不明显，心界不扩大。肝脾未扪及。实验室检查：血红蛋白99.6g/L，红细胞3.44×10^{12}/L，白细胞6.7×10^{9}/L，中性66%，淋巴34%。钾3.52mmol/L，钠123mmol/L，氯109mmol/L，尿素氮5.57mmol/L，二氧化碳结合力22.7mmol/L。入院后经心电图再次证实为完全性房室传导阻滞。

辨证:胸阳不振,气机阻滞。

治法:宣痹通阳。

处方:仿《金匮要略》瓜蒌薤白半夏汤加味。

全瓜蒌 15g 薤白 10g 法夏 10g 桂枝 4g 枳壳 10g 丹参 15g 郁金 10g 麦冬 12g 黄连 6g

上方每日服 2 剂,服完 5 剂后,胸闷彻背感消失,心率增至 46 次/分。

二诊:6 月 19 日。诉胃中不适,知饥而不欲食,恶心,呕吐清水,为阳虚水饮上泛,改投苓桂术甘汤以温化水饮。

处方:茯苓 15g 桂枝 10g 白术 12g 炙草 10g 法夏 10g 枳壳 10g 丹参 15g 郁金 10g 全瓜蒌 15g 生姜 6g

两天服药 4 剂,恶心呕吐消失,胸闷、短气明显好转。21 日作心电图阿托品试验,提示:①窦性心动过缓;②心电轴正常;③Ⅰ度房室传导阻滞;④服阿托品后,Ⅱ度房室传导阻滞呈文氏现象,短阵Ⅰ度房室传导阻滞。同日下午再作心电图:①窦性心律;②心电轴正常;③Ⅰ度房室传导阻滞;④QRT 间期延长。

三诊:6 月 23 日。出现胸中板闷,结代脉。心率 62 次/分,节律不齐,早搏 3～6 次/分,超声心动图提示心律紊乱。选用炙甘草汤加减。

处方:炙甘草 15g 桂枝 10g 麦冬 12g 生地 12g 党参 12g 黄芪 15g 郁金 10g 佛手 10g 白芍 10g 茯苓 12g 生姜 6g 大枣 5 枚

服上方过程中又加附片 6g,增强温阳作用,同时去生地之甘寒。

共服 19 剂,结代脉完全消失。先后作心电图 4 次,均见Ⅰ度房室传导阻滞。

四诊:患者胸闷多发在清晨,正处于阴气未散,阳气未动之际。复用苓桂术甘汤加味,欲振奋阳气,以制阴邪。且方中加大量参、芪以补益心气,服药 9 剂,心率恢复至 80 次/分左右。以后 3 次复查心电图,均属正常。患者亦自述无异常感觉。

【按语】本案初起,经门诊和病房先后两次心电图检查,均提示完全性房室传导阻滞(为病毒性心肌炎所致),此病脉证属于胸痹范畴。胸部属上焦,内居心肺两脏,是宗气所聚之地。心主血,肺主气,气血和调,循环不息。盖气血的运行,以"阳"气为其动力,胸阳不振,主要指心肺的阳气不足;邪痹于胸,多为痰饮或阴寒之气上逆而痹阻于胸。胸痹为病,重则胸痛,轻则胸闷。该患者具有胸闷,短气及胸闷彻背等症,乃胸阳不振,阴邪阻痹于胸所形成的正虚邪实之证。

此病初诊遵《金匮要略》"胸痹不得卧,心痛彻背者,瓜蒌薤白半夏汤主之"之意,用瓜蒌、薤白为主组方,以通阳散结,所以胸闷彻背感觉迅速消失。但中焦饮邪未尽,乃乘虚上犯,故恶心呕吐清水、胃中不适诸症接踵而现,再"当以温药和之",选苓桂术甘汤加味,振奋阳气以消饮邪,不仅胃气得之和降,而胸闷短气也继续减轻。三诊用炙甘草汤治疗"脉结代,心动悸"主症。嗣后又重用参、芪,均旨温通心阳,补益心气,而获痊愈。本案始终坚持用中药治疗,并配合心电图观察,效果满意。仅笔者管见,在临床报道中每属气阴两虚者居多,而本案从胸阳不振,运用温阳益气蠲浊之剂而奏效,体现了祖国医学辨证施治的特点。

【编者评注】王鹏教授只述三案,虽文字不多,却各具特色。治痰热郁肺之咳嗽,理法方药四平八稳;治臌胀一例,敢以甘遂大毒泻其水,更用大剂黄芪补其气,其胆大心细可见矣。

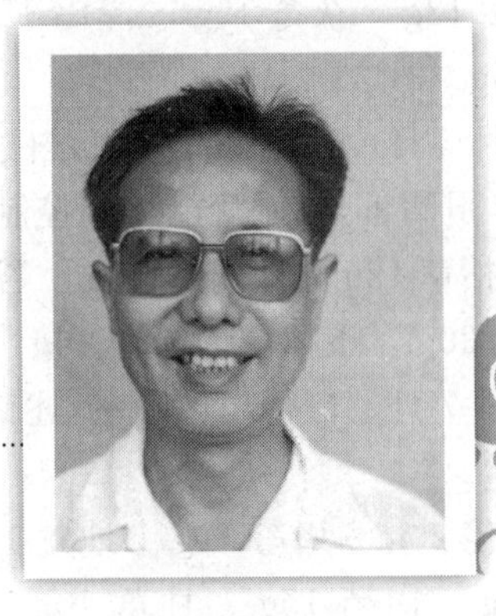

徐木林医案

【生平传略】

徐木林，1938年生，汉族，中医研究员，湖北省安陆市人，1964年毕业于湖北中医学院，从师洪子云、张梦侬、熊魁悟名老中医。长期从事中医临床和科研工作，曾任湖北省中医药研究院副院长，中国生物医学工程学会中医工程分会副主任委员。系国家人事部、卫生部、国家中医药管理局确定的我国第二批老中医药专家师带徒指导老师。提倡中医现代化，提出"中医宏观科学体系"、"中医证候晶体学"和"病证同一论"等继承与发扬中医的观点。在长期临床和科研实践中，体会到气阴两虚、血瘀是心脑血管病和衰老的基本病机；痰瘀是疑难病常见的复合病机；结合病人体质和环境进行辨证论治；治疗上始终把握住阴平阳秘原理，重视经方和时方运用，并随病情变化而变化。主持过国家"七五"攻关课题和部省级课题，取得科研成果8项，获奖5项。编写专著5部，其中主编《中医内科证治精要》、《现代中医治疗学》等3部，发表论文45篇，长于内科，尤精于心脑血管病与疑难病。

一、祛痰化瘀、熄风开窍治愈脑瘤一例

徐某，女，18岁，未婚。

初诊：1999年7月6日。

主诉及病史：1997年西医诊断"左侧听神经瘤"，两年来因脑肿瘤复发，手术4次，手术医师谓：残余肿块有再复发可能，但已不能再手术。寻余就诊时，其父背来，其母代述：全身乏力，疲惫不堪，恶心呕吐，甚时吐出黄色苦水，嗜睡，头晕，右侧头痛，手脚痛。

诊查：呈重病容，反应迟钝，不能表达病情，脉弦数，舌红苔白，唇红。

辨证：痰火上逆，痰瘀蒙蔽神明。

治法：泻火降逆，祛痰化瘀，熄风开窍。

处方：吴萸12g　黄连5g　姜夏12g　竹茹15g　陈皮10g　川芎10g　蚤休10g　党参12g　茯苓15g　泽泻12g　地龙12g　冰片(冲)0.05g　5剂

二诊：7月13日。服药后上症均减轻，精神好转，唯后项隐痛，脉弦数，舌红苔黄，唇红，于

前方稍事加减。

处方：吴萸 10g　黄连 5g　姜夏 12g　竹茹 15g　陈皮 10g　川芎 10g　蚤休 10g　地龙 12g　党参 12g　茯苓 15g　泽泻 15g　龙牡粉各 30g　葛根 12g　蜈蚣 2 条　全蝎 5g　冰片(冲)0.05g　21 剂

三诊：8 月 3 日。其母扶入诊室，自述十余天来无恶心呕吐，饮食睡眠正常，精神好转，唯感头晕眼花。肝胃郁热、湿痰已得到控制，拟养阴清肝。

处方：夏枯草 12g　茺蔚子 15g　谷精草 12g　枸杞 20g　玉竹 12g　石斛 15g　川芎 10g　牡蛎粉 20g　蚤休 6g　桑叶 6g　冰片 0.05g(冲)　28 剂

四诊：9 月 7 日。自行步入诊室，述诸症消除，仅夜眠时脚挛。病情大有好转，元气大复，扶正化瘤并重。

处方：黄芪 20g　川芎 12g　地龙 12g　蜈蚣 6g　全蝎 6g　蚤休 6g　胆星 5g　姜夏 5g　茯苓 12g　白芍 15g　甘草 10g　龙牡粉各 25g　龟板 20g　鳖甲 20g　熟地 12g　枸杞 15g　冰片(冲服)0.05g　30 剂(1 剂服 2 日)

五诊：2000 年 2 月 15 日。10 天前突然晕厥，抽搐，口吐白沫，白睛上翻，到原手术医院查 CT：脑积水明显，大脑受压，但残余肿块较前稍微缩小。按四诊方案茯苓加至 20g，加泽泻 15g，姜夏加至 10g。服 7 剂后，按四诊全方治疗，一剂服 2 日。于 2000 年 12 月 22 日复查 CT：残余瘤仍未扩大，病情大有好转，一年来生活正常。2001 年 5 月 15 日来复诊时述生活一切自理，一如常人。

【按语】本例脑瘤诊治分两步。开始属肝胃郁热，痰火随气上逆，痰瘀蒙蔽神明。《素问·至真要大论》所云“诸逆冲上，皆属于火”，正是此等病机，故恶心呕吐，甚时吐黄色苦水；四次手术，必致瘀血，痰瘀蒙蔽神明，故嗜睡，反应迟钝，头痛，手脚痛；肝风内动则头晕、抽搐、癫痫样发作；元气大伤则全身乏力，疲惫不堪，病情危重。治疗泻火降逆，调和肝胃，祛痰化瘀，熄风开窍。本方以吴萸为君，下降逆气，解郁祛痰湿，黄连泻热为臣，姜夏、竹茹助吴萸降逆，竹茹、泽泻助黄连清热，姜夏、陈皮、茯苓以祛痰湿，川芎活血化瘀，蚤休熄风止痉，地龙熄风通络，党参扶正气，冰片开窍且引药上行，共为佐使。本例祛痰热是用温胆汤合左金丸变法。左金丸治火重之上逆，以黄连为君，吴萸为臣；而本例火轻，以吴萸为君，黄连为臣，其辨证要点在呕吐甚时吐黄苦水，并非经常口苦或吐黄苦水。当元气大复，病情大有好转时，扶正化瘤并重，益气养阴扶正，故用黄芪、白芍、甘草、龟板、鳖甲、龙牡、熟地、枸杞；祛痰化瘀熄风开窍以化瘤，故用胆星、姜夏、茯苓、川芎、地龙、蜈蚣、全蝎、冰片。如此疑难重证，治疗不足两年，残余瘤块有所缩小，免除不可再手术之险，取得临床治愈之效。

二、益气活血、祛痰化瘀治愈高血压性心脏病一例

钱某，男，60 岁。

初诊：1995 年 8 月 13 日。

主诉及病史：高血压病已 20 余年，3 年前因高血压病、高血压性心脏病住院，出院后至今，血压偏高，常头晕、胸闷，冬季易感冒，咳嗽多痰，近两月余胸闷甚、头晕、失眠、心慌、动则喘气，乏力。

诊查：体胖，唇紫，舌暗红边有瘀块，苔白厚，脉弦滑细涩。血压：170/100mmHg，X 线检查示左心室肥大。

辨证:心气虚、痰瘀痹阻心脉证。

治法:益气活血,化瘀祛痰,宁心安神。

处方:黄芪 20g　当归 15g　丹参 15g　法夏 10g　天麻 12g　陈皮 10g　茯苓 15g　甘草 6g　竹茹 12g　怀牛膝 18g　枳壳 12g　苏子 15g　银杏 12g　草决明 15g　7 剂

二诊:8 月 20 日。服药后血压 155/92mmHg,头不晕,心慌、胸闷、气喘减轻。治以前方加减。

处方:法夏 10g　竹茹 12g　天麻 12g　陈皮 10g　茯苓 15g　甘草 6g　怀牛膝 12g　枳壳 12g　苏子 12g　银杏 10g　丹参 15g　黄芪 20g　当归 15g　炒枣仁 20g　7 剂

三诊:9 月 3 日。病情大减,除走路或活动时间较长觉气短外,饮食睡眠精神均正常,血压 150/86mmHg,取得临床治愈效果。为巩固疗效,在第二方基础上加合欢皮 15g、枸杞 15g、菊花 12g、制首乌 12g、防风 10g、香附 12g、郁金 12g,15 剂。以同等量蜂蜜煎熬膏,1 日 2 次,每次 1 匙,开水化服。

药膏服完后又守方再做一料膏药服。以后每年秋末守上方制一料膏药服用。2000 年 11 月 26 日随访,至今健康,生活自理,能轻微劳动。

【按语】本例属胸痹病,心气虚,痰瘀痹阻心脉证,平素喜食肥甘厚味烟酒而生痰湿,加之年老体弱,气阴两虚,每逢冬季或气候变化时,易出现胸阳痹阻,气滞痰瘀病机,临床上表现为体胖、胸闷、头晕、咳嗽、痰多。《类证治裁·胸痹》谓:"胸痹胸中阳微不运,久则阴乘阳位,而为痹结",阐明了本病的病机。气喘、乏力、唇紫、舌质有瘀块等为气虚血瘀所致,每当情志失调,郁怒伤肝,导致阴虚阳亢,加重病情。脉弦滑细涩乃痰瘀之征。本方黄芪益气,当归、丹参活血化瘀,半夏、陈皮、茯苓、枳壳祛痰湿,怀牛膝、草决明、天麻平肝风,苏子合银杏既降气且纳气以平喘。枣仁宁心安神,甘草调和诸药。全方以益气活血,化瘀祛痰为主,本方仿补阳还五汤、温胆汤、半夏白术天麻汤法切合病机,故有临床治愈之效。

三、镇肝熄风、引火归原治愈高血压一例

傅某,男,56 岁。

初诊:1998 年10月8日。

主诉及病史:高血压已 10 余年,服降压药有效,近两月因工作变动,情绪不宁,血压升高,服降压药无效。现头痛剧,眩晕恶心,心烦易怒,失眠多梦,手颤抖,面红赤,两脚冰凉。

诊查:脉弦数而沉弱,舌红苔黄厚,血压 200/120mmHg。

辨证:肝肾阴虚,肝火夹痰上逆。

治法:镇肝除痰热以熄风,佐以引火归原。

处方:怀牛膝 30g　代赭石 30g(先煎)　天麻 15g　钩藤 15g　法夏 12g　茯苓 18g　枳壳 12g　竹茹 15g　陈皮 12g　黄连 3g　熟附片 2g　甘草 6g　5 剂

二诊:10 月 15 日。头痛、眩晕减轻,不恶心,手不颤动,睡眠稍改善。脉弦数而弱,舌红苔黄,血压 170/105mmHg,治以前方化裁。

处方:怀牛膝 30g　代赭石 30g(先煎)　天麻 12g　钩藤 12g　法夏 10g　茯苓 15g　枳壳 12g　陈皮 10g　炒枣仁 20g　合欢皮 18g　黄连 3g　熟附片 1g　甘草 6g　7 剂

三诊:10 月 22 日。病情大有好转,头痛消除,稍有头晕,睡眠好转,面稍红,两脚转暖,血压:150/90mmHg,嘱注重调节精神情绪,今后常服杞菊地黄丸。

【按语】本例患高血压病日久，乃肾阴虚、肝阳亢。近因情绪紧张，导致肝阳暴亢，夹痰火动风且扰乱心神，故出现头痛剧、眩晕、恶心、手颤抖、心烦易怒、失眠多梦，肾阴虚不能潜阳，阳浮于上而面红赤，虚于下则两脚冰凉。治法当急则治标，怀牛膝补肝肾，重用以引血下行为君；代赭石重镇平肝阳上亢为臣；天麻钩藤平肝熄风，胆星、法夏、陈皮、茯苓、黄连化痰热，竹茹、枳壳行气治呕，枣仁、合欢皮安心神，附片引火归原，均为佐使。该方中附片配牛膝，一引火下行，一引火归原，相得益彰，附片不仅不升压，反加强全方降压效果。全方以镇肝除痰热熄风为主，佐以引火归原。临床治愈后，缓则用杞菊地黄丸以图治本。调节精神情志以杜绝发病之源。

四、益气养阴法治愈风湿性心脏病房颤一例

杨某，女，52岁。

初诊：1997年5月26日。

主诉及病史：5年来因风湿性心脏病二尖瓣狭窄，心房颤动已3次住院，出院后虽病情缓解，但仍常有房颤发作。近10余天病情加重，自觉心中惕惕不安，稍活动则发房颤，胸闷胸痛，气短声低懒言，倦怠，失眠，健忘，头晕目眩。

诊查：呈重病容，表情淡漠呆板、目无精采，舌质红，少苔，脉促沉弱。

辨证：气阴两虚、心神不宁。

治法：补心气，养心阴，宁心神。

处方：黄芪18g　党参15g　麦冬12g　生地12g　五味子10g　炙草10g　火麻仁10g　龙齿30g　炒枣仁30g　茯神20g　珍珠母30g　丹参15g　7剂

二诊：6月3日。觉心中惕惕不安大减，精神好转，仍感心中悸动，睡眠欠佳，脉细弱舌淡红苔薄白，上方稍事加减。

处方：黄芪20g　党参20g　麦冬　生地各12g　五味子10g　炙草6g　龙牡粉各30g　珍珠母30g　炒枣仁　茯神各25g　丹参15g　陈皮10g　远志12g　7剂

三诊：6月15日。生活自理，且可料理家务，有一次活动量大时觉房颤发作，但发作轻，时间短，可以忍受。治以第二方加龙齿20g、茯苓20g、广香6g、桔梗10g、枳壳12g、当归12g，7剂。每剂服2天，每天2次；并以同方15剂水泛为丸，每次12～15g，1日2次，善后。嘱每日含服西洋参1～3g。

【按语】本例属心痹、怔忡病，心气阴两虚、心神不宁证。年幼之时，风湿热邪侵袭致病，日久，内舍于心，发为心痹，常有惊悸之感，日久发展为怔忡不安，脉数时一止，止无定数。《医学入门·惊悸怔忡健忘》云："怔忡因惊悸久而成"。久劳伤气，气虚无以生血，心气阴两虚，是本例基本病机。心气虚则气短，乏力，不能耐劳，劳则即发，惊悸不安，经久不愈，目无精采，脉沉弱。心阴虚则不能藏神，神志不宁，故失眠、健忘。本方仿炙甘草汤合天王补心丹加减，天王补心丹正合心阴虚心神不宁病机，炙甘草汤去桂姜枣等辛温之品，以益气复脉。以黄芪、党参、炙甘草补心气，麦冬、生地、枣仁、五味子养心阴；龙齿、牡蛎、茯神、珍珠母重镇安神，丹参、当归补心血、活血；火麻仁润燥通肠。全方共奏益气养阴复脉之效。为巩固疗效制丸剂久服。为了防补气养阴药量大治疗久增湿胀气之弊，故加桔梗、枳壳调理气机，广木香行气，茯苓运湿。由于始终运用心之气阴双补法，故见临床治愈之效。

五、清热化痰、降逆平喘法治愈肺胀一例

陈某，男，53岁。

初诊：1995年10月3日。

主诉及病史：感冒咳嗽病史已20年，咳嗽气喘已5年，每年冬春季因反复感冒而发咳喘，近3周咳喘加重，痰多色黄稠难咯，烦躁，心慌，近5天发热，体温38.5℃，用退热药无效，怕冷，有汗，口渴口苦，尿黄。

诊查：胸部膨胀，桶状胸，上气，闻见喉中痰鸣，X线检查示右心室肥大。脉浮滑数，舌暗红苔黄腻，唇紫。

辨证：痰热壅肺，气逆喘咳。

治法：清热化痰，降逆平喘。

处方：炙麻黄6g　荆芥10g　杏仁15g　苏子15g　石膏30g　黄芩15g　桑白皮18g　甘草6g　法夏12g　茯苓15g　陈皮12g　射干12g　丹参13g　5剂

二诊：10月8日。服2剂体温降至37.8℃，痰易咯出，咳喘减轻，3剂汗出透，体温37℃，四五剂咳喘大减，体温36.5℃，痰少、喉间痰鸣音消失。拟前方加减。

处方：炙麻黄3g　杏仁12g　苏子12g　桑白皮13g　甘草6g　法夏10g　银杏10g　茯苓15g　陈皮10g　枳壳12g　党参12g　丹参15g　5剂

汤剂服完后服水泛丸巩固疗效，水泛丸处方是六君子汤、玉屏风散、四物汤（熟地易枸杞）、定喘汤去麻黄合方化裁而得，1日2次，每次10～15g。

【按语】本例为肺胀病，痰热壅肺证。西医诊断为慢性肺源性心脏病功能代偿期。由于长期反复感冒咳嗽，病情逐年加重，发展为肺胀。《灵枢·胀论》云："肺胀者虚满而咳喘"，故胸部膨满，咳嗽，气喘。《诸病源候论》上气鸣息候云："肺主气，邪乘于肺则肺胀，胀而肺管不利，不利则气涩，故上气喘逆，鸣息不通。"指明肺胀的病机是肺气涩，故痰难咯出，上气喘逆。《丹溪心法·咳嗽》云："肺胀而咳，或左或右不得眠，此痰夹瘀碍气而病"，指出本病痰瘀病机，肺下贯心脉以行气血，肺胀而心血瘀滞，故本例心慌烦躁，舌质暗红，唇青紫。因外感诱发故发热、恶寒、微汗。初诊以麻杏石甘汤合定喘汤，去白果、款冬花，加荆芥助麻黄祛外感之邪。二诊时外邪已去，故加白果、党参益气敛肺定喘。本方以麻黄宣肺平喘为君；苏子消痰止咳平喘为臣；杏仁、二陈降气平喘、止咳化痰，荆芥解表，石膏、黄芩、桑白皮清肺热，丹参活血，共为佐药；射干归肺经，利咽祛痰为使。诸药合用，使肺气宣，痰热清，风寒解，瘀血化，则诸症自除。取得临床治愈后，善后法在于补肺气、固表、调畅气血为主，佐以止咳平喘之药，以巩固疗效。

六、疏肝健脾为主治愈多脏腑病变一例

周某，男，53岁。

初诊：2000年2月15日。

主诉及病史：1998年上半年体检，确诊为高血压病，高血压性心脏病，冠心病，心绞痛，高血脂症，高粘滞血症，颈椎病，肝囊肿，前列腺增生伴炎症，十二指肠球炎伴点状糜烂，性功能减退。近3个月腹胀、气喘难忍，每与情绪波动有关，胸闷，胸痛，眩晕，肝区胀痛，恶心，呃逆，项强，小便余沥，夜尿多。

诊查：面黄体胖，神疲，腹胀按之不坚，脉沉弦，苔白厚。

辨证：肝气乘脾侮肺，兼肾阳虚血瘀。

治法：先拟疏肝健脾，降肺胃之气，佐以活血化瘀。

处方：苡米 30g　败酱草 12g　板蓝根 10g　竹茹 18g　枳实 12g　柴胡 10g　苏子 12g　丹参 12g　莱菔子 12g　条参 10g　茯苓 12g　茜草 10g　5 剂

二诊：2 月 20 日。腹胀气喘恶心减轻，但睡眠差，食欲不振。治以前方加宁心安神药，用量稍作调整。

处方：怀牛膝 18g　炒枣仁 15g　珍珠母 30g　焦三仙各 30g　苡米 30g　败酱草 12g　板蓝根 15g　竹茹 15g　枳实 12g　柴胡 10g　苏子 12g　丹参 15g　莱菔子 10g　条参 12g　茯苓 12g　茜草 12g　7 剂

三诊：2 月 27 日。腹胀气喘大减，恶心消除，饮食睡眠好转，唯小便余沥，夜尿频，治以二诊方加琥珀末 3g（冲服），7 剂。并以此方 15 剂水泛为丸，1 日 2 次，每次 12g。

四诊：6 月 18 日。患者谓复查血脂、血粘度正常，血压 140/90mmHg，饮食睡眠正常，精力充沛，无不适之感。守上方再制一料水泛丸。同时服金匮肾气丸、香砂六君子丸，二药按其说明书各服三分之一量，1 日 2 次。

【按语】本例西医诊断有诸项病，中医亦然，涉及心肝脾肺肾等多脏腑病变，胸痹、厥心痛、眩晕、腹胀、喘、胃脘痛等病。在复杂病变中，依病人最痛苦处，首先抓住肝气乘脾侮肺证。情志刺激导致肝气郁结，则肝区胀痛，肝气乘脾侮肺同时而作，则脘腹胀、气喘难忍，恶心呕逆，面黄体胖神疲，脉沉弦，苔白厚。胸痹、厥心痛合病，血瘀则胸闷、胸痛；久病及肾，肾阳虚则小便余沥，夜尿多；肝肾虚气逆血瘀而项强。初诊治疗，取四逆散疏肝，胸满去白芍，胀满去甘草；仿薏苡附子败酱散法，附子易板蓝根；苏子、竹茹、莱菔子降肺胃之气逆；佐丹参、茜草活血化瘀；条参、茯苓健脾。二诊时患者最痛苦之症减轻，突出睡眠差，食欲不振，实乃原有之症。当主症缓解，次症突出，方药不必大调整，于前方加炒枣仁补心血、安心神，珍珠母平肝安神，怀牛膝补肝肾，再用丸剂巩固疗效，而达临床治愈。为图其本，嘱常服金匮肾气丸，香砂六君子丸。全程分步骤治疗，一环扣一环，不离急则治标，缓则治本原则。

七、先降胃后扶脾治愈胃痞一例

邹某，男，36 岁。

初诊：1999 年 10 月 8 日。

主诉及病史：胃病已 8 年，反复发作胃脘胀痛，食后饱胀堵塞感，常嗳气，食欲减退。去年西医确认为慢性萎缩性胃炎肠上皮化生，今年 6 月胃镜报告又增加糜烂性胃炎。近半年病情明显加重。现上腹部胀痛，有时似灼热刺痛，口干苦，纳差，食后脘胀甚，嗳气，进食荤油饮食病情明显加重，倦怠乏力，大便溏。

诊查：形体消瘦，腹部柔软，中脘部轻微压痛，脉细弦，舌体瘦小，舌质淡苔黄。

辨证：脾胃虚弱，虚中夹实。

治法：先降胃气，清胃之湿热为主，辅以活血；后以补脾益气为主，综合调理。

处方：苡米 30g　败酱草 15g　板蓝根 15g　黄芩 12g　茯苓 18g　竹茹 18g　枳实 12g　化橘红 10g　赤白芍各 10g　厚朴 12g　莱菔子 12g　4 剂

二诊：10 月 12 日。腹胀、呃逆灼热感、口苦减轻。于上方加减。

处方：苡米30g　败酱草12g　板蓝根12g　茯苓18g　竹茹18g　枳实10g　丹参15g　白芍12g　甘草6g　厚朴12g　莱菔子12g　7剂

三诊：10月20日。腹胀痛大减，呃逆消除，大便条状，食纳稍增，但食后仍觉胀感，荤食后脘腹不适，有时隐痛。治以补脾益气为主，兼以调理肝胃。

处方：条参10g　茯苓12g　白术10g　甘草6g　柴胡10g　枳实12g　白芍10g　丹参15g　化橘红10g　玄胡10g　白芷12g　香附12g　郁金12g　7剂

四诊：11月25日，服7剂后觉脘腹舒适如常人，故停药20多天以观察疗效。停药后食荤油次数多时胃有隐隐灼热胀痛感。治拟调理脾胃，兼以疏肝理气，清利湿热。

处方：柴胡10g　枳实12g　莱菔子10g　白芷10g　丹参15g　茯苓15g　苡米25g　败酱草12g　板蓝根12g　条参10g　白芍8g　甘草6g　化橘红10g　山楂10g　白术10g　7剂

每剂服4次，每日早晚各1次，同时以该方20剂水泛为丸，汤剂服完后服丸剂，每次12～15g，每日早晚各1次，以作善后调理。2000年10月中旬和2001年初两次从广州出差武汉，述说饮食如常，没有反复，均按四诊方再作水泛丸。

【按语】本例为胃痞病，脾胃虚弱、虚中夹实证。脾胃虚，胃失通降之权，故脘腹胀满，呃逆，纳差，食后胀甚，食荤油尤重，舌质淡，脉细，体瘦；迁延日久，则气滞血瘀湿热之邪进一步损伤中焦，故口苦，胃脘有灼热刺痛感，便溏，苔黄。胃津不足则口干。本例脾胃虚弱为主，虚中夹有湿热、气滞、血瘀之实邪。治疗上以恢复胃通降之权为先。胃气不降，阻碍脾运之职，虚不受补。第一、二诊方，竹茹、枳实、厚朴、莱菔子降胃气，苡米、败酱草、板蓝根、黄芩、茯苓、化橘红清利湿热，白芍、甘草酸甘化阴，赤芍、丹参活血。三诊时胃复通降之职，湿热得清，用四君子汤补脾益气，以图治本，四逆散疏肝理气，香附、化橘红协同疏肝理气作用，丹参、郁金活血，使气血畅流，白芷、玄胡止胃痛。患者自动停药以试疗效，饮食荤油仍有湿热胀痛，虽较初诊为轻，亦当脾胃兼顾，以五物异功散、四逆散、仿薏苡附子败酱散法，附子易板蓝根三方化裁，加莱菔子、白芷增强降胃止痛作用，丹参活血，山楂消肉积，标本同治，相关脏腑气血综合调治。本例自始至终以调理脾胃为主，依病有虚实夹杂，而有标本先后缓急之别。因患者不愿再作胃镜、切片复查，只能说是临床治愈。

八、益气破瘀、祛腐生肌法内服外泡治愈附骨疽一例

毛某，男，70岁。

初诊：1995年6月9日。

主诉及病史：1941年一次车祸双脚严重创伤，尤以右脚外跟为重，植皮治疗后生活劳动均无较大影响。1994年11月第四次因穿新鞋时将其植皮部分磨伤2cm×2cm水疱，长达8个月，中西医多种方法治疗无效，于1995年5月住院，查X线示创口部位骨髓炎，考虑手术后创口增大，更难愈合，未手术而出院。1995年6月寻余诊治，述局部长期隐痛，时轻时重，创口经久不愈，腐肉难除，干而无液，饮食睡眠尚可。

诊查：患肢变粗，创形凹陷，皮肌坚硬，无死骨片，创口周围大面积皮肤色青紫，创面2cm×2cm，其深度约枣核深，脉弦细涩而弱，舌质暗红苔薄白。

辨证：气虚血瘀，余毒深居。

治法：益气破瘀，祛腐生肌。

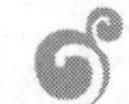

处方：黄芪 18g　党参 10g　穿山甲 10g　皂角刺 6g　王不留行 12g　当归 15g　川芎 12g　川膝 15g　三棱　莪术各 12g　浙贝 12g　牡蛎粉 30g　地丁　蒲公英各 15g　蚤休 10g　甘草 6g　7 剂

1 日 1 剂，日服 3 次后，大量水煎 40 分钟去渣，温药液浸泡患脚 30 分钟以上，药液欲冷时加温再泡。

二诊：6 月 16 日。内服外泡 3 剂后创口开始收敛，创口附近皮肤转为血色，5 剂后创口内空囊缩小，7 剂后创口明显好转。治以前方加减。

处方：按一诊原方黄芪改为 25g，党参改为 15g，加枳壳 10g、升麻 6g，其余药味分量不改。7 剂，用法同前。

三诊：6 月 23 日。觉病情进展较上次慢，口干舌燥，治以二诊方加减。

处方：皂刺 6g　王不留行 12g　当归 15g　川膝 15g　三棱　莪术各 12g　浙贝 12g　牡蛎粉 30g　地丁 20g　公英 15g　黄芪 30g　党参 15g　甘草 6g　升麻 6g　熟地 15g

用法同前，10 剂。

四诊：7 月 18 日，创口缩小至一粒米大小，该处有痒感，于三诊方加减。

处方：皂刺 6g　王不留行 10g　当归 15g　川芎 12g　川膝 15g　三棱　莪术各 10g　浙贝 12g　牡蛎粉 30g　地丁 20g　公英 15g　黄芪 30g　党参 15g　甘草 6g　制首乌 20g　枸杞 18g　升麻 8g　7 剂

用法同前。一年后介绍另一人就诊时谓创口完全愈合。一年来生活工作如同正常人。

【按语】本例为附骨疽病，气虚血瘀、余毒深居证，有外伤史和急性炎症史，就诊时已是慢性骨髓炎，因无死骨和脓液，不需取出死骨，无需用药条托毒外泄，同一剂中药内服外浸泡即可。病程长达 8 个月，正气耗损，余毒未尽，正虚邪恋，本虚标实，气虚血瘀，故长期隐痛，创口经久不愈，腐肉难除，患脚变粗，创形凹陷，皮肌坚硬，色青紫，舌质暗红，脉细涩而弱，脉弦乃高龄动脉硬化之象。治当益气破瘀，祛腐生肌。黄芪、党参、甘草益气，穿山甲、皂刺、王不留行、当归、川膝、三棱、莪术大队活血逐瘀，蚤休、浙贝配牡蛎以散结，地丁、蒲公英清热解毒以祛余邪，升麻升阳益气，熟地、制首乌一则补阴，二则防益气破瘀药耗阴之弊。同一剂中药内服外泡，内外合治增强治疗效果。全方始终以益气破瘀为主，直至治愈。

九、补肾健脾固冲法治愈顽固性滑胎一例

彭某，女，36 岁，已婚。

初诊：1999 年 10 月 12 日。

主诉及病史：曾滑胎 8 次，均于妊娠 3～4 个月发生。滑胎前腰酸、腹胀、腹隐痛、阴道流出淡红色液，经保胎无效。现未孕，食欲不旺，腰酸腿软，短气乏力，面色㿠白，睡眠、大小便正常。

诊查：舌淡红，边有齿痕，苔白厚，脉细弱。

辨证：肾脾两虚，冲任不固。

治法：补肾健脾固冲。

处方：菟丝子 15g　红参 12g　桑寄生 20g　杜仲 15g　黄芪 25g　川断 12g　白术 10g　茯苓 18g　陈皮 10g　白芍 12g　干生地 12g　香附 12g

18 剂水泛为丸，每日 2 次，每次 12～15g，服用 3 个月为 1 个疗程。嘱 1～2 个疗程时禁房事，从服第 3 疗程起始不忌房事，妊娠后来诊。

二诊:2000 年 8 月 9 日。病人未来丈夫代述:已妊娠 2 个月,此为第 9 次妊娠,近恶心,睡眠不佳。上方为固冲任打基础,关键是妊娠 3～4 个月保胎。

处方:菟丝子 15g　党参 10g　桑寄生 15g　杜仲 15g　香附 12g　女贞子 15g　旱莲草 15g　枸杞 15g　白术 10g　茯苓 18g　陈皮 12g　黄芪 15g　夜交藤 12g　合欢皮 15g　竹茹 15g　荷叶蒂 30g

先服 5 剂,待恶心消除,睡眠好转后,同方 30 剂,一剂分两日服,每日服两次,连续服至妊娠第 5 个月起,同方一剂服两日停一日再服,照此法服至妊娠 8 个月。

三诊:11 月 13 日。病人未来丈夫代述:饮食、睡眠、大小便正常,近 3 天小腹胀痛难忍。拟二诊方去竹茹,加苏梗 15g、砂仁 10g,7 剂,每日 1 剂,待胀痛大减后,按三诊方一剂服两日停一日,嘱妊娠至 9 个月时停药。2001 年 4 月 10 日报喜,分娩一女婴,母女健康。

【按语】本例滑胎 8 次实乃顽固。滑胎主因肾脾两虚,多次滑胎,则进一步导致肾脾两亏,气血大虚,冲任不固,形成恶性循环。肾藏精,胞络系于肾,肾精充则胎旺,而能生殖。肾虚失封藏之职,因而多次滑胎。正如清·傅青主云"肾水足而胎安,肾水亏而胎动"。肾精又赖后天脾胃水谷精气之滋养,故当健脾胃充养气血,气旺以摄胎,血充以养胎。本方以《医学中衷参西录》寿胎方增减而成。以菟丝子补肾之阴阳以固精,人参大补元气既固脱又益脾气,为君;杜仲、桑寄生、川断、干生地、黄芪、党参助二君药补肾健脾益气血;茯苓、白术健脾运湿,陈皮行气,香附疏肝理气;荷叶蒂安胎为使。全方共奏补肾脾,固冲任之功,故能妊娠至终而正常分娩。

十、清心胃之热治愈地图舌一例

卿某,女,4 岁。

初诊:2000 年 5 月 18 日。

主诉及病史:其父诉说:近两年来,半夜 3 点钟梦语频繁,有时从床上站起哭泣,厌食,大便干而不畅,食荤油后病情加重。

诊查:舌质正面上有多条裂纹,粗细不一,色深红,纵横交错,状如地图。

辨证:心与胃热、心脾两虚。

治法:清心胃之热,补脾宁心安神。

处方:炒栀仁 8g　胡黄连 4g　太子参 10g　白术 6g　茯苓神各 10g　甘草 2g　生首乌 8g　山楂 10g　炒二芽各 10g　枳壳 8g　玄明粉(冲服)2g　5 剂

二诊:5 月 24 日。服 5 剂后大便通,可少量饮食,睡眠梦语减少,不哭泣,查舌质红,地图舌仍明显可见。治以前方稍事加减。

处方:炒栀仁 8g　胡黄连 3g　太子参 10g　白术 6g　茯苓神各 10g　甘草 2g　生首乌 8g　山楂 10g　炒二芽各 10g　合欢皮 10g　枳壳 10g　5 剂

三诊:6 月 15 日。饮食睡眠大便正常,停药后亦如常人,查地图舌退净,舌质淡红苔薄白。嘱平常少食焦香食品,服莲米汤,每周一次,连服 2 个月,若大便干时,加用火麻仁 6g。

【按语】平素偏食焦香厚味,化火伤津,脾胃受伤,久而久之,由胃火导致心火,心火旺则睡不宁,梦语,哭泣;脾胃津伤则厌食,胃热甚则大便干结。故仿栀子豉汤、承气汤、四君子汤法而处方。栀子为君清心胃二经之热,胡黄连、太子参为臣,胡黄连助栀子清心与胃热,太子参补脾;佐茯神、合欢皮宁神,山楂、二芽健胃消食,枳壳行气,甘草调和诸药,使以生首乌润肠,使热邪从大肠而去。全方攻补兼施,以清下为主,使心胃之热得清,既伤之脾胃得补而病愈。

【编者评注】徐木林教授长期从事医疗与科研,学验俱丰。主张辨病与辨证相结合,经方与时方相补充,故每获良效。于内科疑难病证,多有擅长,尤精于心脑血管疾患。本集所收脑瘤、高血压、风心病等案例颇多精彩之处;对于多脏罹患或虚实错杂之疾每能于整体观念的前提之下抓住重点,优先解决主要矛盾,故能变复杂为简易,平淡中显神奇。读者认真领悟,定然收益良多。

魏喜保医案

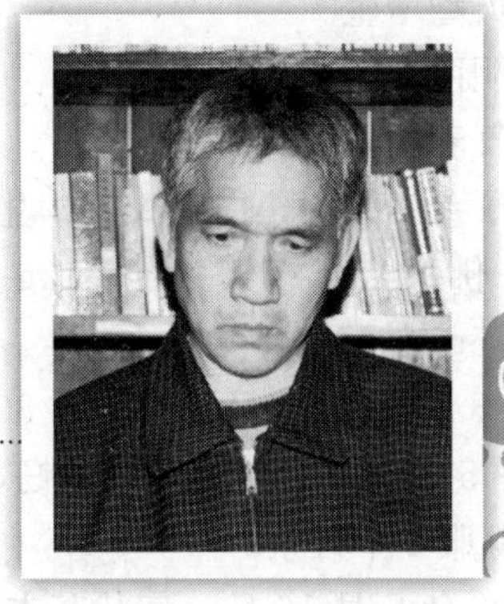

【生平传略】

魏喜保，1937年3月生，武汉市人，湖北中医学院首届毕业生，历任湖北中医学院附属医院内科教授、主任医师，湖北省中医药学会常务理事，湖北省中医脾胃专业委员会主任委员，中国中西医结合消化杂志编委。为第二批全国名老中医药专家学术经验继承工作指导老师。他好学不倦，治学严谨，博览群籍，汇通诸家，不论经典著作，以及历代名著等，均认真研读，以取各家之长，融会贯通，补己之短，不拘泥，不保守，与西医能融洽合作，从事临床、教学、科研工作已40年。他有扎实的中医基础理论及专业知识，丰富的临床经验，擅长内科疑难杂证，尤精于脾胃病证的诊治，对胃及十二指肠溃疡、各种慢性胃炎、食管炎、胆囊炎、慢性肠炎的诊治有专长。特别是对胃癌前疾病，积多年的临床经验，根据现代科学诊断技术，再结合中医整体观及天人相应学说，应用辨病与辨证相结合的方法，进行审证求因，以患者阴阳气血虚损及兼爽瘀、痰、气等情况，处方用药确能做到师古而不拘泥于古的原则，对疾病的治愈效果良好，不仅赢得病家信誉，还被《湖北日报》荆楚名医栏，《长江日报》名医谱宣传报道。

研创的胃溃灵冲剂治疗胃及十二指肠溃疡、糜烂性胃炎及止血冲剂治疗急性上消化道出血，均取得良好的效果，课题通过省级鉴定，其研究水平达国内先进水平。并荣获省科技进步二三等奖。参与编写《实用中医内科学》及《电子计算机英汉词典汇编》等著作。在国内公开发表学术论文20余篇。

一、益气养阴、通络和胃治愈胃痞一例

李某，男，62岁，高级工程师。

初诊：1998年4月24日。

主诉及病史：曾患胃脘痛反复发作10年。用中西药物治疗效果不显，近因工作劳累，饮食无规律，脘腹胀满痞滞不适，时有隐痛，食欲呆滞，口干不欲饮，夜间口干明显，形体渐瘦，动则

短气乏力，面色㿠白，大便不调。

诊查：苔薄，舌质淡红，脉沉细，胃镜诊断中度萎缩性胃炎活动期，HP ⊕，病检中—重度肠上皮化生，不典型增生。

辨证：气阴两虚，胃络不畅。

治法：益气养阴，通络和胃。

处方：太子参 15g　焦白术 10g　生山药 15g　春砂仁 10g　杭白芍 20g　明玉竹 15g　川石斛 12g　佛手 10g　炒三仙各 10g　九香虫 10g　厚朴花 10g　大腹皮 15g　薏苡仁 30g　炙甘草 5g

二诊：1998 年 5 月 26 日。服上方 30 剂，脘腹胀满明显减轻，隐痛消失，食欲每餐可进 40g 左右，一日 4～5 餐，精神好转，大便通畅，再拟前方去九香虫，加蛇舌草 15g、金钢片 15g、炒莱菔 15g，加减继服 2 个月余。

三诊：1998 年 7 月 16 日。症状基本消失，胃镜复查为轻度萎缩性胃炎，轻度局灶肠上皮化生，HP 转阴，因武汉太热，煎药不便，要求拟丸剂。

处方：西洋参 100g　制黄精 150g　炒白术 100g　檀香 80g　红丹参 150g　春砂仁 100g　全当归 100g　赤白芍各 200g　明玉竹 150g　川石斛 150g　宣木瓜 120g　佛手片 100g　炒莱菔 150g　生山楂 120g　鸡内金 100g　大腹皮 120g　三七末 60g　蛇舌草 150g　金银藤 150g　薏苡仁 300g

以蜜为丸调理，并间断服前方约半年，于 1999 年 3 月 26 日胃镜复查，胃粘膜未见异常。临床症状消失。

【按语】长期劳累，饮食无常，致使脾胃虚弱，脾虚不能健运，胃弱失于和降，使脘腹胀满痞滞，久病纳呆，气血生化之源不及，气血不足、形体消瘦，面色㿠白，故以参、术、草甘温健脾，益气补虚，以促生化之源，白芍、玉竹、石斛甘凉濡润之品，酸甘化阴生津以养胃。砂仁、佛手、厚朴花芳香醒脾以助运化，丹参、九香虫、炒三仙和胃通络以增胃纳。此宗叶师“太阴湿土得阳始运，阳明燥土得润始安”是以补气为主，养阴为辅，阴阳协调，标本兼顾，病情明显好转，又在原方基础上加蛇舌草、金钢片合薏苡仁清热解毒化湿，通络和胃驱邪，共调服一个疗程复查胃镜显效，因夏季煎药不便，再拟益气养阴、和胃通络，清热解毒之丸剂调理半年，症状消失，形丰神润，胃镜复查，胃粘膜未见异常。

二、疏肝理气、清热和胃治愈胃痛一例

蔡某，女，46 岁，工人。

初诊：1999 年元月 9 日。

主诉及病史：患胃病数年，加重一年。胃脘疼痛、饱胀，进食加重或因情绪波动而诱发，伴反酸，呃逆嗳气，夜寐不宁。

诊查：苔薄黄，舌质红，脉弦。胃镜诊断：慢性萎缩性胃炎伴糜烂。病检：慢性胃窦炎，中度肠上皮化生及不典型增生、糜烂。

辨证：肝郁气滞，化热伤胃。

治法：疏肝理气，清热和胃。

处方：全瓜蒌 30g　川黄连 5g　法半夏 10g　吴茱萸 3g　炒白术 10g　花槟榔 15g　炒莱菔 15g　香橼皮 10g　延胡索 15g　川楝肉 10g　炒栀子 10g　浙大贝 15g　珍珠母

30g　乌贼骨 30g　鹿角霜 15g

二诊:1999 年 2 月 6 日。服方 15 剂,胃脘胀痛、呃逆、反酸均有减轻,但觉右胁下隐痛、夜寐欠佳,再拟前方去鹿角霜、吴茱萸,加柴胡 5g、合欢花 15g、蛇舌草 15g。

三诊:1999 年 3 月 18 日。服上方 12 剂诸症悉减。后因饮食不慎,诱发脘腹胀满,胸膈痞滞,呃逆便结,舌质红,苔薄黄,脉弦缓,再宗前方加减。

全瓜蒌 30g　广郁金 10g　法半夏 10g　生白术 10g　浙大贝 15g　珍珠母 30g　花大白 15g　炒莱菔 15g　鸡内金 10g　生山楂 15g　蛇舌草 15g　九香虫 10g　茜草根 15g　八月札 15g　金银藤 15g

服 15 剂后病情明显好转,但脾胃不足,精神不振,改投以归芎六君、血砂养胃、保和丸升阳益胃、四逆散、逍遥散等加减化裁。

调服半年,至 1999 年 11 月 22 日,复查胃镜,为浅表性胃炎和肠上皮化生不典型,增生已逆转。

【按语】素体脾胃不健,因情绪不舒,肝气郁结,日久化热,湿热结于心下,使脾之清阳不升,胃之浊阴不降、中焦气机升降失常,不得顺降通达,则见脘腹胀满,疼痛,呃逆反酸,故以小陷胸合左金丸、金铃子散化裁,寒热并用,辛开苦降,疏肝泄热,和胃降逆,宽胸畅膈,化气止痛,散结除满。浙大贝、珍珠母、炒栀子、清泻肝经之郁热,消散胃府中积滞。配乌贼骨、鹿角霜抑制胃酸,保护胃粘膜。得健脾之白术,行气之槟榔、香橼皮、莱菔子,使脾健能运,气降得行,植机斡旋,疼痛饱胀自除。后以诸方化裁调理至胃镜复查基本正常。

三、补益脾胃、平肝降逆治愈呃逆一例

刘某,男,65 岁,教师。

初诊:1998 年 5 月 26 日。

主诉及病史:因心肌梗死,行搭桥术,术后调理失当,精神抑郁,食欲甚少,继而呃逆不止,几经更医,反复不已,呃逆气不连续,甚则不能进食,胸胁不适,痞闷叹息,大便溏薄。

诊查:舌苔薄中腻,舌质暗红,脉沉细而弦。

辨证:脾胃虚弱,肝郁气逆。

治法:补益脾胃,平肝降逆。

处方:绵黄芪 30g　生晒参 10g　焦白术 10g　川桂枝 10g　淡干姜 10g　姜半夏 10g　旋覆花 10g　代赭石 30g　珍珠母 30g　吴茱萸 6g　淡竹茹 10g　3 剂

二诊:1998 年 5 月 30 日。药后呃逆减轻,胸胁转舒、饮食有增,方既中肯,再拟前方 5 剂,呃逆止。

【按语】因心痛行搭桥术,损伤脏腑,耗伤气血,术后调理不当,脾胃虚弱、运化不及,气血亏虚,痰湿内生。加之情志抑郁,肝气郁结,失其调达,逆乘脾胃,夹痰证上逆而成呃逆重证。故用参、芪、白术,甘温补脾益气,使脾胃运化功能振奋,气血生化旺盛。珍珠母、代赭石重镇平肝降逆,旋覆花、半夏、竹茹下气消痰。桂枝、干姜、吴茱萸温中暖胃祛寒,诸药共奏,健脾胃、平肝郁、暖中焦、降逆气、化痰浊,标本同治,使肝气调达,脾胃健运,清升浊降,痰涎涤除,呃逆自平矣。

四、豁痰化瘀、和胃降逆治反胃一例

刘某，女，38岁，公务员。

初诊：1999年11月6日。

主诉及病史：胸脘疼痛，胀满，进食尤甚，每餐需服心痛定，才能勉强进少许清稀饭或糊状之类食物，恶心呕吐痰涎。甚则朝食暮吐，暮食朝吐，吐出宿食不化，大便干结，口苦且干、月经量少。

诊查：舌苔淡黄中腻，质暗红，脉弦细，钡剂拍片：诊断食管贲门失弛缓症。

辨证：痰瘀互结，胃失和降。

治法：豁痰化瘀，和胃降逆。

处方：全瓜蒌30g　广郁金10g　姜半夏10g　小枳实10g　红丹参15g　白檀香10g　旋覆花(包)10g　代赭石30g　荆三棱10g　桃仁泥15g　延胡索15g　浙大贝15g　生大黄10g

二诊：1999年11月28日。服上方20剂，胸脘胀痛明显减轻，呕吐仅发生一次，中晚餐可免服心痛定，可进食稠稀饭及烂面条，再拟前方去大黄、檀香，加石菖蒲12g、海南沉5g、怀牛膝12g。

三诊：2000年元月5日。服上方月余疼痛、呕吐基本缓解，偶感胸脘不适，可进软食，但要细嚼慢咽。再拟前方加生白术10g、北豆根15g、草决明15g、杏仁泥10g、白蔻仁10g、桔梗10g、青陈皮各10g等制成粉剂调理至2000年12月12日，自觉症状消失，钡剂摄片复查，食管贲门失弛缓显著缩小。

【按语】长期工作紧张，肝脾不和，脾虚失运，水谷不化，湿浊内生，积湿为痰，痰阻血脉为瘀，或因肝气郁结，气滞不畅，日久成瘀，痰瘀互结，阻滞胃腑，胃腑失于通降下行之职，故见胸脘胀痛恶心呕吐。甚则朝食暮吐，暮食朝吐，吐出宿食不化之物，用全瓜蒌、姜半夏、浙大贝、旋覆花、代赭石宽胸畅膈、坠痰涤涎、和胃降气、散结除满。丹参、延胡索、檀香、郁金、三棱、桃仁、枳实行气导滞，活血化瘀，是在活血化瘀药中配有疏肝理气。以化瘀为主，行气为辅，寓行气于活血之中。使气行则血行，血行则痰化。更用大黄一味荡涤积垢、通调腑气、推陈致新，使中焦健运，胃气下降。是方阴阳并行，刚柔相济，气血兼顾，痰瘀同化。二诊去檀香、大黄，加石菖蒲、沉香、怀牛膝芳香醒脾，宽胸降逆。并制成粉剂调服年余症状完全缓解，钡剂摄片失弛缓症显著好转。

五、益气摄血治愈黑便一例

严某，男，72岁，离休干部。

初诊：2000年3月12日。

主诉及病史：因中风昏迷20余天，突然解出黑色大便10余次，量约300～100ml之间，曾用洛赛克推注，高舒达静脉滴注维持。间断输血40余天。大便次数未减，色黑如漆，呼吸急促表浅，面色㿠白。

诊查：质淡红，苔薄中腻，脉芤。

诊断：应激性大出血。

辨证:元气亏虚,气不摄血。

治法:大补元气,摄血固脱。

处方:红参 15g　白及胶 10g　3 剂

每剂煎成 200ml,分 5 次鼻饲。

二诊:2000 年 3 月 15 日。进上方 3 剂,大便次数有减,每日 3～5 次,仍为黑便,量不多,每次 50ml 左右,便质呈干糊状,可以堆起。

处方:红参 10g　白及胶 10g　仙鹤草 30g　紫珠草 15g　地榆炭 15g　花蕊石 15g　三七末 5g(冲)　3 剂

每剂煎成 300ml 分 5 次鼻饲。

三诊:2000 年 3 月 18 日。大便呈褐黄色,基本成形,今日未解。已停用洛赛克及高舒达。但见口干唇燥、口渴不欲饮,苔薄,质淡红,脉细弱。再拟前方去红参,加西洋参 10g、生地炭 15g,5 剂,调服。10 天后据友人讲,患者大便一直正常,色黄成形,神志清醒,因吞咽有些困难,失语,转他院做高压氧舱治疗。

【按语】中风昏迷日久,心脾俱损,元气亏虚,失于统摄,气不摄血,血无所归,离出脉道,溢于肠胃而成便血之证。病情危急,欲有血脱之势,虽“有形之血不能速生,无形之气所当急固”。故重用红参。大补元气、补气固脱、气旺摄血,配以白及,收敛止血,消肿生肌,制成胶作用更专,能在胃粘膜的表面形成一层覆盖膜,更能达到止血之效。仅进 3 剂,大便次数、便量明显减少。二诊在原方加仙鹤草、紫珠草,加强收敛止血之效,再配以花蕊石、三七、地榆炭化瘀止血,使血止不留瘀。三诊便血已止,但血去阴伤,欲生内热之势,故以西洋参易红参之温,加生地炭益气养阴而收功。

六、抑肝扶脾、清热化湿治愈久泻一例

许某,女,47 岁,工程师。

初诊:1997 年 4 月 2 日。

主诉及病史:泄泻反复发作 8 年,每因劳累及精神紧张而发,每至清晨或黎明肠中辘辘,雷鸣切痛,撑胀不舒,急于登厕,泻下溏薄、清稀之物,带有少许红白粘冻,或矢气夹杂。多则十余次少则 5～6 次,泻后痛缓,伴有脘胁胀满,肢体倦重。

诊查:舌苔淡黄中腻、舌质红,脉弦细数,左下腹压痛明显。结肠镜:慢性溃疡性结肠炎。病检:结肠粘膜慢性炎性征。

辨证:肝脾不和,湿热滞肠。

治法:抑肝扶脾,清热化湿。

处方:软柴胡 10g　杭白芍 20g　焦白术 10g　陈枳壳 10g　川芎连各 5g　花槟榔 15g　北防风 6g　煨木香 10g　苏芡实 15g　仙鹤草 30g　木槿花 10g　败酱草 15g　土茯苓 20g　红藤 15g　五倍子 10g

二诊:1997 年 4 月 18 日。服上方 15 剂,大便次数有减,一日 2～4 次,红白粘冻消失,偶有少许粘液。脘腹不适矢气较频,肛门坠胀,苔薄淡黄,舌质红,脉弦缓。再宗前方去五倍子,加台乌药 10g、马齿苋 30g、煨葛根 15g。

三诊:1997 年 6 月 15 日。服上方 20 余剂,大便基本正常,色黄成形。因工作外出,自服香连丸,大便次数不多,一日 1～2 次,排出不爽,偏干带有少许红白粘冻。脘胁胀满,矢气则

舒，舌苔淡黄而腻，舌质红，脉弦细。

处方：软柴胡 5g　杭白芍 20g　炒白术 10g　小枳实 10g　仙鹤草 20g　木槿花 10g　桔梗 10g　花槟榔 15g　败酱草 15g　红藤 15g　虎杖 15g　台乌药 10g　全当归 10g　炒地榆 15g　川椒 10g

四诊：1997 年 7 月 6 日。服上方 20 余剂大便基本正常。仅觉左下腹不适，肛门坠胀，因急于出差，再拟前方加升麻 5g、川厚朴 10g、川黄柏 10g、乌梅肉 15g，水泛为丸，调服半年之久。1998 年 3 月经结肠镜检查，结肠粘膜基本正常。

【按语】精神紧张，病发于晨，时在寅卯，肝木当令，阳气初升，木旺克乘脾土，脾土不及，少阳生发之机不能上升，清阳之气反而下陷，故清晨必泄，木乘土位失其运化，此腹痛即泄之所由。本案无腰膝酸冷，脉无沉迟，显非肾阳虚惫。仅见苔黄腻，脉弦数，此乃肝经郁热所致，遵“知肝传脾，当先实脾”之旨，故拟抑肝扶脾，清化湿热之四逆散合痛泻要方加茯苓、芡实调理肝脾，培土达木为先，用黄连、木槿花、败酱草、红藤清热化湿解毒，清肠化浊助运，仙鹤草、五倍子清湿热敛血溢，涩肠澼。进 15 剂，痛泄明显缓解，粘冻消失。唯留脘腹不适，宗上方加乌药行气止痛，患者因野外工作，餐宿无常，煎药不便拟以调理肝脾，清化湿热三剂为丸调服半年病愈。

七、清热泻胃、生津通便治愈黑苔便秘一例

周某，女，24 岁，学生。

初诊：1998 年 8 月 16 日。

主诉及病史：到北方生活数月，出现胃脘不适，纳差，大便秘结，开始 3～4 天一行，嗣后相隔 8～10 天才能行动，排出大便结如羊屎，排便困难，伴口苦，且干，渴而喜饮，咽喉干痛。

诊查：舌质红，苔黑厚欠润，脉弦细。

辨证：胃肠积热，灼伤阴津。

治法：清胃泻热，生津通便。

处方：生石膏 30g　肥知母 10g　生大黄 10g　板蓝根 15g　小枳实 10g　生地黄 15g　杭麦冬 12g　润元参 12g　天花粉 15g　北豆根 15g　虎杖 15g　郁李仁 20g

二诊：1998 年 8 月 19 日。服上方 3 剂，大便隔日一行，便质较硬，苔黑变薄，口苦且干有减。药已中病，效不更方，继进 4 剂。

三诊：1998 年 8 月 24 日。大便每日一行，为黄色成形大便，量较多，口干、咽痛消失，苔转薄黄。再拟前方去大黄、北豆根、郁李仁，加生白术 10g、明玉竹 15g、茜草根 15g，7 剂调服。春节回家，因感冒就诊，言大便一直正常。

【按语】原籍南方湿润之地，突迁北方干燥之乡，时值夏季炎热异常，生活数月，感受燥热之邪，伤津耗液。胃脘不适，大便不畅，干结难排，口苦且干，苔黑厚欠润。此乃邪热入里，热结胃腑，灼热伤津，津亏水乏，无水舟停，热无去路，但苔黑而无芒刺，腹不硬满，可见阴伤不甚，故以白虎增液承气化裁，增水引舟，清胃泻热，即所谓“若欲通之，必先充之”，使阴津得复，热结得下，胃肠通降，邪去正复。

八、行气化瘀、通便除满治愈肠结一例

向某，女，42 岁，外贸干部。

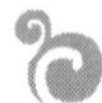

初诊:2000 年 7 月 3 日。

主诉及病史:反复发生大便秘结、腹部胀痛 20 余年,便秘最长达 9 天,排出大便如羊屎,常以灌肠减轻便秘之苦,曾诊断结肠沉长症,并于 3 年前结肠广泛切除,但便秘未能缓解,腹痛、腹胀依旧,甚则呕吐。

诊查:苔黄腻,质暗红,脉弦数,腹痛拒按,肠鸣有声,腹部 X 线检查:有多个液平面,诊断为结肠沉长症。术后肠功能紊乱、肠梗阻。

辨证:气滞血瘀,热结胃肠。

治法:行气化瘀,通便除满。

处方:川厚朴 15g　小枳实 10g　生大黄 10g　花槟榔 15g　桃仁泥 15g　红花 12g　荆三棱 10g　虎杖 15g　炒莱菔 15g　全当归 10g　沉香末 5g

二诊:2000 年 7 月 6 日。大便通,腹胀痛减,可进半流饮食,苔黄,脉弦数。再拟前方去虎杖、沉香,加生白术 10g、生地榆 15g、明玉竹 15g、大黄改为 5g,继进 5 剂。病情完全缓解,宗宽肠运化,健脾和胃,调理月余出院。

【按语】因结肠广泛切除,气血逆乱,气机闭塞,瘀血痹结,通降失调,反顺为逆,而成肠结。故用厚朴、枳实、槟榔、沉香行气开痹,泻浊去积,降逆顺气,运脾除满,配大黄、虎杖荡涤胃肠之实热积滞,宽肠通便推陈致新。加桃仁、红花、三棱、当归活血化瘀。诸药共奏行气化瘀、导滞降逆、泻热通便、消积除满之效。

九、滋阴清心、润燥泻热治愈口疮一例

向某,男,57 岁,退休工人。

初诊:2000 年 6 月 9 日。

主诉及病史:原患结核性胸膜炎,服抗痨药后,出现口腔溃疡数个。经年不愈,多方求医疗效不显。病程迁延 3 年之久,每半月发作一次,发时口腔灼痛异常,影响进食,口干喜饮,大便干结。

诊查:舌苔少,舌质红,脉细数。口腔检查:舌两侧各有一个绿豆大小溃疡面,口腔他处可见散在针尖大小溃疡多个,两侧嘴角糜烂。

辨证:心脾热盛,燥热内结。

治法:滋阴清心,润燥泻热。

处方:生地黄 15g　淡竹叶 10g　莲子心 5g　杭麦冬 15g　南北沙参各 30g　明玉竹 15g　生石膏 30g　炒栀子 10g　生白术 10g　大青叶 15g　香白芷 5g

二诊:2000 年 6 月 20 日。服上方 10 剂,口腔溃疡消失,仅现局部粘膜较红,口干喜饮,大便较干,宗前方加天花粉 15g、茜草根 15g,服 30 剂。并以珍珠胶囊,调服 3 个复发周期,未见口腔溃疡。

【按语】口疮是由心脾有热。正如《外台秘要》云,“心脾中热,常患口疮”,又如《诸病源候论·口疮候》中指出:“手少阴心之经也,心气通于舌,足太阴脾之经也,脾气通于口,脏腑热盛,热承心脾,气冲于口与舌,故令口舌生疮也”。故以导赤与泻黄散化裁,清心经之郁热,泻脾胃之伏火。配以麦冬、沙参、玉竹、花粉、大青叶滋阴生津,清热解毒,为防骤用凉降而冰伏热。少使以白芷开宣走散,以主辅相济,可使内郁之热得解,上炎之火得散,火退热清,阴津渐复,标本兼顾。

【编者评注】魏喜保教授系湖北中医学院第一届毕业生，科班出身，基础雄厚。行医 40 余年，经验丰富。于内科疑难杂证，特别是脾胃病证有较深研究，并有独到见解。能将现代医学之诊断与传统中医之整体观念、辨证论治紧密结合，不仅疗效可靠，并研制有专用制剂。学验俱丰，足资读者学习与借鉴。

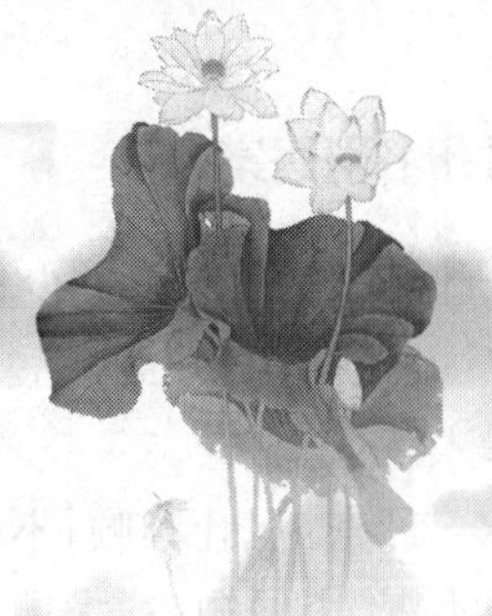

贵州名医医案

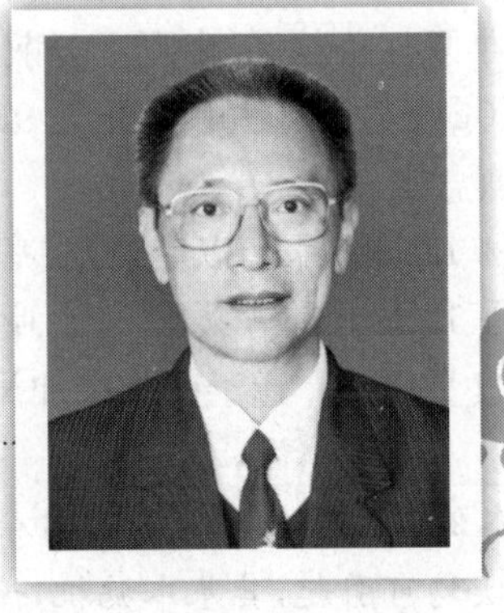

龙瑞敏医案

【生平传略】

龙瑞敏,男,1936年6月生,苗族,贵州省松桃苗族自治县当领村人,中医主任医师。1957年考入贵阳医学院,1962年毕业于该院中医系,获优秀毕业生证书。留该院附属医院工作。1965年贵阳中医学院成立,调入中医学院工作至今。历任贵阳中医学院第二附属医院内科副主任、副院长兼金匮教研室主任、中医系主任、学院学术委员会委员。兼任贵州省科委医药卫生学科组成员、省卫生厅医科委常委副秘书长、省中医药学会仲景学说专业委员会副主任、贵州省青年中医协会顾问、贵州省民族医药学会会长、省药监局新药审评委员等职务。

从事临床医疗和教学40年,先后讲授《内经》、《中医诊断学》、《中医内科学》、《金匮要略》等课程。临床擅长内伤杂病,尤长于脾胃疾病。临证经方、时方并重,但善用经方,对《金匮要略》的方证研究及其临床运用有较深体会。1997年经国家人事部、卫生部、中医药管理局审定为全国第二批老中医药专家学术经验继承工作指导老师。著有《引火归源初探》、《甘温除热法探讨》、《金匮要略治疗思想探讨》、《金匮急救法初探》、《经方临证运用举隅》等学术论文、临床报道和教研文章30余篇,并参编《中国名老医药专家学术经验集》1～5卷、《贵州苗族医药研究与开发》等学术专著。

一、温中散饮法治顽固呕吐一例

何某,女,19岁,未婚,水城县农民。

初诊:1981年5月11日。

主诉及病史:3个月前因长途乘车,发生头晕呕吐。此后呕吐反复发生,初呕吐一周,缓解

1周。缓解期间可进少量饮食，发作时不能进食饮水，水入即吐。后间隔期缩短，呕吐日益频繁，吐出清水，间或有酸苦水。曾经当地中西医治疗，未获明显疗效，形体逐渐消瘦，来我院急诊入院。

诊查：呕吐频频，不能进食，胃脘痞满隐痛，肠鸣辘辘，头眩心悸动，四肢不温，神疲乏力，口干不渴，小便短少，大便稀溏。舌淡胖，苔白腻，脉沉弦。

辨证：中阳失运，寒饮内停，胃失和降。

治法：温运中阳，散饮降逆。

处方：小半夏加茯苓汤、半夏干姜散合方。

法半夏 10g　生姜 3 大片　干姜 9g　茯苓 15g

1 剂，水煎急服。

二诊：5 月 12 日。服药以后，胃脘痞满减轻，呕吐已止，能进少量饮食。嘱续服前方，4 剂。

三诊：5 月 15 日。前方共服 5 剂，呕吐未再复作，胃脘痞满消失，饮食增加，精神好转，能下床活动，但食量仍少。遂于前方中加吴茱萸、党参、黄芪、炒白术温中补虚以助运化。共服 9 剂，病愈出院。

【按语】本例顽固呕吐历时 3 个月余，缘于晕车而又受寒，中阳失运所致。查呕吐的病因甚多，寒热虚实均可引起，其基本病机，诚如《圣济总录》所言："呕吐者，胃气上而不下也。"胃气何以上而不下，就本例而言，乃中焦受寒，水饮停聚之故。其呕吐而不渴，又肠鸣辘辘，舌淡胖，苔白腻，脉沉弦，即为佐证，故老师认为其胃肠必有寒饮。《金匮要略》云："呕家本渴，渴者为欲解。今反不渴，心下有支饮故也。""其人素盛今瘦，水走肠间，辘辘有声，谓之痰饮。"因饮阻中焦，胃气不降而上逆，故致胃脘痞满呕吐，治当温运中阳，散饮降逆。《金匮要略》指出："卒呕吐，心下痞，膈间有水，眩悸者，小半夏加茯苓汤主之。""干呕吐逆，吐涎沫，半夏干姜散主之。"老师则取其合方，以生姜散饮，干姜温中，半夏燥湿化饮降逆，符合"病痰饮者，当以温药和之"之旨，茯苓健脾利湿导饮下行，使之从小便而出。可见仲景之方，药精而功著，不可忽视。

二、和解少阳法治产后发热一例

陈某，女，23 岁，某校教师。

初诊：1986 年 6 月 18 日。

主诉：产后第三天发烧。

诊查：发热，体温 39.5℃，伴头昏纳差，胃脘不适，口苦口渴，恶露色暗。舌苔薄黄稍腻，脉弦数。血常规：WBC 1.35×10^9/L，中性 80%。

辨证：冲任虚损，热入血室。

治法：和解表里，散血室之邪热。

处方：小柴胡汤加味。

紫胡 9g　黄芩 9g　法半夏 9g　当归 9g　太子参 30g　花粉 9g　益母草 12g　炙甘草 6g　生姜 3 片　大枣 3 枚　3 剂

二诊：6 月 21 日。服药 3 剂后，发热退尽，血象降至正常范围，已无不适，给予香砂六君子汤加益母草 3 剂善后调理。

【按语】小柴胡汤乃仲景治疗伤寒少阳病之主方，亦用于治疗热入血室之证。《伤寒论》144 条："妇人中风，七八日续得寒热，发作有时，经水适断者，此为热入血室，其血必结，故使如疟状，发作有时，小柴胡汤主之。”按热入血室，指经水适来或适断感受外邪，邪热乘虚而入。《金匮要略直解》云：“妇人经行之际，当血弱气尽之时，邪气因入血室，与正气相搏，则经为之断，血为之结也。血结则邪正分争，往来寒热，休作有时，与小柴胡汤和解表里，而散血室之邪热。”本例患者于产后，气血耗伤，冲任虚损，血室空虚，邪热因虚内入，邪热与瘀血互结，故拟小柴胡汤为主方，和解表里而散邪热。加当归配太子参补气血以实冲任；配益母草活血通经而除恶露，解血之结。加花粉以甘寒生津止渴，又清热解毒。药虽3剂，然药到证除，龙师选方之得当，用药之精粹已见一斑。

三、引火归原法治复发性口腔溃疡一例

黄某，女，60岁，民族学院退休教师。

初诊：1996年5月24日。

主诉及病史：口腔溃疡反复发作5年。5年前因受凉后发热，口颊及舌边发生多处溃疡，糜烂疼痛，影响进食，经治疗发热退尽，但口腔溃疡终未缓解。服维生素 B_2、B_1、C等药，亦未获愈。继服中成药牛黄解毒片、黄连上清丸，溃疡虽得痊愈，但此后每因受凉，感而复发，再服上述中成药，初得小效，以后疗效不佳，反增腹胀、肠鸣、大便稀溏，且日久不愈。1周前因受凉口腔溃疡复发，除上述见症外，伴发热头昏，口不渴，畏寒肢冷，下肢尤甚，诊查见舌质胖淡，舌边及口颊部多个溃疡，溃疡面淡白不红，脉沉细。

辨证：肾阳虚衰，虚火上炎，火不归原，兼夹表邪。

治法：引火归原，佐以解表。

处方：《金匮》肾气丸加减。

生地15g　山药15g　茯苓10g　山萸肉10g　丹皮10g　泽泻10g　白芍10g　苏叶10g　制附片3g　柴胡10g　干姜6g

3剂，水煎服。

二诊：5月28日。服药以后，发热已退，腹胀肠鸣减轻，口腔溃疡开始愈合。表邪已解，原方去苏叶、柴胡、干姜，续服5剂，来电告知，口腔溃疡已愈。

【按语】口腔溃疡中医称为“口疮”，又称“口疳”，是指口腔粘膜或舌体边缘发生的表浅如豆粒大小的小溃疡，常反复发作，故又称复发性口腔溃疡。究其病理，总与体内火热有关，但证有虚实之分。本例初外邪入里化热，致心脾积热、邪热上攻所致，经用清热泻火解毒之法治疗而缓解。但此后屡用泻火药物，损伤脾肾之阳，以致病情由实转虚。肾阳虚衰，复感外邪引动，已虚之阳气不踞其位而浮越于上，虚火上犯而溃疡复发。其证以溃疡淡白不红，大便稀溏，畏寒肢冷，尤以下肢为甚，舌胖淡，脉沉细，或浮大无力两尺尤甚为特点。因为肾为至阴之脏，水火同宅，阴阳互根，故用肾气丸从阴到阳，引火归原。命火虚衰不能暖土，故加干姜以温中；因兼表邪，又加苏叶、柴胡以疏表。所谓“常法不效，当从变法求之”，但总以审证求因为治。

（以上均由曾琳整理）

【编者评注】龙瑞敏主任医师学宗仲景，《伤寒》《金匮》体会良深，辨证明确，用药精当。所举3则病例皆能效如桴鼓，诚可赞也。唯引火归原之法治愈口腔溃疡一案，未见随访，远期疗效，不得而知，似觉遗憾。

路绍祖医案

【生平传略】

路绍祖，1936 年生，男，汉族，教授，主任医师，云南省昆明市人，1961 年毕业于贵阳医学院祖国医学系，留校任教。后调贵阳中医学院工作。40 余年来，致力于临床、教学和科研工作，为研究生导师，全国老中医药专家学术经验继承工作导师。培养了大批中医药、针灸人才和多名研究生、外籍留学生。曾参加援外医疗队赴几内亚比绍工作 2 年，曾任贵阳中医学院学术委员会委员、学报编委、针灸系主任，全国中医药院校针灸教育研究会理事，贵州省中医药学会理事，省针灸学会常务理事，省医疗事故技术鉴定委员会委员等职。在临床诊疗中重视中医整体观念和脏腑经络学说，擅长应用针灸的多种方法治疗内伤杂病及各科病证，尤精于头针。对于一些疑难病症及慢性疾患注重调理脾胃并针药并施，中西医结合治疗，取得了显著疗效。为国家规划教材《腧穴学》、《中国名老中医药专家学术经验集》、《中国当代名医针方针术集成》、《老年保健》编委，参与主编的《单穴临床应用集锦》获首届医圣杯国际中医药学术著作二等奖。发表论文 30 余篇，分别获国家教委电教局荣誉奖，贵州省科学大会奖，省教委教材一等奖，省科协首届自然科学论文二等奖。学术经验、医案、医话入载《名医针灸集锦》、《中国当代针灸名家医案》、《南方医话》等书籍。

一、疏肝解郁、利咽开窍治愈失语一例

刘某，男，24 岁，采购员。

初诊：1991 年 12 月 20 日。

主诉及病史：失语 2 天（病史由其舅代诉），患者因私自将家中存款借给友人赌博，两天前全被输光，酒后回到家中，自感愧对父母，心情抑郁，闷闷不乐，继之觉胸闷气急，烦躁不安，而跪在父母面前泪流满面，说不出话而失语。曾到某医院诊治，喉部作雾化治疗，服药不效，遂来我院针灸门诊。

诊查：精神呆滞，表情淡漠，问话欲答不出，舌仅能伸出少许，舌尖红，苔黄腻，脉象弦，咽喉

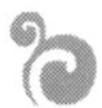

部未见红肿，扁桃腺不肿大。

辨证：肝气郁结，气郁窍闭。

治法：疏肝解郁，利咽开窍。

处方：廉泉　内关　通里　太冲　三阴交

操作：毫针刺，平补平泻法，留针30分钟，行针1～2次，外加语言诱导，令其发声讲话，5分钟后廉泉起针，患者能低声呼唤亲人，喊出"舅舅"，行针继续诱导后能清楚讲话如常，吐字清楚、语言流利。

【按语】精神性失语，在临床上屡见不鲜，《内经》称为"瘖"。癔病性失语，多属情志忧恶型，为七情内伤所致。常见于癔病发作的患者，其病机是情志郁结，气郁化火，火灼津液为痰，阻塞气机，声门不利而突然发病。本例患者心情抑郁，借酒浇愁，胸闷气急而致失语，当属肝郁气滞过甚造成大脑皮层超限抑制而形成。舌尖红示心有热，苔黄腻为痰热，脉弦为肝郁之象，治宜解郁开窍，"木郁达之"，辅之以语言诱导。心主神明，内关穴属手厥阴心包经之络穴，通于任脉，会于阴维，又是八脉交会穴之一，有宁心安神，理气通络之功。通里为手少阴心经之络穴，有安神志和通络清心之效，主治舌强不语，暴喑等。两穴合用以疏通心气，调畅气机，利咽开音。太冲穴为足厥阴肝经之输穴和原穴，有平肝泻热，调气疏郁之功；廉泉位于舌骨上，舌本下。有清利咽喉，通调舌络，消散壅滞之效。《针灸甲乙经》认为此穴是阴维和任脉之会穴，"舌下肿，难以言，舌纵涎出，廉泉主之"。内关、通里、太冲、廉泉四穴合用，宁心安神，通经活络，疏肝解郁，清利咽喉。外加语言诱导，共起治疗失语之妙用，故其病霍然而愈。三阴交属脾经，为肝、脾、肾足三阴经之交会穴，此穴有健脾胃，除痰湿，调肝肾之功，针刺此穴，体现了路老注重治标和调理脾胃并举的风格。

（陈德奉整理）

二、清肝胆湿热、通三焦耳窍治愈中耳炎一例

赵某，男，27岁，已婚。

初诊：1997年4月14日。

主诉及病史：1个月前因感冒，继而出现双耳胀痛。但无发热及流脓现象，经某医院，静滴"青霉素"等治疗，效不显。自诉双耳发胀疼痛，听力下降，口干口苦，纳谷减少，溲黄便干。

诊查：神清语明，耳后及耳颞部触痛，尤以翳风及完骨穴为甚，耳镜下见鼓膜轻度充血，窍内有积液，鼓膜外突，双眼发红，舌红苔薄黄腻，脉弦数。

辨证：肝胆湿热，阻塞耳窍。

治法：清肝胆湿热，通三焦耳窍。

处方：耳门　听宫　听会　翳风　完骨（每次任选1～2穴）　远取外关　阳陵泉　或中渚太冲

毫针刺，平补平泻法，留针30分钟。另用维生素B_{12} 0.5mg加当归注射液0.1g，穴注完骨、阳陵泉，每穴注入1ml。均用双穴，间日治疗一次。

二诊：4月16日。经上法治疗一次后，即感耳部发胀明显减轻，治以前方中加入丰隆、三阴交穴，以加强清热除湿作用。

继续治5次，诸症消失而愈。

【按语】本例为急性非化脓性中耳炎，属中医"耳胀"、"耳闭"范畴。对于耳部疾病，路师在

辨证治疗时抓住几个关键:①取穴着重以手少阳三焦和足少阳胆经为主,如近取耳部的耳门、翳风、完骨、听会;远取上下肢的外关、阳陵,上下相配,以疏通耳部之经脉,此法可用治疗各种原因所致耳病,如耳鸣、耳聋;②根据病机灵活配穴,如本例配用太冲、丰隆、三阴交以加强清热利湿作用;③配合穴位注射,常用维生素B族药物增加耳部神经营养,中草药制剂当归液以活血化瘀,以上方法用治耳疾,每获良效。

(崔瑾整理)

三、健脾利湿、温肾助阳治疗慢性结肠炎一例

刘某,女,63岁,已婚。

初诊:1997年5月30日。

主诉及病史:反复腹痛腹泻10余年。每日大便3次以上,便下稀溏,食辛辣之品尤甚,并伴里急后重,肛门坠胀。平素畏寒肢冷,腹痛喜温喜按,饮食减少。

诊查:面色萎黄,腹软,肝脾未扪及,脐周围及中脘穴压痛,舌质红,苔薄黄,脉濡数,胃镜、肠镜检查示:"慢性结肠炎、直肠炎"。

辨证:脾肾阳虚,水湿下注。

治法:温肾助阳,健脾利湿。

处方:肾俞　大肠俞　天枢　足三里　三阴交

毫针刺,平补平泻法,留针30分钟,间日治疗一次。回家每日自灸关元、神阙一次。

四诊:6月7日,针灸并用治疗3次后,腹痛腹泻减轻,纳食增进。继宗前法化裁。

处方:肾俞　太溪　天枢　大肠俞　中脘　上巨虚　足三里　三阴交　合谷　三间

每次取4～5穴,毫针刺,平补平泻法,留针30分钟,间日一次。自灸关元、神阙、足三里,每日一次。

上法经治1个月后,患者大便次数减少,每日1～2次,腹痛明显减轻,仍时有肛门坠胀,予加用大肠俞、上巨虚埋线治疗,每周一次,共埋3次。又治1个月,自觉腹痛腹泻,里急后重,肛门坠胀基本消失,胃纳增进,精神好转。回家继服香砂六君汤加减以巩固疗效。半年后因关节痹痛复诊,自诉腹痛腹泻未作。

【按语】路师治疗慢性病,擅用埋线之法,其操作极为简便:常规消毒皮肤用9号注射针头作套管,26或28号毫针(2寸)剪去针尖作针芯,长度与套管等长。镊取一段1～1.5cm的"0"号羊肠线,放置在注射针管前端,平针尖(先后退针芯),左手拇食指绷紧或捏起进针部位的皮肤,右手持针,刺入所需的深度;当出现针感后,边推针芯,边退针管,将肠线埋在穴区皮下组织或肌层内,检查无线头外露,即在针孔处敷盖消毒纱布,如有出血压迫止血即可。此法不用麻醉药,故而方便简单。

路师对慢性病的配穴处方中,常用俞募配穴法,并强调慢性病必须顾护脾胃,补脾法不但适用于脾胃虚弱症,对其他诸症的内伤亦有辅助作用,故临床极多选用三阴交、足三里。

(崔瑾整理)

四、清胆利湿、通络止痛治愈带状疱疹一例

邓某,女,58岁,已婚。

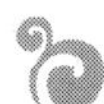

初诊:1997 年 11 月 28 日。

主诉及病史:2 周前左胁肋部疼痛,出疱疹。经中西药治疗后疱疹渐退,但患部仍留疼痛,阵发性发作,深呼吸及触摸时加剧,伴身倦不适,纳谷不馨,溲黄便结。

诊查:体态肥胖,舌边红,苔黄腻,脉细弦,左阳陵泉及太冲穴压痛。

辨证:此属少阳阳明余热未尽,阻滞经络不通则痛。

治法:治拟清热利湿,通络止痛。

处方:(1) 针灸:阳陵泉　足三里　支沟　内庭　太冲　胸$_{7、9}$夹脊穴

毫针刺,泻法,留针 30 分钟。间日一次。

维生素 B_{12} 0.5mg+当归液 0.1g　注入足三里、阳陵泉,每穴 1ml。

(2) 中药:龙胆草 10g　黄芩 10g　栀子 10g　车前子 10g　茯苓 10g　生地 12g　当归 10g　柴胡 10g　元胡 10g　甘草 6g　3 剂　另生大黄 10g(泡)

水服,便通则止。

七诊:12 月 10 日。经 6 次针灸治疗,服药 3 剂后左胁肋部疼痛明显减轻,深呼吸亦不觉痛。治以前法化裁。

处方:阳陵泉　足三里　外关　三阴交　胸$_{7、9、10、11}$夹脊穴

每次取 4~5 穴,毫针刺,平补平泻法留针 30 分钟。维生素 B_{12} 0.5mg,当归液 0.1g　穴注阳陵泉、胸夹脊。胁肋部痛区局部拔火罐。间日治疗一次。

经治疗约 1 个月,诸症消失,精神好转,胃纳增进。阳陵泉、太冲穴压痛消失。

【按语】该病中医学称"缠腰火丹"、"蛇串疮"等。本例虽经治疗,但少阳、阳明余热未尽,留滞经络、气血运行不畅,故而疼痛绵绵,兼因患者体态肥胖,痰湿之体,粘滞重浊,留而不去故舌苔黄腻,年近花甲,阴液亏损,故舌红脉细、便结。治以肝经原穴太冲、胆经合穴阳陵泉,胃经合穴足三里、荥穴内庭清泻肝胆胃热,三焦经经穴支沟清三焦热而通便,胸夹脊穴加强通络止痛作用。维生素 B_{12} 营养调节神经,当归液活血止痛。配用中药龙胆草、栀子、黄芩清泻胆火,车前子、茯苓利湿健脾,柴胡、甘草疏泄肝火,生地、当归养血护阴,延胡索活血行气止痛,大黄清热通便。针药合用共奏清热利湿,通络止痛之效。七诊时胁肋部疼痛减轻,针刺手法改用平补平泻法,加用三阴交健脾滋阴,清余热而获效。

五、健脾祛痰、行气通络治愈面部麻木一例

冯某,男,58 岁,已婚。

初诊:1998 年 2 月 13 日。

主诉及病史:左头面及舌体麻木 7 天。患者工作劳累感左侧头面部不适,继而左额部、眼眶周围、面颊部、上下唇及舌体均感觉麻木不适,舌根灼热感,但肢体活动及感觉均正常。曾在省医院诊治并作 CT 检查头颅部示:正常。脑电图正常,纤维镜鼻咽部检查均正常。经对症治疗未见效果来诊。食少,纳呆,神疲倦怠,睡眠差。无高血压及头痛史。

诊查:神志清楚,面色萎黄,左侧额部及面部皮肤痛触觉减退,神经反射阴性。舌质淡红,苔黄腻,脉滑,血压:120/70mmHg。

辨证:脾虚痰盛,阻滞经络。

治法:健脾化湿,活络祛瘀。

处方:(1) 针灸:头穴以对侧面感区(顶颞后斜线下 2/5)为主,配合局部、邻近阳白、颊车、

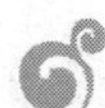

地仓、廉泉、承浆、夹承浆、完骨、风池。远取合谷、足三里、丰隆、上巨虚、三阴交。头针用快速捻转法，每次捻3～5分钟，反复3次，体穴每次取4～5穴，毫针刺，平补平泻法，留针30分钟。间日治疗一次。

（2）中药：党参15g　苍术10g　茯苓15g　陈皮10g　法夏10g　黄柏10g　藿香10g　佩兰10g　甘草6g　3剂

水煎服，日一剂。

三诊：2月17日。针灸治疗2次，服药4剂后，面部舌体麻木明显减轻，尤以左颊部皮肤感觉恢复最佳。继宗前法再进，针药并用。

服药6剂后停药，继续针灸治疗，共治15次，诸证消失而愈。

【按语】营卫的正常流注循环，是机体功能正常的保证，尤其是卫气，昼日行于阳分，以温分肉、充肌肤，肥腠理，司开合，保证体表肌肤的正常体温及感觉，一旦卫气失常，邪气阻滞络脉，则发生肌肤感觉异常。故《灵枢·刺节真邪》曰："卫气不行，则为不仁"。又《素问·痹论》曰："痹，或痛，……或不仁……其故何也？岐伯曰：……不仁者，病久入深，荣卫已涩，经络时疏，故不通，皮肤不营，故为不仁"。本患者年已过中年，复因工作过于疲劳，伤气耗血，使脾失健运，故营卫生化不足，则面萎黄，食少，神疲倦怠。痰湿阻滞、络脉不通则致左侧头面皮肤舌体麻木。先以中药补气健脾化湿，使营卫得以生化，阳气充盈，邪气得除。同时以头穴宣导头面卫气，以体穴合谷、足三里、丰隆、三阴交等健脾祛痰，通经活血，风池以祛风，承浆、夹承浆、地仓、阳白、完骨以疏通局部经气，使脾胃健运，营卫生化充足，经脉之营卫运行正常，邪气得除，疾病得愈。

（陈筑芳整理）

六、滋阴平肝、活血通络治中风偏瘫一例

陈某，男，72岁，已婚。

初诊：1999年4月9日。

主诉及病史：去岁中风，左侧上下肢体瘫痪，急诊入住贵州医学院附院。CT检查示：脑溢血。经抢救，治疗住院近1个月出院。今坐轮椅家人陪伴来诊。诉左上下肢瘫痪、无力；勉强站立，行走需人扶助。时感头昏，纳少，唾液多，夜寐不佳，多夜尿，便干结，平素性情急躁。

诊查：神志清楚，面色无华，口微㖞向右侧，额皱存在，不能吹哨，鼓腮漏气。左手不能上举，左腿抬举无力、迈步艰难。左手握力及左下肢肌力均不及右侧。舌质淡红，苔黄腻，脉弦。血压：160/90mmHg。

辨证：肝肾阴虚，痰阻络脉，偏瘫。

治法：滋阴平肝，活血通络。

处方：（1）针灸：头穴取运动区（顶颞前斜线）上1/5、中2/5，下2/5。选配：颊车、地仓，百会、风池、太阳、肩髃、臂臑、曲池、手三里、外关、合谷、髀关、伏兔、风市、梁丘、足三里、阳陵泉、丰隆、三阴交、解溪、太冲、太溪、复溜。

操作：头穴取健侧，用快速捻针手法每分钟200次左右，持续5分钟，反复3次，留针30分钟。体穴取患侧为主，每次4～6穴，毫针刺，平补平泻法，留针30分钟，间日一次，10次为一疗程，每一疗程完休息3～4天，作下一疗程。

（2）药物：三七、天麻粉各60g　每天各3g吞服。

嘱加强肢体功能锻炼。护理者作左肢体按摩及被动运动，以防肌肉萎缩。

十诊：4 月 27 日。治疗 10 次后自诉左患肢力量增强，在陪伴人员帮助下能逐步增加站立步行时间，头昏减轻，流涎减少。纳谷增加，睡眠夜尿均有改善。继宗前法化裁。

处方：头穴体穴同前，增加迈步、血海，加用维生素 B_{12} 0.5mg＋当归液 0.2g　穴注上下肢穴位，每穴 1ml。意在加强调养神经及活血通络作用。操作同前，足三里、血海、三阴交、太冲、太溪、复溜穴用双侧。

经治半年后诸症均有改善，能在陪伴人员关照下自扶楼道扶手上下四楼，每天坐轮椅到公园后，扶杖在公园散步。血压维持在 140/90mmHg 上下。治疗一年后至今患者仍每周 1～2 次来诊，或开必需药品回家以巩固疗效。

【按语】本例患者年迈体衰，气血两亏，性情急躁，阴虚火旺，肝阳上亢而致中风。虽经抢救，脱离危险，但留下后遗症。左侧肢体偏瘫不用，伴口㖞，头晕寐差，便结。舌质淡，脉弦，血压高均属肝肾阴虚，肝阳上亢之征。流涎，苔黄腻为痰湿之象。痰瘀阻滞经络，营卫气血运行障碍而左肢不用，口㖞。治宜滋阴平肝，活血通络，兼以健脾祛痰。取肝经原穴太冲，肾经原穴太溪，三阴交、百会、风池以滋阴平肝熄风。胃经足三里、上巨虚、丰隆以健脾祛痰。配地仓、颊车、血海等穴活血通络。头穴运动区为大脑皮层中央前回在头皮上的投影。中央前回司理上下肢体及面部的运动功能，通过快速捻针手法，而起兴奋神经作用。加用营养神经药物维生素 B_{12}，活血通络药当归注射液，三七活血化瘀，天麻平肝以加强疗效。针灸、穴注、药物综合治疗，得以康复。

（路群整理）

七、健脾益肝肾、滋水涵木治愈眼肌麻痹二例

（一）唐某，男，72 岁，已婚。

初诊：2000 年 10 月 13 日。

主诉及病史：右眼视物呈双影 2 个月。经某医院眼科诊治无效。伴头昏、眼花，视物不清，饮食一般，睡眠不佳，大便溏薄。半年前曾作双眼白内障手术，术后恢复尚可。10 余年的糖尿病，一直靠药物维持。

诊查：面色无华，精神欠佳，双眼睁闭正常，瞳孔等圆。右眼球外展明显受限。舌质淡红，有瘀点，苔灰白，脉细弦。

辨证：肝脾肾虚，水不涵木。

治法：健脾滋阴，益肝明目。

处方：(1) 针灸：四白　球后　太阳　阳白　风池　完骨　合谷　足三里　光明　阳陵泉　三阴交

右眼周围穴取患侧，其余取双侧，每次取 4～6 穴，毫针刺，平补平泻法，留针 30 分钟，间日一次。维生素 B_{12} 0.5mg＋当归液 0.2g 穴注完骨、足三里，或风池、阳陵泉，每穴 1ml。

(2) 中药：杞菊地黄丸 1 丸，每日 2 次。

十诊：2000 年 11 月 5 日。经 9 次治疗后眼花逐渐消失，胃纳增进，继宗前法进治，共治疗 25 次，诸症消失而愈。

【按语】本例外展神经麻痹所致复视，因年迈体衰，气血不足导致肝肾亏损，兼因患糖尿病 10 余年，代谢障碍，脾失健运，眼失所养而发病。头昏、眼花，视物呈双影，脉细弦为肝肾亏损

之征。苔白，大便溏薄为脾虚之象。穴取脾经三阴交，健脾胃而滋阴，四白、球后、太阳、阳白调节眼部气血而通络，合谷为平阳明经原穴，多气多血，是治疗头面部诸疾的主穴，肝开窍于目，肝胆互为表里，取胆经风池既可疏风通络，又可疏肝，调节目系。辅以远端阳陵泉，光明共奏调节眼肌明目作用，足三里健脾胃而扶正气。杞菊地黄丸补益肝肾明目，使眼功能恢复正常。

(二)李某，男，68岁，已婚。

初诊：2001年5月20日。

主诉及病史：右眼花，视物呈双影一周。一周来，渐觉右眼不适，头昏，视物昏蒙，视一为二，眼球转动受限，经某医院眼科诊治，滴药服药未效，夜寐不佳。

诊查：右眼睁闭正常，眼球转动受限，偏向内眦，外展明显受限。舌质淡红苔白，脉细稍弦。

辨证：肝肾虚损，血不养睛。

治法：补益肝肾，活血明目。

处方：阳白　球后　太阳　风池　合谷　足三里　太溪　太冲　阳陵泉

眼区穴位取患侧，四肢取双侧。毫针刺，平补平泻法，留针30分钟。维生素B_{12} 0.5mg合加兰他敏注射液2mg穴注足三里、阳陵泉，每穴1ml。间日一次。同时口服维生素B_1 20mg，每日二次，谷维素10mg，每日二次。以营养调节神经兴奋眼肌。

六诊：5月30日。治疗五次后头昏眼花减轻，继宗前法化裁。

处方：睛明　阳白　球后　太阳　四白　完骨　风池　合谷　足三里　阳陵泉　光明　太溪　太冲

每次取4～5穴。方法同前，穴位注射同前，加服杞菊地黄丸1丸，每日二次以加强滋养肝肾明目作用。治疗月余，诸症消失而愈。

【按语】该病为眼科较难治愈的疾病，多由支配眼肌运动的神经受损，感受外邪风寒病毒，或支配眼球运动的眼肌发生麻痹所致。属中医的“风牵偏视”、“风牵㖞僻”，主要症状为复视，眼球一方或多方运动受限，伴头昏、眼花等症。本例患者年过花甲，气血不足，肝肾阴虚，血不养睛而致病。故取肝经肾经原穴、太冲、太溪以滋补肝肾；眼区周围穴位调节局部经气，活血通络。阳明经多气多血，取手阳明原穴合谷，足阳明合穴足三里以疏调阳明，健脾胃扶正气。肝开窍于目，肝胆表里，胆经风池通络活血明目，合穴阳陵泉、络穴光明疏肝利胆明目，共奏调节眼肌作用，使眼球活动功能、视力得以恢复。

（路群整理）

八、祛湿化痰、通经活络法治肥胖症一例

明某，女，48岁，已婚。

初诊：2001年2月16日。

主诉及病史：身肥体胖2年。患者从事经营活动，经常赴宴聚餐，进食膏粱厚味。近2年来身体逐渐发胖，活动不便，稍增加活动即感劳累，胃纳馨，喜食甘香硬果，月经时少时多，睡眠佳，大便时干结。

检查：体态肥胖，舌质淡红，苔黄腻，脉象滑。体重74kg，腰围(平脐)88cm。

辨证：痰湿内滞。

治法：祛湿化痰。

处方：中脘　梁门　天枢　大横　大肠俞　秩边　足三里　丰隆　三阴交

每次取5～6穴，毫针刺，平补平泻法，留针30分钟，行针二次。间日一次，每周3～4次。

耳穴贴籽：口　胃　肺　三焦　内分泌　神门

3～4天换一次。

嘱适当控制饮食，多吃蔬菜、醋，少进高糖高脂食物，增加体育锻炼。

九诊：3月2日。经针刺8次后，自觉衣带较前宽松，活动较前灵活，大便通畅。体重减至72kg，腰围（平脐）84cm。继宗前法进治。治疗30次后，自感活动时轻松。过去不能穿的时装已能穿。体重降至60kg，腰围（平脐）减至78cm。嘱继续适当控制饮食。坚持体育锻炼以巩固疗效。

【按语】人到中年，内分泌有所改变，兼因多应酬常赴宴，喜进食膏粱厚味，导致痰湿内聚，脾不化湿，故而身体逐渐长胖，倦怠乏力。脉滑，苔黄腻皆为痰湿内停之征。故宜祛湿化痰，兼以通经活络。穴取腑会中脘、大横、梁门、胃经合穴足三里，络穴丰隆健脾化湿，祛痰消脂，大肠经背俞穴大肠俞、秩边调肠通便。配合耳穴贴籽，通调肺、胃、内分泌、三焦功能，共同奏效。

（路群整理）

【编者评注】路绍祖教授堪称临床大家。衷中参西、针药并施是其主要特点。病案八则皆因辨证精审、用药得当、针灸得法而取效甚捷。学者如能认真参详，定可深受裨益。

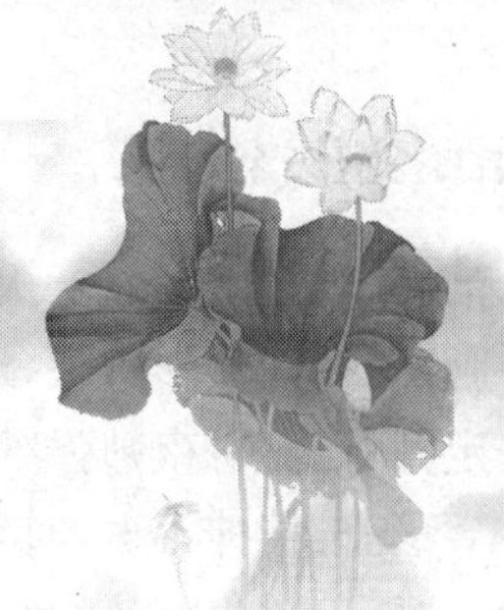

浙江名医医案

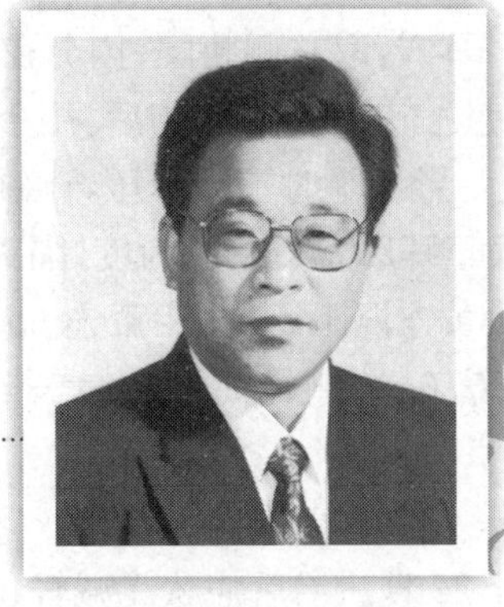

王 正 医 案

【生平传略】

王正，别名王乃柳，书名王迺錢，男性，1937年生，汉族，主任医师。浙江省苍南县人。贫寒农家出生，自幼酷爱医学，1960年考取浙江中医学院医疗系(6年制)。毕业后，回到家乡苍南县江南医院从事中医针灸(耳穴)临床工作，兼任科主任、副院长等职。20世纪70年代研制成功“艾灸机”，填补了灸疗器械空白；80年代初期，深入民间研究本草和本草单验偏方，先后编写成《民间本草》、《本草协定处方》、《中草药临床应用汇编》、《中医十大名方临床研究》等著作；1982年开始致力于耳穴医学的研究和推广：搜集、整理、验证并全面运用于临床；编写耳穴教材，举办耳穴学习班；创办全国首家《耳穴医学信息报》，分别寄给各地耳穴工作者，受到广大同道的高度赞扬，为耳穴事业的发展作出了积极贡献。历任中国耳穴诊治专业委员会常委，全国耳穴临床治疗研究组组长，浙江省针灸学会常务理事，浙江省耳穴专业委员会主任委员，香港《亚洲医药》杂志高级医学顾问等职。在学术上，倡导“穴药结合”，即凡病以简便、速效、安全的穴疗先行，以稳定、持久、灵活的药疗紧随，相得益彰，速效长效。擅长治疗内、外、妇、儿等科疑难杂病。发表论文36篇，著有《中国耳穴诊治学》和《耳穴辨治纲要》。

一、穴药结合治疗痰热不寐证一例

林某，男，35岁，已婚。

初诊：2001年6月15日。

主诉及病史：自3年前的一次溺水后，常感头晕胸闷，纳减便溏，四肢疲乏，夜难入眠，多方诊治，未得显效。2000年元旦前后开始出现阳事不举，其妻责怪怨恨，更令烦闷恼怒，白昼头昏脑涨，夜间辗转难眠，或寐而不实，乱梦纷纭。西医诊断为严重神经衰弱，长期服用多虑平、安定片等药，每夜勉强维持似睡非睡1～2小时，影响了生活质量与工作乐趣。

诊查：精神不振，时发烦躁，心悸胸闷，口苦而腻，纳呆肢乏，便秘尿赤，苔黄腻，脉弦滑数。

辨证：此为痰热扰心之不寐证。缘于痰湿中阻，土壅乘水，水不生木，肝失条达，复加恼怒伤肝，郁而化热，痰与热结，上扰心君。

治法：穴药结合，耳穴先行，清热化痰，宁心安神。

处方：(1) 耳穴：取右侧胰胆、内分泌、心、缘中、神经衰弱区、神经衰弱点等6穴。操作方法：按摩耳廓使之充血，乙醇脱脂后，用100Gs的磁珠耳穴贴，对准上述穴位的敏感点贴上，相应耳背也贴上一颗。平时不按不压，让磁力线自由穿透。但在睡前一小时，各穴前后轻轻对压100下左右，候至耳廓发烫发赤为度，隔天更换一次，两耳互换。

(2) 中药：黄连温胆汤加减：黄连6g　茯苓12g　法夏12g　陈皮12g　竹茹12g　枳壳12g　生甘草6g　乌梅3g　生姜3g　郁金12g　菖蒲(后入)9g　龙齿30g(先煎)　远志9g

6剂，每天一剂，水煎服。

二诊：6月22日。治后症状无减轻也无加重，但脉舌如前，原方加重剂量。

(1) 耳穴：原穴加左侧耳尖穴放血，余法同上。

(2) 中药：原方加黄芩9g　莲子心6g　胆星12g　6剂，每天一剂，水煎服。

三诊：6月28日。大便通畅，小便清长，口苦亦减，已思饮食，停服安眠药后，每夜也能睡3～4小时。但感眠而不实，舌红苔灰腻，脉滑数，此为痰热始化，效不更方，原方原法续用6天。

四诊：7月4日。面露笑容，纳增神爽，前晚起能睡5～6小时，房事也已恢复，舌转淡红、苔白，脉滑，改用初诊之方，增损调治20余天，症状消失，眠食正常，随后一年未发。

【按语】不寐，又称失眠，现代医学归属于神经衰弱范畴。其症状表现为：入睡困难，早睡多梦，醒后难以再睡，甚则彻夜不眠等，常因睡眠不足而使人精神不振，烦躁不安，严重影响工作质量和生活乐趣。本例系痰热扰心之不寐证，缘于痰湿内阻，犯心乘肾，肝木失养，郁而化热之故。整个病程可分为三个阶段：①暴受水湿：游泳呛水本属平常之事，若以燥湿健脾之剂治之，治愈是不难的。然而，初始以为是"体虚"，多次挂大瓶输液，同时又进食大量味厚滋补之品，不但出现纳呆肢重之症，而且津不化气，内聚成痰，痰涎壅盛，上扰心神，下乱精室，而见失眠多梦，胸闷心烦，遗精滑精，阳事不举等症。②痰热互结：对痰湿壅盛之证，若能以化痰利湿之剂治之，不难消退。可是某医言之为神经衰弱，给予大剂量镇静剂，令其终日无精打采，昏昏欲睡。且久病伤肾，影响性生活，其妻又缺乏医学知识，不但不予理解，反而疑其有外遇，横加指责，而患者无法分辨，深受委屈，于是烦闷在心，郁而化热，痰与热裹，一时难以祛除，加重了病情的发展。初诊时穴药虽然对证，但病重药轻，无济于事。③标本兼治：清热化痰，重在清热凉血以治其标。首选清热泻火良穴——耳尖穴放血，出血量以血色从紫暗到鲜红、血质从厚粘到稀活为度，热随血出，热与痰分；方中芩、莲、胆星、莲子心，以清热化痰，宁心安神。尤其龙齿一味，既有重镇安神，又无敛湿留热之弊，使热清痰化，心宁神安，故治5天后，即有转机。扶正祛邪，佐以思想开导，以治其本。由于病程久长，汲着心肾，病情复杂，当病情一有转机，出现神倦乏力时，即予健脾补肾，及时开导、启发，其妻予以体谅、鼓励、安慰，使其心情舒畅，气血平和，标本兼治，能达到预期目的。

二、穴药结合治疗气血不足型眩晕证一例

方某，女，35岁，已婚。

初诊：1999年10月5日。

主诉及病史：眩晕5年，每隔3～5个月发作一次，每次发作非用东莨菪碱、丹参注射液、能量合剂等不能缓解。近因劳累过度，突发旋转性眩晕，在某三级甲等医院就诊，诊断为“梅尼埃病”，用上药未效，改用盐酸培他啶注射液静脉滴注3天，仍未见效。特求出诊，穴药结合治疗。

诊查：面色苍白，唇甲少华，表情痛苦，语声低微，头晕目眩，如坐舟车，不能睁眼行走，不能左右顾盼，伴恶心呕吐，痰涎频出，耳鸣，听力下降，汗出较多，血常规、颈椎正侧位片、脑电图、头颅CT等检查，均属正常。舌淡红，苔薄白，脉缓无力。巅顶百会穴周围约有3.5cm^{2}皮肤麻木，提拉头发尚无痛觉。

辨证：此系气血不足型眩晕证，西医诊断为梅尼埃病。

治法：穴药结合，先穴后药，补中益气，养血熄风。

处方：(1) 穴疗：温灸百会穴，点燃艾条用雀啄灸法灸灼百会穴30～40分钟，使温热之感不断地从头皮透入脑内，候至皮肤麻木减轻甚则消失为准，每天早晚各灸一次，连用3天，术毕静卧半小时。

(2) 中药：聪明益气汤加柴胡、陈皮、当归：黄芪15g　党参15g　炙甘草15g　葛根15g　蔓荆子10g　赤白芍各9g　当归9g　柴胡6g　升麻6g　陈皮6g

3剂，每天一剂，水煎服。

二诊：10月8日。第一次灸灼百会穴后，头皮麻木感减轻，头晕目眩显减，3天来，日渐舒服。效不更方，原方原法，再治3天。

三诊：10月12日。诸况良好，无诉不适，已能行至户外活动，后用香砂六君丸调治3个月而愈，随访一年未发。

【按语】中医所称的“眩晕证”，其中一部分相当于现代医学的梅尼埃病，为内耳膜迷路积水所致。表现为突发性旋转性眩晕，恶心呕吐，汗出耳鸣，听力下降等特征。按中医基础理论分析，其病因病机是风、火、痰、湿、虚、瘀血等引起脏腑功能失调，病位在肝、脾、肾三脏。历来有“无虚不作眩”，“无痰不作眩”，“无痰不作眩”之说，其本质是本虚而标实。实则痰湿、瘀血阻滞招致风动；虚则系脏腑功能低下、精髓气血亏损，难以上注清窍，经云：“髓海不足，则脑转耳鸣”是也。尤其是巅顶部位，外为百会穴之处，内为脑髓所藏，属于督脉经气所循，诸条阳经皆会于脑，阴经也经十二别络与之相通，故“十二经脉三百六十五络，其血气皆上于面而走空窍”。劳则伤气，气耗血亦少，气血不足，内则难以上注脑髓而发眩晕，外则不能营养巅顶皮肤而致局部麻木。经络为气血通行道路，温灸百会穴能使温热药气渗透脑内，温经通络，活血行气，令气血润泽官窍，滋养皮肤，故灸治之后，眩晕麻木减轻，乃至消失。温灸的关键是有足够的时间和适当的热度，且有向内渗透之感。

三、穴药结合治疗小儿阳虚外感型支气管哮喘一例

黄某，男，6岁。

初诊：2000年4月10日。

主诉及病史：(其母代诉)患儿麻疹肺炎后继发哮喘已 4 年，且逐年加重，每月发作 2～3 次，每次持续 5～7 天不等。遇体虚或气候变化则复发或加剧。多家医院均诊断为“免疫功能低下”，认为一时难愈，只作对症处理。前天洗澡不慎伤风，又使旧疾复发。

诊查：形丰体胖，面色苍白，神倦肢冷，肌肉松弛，鼻流清涕，咳嗽气逆，呼吸急促，喉鸣如拽锯，痰白清稀，纳少腹胀，便溏尿清，舌淡红，苔白润，脉浮紧。两肺布满哮鸣音，呼气延长，心率 160 次/分，T 37.8℃，血常规尚属正常。

辨证：此为脾肾阳虚之体，复感风寒之邪，诱发伏痰搏击气道而成寒哮。

治法：穴药结合，标本兼治，扶正祛邪，补肾纳气。

处方：(1) 耳穴：任选一侧耳廓，按摩使之充血，常规消毒后用 100Gs 的定向磁珠粘在 0.6cm×0.6cm 的胶布中央，分别对准对屏尖、肾上腺、交感、风溪、肺穴之敏感点贴上。2 天一次，两耳轮换。

(2) 中药：小青龙汤加减：炙麻黄 6g　桂枝 5g　干姜 6g　炒白芍 6g　细辛 6g　五味子 6g　补骨脂 9g　菟丝子 9g　生甘草 3g

2 剂，一天 1 剂，水煎服。

二诊：4 月 12 日。上次用磁珠贴压耳穴后 10 分钟开始气喘减轻，痰涎减少，再过 20 分钟左右，呼吸渐趋平稳，发热已退(T 36.8℃)，肺哮鸣音消失。但尚有咳喘吐痰，痰呈泡沫状，少气懒言，纳少难饥，舌淡红，苔薄白，脉缓，此乃外邪已去，但正气未复，治以健脾益气，化痰止咳。

(1) 耳穴：取对屏尖、肺、脾、肾、肾上腺 5 穴，贴压磁珠方法同上。

(2) 中药：改用玉屏风汤合六君子汤加减：党参 9g　茯苓 6g　炒冬术 6g　陈皮 4g　法夏 6g　杏仁 4g　川贝 4g(调冲)　补骨脂 6g　菟丝子 6g　五味子 3g　生黄芪 9g　防风 6g　炙甘草 3g

5 剂，一天 1 剂，水煎服。

三诊：4 月 17 日。诸恙消失，形体改观，但肢末不温。治以耳穴同 4 月 12 日，中药用胡桃肉 9g，五味子 6g，煎汤送服金匮肾气丸 3g，一天 3 次，调理 3 个月痊愈。随访一年未发。

【按语】患儿系独生子，关爱有加，麻疹肺炎期间过食肥甘生冷之物，脾肺之阳受损，痰饮内伏。且小儿稚阴稚阳之体，整年生活在空调房中，卫阳必虚无疑，一旦外邪侵袭，势必触引伏邪诱发，内外交加，哮喘乃作。愈发则正气愈虚，愈虚则宿疾易发，以致恶性循环，终年常患。耳穴肺、脾、肾、对屏尖等穴，布有交感神经，面神经、舌咽神经和迷走神经混合支，磁珠贴压耳穴，通过磁力线的穿透，磁场作用于穴位经络，产生微电流，从而缓解支气管平滑肌的痉挛，改善肺和气管的血液循环，发挥化痰降气、平喘止咳的功效；及时口服中药，坚持标本兼治，再加补肾纳气之补骨脂、菟丝子煎汤送服金匮肾气丸以调理巩固，故多年宿疾能愈。

四、穴药结合治疗气血瘀滞型肠痈(急性单纯性阑尾炎)一例

范某，女，29 岁，已婚。

初诊：1999 年 10 月 10 日。

主诉及病史：(其夫代诉)前天伤食腹痛，恶心呕吐，当地医生诊断为“急性胃肠炎”，打针、输液后，腹痛不减，反而加剧，且转至右下腹部。有人说是“宫外孕”(月经 42 天未来)；有人说是“阑尾炎”。

诊查：面色苍白，汗出如珠，捧腹呼痛，曲身而行，伴恶心呕吐。吾一边急请外、妇科会诊，一边让患者平卧于诊察台上，观其耳廓，发现右侧耳甲艇的阑尾穴呈点状红润充血光泽，界限清晰，压之极痛；大肠穴也显红润压痛；而位于三角窝的内生殖器穴则无明显阳性反应；触其右下腹部，腹肌紧张，压痛明显，且有反跳痛；观其舌质红苔黄干；测其脉弦数而有力；体温T 38.5℃。

辨证：此属气血瘀滞型肠痈，现代医学称为急性阑尾炎。

治法：穴药结合，耳穴先行，活血祛瘀，行气止痛。急取右侧耳廓，按摩使之充血，常规消毒后，用0.5寸毫针对准阑尾穴敏感点直刺0.15cm许，且不断捻转；再用1.5寸毫针对准交感穴，以45°的角度刺入1～1.5cm许，也不停地捻转。约2分钟后，患者呻吟停止，出汗减少。此时外科、妇科医师会诊后排除了“宫外孕”，确诊为急性单纯性阑尾炎。处理意见是：①穴药结合，留观治疗；②若有恶化，及时手术。

处方：(1) 耳穴如上，留针2小时，每隔10分钟捻转一次约50～100下，以加强刺激。

(2) 中药：大黄牡丹汤加减：生大黄12g(后入)　丹皮9g　桃仁9g　冬瓜仁15g　芒硝9g(冲)　元胡9g　槟榔12g　枳实9g

1剂，急煎二次，混匀分二次服下。

二诊：10月11日。自耳穴针刺后腹痛未作，中药服后，排便二次，右下腹部腹肌转软，体温37.2℃。耳穴改为左耳，穴名刺法如上，留针半小时；中药去大黄，再服1剂。

三诊：10月12日。体温36.8℃，腹痛未作，纳增便润，面色转华。耳穴改用磁珠贴压胃、脾、大肠、肺穴，2天1次。中药改用柴胡四逆散加川朴、槟榔、鸡内金。5剂，调治而愈，随访一年未发。

【按语】耳穴是机体病理的反应点，多数疾病在相应耳穴上常会出现颜色、形态、痛阈的改变。所以，耳穴不但能治疗疾病，而且能诊断疾病，甚至对某些急腹症可作鉴别诊断，本案便是一例。由于右侧输卵管怀孕与阑尾炎的病位均在右下腹部，当其他依据不足难以对二者作出鉴别时，而耳穴倒可以作鉴别诊断，因为诊断宫外孕的主穴内生殖器穴在三角窝，而诊断阑尾炎的主穴阑尾穴在耳甲腔，两者相距较远，故容易做出鉴别诊断。

五、穴药结合矫正肝郁气滞型胎位不正一例

龚某，女，26岁，已婚。

初诊：1999年3月11日。

主诉及病史：怀孕7月$^{+}$，第一胎，产科检查发现胎位不正，B超证实为“臀位”。曾行胸膝卧位一周，未能矫正。

诊查：精神抑郁，胸闷腹满，纳食不香，食入难化，舌淡红苔薄白，脉弦。产科检查记录是：身高160cm，骨盆外测量24—26—19—9cm，宫高30cm，腹围86cm，胎臀先露，胎方位LSA，未衔接，腹壁张力可，双下肢无浮肿。

辨证：此乃肝郁气滞型胎位不正(GIP°孕31^{+4} W臀位)。

治法：穴药结合，疏通经络，调整气血，增加胎儿活力。

处方：(1) 耳穴：任选一侧耳廓，按摩充血，常规消毒后，用100Gs的定向磁珠耳穴贴，分别对准内生殖器、皮质下、交感、腹、脾、肝穴的敏感点贴上，并在相应耳背处(除内生殖器、交感穴外)再贴上一颗磁珠，固定之。让磁力线自由穿透，隔天治疗一次，两耳互换。

(2) 中药:芎归紫苏饮加减:川芎 9g　当归 15g　紫苏 6g　枳壳 6g　砂仁 3g　炙黄芪 12g　党参 9g　柴胡 6g　升麻 6g

2 剂,一天一剂,水煎,分二次服下。

二诊:3 月 13 日。上次磁珠贴压耳穴 10 分钟左右开始胎动次数增加,且力度增强,2 小时后服下中药,胎动频繁,力度强而有力。但复查时,胎位尚未矫正,疑其疗程不足,故仍按原法再治一次。

三诊:3 月 15 日。昨天胎动继续活跃,自感胎儿有所下降,上腹部胀闷消失,无腹痛,无阴道出血及流水等现象。复查:胎儿已转为头位。嘱每周复查一次,观察至足月头位分娩。

【按语】胎位不正是难产的主要原因之一,其机理目前尚未定论。但按中医基础理论分析,主要是肝、脾、肾三脏功能不足和任、督、冲、带四脉功能失调之故。所选之穴皆属于补肝肾、调气血、通经络、助胎力等功能范围。有学者认为,穴位是电磁活动点,经络是电磁的传导通路。磁珠贴压耳穴,能令磁场作用于穴位,产生微电流,振奋脏腑功能,加强胎儿活力;又加中药补肝肾、调气血,使胎儿活力大大提高。由于胎头大而重,通过地心引力作用,随着胎儿活动次数的增多与力度的增加,从而达到自然回转之目的。因此穴药结合,矫正胎位,常在不知不觉中进行,孕妇无痛苦、无不适,对胎儿毫无不良影响。

【编者评注】王正主任中医师擅长以耳针与中药并施治疗疾病,颇具特色。耳针(压豆)治病,简便、速效而安全,与中药配合,相得益彰,更使疗效稳定而持久。此法应该推广也易于推广。读者研习王正医案,应有启发。

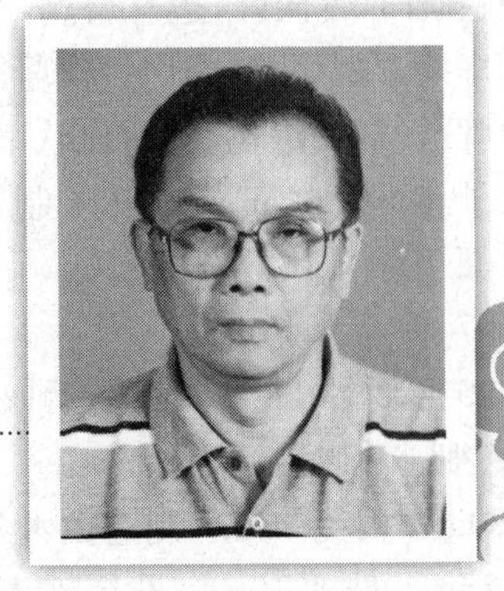

王会仍医案

【生平传略】

王会仍，主任中医师，1938年7月出生，1965年毕业于浙江中医学院，一直在浙江省中医院工作。现为肺功能研究室主任。历任浙江省中医学会理事、中西医结合学会理事，曾被聘为《中医临床与保健》和《现代应用药学》等杂志的特邀编委。1986年应邀在新加坡中医公会及新加坡同济医药研究学院作中医学术讲座，深受好评。1996年被评为浙江省名中医，同年被指定为第二批全国名老中医药专家学术经验继承指导老师。

30余年来，致力于临床、科研和教育事业。对中西医结合防治慢性阻塞性肺病和支气管哮喘等疾病最为擅长，对呼吸系统疑难病证治疗颇富经验，对失眠、鼻炎、胆病和胃肠道等疾病也积有丰富的临床经验。对科研一向孜孜以求，20世纪70年代初就积极参加浙江省防治老年性慢性支气管炎的研究，负责中药"重楼"、"侧柏叶"、"山苍子油"及"香叶醇"等防治慢性支气管炎协作课题的临床验证工作。嗣后，又主持完成了"肺气虚与慢性阻塞性肺病关系及其本质的研究"和"益气活血法治疗慢性肺心病低氧血症的临床研究"等省自然科学基金会及省中医管理局课题的研究项目。先后撰写了"肺气虚与肺功能变化规律的初步探讨"和"参麦针对慢性肺心病低氧血症及酸碱失衡的影响"等50多篇论文和综述，分别在《中医杂志》、《中国中西医结合杂志》和《中国医药学报》等刊物上发表。近年，还参与了《实用中医内科手册》及《中西医结合内科研究》等书的编写工作，在学术上有较深的造诣。

一、健脾化痰、活血软坚治疗肺结节病一例

潘某，女，44岁，已婚。

初诊：1999年8月4日。

主诉及病史：反复咳嗽、咯痰、气急、胸闷3年。3年前出现咳嗽，咯痰，痰多，色白而清稀，伴有气急、胸闷，神倦乏力，查血ACE为66.5U/ml，经CT与病理证实为肺结节病，服用"强的

松"7个月后，肺结节曾消失。半年前病情复发，症状性质同前，血ACE又高达60U/ml，服用强的松后肺结节与症状都未见明显改善。

诊查：面色㿠白，舌淡胖，边有瘀点，苔薄，脉涩。

辨证：脾虚痰湿阻络，气虚血瘀痰凝。

治法：健脾益气，祛湿化痰，活血软坚。

处方：太子参30g　黄芪30g　制苍白术各10g　姜半夏10g　茯苓15g　川朴10g　生甘草6g　瓜蒌皮15g　桔梗10g　丹参30g　广郁金15g　浮海石15g　炙鳖甲10g　老鹳草15g　7剂

二诊：1999年8月11日。服药后咳嗽、气急、胸闷有所减轻，痰量减少，大便偏烂，舌淡胖，苔薄，脉弦细。治以前方增入。

太子参30g　黄芪30g　制苍白术各10g　姜半夏10g　茯苓15g　川朴10g　生甘草6g　瓜蒌皮15g　桔梗10g　丹参30g　广郁金15g　浮海石15g　炙鳖甲10g　老鹳草15g　生米仁30g　灵芝15g　煨葛根30g　玫瑰花6g　7剂

以后在原方基础上随症加减，2个月后咳嗽、咳痰、气急、胸闷诸症明显减轻，坚持一直服用半年余，病情稳定，血ACE降为30IU/ml。

【按语】结节病是一种非干酪性类上皮细胞肉芽肿性疾病，是一种病因不明的慢性疾病，可累及多脏器，症状随受累脏器不同而异。其中，以肺结节病最为常见。肺结节病主要表现为：咳嗽、咯痰、胸闷或咯血，往往伴有神倦乏力、气短、纳差等症状。胸片示双侧肺门及纵隔对称性淋巴结肿大，伴有或不伴有肺内网状、结节状、片状阴影、Kveim试验阳性，SACE活性升高，结核菌素试验阴性或弱阳性反应。中医对此无特定病名，王主任根据肺结节病症状特点，认为属于"痰核"、"瘿病"等范畴，其病因主要为肺脾气虚或肺阴不足。肺为贮痰之器，脾为湿脏，脾虚不能健运水湿，水湿凝聚而成痰；肺阴不足，阴虚火旺，火灼津而成痰。两者均致痰气凝滞，痰结不散，郁结于肺，日久血行运行受阻而产生瘀滞，痰、气、瘀交结、壅塞而渐成结节状。

本例患者由于脾失运化，痰湿上聚于肺，肺失肃降，肺气上逆，则出现咳嗽、咳痰量多、气急；痰气阻络，气机不畅，则出现胸闷；神倦乏力、面色㿠白、舌淡胖为脾虚之象；舌有瘀点，脉涩，为血瘀之候。病情迁延，日久气滞、痰阻、血瘀，胶结、壅塞而渐成肺结节。方以太子参、黄芪健脾益气；姜半夏、茯苓、苍白术、甘草、川朴健脾祛湿，理气化痰；丹参、郁金活血化瘀；鳖甲软坚散结；加瓜蒌皮、浮海石、桔梗、老鹳草增强化痰之力。诸药相伍，健脾益气、祛湿化痰、活血软坚，而肺结节渐消矣。

二、胸痹论治慢性阻塞性肺疾病验案一例

陈某，男，75岁，已婚。

初诊：1997年4月2日。

主诉及病史：反复咳嗽、咳痰30余年，气急10年，加重1个月。患者30多年来反复咳嗽、咯痰，气候骤变与冬春季节易发，近10年动则气急，胸闷。肺功能检查示：重度阻塞性通气功能障碍伴肺气肿。诊断为慢性阻塞性肺疾病。1个月前咳嗽、咯痰加重，痰白而粘，咯之不畅，伴有胸闷、气急、气短，神倦乏力。

诊查：气促貌，舌偏红，边有瘀点，苔薄腻，脉弦滑。

辨证:此属痰热壅肺,气虚血瘀。

治法:清肺化痰,宽胸平喘,兼以益气活血。

处方:桑白皮 12g　淡子芩 12g　苦杏仁 10g　生甘草 6g　桔梗 10g　制半夏 10g　全瓜蒌 15g　炙薤白 10g　浮海石 12g　广地龙 15g　仙灵脾 10g　佛耳草 15g　七叶一枝花 15g　太子参 15g　全当归 15g　7 剂

服药 7 剂后,咳嗽、咯痰减轻,气急、胸闷渐平,脉苔同前,再守原意,调理 1 个月后,患者胸宇舒畅,气急、咳嗽诸症明显减轻。

【按语】慢性阻塞性肺疾病在中医属于"肺胀"、"喘证"等范畴,以伏痰内留、肺气壅塞为基础,进而气虚血瘀,痰浊、血瘀阻遏胸阳,历久积渐而成。王主任认为慢性阻塞性肺疾病患者出现胸满闷塞,系由痰浊阻塞肺络,上焦清阳失旷,肺气壅滞,气机痹阻而致,颇似胸痹之证,故治疗时在清化痰热基础上加上半夏瓜蒌薤白汤以通阳泄浊,展气豁痰,效果更令人鼓舞。另外,本病还存在气虚血瘀的病理基础,治疗时当酌加益气活血之品如太子参、当归、丹参等,以鼓舞正气,达到标本兼治的目的。

三、扶正祛邪治疗过敏性鼻炎验案一例

江某,男,12 岁,学生。

初诊:1997 年 8 月 23 日。

主诉及病史:反复鼻塞、喷嚏、流涕 3 年,遇风易作,诊断为过敏性鼻炎。服用克敏能或息斯敏等可以缓解症状,但诸症仍经常反复发作。平素易感,神倦乏力,自汗。

诊查:面色萎黄,舌淡红边有齿印,苔薄白,脉细弱。

辨证:此属肺脾气虚,卫外不固。

治法:疏风利窍,健脾益肺。

处方:苍耳子 6g　杭白芷 6g　辛夷花 6g　蝉衣 6g　黄芪 12g　炒冬术 10g　防风 6g　五味子 6g　广地龙 12g　太子参 30g　白茯苓 12g　诃子 6g　7 剂

患者服 3 剂后即觉喷嚏明显减少,后调治 1 个月,喷嚏除,鼻道畅,诸症消失。

【按语】王主任认为过敏性鼻炎属本虚标实,本虚主要在于肺虚脾弱,卫外不固,标实在于感受风邪,风邪善变,故起病突然,消失亦速;风邪上受,首先犯肺,而肺开窍于鼻,肺失宣肃,则出现喷嚏,流涕。治疗需疏风利窍,健脾益肺达到标本同治目的。该患者平素易感,神倦乏力,自汗,舌淡红,边有齿印,苔薄白,脉细弱,诸症均说明其本在于肺脾两虚,卫外不固,而致外邪易于侵袭。一旦风邪侵入,肺失宣肃,则喷嚏、流涕诸症立作,故治疗需祛风利窍,健脾益肺药物同治,方能达到良好的疗效。苍耳子、杭白芷、辛夷花均辛温香散,善通鼻窍,三者相配,祛风宣肺通窍作用甚强,而蝉衣疏风,地龙镇静,两者俱有良好的抗过敏作用。生黄芪、太子参、茯苓、炒冬术健脾益肺,益卫固表,卫充表实,正气内存,外邪焉能入侵。五味子、诃子敛肺,加速病情痊愈。综观本方,有散有敛,有宣有固,真正起到了疏风利窍,健脾益肺作用。

四、清肺化痰治疗弥漫性泛细支气管炎验案一例

周某,男,42 岁,已婚。

初诊:1997年4月27日。

主诉及病史:反复频繁咳嗽,咯痰,气急4年,咳嗽频繁,咯痰,色黄量多,动则气急,伴有鼻塞,流浊涕,曾在上海华山医院就诊,经胸片、CT、肺功能等一系列检查,确诊为弥漫性泛细支气管炎,予以红霉素、激素等治疗,诸症仍反复发作不愈,而无法正常上班。

诊查:气促貌,舌偏红,有瘀点,苔薄黄腻,脉细滑。

辨证:此属痰热蕴肺,毒瘀内阻。

治法:清肺化痰,解毒活血。

处方:桑白皮 12g　淡子芩 15g　银花 30g　鱼腥草 30g　七叶一枝花 15g　羊乳 30g　云雾草 15g　竹沥半夏 12g　桔梗 12g　苦杏仁 10g　甘草 6g　苍耳子 12g　瓜蒌皮 15g　广地龙 15g　紫丹参 18g　太子参 30g　7剂

初期在运用中药的同时服用罗红霉素0.15g,1日2次,以后以服中药为主,间断服用罗力得,患者诸症减轻,精神状况明显好转,坚持服中药半年,病情稳定,能如常生活。

【按语】本病在祖国医学当属于"喘证"范畴,主要病机在于痰热蕴肺,胶痰与热邪胶固不解,肺气壅滞,瘀浊内阻,气道阻塞。本病痰、热、瘀、虚并存,故治疗时运用大剂量的清肺化痰解毒之品如银花、黄芩、败酱草、鱼腥草、七叶一枝花、羊乳、制胆星、竹沥半夏等,以使热毒清,痰热解,清除慢性气道炎症,解除气道阻塞,改善肺的通气功能。在运用足量的清肺化痰解毒之剂的同时适当加入广地龙、当归、太子参等益气活血之品,使血液、津液运行通畅,从而痰无所依附,达到瘀去痰消目的。

五、清肝宁神治疗不寐一例

陈某,女,31岁,已婚。

初诊:1999年3月5日。

主诉及病史:失眠一年余,夜间入寐艰难,且醒后不能再寐,平时性情烦躁,口渴喜饮。

诊查:舌红、苔薄,脉弦。

辨证:肝火偏旺,扰乱心神。

治法:清肝宁心安神。

处方:制香附 10g　川楝子 6g　赤白芍各 10g　制半夏 10g　夏枯草 15g　生葛根 30g　肥知母 10g　百合 15g　辰茯苓 15g　五味子 6g　炙远志 6g　炒枣仁 15g　7剂

二诊:1999年3月12日。患者诉服药后睡眠显著改善,前方奏效,再守原意。原方出入。

制香附 10g　川楝子 6g　赤白芍各 10g　制半夏 10g　夏枯草 15g　生葛根 30g　肥知母 10g　百合 15g　辰茯苓 15g　五味子 6g　合欢皮 15g　玫瑰花 6g　7剂

继进7剂,患者寐安,余症悉除。

【按语】患者性情烦躁,肝失条达,郁而化火,上扰心神则不寐,肝火伤津,则口渴喜饮,舌红,苔薄,脉弦为肝火偏旺之象,故治予清肝宁心安神,切乎病机。方中制香附疏肝解郁,川楝子、夏枯草疏肝泄热,赤、白芍养血清肝,夏枯草得半夏能和调肝胆,交通、顺应阴阳而治失眠,百合、知母一润一清,一补一泻,能清热滋阴,宁心安神,辰茯苓、五味子、炙远志、炒枣仁共奏养心安神之效,生葛根能改善心脑循环,鼓舞药气上达清窍,使上述药物更有效地发挥作用。诸药合用,相伍得当,故疗效显著。

(以上均由骆仙芳、蔡宛如整理)

【编者评注】王会仍主任医师行医40年，学验俱丰，对呼吸系统疾病尤为擅长。在治疗慢性阻塞性肺病和慢性支气管炎、哮喘等疑难病证方面积累了丰富的经验。健脾化痰、活血软坚法治疗肺结节病一案彰显了其辨证论治的独到功力。由于辨证准确，又能守方久服，故能于半年之后收到神奇疗效。学者细心体味，当不无收益。

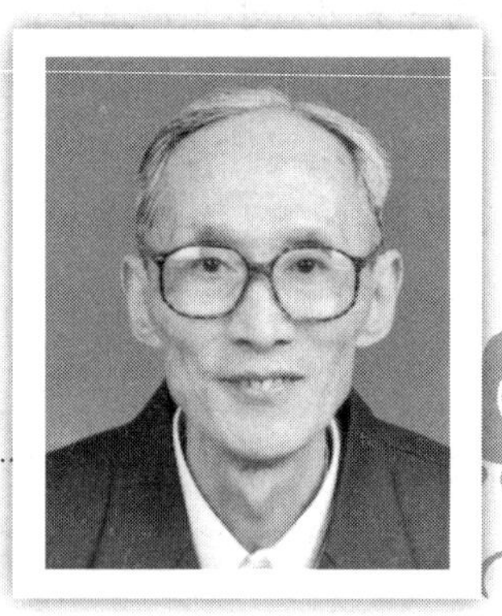

朱炼之医案

【生平传略】

朱炼之，1925 年生，汉族。中医主任医师。浙江省海宁县人。出身于二世中医家庭，少小时承家教，攻读孔孟学说和《古文观止》等，及年长，先从师金子久门人陆凤书，面授经典医著；继又从师浙江名医朱斐君，专习内科临床。1944 年夏结业后，悬壶于浙江省海宁县。不数年救治了多例时病重危患者，乃声誉鹊起。新中国建立后，于 1952 年当选当地医务协会主任，组织成立中西医联合机构，后扩大发展为“浙江省海宁县中医院”。日常临证中，不忘研读历代及近现代名医论著，从中汲取了不少辨证论治的圆机活法。对温热病和心脑、肝胆、胃肠诸病有深究。因求治者众，在 50 余年临证中，积累了丰富的理论与实践经验。当全国掀起“西医学习中医”高潮时，接受来自浙江医大、中医学院以及部队军医“西学中”学员的多年临床指导实习；同时先后带教浙江中医学院毕业生实习。他从 20 世纪 70 年代起，将“临证心得”撰成论文 30 余篇，分别发表于省中医杂志和学院学报并参加全国、省市学术交流。他在海宁市中医院长期担任业务院长，后聘为名誉院长。1991 年中共海宁市委、市政府授予“有突出贡献的优秀专业人才”称号；1997 年又获浙江省人民政府授予“名中医”证书。

一、自拟猫人参汤方治愈臌胀伴发重型黄疸一例

王某，男，49 岁，浙江省桐乡县农民。

初诊：1972 年 12 月 25 日。

主诉及病史：乏力、纳差、腹部膨胀 2 个月伴发黄疸 1 个月。患者于 20 世纪 60 年代初，曾因血吸虫病经锑剂 3 天疗法一次不彻底，留下“肝脾肿大”迁延 10 年，平时能下田劳作。2 个月来先觉疲乏、纳差，渐见腹部膨胀。近 1 个月来又出现目黄，后竟发展到全身黄染。左胁下隐痛，虽经治疗，病情转重。乃由在海宁的亲戚扶来求余诊治，已见其精神委靡，每天仅食糜粥，口苦腻而不渴，大便色褐，小溲深黄。因患者无钱住院。余同意往他亲戚家诊治。

诊查：症见形容憔悴、肌肉瘦削，面色晦黄，巩膜深黄；腹部膨大，腹露青筋，右胁下有“癥块”触及，质较硬，明显压痛(但无自觉疼痛)。舌质暗红，苔白腻，小便色如酱油汁，大便“隐血试验”阴性。患者来我院前3天，去杭州浙医大附一院检查“肝功能：黄疸指数、总胆红素、直接胆红素、碱性磷酸酶等指标，均高出正常数倍；谷丙转氨酶高出45%，锌浊度正常。总蛋白降低，白球比例未倒置。诊断为肝硬化腹水伴阻塞性黄疸。”

辨证：此病始则肝血久瘀，木失条达，疏土不力，既而脾失健运，生湿积水，水与气互结不散，致成臌胀；又因湿郁生热，湿热盘踞日久，胆道被阻，胆液不循常道而外溢肌肤，故伴发严重之黄疸。

治法：清化湿热，疏泄渗利。

处方：(自拟方)猫人参　过路黄　茵陈　金钱草　石见穿　车前草　半枝莲各30g　郁金　延胡　大腹皮　焦山查　泽泻各9g；再加入青皮、生白术各9g，焦六曲15g

始服5剂，诸症稍有改善，复诊多次，坚持原方出入，如谷麦芽、陈皮、枳壳等从中佐入，服药达48剂，黄疸消退，腹部膨胀亦渐消除，食欲好转，已能起床。后经本院复查肝功能，各项指标基本正常。(注：服中药期间，请西医给患者每天静注50%葡萄糖40ml、维生素C 0.5g，共21天；并口服肝太乐、维丙胺等结合治疗。)

【按语】“臌胀”、“黄疸”，历代医家论治者多。余认为本例病机，不外乎血瘀气滞，肝失疏泄，从而影响脾胃之运化、三焦之决渎，日积月累，水湿热邪互结，遂致酿成臌胀，进而胆道被阻，于是伴发黄疸。此人虽已形羸肌削，而证候特征仍是本虚标实，虚实夹杂。从病机分析，实是真实，虚则因实邪久羁不去而致。如果不去其实，则其本虚势必难复。徐灵胎有名言：“胀满之病，即使正虚，终属实邪”，此乃经验之谈。自拟猫人参汤方，从“实”字着眼，先分消其水湿热邪锢结之实，绝不能用攻补兼施之法，因攻邪则易伤正，补正则易碍邪。猫人参汤方中大剂量草药，皆是清泄、渗利、疏化而不伤正之品，故服药数十剂，得以水去湿化热清，肝胆功能复常，中州运化复健，“臌胀”与“黄疸”能获徐消。古人曾有“肝无补法”之见解，与此病亦较符合。

二、辛香开窍、涤痰熄风法治愈失语一例

倪某，女，46岁，干部家属。

初诊：1978年秋。

主诉及病史：(患者用笔书诉)前两天晚上，约11时许睡醒，陡然失语，神志尚清，手足能动。稍有迟钝。患者平时有“冠心病”史，近年常在服药，经住入人民医院，请浙医大附一院神经科主任来海宁会诊，拟诊为“脑血栓”。用低分子右旋糖酐等药物治疗，经过一昼夜未好转，乃于第三天晚8时邀余会诊。

诊查：患者面不潮红，舌只能伸至齿门，活动不灵，失语，口眼略显㖞斜，两手举止稍迟钝，但能用笔书述发病经过。察舌苔薄白，按脉小弦不数而滑，无结代现象，腹部柔软，体略胖。当时西医检查，血压不高，体温正常，心电图示“冠脉缺血”，脑电图示椎-基底动脉弹性减退。(限于尚无CT，未能确诊)

辨证：肝郁化风，内风夹痰，窜扰窍路。西医拟诊“脑血栓”。

治法：辛香开窍，涤痰熄风。

处方：苏合香丸2粒(捣碎调温开水，每6小时吞服半粒。2粒于24小时服完)另以菖蒲、郁金、制南星、川贝、僵蚕、天麻各9g，全蝎、橘红各4.5g，钩藤、茯苓各15g，嘱一昼夜连服两

剂，结果，于服药 24 小时后（发病第四天）上半夜睡醒，竟能说话，但稍有言謇。口眼㖞斜亦明显好转，舌能伸出齿门外，尚欠灵活。复诊除去丸药，以熄风化痰、通络宣窍之汤剂调治 30 剂，获痊愈。

【按语】患者猝然失语，伴轻微口眼㖞斜；面无潮红，舌苔薄白，脉小弦而滑。此证虽无半身不遂、昏仆之重危表现，亦可辨证为"中风"。明・张景岳则辨为"非风"，他提出了"中风非风"的论点，认为"皆内伤积损颓败而然"。清・叶天士结合前人诸家学说和自己临床经验，阐明"内风旋动"的发病机制。倪氏患者中年积劳，肝郁不达，内风自生；脾运不健，湿酿成痰，一旦内风夹痰阻于窍络，故突发"失语"。本例无面赤舌绛、脉弦且数、烦躁气粗之火亢表现，故方用苏合香丸，以辛温芳香开其窍，继以菖蒲、郁金、制南星、川贝以化痰，天麻、钩藤、全蝎、僵蚕以熄风，药中病机，于服药 24 小时后恢复语言，后调治 30 天而竟全功。

三、黄芪桃红汤加味治愈罕见眩冒一例

程某，男，80 岁，退休伤科医生。

初诊：1991 年 8 月。

主诉及病史：因发热住院后突发眩晕，头不能动已近月。

3 个星期前始患高热住院，经西医治疗一周，热退而突发眩晕，只能平卧，头不能转侧，虽用葡萄糖、复方丹参注射液、低分子右旋糖酐静滴，并口服扩血管、镇静药片，同时兼服平肝熄风中药多剂 10 余天，眩晕无好转，卧床不能动弹。患者头一动即眩晕昏瞀不识人，出冷汗，恶心；头平卧静止则诸症缓解。纳食呆钝，口苦不思饮，稍咳粘痰。大便一天一次，先干后软，小溲微黄。无寒热、头痛项强等症。入院近月，病房医生已无计可施，家属抬回家中，邀余往诊。

患者数十年来，偶有发热头痛，热退痛止；既往无眩晕史。

诊查：患者面色无华，形体消瘦，神志清晰，呼吸平稳，口唇微绀；舌苔白腻兼薄黄不干；舌质稍暗红，脉象小弦带数而促。住院时查血压 150/90mmHg；心电图示：房颤；脑电图示：椎-基底动脉弹性减退，余检无殊。

辨证：余初辨为水不涵木，风阳上扰，痰浊阻络，本虚标实。经二次诊治，疗效不著；第三次辨为气虚清阳不升，药投补中益气亦少效；第四次辨证，乃认为气虚清阳不升是本，瘀阻清窍脉络是标，投药乃效。西医对该病拟诊：①椎-基底动脉供血不足性眩晕；②位置性眩晕。

治法：一二诊，用滋水涵木，平肝熄风，化痰宣窍法不效，三诊按投补中益气法仍少效；四诊起改用益气升阳、活血化瘀、除痰宣窍法疗效显著。

处方：（第四诊起）药用黄芪　党参各 30g　红花　龙胆草各 5g　桃仁　王不留行　赤芍　川芎　当归　半夏　天麻　白术　丹参　菖蒲各 10g　生焦　山楂各 15g

先试服 5 剂，患者头脑已能动弹，嘱原方再服 5 剂，已能起坐半小时，后续服 20 余剂病竟霍然。

【按语】本例属《灵枢・海论》所说之"眩冒"，有别于一般之"眩晕"。余初按"诸风掉眩，皆属于肝"论治，不效；又按"水不涵木，风阳上扰夹痰上蔽清窍"论治，亦不效；三诊按"东垣脾胃气虚，清阳不升"论治，"眩冒"似有减轻，但患者头一动弹，仍出现昏瞀未好转。乃细究病机，悟出《医林改错》、《医学正传・眩运门》提示"瘀阻亦可致眩"之论述，缘因高年髓海不足，且早年从事"气功"事务，曾头顶石块敲击表演，难免陈瘀阻于头部脉络。辨证正确，于是第四诊起径投王清任之黄芪桃红汤加味，集补气升阳、活血化瘀、除痰宣窍之品于一炉，多管齐下，先服 5

剂，果见奇效，遂按此方药续进20余剂，“眩冒昏瞀”不再发作，病竟痊愈，停药后老人能扶杖外出走动，生活如常。

四、清热解毒、化痰宣窍熄风法治愈暑湿痉厥一例

林某，女，5岁，浙江海宁县硖石镇北石路居民。

初诊：1957年8月3日。

主诉：（家长代诉）患儿因高热神昏痉厥，住院2天。

病史：患儿于2天前开始高热（肛温40℃），自诉头痛，并呕吐，旋即出现神昏不语，伴手足抽搐，两目直视，呼吸迫促。乃急住人民医院救治。西医检查诊断为“流行性乙型脑炎”，给予对症及抗感染处理，同时嘱邀中医会诊。

诊查：患儿面色潮红，呼吸迫促，喉有痰声，神昏不语，颈项强直，手足抽搐。察舌苔糙白，按脉象滑数（146次/分）。西医测肛温40.5℃，经抽取脑脊液检查，确诊为重型“乙脑”。

辨证：此属暑温邪传心包，引动肝风，窜扰筋脉；湿热酿痰，痰阻肺气，逆蔽窍络。

治法：清热解毒，化痰宣窍，熄风镇痉。

处方：羚羊角片3g（另煎汁）　紫雪丹3g（分三次用羚角汤和匀鼻饲）

煎方：鲜菖蒲　天竺黄　连翘心　竹茹　知母各9g　金银花　生石膏　生石决明各30g（石膏、石决明先煎半小时）　郁金4.5g　钩藤15g　蝎尾5条

煎汁200ml，一昼夜内8次鼻饲2剂。

二诊：服中药后，未呕吐，次日遍身出汗、发热渐退（肛温38.5℃），神识乍有清时，手足尚有抽搐，喉间痰声未消。苔糙白转黄，脉仍滑数（已减至112次/分），辨证为肺胃痰热尚炽，肝风窜扰未息，虽有转机，尚不足恃，仍宜前法出入。

处方：羚羊角3g（另煎汁）　紫雪丹3g（分4次以羚羊角汤和匀鼻饲）

另用鲜菖蒲　天竺黄　竹茹　夏枯草　瓜蒌皮　知母　连翘心各9g　金银花30g　郁金　胆星各4.5g　蝎尾5条　钩藤15g　继续一昼夜服尽2剂

三诊：8月5日。身热得退（肛温37.5℃），神识续清，抽搐已定，并开始说话，大便畅下软粪，喉中痰声消失。前方减轻续进。

处方：天竺黄　竹茹　冬瓜子　辰茯神各9g　菖蒲　川贝各6g　知母　橘红各4.5g　嘱服3剂（已自能吞咽）

后温邪退清，神识爽慧，思食。舌苔黄糙退去，脉象小滑（96次/分）。

【按语】叶香岩《外感温热篇》首条即指出了“温邪上受，首先犯肺，逆传心包”之要点。本例正是暑温之邪上受后逆传心包，故高热而兼神昏，手厥阴心包经受灼必累及足厥阴肝经，所以肝风乘势扇动，窜扰筋脉，亦是“逆传”导致的结果。治法处方选用羚羊钩藤汤、白虎汤、紫雪丹加清化痰热之剂，使温邪未入营血，故在一周内得以转危为安。

五、自拟养心通痹法治愈胸痹一例

杜某，男，47岁，机关干部。

初诊：1974年8月。

主诉：心胸阵痛，心悸气短，一日数发或二三天一发已3个月余。

病史：患者于3个月前发生心前区阵痛伴心悸气短、头晕、失眠、神疲乏力、大便偏软、小溲微黄、饮食减少。胸痛一日数发或二三天一发。不痛时能起床活动，但必须有人扶持。曾赴杭州浙医大附一院检查，诊为“冠心病、可疑心绞痛”。嘱胸痛发作时舌下含服“硝酸甘油”西药，患者遵医嘱，服后痛即暂缓。同时配服“潘生丁”、“菸酸肌醇酯”，一日3次，每次各一片，但病情未能好转。在本市兼请中医诊治，给服“补气通阳，活血化瘀，滋阴和营”方药如：桂枝、薤白、瓜蒌及“人参汤”、“炙甘草汤”加当归、延胡、降香、红花等出入，患者煎服20余剂，胸痛发作仍未减轻，反感胃脘胀闷，纳呆少饥，乃求诊于余。

诊查：患者神清，语音低沉，面容无泽，疲乏，行走缓慢。舌质微紫，苔色深黄，脉象或结或代。不咳嗽，无发热。医院西医听诊：心律明显不齐，血压110～120/70mmHg；心电图提示：(1) ST-T波改变；(2) 窦性心动过速，伴频发房性期前收缩；(3) 二度房室传导阻滞(此心电图是在胸痛气短发作时测试)。余接诊时胸痛缓解阶段，故未见急促脉，仅有上述结代之象。

辨证：此证心胸阵痛，伴心悸、气短，发作时酷似“胸痹”重证，脉象或结或代，舌质微紫，苔色薄黄，病起3个月以上，精神疲乏，乃属气血久虚，兼夹湿痰凝滞，致心脉运行痹阻。

治法：益气养心、活血、化痰通痹。

处方(自拟方)：孩儿参　茯苓各12g　枣仁　合欢皮　丹皮　当归　赤芍　半夏各9g　丹参　郁金　茵陈　生焦山楂各15g　降香　川芎各6g

服药10剂，心胸痛发作减轻，原方有效，复诊多次，其间稍事加减，如有时除去当归、赤芍加陈皮、白术、甘草连服2个月，病情趋于稳定(医院嘱服“潘生丁”、“菸酸肌醇酯”，原每日3次，各一片，减为每天各服一片)。3个月后复查心电图，已基本正常，患者精神振奋，遂停服西药，单纯间歇持续常服本方近9个月，胸痹不再复发，起居正常。

【按语】“胸痹、心痛、短气”之病，详见于《金匮要略》，而在《内经》中亦早已提到“真心痛”、“厥心痛”、“心痹者脉不通”等记载，《灵枢·厥病篇》叙述“厥心痛，痛如针锥刺其心”的主症，与《金匮》之论述是一脉相承的。此证病机，薛生白引述《内经》所说“淫气忧思痹聚在心”，并阐释“心主血脉，痹气居之，故脉不通”。患者从事文化工作多年。难免有所忧思，复因过思伤脾，脾运不健，有部分水谷酿湿生痰，湿痰凝滞而致气机不畅，积以时日，乃发心胸阵痛之病。余认为患者尚未到达如《伤寒论》所说之“脉结代、心动悸”的阴阳俱虚、心阳不振、鼓动无力之程度；也未如《金匮》所列“胸痹”诸证的“胸阳不足浊阴上乘阳位”之重候，故前医所用方药少效，反增头晕失眠，脘胀纳差。余临床所见，实属久病气血亏虚，湿痰虽有凝滞而未盛，心气虽有痹阻之病机，但未到西医所称“严重心绞痛”、“心肌持续缺血”阶段。故余给以平和之法，仿“轻可去实”之意，选用益气养心活血化痰通痹之方，既无温燥之弊，亦无滋腻之碍，起病较久，只宜缓图。实践表明，中医辨证论治，因人因病制宜之重要。

【编者评注】朱炼之老先生，师出名门，学有专长。临床60年，心得良多。本集所收医案均经先后发表，实为朱老一生中最得力之案，理法方药，丝丝入扣。其中不乏匠心独具而展示其圆机活法。作者在叙述治疗经过时，对于某案1～3诊不效亦照直记述，丝毫不加掩饰，且能分析不效之缘由，这是十分可贵的。

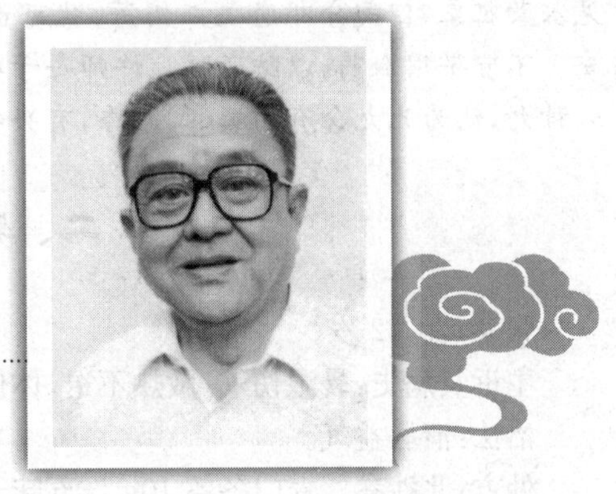

许国华医案

【生平传略】

许国华，1918年生，汉族，浙江省温州市人。主任医师。浙江省首批名老中医。1938年毕业于上海中国医学院。主持过温州市第二、三人民医院中医科及温州市中医科研工作。1973年因浙江省温州卫校受省卫生厅委托试办中医专业，调任卫校中医学科主任，重点从事教学。编写过《伤寒论选读》、《金匮要略选读》、《温病学选读》等教材，供全省卫校中医士专业使用。1980年主持“全国中等卫校医古籍师资进修班”教学工作，得到学员们的好评。

许先生学验俱富，读书好求甚解。认为：《伤寒论》为方书之祖；《临证指南医案》为活用典范，最应熟读。辨证首重望问，治疗扶正为要，擅长活用成方。并认为辨证辨病要始终结合，但中西学理必须泾渭分明。且先生勤于笔耕，已撰写了20万余字的论文、体会、医话、医案等发表于各种期刊。

一、风温一例

周某，男，5个月。

代诉及病史：病发春夏之交。壮热3天(肛热41.5℃)。

诊查：有汗不解，神疲烦扰，四肢厥冷，口渴引饮，咳嗽痰鸣，便溏稠粘，面容少泽，苔黄舌尖红绛，纹青已布命关，脉滑数。

辨证：温邪上受，盛炽肺胃，热深厥深，津液耗伤，心神受扰。

治法：先予清热宣肺，谨防深入。

处方：生石膏10g　淡豆豉　瓜蒌皮　炒山栀　浙贝母各5g　连翘6g　杏仁3g　薄荷　甘草各2g　雷氏六神丸6粒(分2次吞下)

次日二诊：身热稍降，四肢尚冷，精神稍振，但仍烦扰，咳嗽口渴，喉间痰鸣，大便溏薄，稠粘如酱，苔黄燥，舌转红，脉数。邪热已挫，仍宗前法。原方去豆豉加鲜生地10g，淡竹叶、黄芩各3g。

次日三诊：身热已退，咳嗽痰鸣均轻，口不渴，大便仍溏，日三四次，色如酱，苔黄舌红，脉数。热毒下行，邪有出路，仍宜清解。原方去竹叶，续服3剂，诸恙均安。

【按语】本例西医诊断为支气管肺炎，症见高热痰鸣，神烦舌绛，系温邪上受，壅肺扰神，虽见入营征象，但气分邪恋之证仍著，犹可透热转气而解。故治以清泄肺热，邪热得除，神烦自安。不宜早用血药，以防恋膈。许师每于小儿肺炎出现呼吸障碍、循环衰竭等症时，参用雷氏六神丸，认为此丸含有的蟾酥、麝香，有兴奋呼吸中枢和强心利尿作用，临床常获满意效果。

二、暑湿伤气一例

张某，女，32岁。

主诉及病史：暑湿伤气，微热不退，体倦无力，心悸短气，纳差神疲，苔黄腻前剥。

治法：清暑益气。

处方：北沙参　麦门冬各10g　五味子5g　甘露消毒丹30g(包入煎)

3剂诸证悉退。

【按语】暑热伤气，临床上每多用清暑益气汤。然此方有二，东垣方空有清暑之名而无清暑之实，乃治暑伤中气，脾湿不去，重在益气健脾除湿；王氏方则治暑伤气津，重在清热解暑，益气养阴。二者皆非暑湿伤气者所宜，故许师出此两全之法，北沙参、麦冬、五味子配伍非治暑之剂，实为伤暑后存津液而设，甘露消毒丹为治湿温时疫之主方，功能清暑化浊，利湿解毒，犹如新秋降甘露而暑气潜消，合而用之可臻清暑化浊，益气养阴之故。夏令最多暑热伤气证，凡见低热、倦怠、短气、乏力、脘闷纳差、苔腻、脉濡者，皆可投之，每获良效。

三、血虚发热一例

蒋某，男，15岁。

主诉及病史：发热(体温高时达40℃)已60天，西医诊断为败血症。曾用抗生素、激素、输血等法治疗20多天热不退。

诊查：晨凉暮热，盗汗自汗，口不渴，纳欠佳，神疲识清，面色萎黄，肌肉消瘦，舌淡苔薄，脉濡细而数。

辨证：热邪久羁，气血衰败。

治法：扶正祛邪，用何人饮合小柴胡汤加减。

处方：柴胡　黄芩　半夏各5g　党参　炙黄芪　何首乌各10g　当归　陈皮　炙甘草各3g　红枣4枚　2剂

二诊：热降，尚恶寒，汗已减少，食欲转好，二便调，苔脉如前。原方2剂。

三诊：热清寒罢，汗减食可，便调，寐安，精神回复，面容转活，苔薄色淡，脉缓。邪去正安。改用何人饮合当归补血汤。

处方：制首乌　煅牡蛎各12g　炙黄芪　党参各10g　当归　陈皮　炙甘草各3g

续服3剂，诸恙均安。

【按语】本例为败血症，血培养有细菌生长，发热持续不退。神疲面萎，肌肉消瘦，自汗盗汗，舌淡脉细，显为不足之证。故许师直断之曰："邪热久羁，气血衰败。"抓住本质而立扶正祛邪之法。以何人饮为主方直补气血，合小柴胡汤以和解枢机而取得疗效。何人饮系景岳方，原治虚疟，诚为补气不壅，补血不滞，理气不伤正，温中不助邪之良方，许师常喜用本方加黄芪合李氏当归补血汤意，以治气血两虚发热证，疗效甚佳。曾随师治一潘姓儿患单核细胞增多症，中西医合治月余热不退，许师亦用此法，3剂热退病瘳，可见辨证论治确为中医学之精髓所在也。

四、哮喘病一例

郑某，女，56岁。

主诉及病史：哮喘发作已有数天。

诊查：咳嗽痰多，色白而粘，苔白滑，脉沉弦。

辨证：风寒外束，水饮渍肺，肺失肃降。

治疗：用小青龙汤加石膏。

处方：麻黄　干姜　五味子　炙甘草各3g　桂枝5g　白芍　半夏各6g　北细辛2g　生石膏12g　3剂

二诊：咳逆气喘已减轻，痰多胸痞，苔薄白而滑，脉沉弦。法转宣肺降气，开胸化痰。

处方：麻黄　白芥子各5g　杏仁　薤白各6g　全瓜蒌　姜半夏　苏子　炒莱菔子各9g　炙甘草3g　3剂

三诊：药后喘平，咳宁，近日略有气逆感，痰尚多，苔脉如前。原方3剂。

五、虚喘一例

李某，女，52岁。

主诉及病史：两旬来咳逆上气。

诊查：夜难平卧，痰多难咯，胸痞气闷，遇劳则剧。自感左小腹有气上冲，面容苍白少泽，虚浮不实。苔薄中剥欠润，脉濡尺弱。

辨证：肾为气根，虚则不纳，发为虚喘。

治法：补肾纳气。

处方：五味子　陈皮各5g　胡桃肉　党参　磁石　半夏各10g　六味地黄丸30g(包入煎)　3剂

二诊：前进补肾纳气，诸恙若失，今仅面目于晨起时略见浮肿外，无他殊异，苔仍中剥少津，脉缓。药已显效，仍宗原法，去党参加北沙参10g、赤小豆15g。

六、气喘一例

孙某，男，73岁。

诊查：咳逆上气，痰多色白，胸痞少气，夜难平卧，劳后即作，苔薄黄，脉缓少力。

辨证：高年肺气不充，虚气上逆。

治法：补气降逆。

处方：麦门冬　党参　怀山药　旋覆花　代赭石各10g　半夏6g　降香3g　五味子3g　红枣4枚　炙甘草5g

3年后再诊：据诉前方有良效，3年来气喘发作，都用上方治好。近来气喘又发，服原方不

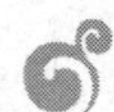

应，咳嗽痰多色白，子夜气逆更甚，遇劳则剧，胸略痞，面目微浮，苔薄白滑，舌质淡，脉弦细，两尺沉弱。肺虚及肾，降纳无权，用六君煎加味。

处方：熟地　磁石各12g　当归　半夏各6g　陈皮　五味子各5g　茯苓10g　沉香2g(冲)　炙甘草3g

连服3剂，喘平咳宁，续服6剂告痊。

【按语】喘分虚实，实者邪气实也，虚为正气虚也。邪多指风寒痰饮，虚多为肺肾气虚。上例3案喘证，病机不同故治法各异，列在一起以示区别。郑某案为寒饮实喘，因温州民性偏热，每畏麻、桂、姜、辛等辛热之品，故仿《金匮》治肺胀咳逆上气例加石膏，既可助麻黄增强祛饮之功，又可减少副作用。二诊转为三拗、三子、栝蒌薤白合方，开胸展气，去其痰浊。此为许师常用之经验方，称三三蒌薤汤。对痰浊内阻，肺失宣降，症见喘咳、痰多色白清稀、胸闷者，疗效颇佳，寒去饮蠲，喘咳自平。李某案为肾虚不纳。许师习用补肾纳气法，用人参胡桃汤合七味都气丸，加磁石以镇纳肾气，疗效颇著。气逆者加沉香，痰多加夏、陈。孙某案初属肺虚气逆，遵仲景大气上逆，咽喉不利，止逆下气，麦门冬汤主之之训，许师常以麦门冬汤为主治疗，取得显著疗效。3年后因肺虚及肾，水冷为痰，故改用景岳六君煎加五味子、磁石、降香以补肾降逆。

七、百日咳一例

陆某，男，5岁。

病史：发病月余。

诊查：咳嗽阵作，入夜更甚，痰稠色黄，面红息潮，眼睑浮肿，苔薄黄，舌系带破溃，脉滑数。

治法：化痰解痉，降气镇咳。

处方：旋覆花　干蟾皮　百部各6g　瓜蒌实　海浮石各9g　胆南星3g　薤白　杏仁　礞石滚痰丸(包入煎)各4.5g　2剂

二诊：药后咳嗽显减，咯痰易出，便解，苔脉如前。原方去杏仁加僵蚕5g，3剂。

【按语】此案处方为许师自拟方，多年来应用于临床对控制痉挛性咳嗽有较好效果。盖百日咳患儿每经过一阵强烈咳嗽，咯出粘韧痰块后即可暂时缓解。故许师认为该病多因痰作咳，因咳致痉，治疗应以稀化胶痰，松弛气管为主，所以用海浮石、胆南星、礞石滚痰丸化痰，蟾皮解痉，瓜蒌、薤白开胸展气，旋覆花、百部下气镇咳，出血者加茜草、丹麦。

八、眩晕一例

程某，男，54岁。

主诉及病史：头晕目眩已50余天。

诊查：身振振欲擗地，呕吐清水，耳气闭结，噫气频频，面色苍白，苔白滑，脉缓。

辨证：水饮内停，上干清空。

治法：温化降逆，拟真武汤加味。

处方：淡附片　生姜各5g　茯苓　泽泻各10g　白术　白芍各6g　磁硃丸(吞)10g　2剂

二诊：头尚晕，目仍眩，耳气闭结，身摇泛恶已除，苔脉如前。王道无近功，原法续进，毋庸易辄。原方去磁硃丸，加磁石12g、川菖蒲5g，2剂。

三诊：诸恙悉减，纳已转好，苔脉如前。原方3剂。

四诊：头晕已除，余恙亦平，纳可，脐腹隐痛，苔白滑，脉缓。

处方：茯苓　龙骨各10g　白术6g　桂枝　炙甘草各5g　磁石12g　川菖蒲3g　牡蛎15g　红枣4枚

【按语】本例西医诊断为耳源性眩晕，许师根据头晕、身摇、吐水等症，认为水饮上干清阳，合《伤寒论》真武汤证。宗"病痰饮者，以温药和之"法则，拟用真武汤温阳化饮，加磁石、菖蒲，一镇一开治其耳鸣，亦仿左慈丸意也。

九、痰厥头痛一例

赵某，女，48岁。

诊查：头痛如劈，眩晕欲仆，睛痛视糊，泛恶吐涎沫，形体消瘦，面白不泽，唇舌色淡，苔白滑而腻。曾病雷头风，右目昏渺，两脉弦细。

辨证：痰浊上干清阳。

治法：蠲痰降逆。

处方：淡吴萸　生姜各3g　党参　茯苓各9g　防风　陈皮各5g　白术6g　磁石12g　红枣4枚　2剂

二诊：头痛显著减轻，略感眩晕泛恶，苔白滑，脉弦滑。原方去磁石、红枣，加珍珠母18g。3剂后诸恙悉平。

【按语】《伤寒论》曰："干呕，吐涎沫，头痛者，吴茱萸汤主之。"许师常用此方治痰饮上干清阳所致头痛，每取良效。如头痛更剧者可加细辛等。本例头痛呕恶剧烈，苔白，脉弦，肝胃饮邪上干之证颇明，且伴眩晕，故合防风饮子以安胃定眩。

十、泄泻一例

杨某，女，67岁。

主诉及病史：发热匝月，旬来转高，咳嗽痰多。经西医治疗后身热已退，咳嗽亦轻。

诊查：近四日来大便溏泄，日解五六次，清谷不化，肠鸣辘辘，食欲减退，寐多梦呓，苔剥舌红绛，两脉沉濡，神清，形疲，面容苍黄。

辨证：邪热久羁，伤津灼液，肺移热于大肠，故下利灼肛，邪火不杀谷，故清谷不化。

治法：滋补肺胃，升清助运。

处方：南沙参15g　麦冬　荷叶　茯苓各10g　五味子　炙甘草各3g　谷芽　天花粉各12g　白术6g　3剂

二诊：前投生脉散加味，以参、麦养肺胃之阴，五味敛肺固肠，荷叶升清，蒌根升津，茯苓、白术一以助五味安神，一以助谷芽健运，药后大便已正，纳谷未增，梦呓显减，腹中尚有气鸣，苔仍剥，舌质已转淡，脉如前。原方去五味子加石斛10g、木香1.5g。

【按语】下利清谷多属中阳不足之证，热病伤阴者实属少见。查《续名医类案》卷七泄泻门中，魏玉璜用沙参、麦冬之类甘寒滋润之品，治疗4例虚性泄泻得效。他说："有泥景岳之说，谓吐泻皆属脾胃虚寒者，宜变通焉。"并提出"脾阴虚则便溏"的看法。目前脾阴虚的提法颇少，大都归于胃阴虚。其实补脾和补肺的药物相同，如参、芪、草等味。养胃和养肺的药物也类似，如沙参、麦冬之属。本例为热病后肺胃之阴受伤，阴不化气，邪火不能助运而下利清谷。所以治以养肺胃之阴为主。阴长阳生，略佐参、术以助脾，取得良好效果。总之，虚性泄泻，阳虚为常，阴虚为变。本例为阴虚，录之以备一格。

十一、精神分裂症一例

徐某，女，50岁。

诊查：素体康健，晨起突见神识昏蒙，目不识人，高声歌唱，手舞足蹈，大便秘结，小便深黄，面容稍红，舌苔黄浊，两脉弦滑。

辨证：痰浊化火，迷心蒙窍。

治法：化痰通窍，凉心安神。

处方：百合30g　生赭石15g　丹参　茯神　龙骨各10g　炒山栀12g　远志　胆南星各5g　菖蒲3g　牡蛎20g　牛黄清心丸1粒(吞)　2剂

二诊：神识已清，寐不安，多梦善惊，心悸不宁，肌肉瞤动，浑身烘热，苔薄微黄，脉弦滑。法转养心安神。原方去炒山栀、胆南星、菖蒲、清心丸，加生地、酸枣仁各10g，炙甘草5g，续服3剂。

【按语】心藏神，故精神失常从心治。本例系痰火蒙心，拟用百合赭石汤加味，用百合、丹参清养心神，生赭石、炒山栀、牛黄清心丸清心泻火，茯神、龙骨、牡蛎镇摄心神，胆南星、远志、菖蒲化痰开窍。二诊时用生地、酸枣仁、炙甘草者，亦从养心着手。盖痰火虽戢，心营未复也。

十二、咯血一例

项某，男，45岁。

初诊：1973年1月13日。

主诉及病史：素有支气管扩张病史，反复咯血，近半个月来又咯血，血量逐日增多，前天自服别直参9g，意欲止血，血未得止。

诊查：胸闷气冲，心悸，精神恍惚，血随气涌，量多，色鲜红，大便3日未行，面色蜡黄，神疲气怯，懒言少动，舌苔薄黄，舌质淡。两脉细数，沉取有力。

辨证：病本因火热迫血离经，更因服参助火，血随气升。

治法：急宜泻火宁血，降气化瘀为先。

处方：生赭石30g　旋覆花　丹参　茜草　阿胶　大黄炭各9g　降香3g　白及12g　北沙参15g

药后咯血即止，大便亦行，胸中宽舒，精神转好，少气乏力，苔薄白，脉数。离经之血，必有停瘀，炉火虽熄，切慢进补，原法续进。原方去降香、阿胶，加花蕊石9g、生地15g。续服4剂，血止神安，诸恙向愈。

【按语】此本火盛气逆之证，更因服别直参后补气助火，咯血增多而急诊入院，经西医用输血、止血等法治疗未效，邀中医会诊。初诊时患者正在输血，精神非常紧张，不敢言动，面色蜡黄，舌淡，脉细数。似有虚象，然病起因火热，已由误补增剧，岂可再犯实实之戒，且两脉沉取有力，炉烟尚旺之象，故拟泄火宁血、降气化瘀等法。方用生赭石、旋覆花、降香降逆气；白及、阿胶止血；丹参、茜草化瘀；沙参助正；略佐大黄炭以泄火(用炭者因症已露虚象，不宜大寒直折，免碍生化之机)。二诊血止后加生地助沙参以养阴血;花蕊石助茜草、丹参以化瘀。此正缪仲醇"宜行血不宜止血,血不循经络者,气逆上壅也,行血则血循经络,不止自止"之义。

十三、吐血一例

刘某,男,51岁。

主诉及病史:患溃疡病已多年,时有发作,周末胃痛加剧,作酸泛水,大便色黑,昨起吐紫色血块颇多,胃痛反缓。

诊查:面容苍白,神疲少气,恶寒肢冷,唇舌惨淡,苔白而润,脉沉细无力。

辨证:胃病多年,中阳素虚,此亡血后阳虚外寒之象。

治法:助阳补气,统摄离经之血,用黄土汤加减。

处方:赤石脂　生地　党参各12g　黄芩　白术各6g　附片　炙甘草各4.5g　炮姜3g　阿胶9g

次日二诊:吐血已止,便色尚黑,精神稍振,唇色略转,苔薄黄而滑,脉稍有力,自感头晕胸闷,体怠无力。亡血后正虚未复,气血不荣,仍以补气宁血为主。

处方:旋覆花　代赭石　茯神　白术　阿胶各9g　半夏6g　炮姜3g　党参12g　炙甘草4.5g　大枣5枚

续服6剂,血宁,大便色转正黄,查大便隐血(一),诸恙随安。

【按语】此例因大量吐血,要求中医出诊,症见吐血盈盆(约300ml),色紫暗,恶寒肢冷,神疲少气,面苍舌淡。乃气随血虚,阳随阴衰之候,拟黄土汤加味,以附片、炮姜以助阳摄阴;参、术、炙甘草补气统血,生地、黄芩养阴清热,并防助阳之药伤阴;赤石脂温涩止血。血止后头晕胸闷,神疲体怠,转用四君加大枣健脾益气以复生化之源,使血得归经;旋覆花、代赭石、半夏下气降逆;阿胶、炮姜止血。气得降,血得宁,血随气行,不再溢出上窍。

十四、齿衄紫癜一例

黄某,女,34岁。

主诉及病史:患血小板减少症。

诊查:牙龈出血,量中色淡,皮肤紫癜,头晕心悸,神疲体怠,大便溏薄,腰背酸痛,舌淡苔薄白,脉象濡细。血红蛋白85g/L,白细胞3×10^9/L,血小板80×10^9/L。

辨证:脾运失健,气血不荣,统摄无权,血溢皮下。

治法:健脾助运,补气摄血。

处方:红参　炮姜各3g　黄芪12g　白术　阿胶　枸杞子各9g　当归6g　炙首乌15g　炙甘草4.5g　红枣5枚　7剂

二诊:迭进气血双补之剂,牙衄、皮肤紫癜已减少,而头目眩晕、心悸少气、神疲体怠、苔白滑、脉濡缓等气虚之候仍著,原法续进。原方去炮姜,加中骨片1.5g研吞。共服12剂。

三诊:齿衄、皮肤紫癜等症均愈,血象明显改善(血红蛋白110g/L,白细胞4.8×10^9/L,血小板160×10^9/L),背脊酸痛,苔薄脉缓。健脾参以补肾。

处方:独活　炙甘草各4.5g　桑寄生　怀山药　菟丝子各12g　熟地15g　杞子　党参　川断各9g　山萸肉6g

【按语】此亦虚性出血证，病机是气不摄血，初诊方用红参、黄芪、白术、红枣、炙甘草以健脾补气；首乌、枸杞子、当归以养肝补血；炮姜、阿胶止血，合奏补气统血之功。二诊用中骨片研粉吞服(此系商品名，为鹿茸下脚)，功能补肾助阳，师每用此药治疗血象低下诸病，疗效尚确，配合阿胶、枸杞子、红参，仿龟鹿胶之意。三诊方仿独活寄生汤意，治其背脊酸痛等症，补肾助脾，借以巩固疗效。

【编者评注】许国华老先生1938年即毕业于上海中国医学院，对中医经典造诣颇深，长期临床，学验俱丰，认为《伤寒论》为医方之祖，最应融会贯通；《临证指南医案》最切实用，亦应细心研读。且主张中西学理泾渭分明，辨病辨证却应结合，方能于临证之时，得心应手，左右逢源。观其所选验案，皆能发人深省，唯其书写格式未尽能与本书尽合，白璧微瑕，不掩文章之光华也。

李学铭医案

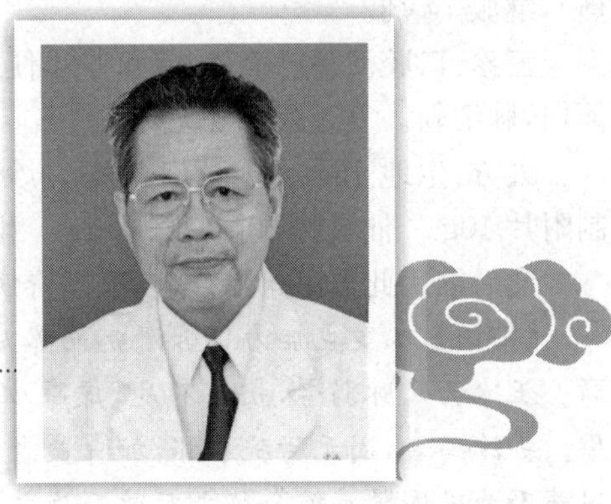

【生平传略】

李学铭，男，1935年1月出生。国家级名老中医，主任中医师，兼职教授。1957年从师名中医叶熙春、史沛棠，研读《内经》、《伤寒论》、《金匮要略》及金元四大家等的学说。5年如一日，深得叶、史二老真传，1962年满师后留于浙江省中医院中医内科。从事中医内科临床40余年，临床经验丰富，疗效显著，善治疑难重证，累起沉疴。1975年后致力于中医、中西医结合治疗肾病的临床研究，应用中医整体平衡理论，采用中医为主，中西医结合的治疗方法，治疗肾炎血尿和蛋白尿、肾病综合征、系统性红斑狼疮、狼疮性肾炎、硬皮病、类风湿关节炎、痛风性关节炎及糖尿病肾病等继发性肾脏疾病等病症，均获得理想的疗效，并积累了丰富的临床经验。先后在省级与国家级医学杂志上发表有关论文20余篇，有的被国外医学杂志转载。所研制的益肾冲剂、启坎散、肾衰败毒散等深受患者欢迎。参与研究的"丹参对腹膜透析效价的影响"的课题通过省级评审，获省卫生科技三等奖。

一、引火归原法治口腔溃疡一例

张某，男，44岁，医生，杭州市某卫生院职工。

主诉及病史：患肾病综合征应用中西医结合治疗已10个月，停用强的松已两个月，尿常规检查正常。半月来口腔多处溃疡，疼痛，影响咀嚼与讲话，曾用西瓜霜、维生素B及中药内服，并无好转，自觉精神不振，四肢酸软，平时夜尿偏多，近来胃纳不丰，大便稀溏。

诊查：面容少华，舌质淡胖，苔薄白腻，舌边有两处溃疡，大如米粒，脉形细迟弱，检尿常规正常。

辨证：真火不足，虚火上炎。

治法：引火归原。

处方：砂仁12g(后下)　大生地30g　山萸肉10g　炒怀山药12g　茯苓12g　生甘草10g　枸杞子10g　肉桂2g(后下)　女贞子30g　青盐1g　丹皮10g　仙灵脾10g　7剂

嘱停用一切相关的外治与内服药物。

二诊：服药后口腔溃疡有所好转，疼痛明显减轻，进食与讲话已无大碍，胃纳略增，精神亦有好转，大便成形。舌淡胖，苔薄腻，脉仍沉细迟弱，治以前法化裁。前方加生牡蛎30g（先煎），继服14剂。

三诊：口腔溃疡已消失，除每晚小便二次以外，已无其他明显不适，舌质红，舌体略胖，舌苔薄白，脉细软。复查尿常规无殊。

处方：生地15g　山萸肉10g　炒怀山药12g　茯苓12g　炙甘草10g　枸杞子10g　制附片10g　仙灵脾10g　陈皮5g　生黄芪12g　柴胡5g　14剂

此后继用此方出入治疗，以巩固肾病综合征的疗效。

【按语】本案主症为口舌溃疡而疼痛较著，但同时伴有脾胃虚亏见症，尤其是双手尺脉沉弱。王冰云尺脉弱者，相火不足，虚羸少气。首诊治法采用七味地黄丸，引无根之火，降而归原。去泽泻者，因无膀胱水邪，加青盐者，助肉桂以降浮火。药后证减，再服而已，以后之治疗用药乃为巩固肾病综合征之疗效而为之。临床中凡素体虚弱，或大病之后，肾阳内虚，火不归宅，浮而炎上以致口舌溃痛，抑或咽干作病者，并非罕见，对此需详为辨析，明其虚实。四诊之中，重在脉诊，脉诊之法，尤重尺部，这是笔者之临床心得。如若辨证不确而作实火处理，投以苦寒清降诸法，必然误事。

二、滋阴清热法治高尿钙性血尿一例

张某，女，11岁，学生，住杭州市皮市巷。

主诉及病史：病已7个月余，长期镜检血尿＋～＋＋，经本市某省级专科医院检查确诊为高尿钙性血尿，历检尿钙均偏高，因西医治疗未能好转，乃要求用中医药治疗。

诊查：面容正常，精神亦佳，胃纳与二便无殊，舌质红，苔薄白，脉沉细数。查尿常规：蛋白（－），红细胞（＋），白细胞0～3个/HP，尿钙：15mmol/24h。

辨证：阴虚内热，热伤血络。

治法：滋阴凉血，清热宁络。

处方：生地黄10g　山萸肉6g　炒怀山药12g　茯苓12g　丹皮10g　炒泽泻10g　炒龟板10g　天门冬10g　北沙参10g　炒黄柏10g　炙知母10g　7剂

二诊：服药后无不适，脉舌无变化。尿检红细胞（＋）。药证允恰，毋需更章。仍予原方14剂。

三诊：仍无明显不适，苔薄白，脉细偏数。尿检：蛋白（－），红细胞0～5个/HP，白细胞0～4个/HP，复查尿钙为8mmol/24h。症情已有好转，再以原方出入。

处方：知母10g　黄柏6g　大生地12g　山萸肉6g　炒怀山药10g　茯苓10g　丹皮10g　泽泻10g　生甘草5g　枸杞子10g　红花5g　当归10g

此后以此方加减治疗3月余，多次复查尿常规，其中一次在感冒后红细胞（＋），余均在正常范围，检查24小时尿钙2次，均正常。停药随访3个月，尿检正常，但24小时尿钙有变化，每进食含钙量多的食物后则尿钙偏高，若注意饮食控制则尿钙正常。

【按语】本例首诊时无阴虚内热的见症，唯脉沉细偏数，此亦非阴虚内热之特有脉象。检视以往曾用之中药处方中，不乏益气摄血与清热宁络之法，俱无显效。笔者以往治疗慢性肾衰代谢性酸中毒所致之恶心呕吐者，每用辛温芳香化浊为主，少佐苦寒降逆之剂而获效，由此推理而采用辨病论治的方法，选用知柏地黄丸合丹溪大补阴丸为主方，滋阴清热为治，脾阴得复则火自降，热得清则络自宁。首服7剂以后，虽尿检未有好转，但亦未出现苦寒伤中、阴腻碍胃的征象，说明药证尚属允恰，故二诊仍守原方。服药21剂以后，血尿转阴而24小时尿钙降至正常范围。三诊起仍以知柏地黄丸为主，与景岳左归饮相配合，出入调治而获初步缓解。当今临床中常常遇到一些现代医学诊断明确的病例可用辨病论治的方法进行处理。但是中医临床毕竟以辨证论治为其常，辨病论治为之变，以常为主，以变为辅，其间之本末主次，当慎于掌握。

三、治痿独取阳明治愈周期性瘫痪一例

沈某，男，47岁，杭州下城区某厂下岗工人。

主诉及病史：发病二年余，反复出现双足软弱无力，甚者不能站立，一年中发病1～3次不等，发病前无明显不适，亦无其他明显诱因，每次发病时检查血钾降低，诊断为周期性瘫痪，病发则采用补钾治疗而缓解。这次因自觉双足痿软，抬腿费力而来诊。

诊查：面容无殊，精神尚佳，胃纳、二便与夜寐俱正常，舌质红，苔黄厚而腻，脉细滑。查血钾为3mmol/L。

辨证：湿热阻络，肢体失养。

治法：清化湿热，健脾助运。

处方：制苍术12g　炒黄柏12g　生米仁12g　川牛膝12g　炒泽泻12g　姜半夏12g　炒陈皮6g　炒枳壳12g　姜竹茹12g　3剂

嘱暂不应用补钾治疗，严密观察，若下肢痿软症状明显加重，立即补钾处理。

二诊：病者诉因症状无明显加重故未应用钾剂，服中药2剂后下肢痿软情况明显减轻。诊得舌苔稍薄，余均同前。原方7剂。

三诊：症状消失，舌苔白腻，脉沉细兼滑，余无所苦，查血钾为4.2mmol/L。

处方：姜半夏12g　炒陈皮6g　茯苓12g　生米仁12g　生甘草5g　炒枳壳12g　姜竹茹12g　川连3g　藿香10g　制川朴12g　党参12g　14剂

此后以此方出入调理，每月服药15～20剂，历4个月，上述症状未再出现，曾查血钾一次，为正常范围。一年后因感冒来诊，诉旧病未发作。

【按语】本例所见症状当属中医痿证范畴。考《内经》论痿以“肺热叶焦，发为痿躄”为提纲，缘因“阳明主润宗筋，宗筋主束骨而利机关”，复从经络而言，“阴阳总宗筋之会，汇于气街而阳明为之长”，故有“治痿独取阳明”之训。本例初诊所见之症状，有足痿见症而无阳明功能失调之临床症状，故断为湿热之邪痹阻络脉，以致气血运行受阻，致使局部肌体失去正常的气血涵养，由此而出现了下体痿软无力。乃宗《内经》中“湿热不攘，大筋软短，小筋弛长，软短为拘，弛长为痿”的理论，采用四妙丸为主方直清经脉中之湿热病邪。复因胃为多气血之乡，多湿多热之处，内生之湿热，大半来自胃腑，并关乎脾土之升降，故又以温胆汤清中焦与之配合。首诊已得应手，复诊仍守原法，三诊起以黄连温胆汤为主方，参入藿、朴、党参者，乃宗湿热相合，清热必先化湿，及吴鞠通气化则湿化的理论。循此以进，则最后归入四君汤辈治本以为巩固之措施。必须补充说明，本例初诊时因血钾降低之程度较轻，故未同时采用补钾处理，若低钾情况更严重者，为安全计，在服中药同时适当给予补钾乃是恰当的治法。

四、通因通用法治愈膀胱综合征一例

闽某，女，36 岁，农民，住嘉兴市洪合乡某村。

主诉及病史：小便频数半年余，白天解溲十余次，每夜小便 5～6 次，小腹经常窘迫，似有尿意，而溲时并无不适，量亦不多，色清黄不一，以致白天不敢远行，夜间难以安寐，为之精神委顿，神情不安。在当地经常诊治，历经小便常规检查，并作 B 超 2 次，膀胱镜检查 1 次，均无异常发现，经一再服用抗生素与中药等，证情未见改善而来诊。

诊查：诊得双肾区无叩痛，小腹部无压痛，苔薄白，脉细弦，尿常规正常。

辨证：肾虚郁热，膀胱气化失司。

治法：滋阴清热，温阳补肾，通利膀胱。

处方：肉桂 3g(后下)　吴萸 3g　炒黄柏 10g　知母 10g　炒白术 12g　茯苓 12g　猪苓 10g　泽泻 12g　杏仁 10g　苍耳子 20g　胡芦巴 10g　7 剂

二诊：药后证情减轻，小腹不适好转，白天解尿 3～4 次，而夜间小便仍 4 次左右，苔薄白，脉细弦，再次尿常规检查仍正常。乃予原方法去吴萸、胡芦巴，加入炒杜仲 12g、潼蒺藜 12g，14 剂。

三诊：白天尿次接近正常，夜间解溲 2 次，小腹窘迫感已除而偶有欲尿的感觉，精神已有好转，夜间已能安眠，苔薄白，脉细弦。

处方：肉桂 3g(后下)　炙知母 10g　炒黄柏 10g　茯苓 12g　白术 10g　猪苓 12g　泽泻 12g　生地 12g　炙甘草 10g　炒杜仲 12g　五味子 5g　14 剂

此后以上方出入调治二月余，小便频数症状消失。

【按语】此证多见于以往有尿路感染史的中老年妇女，应用抗菌消炎药无效，给服镇静或舒缓膀胱括约肌的药物症状略有减轻，但停药即发。中医若按劳淋论治，应用补肾固涩剂亦难获效。《素问·灵兰秘典论》曰：“膀胱者，州都之官，津液藏焉，气化则能出矣。”是证小便频数，膀胱失其正常的藏津液之职，实乃其气化失调所致。复按中医肾与膀胱为表里与肝脉绕阴的理论，推测其病机当为肾虚而气化不及州都，肝强而阻碍膀胱所致。治疗时借用治疗癃证的滋肾通关丸合五苓散为主方，通因通用，以肉桂温肾，吴萸暖肝，知母、黄柏清肝肾伏热，合五苓加杏仁、苍耳子宣通膀胱气化。二诊时小腹窘迫症状已缓，故去吴萸而加杜仲、潼蒺藜补肾。三诊时唯夜尿稍多，又加入五味子固涩。此诊不是西医之慢性尿路感染，也不属于中医的淋证范畴，故治疗时应始终以通因通用之滋肾通关合五苓为主，酌情佐入温肾、暖肝、固涩为辅，如若本末颠倒则必然乏效，这是笔者之临床心得。

五、活血散结、清泄湿热治尿毒症一例

鲍某，女，39 岁，农民，住天台县坦头镇。

主诉及病史：患慢性肾炎 13 年，血压增高 5 年，发现肾功能失常已 3 年，血肌酐近一年来逐步增高，达尿毒症水平已半年余，近日检查血肌酐已达 1027μmol/L，因无力负担血液透析费用而来诊，要求中药治疗。诊得面色萎黄虚浮，精神软弱，但无足肿，尿量正常而色清，大便干结不畅，轻度皮肤瘙痒，口干苦，胃脘胀，纳少，偶有恶心。

诊查：舌质淡胖，苔白厚腻根黄，脉沉滑，血压 154/98mmHg(服降压药后)，B 超示双肾明

显萎缩，实验室检查尚伴有贫血，代酸与血尿酸增高等。除应用纠正酸中毒与降低血压的药物以外，主要予以中药治疗。

辨证：正虚标实，脾肾阳虚，瘀浊内蕴，运化失司。

治法：急则治标，先以清热化湿，健脾化浊。

处方：制大黄 12g　川连 3g　黄芩 10g　制商陆 10g　生米仁 20g　通草 10g　姜半夏 12g　陈皮 6g　枳壳 12g　姜竹茹 12g　红豆壳 20g　制川朴 12g　7 剂

另，肾衰宁片，14 片/日，吞。

二诊：药后大便溏泄，日 2～3 行，恶心减轻，其余症状与前相同。遂以此方稍加出入共服 1 个月后，复查血肌酐为 918μmol/L。

服药 1 月余血肌酐略降，胃纳增加，食后无不适，大便溏，日 2～3 行，尿量正常，精神略有好转，苔白腻根稍厚，脉细滑。

处方：川牛膝 12g　炒地龙 20g　桃仁 12g　制军 10g　川连 3g　黄芩 10g　制商陆 10g　苓皮 30g　姜半夏 12g　陈皮 6g　炒枳壳 12g　竹茹 12g　瞿麦 12g　14 剂

另，肾衰宁片，9 片/日，吞。

服药后舌苔较为薄腻，胃纳正常，精神有所好转。该方出入治疗 1 个月余，复查血肌酐为 786μmol/L。

三诊：生黄芪 30g，川牛膝 12g，炒地龙 20g，桃仁 12g，制军 10g，川连 3g，黄芩 10g，制商陆 10g，生姜片 2 片，车前草 20g，芦根 30g，茅根 20g，六月雪 30g，14 剂。另，肾衰宁片，4 片/日，吞。

此后除明显乏力，腰腿酸软，有时胃纳欠佳以外，病情尚稳定。上方出入共服 1 个月余，复查血肌酐为 718μmol/L。

四诊：尿毒症经中药治疗后血肌酐下降近 300μmol/L，大便通畅，胃纳增加，精神略有好转，皮肤瘙痒不著，舌胖淡，苔薄腻，脉沉细滑。

处方：丹参 20g　绞股蓝 20g　生黄芪 30g　川牛膝 12g　炒地龙 20g　桃仁 12g　川连 3g　制军 6g　通草 10g　六月雪 30g　茅根 20g　芦根 30g　14 剂

此后仍以上方出入治疗两个月后，复查血肌酐为 580μmol/L。遂仍以该方为主继续治疗。患者经中药治疗迄今已二年余，血肌酐徘徊于 600μmol/L 左右，证情相对稳定。

【按语】临床中有少数尿毒症终末期患者，不愿或不宜采用透析治疗，采用中药治疗为主，适当辅以降压、纠酸等西药进行治疗，可以达到改善临床症状，不同程度地减轻病情，从而提高其生活质量，并相应地延长生命。笔者于 2001 年又治疗 2 例血肌酐为 1100～1200μmol/L 的慢性肾衰患者，都获得与本例近似的疗效，并都在继续治疗观察中。

此类患者由于临床见症不同，可归属于中医的热毒、水肿等证候中。就其病机特点来说，主要是正虚与邪郁。正虚常见气血两亏与肾阳不足，少数也有肾阴内虚者，邪郁主要是湿热与瘀结，其中湿热又有湿重与热重之区别。治疗方法当根据其临床见症而区别其标本缓急，或攻邪治标，或标本邪正兼顾。攻邪治标，热盛于湿者宜通腑开泄，三黄泻心为主方，湿多于热者宜和中开泄，黄连温胆汤加制军为要药，他如通草、车前草、芦根、茅根、六月雪之类均可酌情佐入，以除壅结之邪。行瘀散结亦系攻邪治标之措施，但宜在湿热壅阻减轻、腹满脘胀、恶心呕吐、大便秘结等症缓解之后应用之，活血散结之剂每与补虚或清泄湿热之剂配合。至于补益之药，常用者温肾用附片，或加炮姜；养血用当归，或配丹参；补气用黄芪、绞股蓝，亦可用太子参；滋阴宜制首乌、女贞子之类。在治疗中应当掌握以祛邪为主，补虚为辅，补虚免用滋润，防止壅中敛邪。

【编者评注】李学铭老中医师承名门，临证经验丰富，辨证与辨病结合，衷中而参西，治疗疑难病证确有独到之处，尤其在治疗肾病综合征的案例中谈出了诸多心得体会。如他总结肾病尿毒症的特点时指出：正虚与邪郁，正虚主要表现为气血两亏与肾阳不足，邪郁主要是湿热与瘀结。治疗当区分标本缓急与湿热轻重。肺腑之言，颇中肯綮。

连建伟医案

【生平传略】

连建伟，男，1951年2月生，汉族。中医教授。浙江嘉善人。1966年学医，1970年行医，1978年考入北京中医学院（现北京中医药大学）首届中医研究生班，师从王绵之教授，专攻中医方剂学。曾任浙江中医学院副院长。现任中华中医药学会方剂分会副主任委员、全国中医文献学研究会常务理事、第十届全国政协委员。为第三批全国老中医药专家学术经验继承工作指导老师、主任中医师、博士生导师。对《金匮要略》、唐宋以至金元明清的名家著作都有深入研究。精于脉理，平脉辨证，擅长运用经方及后世各家医方，尤对内科肝病、脾胃病、妇科病有丰富的治疗经验。目前已发表本学科论文80余篇，出版著作8部：《历代名方精编》、《金匮要略校注》、《金匮要略现代研究文摘》、《金匮方百家医案评议》、《古今奇效单方评议》、《三订通俗伤寒论》、《中医必读》、《新编方剂歌诀详解》、《连建伟中医文集》等。先后担任国家规划教材《方剂学》编委、副主编。获1992年度国家中医药管理局科技进步二等奖一项，并曾三次获浙江省自然科学优秀论文二等奖。

一、益气养营、引血归脾法治愈产后血崩一例

冯某，女，28岁，工人。

初诊：1971年10月20日。

主诉：患者系初产妇，产后恶露已净，少腹不痛。突然于产后26天晚上暴崩不止，急送某医院。经西医用止血剂治疗并输血400ml，病情有所好转，但漏下仍未止。又服当归炭、炒白芍、生地炭、丹参炭等养血止血之剂，反增心悸怔忡、饮食减少等症。

诊查：脉来细弱，舌质淡白少华。

辨证：产后暴崩，无腹痛，为气虚不能摄血之证。气为血之帅，气虚则血不循经而妄行。此证本应益气摄血，反投养血止血，滋腻之性，损伤阳气，心阳受损则心悸怔忡，脾阳不振则纳食少进。脉来细弱，舌质淡白少华，均为气血大虚之象。

治法：益气养营，引血归脾。

处方：桂枝 4.5g　炒白芍 9g　炙甘草 4.5g　生姜 3 片　大枣 5 枚　龙骨 15g　牡蛎 24g　党参 12g　炙黄芪 12g　炒白术 9g　广皮 6g　黑归脾丸 12g(吞)　3 剂

【按语】是方以桂枝加龙骨牡蛎汤调气血、和营卫、止崩漏，合参、芪、术益气摄血，黑归脾丸引血归脾。复诊漏下渐止，纳食渐增，怔忡亦有好转，再服原方 3 剂，诸症悉愈。根据《素问·阴阳应象大论》"治病必求于本"的原则，治血证而不用血药，其血自止。

【沈仲圭评】抓住气为血帅、阳生阴长的理论根据，用桂枝加龙骨牡蛎汤固涩止崩，芪、术、参等补气生血，引血归经。辨证明确，投药恰当，故能收迅捷之效。

二、益气养血、调和营卫法治愈自汗一例

张某，女，27 岁，农民。

初诊：1971 年 10 月 19 日。

主诉：产后近二月，一直自汗不止，恶露未净，其色淡黄，纳谷少进。

诊查：脉细，舌淡少华。

辨证：纳谷少进，化源不足，气虚不摄，恶露自汗。

治法：益气养血，调和营卫。

处方：桂枝 4.5g　炒白芍 9g　炙甘草 6g　生姜 3 片　大枣 5 枚　龙骨 15g　牡蛎 24g　黄芪 12g　党参 12g　炒白术 9g　茯苓 12g　广皮 6g　济生归脾丸 12g(吞)　5 剂

复诊：患者服药后纳谷渐增，自汗减少，恶露已净。再服原方 5 剂，汗止而恢复健康。1972 年 5 月患者陪同他人前来治病，谓自己病愈后一直参加生产劳动，身体很好。

【按语】本方以桂枝加龙骨牡蛎汤调和营卫固涩止汗，合五味异功散补脾益气，济生归脾丸引血归脾。

【沈仲圭评】外现自汗不止，内现恶露不绝，因脉舌俱虚，恶露淡黄，医者断为气血不足、气不摄血之证，可谓心眼明亮，切中病情。

三、温阳重镇、益心健脾法治愈心悸一例

张某，女，35 岁，农民。

初诊：1971 年 12 月 3 日。

主诉及病史：患者曾有 6 年之久的风湿性心脏病。某医院曾动员其手术治疗，患者不愿手术，要求中医诊治。

诊查：诊见面色萎黄，心悸怔忡，夜不安寐，食量显著减少。长期休息，不能劳动。按其脉来细弱，四至一代，望其舌淡少华。

辨证：心脾两虚，气血不足。

治法：补益心脾。

处方：桂枝 9g　炒白芍 9g　炙甘草 6g　生姜 3 片　大枣 5 枚　龙骨 15g　牡蛎 24g　党参 12g　炒白术 9g　茯苓 12g　黄芪 12g　广皮 6g　济生归脾丸 12g(吞)　5 剂

二诊：12 月 10 日。心悸好转，能睡眠片刻，食量稍有增加。望其舌色依然淡白少华，按其脉已不代，但细弱无力，药已中病，再服原方 5 剂。

三诊：12 月 17 日。夜寐已安，略有心悸。近有咳嗽，痰如泡沫，筋脉拘急，脉缓，苔白润。

咳嗽，泡沫痰，脉缓，苔白润，内有水饮可知。水气不下行，则咳嗽不得安，心亦动悸。阳气不达于四肢，不充于肌表，则筋脉拘急。振奋心阳，益气行水实为当务之急。

处方：桂枝 9g 炒白芍 9g 炙甘草 6g 生姜 4 片 大枣 5 枚 龙骨 15g 牡蛎 24g 党参 12g 炒白术 9g 茯苓 12g 制半夏 9g 橘红 6g 10 剂

四诊：患者共服药 20 剂，现心不悸，夜寐安，纳谷振，咳嗽、筋脉拘急等症亦愈，已能操持家务。继投六君子丸培补气分，嘱其久服，以杜病源。

【按语】初诊方中桂枝加龙骨牡蛎汤温心阳而重镇，参、芪、术、苓、广皮益心气而助脾，合以济生归脾丸养心血健脾气，壮子益母，鼓动少火。脉细弱而代，故重用桂枝辛温通阳。三诊方由桂枝加龙骨牡蛎汤、四君子汤、苓桂术甘汤、二陈汤复方组成，其目的不外乎通阳益气，化湿行水。宗《素问·至真要大论》"奇之不去则偶之，是谓重方"之旨，用复方图治。

【沈仲圭评】桂枝加龙骨牡蛎汤原治下焦虚寒，精关不固，今移用于心悸怔忡，颇有巧思。连氏认为本方温心阳而重镇，合归脾汤的补益心脾，则怔忡食少眠差诸症自能药到病除。

四、益气镇心、健脾燥湿法治愈眩晕一例

顾某，女，34 岁，农民。

初诊：1971 年 11 月 10 日。

主诉及病史：素患眩晕近 10 年，更兼心悸难寐，甚则神思恍惚。西医诊断为"神经官能症"，经多处治疗，未见明显疗效。近经一医投生熟地、麦冬、玉竹之属，反增胸闷、纳呆、面浮等症。

诊查：脉来缓而无力，苔白而腻。

辨证：久病气虚，清阳不升。

治法：益心气镇心神，佐以健脾燥湿。

处方：桂枝 6g 炒白芍 9g 炙甘草 4.5g 生姜 3 片 大枣 3 枚 龙骨 15g 牡蛎 24g 党参 12g 炙黄芪 12g 炒白术 9g 茯苓 12g 广皮 6g 制半夏 9g 5 剂

二诊：11 月 18 日。夜寐能安，心不动悸，但眩晕未减，面部稍浮肿。脉缓，苔白略腻。原方加淮小麦 30g。

【按语】按照《素问·阴阳应象大论》"阳病治阴，阴病治阳，定其血气，各守其乡"的治则，方用桂枝加龙骨牡蛎汤益养心气重镇心神，配合六君子汤加黄芪益气健脾调中燥湿，乃心脾并治之方。复诊时药已中病，原方加淮小麦 30g，意在增强益养心气之功。

【沈仲圭评】此病眩晕乃至心悸少寐、纳呆浮肿、脉缓苔白腻，乃心阳不足，脾虚湿滞之证，故以益心气、镇心神、健脾燥湿之剂获愈。

五、温养气血、纳气化饮法治愈哮喘一例

王某，女，25 岁，社员。

初诊：1971 年 6 月 7 日。

主诉：哮喘经常发作，发时气不接续，动则更甚。畏寒恶风，少腹隐痛，时觉心悸。

诊查：脉沉细，苔白。

辨证：肾不纳气，阳虚水泛。

治法:温阳纳气化饮。

处方:桂枝 6g 炒白芍 9g 炙甘草 6g 生姜 4 片 大枣 5 枚 龙骨 15g 牡蛎 24g 党参 12g 黄芪 15g 炒白术 9g 茯苓 12g 干姜 3g 5 剂

二诊:服药后哮喘渐平,心悸好转,少腹不痛,诸症大减,又以本方再服 5 剂而安。同年 10 月患者又发哮喘,仍投本方加减而获效。

【按语】是方以桂枝加龙骨牡蛎汤温养气血,调和营卫,以降冲逆。参、芪、白术补养元气,气足则喘自平。干姜、茯苓则为标本兼治之品,既可温阳,又可化饮。

【沈仲圭评】哮喘虚证属命门火衰者,有破故纸胡桃肉蜜调酒服之方;属肝肾亏损,脉细微者,有贞元饮;肺肾两虚者,有人参蛤蚧散;肾阴虚损,面赤足冷,脉细舌红者,宜七味都气丸。今作者以桂枝加龙牡汤合参、芪、术、苓、姜治喘,别具巧思,堪供临床医家的借镜。

六、补养脾气、交通心肾法治愈滑精一例

冯某,男,39 岁,农民。

初诊:1982 年冬。

主诉:严重滑精,不能控制,甚至大便略加用力,前阴中也会精液自出。

诊查:失眠多梦,食少,脉虚细,舌苔薄白。

辨证:心肾不交,脾气衰少。

治法:欲交心肾,必先治脾。

处方:归脾汤合妙香散。

党参 12g 炙黄芪 12g 炒白术 10g 茯苓 12g 炙甘草 5g 炒陈皮 6g 当归 10g 炒枣仁 12g 远志 6g 广木香 3g 龙眼肉 9g 生姜 3 片 大枣 7 枚 山药 15g

二诊:服 5 剂滑精大减,再守方服 10 剂乃愈。

【按语】本案滑精先用常法调阴阳止遗滑,投桂枝加龙骨牡蛎汤 5 剂不效。后再三思考,仔细辨证,从心肾不交论治。“上下交病治其中”,通过补养脾气,使心血充足,心火自能下交于肾;肾精易成,肾水自能上潮于心,如此则水火既济,遗滑自止。

七、益气养血、通阳复脉法治愈心悸脉结二例

郁某及其亲戚,二人均是 80 岁以上老翁。

初诊:2000 年 5 月 2 日。

主诉:同因心悸、脉结来求诊。

诊查:均舌淡红,苔薄白。

辨证:心脏阴阳气血俱虚。

治法:补益心脏阴阳气血。

处方:同投仲景复脉汤原方。

生地黄 30g 麦冬 15g 阿胶 10g 黑芝麻 10g 炙甘草 12g 党参 15g 桂枝 6g 生姜 6g 大枣 30 枚 15 剂

【按语】本案中二位老翁心悸脉结,同投复脉汤 15 剂而使心悸、脉结消失,说明仲景不愧医中之圣,在 1700 余年前即能治此难治之证,从补益心脏阴阳气血着手治心悸、脉结,确为治

本之图。获效的关键是:①用原方药味;②按原方药物剂量比例,尤其重用生地黄、炙甘草、大枣;③原方麻仁均用今之黑芝麻,非大麻仁也;④原方水酒各半久煎取用,故也嘱患者加清酒(米酒)适量(一般用60克)同煎。

八、滋补水火、益气养阴法治愈喑痱一例

凌某,男,84岁,台湾台中人。

初诊:2001年12月12日。

主诉:久病卧床不起,或暂坐于轮椅之上,舌强不能言,足废不能行,耳聋不能听,大便干燥。

诊查:望其舌苔薄白,切其脉有结象,右关脉大而有力。

辨证:心肾不足,阴阳两虚。

治法:滋肾阴,补肾阳,益心气,养心阴。

处方:用刘河间地黄饮子合李东垣生脉散主之。

生地黄 20g　山茱萸 12g　麦冬 15g　五味子 6g　远志 6g　石菖蒲 6g　西洋参 6g　茯苓 12g　巴戟天 6g　肉苁蓉 10g　肉桂 2g　西枫斗 6g　60剂

二诊:患者服药10余剂,即能在家中行走一两步。服完60剂,已能从家中一房间走到另一房间,而且能说二三字的简短话语,耳能听声,自己摘下了助听器。自服药后,大便一直保持通畅。家人均认为奏效神奇,故2002年3月17日,凌老夫人与女儿、女婿亲自前来杭州致谢。嘱效不更方,再配原方30剂回台。

【按语】本案为笔者2001年12月率浙江中医学院专家、教授代表团赴台湾中国医药学院访问时所诊治。患者喑痱乃高年肾虚精亏所致,又有心病脉结,确属难治。然投以地黄饮子合生脉散,获效之速,又出人意外。说明古方能治今病,只要辨证正确,治法得当,可起沉疴。犹如拔刺雪污,刺虽深,犹可拔也,污再重,犹可雪也,惟恐未得其术耳。余敢治此病,主要凭患者右关脉大有力,此乃后天胃气强盛之征。后天可补先天,宗气亦赖胃气,证实了《内经》"纳谷者昌,绝谷者亡"的理论具有临床指导价值。

九、泻胃祛瘀、重药轻投法治愈咳血一例

杜某,女,78岁。

初诊:1987年4月17日。

主诉及病史:素患咳喘,4天前突然咳血约200ml,血色先为紫黑,后呈鲜红。咳血前有胸痛,咳血后胸痛已瘥。但至今仍有血咳出,色鲜红,略有紫黑,且与痰同时咳出。

诊查:询知患者咳血前曾服其子所送之西洋参1支。诊得右关脉实大有力,脉有结象,舌苔黄燥。大便二日一行,甚干。

辨证:热入胃腑,上归于肺,伤及阳络,而致咳血。

治法:清阳明血分之热。

处方:黄芩炭 6g　川黄连 2g　制大黄 3g　参三七粉 2g(冲服)　瓜蒌皮 12g　川贝母 6g　藕节炭 12g　芦根、白茅根各 30g　3剂

二诊:5月5日。服药2剂咳血即止,大便亦通,舌苔亦退,因病愈,故未再来复诊。并谓:

“这方药味不多，但效果真灵。”至同年11月1日相遇，谓服药后咳血未再发作。

【按语】人皆知西洋参为甘凉之品，能清热养阴生津，不知目前正宗之西洋参不多，某些西洋参乃用生晒参加工而成，这种“西洋参”入胃，使阳明气血沸腾，母病及子，灼伤阳络。正如曹炳章《增订伪药条辨》所谓：“西洋参滋阴降火……凡是阴虚火旺，劳嗽之人，每用真西参，则气平火敛，咳嗽渐平。若用伪光参，则反现面赤舌红，干咳痰血，口燥气促诸危象焉。”据本案病证当用泻心汤泻其胃火，祛瘀止血，但据其年龄脉象，又恐峻剂伤正，故用重药轻投法，使苦寒不伤胃气。再加参三七、藕节炭，使血止而不留瘀；瓜蒌皮、川贝母使痰化而不耗津；芦根、茅根之用，在于清肺胃，生津液，止咳血，且恐芩、连等苦燥药耗伤阴津也。

十、温脾摄血、刚柔相济法治愈便血一例

沈某，男，38岁，工人。

初诊：1995年6月24日。

主诉及病史：患胃疾10余年，去年9月曾呕血1次，大便色黑。今年6月4日又呕血1次，大便色黑，且黑便持续20天，迄今不止。

诊查：患者面色萎白，形体消瘦，饮食少进，舌质淡，苔薄白，脉细软无力。

辨证：脾不统血。

治法：温脾止血。

处方：制附子6g　炒白术12g　阿胶珠10g　生地炭15g　黄芩炭6g　炙甘草6g　党参30g　参三七3g(吞)　伏龙肝60g(煎汤澄清，取汁熬药)　7剂

二诊：7月8日。服前方3剂，便血即止。守方服14剂，面有华色，脉弱，左关尤甚，舌苔薄腻而略黄，舌边稍有瘀斑。当守方加味再进。

处方：制附子5g　炒白术12g　阿胶珠10g　生地炭15g　黄芩10g　炙甘草5g　党参30g　参三七3g(吞)　伏龙肝60g(煎汤澄清，取汁熬药)　当归炭6g　炒白芍12g　仙鹤草15g　红枣30枚　7剂

三诊：7月19日。面色红润，饮食增多，但觉四肢酸楚，右关脉虚大，舌苔薄白。气虚难复，改拟补中益气汤加减。

处方：党参20g　生黄芪30g　炒白术10g　炙甘草5g　炒陈皮6g　炒当归10g　炙升麻5g　葛根6g　麦冬10g　五味子3g　红枣30枚　仙鹤草15g　参三七3g(吞)　14剂

【按语】黄土汤原治“远血”，此乃脾气虚寒，不能统血，血不循经，发为便血，其血呈暗黑色。正所谓“脾去肛门远，故曰远血是也”。方中君药伏龙肝，功专温中摄血。目前该药在城市已经绝迹，只能在乡村长期烧柴之灶中觅得，烧煤者不可入药。每次煎药时将灶中黄土打下一角，约60g，煎汤代水熬药，疗效确切。配以白术、附子健脾温阳，为臣药；地黄、阿胶、甘草养血止血，为佐药；反佐以黄芩苦寒止血，合地黄足以制术、附之温燥；甘草调和诸药，又兼使药之用。如此则标本兼顾，刚柔相济，温阳而不动血，滋阴而不碍脾。初诊于黄土汤中加入大量党参、少量三七益气止血，且寓参附汤意，益气回阳固脱。复诊时因患者脉弱，左关尤甚，说明血去过多，肝血大伤；舌边稍有瘀斑，又有血止留瘀之虞，故守前方加当归炭、灼白芍以补肝养血，化瘀止血；再入仙鹤草、红枣者，因二药合用，善于补虚止血；此时舌苔略黄，为化热之象，故酌减附子之量，加大黄芩之制。待便血全止，改投补中益气汤益气升清，合生脉散补气、清气、敛气。便血虽止，但仍加入仙鹤草、红枣、三七者，既可预防再次出血，又善补养气血也。

十一、温阳化饮、健脾利湿法治愈痰饮一例

滕某，女，81岁。

初诊：1996年11月19日。

主诉：近一月来不思饮食，进食甚少。

诊查：脉沉，舌苔白腻。

辨证：患者由其女儿陪同前来诊治，仅自诉不饥不食，并未言及其他症状。余望其舌中苔白腻，其脉沉，断为中焦脾胃虚寒，痰饮潴留，饮停心下，当有“胸胁支满，目眩”之症，问之果然。饮邪阻遏，阳气不通，当有“背寒如掌大”之症，问之亦然。

治法：以温药和之。

处方：茯苓20g　桂枝6g　生白术12g　炙甘草6g　制半夏10g　炒陈皮6g　炒苡仁20g　7剂

二诊：至1997年1月24日其女前来治病，谓患者服药7剂即饮食大增，药价仅1元9角1剂。共服21剂，现诸症均瘥，身体康泰，特来道谢。

【按语】本案患者主诉仅为不饥不食，余据其舌脉，断为痰饮。饮停心下，阳明通降失司，故不饥不食。结合《金匮要略》原文：“心下有痰饮，胸胁支满，目眩”，“病痰饮者，其人背寒如掌大”，以方测证，果然不爽。《金匮要略》又云：“病痰饮者，当以温药和之，苓桂术甘汤主之”，故用苓桂术甘汤原方温阳化饮，加半夏、陈皮通降阳明，再加炒苡仁健脾利湿，且其性微凉，又制桂枝、白术、半夏之燥。又痰饮之作，必由元气匮乏，以致津液凝滞，不得输布，积阴为饮。若果真气充足，胃强脾健，则饮食不失其度，运行不停其机，何来痰饮之有？

【编者评注】连建伟教授年富力强，治学勤而猛，对仲景《伤寒杂病论》体验尤深。能恰如其分地将《伤寒杂病论》理法方药用于临床，收到满意疗效。沈仲圭先生对其“益气养血、调和营卫法治愈自汗一例”的评语中肯定辨证准确，“可谓心眼明亮，切中病情”，应不单为诱掖后学之语。

何嘉琳医案

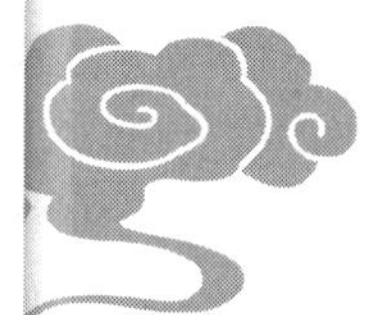

【生平传略】

何嘉琳，女，1944年生，汉族。国家级名中医，全国第3批老中医药专家学术经验继承指导老师，国家中医药管理局及浙江省中医妇科重点学科带头人，浙江中医药大学教授，杭州市中医院主任医师。浙江杭州人，出身于中医妇科世家，伯父何子淮、父亲何少山均为国家级名中医。幼承庭训，深得家传。1968年毕业后从事中医妇科临床、科研、教育工作30余年，1986年又经上海中医学院全国高等医药院校《中医妇科》师资进修班结业。对妇科疑难疾病如不孕症、子宫内膜异位症、习惯性流产等的诊治均有独到的见解及良好的疗效。参编著作及发表论文30余篇，在妇科专业领域颇有建树。主持的课题“妇洁净治疗阴道炎的临床及实验研究”曾获浙江省科技进步奖。兼任中华中医药学会妇科专业委员常委，浙江省中医妇科专业委员会副主任。

一、滋肾疏肝、养血活血法治愈卵巢早衰闭经不孕病一例

杜某，女，33岁，离异再婚。

初诊：2002年10月24日。

主诉及病史：两年来月事紊乱，经来量少。经汛后期甚至闭止不行。伴胸闷乳胀，郁郁寡欢，五心烦热，头晕失眠，神疲乏力，腰酸如折。末次月经2002年7月20日，量少色淡红，3天净。患者再婚后2年未孕，要求生育。

诊查：刻诊停经已3月余，尿妊免试验（－），带下量少。查血 E_2 31pmol/L，LH 74.2IU/L，FSH 63.8IU/L。脉细弦，舌红苔薄。西医诊断：卵巢早衰。

辨证：肝郁肾亏，阴血不足。

治法：滋肾疏肝，养血活血。

处方：熟地12g　菟丝子30g　柴胡9g　香附12g　生麦芽30g　淮小麦30g　葛根30g　麦冬12g　泽兰10g　鸡血藤30g　益母草30g　川牛膝30g　虎杖30g　赤芍10g　当归15g　川芎10g　4剂

二诊：2002年10月30日。服药3剂后月经来潮，量稍增多，色转红，五心烦热及胸闷乳

胀好转,腰酸减轻。再拟前意化裁:

处方:熟地 12g　菟丝子 30g　杞子 12g　紫河车 6g　仙灵脾 15g　川断 15g　葛根 30g　香附 12g　郁金 10g　当归 15g　川芎 9g　牛膝 15g　7 剂

上方加减前后治疗共 2 个月,月经连续 2 个月准期来潮,量增多,诸症消除;复查血 LH 及 FSH 均恢复正常。末次月经:2003 年 1 月 2 日,2 月 19 日查血 HCG>5IU/L,B 超提示"宫内早孕"。

【按语】本例患者病起于再婚后盼子心切而不得,肝气怫郁于心,情志失畅,故胸闷乳胀,郁郁寡欢;肝郁日久暗耗阴血,阴血不足,虚热内生则五心烦热,头晕失眠;病久必伤肾,经水本赖肾水施化,肾水既乏则经水益以干枯,故逐渐发展至闭经不孕,伴腰酸,神疲乏力。治疗用滋肾疏肝,养血活血法;药用菟丝子、熟地、枸杞子、紫河车滋肾水养肾阴;柴胡、香附、生麦芽疏肝气解郁闷,鸡血藤、益母草、牛膝、泽兰、虎杖既养血又活血。综观全方以滋水涵木,养血活血为宗旨;肾水旺则肝木得养,肝气疏泄条达则郁闷自除,血海充盈则月事恢复正常,摄精成孕亦顺理成章耳。

(崔林整理)

二、滋肾健脾、化瘀活血法治愈子宫腺肌症不孕一例

黄某,女,32 岁。

初诊:2002 年 7 月 10 日。

主诉及病史:4 年前人流 1 次,之后每逢经行腹痛,逐月加剧,来潮量多,伴下大血块,周期尚准。末次月经 2002 年 7 月 4 日,腹痛较剧;平素常有小腹隐痛,腰酸,带下量多色黄;结婚后不避孕已 3 年未孕。

诊查:刻诊适值月经刚净,下腹隐痛不舒,神疲乏力,纳谷不馨,形体丰满。脉沉细,舌淡红,苔薄。B 超提示:"子宫腺肌症"。

辨证:脾肾两虚,痰瘀交阻。

治法:滋肾健脾,化瘀消癥。

处方:鹿角片 10g　仙灵脾 15g　菟丝子 30g　川断 15g　巴戟天 10g　茯苓 15g　薏米仁 30g　山药 15g　石菖蒲 9g　姜半夏 10g　黄芪 15g　穿山甲 10g　红藤 30g　败酱草 30g　泽泻 10g　焦山楂 30g　10 剂

二诊:2002 年 7 月 22 日。服药后腹痛已除,腰酸减轻,带下量减少色转白,纳谷转香,再拟前方加减:

处方:鹿角片 10g　菟丝子 30g　仙灵脾 15g　茯苓 15g　米仁 30g　山药 15g　穿山甲 10g　三棱 10g　莪术 10g　石菖蒲 9g　猫爪草 15g　半支莲 30g　皂角刺 9g　路路通 15g　海藻 20g　5 剂

三诊:2002 年 7 月 28 日。月经将届,小腹隐痛坠胀,腰酸,脉沉细,舌淡红,苔薄,拟温肾养血:

处方:乌药 6g　片姜黄 10g　鹿角片 10g　仙灵脾 15g　当归 10g　川芎 9g　香附 12g　元胡 12g　小茴香 5g　泽兰 10g　泽泻 10g　红藤 30g　败酱草 30g　炙甘草 5g　7 剂

四诊:2002 年 8 月 5 日。昨日经来,腹痛未作,经量中等,腰酸减轻,再拟温经化瘀止痛:

处方:当归 12g　川芎 9g　香附 12g　元胡 12g　益母草 30g　牛膝 15g　仙灵脾 15g

小茴香 5g　泽泻 10g　泽兰 10g　陈皮 5g　赤芍 10g　炙甘草 5g　5 剂

上法连续治疗 4 个月，痛经消失，经量减少，末次月经 2002 年 12 月 18 日，2003 年 1 月 20 日查血 HCG：2.852IU/L，10 天后 B 超提示宫内“早孕。”

【按语】子宫腺肌症中医辨证属“癥瘕”范围，病在血分，瘀结而成。张景岳《妇人规》：“瘀血留滞作癥，唯妇人有之。”明代李梴《医学入门》：“血滞瘀积于中，与日生新血相搏，则为疼痛”。治疗当以活血消癥为大法。但细究其病因，该患者病起于人流术后，胞脉受损，肾气已衰，故平时常有腰酸；经水本赖肾气鼓舞运行，肾虚运行不畅，经血瘀滞于胞中，则经来腹痛，伴下血块。加之患者形丰，责之于脾，脾虚不能运化水谷精微，津液内停，则痰瘀交结。该患者病机正如《灵枢・百病始生》所说：“凝血蕴裹而不散，津液涩渗，著而不去，而积皆成矣。”而致病之因则为脾肾两虚。故初诊先用鹿角片、菟丝子、仙灵脾温补肾阳；茯苓、薏米仁、山药健脾渗湿；穿山甲、红藤、败酱草化瘀消癥；待脾阳稍振，脾胃渐醒，水谷精微得化。二诊时加三棱、莪术、皂角刺、猫爪草、半支莲等活血消癥之品。三诊时月经将届，用温肾养血鼓舞来潮法，药用乌药、片姜黄、小茴香、鹿角片、菟丝子、当归等，一俟月经来潮则温经化瘀，畅通胞脉，药用益母草、当归、川芎、牛膝、小茴香、香附。如此标本兼治 4 月余，诸症消失，继而怀孕。

（崔林整理）

三、清热化瘀、补肾调经法治愈输卵管炎症梗阻及宫腔粘连不孕一例

徐某，女，32 岁，已婚。

初诊：2002 年 8 月 7 日。

主诉及病史：去年 3 月曾孕 45 天难免流产经清宫术，恶露淋漓 10 余天。1 年来未避孕一直未孕；平时常感下腹隐痛，带下量多色黄，腰酸乏力。上月在本院行子宫输卵管造影证实“两侧输卵管炎症梗阻，宫腔粘连”。末次月经 7 月 13 日。

诊查：刻诊月经将届，下腹作痛，腰膝酸软，带多色黄，脉细，舌红苔薄。

辨证：瘀血阻滞，胞脉闭塞，肾气已衰。

治法：清热活血化瘀。

处方：生黄芪 15g　红藤 30g　败酱草 30g　三棱 10g　莪术 10g　皂角刺 10g　路路通 15g　茯苓 12g　赤芍 10g　当归 12g　桃仁 6g　泽泻 10g　穿山甲 10g　鹿角片 10g　薏苡仁 30g　蚤休 10g　7 剂

二诊：8 月 15 日。服药 1 剂后经转，量中等，6 天净，腹痛已除，腰酸减轻。脉细，舌红苔薄。治拟滋肾活血化瘀，配合中药妇外 4 号保留灌肠。

处方：熟地 12g　黄精 20g　玉竹 20g　鹿角片 10g　菟丝子 30g　仙灵脾 15g　川断 15g　生黄芪 15g　红藤 30g　败酱草 30g　蚤休 10g　皂角刺 10g　路路通 15g　穿山甲 10g　赤芍 10g　7 剂

三诊：8 月 22 日。经间期带下量中色转白，腹痛未作，略感腰酸，脉细，舌红苔薄。再拟补肾活血调冲。

处方：河车粉 6g　鹿角片 10g　菟丝子 30g　仙灵脾 15g　巴戟天 15g　丹参 12g　赤芍 10g　当归 12g　红藤 30g　败酱草 30g　皂角刺 10g　路路通 15g　穿山甲 10g　生黄芪 15g　蚤休 10g　生甘草 5g　7 剂

四诊:8 月 29 日。服药后腹痛腰酸已除,带下量少色白,末次月经 8 月 8 日。脉细,舌红苔薄。黄体期治拟温肾活血调冲。

处方:仙灵脾 15g　菟丝子 30g　鹿角片 10g　巴戟天 15g　甜苁蓉 12g　石菖蒲 9g　路路通 15g　皂角刺 9g　穿山甲 10g　三棱 10g　莪术 10g　生黄芪 15g　红藤 30g　败酱草 30g　丹皮 10g　甘草 5g　7 剂

如此调理 4 个月,末次月经 12 月 9 日,次年 1 月 17 日查尿 B-HCG(+)。改为滋肾安胎中药口服观察,孕 2 月时 B 超检查提示"宫内早孕"。

【按语】本例不孕症患者病起于输卵管梗阻,宫腔粘连。现代医学认为此类病人自然受孕的几率极少,大都需做试管婴儿。但试管婴儿昂贵的费用和低的成功率亦使患者颇为踌躇。中医辨证属瘀血内阻,肾气已虚,胞络闭塞。治疗分为经期、月经后期、经间期及月经前期等不同。经期盆腔充血,瘀血易于凝滞,故予清热化瘀之红藤、败酱草、生黄芪、蚤休等活血化瘀,畅通胞脉;经后期则在清热化瘀的基础上用熟地、黄精、菟丝子、仙灵脾、川断等滋肾填精调经;经间期即排卵期加河车粉、巴戟天、丹参、当归等补冲任活血促排卵;经前期即西医所谓黄体期,予仙灵脾、巴戟天、甜苁蓉、菟丝子等温肾助阳,温煦胞宫,为胞宫受孕打好物质基础。并在治疗过程中注重用穿山甲、皂角刺、路路通、三棱、莪术等峻下通透之品疏通输卵管,配合化瘀通络之中药保留灌肠使药物直达病所,如此综合治疗终使瘀邪去、胞络通而喜得子矣。

(崔林整理)

四、健脾肾、固冲任法治愈青春期功血一例

李某,女,20 岁,未婚。

初诊:2002 年 6 月 7 日。

主诉及病史:13 岁月经初潮,周期紊乱,先后不定,经期延长,性激素检测提示"青春期无排卵功血"。末次月经 2002 年 5 月 31 日,量多如崩,血色鲜红,夹大血块。

诊查:刻诊正值经期第 8 天,经量尚多,色鲜红,伴头晕乏力,面色欠华,右下腹隐痛,大便溏烂。查血红蛋白 80g/L。脉细,舌红苔薄。

辨证:脾虚气弱,冲任失固。

治法:先拟益气健脾固冲。

处方:生黄芪 15g　党参 15g　升麻炭 6g　白术 10g　龟板 10g　生地炭 12g　茜草炭 6g　鹿衔草 30g　血见愁 15g　马齿苋 20g　制军炭 6g　生甘草 5g　地锦草 15g　白芍 15g　附子炭 5g　阿胶珠 12g　4 剂

二诊:2002 年 6 月 11 日。服药后血止,仍感头晕,面色少华,腰酸。去血过多,气阴两亏,脉细,舌红苔薄。拟益气养阴,滋肾调冲。

处方:生黄芪 15g　太子参 15g　五味子 5g　龟板 10g　鹿角霜 15g　白芍 10g　丹皮 10g　生地 10g　桑寄生 15g　杞子 12g　菟丝子 30g　甘草 5g　7 剂

三诊:2002 年 6 月 18 日。经间期,带下量少,头晕乏力好转,腰酸减轻,面色转华,脉细,舌红苔薄。再拟前方出入。

处方:生黄芪 15g　太子参 15g　龟板 10g　生地 10g　赤白芍各 10g　鹿角霜 15g　丹皮 10g　红藤 30g　败酱草 30g　蚤休 10g　地锦草 15g　马齿苋 20g　7 剂

四诊：2002年6月26日。

月经将届，带下量中色白，腰膝酸软，咽干，脉细，舌红苔薄。拟滋肾养阴。

处方：菟丝子30g　仙灵脾15g　杞子15g　龟板10g　覆盆子15g　生地12g　金樱子15g　鹿角霜15g　旱莲草12g　五味子5g　7剂

五诊：2002年7月6日。末次月经6月28日，期准量中，7天净，脉细，舌红苔薄。再拟健脾肾固冲任。

处方：炙黄芪15g　党参15g　白术10g　鹿角霜15g　龟板10g　金樱子15g　覆盆子12g　菟丝子30g　黄柏6g　芡实15g　当归10g　白芍10g　川断15g　乌贼骨15g　椿根皮10g　甘草5g　10剂

之后上药调治及随访3个月月经周期正常，经量中等，基础体温双相，复查血红蛋白上升至120g/L。

【按语】青春期功血属于中医“崩漏”范畴，《诸病源候论》中立有“崩中漏下候”，指出：“冲任之脉虚损，不能约制其经血，故血非时而下。”古代及近代许多医家对崩漏的诊治大多推崇三部法，即塞流、澄源、复旧。但何师通过多年的临床实践认识到这三部法虽有其一定的临床意义，但亦不能墨守成规。认为在塞流的同时应结合澄源，分清病因则更能提高疗效。何师说：功血虽然只是子宫出血，但与全身脏腑、气血、经络皆有密切联系。青春期少女功血大都责之于脾肾两脏及冲任两脉的虚损；脾肾两虚，冲任损伤，统摄无权，封藏失司，则见暴崩下血。该病人诊治时下血仍多而血红蛋白已掉至80g/L，故急拟益气健脾固冲为主：药用党参、黄芪、白术等益气健脾，生地炭、升麻炭、茜草炭、地锦草、附子炭、鹿衔草、血见愁、马齿苋等大剂止血固冲。二诊时血止而呈肾虚气阴两伤之征候，故予滋肾益气养阴，药用鹿角霜、太子参、菟丝子、桑寄生、枸杞子、五味子等；之后数诊虽药物有所出入，但宗旨则一，不离健脾肾固冲任之意。如此调理3个月，月经恢复正常，而血红蛋白素亦上升至正常水平。

（崔林整理）

五、养阴清肝法治愈围绝经期综合征一例

杨某，女，53岁，已婚。

初诊：2003年1月20日。

主诉及病史：大产1胎，人流2次，自2年前绝经之后，常感烘热汗出，头目昏眩，夜寐难以入眠，伴心烦易怒、胁下疼痛。有“高血压”、“胆囊炎史”。

诊查：刻诊烘热汗出阵作，头昏目眩，心悸不寐，右胁下疼痛。测血压：150/90mmHg。脉细弦，舌红苔薄。

辨证：阴虚肝旺。

治法：养阴清肝。

处方：生地10g　葛根30g　龟板10g　天冬12g　淮小麦30g　泽泻10g　丹参15g　赤芍10g　天麻10g　杞子15g　生石决明18g　钩藤5g　蒲公英30g　金钱草30g　黄药子6g　郁金10g　10剂

二诊：2003年2月10日。服上药后烘热汗出明显减轻，仍感头昏乏力，夜寐欠宁，右胁下隐痛已除，测血压140/85mmHg。脉细弦，舌红苔薄，再拟养阴滋肾清肝。

处方：生地12g　葛根30g　龟板10g　天冬12g　赤芍10g　天麻10g　丹皮参各15g

合欢皮 10g　杞子 15g　龙齿 30g　生白芍 15g　怀牛膝 15g　生石决明 18g　夜交藤 15g　甘草 5g　10 剂

三诊：2003 年 3 月 3 日。药后烘热汗出、头目昏眩已愈，夜寐转安，测血压 140/80mmHg。药已见效，再宗前意以善其后。

处方：生地 12g　天冬 10g　龟板 10g　葛根 30g　黄芪 15g　丹皮参各 15g　赤芍 10g　杞子 15g　龙齿 30g　生白芍 10g　怀牛膝 15g　合欢皮 10g　淮小麦 30g　夜交藤 15g　甘草 5g　10 剂

【按语】该患者经历了妊娠生育流产及数十年的经血损耗，原本就阴血不足；加之肾气渐衰，天癸已绝，肾之阴液亏损而不能涵养肝木，使机体处于阴血不足而肝火偏旺，肝阳上亢的状态。遵循治病必求其本的原则，治疗应以滋阴补肾为主，保存体内不足的阴液，达到调和阴阳、平肝潜阳的目的。药用生地、天冬、葛根、杞子、龟板等养阴滋肾，其中葛根为养阴清热之佳品。现代药理证明葛根有雌激素样作用，能增加未成熟小鼠子宫的重量，适合于围绝经期雌激素水平低下的妇女应用；龟板除了养阴之外还兼能平肝潜阳，取其一药两用之意。斟加生石决明、生白芍、天麻、泽泻、钩藤清肝泻火，降低血压；兼有胆囊炎用金钱草、黄药子、郁金疏肝利胆。二诊右胁下隐痛已除，而夜寐仍不宁，故原方去金钱草、黄药子、郁金改用龙齿、合欢皮、夜交藤重镇安神。三诊药已见效，故守原方出入而收全功。

（崔林整理）

六、扶正祛邪配合外治法治愈慢性盆腔炎一例

闵某，女，46 岁，已婚。

初诊：2002 年 4 月 23 日。

主诉及病史：2 年来下腹疼痛反复发作，伴白带增多，腰酸乏力，曾在浙医二院查血 CA-125 为 128U/ml，明显增高。诊断为慢性盆腔炎，予抗生素治疗无效。

诊查：刻诊下腹疼痛又发一周，隐痛为主，痛处拒按，带下绵绵，色黄腥臭，腰酸如折，神疲乏力，食欲不振，解尿不舒，脉细，舌红苔黄腻。

妇检：子宫后位，正常大小，压痛（±），双侧附件均增厚，压痛（+）。

尿检无殊，B 超提示：子宫直肠窝积液。

辨证：正气已虚，湿热瘀结。

治法：扶正清热化瘀。

处方：生黄芪 20g　白术 10g　制苍术 10g　狗脊 12g　黄柏 6g　熟军 10g　丹皮 10g　丹参 10g　红藤 30g　败酱草 30g　蚤休 10g　赤芍 10g　白芍 10g　茯苓 12g　炒川楝子 10g　车前草 10g　甘草 5g　14 剂

配合中药自制制剂妇外 4 号，每日保留灌肠，温灸贴每日 1 剂贴于肚脐正中（保留灌肠在经期暂停，其余时间均可应用）。

二诊：2002 年 5 月 8 日。服药后腰腹痛稍减轻，带下略减少，小便已畅，大便偏溏，末次月经 4 月 22 日，量中 5 天净。脉细，舌红苔黄腻。再拟扶正清湿化瘀。处方：生黄芪 20g　白术 10g　黄柏 6g　蒲公英 30g　藿香 6g　佩兰 6g　米仁 30g　茯苓 10g　平地木 15g　广木香 5g　乳香 5g　没药 5g　制苍术 10g　炒川楝子 10g　红藤 30g　甘草 5g　14 剂

三诊：2002 年 5 月 29 日。末次月经 5 月 24 日，期准、量中 5 天净。腹痛腰酸明显减轻，带

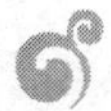

下量减少色转白；食欲转馨，两便如常，5 月 8 日在浙医二院复查血 CA-125 为 2.7U/ml，已恢复正常。脉细，舌红苔薄。再宗前治以善后。

处方：生黄芪 15g　制苍术 10g　白术 10g　蒲公英 30g　丹皮 10g　丹参 10g　黄柏 6g　赤芍 10g　红藤 30g　炒川楝子 10g　白芍 10g　甘草 5g　10 剂

之后上方加减配合外治法调理 3 个月，随访 3 个月盆腔炎未发作。

【按语】盆腔炎在中医学古典医籍中并无专论，其症状散见关于“带下病”、“少腹痛”、“热入血室”等论述中。如《傅青主女科》云：“带下而色黄者，其气腥秽，乃任脉之湿。”《秘传证治要诀·妇人门》谓：“经事来而腹痛，不来亦腹痛，皆血不调故也。”本例患者湿热瘀邪胶结之证候明显，故下腹疼痛反复发作，带下量多色黄腥秽，舌红苔黄腻；但病程日久，病势缠绵，正气已衰，故伴见腰酸乏力，神疲纳呆；湿热瘀邪胶着不去则病情反复，迁延难愈。治疗当标本兼治，扶正祛邪。首诊先予扶正清热化瘀：药用生黄芪、白术、狗脊等扶助人体正气，红藤、败酱草、蚤休、黄柏等清热解毒；丹参、赤芍等活血化瘀；车前草、茯苓化湿通淋。二诊热邪稍减而湿邪未去，故在扶正清热化瘀的基础上酌加化湿之藿香、佩兰、平地木、米仁等。三诊药已见效，故守方扶正祛邪法，使其正气逐渐恢复，湿热瘀之邪亦逐渐消退矣。而实践证明盆腔炎配合外治法如保留灌肠、腹部理疗等均能提高疗效，缩短疗程。保留灌肠使清热解毒之药液通过直肠静脉丛直接吸收入盆腔，理疗则能促进局部血液循环，改善血液粘稠度，并有止痛作用。该患者由于不能每天来院理疗，故改用与理疗有相同作用的温灸贴，如此内外合治起到了事半功倍的效果。

（崔林整理）

七、益气温阳法治愈产后自汗、盗汗一例

於某，女，25 岁，已婚。

初诊：2002 年 12 月 11 日。

主诉及病史：产后 2 月，恶露尚未全净，昨去理发店洗头时理发师误用冷水冲其头，当即感畏寒身冷，头痛不舒；去某医院就诊，予服泰诺片，静滴参麦针。当晚不论醒寐均大汗淋漓，手足冰冷，身寒不温。

诊查：刻诊时值冬季，面部及全身大汗淋漓不断，毛巾拭之即出，片刻毛巾及内衣湿透。伴精神恍惚，面色苍白，气短懒言。脉沉细，舌淡红，苔薄。

辨证：气虚阳弱，复感寒邪，营卫失和。

治法：益气温阳，调和营卫。

处方：黄芪 30g　党参 30g　桂枝 6g　白芍 12g　附子炭 6g　麦冬 10g　五味子 6g　酸枣仁 12g　远志 6g　当归 12g　川芎 6g　益母草 30g　龙骨 15g　甘草 5g　1 剂

二诊：12 月 12 日。家属前来转方，诉服药后汗出明显减少，形寒畏冷好转，精神转佳，药已见效，再宗前意化裁：

处方：黄芪 30g　党参 30g　麦冬 10g　五味子 6g　生地 12g　山萸肉 6g　附子炭 5g　白芍 10g　桂枝 5g　酸枣仁 12g　远志 6g　白术 10g　陈皮 5g　龙骨 15g　阿胶珠 10g　3 剂

三诊：12 月 15 日。形寒畏冷已除，盗汗、自汗亦愈，恶露已净，再以前方加减以善后。

【按语】该患者新产后本已气血两虚；复受寒邪，伤及腠理，卫阳不固，腠理不实，故见大汗

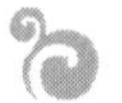

淋漓。汗出过多，伤及阴血，阴虚内热，迫汗外泄则夜寐盗汗。治疗以黄芪建中汤加减，黄芪、党参、桂枝、附子炭益气温阳，散寒解表，麦冬、五味子、白芍养阴敛汗，补虚和营，酸枣仁、远志、龙骨宁心安神。气血得补，营卫调和则寒邪自出。自汗、盗汗何患不愈。

（崔林整理）

【编者评注】何嘉琳医师出身中医世家，克绍箕裘，遵崇家范。于中医妇科造诣颇深。更兼勤学不倦，中医学院毕业后仍继续进修，故能在临证之时，结合西医辨病，施展中医特长。其如滋肾疏肝、养血活血治卵巢早衰之经闭不孕，滋肾健脾、化痰活血治子宫肌腺瘤之不孕，清热化瘀，补肾调经治输卵管阻塞之不孕，皆能效如桴鼓，确实彰显了辨证施治的较深功力，后学考读其医案定有裨益。

张良骥医案

【生平传略】

张良骥，1940年生，汉族。浙江省乐清市人，主任中医师。1965年浙江中医学院毕业，先留校任教，后调乐清人民医院。1984年参加筹建乐清中医院，曾任乐清中医院副院长，温州市中医学会常务理事，省中医学会理事。省、市人大代表，乐清市第九、十、十一、十二届人大常委会副主任。40年来，致力于临床教育事业，擅长中医内科杂症、肝胃病、温热病及妇科经带病。尤对肝硬化、慢性胃炎等治疗有较好的效果。治学严谨，勤求古训，博采众方，宗于《伤寒》、《金匮》及金元四大家，强调辨病与辨证相结合、辨证论治与专病专方相结合，治疗上长于气血兼顾、脾肾同治。组方善以成方化裁、古方新用。用药强调配伍合理，药量相宜。注重清纯轻灵，一药多用，时时顾护胃气。主要论文有《张锡纯温病高热心法》、《张锡纯治吐衄血的经验》、《热毒内闭外脱宜攻论》、《成方切用倍增疗效》、《温病昏迷的中医治疗》、《三甲散治病脑》等。1987年被评为乐清市专业技术拔尖人才、1994年被评为温州市名中医，1997年被评为浙江省名中医。

一、滋肾平肝和胃治嘈杂一例

薛某，男，69岁，已婚。

初诊：1999年5月5日。

主诉及病史：上腹嘈杂1个月，发作时头胀不适，无嗳气，无腹痛，平素耳鸣盗汗，乏力肢倦，大便秘结。

诊查：血压138/80mmHg，心率66次/分，心电图呈T波改变。脉弦滑，舌红龟裂少苔。

辨证：肝肾阴亏，肝阳偏亢，犯胃则嘈杂，上扰则头胀。

治法：滋水涵木，平肝和胃。

处方：龟板12g　生白芍15g　生地12g　麦冬10g　怀牛膝15g　丹皮10g　黄芩6g　菊花9g　决明子15g　茺蔚子12g　钩藤(后下)20g　绿梅花9g　佛手9g　5剂

二诊：1999年5月11日。嘈杂缓解，头胀消失，大便仍结，上方去龟板、牛膝、钩藤、佛手、绿梅花，加火麻仁 12g、杏仁 10g、女贞子 15g，5 剂。

三诊：患者自诉第一诊药方有效，服第二诊方药后又感嘈杂、头胀，再拟养阴平肝疏肝之剂而愈。

【按语】嘈杂之因有痰、火、饮、积、虫、虚等。本例患者肝肾阴亏，肝阳偏亢，上干则清阳被扰，乘土则胃失濡养。正如王肯堂在《证治准绳·杂病·嘈杂》说："木摇动中土，故中土扰扰不宁而嘈杂如饥状"。初诊以龟板、生白芍、生地、麦冬滋补肝肾胃之阴，丹皮、黄芩、菊花、决明子、钩藤、怀牛膝清肝抑木，用绿梅花、佛手以疏肝和胃，全方标本兼顾，虚实同治，故取效明显，服五剂见效。二诊时大便仍结，加用杏仁、火麻仁以宣肺润肠。据二诊患者所诉分析，二诊去了滋水平肝之药，如龟板、牛膝、钩藤等，嘈杂又作，可见初诊之治法颇为对证。

（张振雷整理）

二、软坚化瘀、养阴清热法治肝硬化一例

刘某，男，58 岁，已婚。

初诊：1996 年 7 月 6 日。

主诉及病史：咳嗽、乏力 3 个月，脘腹胀满 10 天。3 个月来咳嗽、咽干、体重减轻，近 10 天，胃纳减少，脘痞腹胀，尿黄短少，大便量少。原有乙肝病史 5 年。

诊查：胸片：右上肺结核。B 超：肝硬化，脾肿大，腹水形成。化验：乙肝大三阳，ALT90U/L，白蛋白与球蛋白比例倒置。面色晦滞，舌红舌边瘀斑，苔薄黄腻，脉弦。

辨证：肝肾阴亏，湿热蕴结，血瘀水积。

治法：养阴软坚化瘀，清热利水解毒。

处方：丹参 20g　制鳖甲 15g　炮山甲 10g　龟板 15g　地鳖虫 12g　郁金 15g　柴胡 10g　女贞子 15g　楮实子 15g　垂盆草 20g　茜草 12g　虎杖 15g　半支莲 20g　旱莲草 20g　路路通 12g　生山楂 12g　5 剂

西药予抗痨、利尿、降酶、补充白蛋白等治疗。

二诊：1996 年 7 月 13 日。服药后腹胀减轻，以上药加减治疗 5 个月，于 1996 年 12 月 6 日复查，CT 复查未见典型肝硬化征象。

【按语】肝硬化属中医"积征"范畴，多由慢乙肝演变而成，有一个较长的过程，正虚邪结是本病形成的两个基本方面。虚在肝、脾、肾，实在邪毒、湿热、气滞、血瘀、痰结等。本例患者肝肾阴亏，湿热蕴结，气滞血瘀，肝络阻塞，血病及水，遂成肝硬化和腹水，故以补消兼施，气血并用为法。方中鳖甲、龟板、炮山甲为血肉有情之品，立意养血软坚；柴胡、郁金以疏肝运脾；丹参、路路通、茜草活血化瘀，血活积消；地鳖虫为虫药搜剔，增强破积散结之功，因其能走窜攻坚，破血逐瘀，消积散结之力独胜；二至丸以补肾水，益肝阴，垂盆草、半支莲、虎杖以清热解毒降酶。此方配伍严密，紧扣病机，在临床观察中发现有降酶、改善肝纤维化、降低门静脉、增加白蛋白、拟制病毒复制等作用。对肝硬化治疗疗程要足，持之以恒，必有良效。

（张振雷整理）

三、清养和络法治糖尿病一例

林某，男，45 岁，已婚。

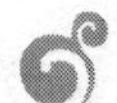

初诊：2003年3月25日。

主诉及病史：头胀如裹伴耳聋、口干1年，患者1年来头胀伴耳聋目眩、口干欲饮、少寐多梦、尿黄便溏。化验血糖、血脂升高，诊为“糖尿病”，已服西药二甲双胍、达美康等药，血糖居高不下，而来诊治。

诊查：空腹血糖12mmol/L，甘油三酯4.2mmol/L，B超：肝肿大，脂肪肝。脉小弦，舌红苔黄腻。

辨证：肝阳夹湿热上蒙清窍，脑络瘀滞。

治法：平肝化浊，清热通络。

处方：玄参15g　苍术15g　生黄芪15g　生地15g　怀山药20g　粉葛20g　丹参20g　黄连5g　桑枝20g　僵蚕9g　决明子20g　泽泻20g　钩藤(后下)20g　郁金15g　白蒺藜15g　荷叶10g　5剂

二诊：2003年3月31日。头胀减轻，查空腹血糖8.8mmol/L，甘油三酯2.2mmol/L。上方加炮山甲9g，金芪降糖胶囊5粒，每日3次。

三诊：2003年4月20日。服上方10剂后，4月10日复查血糖4.8mmol/L，甘油三酯1.53mmol/L。患者因工作外出，停药10天，今日来院复查血糖9.12mmol/L，甘油三酯11.83mmol/L，头胀又作，牙齿出血，夜间口干，口臭口腻，舌红少苔，脉小弦。

处方：玄参15g　苍术15g　知母12g　生石膏(先煎)30g　生地20g　怀山药20g　粉葛30g　丹皮10g　黄连7g　桑枝20g　僵蚕10g　决明子30g　茵陈15g　泽泻20g　钩藤(后下)20g　天花粉30g　5剂

并加服金芪降糖胶囊、血脂灵等。

上药又服10剂后，血糖又趋稳定。嘱服药要坚持、锻炼要经常、饮食要控制、心态要平稳。

【按语】本例患者为虚实互见，既有肝肾之虚象，又有肝阳湿热瘀浊之实证。初诊与二诊，我师采用了名家治疗糖尿病的临床经验，善用药对如玄参配苍术、黄芪配生地、怀山药配粉葛、丹参等；同时吸取中药降糖的现代研究成果，如桑枝、僵蚕，既降糖又通络；决明子、泽泻降脂，又平肝止眩。三诊患者出差劳累，停服中药，血糖又升，其牙龈出血、口臭，舌红少苔，与一、二诊时病情有别，当在上方基础上用白虎加生地汤，治少阴不足、阳明有余之证，天花粉为治糖尿病口干的要药。所以我师认为，临床要有良效，必须辨病与辨证结合、专病专药与辨证相结合。

（张振雷整理）

四、通下凉血解毒法治内闭外脱（急性梗阻性化脓性胆管炎伴有中毒性休克）一例

朱某，男，52岁，已婚。

初诊：1978年12月28日。

主诉及病史：上腹部剧痛伴有发热4天，患者4天前突然开始心窝部及右上腹部剧烈疼痛，呈持续性、阵发性加剧。疼痛向背部放射，伴畏寒发热、恶心呕吐，吐出为食物残渣与粪水，大便秘结，尿黄短少，血压下降。原有慢性胆囊炎病史8年。入院后经抗生素、升压药等应用未见好转，12月26日上午神志不清，突然出现呼吸心跳停止，经体外心脏按压及注射呼吸兴奋剂，呼吸心跳渐恢复，神志淡漠，尿量极少，每小时只有数滴，脉搏微弱，血压不升，因患者不接受手术治疗，要求服中药，邀中医会诊，见其面色苍白、神志淡漠、四肢冰冷，小便赤色数滴，

大便5天未解，口燥而渴欲饮水。

诊查：急性面容，体温不升，脉搏微弱，血压40/0mmHg，巩膜轻度黄染，心率120次/分，肺(一)，腹平软，肝肿肋下1cm，胆囊区饱满感，莫菲征(+)。

化验：血红蛋白80g/L，白细胞3.5×10^9/L，中粒分叶30%，中性杆状60%，舌红有裂纹，苔燥根黄腻，脉微弱。

辨证：热结阳明，邪毒内陷，津伤气竭，内闭外脱。

治法：清热通腑，凉血解毒。

处方：水牛角(先煎)60g　羚羊角1.5g　鲜生地40g　赤芍10g　丹皮15g　生大黄(后下)10g　枳壳6g　桃仁6g　地龙10g　车前子(包)15g　鲜茅根120g　煎汤代茶1剂

二诊：12月29日。神志清楚，血压稳定，108～130/82～90mmHg，尿量略增，目微黄，舌红根黄腻转薄，脉搏应指，已有转机。肝功能检查，黄疸指数16U，谷丙转氨酶500U/L。

遵原方增减：水牛角(先煎)30g　羚羊1.5g　鲜生地40g　赤芍10g　丹皮15g　生大黄(后下)10g　枳壳6g　川连5g　鲜石斛15g　地龙10g　败酱草30g　冬瓜仁30g　鲜茅根120g　煎汤代茶1剂

三诊：12月30日。血压稳定，体温37℃，尿量增加，大便通畅，呃逆频作，舌红苔薄黄，脉细数。病情好转，改用清肝利胆和胃法，12月31日，大便量多，小便正常，已服粥食，呃逆未除，再守上法，慎用苦寒，加生姜少许。1月3日，呃逆渐平，继续服中药至1月20日，肝功能检查正常，2月9日痊愈出院，至今胆囊炎未复发。

【按语】本例胆源性败血症引起中毒性休克。临床表现既有面色苍白、肢凉神委、血压测不到、体温不升、脉细弱的阳气亡脱证，又有大便5日未解、小便红赤而短少、口燥而渴、舌红干裂、苔黄燥的实热证，为热毒深伏肝胆，结于肠胃，侵入血分，损及心肾，而致正虚邪陷之内闭外脱。若专投回阳救逆，恐助长邪势，古人曰："有邪积之人……先论攻其邪，邪去而元气自复也"，急宜攻下热毒，宣通气血，开闭固脱，方用桃核承气汤合犀角地黄汤(现名清热地黄汤)加鲜茅根等，较快稳定血压、小便量增、脉搏应指。方中大黄、枳壳通泄阳明热结，使火毒下行而解，犀角地黄汤(现名清热地黄汤)借桃仁活血之力，更能发挥清心凉血解毒作用。白茅根配地龙、车前子治疗热结尿闭。说明泄热通下、凉血解毒对抢救胆源性败血症伴中毒性休克者有较好的疗效。

(魏宏峰整理)

五、三甲散治病毒性脑炎一例

吴某，男，15岁，学生。

初诊：1985年7月12日。

主诉及病史：头昏神呆不食5天。患者因"病毒性脑炎"住院1个月，经西医治疗后，恶势已平，大病初愈，而头脑昏昏沉沉，时有胀痛，神呆目滞，默默不语，心烦不安，身微热，胃脘痞满，嗳气不食，四天只吃二两稀粥，其父疑为精神病，去温州医院会诊，仍诊为"病毒性脑炎"，回院后邀中医治疗。

诊查：舌苔黄腻，脉来濡滑。

辨证：余邪未清，阻于脑络，气血迟钝，灵机不运，又暑湿蕴结中焦，胃气不醒，清阳蒙闭。

治法：第一步，轻清宣化，复苏胃气；第二步，破滞通瘀，搜风透邪，灵动心机。

处方:炒栀子 10g　芦根 15g　藿香 6g　佩兰 6g　郁金 10g　石菖蒲 6g　法夏 6g　黄连 3g　竹茹 10g　钩藤(后下)15g　生谷芽 15g　4 剂

二诊:1985 年 7 月 16 日。饮食有味,脘胃得舒,头胀减轻,而神识如故,舌苔转薄腻。

处方:炮山甲 9g　鳖甲 12g　桃仁 9g　僵蚕 9g　地鳖虫 6g　柴胡 9g　石菖蒲 9g　远志 9g　杏仁 9g　钩藤(后下)12g　竹茹 9g　丝瓜络 12g　忍冬藤 15g

服 4 剂后,头部清爽,神思如常,唯记忆力减弱,久视则目眩,再投三甲散加二至丸,通瘀活络,滋肾益脑,带药 4 剂出院,服后诸症愈,体如常人。

【按语】患儿"病毒性脑炎"经治疗后,大病初愈,然而余邪未净,阻于脑络,灵机迟钝,又暑湿蕴结中焦,胃气被困,清阳被蒙,前服中药,疗效平平。若复用寒凉,恐阻塞气机,湿遏不化,若燥湿则余热复炽,诸症复起,此时须以轻清宣化,复苏胃气为先,继用薛氏三甲散加味,方中以鳖甲、炮山甲、僵蚕、地鳖虫等异类灵动之身,搜风透邪,灵动心机,配伍石菖蒲、远志、杏仁、桃仁、钩藤、竹茹、丝瓜络、忍冬藤等痰瘀同治,以加强透邪通络、醒脑开窍的作用,终用二甲散加二至丸通瘀活络、滋肾益脑而瘥。

六、豢龙汤治鼻衄一例

赵某,男,61 岁,已婚。

初诊:1975 年 10 月 13 日。

主诉及病史:鼻出血 5 天。间歇性鼻出血,每次约 2ml,伴头晕、面赤、心烦、大便秘结,血压上升,无头痛呕吐,经用西药降压止血及玉女煎合犀角地黄汤(现名清热地黄汤)加减治疗,但鼻衄未瘥。

诊查:血压 170/95mmHg,舌红苔黄燥,脉小弦。

辨证:肝火上炎,损及血络。

治法:清肝润肺,止血化瘀。

处方:羚羊角 3g　夏枯草 15g　南沙参 12g　青黛 1.5g　拌麦冬 10g　石斛 12g　川贝(吞)5g　煅牡蛎 20g　茜草 9g　牛膝 12g　白茅根 15g　藕节 15g　黑荆芥 6g　薄荷炭 6g　3 剂

二诊:1975 年 10 月 16 日。鼻衄止,血压 150/85mmHg,头晕减轻,大便通畅,再拟柔肝宁络。

处方:夏枯草 15g　炒丹皮 12g　北沙参 15g　麦冬 10g　生白芍 15g　炙草 6g　白茅根 20g　女贞子 15g　旱莲草 15g　钩藤(后下)20g　菊花 9g　决明子 20g

【按语】豢龙汤是清代医家费伯雄治疗肝火犯肺而致鼻衄的经验方,由羚羊角、青黛拌麦冬、夏枯草、牡蛎、石斛、南沙参、川贝、丹皮、黑荆芥、薄荷炭、茜草、牛膝、白茅根、藕节组成。本例鼻衄伴有头晕面赤、血压上升、大便秘结、脉弦,属肝火上升,上犯肺窍。犀角地黄汤、玉女煎养阴凉血、清胃止血,多是心肾胃经之药,用以治肝肺,其格不相入,而豢龙汤有清肝润肺止血之功,切中赵案病机,此泻肝不伐肝、润肺先润胃、止血不留瘀之法,用之切当,取得良效。"千方容易得,一效最难取",不仅要博采众方,更要善用成方,才能应万变之病症。

(魏宏峰整理)

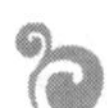

七、芍药甘草汤治腹肌痉挛一例

钱某,女,11岁,学生。

初诊:2001年10月14日。

主诉及病史:间歇性腹肌抽搐1年。1年来腹肌不自主地抽搐,临症见腹壁阵发性起伏不止,间歇性发作,伴腹胀,无腹痛,无呕吐,无泄泻,小便黄。

诊查:形体肥胖,腹平软,舌苔薄黄腻,脉小弦。

辨证:湿热阻遏,腹肌失养而挛缩。

治法:和胃利湿,舒筋止痉。

处方:生白芍25g　炙草6g　生米仁20g　钩藤(后下)15g　丹参15g　茵陈15g　茯苓12g　泽泻15g　枳壳9g　大腹皮12g　荷叶10g　决明子20g　5剂

二诊:2001年10月19日。上服5剂后,腹肌抽搐消失,小便黄。上方加车前草15g收功。

【按语】《内经》云:"诸风掉眩,皆属于肝",肝主筋,故善治筋脉肌肉之证者,求之于肝。本方重用芍药甘草汤加味。方中白芍养血柔肝,缓急止痛,配伍甘草为缓解痉挛的主方,对腹肌痉挛、手足拘挛、小腿抽筋均有良效。实验研究芍药甘草汤有镇静、镇痛、松弛平滑肌等作用。方中钩藤、决明子平肝止痉;丹参活血,血行则风自灭;茵陈、茯苓、泽泻、枳壳、大腹皮、荷叶和胃利湿,升清降浊,宣通经络,有利于腹肌康复。

(魏宏峰整理)

八、祛风化痰法治癫痫(病毒性脑炎后遗症)一例

朱某,男,13岁,学生。

初诊:2000年1月27日。

主诉及病史:一过性发呆5天。1个月前因发热、头痛、呕吐住院,诊断为"病毒性脑炎",治愈出院。近5天,时有短暂性发呆,一日发作2~3次,无抽搐,无头痛,大小便正常,经温州一医会诊诊断为"继发性癫痫"。

诊查:头颅CT:右侧脑室后角弯脑软化灶。舌红少苔,脉小弦。

辨证:风痰热阻于脑络。

治法:祛风化痰开窍。

处方:制龟板10g　制鳖甲10g　僵蚕9g　全蝎3g　蝉衣9g　钩藤(后下)15g　天麻10g　石菖蒲9g　远志9g　浙贝9g　丹参12g　太子参12g　生黄芪12g　杞子12g　5剂

二诊:2000年2月18日。发作次数减少,以上药为主方续服。近2日发呆未作,前方有效,随症出入,服至2000年12月份,CT复查:脑室后角小弯脑软化灶消失。

【按语】患儿因"病毒性脑炎"而致大脑神机受损,大病初愈,而邪热未清,化痰成瘀,壅塞脑络,蒙蔽清窍,元神失控而发病。温邪最易伤阴,"脑为髓之海","脑为元神之府","肾生髓"。患儿短暂性发呆、目上视、舌红少苔,宜从肝肾论治,以龟板、枸杞子养阴益髓,黄芪、太子参补气化精,鳖甲滋阴潜阳,天麻、僵蚕、蝉衣、全蝎平肝熄风,浙贝、远志、石菖蒲化痰开窍,丹参理

血化瘀。此方标本同治，补虚扶正与熄风化痰开窍相结合，对病后致痫者有一定的疗效。

（张燕整理）

九、益脾固肾、升阳举陷治阴挺（阴道壁脱垂）一例

叶某，女，68岁，已婚。

初诊：2003年2月6日。

主诉及病史：少腹下坠、阴部有块状物下脱1年。1年前因负重太过、小便频数，甚则阴部有物脱出，卧则转适，步行加重。平素口苦口干，腹胀肠鸣，大便溏薄，每日3～4次。

诊查：经妇科专科检查为阴道壁脱垂。腹平软，少腹未及肿块。舌边红苔微黄，脉小缓。

辨证：肾气不固，脾气下陷，微兼湿热。

治法：益脾举陷，补肾固涩。

处方：太子参15g　生黄芪20g　升麻　柴胡各10g　生白术10g　怀山药15g　枳壳12g　丹参15g　炒黄芩5g　荷叶9g　桔梗6g　金樱子15g　五味子6g　芡实15g　仙鹤草15g　5剂

二诊：2月11日。服5剂后，下腹部下坠感减轻，大便次数减少，步行时阴部无物脱出。拟上方出入。

处方：太子参15g　生黄芪20g　升麻　柴胡各10g　生白术10g　怀山药15g　枳壳12g　丹参15g　炒黄芩5g　荷叶9g　桔梗6g　金樱子15g　五味子6g　芡实15g　炒杜仲15g　5剂

三诊：患者能步行数里地无不适，上方续服15剂而瘥。

【按语】阴挺多由用力太过，使元气下陷，带脉失约所致。《医宗金鉴·妇科心法要诀》说："妇人阴挺，属虚者，必重坠，小便清长"。该患者负重太过，导致肾气不固，脾气下陷，并兼有湿热蕴结，气机不利。根据《内经》："其下陷者，升而举之"、"散者收之，损者益之"的治则，用补中益气汤合桔梗、荷叶升提中气，五味子、金樱子、芡实收敛肾气，怀山药、仙鹤草平补脾肾，固肠止泻，少佐黄芩清肠热，枳壳、丹参调畅气血。

（张燕整理）

十、滋阴降火治血精一例

张某，男，60岁，已婚。

初诊：2001年5月10日。

主诉及病史：射精后精液中夹血2个月，伴腰酸，少腹作胀，经泌尿科检查为精囊炎、前列腺炎。

诊查：B超：左肾结石，右肾囊肿。舌红苔黄腻，脉小弦。

辨证：阴虚火旺，下焦湿热。

治法：滋阴降火，清热止血。

处方：炒栀子9g　炒黄柏10g　忍冬藤15g　败酱草15g　炒丹皮9g　玄参12g　生地12g　旱莲草20g　小蓟草15g　炒槐花12g　侧柏叶15g　川楝子10g　荔枝核12g　5剂

二诊:2001 年 5 月 16 日。服药后,血精减少,续服上方 10 剂。

三诊:2001 年 6 月 5 日。诉血精消失,尿黄,去荔枝核、黄柏,加滑石、王不留行利尿排石。并吞服知柏地黄丸,一次 8 粒,每日 2 次。

【按语】血精是精囊炎的常见症状,历代医籍有关血精的论述,如明·张景岳《景岳全书·杂证谟·血证》曰:"盖肾者主水,受五脏六腑之精而藏之,故凡劳伤五脏,或五志化火,致令冲任动血者,多以精道而五脏。然何以辨之?但病在小肠者,必从溺出;病在命门者,必从精出"。本病病位在精室,为肾所主,但与心、肝、脾有关。初起多实证,病久往往虚中夹实,虚实互见。本例患者血精是由于肾阴不足,相火偏旺,扰乱精室,复加湿热熏蒸,损伤血络所致。其舌红苔黄腻、少腹作胀,病程不长,以下焦湿热,实象为著,当先治标,药多用清热化湿止血之辈,如黄柏、炒栀、忍冬藤、旱莲草、败酱草、小蓟草等,又加丹皮、生地、玄参以滋阴降火,凉血止血,川楝子、荔枝核疏调厥阴之滞。本病易反复,巩固治疗宜用知柏地黄丸善后。

(张振雷整理)

十一、固冲汤加减治疗阴道出血一例

林某,女,26 岁,已婚。

初诊:1999 年 2 月 22 日。

主诉及病史:阴道不规则出血两个半月,去年 12 月上旬患者药流后出现阴道不规则出血,今年 1 月底清宫一次,阴道出血止,近 7 天阴道又见红,色紫,伴腰酸失眠。

诊查:B 超:子宫及附件无异常病变。舌边尖红,苔薄白,脉弦细。

辨证:冲任虚损,瘀热未清。

治法:固摄冲任,凉血止血。

处方:萸肉 15g　煅龙牡各 30g　茜草 9g　海螵蛸 15g　仙鹤草 20g　旱莲草 20g　炒生地 12g　炒丹皮 9g　炒黄芩 6g　制龟板 15g　酸枣仁 12g　乌药 6g　生白芍 12g　炙草 6g　3 剂

二诊:1999 年 2 月 25 日。服药后阴道血止,大便结,咽喉痰粘。上方去龙骨、牡蛎、酸枣仁、乌药,加杏仁 10g,3 剂以巩固疗效。

【按语】中医认为药流属于"堕胎"范畴。药流后,又清宫,胞宫受损,冲任督三脉均受影响。肝肾亏损,不能固摄则恶露连绵不绝;或复受外邪侵扰,与瘀血相搏结,而致恶露不绝;或仍有瘀血滞留于胞宫,瘀血不去,新血不得归经而恶露不绝。治宜"虚者补之"、"瘀者消之"、"热者清之",澄源塞流以复其常。本例系冲任虚损,取张锡纯固冲汤加减,如用萸肉、煅龙牡、茜草、海螵蛸、龟板、生白芍补肾益精,不用芪、术,是因温药助热。用丹皮、生地、旱莲草、仙鹤草以凉血止血。用炒黄芩清热化湿,防止盆腔感染。

(张燕整理)

十二、温胃降逆法治呃逆一例

林某,男,66 岁,已婚。

初诊:2001 年 11 月 9 日。

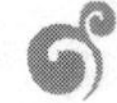

主诉及病史：呃逆12天，口中多涎，曾服丁香柿蒂汤合旋覆代赭汤，呃逆未止，无腹痛，无呕吐，无泛酸，大便正常。

诊查：腹平软，肝脾未触及，舌红苔薄白，脉弦。

辨证：气阴两虚，胃气上逆。

治法：养胃温胃，和胃降逆。

处方：太子参15g 麦冬10g 法夏10g 柿蒂12g 香附10g 高良姜6g 川朴9g 苏梗10g 炒白芍12g 钩藤(后下)15g 枳实10g 苏子10g 刀豆子12g 5剂

二诊：2001年12月3日。服药后呃逆止，口水仍多。拟六君子汤加荷叶、益智仁善后。

【按语】呃逆由胃气上逆所致，有虚实之分。实者因食滞痰湿，或肝火胃热；虚者因脾胃虚寒，阳气不振，胃失和降。该患者初用丁香柿蒂汤合旋覆代赭汤温中益气、和胃降逆未见收效。细察其舌红苔薄白，脉弦，其口多涎，缘由气阴两虚、脾津不摄，宜养胃温胃、和胃降逆并用，以麦门冬汤合良附丸、半夏厚朴汤合成复方，加用苏子、柿蒂、枳实加强和胃降气、平逆止呃之功，再加白芍柔肝止痉，钩藤平肝镇痉，为治多涎要药。是取胃病从肝治之意。

（魏宏峰整理）

十三、调气润肠法治大便难(肠道功能紊乱)一例

陈某，女，35岁，已婚。

初诊：1999年6月10日。

主诉及病史：大便难2年。2年前无明显原因出现大便艰涩，数日一次，渐至大便形细如小指状，上腹胀满，月经量亦减少，黄白带下。已服吗丁林、西沙必利、丽珠肠乐、清宁丸及中药等，初服大便得解，停药后又便艰不畅，即来就诊。

诊查：胃镜：慢性浅表性胃炎。肠镜：结肠粘膜未见炎症性改变。B超：肝、胆、脾正常。化验：HBsAg阴性。舌淡红，舌边有齿印，舌苔白腻，脉小缓。

辨证：脾胃虚弱，气机不调。

治法：调气润肠。

处方：枳壳10g 川朴10g 槟榔10g 大腹皮10g 沉香曲10g 莱菔子12g 车前子(包)20g 杏仁9g 浙贝12g 红藤15g 苦参10g 生白术10g 3剂

二诊：1999年6月14日。服药后大便通畅，但有胸闷，上方去红藤加蒌实15g。

【按语】大便秘结有热秘、冷秘、气秘、虚秘之分。本例大便难，究其原因，缘于脾胃虚弱，湿邪蕴结，腑气郁滞，通降失常，传导失职，糟粕内停，不得下行所致，拟用六磨汤加减。方中枳壳、川朴、槟榔、大腹皮、沉香曲顺气导滞，其中枳壳配白术补消兼施；杏仁、莱菔子、车前子有宣上化中、渗下润肠的作用；用红藤、苦参、浙贝是取《金匮》当归贝母苦参丸清热润燥之意。如此组方有据，用药中的，故有较好的疗效。

（魏宏峰整理）

十四、补中益气法治结肠炎一例

张某，女，40岁，已婚。

初诊：1998年12月11日。

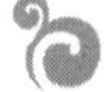

主诉及病史：8 年前产后受寒，大便难，粪便如粒状，日解 5～7 次，甚则食后即便，肛坠不适，里急后重。近 20 天加重，腹胀而不痛。

诊查：结肠镜：结肠炎。舌边红，苔薄白，脉小弦。

辨证：脾胃虚寒，通降失司。

治法：补中行气。

处方：党参 15g　生黄芪 15g　炒白术 10g　升麻　柴胡各 6g　木香 6g　川朴 9g　枳壳 9g　马齿苋 15g　仙鹤草 15g　补骨脂 12g　诃子 9g　煨肉果 9g　吴茱萸 2g　5 剂

二诊：1998 年 12 月 15 日。服药后大便次数减少，日解约 3～5 次。上方去枳壳、川朴、吴茱萸，加芡实 20g、炒山楂 10g、苏叶 6g，7 剂。

三诊：1999 年 1 月 9 日。服药后大便日解 1 次，里急后重消失，5 天前因饮食不节，大便日解 2 次。仍拟上方出入，并嘱服香砂六君丸 1 个月。药后病愈。

【按语】本例结肠炎缘于产后体虚复感寒凉，伤及脾胃而致。久则气陷肛坠，寒凝则肠道挛急，气机紊乱，肠道蠕动失常，粪如粒状，次数增多、里急后重。拟用补中益气汤益脾升陷，吴茱萸、补骨脂、煨肉果、诃子温肾暖土固肠，木香、川朴、枳壳调气除后重，马齿苋、仙鹤草清除肠道湿热止泻。用药切当，故有较好疗效。

（魏宏峰整理）

十五、凉血和络法治背部彻痛一例

陈某，女，61 岁，已婚。

初诊：1998 年 10 月 31 日。

主诉及病史：背痛、两下肢痛 4 天，加重 1 天。经封闭治疗后，两下肢疼痛减轻，昨天到诊所推拿治疗，夜间背部剧痛，痛处有烘热感，患者因有心脏病史，不宜再推拿治疗，故来我处就诊。患者无胸痛、无心悸，呼吸平稳。

诊查：磁共振：$L_{2\text{-}4}$椎体骨质增生，$L_{3\text{-}4}$和$L_{4\text{-}5}$椎间盘突出。胸片：两肺未见异常。B 超：肝肾未见异常。心电图：左心室高电压，T 波改变。血沉：11mm/h，心率 72 次/分，心律齐，血压 130/85mmHg，舌边红暗，苔黄腻，脉小弦。

辨证：湿热瘀滞。

治法：凉血和络止痛。

处方：丹皮 10g　生地 12g　赤芍 12g　僵蚕 9g　地龙 12g　制乳没各 6g　黄芩 9g　徐长卿 10g　丝瓜络 12g　伸筋草 20g　桑枝 15g　木瓜 9g　粉葛 30g　柴胡 10g　3 剂

二诊：1998 年 11 月 3 日。当日服中药 1 剂后，夜间背痛大减，能安睡，刻下两肩胛骨间隐痛，上腹不适，舌红暗，苔薄白。加防风 6g、生黄芪 15g、枳壳 10g，3 剂。

三诊：背部剧痛已缓解，下肢疼痛亦有减轻，仍拟上方加减缓图。

【按语】湿热瘀血交结于背，昼属阳，夜属阴，夜间背部血络瘀甚成痹，不通则痛。湿热郁蒸，故背部烘热感。治当凉血通络，柔筋止痛。方用生地、丹皮、赤芍凉血和血，僵蚕、地龙祛风通络，乳没、徐长卿活血通络，黄芩、丝瓜络、桑枝、伸筋草清经络之热，粉葛、柴胡、木瓜解肌柔筋止痛。

（魏宏峰整理）

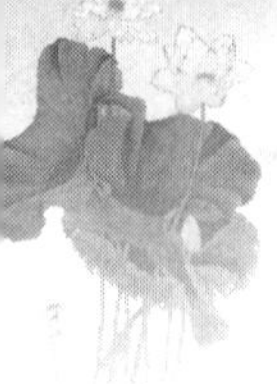

十六、益气通淋法治产后尿潴留一例

陈某，女，24岁，已婚。

初诊：1999年11月17日。

主诉及病史：产后5天，小腹胀，无尿，不大便，留置导尿，无发热，饮食少。

诊查：舌淡红，苔薄白，脉小弦。

辨证：中气不足，肠道气滞，膀胱气化失司。

治法：益气利尿。

处方：生黄芪15g　太子参15g　麦冬10g　车前子(包)20g　泽泻15g　王不留行10g　通草6g　生大黄(后下)5g　枳壳12g　川牛膝15g　生地12g　琥珀粉(冲)3g　炙草5g　1剂

二诊：1999年11月18日。上服中药1剂后，二便仍未解，再拟上方出入。

处方：生黄芪20g　生党参15g　麦冬10g　车前子(包)20g　茯苓12g　泽泻15g　王不留行12g　升麻6g　枳壳15g　通草6g　炒黄柏6g　生大黄(后下)9g　槟榔10g　琥珀粉(冲)3g　1剂

三诊：二诊日下午，大便得通，晚上排尿，今日早上小便正常，腰背酸楚，小腹痛。上方去大黄、王不留行、槟榔，加香附、丹参、红藤。

【按语】本病始见于《诸病源候论》产后小便不通候，该书提出了小便不通的两种病因，即“因产动气，气冲于胞，胞转屈辟”及“小肠本夹于热，因产水血俱下，津液竭燥，胞内热结”。《沈氏女科辑要》指出本病与“气虚不能升举”有关。本例虽以虚证为主，但有大便不通、小腹胀，有实邪可下之征，故初诊方中以芪、参补气，但也加枳壳、大黄以通腑，加通草、王不留行、琥珀粉、生地、麦冬、车前子以清小肠热。1剂后虽不见效，但守方不变，只是加用升麻以使升降相司，加炒黄柏以清热，加槟榔以利气行水，又服1剂后疗效显著。

（张燕整理）

十七、凉血解毒、祛风胜湿法治顽固性湿疹一例

黄某，男，9岁。

初诊：2003年5月28日。

主诉及病史：上肢及胸背皮肤皮疹瘙痒1年。皮疹色红，呈结节状隆起，瘙痒，几日后色变紫，一批又一批，反复不愈，经上海、温州等地专科诊治，诊断为“湿疹”。邀我诊治时，仍见上肢及背部多个结节状皮疹，色暗红，伴瘙痒。

诊查：舌尖红，苔薄白，脉弦。

辨证：风湿热毒，瘀于肌肤。

治法：凉血解毒，祛风胜湿，佐以益气护卫。

处方：乌梢蛇6g　蝉衣6g　僵蚕6g　丹皮6g　赤芍6g　土茯苓12g　苦参6g　白鲜皮10g　防风6g　生黄芪12g　生米仁15g　海风藤10g　忍冬藤12g　炙草5g　红枣5个　5剂

二诊：2003年6月3日。服3剂中药后，皮疹颜色由深暗变浅淡、痒止，近2天伤风、咳

嗽、鼻塞、咽痛,扁桃体红肿,舌尖红,苔薄白。上方去黄芪、米仁、防风,加连翘 9g、桔梗 9g、杏仁 9g,水煎服,抗病毒颗粒 1 包,每日 3 次。

三诊:2003 年 6 月 11 日。服药 5 剂后,见皮疹缩小、平坦、色淡、不瘙痒。续服中药巩固疗效。

【按语】此案久治未瘥,湿毒风热胶结于肌肤,采用赵炳南、朱仁康名老中医治疗皮肤病的经验合而成方。方中取乌梢蛇、蝉衣、僵蚕等虫类药搜剔陷伏之邪,僵蚕能散风泄热、化痰消坚、解毒镇痒,治风疮瘙痒效佳。蝉衣功能疏散风热,透疹止痒,祛风解痉。乌梢蛇善行走窜,治诸风顽疾、风瘙隐疹。三药相伍,相辅相成,使久郁之邪,得以从肌表外解,防风、海风藤、生米仁、土茯苓、赤芍、丹皮清热凉血解毒,佐以黄芪、红枣益气固表,扶正托毒,共奏祛风化湿、凉血解毒、化瘀通络之功。

(张燕整理)

十八、温中补气法治泄泻一例

郑某,男,48 岁,已婚。

初诊:1999 年 5 月 8 日。

主诉及病史:反复肠鸣腹泻 3 年。3 年来大便日解 2~5 次,粪便如泡沫状或糊状便,四肢倦怠,无腹痛,无粘液及脓血便,大便检查正常,小便清长,曾到上海、杭州等地医院就诊。

诊查:舌淡红,苔厚腻,脉缓。

辨证:湿浊中阻,脾失健运。

治法:温中补气,化湿悦脾。

处方:陈皮 6g　苍术 10g　川朴 9g　藿香 10g　佩兰 9g　茯苓 15g　六神曲 10g　炒山楂 12g　炮内金 10g　防风 6g　炒粉葛 12g　干姜 5g　苏叶 6g　5 剂

补中益气丸 6 粒,每日 3 次。

二诊:1999 年 5 月 13 日。服上方 2 剂后即感腹中舒适,大便成形,日解 1 次。上方去苏叶、防风,加白扁豆 15g、生米仁 30g,嘱服香砂六君丸 1 个月,以固疗效。

【按语】本案着眼于舌脉,突出一个"湿"字,所谓无湿不成泻也。治疗之法,利湿运脾为第一要着,以《时病论》查釉平胃散苦温燥湿醒脾。方中藿香、佩兰、茯苓化湿渗湿,防风、苏叶等风药胜湿悦脾,干姜温运脾阳,并以粉葛鼓舞胃气。泄泻愈后加白扁豆、生米仁平补脾胃,嘱服香砂六君丸 1 个月,以固疗效。

(魏宏峰整理)

十九、补中益气法治胃下垂一例

南某,女,28 岁,已婚。

初诊:2003 年 3 月 19 日。

主诉及病史:上腹反复胀痛 2 年。2 年来上腹或痞或痛,反复发作,久立则小腹胀坠感,大便结如羊矢,小便黄,时有尿感不适,无嗳气泛酸,平素常有牙龈红肿痛。

诊查:B 超:胃下垂,胃小弯侧在髂嵴连线下 42mm。形瘦,舌红,苔薄白,脉小弦。

辨证:气虚下陷。

治法：补中和胃，升举阳气。

处方：生黄芪 20g　太子参 15g　炙草 6g　升麻　柴胡各 6g　麦冬 9g　生白芍 12g　乌药 9g　枳壳 15g　桔梗 9g　杏仁 10g　蒲公英 15g　红藤 15g　香附 9g　女贞子 15g　5 剂

吞服补中益气丸 8 粒，每日 3 次。

二诊：2003 年 3 月 29 日。上腹较适，牙痛未止，上方去香附、桔梗，加黄芩 6g，上方续服 1 个月，于 4 月 22 日复查 B 超，见胃下垂（胃小弯侧在髂嵴连线下 29mm），又续服上方加杜仲、杞子等 1 个月，于 5 月 26 日 B 超复查，见胃小弯侧在髂嵴连线下 19mm。精神转佳，体重增加，脘腹痛消失，二便正常。

【按语】脾主升，胃主降。脾气不举，胃下垂过髂嵴连线；胃失和降，则胃脘痞、大便艰；肝胃不调而生郁热，胃热上干，则牙龈红肿痛；肝热下注则小便急而不适。方用补中益气汤加枳壳、桔梗，升脾和胃，调节气机升降；生白芍、蒲公英、红藤、香附清疏肝胃郁热；女贞子、麦冬、杏仁清润肺胃。由于用药对症，胃下垂遂升复。

（魏宏峰整理）

二十、温补脾肾法治背寒一例

姜某，女，35 岁，已婚。

初诊：1998 年 11 月 10 日。

主诉及病史：背寒腰冷 2 个月。近 2 个月背部寒，腰脊冷，服冷食后加重，畏风寒，身倦怠，胃纳少，四肢活动自如。

诊查：舌淡紫，苔薄白，脉小缓。

辨证：脾阳不足，督脉阳虚，气血不充。

治法：温补脾肾，温通气血。

处方：生黄芪 30g　炙桂枝 9g　炒白芍 12g　生姜 5 片　红枣 7 个　淡附子 6g　当归 6g　炒党参 15g　菟丝子 20g　补骨脂 15g　鹿角片 12g　炒黄柏 3g　5 剂

二诊：1998 年 11 月 16 日。上服 5 剂后，背寒腰冷减轻，舌苔薄白腻，上方加茯苓 15g，5 剂。

三诊：1998 年 12 月 6 日。上症消失，近日口水多，上方加炒白术 12g。

【按语】腰为肾之府，肾督阳虚，则背寒腰冷。脾阳不振，则身倦食少，脉小缓。气血不充，运行不畅，故舌淡紫，苔薄白。方用黄芪当归建中汤加附子以温通气血，党参补脾气，菟丝子、补骨脂、鹿角片温补肾督，少许炒黄柏以防燥热之过。

（魏宏峰整理）

二十一、六子一甲复脉汤治视网膜脱落先兆症一例

金某，女，63 岁，已婚。

初诊：2000 年 9 月 8 日。

主诉及病史：头晕目眩伴视力减退半年。半年来两目常呈现蚊蝇飞舞或闪光点，视物模糊，视力减退，并有头晕耳鸣，乏力腰酸，赴上海眼科诊查，诊断为视网膜脱落先兆。

诊查：舌红苔薄白，脉弦细。

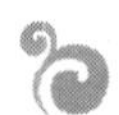

辨证:肝肾不足,目窍失养。

治法:益肾补肝荣目。

处方:杞子 15g　沙苑子 15g　车前子(包)12g　女贞子 15g　菟丝子 15g　青葙子 15g　熟地 10g　阿胶(烊冲)6g　龟板胶(烊冲)12g　丹参 15g　茯苓 12g　枳壳 6g　炙草 6g　7剂

二诊:2000 年 9 月 15 日。上方服药后,目眩减轻,精神清爽,续服上方加减 80 多剂,视力好转,目中蚊蝇及闪光消失,面色红润,目光有神,精力充沛。

【按语】肝开窍于目,肾开窍于耳,患者视物模糊,目视闪光或蚊蝇飞舞,耳鸣头晕,腰痛乏力,属肝肾两亏,耳目失于涵养。拟六子一甲复脉汤加减,方中六子补肾明目,一甲复脉汤补精荣脑,共奏益精荣脑养目的功效。

(魏宏峰整理)

【编者评注】张良骥医师学宗仲景,主张辨证与辨病相结合。既设专方治专病而收效,又能圆机活法进行辨证论治而不失准绳,对金元四大家之学术流派亦有较深体会,兼顾气血,脾肾同治。化裁古方,用药轻灵。对内科、妇科的多种疑难杂病均有较深的造诣。

张谟瑞医案

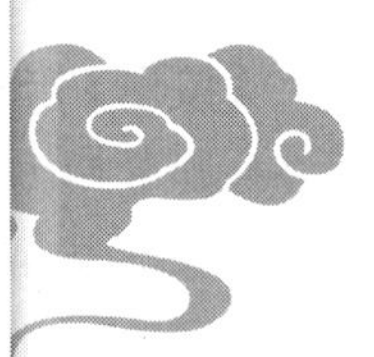

【生平传略】

张谟瑞，男，1938年7月5日生，汉族。主任中医师，浙江省名中医。浙江省奉化市溪口镇人。现任浙江省奉化市第二医院主任中医师。曾任浙江省第五、六届人民代表，奉化市第九、十、十一届人民代表大会常务委员会委员、奉化市第三、四届政协常委、奉化市第五届政协委员。1963年毕业于上海中医学院。毕业后，曾在江苏省无锡市太湖大箕山华东高级干部疗养院、浙江省奉化市人民医院、宁波卫生学校等单位长期从事中医临床、教育和科研工作。在省级和国家级医学杂志上发表论文60余篇。专著有《常见疾病的饮食宜忌和中药的煎服法》、《蛇咬伤防治170问》、《有毒有害动物伤害的防治》等。富有临床经验。擅长治疗类风湿关节炎、胆囊炎、胃炎、闭塞性脉管炎、糖尿病、心脑血管疾患、慢性结肠炎等疾病。对毒蛇咬伤的中西医结合治疗和蛇毒的临床应用较有研究。近年来对癌肿的治疗积累了一定的经验。

一、巴豆霜结合中西药物治疗白喉并发喉梗阻5例

1968年8月至1969年9月我参加上海市赴贵州医疗队在贵州省黎平县侗族、苗族居住的村寨进行巡回医疗期间，在缺乏白喉抗毒素和病儿家属不愿意作气管切开术等情况下，曾用巴豆霜等中药结合肌注青霉素，治疗5例白喉并发喉梗阻的病儿，除1例死亡外，其余4例均获痊愈。

5例病儿中男4例，年龄1.5～4岁，女1例，年龄4岁。5例均根据流行病学资料与临床症状和体征诊断，当时适值冬季，附近几个村寨均有白喉散发流行。患儿均持续中度发热(37.8～38.7℃)3天以上，有犬吠样咳嗽，明显的吸气性呼吸困难，吸气时喘鸣并呈典型的三凹征，口唇轻度发绀，烦躁不安，不能入睡，其中4例扁桃体上有典型的灰白色假膜，边缘整齐，不易剥去，用力刮除则引起出血，诊断为咽白喉并发喉梗阻；另一患儿起病即表现为呼吸困难，发音嘶哑，犬吠样咳嗽，咽部及扁桃体未见异常，吸气时有三凹征，诊断为白喉并发喉梗阻，该病儿服巴豆霜后曾呕出一块食指头大的白色假膜。

治疗方法:①每日用巴豆霜 0.15g(较大儿童用 0.3g),温开水调和灌服。②鲜生地 30g,麦冬 12g,连翘 12g,黄芩 12g,葶苈子(包)10g,白芥子(碾碎)5g,皂荚子(碾碎)12g,郁金 9g,水煎。每日 1～2 剂。药液要煎得浓,给病儿少量多次灌服。③青霉素每日 80～100 万 U,分 4 次肌内注射。

疗效:4 例均于 5 天内消除了喉梗阻症状,呼吸道通畅,假膜消失,体温降至正常。其中 1 例在一天内曾 3 次出现严重的喉梗阻症状:吸气时喘鸣并出现三凹症状,烦躁不安,口唇紫绀,在每次灌服巴豆霜 0.15g 后(在一天内连用 3 次,共用巴豆霜 0.45g),喉梗阻凶险的症状均获得了缓解。

另 1 例咽白喉患儿,喉梗阻症状曾有好转,该患儿未注射青霉素,在中药处方中又缺配了一味黄芩,于当晚再度出现呼吸困难,呈明显的三凹征,面色苍白,精神委靡,心率加快,第一心音降低,经抢救无效而死亡。死后临床诊断:咽白喉并发三度喉梗阻和心肌炎。

典型病例

卞某,男孩,2 岁,侗族,住贵州省黎平县中潮区潘老公社潘老大队。

初诊:1968 年 12 月 1 日晚上 7 时。

代诉及病史:患儿发热 3 天,呈吸气性呼吸困难 1 天。

诊查:烦躁不安,有犬吠样咳嗽。体检:T38.2℃,急性病容,扁桃体二度肥大,轻度充血,在两侧扁桃体上有不能括去的白色伪膜,明显的吸气性呼吸困难,有典型的三凹症状,两肺满布干啰音,心率 140 次/分,律齐,未闻及杂音,神经系统检查阴性。

诊断:咽白喉并发三度喉梗阻。

治疗:即予巴豆霜 0.3g 灌服,服后一刻钟即肠鸣,下痰液大便三次,呼吸转平,继服中药汤剂,服汤药后半小时,吐出一手指头大的粘液性痰块后,病儿转安静,呼吸道通畅,三凹症状消失,配合肌内注射青霉素(每天 120 万 U),3 天后扁桃体上伪膜消失而获痊愈。

【按语】巴豆辛温有毒(含毒成分是含毒蛋白巴豆素和巴豆树脂等),有剧烈的泻下作用。巴豆霜治疗白喉引起喉梗阻的机制为巴豆霜刺激肠管,使肠管充血,引起肠蠕动亢进,使体内的血液得到重新分配,使喉部的血液趋向腹部,从而使喉头的炎症和水肿得以缓解(此即为釜底抽薪之法),使呼吸道得到通畅,再配合内服中药和肌注青霉素,这样就使白喉患儿的喉梗阻得到控制,白喉得到根治。

二、桂枝芍药知母汤治疗类风湿关节炎一例

周某,男,19 岁。住奉化溪口公社上山村。

主诉及病史:因左膝关节疼痛伴畏寒发热十余天,在当地合作医疗站注射青霉素、链霉素,口服四环素、强的松无效而于 1972 年 10 月 11 日入院治疗。入院检查:体温 39℃,强迫体位,腕膝关节肿大畸形呈梭状,左髋关节明显压痛,不能伸屈,两下肢直腿抬高试验及分髋试验均阳性。血压 120/80mmHg,心率 120 次/分,律齐,各瓣膜区未闻及杂音。血象:白细胞 23100/mm^3,中性粒细胞 78%,淋巴细胞 22%,血沉 105mm/h。尿常规:红细胞偶见,白细胞少许,草酸钙结晶＋＋＋。类风湿因子(RF)强阳性,抗 O<500。诊断为类风湿关节炎。入院后即用青霉素、链霉素、强的松、阿司匹林、汉防己甲素片等治疗,但发热不退,关节肿痛一直未减轻,患者不能起床行走,于 10 月 29 日邀请我参加会诊。

诊查:体温 38℃,心率 128 次/分,律齐,各瓣膜区未闻及杂音,两腕、指、两膝、踝、趾关节肿大呈梭形,两下肢直腿抬高试验、分髋试验均阳性,骶髂关节压痛。舌苔薄黄腻,舌尖红,脉弦数。

诊断:风湿历节病。

治法:祛风湿,清里热。

处方:川桂枝 18g 白芍 15g 知母 12g 生甘草 12g 生麻黄 12g 苍白术各 12g 附块 24g(先煎半小时) 生石膏 120g(先煎) 生米仁 30g 鹅不食草 9g 生地 90g 羌活 12g 板蓝根 30g 蜂蜜 60g(分二次冲入煎好的药汁内) 3 剂

二诊:11 月 1 日。服药 2 剂,病恙已见起色,肢节酸楚大减,右下肢分髋试验阴性,惟汗出颇多,身热未消,舌苔中后薄黄腻化燥,舌质红,脉弦数。前方加天花粉 24g、左牡蛎 60g(先煎),3 剂。

三诊:11 月 4 日。服药后胃脘隐痛,且有烧灼感,体温 38.2℃,骶髋关节疼痛大减,能起床而坐,右肩关节仍觉酸楚,大便正常,舌苔黄腻,脉数(128 次/分)。

处方:川桂枝 18g 白芍 12g 知母 9g 生甘草 12g 杏仁 12g 生米仁 24g 生麻黄 12g 防风 防己各 12g 苍术 白术各 9g 附块 24g(先煎半小时) 生地 45g 羌活 独活各 12g 天仙藤 30g 板蓝根 30g 3 剂

四诊:11 月 8 日。患者体温正常,已能步行至注射室打针,血沉 105mm/h,惟胃纳不佳。上方去板蓝根,加川朴 9g,服 3 剂。

五诊:11 月 12 日。病恙大减,身热退净,惟正气渐虚,舌苔薄,脉小弦数。拟黄芪桂枝五物汤出入。

处方:生黄芪 30g 川桂枝 24g 白芍 12g 生甘草 24g 生姜 12g 生米仁 60g 10 剂

六诊:11 月 23 日。关节肿痛好转,步行时足跟疼痛,血沉 79mm/h,白细胞计数和分类正常。停用一切西药。

处方:川桂枝 24g 白芍 12g 知母 12g 生甘草 24g 生姜 12g 大枣 10 枚 白术 12g 附块 15g(先煎半小时) 麻黄 12g 防风 15g 生黄芪 30g 生米仁 60g 牛膝 12g 5 剂

七诊:11 月 29 日。关节疼痛消失,但指、腕、趾、踝、膝关节仍呈梭形肿大,额部出现粟粒样皮疹,胃纳减退,舌苔薄滑腻,舌质红,脉数,11 月 23 日所配的中药尚剩 3 剂,服完 3 剂后即停药观察。

12 月 20 日随访,患者在家休养,步行如常,原呈梭形肿大的指、腕、趾、踝、膝关节完全恢复正常。血化验结果:白细胞计数和分类正常,血沉正常,类风湿因子(RF)阴性,抗 O 正常。自觉走路多时感觉左膝关节有轻度隐痛。

2001 年随访,该病 29 年来一直未复发。

【按语】中医书籍中虽无类风湿关节炎这个病名,但在汉·张仲景《金匮要略》一书中记载:诸肢节疼痛,身体尪羸,脚肿如脱,头眩短气,温温欲吐,桂枝芍药知母汤主之。桂枝芍药知母汤综合了麻黄加术汤、桂枝附子汤、甘草附子汤、乌头汤诸方,是治疗类风湿关节炎疗效较好的一张处方,其功用是通阳行痹,祛风除湿。方中用桂枝、麻黄、防风祛风湿以解其表,芍药知母甘草养阴清热以和其里,白术附子通阳逐湿止痛,生姜和胃降逆止呕。方中术、附合用,对风湿病肌肉关节痛每有良效。

三、眼、口、生殖器三联综合征治验一例

金某,女,23岁,已婚。

初诊:1977年4月19日。

主诉及病史:患者口唇糜烂,舌边际生疮,咽喉疼痛,阴部生疮,自服土霉素治疗无效。

诊查:口唇糜烂,舌、颊粘膜、软腭和硬腭等处散见多个直径3～4mm大小的溃疡,边界明显,基底平坦,表面附有灰白色纤维膜,周围有红晕。妇科协助检查,大阴唇内侧有多处与口腔粘膜相似的溃疡。白带涂片镜检未见霉菌,胸背部及两小腿出现结节性红斑多处,右眼结膜呈混合充血,右眼角膜有一针尖大小的溃疡,体温38℃,心肺阴性,腹软,无压痛,肝脾未触及,肾区无叩痛,血白细胞计数和分类、血沉、尿常规均正常,脉象浮数,舌苔黄腻,大便坚结如栗。

诊断:眼、口、生殖器三联综合征。

辨证:此系心、肝胆之火上炎清窍,脾火内伏,腑气内闭。

治法:清心,泻肝胆,釜底抽薪。

处方:龙胆草　生地　淡竹叶　连翘各12g　生石膏(先煎)　板蓝根各30g　银花　玄参各15g　生甘草9g　焦山栀　升麻　黄芩　牛蒡子　生大黄(后入)各10g

每日1剂水煎服。并用氯霉素眼药水滴患眼,一日4次,用冰硼散适量搽溃疡处,一日3次。

二诊:服药3剂后诸症无好转,大便未下,体温37.5℃,脉象滑数,舌苔黄腻。考虑到该症属狐惑之类,乃于方中加重清利肝胆湿热和泻下通腑之品。

处方:龙胆草15g　焦山栀　黄芩　番泻叶(后下)　牛蒡子(碾)各10g　淡竹叶24g　生石膏(先煎)60g　车前草　玄参各15g　升麻　人中白　白毛夏枯草各12g　板蓝根30g

仍继续用氯霉素眼药水滴眼,冰硼散搽溃疡处。

三诊:服药1剂后解大便二次,服完3剂后,口腔和阴部溃疡消失,皮肤结节性红斑色转暗淡,有的红色渐近消失,脉转濡,舌质红转淡,黄腻苔退净转薄苔,体温37℃。前方去番泻叶,加南沙参15g、麦冬12g、半夏10g。

四诊:服3剂后,全部症状消失。

一年后随访,身体健康,旧病未复发。

【按语】眼、口、生殖器三联综合征,多具有口腔粘膜溃疡、生殖器溃疡和虹膜睫状体炎、前房积脓三种反复发作的特征性表现,如具备两种即具诊断意义。除此之外,还可侵犯关节、皮肤及心血管、消化、神经、呼吸等系统,引起复杂的症候群,中医文献中虽无口、眼、生殖器三联综合征这一病名,但其症状早在汉张仲景所著《金匮要略》中就有相似的描述,并提出了治疗方法。

口舌生疮属于心脾伏火,心火上炎,移热于小肠,肝经湿热下注则阴部生疮,肺经有热则皮肤出现结节性红斑。根据欲使内火祛必须通大便的理论,故本例患者采用导赤散、泻黄散、龙胆泻肝汤、竹叶石膏汤、升麻鳖甲汤复方加减以清诸经火热,并加用泻下药,内服外治,能获得明显的疗效。

四、消风散加味治疗皮肤病四例

笔者常用《医宗金鉴》的消风散加减治疗湿疹、荨麻疹、接触性皮炎(漆疮)、牛皮癣、吃泥螺

引起的日光性皮炎、寻常疣、水痘后皮肤瘙痒病等获得了较为满意的疗效。

(一) 湿疹

王某，男，58 岁。

初诊：1974 年 6 月 5 日。

主诉及病史：头顶颜面肿胀已半月，瘙痒难忍，抓破则流出粘稠液体，曾用西药静脉注射葡萄糖酸钙、肌内注射青霉素、口服强的松，外搽糠馏油软膏无效。

诊查：苔薄，脉象滑数。

辨证：风邪化热，伤及营血。

治法：清营凉血消风。

处方：荆芥　防风各 10g　生地 15g　当归　牛蒡　苦参　蝉衣各 9g　麻黄　连翘　银花　生甘草各 10g　地肤子　龙葵各 10g

外用生大黄 30g 泡开水 200ml 浸纱布湿敷。

经 7 天治疗痊愈。

【按语】 湿疹多由内有血热，外有风湿热客于肌肤，加上饮食不节而成。方用消风散原方加减。热重者加生石膏(先煎)30g；湿重者加生米仁、土茯苓各 24g；风胜者加重荆芥、防风的用量为各 15g，白蒺藜 12g；便秘者加生大黄 9g，生首乌 24g；若患部渗出多者，用生大黄 30g 泡开水 200ml 湿敷，在冬天湿敷后再用冰硼散适量与蜂蜜调成糊状搽布患部。

(二) 荨麻疹

张某，男，8 岁。

初诊：1974 年 8 月 24 日。

代诉及病史：因汗出沐冷水浴后，全身皮肤突然出现风团，瘙痒，伴高热(T39℃)。

服消风散加味 3 剂后热退疹消而愈。

【按语】 荨麻疹由肌肤湿邪，复感风热或风冷，致使营卫不和而起；或由于胃肠湿热，复感风邪，内不得疏泄，外不得透达而发；或因肠内寄生虫，或吃鱼虾蟹发物而生。方用荆芥、防风各 5g，当归 10g，生地 18g，麻黄、蝉衣、生甘草各 6g，苦参 12g，连翘、紫草、大青叶各 15g，地肤子、龙葵各 30g。兼发热者加淡竹叶 15g，生石膏(先煎)30g；瘙痒甚者，外用鲜鱼腥草叶揉碎外擦患部。

(三) 接触性皮炎(漆疮)

朱某，男，24 岁。1979 年 3 月 18 日诊。因抚摸生漆家具之后，翌日全身灼热发痒，两手出现密集的红色丘疹，奇痒。经用消风散原方加柴胡、甘草、乌梅，内服 4 剂而愈。

【按语】 漆疮是因秉性畏漆，腠理不密，感受湿气而发，在服用消风散的同时，需避免接触含生漆之物。

(四) 牛皮癣

江某，男，27 岁。1978 年 3 月 5 日门诊。一周前因坐卧湿地，复受风邪，出现发热，皮肤瘙痒，遍身出现散在的复有银屑的皮疹，剥去银屑则出血，夜不安睡伴大便秘结。经服用生地、当归、牛蒡、麻黄、连翘、苦参、蝉衣、白蒺藜、首乌、三棱、莪术、龙葵、地肤子、土茯苓等药随证加减，连用 35 剂而获痊愈。

【按语】 牛皮癣是风热湿之邪蕴阻肌肤所致，或营血不足，血虚生风生燥皮肤失养而成。以消风散加白蒺藜、首乌养血祛风，三棱、莪术以除鳞屑。

五、泥鳅白糖浸出液治烧（烫）伤一例

泥鳅白糖浸出液治烧（烫）伤有明显效果，制备容易并具控制感染、止痛、不用敷料的优点。取中等量的活泥鳅数条（具体数量视烧烫伤面积而定），先在清水中养2小时，以去净其在表皮及肠中的污垢，然后钳取泥鳅放在洁净的有盖茶杯内，加上白糖一匙，盖上杯盖，泥鳅在白糖中剧烈活动并分泌出粘液，3分钟后，将干瘪的泥鳅弃去，留下浸出液备用。先按常规无菌操作处理烧烫伤局部后，将浸出液直接敷在创面上，待其干燥后（此时浸出液就可在创面上形成一层薄膜），就将创面直接暴露在空气中，为了防止污染创面，可在创面上方罩上一层纱布（创面与纱布之间要留有空隙），每天换药1～2次直至痊愈。用本法共治愈二度烧烫伤10例，均顺利地痊愈。

张某，男，28岁，1978年4月10日诊。诉10天前右下肢被汽油烧伤，为深二度，面积达20%。经用中药地榆虎杖粉麻油调敷致创面感染化脓结痂而入院治疗。经用抗生素，千分之一新洁尔灭溶液清洗创面后外敷土霉素软膏及蓝油烃等，创面上仍有大量脓性液体渗出，疼痛剧烈而停用西药，改用泥鳅白糖浸出液外敷。敷后疼痛即止，每天换药2次，14天后创面痊愈，右下肢功能正常而出院。

【按语】泥鳅白糖浸出液是流传于民间的一张单方，应用治疗烧（烫）伤很有效验。

六、清上泄下法治疗疱疹性结膜炎、角膜溃疡一例

孙某，女，28岁。

初诊：1978年10月5日。

主诉及病史：西医眼科诊断为“疱疹性结膜炎，角膜溃疡”。服用四环素、强的松4天无效。

诊查：头痛恶寒发热，右眼视物模糊、畏光、疼痛，眼睑红肿，目布红丝，大便秘结5天。体温38℃，两鼻通气不良，右眼肉轮肿胀，气轮红赤，风轮有一米粒大凝脂翳（角膜溃疡），内眦有一疱疹，舌苔薄黄腻，脉弦数。

辨证：风火赤眼和凝脂翳。风热犯肺而致气轮红赤，肺脾火盛而致肉轮肿胀，肠胃有热而大便秘结，肺火炽盛侵犯肝经而致风轮有凝脂翳。

治法：辛凉散风，清肝泻火，表里双解。

处方：凉膈散加味：桑叶　菊花　黄芩　生大黄（后入）　焦山栀　银花各9g　芒硝（分冲）　连翘各12g　淡竹叶15g　生石膏（先煎）30g　4剂

并用生大黄15g盛于茶杯中，用沸水浸泡加盖7分钟后熏蒸患眼，一日3次。

二诊：10月9日。身热退净，大便畅行，气轮红赤、肉轮肿胀消失，角膜溃疡、疱疹缩小。再用原方去大黄、芒硝，加杞子12g，决明子30g，密蒙花9g，服3剂。另用生大黄沸水浸泡后熏洗患眼；洗后再搽上金霉素眼膏，3天后而获痊愈。

【按语】疱疹性结膜炎、角膜溃疡由病毒引起。本例运用五轮八廓学说进行辨证，以清上泄下法收效。清泄法的机制为除陈祛邪、扶正生新。下法不但能促进胃肠蠕动，下燥屎，祛虫积，排泄体内毒素，抑制细菌生长，而且还能刺激兴奋邻近的脏器组织，改变全身的血液循环，促进新陈代谢，有利于炎症的控制。古人“六经实热，总清阳明”的理论是可靠的临床经验。

七、温经散寒、活血通络、软坚散结法治疗血栓闭塞性脉管炎一例

胡某，男，46岁，干部。

主诉及病史：1973年1月感左足疼痛，足趾苍白，伴有间歇性跛行，左足背动脉消失，夜间因剧烈疼痛而不能入睡，曾去上海某医院脉管炎专科门诊，经各项检查后确诊为闭塞性脉管炎。经多种中西药物治疗无效。1977年1月15日左小趾端溃疡苍白，有坏疽趋势，因不能步行而来我处门诊。

诊查：舌苔薄白，脉小弦，左足背动脉不能触及。

辨证：寒凝气血瘀滞，不通则痛。

治法：温经散寒，活血通络，软坚散结。

处方：当归60g　细辛10g　桂枝40g　赤白芍各10g　生甘草15g　附块（先煎半小时）45g　丹参15g　水蛭15g　地龙15g　蜈蚣15条　三棱15g　莪术15g　干姜10g　银花15g　土牛膝24g

每剂药煎3次，在一日内分3次服完。严禁吸烟。

服10剂后，患足有温暖感觉。服50剂后跛行消失，患足色转正常（但足背动脉仍不能触及）而达临床治愈，完全恢复工作。以后每于冬春季节服用上方20剂以巩固疗效。随访5年，疗效巩固。

【按语】血栓闭塞性脉管炎，是一种进行缓慢的动脉和静脉同时受累的全身血管疾病，中医学称本病为“脱骨疽”，或称“十指零落”。其诊断依据是：患肢发冷怕冷，有麻木感，足部小腿有不定位的酸痛，常出现间歇性跛行；足趾有持续性疼痛，在夜间卧床时加剧（即静止痛）；足背动脉及胫后动脉不能触及；足趾苍白或发生干性坏死。证属阳湿阴凝，气血瘀滞，多用温经散寒、活血化瘀取效。虽多用温阳助火之品，只要将药物久煎，如附块先煎半小时，在服药期间均未发现副作用。

本案所用的方药以温经通经脉的当归四逆汤、温阳散寒的通脉四逆汤和活血解毒的四妙勇安汤作为基础方，再加用活血祛瘀的水蛭，解痉通络的地龙，虫类搜剔的蜈蚣，消积通络的三棱、莪术，综合方内诸药的作用，能达到温经散寒、活血祛瘀、消积通络的效果。部分病例虽然足背动脉搏动尚未恢复正常，但本组方药能帮助代偿性的侧支循环的建立，使气血运行恢复正常，从而达到患部转温，色泽、功能恢复正常的疗效。

八、治疗肝脓疡一例

蒋某，男，22岁，农民。

初诊：1987年9月8日。

诊查：右上腹持续性疼痛伴畏寒发热，厌食油腻，恶心呕吐，大便秘结，巩膜黄染已3天。苔薄黄，脉弦数。体温38.3℃。血检：白细胞1.24×10^9/L，中性80%。B超检查：肝右叶可见5.3cm×4.9cm暗区，提示右肝脓疡。

辨证：热毒蕴盛，气血壅滞，腑气内闭，肉腐成脓。

治法：清泄肝胆，泻火解毒。大柴胡汤加减。

处方:柴胡　黄芩　焦山栀　白芍　枳壳　生大黄　乌梅各10g　川郁金　银花　皂角刺　败酱草　合欢皮各15g　茵陈　红藤　骨碎补　马齿苋各30g　青蒿　生黄芪各18g

每剂药煎3汁,倒入保温瓶中和匀,分3次服下。

前后共服中药40剂(开始4天加用西药红霉素、氯霉素),体温、血象恢复正常,肝区疼痛消失。B超复查,右叶肝脓疡已痊愈。随访二年,身体健康。

【按语】肝脓疡,中医学称为肝痈,多发于青壮年男性,中医治疗肝脓疡,大抵初期气滞毒蕴,以理气解毒为主;中期热盛肉腐成脓,以泻火排脓为主;后期正气不足,以扶助正气为主。对大型肝脓肿,全身中毒症状严重,脓肿已溃或将溃时,应及时手术治疗。病期长的慢性局限性脓肿,由于脓肿壁厚而难于用其他方法治疗者,可行肝叶切除术或肝段切除术。

九、甘遂粉治肠梗阻一例

张某,男,60岁。

初诊:1989年1月17日。

主诉及病史:20年前患腹膜炎经手术治疗获愈。近10年来,稍饮食不慎即腹痛、便秘、气胀、恶心呕吐,均诊断为粘连性肠梗阻。1989年1月12日晚进食炒年糕一大碗,至半夜腹部隐痛,持续4天后转为阵发性疼痛,次数频繁。

诊查:不大便,无矢气,恶心,呕吐胃内容物及草绿色粘液,眼眶凹陷,呈中度失水貌,舌淡,苔白滑腻,脉促。全腹压痛。腹透提示:肠高度充气,见多个液平面。心电图检查:窦性心动过速伴频发室性早搏。

治疗:禁食,纠正水、电解质失衡,抗菌消炎,解痉止痛,并吞服甘遂粉2g,每2小时一次。

共服至10g,解溏便多次,排便总量约半痰盂,腹痛显著好转,但仍恶心呕吐,舌脉同前,肠鸣音活跃,闻及气过水声。甘遂粉改吞服每次3g,一日3次,傍晚腹痛增剧,呈阵发性,呕吐频繁,再予静脉补液,至21时腹痛缓解,次晨腹泻5次,排便总量约一痰盂,恶心呕吐消失、腹痛缓解,进食少量粥汤亦无不适。再予腹透,腹腔内充气及液平面均消失,心电图检查正常而痊愈出院。

【按语】近5年来,我治疗麻痹性肠梗阻3例,机械性肠梗阻2例,粘连性肠梗阻3例,蛔虫性肠梗阻2例,均用甘遂粉一味(仅配合纠正水及电解质平衡紊乱、抗菌消炎、解痉止痛,不用胃肠减压),获得佳效。只要是非绞窄性肠梗阻者,患体能耐受的情况下,就宜在短期内,连续给药。由于甘遂粉不溶于水,所以只有用粉剂吞服才能奏效。每次吞服2g,每2～4小时吞服一次。小量连续多次服用,可使甘遂在肠内达到有效的浓度而发挥泻下作用。少数病人服后恶心呕吐,但对机体生命无影响。一旦见吐出物中有血性液体,腹痛由阵发性转为持续性,血压下降,全身状况转差,则说明有转变成绞窄性肠梗阻的迹象,应停用甘遂,须立即手术治疗。

十、活血化瘀法治愈输卵管妊娠一例

张某,女,29岁,奉化市消镇青云村人,皮鞋工。

主诉及病史:患者于26岁结婚,27岁正常妊娠后人流一次。28岁因右侧输卵管妊娠行手术治疗。1996年9月20日患者停经40天,因左下腹疼痛伴阴道少量流血去宁波妇女儿童医院门诊，经检查，尿 HCG 阳性，B 超检查提示左侧输卵管壶腹部妊娠。医生通知患者及其家属，要住院进行手术治疗。患者夫妇俩因要生育擅自离院来我处门诊，要求用中药治疗。我耐心地以一分为二的观点向患者及其家属介绍了病情及中医治疗子宫外孕的概况，并嘱患者在严密观察、做好手术治疗准备的情况下进行中医药治疗。

诊查：面色少华，左腰腹隐痛，阴道少量流血，二便调，舌苔薄润，脉弦滑。

辨证：气滞血瘀，冲任虚损，阴阳交合之精，不能受孕胞宫而滞留在左输卵管。

治法：活血化瘀，凉血止血。

处方：当归 15g　丹参 15g　川芎 10g　赤白芍各 10g　乳没药各 10g　生地 24g　广木香 10g　骨碎补 30g　红藤 30g　蒲公英 24g　地榆 24g　藕节 30g　茜草 15g　马齿苋 30g　败酱草 15g　7 剂

二诊：1996 年 9 月 27 日。服药后腹痛消失，阴道仍有少量流血。尿 HCG 阳性，舌苔薄，脉象弦滑。再宗原方出入。

处方：当归 15g　丹参 15g　乳没药各 12g　川芎 15g　赤芍 15g　生地 24g　广木香 10g　小茴香 10g　川桂枝 10g　骨碎补 60g　红藤 30g　蒲公英 20g　地榆 30g　马齿苋 30g　冬瓜子 15g　生苡仁 18g　威灵仙 15g　白花蛇舌草 30g　7 剂

三诊：1996 年 10 月 11 日。患者高兴地诉云："在连续服药中，10 月 4 日下午 4 时许突然腹痛增剧一阵，阴道口排出一个 3cm×3cm×3cm 大小的血块，腹痛很快消失，不过阴道口仍有少量流血。"我仔细的检查了这个排出的血块，并放在水中漂洗了一下，见有蜕膜样东西，我又请当地的助产士看了一下，她们说这是排出的"完整蜕膜组织"。于是又叫患者做了 B 超检查，B 超报告左侧输卵管妊娠消失，未见包块和异物。又化验了小便，尿 HCG 阴性。遂以生化汤加味。

处方：当归 30g　川芎 15g　桃仁 15g　炮姜 5g　甘草 10g　广木香 10g　生山楂 10g　马齿苋 30g　败酱草 15g　15 剂

【按语】输卵管妊娠以往一经确诊，立即手术治疗。近年来，在中西医结合方针指引下，逐渐开辟了一条中西医结合治疗子宫外孕的新路。既免除了手术的痛苦，也保存了一定的生育能力。

活血化瘀、凉血止血中药在治疗输卵管妊娠中可能促使输卵管妊娠流产，故尿 HCG 转阴，B 超检查左侧输卵管妊娠消失。

十一、清法治疗湿温伤寒一例

蒋某，女，27 岁，农民，住剡江中游肖镇的大埠村。

初诊：1990 年 5 月 4 日。

主诉及病史：1990 年 5 月 4 日出现畏寒发热，有进食毛蚶及与伤寒病人密切接触史，经各项检查确诊为伤寒。曾用过多种中西药物无效。

诊查：身热缠绵不扬，T38.2℃，口苦胸闷，舌苔黄腻，脉弦数，腹软、无压痛，肝脾未及。血化验：白细胞计数及分类正常，嗜酸性细胞绝对计数为 $0.03\times10^{9}/L$，血肥达反应阳性。

辨证：湿温—湿热并重型。

治疗：拟用自拟的苦寒清肠清化湿浊的肠伤寒方。

处方：青蒿 30g　黄芩 10g　黄连 10g　半夏 10g　淡竹叶 30g　生石膏 30g　藿香

佩兰各10g　知母10g　甘草10g　连翘15g　地榆30g　广木香10g　马齿苋30g

每日1剂煎二汁，一、二汁混匀分早、中、晚3次在一日内服完。在服中药期间，停用西药，进食软食及易消化的食物，忌茶叶及荤腥油腻的食品，在疾病的恢复期，宜清淡饮食，并少量多餐，切忌暴饮暴食。

5天后身热退净，自觉症状明显好转，服药18剂后复查血肥达反应阴性，嗜酸性细胞绝对计数为0.1×10^9/L，将息一星期后就参加田间劳动，3个月后随访，身体健康。

【按语】1990年夏秋季节浙江省奉化市剡江流域伤寒流行，多数病人经用西药氨苄青霉素、氟哌酸、氯霉素、甲氧嘧啶、丁氨卡那等收效不显。我对用过这些西药的50例病人，其中确诊为伤寒的20例，肠道沙门菌感染的30例，均使用清法——自拟的治疗肠伤寒方。

在20例确诊为肠伤寒病人中，平均服药16剂后身热退净，自觉症状消失，嗜酸性细胞绝对计数恢复正常，血肥达反应阴性，均全部治愈，随访3个月未复发。30例确诊为肠道沙门菌感染湿热并重型的湿温病人，服药19剂后自觉症状消失，各项化验指标均在正常范围，均获治愈，随访3个月未复发。

湿温（伤寒）初起虽有卫分表证，但为时甚短，而留恋气分的时间较长，在治疗时应湿热兼顾。因为"徒清热而湿不退，徒祛湿而热愈炽"。但又要抓住疾病的本质，因为湿温伤寒都是由毒邪—伤寒杆菌和沙门菌引起，细菌的毒素及其代谢产物在体内经过转化，产生热源，从而引起产热增加而导致发热，这叫做因毒生热，热由毒生。治要及早使用截断疗法，既不要受"湿邪初起忌用苦寒"的约束，要把黄芩、黄连的用量各用到10g，又要把苦寒的芩、连与化湿药合用。使热退湿祛，退热的效果才能巩固。

从药理分析，黄连苦寒，功能泻心火解热毒，黄芩能清上焦肺火，除肠中湿热，芩、连合用能泻上、中二焦实火，共达燥湿清热之功，据现代药理实验，芩连对伤寒杆菌和沙门菌都有明显的抑制作用。方中青蒿解暑清热，淡竹叶清热利水，生石膏、知母、甘草三药合用，具有大清气分实热解热生津的作用。地榆苦酸微寒、凉血止血，泻火敛疮，体外试验对伤寒杆菌有抑制作用，又能预防肠出血的并发症。马齿苋清热解毒，凉血治痢。广木香行气止痛，并能促进肠蠕动。马齿苋和广木香对伤寒杆菌都有较强的抗菌作用。藿香、佩兰能化湿和中解暑，能消除湿阻中焦所致的各种症状。连翘清热解毒，体外试验证明对伤寒杆菌有明显的抑制作用。根据这些药理与临床实践，证明组方合理，切中湿温伤寒的病因病机。

十二、清栓酶治愈急性多发性神经根炎一例

俞某，女，22岁，高中毕业生，浙江奉化白杜孙猴村人。

初诊：1992年5月26日。

主诉及病史：1992年2月22日上午8时许患者感左足及右小指乏力麻木，因牙痛去某医院口腔科行拔牙术后的第2天两下肢瘫痪，再过两天两上肢也瘫痪。无大小便失禁，四肢温、痛、触觉均存在。即住入宁波二院神经科病房，入院后确诊为"急性多发性神经根炎"，经用激素等多种药物治疗无效，共住院60天自动出院。出院后又经针灸治疗20天无效，又服按"治痿独取阳明"的理论处方的中药20剂，也无效果。

诊查：神清，满月脸，呈痛苦貌，四肢呈弛缓性瘫痪；肌张力0级，不能坐立，四肢肌肉消瘦，温、痛、触觉存在，膝反射与踝反射不能引出，血压110/80mmHg，心肺阴性，腹软，肝脾未触及，尿常规、血常规、血小板均正常，心电图及血钾测定亦都正常。

治疗:用辽宁抚顺清峰制药厂生产的清栓酶皮试阴性后,每天用清栓酶0.75U(3支)加在5%葡萄糖盐水250ml中静脉滴注,一日一次,连续用药24天后,两手已能握物,指尖亦能做握拳的动作,并配合两上肢的功能锻炼,两手功能恢复较快,两下肢肌张力由0级增加到3级,两膝关节已能缓慢地屈伸,继续予以清栓酶治疗(剂量同上)1个月,患者能坐起,两手亦能握笔写字,在旁人的扶持下,两足已能缓慢地步行,共住院206天,患者治愈出院。出院后半年随访,患者四肢功能良好,能自理生活,并报名参加1994年的高考,并被录取。

【按语】急性多发性神经根炎又称急性感染性多发神经炎。主要病变在脊神经根和脊神经,也常累及脑神经,有时也可侵犯脑膜。本病的主要表现为对称性运动神经元性瘫痪、感觉异常和脑脊液中蛋白细胞分离现象。瘫痪常自下肢开始,很快扩展到上肢和躯干,并可累及脑神经,有时也可在下肢无力后即出现脑神经症状而躯干和上肢并不受影响,仅少数病例自上肢开始,瘫痪呈下神经元性,肌力减退,腱反射减弱或消失,一般呈对称性分布,严重病例可出现四肢瘫痪,肋间肌和膈肌无力引起呼吸困难。根据本病的临床表现,属于中医学的"麻木"和"痿证"范畴。

清栓酶具有去纤、解凝、降聚、降粘、活血化瘀和改善微循环的功能。要治愈病变的脊神经和脊神经根,首先要改善病变处的血液供应。血供恢复,神经肌肉的功能才能恢复。根据中医"久病入络"、"治痿独取阳明"和"阳明为多气多血之乡"等理论,治疗多发性神经根炎的关键是改善病变部位的血液循环,使病理产物能通过血液循环而得到排泄,又能通过血液循环使病灶得到修复,这是我们应用清栓酶治疗多发性神经根炎的主要思路。

清栓酶皮试阴性后,在用药期间,每隔10天化验一次血小板,若血小板不低于60×10^{9}/L,就可继续应用。我们只要掌握好用药指征,在基层医院长期应用清栓酶是安全的。

十三、针刺治疗尿路结石引起的肾绞痛一例

陈某,女,30岁。剧烈运动后右肾绞痛,伴恶心呕吐。尿常规检查:红细胞++,右肾区叩痛阳性。经肌注哌替啶100mg、阿托品0.5mg,1小时后疼痛不减,改用针刺,5分钟后疼痛缓解,4小时后疼痛复作,再针刺,疼痛再缓解后,不再发作。

针刺取穴:患侧耳穴膀胱、输尿管、肾区的压痛点、至阴、外关、阴陵泉。

手法:针刺穴位的顺序依次为患侧至阴、阴陵泉、外关及耳穴膀胱、输尿管、肾区的压痛点。以上穴位均直刺留针,按穴位所在部位肌肉的丰厚情况决定针刺的深浅度,得气后留针15分钟,中途用捻转手法加强一次。

【按语】肾绞痛是尿路结石病中的一个常见急性疼痛症状。我在1976—1987年间用针刺治疗尿路结石引起的肾绞痛50例,取得了即刻缓解疼痛的显著效果。《内经》指出"用针之道在于调气",针刺可以使脏腑经络的气血通畅,运行正常,通则不痛,从而达到止痛的目的。至阴穴为足太阳膀胱经脉气所出的井穴,可治胎位不正、难产、胞衣不下等症,有改善泌尿生殖器官的血液供应和缓解痉挛的作用;阴陵泉为足太阴脾经脉气所入的合穴,可治腹痛、水肿、黄疸、小便不通或失禁、膝痛等症,有明显的利尿作用;外关穴为手少阳三焦经络穴和八脉交会穴之一,主治胁肋痛;耳为宗脉之所聚,通过有关耳穴的针刺,能调理内脏的诸气。故针刺以上各穴能起到缓解肾绞痛的作用。

十四、哮喘采用腕踝针，即时平喘效果好一例

蒋某，男，54岁。

主诉及病史：一向患慢性咳嗽，近因感受风寒而畏寒发热，咳嗽加剧，气喘不能平卧，由二人抬着来诊。

诊查：体温37.8℃，喘坐不安，唇甲无紫绀，桶状胸，两肺呼吸音低，两背部闻及哮鸣音，胸透提示：两肺纹理增多伴肺气肿，舌苔薄白腻，脉浮滑数。

治法：当即予以针刺腕部太渊、经渠，留针15分钟气喘渐平，胸闷感好转。留针至半小时，哮喘缓解，能慢步行走，两背部哮鸣音消失。起针后，能步行回家，予以小青龙汤内服。3天后随访，哮喘缓解，身热退净，能正常活动，快走时亦不气喘。

【按语】笔者于1978年10月—1979年10月采用腕踝针对15例成年哮喘病人(其中支气管哮喘5例，心源性哮喘3例，老年性慢性支气管炎急性发作哮喘5例，因肺癌或感染肺吸虫而致的哮喘各1例)进行治疗，即时平喘取得良效。方法是针刺太渊、经渠两穴，按常规手法操作，留针半小时。进针15分钟后咳嗽气急症状改善，半小时后哮喘缓解，两肺哮鸣音显著减少或消失。其中三人被人抬来，经针治后能步行回家，初步观察较静脉注射氨茶碱方便、安全、能即时见效。但在哮喘缓解后必须用针对病因的药物进行治疗，否则疗效不巩固。

十五、电针治疗周期性面神经瘫痪一例

虞某，男，45岁，职工。于1997年3月16日初诊。右侧面瘫，口角左歪，右眼睑不能闭合，已5天，皱眉试验阴性，患侧不能鼓颊，咀嚼食物时往往从患侧流出。诊断为右侧面神经瘫痪。曾在当地卫生院针灸3次无效，转来我处诊治。

取穴与针刺手法：均取患侧穴位。地仓透颊车，迎香透四白，阳白透鱼腰，瞳子髎透太阳。

操作方法：患者垫枕仰卧，常规消毒穴位上的皮肤。用30号针透穴针刺后，将浙江奉化医用电子仪器厂生产的FD-1A型半导体脉冲电流治疗仪的输出夹子夹在针灸针上，用锯齿波将输出强度调节到牵拉麻痹肌肉运动而病人尚未有疼痛的感觉(即治疗阈)，调节其频率在每分钟15～20次，留针15分钟，隔日治疗一次。不配用其他任何药物。

效果：该病人经治疗3次而愈。半年后随访，患侧面肌的功能与面部外貌完全正常。

【按语】我用此法治疗面神经瘫痪30例，均为成人，男性16例，女性14例，起病3天内接受治疗者6例，经3～5次治疗痊愈者(患侧面肌功能和形态完全恢复正常)5例，经7次治疗而愈者1例。起病5天内接受治疗者16例，6例经5次治疗而愈，10例经10次治疗而愈。起病后10～15天内接受治疗者8例，2例经10次治疗而愈，4例经15次治疗才得以痊愈。病后越早治疗，效果越好。所有病例在治疗后半年的随访结果，患侧面肌功能均恢复正常。

【编者评注】张谟瑞主任中医师自上海中医学院毕业后一直从事临床与科研工作，对《串雅》一书和张从正祛邪已病有较深体会，并能广泛地运用于临床，对某些急性病常能收到立竿见影的疗效。或针或药，能吸取众家之长而不拘泥于常法是其诊治特点。

陆拯医案

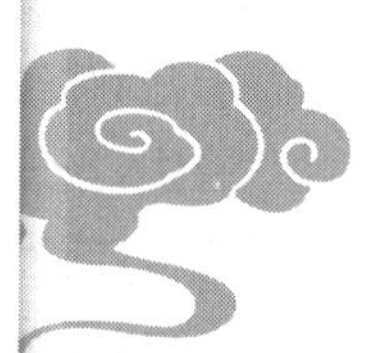

【生平传略】

陆拯，生于1938年，浙江省湖州市人。长期在浙江省中医药研究院工作。现为国家级名中医、主任中医师、浙江中医药大学兼职教授、浙江中医杂志名誉主编，享受国务院政府特殊津贴。并兼任全国中医文献学会委员、全国中医各家学说专业委员会委员、浙江省中医学会理事、浙江省中医基础理论研究会副主任委员、中医古籍出版社特约编审等。曾历任浙江中医杂志社主编兼社长、气功杂志主编、中国中医药学会学术委员会委员、全国中医编辑学会委员等。早年毕业于湖州中医院中医本科班。临床师从浙江名医朱承汉先生。行医40余年，长期从事临床医疗和文献研究工作，擅治温热病、脾胃病、肝胆病、咳喘病、心脑血管病、类风湿关节炎、不孕症、更年期综合征等。在学术上颇有建树，对毒理学说、脾胃学说、激发肾气说、天癸学说、活血化瘀疗法和中药生制不同用法的研究均有独特见解。并认为中医病因学的毒邪是一种既普遍、又剧烈、更顽固的最凶恶的病邪，其辨治方法不同于他邪，故创立了“四层辨治”法，开拓了新的学说和新的疗法。主要学术著作有《毒证论》、《脾胃明理论》、《中药临床生用与制用》、《症状辨证与治疗》、《中医基础学》、《中草药学》、《中医方剂学》、《中医治疗学》、《近代中医珍本集》、《中国本草》、《王肯堂医学全书》、《丹溪医集》、《医方类聚》(校点本)、《重订严氏济生方》、《重订瑞竹堂经验方》等20余部，先后获部、省级等科技成果奖和优秀图书奖8项，其中一等奖3项，二等奖2项，三等奖2项，优秀奖1项。

一、温下补上、填精益脑治愈眩晕一例

孙某，女，45岁。

初诊：1996年11月16日。

主诉及病史：眩晕1年余，时剧时缓，经多方治疗，反复不除，兼伴脑户觉冷，且有空虚感，记忆力减退，精神疲惫，动辄气短，畏寒怯冷，时欲睡眠，梦中多见阴物，口淡少味，食欲欠佳，小

便清长,大便稍结,月经量少色淡,周期如常,白带甚少。

诊查:面色苍白,形体较瘦,四末清凉,舌质淡,苔薄白,脉象沉细、尺部尤弱。

辨证:肾阳虚弱,髓海不足,脑中空虚,元神失养。

治法:温肾填精,以补脑髓。

处方:鹿角胶(烊化分冲)10g　熟附子 10g　仙茅 10g　黑锡丹(入煎)10g　巴戟肉 15g　仙灵脾 15g　肉苁蓉 15g　肉桂 3g　山萸肉 12g　炒当归 12g　大熟地 20g　炙甘草 5g　7剂

二诊:11月23日。服药7剂后,脑户觉冷、畏寒怯冷、精神疲惫明显减轻,眩晕、多眠好转,食欲渐增。投药中的,效不更方,原方续服7剂。

三诊:11月30日。又服药7剂后,脑户觉冷、四末清凉、畏寒怯冷、面色苍白基本消失,眩晕、多眠、神疲、气短十衰其六七,余症均有好转,舌淡苔净,脉象沉小而缓。证属肾阳渐复,髓海得充,治以原方加减。

处方:大熟地 20g　鹿角胶(烊化分冲)10g　肉桂 3g　巴戟肉 15g　肉苁蓉 15g　仙茅 10g　仙灵脾 15g　炒当归 12g　山萸肉 15g　甘杞子 15g　白茯苓 15g　炙甘草 5g　7剂

以后又来诊3次,均以本方或略作加减服用,四诊时减去仙茅、肉桂,加炒白芍 12g、北五味 6g。前后共诊6次,服药42剂,诸症均除,二便自调,食欲如常。汤剂停服后,再以金匮肾气丸配合归脾丸(成药)连服1个月,以巩固疗效。随访1年,未见复发。

【按语】眩晕为病,其因颇多,《内经》云:“邪中于项……入脑则脑转”,此属外邪所致;又云:“髓海不足,则脑转耳鸣”,则属因虚所致;又云:“诸风掉眩,皆属于肝”,则属因肝病所致。此外还有因火、因痰、因瘀血等致眩者。本例素体虚弱,气血两亏,久而损及肾阳,髓海不足,故天麻钩藤饮、半夏白术天麻汤等无效。肾为先天之本,肾虚不能生髓,脑髓渐亏,故见眩晕反复不愈,脑中有空虚感,记忆力减退;真阳不足,寒邪所胜,乃为脑户觉冷、面色苍白、畏寒怯冷、四末清凉;肾中精气亏损,不能温养脾肺,而见精神疲惫、动辄气短;肾阳已虚,心阳随之不足,则为时欲睡眠、梦中多见阴物;脾失肾之温煦,中运无力,因而口淡少味、食欲欠佳;肾主二便,肾虚既不能温脬,又不能濡润大肠,则见小便清长、大便稍结;气血不足,血海空虚,而为月经量少色淡;肾气虚弱,天癸不足,带脉无力,因而白带甚少。舌淡苔白、脉沉细尺弱,亦属肾阳不足,气血亏弱,不能营舌充脉所致。所用方药以温肾填精为核心,取肉桂、附子、黑锡丹温肾阳,散阴寒;鹿角胶补真阳,益脑髓;巴戟肉、肉苁蓉、山萸肉、熟地益肾阳,补精血;仙茅、仙灵脾补益天癸,激发肾阳;当归补血兼能活血,疏通脑络;炙甘草补气和中,兼能调和诸药。三诊去附子,加杞子、茯苓,是阳气得复,阴寒已减,照顾真阴,避免中焦湿阻而为之。四诊去仙茅、肉桂,加白芍、五味子,是阳气已振,照顾阴分而用之。最后用成药金匮肾气丸合归脾丸,既补肾气,巩固疗效,又养气血,顾及素体。诸药所治,先补真阳,阳生则阴长,次补真阴,阴难速生,再以照顾气血,是其气血素亏也。

二、散寒温阳、活血化瘀治愈胸痹一例

崔某,男,81岁。

初诊:1997年5月12日。

主诉及病史:胸前区疼痛,伴胸闷心悸半年,1周来胸痛、胸闷加重,下午及晚间为甚,疼痛如刺如绞,固定不移,或有气短,神疲少力,夜间少寐,时有形寒,四肢不温,食欲如常,二

便尚调。

诊查：面色暗滞，形体偏胖，舌紫暗，苔薄白，脉象沉涩夹有结代。心电图检查示：多发性房性期前收缩，偶见室性期前收缩，T 波轻度改变。

辨证：心气素虚，寒凝气滞，阳气不振，瘀血内阻。

治法：散寒温阳，活血化瘀。

处方：炙桂枝 8g　炒白芍 12g　北细辛 5g　淡干姜 5g　炒当归 12g　失笑散(包煎)30g　紫丹参 30g　紫降香 10g　白檀香 5g　三七粉(分吞)3g　红参(另炖冲)6g　炙甘草 8g　5 剂

二诊：5 月 17 日。服第 1 剂后胸痛缓解，胸闷减轻。服完第 3 剂胸痛、胸闷明显好转。服至第 5 剂，胸痛、胸闷近除，心悸、气短、畏寒、肢清好转，精神渐振。原方去白芍，加炙黄芪 30g，嘱服 7 剂。

三诊：5 月 24 日。又服 7 剂后，胸痛、胸闷未作，气短明显好转，形寒、肢清已除，但仍有心悸、少寐，面色暗，舌质紫，脉沉缓，偶有结代。此为寒凝渐化，阳气略振，瘀血去而不净，治以原方化裁。

处方：炙桂枝 5g　炒当归 12g　炒党参 30g　炙黄芪 30g　紫降香 10g　白檀香 5g　紫丹参 20g　三七粉(分吞)3g　辰茯神 20g　琥珀屑(入煎)5g　酸枣仁 20g　炙甘草 8g　7 剂

四诊：6 月 2 日。上方服 7 剂后，胸中舒适，疼痛未作，心悸好转，气短已除，夜间能寐，面黑减退，舌紫转淡，脉弦缓，或有结代。乃为寒凝已去，阳气已振，瘀血未净，新血少生，治以祛瘀生新，益气养阴，安神宁心。

处方：炙甘草 8g　炒党参 20g　大生地 15g　炙桂枝 5g　阿胶珠 10g　炙黄芪 30g　炒麦冬 20g　紫丹参 20g　三七粉(分吞)3g　紫降香 10g　酸枣仁 20g　辰茯神 20g　7 剂

此后又来诊 3 次，均以四诊方略作加减服用，五诊时减去三七粉，加片姜黄 12g；六诊时减去辰茯神，加五味子 6g。前后共诊 7 次，诸症消失，精神振作，睡眠如常，后改用成药黄芪参麦饮合复方丹参片连服两个月，并嘱冬季进补别直参 2～3 支，以增强心气。随访 1 年余，病情稳定，未见胸痛发作。

【按语】胸痹之名，始见于汉代张仲景《金匮要略》。《内经》则称为心痛或心痹，心痛重者称为真心痛、卒心痛、厥心痛，而后代则称谓不一，有称心痛者，有称胸痹者等。此病可分寒凝心脉、气滞郁结、瘀血痹阻、心阳虚弱、心气不足等类型。本例属心气素虚，损及心阳，阳气不足，寒邪凝滞，瘀血内阻所致，故曾投瓜蒌薤白半夏汤、枳实薤白桂枝汤、丹参饮、生脉饮等，疗效不显著，胸痛不止。阳虚则阴盛，阴盛则寒凝，寒凝则血滞，血滞则成瘀，故见胸前区疼痛，如刺如绞，固定不移；心阳不足，血运不畅，气机阻滞，而为胸闷；心气不足，神失安宁，因而心悸时作，夜间少寐；心肺同居膈上，心虚累及于肺，则见气短；心为君主，心虚累及于脾，故而神疲乏力；阳气不足，则时有形寒、四肢不温；瘀血内阻，络脉不畅，故出现面暗滞、舌紫暗、脉沉涩。治疗方药，先以散寒温阳、活血化瘀为主，取桂枝、细辛、干姜散寒温阳，血得温则行，瘀血自化；当归、丹参、三七、失笑散化瘀活血，去旧生新；降香、檀香调气和血，宽胸止痛；红参、炙甘草补益心气，气足则血自行。此外，白芍配桂枝能调和营卫，以去形寒；红参配失笑散中五灵脂取其相畏相成，以增强活血化瘀作用。诸药相合，故疗效显著。二诊时，胸痛已止，形寒好转，故去白芍，加黄芪，以加强补益心气作用。三诊以后，逐渐减少温药，以寒去故也；素体心气不足，再则久痛必耗气伤阴，故酌加养血益阴之品，使其阴生则阳亦长。后以用成药黄芪参麦饮合复方丹参片连服两个月，巩固疗效；并适时服别直参进补，是温补阳气，使正气存内，邪不可干。

三、暖肾益脾、理肺熄风治愈哮喘一例

赵某，男，20岁。

初诊：1996年3月6日。

主诉及病史：哮喘反复发作11年，每遇冬春季发作，半年来症势加剧，几乎每夜发作，咳喘气急，呼吸困难，喉中哮鸣，咳吐稀痰，胸膈满闷如窒，不得平卧，汗出较多；白天休止时精神衰疲，背部觉冷，口不渴，或渴喜热饮，食欲减退，大便不实，小便清长。

诊查：面色㿠白带灰，语声低沉，形体瘦弱，舌质淡，苔微白，脉寸关沉弦、尺部微弱。X线胸片提示：支气管哮喘伴轻度肺气肿。

辨证：寒痰内伏于肺，脾肾两虚，阴寒偏盛，阳气不足。

治法：暖肾益脾，理肺化痰，佐以熄风定喘。

处方：熟附子12g　上肉桂3g　淡干姜5g　炒党参20g　炒白术20g　白茯苓30g　炒白芍10g　炙紫菀12g　制南星10g　大蜈蚣2条　净全蝎5g　炙甘草8g　5剂

二诊：3月11日。服药5剂后哮喘仅发作两次，但发作时间短，咳喘等症轻微，背部觉冷明显好转。原方有效，不宜更改，直捣寒痰伏饮，温振阳气，续服7剂。

三诊：3月18日。哮喘全止，胸膈舒畅，汗出已除，背部不感寒冷，精神略振，语声响亮，食欲见启，但大便濡软，小便较多。舌淡苔净，脉象缓滑。此为寒痰渐化，阳气稍复。治以原方增损。

处方：熟附子10g　上肉桂3g　炒白芍12g　炒白术15g　炒党参15g　白茯苓20g　淡干姜4g　制南星10g　大蜈蚣2条　大熟地20g　北五味6g　炙甘草6g　7剂

四诊：3月25日。面色好转，精神已振，二便尚可，余症均已消失，但寒痰伏饮，非一时能去净，再者久病必伤正，气血受伤。治以继追寒痰伏饮，脾肺肾同补，兼以气血并顾，杜绝隐患。

处方：大熟地20g　炒当归12g　熟附子8g　炒党参15g　炒白术15g　姜半夏10g　广陈皮10g　炙甘草5g　炙黄芪30g　五味子6g　山萸肉15g　白茯苓20g　7剂

本例共诊治9次，五诊起均以四诊方为基础，略作加减服用。六诊时去附子、半夏，加菟丝子15g，仙灵脾15g。八诊时去茯苓，加补骨脂15g。六诊以后重点补肾，肾为一身之本，肾中真阳充足，则诸脏阳气亦足，阴寒无从所生。停服汤剂后，又用成药金匮肾气丸连服两个月，以巩固疗效，随访2年，未见复发。

【按语】哮与喘有所区别，但哮必兼喘，故临床常称哮喘，实为哮病；喘证不兼哮，以喘息为主症，可见于多种疾病中。本例为病久正虚，痰寒内伏，阳气不足，故射干麻黄汤、小青龙汤、定喘汤等方，只能缓解一时，不能治愈。冬春气寒，阳虚加甚，故每遇冬春季发作；夜间阴盛，因而夜间多发；痰凝气阻，气道不利，而为咳喘气促、呼吸困难、喉中哮鸣、胸膈满闷、不得平卧；肺气不利，寒痰内停，故咳吐稀痰。治疗方药，以真武汤生姜易干姜为主，取其温振肾阳，散寒行水，肾阳得振，则诸脏之阳渐复，肺中寒饮亦化。配肉桂增强真武汤之温肾，以消阴寒；伍党参、甘草补益脾气，杜绝生痰之源；南星、紫菀温肺化痰，南星又能去息道之风；蜈蚣、全蝎搜风解毒，专治息道挛急之喘咳。诸药和合，本标兼顾，哮喘发作得以迅速减轻。以此加减六诊痊愈。汤剂停服后，再以成药金匮肾气丸连服两个月善后。

四、壮阳益肾、引火归原治愈咳血一例

徐某，女，48岁。

初诊：1996年11月21日。

主诉及病史：咳血12天，出血量或多或少，西医诊断为支气管扩张症，经西药和中药止血治疗，咯血未能停止。诊时咳血常作，血色鲜红，时有气短，精神疲惫，夜间少寐，偶有躁烦，食欲稍减，二便尚调。

诊查：面红如妆，手足清冷，体形偏瘦，舌质淡，苔微白，脉象沉细无力。

辨证：禀赋不足，下焦元阳虚弱，虚火上浮，肺络损伤不能收复。

治法：单纯止血，不足为治，当以壮阳益肾，引火归原为急务。

处方：上肉桂3g　淡附片(先煎)10g　大熟地20g　山萸肉15g　煅牡蛎30g　煅龙骨30g　红参(另炖分冲)6g　五味子6g　炒黄柏10g　怀牛膝10g　花蕊石20g　炙甘草6g　2剂

并用黄酒1000ml加温，浸足半小时，每日2次。

二诊：11月23日。服药2剂后，咳血基本停止，面红如妆、手足清冷、气短、躁烦明显好转，但脉仍沉细，原方附片减至8g，又服2剂。

三诊：11月25日。续服2剂后，咳血未作，面红、肢冷、躁烦消失，精神好转，夜寐安宁，偶有气短，咳嗽稀少，舌淡苔净，脉细弱。此为下焦元阳已复，虚火下潜，但失血过多，肺络损伤，阴液不足，肺气亦虚，治以养阴益气，补肺安络。

处方：北沙参15g　炒麦冬15g　干生地20g　五味子5g　炒白芍15g　太子参20g　川贝母5g　野百合15g　阿胶珠10g　空沙参10g　生甘草5g　广陈皮10g　5剂

本例共诊6次，诸症均除，食欲增加，舌淡红，脉细滑。四诊后咸以三诊方略作加减服用。四诊时加炒谷芽20g，连服7剂；5剂时气短、咳嗽消失，去川贝母、空沙参，加炒当归10g，连服10剂；六诊时症状全部消失，近似常人，去百合，加大熟地20g，续服14剂，以巩固疗效。后隔2年，因患他病来诊时，问及咳血，未曾复发。

【按语】咳血又称嗽血、咯血。咳血之因，不外乎外邪袭肺、肝火犯肺、肺肾阴虚和气虚不摄。而元阳不足，虚火上浮则为少见。本例为禀赋不足，元阳虚惫，虚火上浮，故先服寒凉止血药不效，反阳气更伤，浮火更著，咳血连续不断。肾中元阳不足，虚火上浮，肺络不宁，血行外溢，故咳血常作，血色鲜红；元阳不足，虚阳浮越，而为面红如妆；虚阳内扰，心神不宁，因而偶有躁烦，夜间少寐；阳气虚弱，不能温煦于外，则为手足清冷；元阳亏损，肺肾两虚，而为时有气短、神疲；阳虚寒盛，不能荣舌充脉，故舌质淡、脉沉细无力。治疗方药，急宜扶阳救阴，以治危候。以肉桂、附片温阳益肾，引火归原，使肺金得安，阳络得宁；熟地、山萸肉、五味子滋肾阴，敛精气，使耗散之气得以收复；红参、炙甘草大补元气，以防虚脱；牡蛎、龙骨平降虚阳，固涩津气；牛膝、黄柏兼顾相火，并监制附、桂之温热；花蕊石止血祛瘀，瘀不去，则血难止；黄酒浸足，取其温下焦，以收上焦之虚火。血家虽难投温热之品，但辨证合法，用药恰当，已能迅速见效。三诊时，咳血未作，面红、肢冷、躁烦消失，下焦元阳已复，虚火下潜，当以滋阴益气为本，兼顾补肺安络。故方用北沙参、麦冬、生地、白芍、阿胶养阴益血；太子参、五味子益气敛阴；百合、川贝、空沙参、生甘草补肺止咳；陈皮调气和中，既治脾，又能理肺。五诊时加当归以增强补血作用，血为气之母，血足亦能生气。六诊时又加熟地，补其真阴，固其根本，阳有所附，虚火不越上焦，肺金得以安宁。

五、补益天癸、激发肾气治愈不寐一例

周某，女，50岁。

初诊：1996年11月15日。

主诉及病史：不寐5月，半月来症势加重，甚至通宵不眠，每夜服西药安眠药后仅睡3～4个小时，并常服中药安神药，疗效均不显著，兼有心烦不安，或心慌易恐，潮热汗出，或时觉形寒，记忆力减退，遇事善忘，神疲乏力，下肢酸软，食欲不振，食量减少，大便不实，小便频多，但无尿急、尿痛之不适。

诊查：体形略胖，时有面热，舌质淡白，苔白微糙，脉象关部沉细弦、尺部微弱。

辨证：天癸已竭，肾气不足，虚阳上扰，心神不宁。

治法：初益天癸，激发肾气，以安心神。

处方：巴戟肉15g　仙茅12g　仙灵脾20g　炒黄柏10g　菟丝子15g　覆盆子15g　山萸肉15g　上肉桂3g　炒黄连5g　煅龙骨30g　大熟地25g　缩砂仁5g　7剂

二诊：11月22日。服药7剂，面红潮热、汗出阵作、心烦不安明显好转，服同剂量西药安眠药每夜能睡6～7个小时，怯冷形寒已罢，其他症状也有所减轻。原方有效，毋须更动，续服7剂。

三诊：11月29日。又服7剂后，服小剂量西药安眠药，夜间能熟睡7～8小时，潮热汗出已止，面红消失，精神已振，食欲得启，舌淡苔白，脉象沉细。此为天癸得补，肾气稍充，虚阳不越，心神安宁。治以继补天癸，温养肾气。

处方：巴戟肉15g　仙灵脾15g　仙茅10g　炒黄柏10g　菟丝子15g　山萸肉15g　覆盆子15g　补骨脂10g　大熟地20g　五味子6g　煅龙骨30g　缩砂仁5g　7剂

四诊：12月7日。已戒除每夜服西药安眠药，亦能熟睡6～8个小时，记忆力有所好转，大便濡软，日行1次，小便次数减少，近似常人，余症均除，原方去覆盆子、补骨脂，加灵磁石30g，辰茯神20g，7剂。

本例共来诊9次，症状全部消失。五诊时山萸肉减到10g，加白术15g；七诊时去磁石、辰茯神，加煅牡蛎30g、紫河车粉（分吞）3g；九诊时去龙骨、牡蛎，加白茯苓15g、炙甘草5g。

【按语】不寐，即失眠。此病多由情志所伤、心脾两亏、心肾不交、血虚肝旺、心虚胆怯、痰热内扰、胃气不和等所致，至于天癸衰竭，肾气不足，历代文献记载尚少。本例因天癸已竭，肾气虚弱而致不寐，故曾投朱砂安神丸、天王补心丹、酸枣仁汤、安神定志丸等罔效。天癸衰竭，肾气不足，虚阳上扰心神，因而不寐，甚至通宵不眠、心烦不安。治疗方药，以补益天癸，激发肾气，而安心神为核心。取仙茅、仙灵脾、巴戟肉补益天癸，充养阳精；菟丝子、覆盆子、山萸肉、熟地补养肾精，固涩精气；黄柏性寒坚阴，以降虚火，且能监制仙茅、仙灵脾之温热；肉桂温肾阳，黄连清心火，二药配合，交泰心肾；龙骨入肾固精，兼能安神宁心，平降浮阳；缩砂仁调气益肾，兼能去熟地之滋腻。三诊时去肉桂、黄连，加补骨脂、五味子增强补肾益精，收敛精气。四诊时，去覆盆子、补骨脂，加磁石、辰茯神益肾宁心，以安心宅，因虚阳久扰心神，心主有所受伤，故以此二味而安之。五诊时加白术，因肾虚脾弱，脾运欠健，故而加之。七诊时，去磁石、茯神，加牡蛎、紫河车，以其心神已宁，精血尚亏，故用牡蛎、紫河车以填精固气。九诊时去龙骨、牡蛎，加茯苓、甘草为虚阳已平，神舍安宁，而用茯苓渗湿和脾，兼去肾浊，甘草和调诸药，且能益气补脾。所法之法先补肾之先天，后顾脾之后天，脾肾俱健，病去而不易复发。

六、滋阴养胃、清火解毒治愈胃痛一例

王某，女，55 岁。

初诊：1996 年 3 月 2 日。

主诉及病史：胃脘疼痛 2 年，或缓或剧，以隐痛为多见，痛时以午后及夜间较多，亦有清晨时作痛，半年来又增胃中常有灼热感，甚至热及胸膈，口干咽燥，夜不安寐，时常不易入睡，或兼心烦，手足心热，饮食少思，大便较结，小便短少。

诊查：体形偏瘦，面色少华，舌质红，苔中光而干，脉象细数带弦。胃镜检查示：慢性萎缩性胃炎伴肠化，HP(＋)。

辨证：胃阴不足，津液已伤，火毒内阻，胃气不和。

治法：滋阴养胃，清火解毒。

处方：西枫斗(先煎)20g　生石膏 30g　炒麦冬 15g　炒生地 15g　北沙参 15g　生白芍 15g　佛手柑 15g　炒川楝子 10g　炒黄连 5g　白花蛇舌草 30g　藤梨根 30g　生甘草 5g　7 剂

二诊：3 月 9 日。服药 7 剂，胃脘及胸中灼热感、口干咽燥明显减轻，胃痛已 4 天未作，余症均见缓解。原方石膏减至 20g，加冰糖 15g，7 剂。

三诊：3 月 16 日。胃痛已止，灼热感消失，睡眠好转，大便已畅通，小便亦增多，舌质偏红，苔光不干，脉细稍数。证属胃阴渐复，火毒未清，而毒邪易入难出。治以养阴祛毒同顾，追击顽邪。

处方：西枫斗(先煎)15g　炒麦冬 15g　炒生地 15g　北沙参 15g　玄参 15g　生白芍 15g　佛手柑 15g　炒银花 15g　炒黄连 5g　白花蛇舌草 30g　藤梨根 30g　奎红枣 20g　7 剂

本例共来诊 12 次，症状全部消失，停药半年后胃镜复查为浅表性胃炎，未见粘膜萎缩及肠化，HP(－)。五诊时去玄参，加蒲公英 30g。七诊时去银花，西枫斗易为川石斛(先煎)20g，加香茶菜 30g，石菖蒲 10g。九诊时去生地、北沙参，加炒山药 20g，生鸡金 15g，炒谷芽 20g。十一诊生白芍易炒白芍，加生苡仁 30g。

【按语】胃痛，又称胃脘痛。通常分为寒凝气滞、饮食停积、肝郁气滞、瘀血内阻、脾胃虚寒和脾胃阴虚。本例为胃阴不足，火毒内阻，故尝投半夏泻心汤、左金丸、黄芪建中汤、益胃汤等疗效不佳，疼痛始终不能消失。胃阴不足，津液虚少，胃络失养，气机不和，故见胃痛或缓或剧，以隐痛为多见；病在阴分，阴气不足，故而痛以午后及夜间较多，或清晨作痛；阴液不足，火毒内扰，因而胃中灼热，甚至热及胸膈；胃津不足，口咽失于濡养，则为口干咽燥；虚热内扰，心神不宁，所以夜不安寐，不易入睡，时有心烦；阴液亏少，虚火有余，故为手足心热，小便短少；胃津干涸，不能濡润大肠，因而大便较结；胃阴虚少，胃气呆滞，而为饮食少思；胃虚则脾亦弱，气血来源亏乏，因此面色少华。舌红、苔光干，脉细数带弦，为阴亏于内，虚火扰动，毒邪内阻，气机不畅的征象。治疗方药，以滋阴养胃、清火解毒为中心。取西枫斗、麦冬、生地、北沙参、生白芍滋养阴液，清退虚热；石膏、黄连直折火邪，以清热毒，石膏又能生津止渴，黄连兼可坚阴；藤梨根(猕猴桃科植物猕猴桃之根)、白花蛇舌草(茜草科耳草属植物白花蛇舌草之全草)为除胃中热毒之要药，兼能活血止痛；佛手柑性平，川楝子性寒，二药不燥，理气止痛；生甘草泻火解毒，兼能调和诸药。二诊时胃热已减，病去减其制，故将石膏减至 20g。三诊时，胃痛已止，灼热感消

失，但阴难速成，毒非易去，原方去生石膏、川楝子、生甘草，加玄参、银花、红枣滋阴解毒，调和中焦。五诊时阴液渐复，胃中毒邪难消，故去玄参，加蒲公英增强解毒散结作用。七诊时，阴液已复，热毒渐退，故去银花，西枫斗易为川石斛，加香茶菜（又名铁菱角、菱角三七，为唇形科植物香茶菜之根）、石菖蒲增强粘膜复生和驱除肠化。九诊时，去生地、北沙参，加炒山药、生鸡金、炒谷芽加强健脾醒胃作用。十一诊，生白芍易为炒白芍，加生苡仁增强和脾利湿，脾健则津液易于转化，毒邪不易停留。

七、调和营卫、安定魂魄治愈脏躁一例

沈某，女，39岁。

初诊：1997年5月17日。

主诉及病史：悲忧善哭、喜怒无常半年，诊时精神忧郁，神志恍惚，悲观失望，不时流泪，胆怯心慌，时觉畏寒，夜间乱梦纷纭，梦中多见阴物或悲惨之事，并曾有两次突发肢体抽搐，忽然喘促，平时饮食少思，食谷不香，二便尚调。

诊查：面色㿠白，表情沮丧，形体瘦弱，舌苔薄白、质偏淡，脉右手寸部浮缓、左手关部小弦。

辨证：营卫不和，阴阳失调，肝肺虚弱，魂魄不宁。

治法：调和营卫，安定魂魄。

处方：炙桂枝5g　炒白芍15g　紫石英20g　煅牡蛎30g　煅龙骨30g　炙甘草6g　山萸肉15g　诃子肉10g　琥珀屑（入煎）6g　酸枣仁20g　合欢皮20g　陈胆星10g　奎红枣20g　生姜2片　7剂

二诊：5月24日。服药7剂后，畏寒怯冷消失，神志恍惚、流泪欲哭未作，自觉精神豁然开朗，饮食稍启，余症均有缓解。原方去生姜，又服7剂。

三诊：5月31日。又续服7剂后，诸症近除，面色好转，表情和悦，舌色如常，苔薄白近净，脉象缓滑。证属营卫得和，阴阳已调，魂魄安定。治以原方去诃子肉，加五味子6g，10剂。

本例共来诊7次，症状全部消失，体重增加1kg，已上班工作。四诊时去胆星，加炒当归12g，连服10剂。五诊时去琥珀屑，加炙黄芪20g，又服10剂。六诊时去紫石英、酸枣仁，加大熟地20g，白茯苓15g。七诊时，已恢复如常人，改用八珍汤10剂，调补气血，和养五脏，以巩固疗效，杜绝复发。

【按语】脏躁亦称脏燥。《医宗金鉴》说："脏，心脏也。心静则藏神。若为七情所伤，则心不得静，而神躁扰不宁也。故喜悲伤欲哭，是神不能主情也；象如神灵所凭，是心不能神明也。"指出本病为心脏疾患，治疗多用养心安神之剂。而本例证属营卫不和，阴阳失调，肝肺虚弱，魂魄不宁，遂治以调和营卫，安定魂魄而获救。肝肺不足，魂魄不定，神失所宁，气失调和，故见精神忧郁、神志恍惚、悲观失望、表情沮丧、不时流泪、胆怯心慌；营卫不和，阴阳失调，而为时觉畏寒；魂不能归肝，魄不能归肺，魂魄游荡，因而夜间乱梦纷纭，梦中多见阴物或悲惨之事；肝虚气郁，筋失柔和，所以突发肢体筋脉抽搐；肺气郁阻，气道不畅，则为忽然喘促；肝肺受损，累及脾胃，运化欠健，故见饮食少思，食谷不香；肺气不足，肝血已亏，不能荣色丰肌，而为面色㿠白、形体瘦弱、舌质偏淡；肝肺不足，寒邪内阻，则为舌苔薄白、右手寸脉浮缓、左手关脉小弦。治疗方药，重点调营卫、和阴阳、益肝肺、安魄魂，故用桂枝、白芍、甘草、红枣、生姜调和营卫，且能暖肺益肝；紫石英、牡蛎、龙骨收涩精气，安定魂魄，兼能镇惊安神；山萸肉、诃子肉收敛肝肺耗散之气，以摄魂魄；酸枣仁益肝宁胆，又能安神宁心；琥珀屑、合欢皮利肺安魄，解郁安神；胆星和肝

祛风，可治抽搐和胆怯。二诊时，畏寒已去，不宜再表散，故去生姜。三诊时，魂魄得定，故去诃子；加五味子者，既益肝肺，又能宁心神，益肾志，诸脏皆健，五志得安。四诊时，胆怯已除，抽搐未作，故去胆星；加当归者，补益肝血，兼和心血。五诊时，肝魂肺魄得安，故去琥珀；加黄芪者，补益肺气，兼益心脾。六诊时，魂魄皆安，夜间乱梦已除，故去紫石英、酸枣仁；加熟地、茯苓补益肝肾，和脾宁心。七诊时，魂魄、神志均安，故改用八珍汤平补气血，气血足则五脏皆健，病安从来。

八、清热解毒、活血通络治愈痹证一例

俞某，女，32岁。

初诊：1996年5月23日。

主诉及病史：两膝关节疼痛近2年，1个月来疼痛加剧，右侧更为明显，活动不利，阴雨天且有酸胀，肘、腕关节酸楚，兼有形寒发热，寒多热少，体温37.3～37.6℃，夜间时有微汗，咽微红，口稍渴，大便2日1次，解而不畅，小便量少，色淡黄。

诊查：面色少华，两膝关节微肿压痛，皮色不红，舌苔薄白微糙，脉象沉弦带数。血检：血沉56mm/h，抗“O”730U。

辨证：风寒湿痹阻，寒邪为胜，寒从热化，热郁化毒，血行不畅，关节经脉受伤，而成本证。

治法：清热解毒，祛风寒湿，活血通络。

处方：大生地30g　生石膏30g　忍冬藤30g　生苡仁30g　晚蚕砂(包)30g　川桂枝10g　怀牛膝15g　炒当归15g　生赤芍15g　玄参20g　乌梢蛇20g　制乳香5g　生甘草10g　7剂

二诊：5月30日。服药7剂后，两膝关节疼痛明显减轻，形寒身热已罢，体温37℃，余症均有好转，原方生石膏减至20g，加生白术20g，续服7剂。

三诊：6月6日。两膝关节肿胀消退，疼痛近止，咽红、口渴已除，舌苔薄净，脉滑稍数。原方去玄参，加川独活10g，又服7剂。

四诊：6月13日。诸关节疼痛已止，活动已利，余症近除，原方去石膏，桂枝减至8g，生赤芍易炒赤白芍各12g，又服7剂。

本例共来诊8次，症状全部消除，血检：血沉20mm/h，抗“O”500U以内。五诊时去牛膝、乳香，加鸡血藤30g、白茯苓15g。六诊时生甘草易炙甘草6g。八诊时热毒尽去，风湿甚微，改用四物汤合玉屏风散加独活、桑寄生、茯苓、陈皮、炙甘草，连服15剂，告瘳。

【按语】痹证之名，始见于《内经》，并有专论。本例似属寒痹，实为热痹，故曾服乌头汤、麻黄加术汤、蠲痹汤等疗效不显著，反而疼痛有增无减。脉证合参，仔细分析，证属风寒湿痹阻，久郁化热酿毒，表寒而里热炽盛，气血阻滞，遂治以清热解毒、活血通络而收效。风寒湿痹阻，血行不畅，故见两膝关节疼痛，活动不利；寒湿属阴，遇阴雨则邪甚，因而阴雨天膝关节酸胀，肘、腕关节酸楚；风寒湿内阻，营卫不和，而为形寒发热，寒多热少，夜间时有微汗；热毒蕴结关节，外寒不散，故见两膝关节微肿压痛，皮色不红；久病体虚，营血不足，则为面色少华；热毒炽盛，津液受伤，因而咽微红，口稍渴，苔微糙，大便较结，小便短黄；外寒内热，肌表失疏，内有郁热，因而舌苔薄白，脉象沉弦带数。治疗方药，以清热解毒、祛风寒湿、活血通络为主，取生地、生石膏、忍冬藤、玄参清热解毒，生津养液，其中忍冬藤又能和血通络；桂枝祛风散寒，配生地、石膏既能解表，又能清里，善除热痹疼痛；当归、赤芍活血通络，“祛风先治血，血行风自灭”；生

苡仁、晚蚕砂祛风胜湿，兼能解毒；牛膝善走下焦，强筋骨而活血，且能引诸药下行；乌梢蛇好搜筋骨之风，又有解毒作用；乳香行气活血，善于止痛；生甘草清热解毒，和调诸药。二诊时，两膝关节疼痛明显减轻，形寒身热已除，故原方生石膏减至20g，并加生白术兼顾脾胃，增强化湿之功。三诊时，两膝关节肿胀消退，疼痛近止，咽红、口渴已除，故去玄参，加独活者，以增强疏散筋骨之风湿。四诊时，诸关节疼痛已止，活动已利，原方去石膏，桂枝减至8g，生赤芍易炒赤白芍，取其邪去制减，并增加调和营血之功用。五诊时，去牛膝、乳香，加鸡血藤、茯苓，以增强活血养血，和脾渗湿。六诊时，生甘草易炙甘草，取其益脾胃，和诸药。八诊时，热毒尽去，风湿甚微，故改用四物汤合玉屏风散加味补益气血，固表御邪，以防复发。

【编者评注】陆拯主任医师治学唯勤，在中医文献方面有较深造诣，临床辨证颇见功力，如暖肾益脾、理肺熄风治愈哮喘，壮阳益肾、引火归原治愈咳血，补益天癸、激发肾气治愈不寐等案均有辨证独到处。认真阅读将不无启迪。

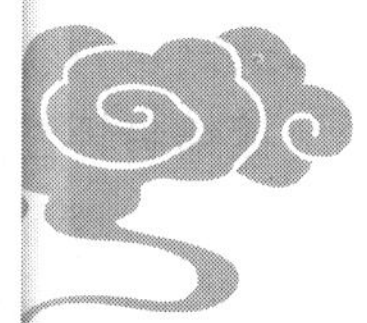

郑源庞医案

【生平传略】

郑源庞，1938年生，汉族。主任医师。浙江省乐清人。早年毕业于浙江中医学院6年制医疗专业。从医40年来，长期从事中医临床与科研工作。先后担任浙江省中医药研究院临床研究室副主任，心血管病研究室主任，院学术委员会委员及浙江省中药新药评审委员。担任学术团体职务有中国中西医结合学会心血管专业委员会委员，浙江省中西医结合学会心血管专业委员会副主任委员，中国无创性心功能学会理事和《浙江中医杂志》编委等。现任浙江省立同德医院主任中医师，院学术委员会委员，浙江中医药大学兼职教授，硕士生导师。在学术上主张审察病机，重视气血虚实；辨证选药，顾护脾胃为先；辨证结合辨病，临床重在创新。1997年被浙江省人民政府授予浙江省名中医称号。

一、温脾和胃、活血和络法治愈胃脘痛一例

沈某，男，47岁，已婚。

初诊：1976年1月3日。

主诉及病史：胃脘胀痛十余年，曾在当地医院屡治未效，愈发愈重。近2～3个月来自觉吞咽不畅，胸骨后下端阵阵烧灼感，食后饱胀加剧，不时疼痛，偶有泛酸，胃纳呆钝，大便软溏而少。在当地市级医院行X线钡剂造影，怀疑贲门癌。患者有所察知，惊恐万状，彻夜不寐，形体迅即消瘦，更感粥饮难进。在亲友劝导下，遂来杭检查。经纤维胃镜内窥和活检，确诊为慢性浅表性胃炎、胃窦炎伴局部糜烂、十二指肠球部炎及食管下段炎。

诊查：形体消瘦，精神焦虑。舌质淡而暗滞，苔白中灰腻，脉息虚弱无力。

辨证：中阳衰微，脾胃虚寒，血瘀络阻。

治法：温脾运中以和胃，活血和络以止痛。

处方：乌拉草15g　九香虫10g　桂枝10g　炒元胡12g　潞党参15g　茅白术各10g　制半夏10g　茯苓15g　当归12g　煅瓦楞15g　煨木香6g　淡吴萸3g　炒川连6g　炙甘草6g　7剂

二诊:1月10日,服药3剂,即觉胃痛减缓,服完7剂,渐觉有食欲,舌苔转薄腻,复主原法,于前方去瓦楞,加佩兰10g、陈皮6g以醒脾和胃。继进14剂,患者神色复振,胃脘已无不适,纳谷亦馨,只是不敢多进。无奈年关春节将至,不能在杭久呆,遂嘱返乡后守方再服1个月多,以资巩固。后随访2年未发。

【按语】患者因怀疑癌变,精神过度紧张而伴发焦虑不止,形体迅即消瘦,体质明显下降,于是病情加剧。而胃镜内窥虽已排除癌变,但病程漫长且病变部位广泛,又延治日久,殊非轻疴。终使患者中阳衰微,脾胃虚寒,然中阳益虚之日,正是络瘀形成之时,即前贤所谓"久病入络必有瘀",故为虚中夹实之证,治当虚实兼顾。方用自拟乌拉九香汤合香砂六君汤化裁之,方中乌拉草之温中祛寒合九香虫理气止痛,配桂枝之辛甘温以助复中阳,用六君法以健脾和胃,理气止痛,佐黄连、吴萸之左金法伍以瓦楞而使肝胃和调,甘草缓中定痛而调和诸药。全方共奏温脾运中以和胃,活血和络以止痛之功效。

二、养血熄风、活血通络法治愈头晕一例

傅某,女,62岁,已婚。

初诊:1976年6月4日。

主诉及病史:经常头晕头痛7～8年,近2周来症状加剧,测血压为186/112mmHg。患者脸色少华,头晕而痛,心悸、少寐、口干。每服降压药片后,血压尚能下降,但自感疲惫乏力太甚。日来项强拘急,四肢筋脉常有抽掣,甚则手足末端麻木不仁,伸举不利。

诊查:舌质淡红,苔薄净而乏津,脉息细弦带数。

辨证:阴血不足,心神失养,血虚生风,风阳上扰。

治法:养血熄风,活血通络。

处方:干地黄15g　赤白芍各10g　当归12g　罗布麻叶12g　川芎10g　葛根15g　阿胶(烊冲)12g　胡麻12g　牛膝10g　桑寄生15g　双钩藤(后下)30g　秦艽12g　天麻10g　桑枝15g　7剂

二诊:6月11日。服药7剂后,诸恙稍减轻,惟夜寐不宁。故守原法,参以养心安神之举,加入枣仁20g、夜交藤15g,7剂。

三诊:6月17日。患者自觉症状明显减轻,血压为158/90mmHg。遂以首方为基础,稍作斟酌,续服半月多,在血压稳定的基础上西药适量减少,自觉无不适,后嘱常服中药,疗效基本巩固。

【按语】本例患者脸色少华,舌质淡红,平素血虚不能养心则常有心悸、少寐;因其营血不足,肝失涵养以致风阳升动,上扰清空,发为头晕;而四肢抽掣,手足麻木不仁,系属肝风旁走之征,乃中风之先兆,须慎防之。治疗原则宜遵循前贤之明训:"治风先治血,血行风自灭"。故用自拟三麻汤加减之,方中生地、当归、白芍、阿胶、川芎、赤芍之养血活血以柔肝之刚性;罗布麻叶、胡麻、天麻、钩藤之平肝熄风;桑寄生、秦艽、桑枝、牛膝之疏风活络;牛膝且引药下行,而恰到养血熄风,活血通络之好处。

三、散寒利湿、活血通络法治愈痛痹证一例

王某,女,25岁,已婚。

初诊:1977年4月10日。

主诉及病史：两手指关节疼痛已年余。去年1月，时值寒冬凛冽之际，正是初产满月不久，因工作关系，两手过早下冷水作业，逐渐两手指关节感觉疼痛，遇冷更剧，指关节活动稍感不利。曾去某市级医院诊治，查血沉18mm/h，抗“O”为1250U，即服西药抗炎，由于胃肠道副反应大，未能坚持服药，又延误4～5个月后，两小手指关节增粗、肿胀、晨僵明显、活动受阻。且有形寒、腰酸、乏力。于是要求中医治疗。

诊查：舌淡红，苔薄白，脉弦细而紧。

辨证：寒湿阻络，关节失利。

治法：散寒利湿，活血通络。

处方：川桂枝10g 淡附片6g 羌活6g 嫩桑枝12g 炙蕲蛇6g 当归12g 炒白芍10g 茯苓皮15g 徐长卿12g 制苍术10g 青风藤12g 制乳没各5g 炙甘草10g 仙茅10g 鹿角片(先煎)10g 7剂

二诊：4月17日。服上药7剂后，自感无不适，继守原法加麻黄9g。又7剂后，渐觉关节疼痛减轻，遂以首方为基础，腰酸加川断12g，制狗脊12g，乏力加黄芪20g，党参15g等，先后调治服药80余剂，两手小关节肿粗、疼痛完全消失，余恙亦除，随访多年未见复发。

【按语】本例患者属中医痛痹证范畴。病发产后，气血亏虚之体，由于寒冬时节，下水过早以致寒湿乘虚而入。寒性凝滞为阴邪，湿邪重浊粘滞亦属阴，两者搏结于手指关节，使局部气血凝滞，通行不畅，故痛有定处，活动失灵。阴邪相结，非温不化。故取桂枝、附片、鹿角、仙茅之温通散寒，且鹿角有消肿之功，更合羌活、桑枝、蕲蛇、青风藤之祛风通络，伍以徐长卿、茯苓皮之利湿，有除甘草壅满之弊，更利调和诸药之发挥。途中更方时又添加参、芪之补气，配伍当归、白芍之养血和营以达扶正祛邪的目的，少佐乳、没之活血定痛，而冀收全功。

四、温阳益气、活血宁心法治愈心悸(持续性快速型房颤)一例

陈某，男，62岁，已婚。

初诊：1985年1月25日。

主诉及病史：阵发性心悸10余年，加剧3个月多。患者自1973年始有阵发性心悸，发作次数逐渐增多，先后服用多种抗心律失常西药，初服皆见效，久服效渐差，且有不良反应。去年10月后，发作频繁，继则呈持续性，数日不解，即入省级某医院住院治疗，诊为冠心病，快速型房颤。在用奎尼丁、乙胺碘呋酮作转律治疗未成后，遂以地高辛、心得安等来控制心率。由于患者对持续性房颤非常恐惧，未待病情缓解就自动出院，要求中医治疗。3个多月来，心跳心慌难忍，心区不时隐痛，胸闷气急，头晕乏力，夜不安寐，纳谷不馨，小便量少。

诊查：面容憔悴，精神倦怠，语声低微，下肢浮肿。舌质红紫，苔厚微黄夹灰，脉沉而数疾不匀(心电图示快速型心房颤动)。

辨证：心气耗损，阳气虚弱，心脉瘀滞，水湿内阻。

治法：温阳益气，活血利水，宁心复脉。

处方：淡附片6g 生黄芪30g 全当归12g 茯苓皮30g 桂枝10g 丹参20g 制半夏10g 炒枣仁20g 甘松20g 五味子10g 炒川连6g 冬瓜皮30g 生龙牡各(先煎)30g 琥珀粉(分吞)3g 5剂

二诊：1月30日。服药5剂，心悸稍缓和，夜寐有改善。药已中肯，复主原法。

三诊：2月10日。续服10剂后，心悸气急悉平，小便增多，下肢肿消，胃纳稍展，舌暗亦

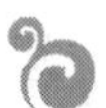

减，苔已转薄，脉律匀平，偶有结代。复查心电图：房颤已转复为窦性心律，但有房性早搏。故以前方为基础转为调理心脾为主，即一诊方去附片、桂枝、冬瓜皮、琥珀，加潞党参、远志、木香、炙甘草等，先后调治3个多月，窦性心律基本巩固。后间断复诊服药数载，始终维持窦性心律。

【按语】本例冠心病房颤，间歇性心悸已十多年，此次持续3个月余。综观症候与舌脉，推断其病理机制为阳气不振，心气衰弱，以致心脉瘀阻而发。由于心火源于肾阳，心阳既不足，肾阳必亦虚。阳虚则气化失司，水液通调不利，故小溲短少，下肢浮肿。水既内停，心不自安。所以患者既有气阳虚衰之本，又有瘀阻水停之标，因而治疗原则当以标本兼顾。自拟附子归芪汤合桂枝龙牡汤加减之。方中重用黄芪合桂、附以助心肾阳气，补其不足；丹参、当归之活血化瘀以通心脉，促进心血流畅。且当归、附子、甘松等有纠正心房颤动之效；桂枝、半夏配茯苓皮、冬瓜皮则达温阳化气以利水；龙牡、琥珀之镇悸，合枣仁、五味子安神以敛心气，少佐黄连清心火以安心神。诸药相合则收温阳益气，活血宁心以达复脉之功。

五、调治脾胃入手治愈慢性泄泻一例

郑某，男，29岁，未婚。

初诊：1985年3月12日。

主诉及病史：大便泄泻8年余。8年前因胃溃疡穿孔而行胃切除术后，经常腹痛，大便溏泄，次数日益增多，且夹粘液，初为淡黄色，渐变粉红色，而今多为胶胨状血性粘液，每日泄便10余次。患者慑于病痛之苦，遂来杭州诊治。经钡剂灌肠和结肠镜检查，确诊为慢性结肠炎伴粘膜脱落。

诊查：舌质红而苔白，边缘齿印满布，脉息细数而无力。

辨证：阳损及阴，气阴俱伤。脾虚气陷，津血失摄。

治法：运脾益气，调中和肠以固摄津血。

处方：米炒西党参18g　焦冬术12g　茯苓15g　生黄芪15g　乌拉草15g　杭白芍12g　石莲肉10g　生地榆12g　炒川连6g　淡吴萸3g　焦楂炭12g　升麻2g　炙甘草5g　3剂

二诊：3月15日。服药3剂，即见日便次数及血性胨状物锐减其半。药已中肯，毋庸更改，原方服完10剂，病恙已去其十之六七。

此后再守原方调治半个月，症状基本控制。遂以回原籍并随带方药10剂以资巩固。后来信称，在当地又续服10余剂，终获全功。

【按语】本例患病8年余，虽经多方悉治，终究药不中病，以致迁延日久，耗损中阳，阳气不足，脾之升运受阻，肠膜随之脱落；气虚则又摄附失权，血津随便而下。不言而喻，日久失治或治之不当，若不是苦寒燥湿坚阴之剂，便是一味温中散寒涩肠之品。前者更杀脾胃之气，后者反有留寇之虞，病邪不去，则正气难安。故当务之急，应以扶正为主，宗前辈之明训，从调治脾胃入手，投以益气运脾，调中和肠之剂，立竿见影，连进三旬而获全功。方用四君子补气健脾，加黄芪、升麻、石莲肉、焦楂炭以升提固摄之，又左金丸之辛开苦降，芍药甘草汤之养血柔肝以扶土，配乌拉草以和中止痛，和新定吴茱萸汤（《金匮翼》方）意从舒肝调气；且芍药配地榆之养血凉血以敛摄津血。这样既能益气健脾以升运中气，又能调中固摄以和肠道。倘若拘于“炎症”而以火立治，必致变证蜂起，弊端百出。

六、温阳益气、活血化瘀法治愈病态窦房结综合征一例

黄某，女，51岁，已婚。

初诊：1988年3月5日。

主诉及病史：反复头晕（或黑蒙）伴心悸、胸闷5年余。曾先后两次住院治疗，经查为窦性心动过缓（最低心率36次/分）、窦性静止、Ⅱ度窦房结传导阻滞。此次因劳累过度，宿疾再发，患者自觉心悸头晕，有时黑蒙，神疲乏力，面目虚浮，畏寒肢凉，纳钝便溏。动态心电图示窦性心动过缓，频发Ⅱ度Ⅱ型窦房阻滞，偶发窦性静止、全心停搏（最长P-P间隔达4秒），偶发室性逸搏、交界性逸搏和房性期前收缩。拟诊冠心病，双结病变。医者动员安装起搏器。但患者要求中医治疗。

诊查：舌质淡暗，苔白薄腻，脉迟缓细弱而结代。

辨证：心肾阳虚，阴寒内盛，血脉瘀阻。

治法：温阳益气，活血化瘀。

处方：黄芪15g　淡附片（先煎）15g　桂枝15g　补骨脂12g　丹参15g　川芎9g　淡干姜6g　细辛（后下）3g　炙甘草6g　7剂

二诊：4月2日。服药7剂，自我感觉尚好，便原方连服4周后，患者头晕、心悸、倦怠、乏力顿消，面目浮气亦退，食欲好转，体力增强，心率增至56次/分（ECG）。

嘱原方再续服4周，复查心电图心率增至78次/分，心律失常完全消失。此后间断服药半年余，随访3年，自觉良好，期间多次复查心电图（含动态心电图），患者心率稳定在70次/分以上，心律均属正常。

【按语】“阳虚则寒凝”，“气虚则血瘀”。本例患者心肾阳气不足，阴寒凝聚，血脉鼓动无力，心血运行不畅，血流滞缓瘀阻，于是心搏难以启动。故治疗应遵循《景岳全书》所云：“凡气虚者宜补其上，人参、黄芪之属是也；……阳虚者宜补而兼暖，桂、附、干姜之属是也”。然“心本乎肾”，肾为阴阳之根，肾阳亏虚则不能上承以温煦心阳，因而主张心肾同治，气血兼顾的方法。补肾阳以消阴寒，益心气以促心动，活血化瘀以通脉。用黄芪四逆汤加味，方中附子、桂枝、补骨脂、干姜以温心肾之阳，旨在促进心脉复动；黄芪之甘温益气以加强心脉运行；丹参、川芎之活血通脉以改善血流滞缓；入少量细辛散寒凝，甘草调和诸药，于是心肾之阳得以温煦；气血得复，心脉自然搏动得力，顽疾得愈。

七、益气通络、软坚消痰法转复肥厚性心肌病之心房颤动一例

董某，女，57岁，已婚。

初诊：1993年6月26日。

主诉及病史：反复胸闷、心悸、心前区不适14年。患者于3月份再发而住入某省级医院，经检查发现心脏增大，以左心室增大为主。心电图示快速型房颤，左室肥大伴劳损；超声心动图检查：①主动脉硬化，左房偏大；②室间隔肥厚（非对称性）约2.0cm，符合肥厚性心肌病。动态心电图示：①房颤；②夜间可考虑伴有Ⅱ度房室传导阻滞，可见交界性逸搏；③ST-T改变；④偶见单发或成对室性期前收缩。住院期间用氨酰心安、硫氮䓬酮等治疗后，自觉症状减轻而出院。但嗣后不久即旧恙再发，此时患者面色㿠白，精神倦怠，心悸易惊，动辄气急，胸闷乏力，有时下肢浮肿，浑身酸痛不适。

诊查：舌淡红暗稍胖，苔稍白，脉息沉细而数疾不匀。

辨证：心脾气虚，痰湿内聚，壅结于心，心神失守。

治法：益气补脾，活血通络，软坚消痰，宁心复脉。

处方：潞党参 18g　炒白术 10g　茯苓皮 15g　焦楂曲 10g　当归 12g　川芎 10g　甘松 20g　炒枣仁 20g　赤白芍各 10g　生黄芪 15g　海藻 12g　昆布 12g　生鳖甲 15g(先煎)　活磁石 30g(先煎)　苦参 12g　7 剂

二诊：7 月 3 日。服药 7 剂后，诸恙稍瘥，舌转红润，苔薄白，脉息如前。治以前方化裁。

处方：潞党参 18g　生黄芪 15g　茯苓皮 15g　炒枣仁 20g　甘松 20g　当归 12g　苦参 12g　全瓜蒌 15g　川芎 10g　益母草 12g　昆布 12g　海藻 12g　生龙牡各 30g(先煎)　活磁石 30g(先煎)　7 剂

三诊：7 月 10 日。证情继续改善，但心悸胸闷未断，故在原方基础上，酌情增损制半夏 10g，丹参 20g，琥珀 3g(分吞)，元胡 12g 及骨碎补 10g 等。先后服药 40 余剂，脉转细缓匀齐，心电图证实为窦性心律，自觉舒适。为巩固疗效，嘱患者仍须继续服药。后随访得知，苦于中药难服，遂自行间断服药，期间多次复查心电图，均为窦性心动过缓(心率 58 次/分)，左室肥大伴劳损仍然存在。

【按语】患者久病心气不足而心悸常作，然气血互根，心气不足，帅血无力，络脉阻滞，心肌缺血而代偿增大，因而胸闷、气急、动辄尤甚，劳累易发。故以黄芪、党参、白术补益心脾之气。心气不足则心血内亏，血少而神不守舍，神去则舍空，舍空则郁而停痰，痰居心位，故心悸多梦，夜不安寐；血少气衰，脾气耗损，失于健运，因而食少，肢倦乏力；气衰则血脉失和，所以浑身酸痛不适；舌淡红，脉细无力均为心脾两损，气血俱衰之征。故以党参、白术、黄芪补益心脾之气，气旺则化源足；以当归、川芎、赤芍、山楂之养血活血，化瘀通络，配伍海藻、昆布、鳖甲，牡蛎之软坚消痰，且藻、昆、茯苓皮有利水消肿之功；以龙骨、磁石之重镇，又入枣仁、五味子之养心，共为安神之举，且甘松、苦参、当归相合为抗房颤之要药。诸药功效齐备，必将共起沉疴。

八、疏肝运脾、消痰散结法转复肥厚性梗阻型心肌病之房颤一例

余某，女，32 岁，已婚。

初诊：1995 年 3 月 28 日。

主诉及病史：心悸、胸闷、气急半年余。近 3 个月来因心情不快而使病情加剧。当地医院检查，闻及收缩期和舒张期杂音，心电图示房颤，左室肥大伴劳损，曾多种药物治疗未见缓解。遂来杭某省级医院检查，心率 81 次/分，心律绝对不齐，心尖区闻及Ⅲ级收缩期杂音，Ⅰ级舒张期杂音，胸骨左缘 3～4 肋间可闻及Ⅳ级收缩期杂音。动态心电图示房颤，不纯性房扑，缓慢性交界性逸搏，左室肥大伴劳损。超声心动图示室间隔明显增厚(2.13cm)，室间隔/左室后壁＝2.13/0.98＝2.17，主动脉瓣收缩期逐渐关闭，二尖瓣收缩期前向运动，左室收缩功能 EF＝79％，各瓣膜未见返流，二尖瓣后叶有增厚，无粘连，可排除“风心”病变。确诊为肥厚性梗阻型心肌病，心房纤颤。诊见心悸，头晕，胸闷气急，动辄尤甚，神疲乏力，睡眠欠安，胁部作胀。

诊查：舌质淡红，苔薄白，脉息结代不匀，强弱不一。

辨证：肝脾失调，气血耗损，痰湿壅结，心神失守。

治法：疏调肝脾，益气养血，佐以消痰散结，宁心安神。

处方：苏梗 10g　陈皮 6g　制半夏 10g　甘松 18g　炙远志 6g　当归 12g　苦参 12g　茯苓 15g　黄芪 18g　赤白芍各 10g　炒枣仁 18g　益母草 12g　海藻 15g　昆布 15g　生龙牡各 30g(先煎)　生磁石 30g(先煎)　7 剂

二诊：4 月 12 日。患者连服 15 剂后，诸恙悉除，自觉轻松，能胜任一般家务，心电图复查为窦性心律。再守原法以上方稍加出入，又续服 2 周以巩固疗效。随访二年未复发。

【按语】房颤时心室率有快慢之分，其快转慢虽不难，但持续性房颤 3 个月以上，其转律亦非容易。本例患者夙有情志不畅，肝气失疏，横侮脾胃以致运化失健，湿聚痰阻，日久壅结于心，心神不宁而发为房颤。故以苏梗、陈皮、甘松、半夏、茯苓之疏肝开郁，健脾燥湿，海藻、昆布、牡蛎合半夏、远志，软坚消痰散结；黄芪、党参补益心气，当归、芍药养心血；益母草、赤芍之活血化瘀，枣仁、磁石、龙骨养心安神；甘松、苦参、当归之抗心律不齐。综观全方，温凉平和，消补适度。调肝脾，消痰结，益气血，宁心神，实为标本两全之策。

九、心脾两补法治愈频发室性期前收缩一例

陈某，女，47 岁，已婚。

初诊：1997 年 9 月 17 日。

主诉及病史：心悸气短半年余，加剧 2 个月。曾在当地医院屡治未效，2 个月前因感冒后，心悸频发，神疲乏力，夜不安寐。遂来杭州某省级医院检查发现左心室扩大，频发室性期前收缩，部分成对出现，按 LOWN'S 分级为 4A 级，属可能恶性室性心律失常，嘱住院治疗，但患者要求中医治疗。

诊查：患者面色少华，舌质淡红，苔薄白，脉细弱而有结代。

辨证：心脾两虚，气血衰微，心失所养。

治法：益心脾，补气血，佐以宁神复脉。

处方：生黄芪 20g　潞党参 15g　桂枝 10g　当归 12g　干地黄 15g　丹参 20g　赤白芍各 10g　炒枣仁 20g　益母草 12g　甘松 20g　川芎 10g　苦参 12g　炒元胡 12g　炙甘草 6g　7 剂

二诊：10 月 8 日，患者称上方连服一周后，症状明显减轻，自感方药对症，遂按原方又续服 2 周。目前心悸基本平息，脸色好转，精神渐振。于是再守原方，继续调理月余而收功。

【按语】《证治汇编》曰："人之所主者心，心之所养者血，心血一虚，神气失守……此惊悸之所以肇端也"。《伤寒明理论》亦说："气虚者由阳气内虚，心下空虚……为悸也"。患者素体虚弱，思虑操劳过度，内伤心脾，遂使心血暗耗，神气渐失固守。适值 2 月前又感外邪，治疗不力，以致脏气虚损益甚，功能失调更著，于是心力不继，心动不匀而有连发动悸。此为病毒性心肌炎所致心律失常较为常见者。自拟归脾复脉汤中参、芪、草补脾益气；桂枝温通心阳；归、芍、地、芎补血养血；丹参、益母草活血通脉；元胡行血中之气；枣仁宁心安神；苦参、甘松有复脉之功。诸药相合，使心脾两补，气血受益，心神同安，脉律自正。

十、通阳益气、活血化瘀治愈冠心病一例

单某，男，68 岁，已婚。

初诊：1998 年 3 月 13 日。

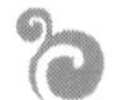

主诉及病史：心前区闷痛，劳累易发6年余，加剧1年。患者于6年前偶然一次劳力出现左胸部闷痛，气短不适，稍休息即缓解，先后持续数分钟。翌日去医院检查心电图，未发现异常，尔后间断服用复方丹参片、复方黄杨片等药物。近年来自感体弱力衰，心区闷痛发作频繁，心电图检查亦有缺血表现，且伴多发室性期前收缩。目前时有心悸气短，神疲乏力，自汗多。

诊查：舌淡红而暗，边夹有紫点，脉来细弱而有结代。

辨证：胸阳不振，心气虚弱，心脉瘀阻。

治法：通阳益气，活血化瘀。

处方：薤白头10g　全瓜蒌(打)12g　生黄芪30g　桂枝10g　丹参20g　炒元胡12g　川芎10g　甘松20g　炒枣仁20g　苦参12g　五味子10g　浮小麦30g　潞党参15g　生龙牡各30g(先煎)　当归12g　赤芍10g　7剂

二诊：3月27日，服药7剂后，症情稍见稳定，便自行续服7剂。心区闷痛及心悸气短明显减少，舌色转红，舌边紫点亦减，于是循原法稍加出入，先后服药70余剂精神渐振，体力转好，一般锻炼活动未能诱发心绞痛，复查心电图早搏已消失，心肌缺血明显改善。

由于症情相当稳定，遂嘱患者隔日服中药，后暑夏将至，患者自行停服中药，只服复方丹参片(一次3片，一日3次)。至下半年秋凉时，偶来复诊，得知病情一直稳定未曾复发。但寒冬渐近是病易发之节，遂予成药图治，以防有变。

【按语】 患者素体阳虚，胸阳已属不足，又值劳累伤阳，遂使胸阳不展，阴寒乘位。《金匮》所云："阳微阴弦"，即胸痹而痛。由于久发不愈，闷痛定处不移，舌质红暗，边夹紫点，乃血瘀之佐证。故气虚为本，血瘀为标，属气虚血瘀证，治宜标本兼顾。方中薤白、瓜蒌、桂枝之通阳散结，黄芪味甘微温为补气之要药，合浮小麦以益卫固表，与党参(代人参)同用能增强补气以通阳之效，配丹参、川芎、当归、赤芍、元胡之活血化瘀以通络止痛；更用甘松、苦参、元胡为抗脉动之不匀，伍以枣仁、五味子、龙骨、牡蛎之养心安神。全方药性平和，配伍有序，共奏通阳补气，活血化瘀宁心复脉之功。

十一、益气血、补肝肾治愈类风湿关节炎一例

应某，女，42岁，已婚。

初诊：2001年2月26日。

主诉及病史：全身多关节疼痛6个月，加剧两个月。以右踝部肿胀最为明显，难以穿鞋，且右肩锁关节连及右上肢亦疼痛不已，两手晨僵约30分钟。曾在当地医院治疗，乃因前医独驱风湿，投药多剂而罔效，遂来杭诊治。

诊查：刻诊全身多关节及肌肉疼痛，局部肿胀，屈伸不利，坐后即刻起立则步履维艰，畏寒喜暖，手足不温，腰膝酸冷。舌体稍胖质淡红，苔薄净，脉息细软(血沉32mm/h，类风湿因子试验阳性)。

辨证：气血亏虚，肝肾不足。

治法：益气血，补肝肾。

处方：生黄芪20g　秦艽15g　炒生地15g　寻骨风15g　补骨脂10g　炒元胡12g　防己12g　制乳香5g　当归12g　赤白芍各10g　姜黄12g　蕲蛇6g　地骨皮12g　鹿角片10g(先煎)　炙甘草10g　青风藤12g　川芎10g　7剂

嘱避触冷水，注意手足保暖。

二诊：3 月 14 日。上方连服 14 剂，诸关节肿痛减轻，右肩关节胀痛仍然明显，治守原法，予前方加桂枝 10g，人参叶 10g 以增温寒益气散凝之功，入蜈蚣 2 条，旨在加强搜风通络止痛之作用，又进 14 剂。

此后多次复诊，处方略有增损，扶正药基本未变，祛邪药如海风藤、徐长卿、鸡血藤等斟酌选用，连续治疗 2 个多月，病情继续减轻，日趋稳定，症状明显好转，疼痛基本消失，步履已无碍。于 4 月 29 日复查血沉 5mm/h，类风湿因子试验阴性，嘱再服药数周，以资巩固，随访 1 年，未曾复发。

【按语】类风湿关节炎属中医痹病范畴。一般来说，本病早期常属实，治宜祛风胜湿、活血行滞、通闭止痛；晚期多虚，治疗多以扶正祛邪，以益气养阴、补肾健骨为主。整个病程常呈交替缓解和复发，难以断绝根株。然此例患者罹病时间不长，却本虚明显，乃禀体不足之故，因而临床上往往虚实交织，治应虚实参合，标本兼顾。本例应用芪艽逐痹汤（自拟方）随证加减治疗痹病颇有效验。方中黄芪之益气固卫以扶正，以秦艽、寻骨风、青风藤等为祛风湿之主药，无论新久、或偏寒偏热，皆可应用，伍以川芎、乳香为辛香行散，活血祛瘀，而配鹿角、补骨脂之温肾以增祛寒之功，更有鹿角以其散瘀消肿之功见长，黄芪、防己相合以除湿消肿，辅佐蕲蛇以搜风通络止痛；生地、地骨皮以滋阴养肝，且制鹿角、补骨脂之温燥，甘草益气和中而调诸药。全方药物凉热平和适度，主治痹病之气阴两虚，肝肾亏损者，尤为适宜。

【编者评注】郑源庞主任医师，早岁毕业于浙江中医学院，从事中医临床 40 余年，兼顾教学与科研，对疑难杂病有较深研究。常熟练地掌握辨病与辨证相结合，理法方药，四平八稳，故疗效颇佳。如温阳益气活血化瘀治冠心病，益气通络、软坚消痰法治心房纤颤，补益心脾治期前收缩等案皆中绳墨而具巧思，足资效法。

赵国仁医案

【生平传略】

赵国仁，男，1937年4月生，浙江新昌人。1963年上海中医学院医疗系本科毕业。后分配至浙江省奉化县人民医院工作。1987年调往奉化市中医院工作，先后任副院长、名誉院长，现任浙江省奉化市康复医院名誉院长。1992年晋升为主任中医师。兼任中华中医学会会员，浙江省中医药学会男科分会副主任委员，宁波市中医药学会常务理事，曾任奉化市科协第四、五、六届副主席，奉化市政协第一、二、三届常委，奉化市第十一、十二届人大常委会副主任，浙江省第七届人大代表。

长期从事临床工作，具有丰富的临床经验。目前从事肾炎、男性病、慢性萎缩性胃炎的研究和治疗。在省级以上医学刊物上发表学术论文79篇。与他人合编了《实用中国养生全书》。1997年被浙江省人民政府授予省名中医称号。被聘为《中国当代中医效方集萃》、《当代中青年医论精华》等4部书的编委，《中国医药百家精华丛书》编委会常务委员，《中国当代名医类案》副主编，被授予“奉化市有突出贡献的科技人员”称号。

一、清解湿热、化痰开窍法治湿温一例

傅某，男，35岁。

初诊：1966年7月26日。

主诉及病史：高热旬余，晨起稍低，体温午后高达40℃以上。西医诊为“伤寒”，用氯霉素等无效，邀予会诊。

诊查：壮热胸痞，口舌干燥，身重，胃纳极差，小溲短赤，时或谵语，舌苔黄腻，干燥无津，脉滑数。

辨证：湿热流连气分，郁久伤津，上蒙心窍。

治法：清解湿热，化痰开窍，佐以养津益胃。

处方：川连5g　黄芩　焦山栀　青蒿　白薇　姜半夏　川贝　鲜石菖蒲　瓜蒌皮各10g

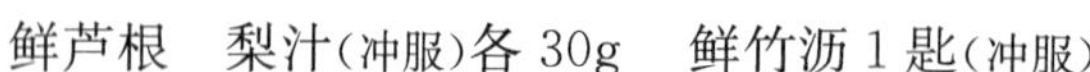

鲜芦根　梨汁(冲服)各30g　鲜竹沥1匙(冲服)

并嘱频饮西瓜汁。

二诊：至晚7时左右，忽见寒战大汗，体温骤降至36℃左右。医护人员以为虚脱，急忙组织抢救。观之脉静身凉，安舒静卧，全无烦躁迹象。曰无妨，此乃战汗佳兆，欲求之而不可多得者也。次日神情清爽，仅微热不清(体温在37.3～37.5℃)。续予清化余热，养胃生津。

处方：青蒿　连翘　白薇　鲜石斛　川贝　鲜石菖蒲各10g　川连　淡竹叶各5g　鲜芦根　生苡仁　怀山药　梨汁(冲服)各30g

续服西瓜汁。

5天后，热尽纳佳，精神好转，痊愈出院。

【按语】湿热在气分流连，可冀战汗而解，法当益胃，此乃正治也。药对其症，其效也速。湿热久困，中土必虚。愈后应当慎养。

二、清热肃肺、温肾利水合治喘证一例

傅某，男，75岁。

初诊：1992年3月11日。

主诉及病史：素有风痰夙恙，偶感外邪则咳喘并作。近年发作益频，发则喘息不能平卧，口唇青紫，下肢浮肿。求医多家，谓老慢支、肺气肿、肺心病、心衰。用药能解一时窘急，不能久效。5日前忽咳喘复作，至昨日见身半以上发热去被，口渴汗出，痰厚色黄，腰以下畏寒厚覆，两足如冰，肿难着履，僵卧难行。医不敢投药，温之恐增热渴，寒之又碍厥肿，邀诊于予。

诊查：刻见舌质红，苔微黄腻，脉轻按浮数，重按无力。

辨证：上热下寒，肺肾两虚。痰饮胶阻之体，忽感风寒外邪之候也。《经》曰：气并于阳，血并于阴，此上下相亲之义也。风者，阳邪也。乃亲乎上，直犯其肺。风痰交阻，清肃失司，郁而化热，煎熬伤津，故上热去被，咳喘痰黄，汗出而渴。寒者，阴邪也，直入其肾，寒水相搏，一闭阴霾，阻隔于下，阳气不能散发。故下寒厚覆，两足厥肿，僵卧难行。

治法：上则清宣肺之风热，下则温通肾之阴寒。双管齐下，方可奏效。

处方：早服桑杏汤加黄芩，暮服五苓散加附片。

1日后上热稍解，咳饮热汗见瘥，两足微温，肿势已减。连服3日，上热去，下寒愈，浑然觉舒，唯咳喘仍见微作。3日6剂，天地阻隔之否已成上下交通之泰，可谓幸矣。然咳喘宿疾，难以尽除。节饮食适劳逸，避风寒，以防死灰复燃。犹可冀其带病延年耳。

【按语】此证乃上热下寒之候，辨证用药皆以《经》义“气并于阳，血并于阴，此上下相亲之义也”为法。理既明，效必速。医之临诊，必宗经旨，此之谓也。

三、回阳救逆法治寒厥(中毒性休克)一例

王某，男，20岁。

初诊：1979年12月13日。

主诉及病史：恶寒发热5天，后出现皮肤苍白，四肢发冷，皮肤现青紫瘀斑，头晕，血压测之不出，诊为“中毒性休克”，收住病房。虽经对症、支持疗法，并无显效，发出病危通知，令家属准备后事。父母不忍，邀予会诊，曰：先生放胆治之，死马当活马治耳，纵使不测，无憾也。

诊查：刻见面赤如妆，大汗淋漓，烦躁不安，四肢厥冷如冰，腹泻日数十次，便血不止，舌红如杨梅，不能伸出口外，脉微细如丝。经各项检查，提示心、脑、肝肾功能均受损害。

辨证：脉症参合，此乃伤寒少阴病，阴脱于下，戴阳于上也。仲景云："少阴病下利清谷，里寒外热，手足厥逆，脉微细欲绝，身反不恶寒，其人面色赤……通脉四逆汤治之。""……下利脉沉而迟，其人面少赤，……所以然者，其面戴阳，下虚故也。""恶寒脉微而复利，利止亡血也，四逆加人参汤主之。"又《素问·至真要大论》曰："寒淫于内，治以甘热"。此阴竭阳脱之证而现真寒假热之候，治疗稍有差池，将铸成千古之恨，苦寒下咽，其命立毙。

治法：回阳救逆。

处方：四逆加人参汤合白通加猪胆汁汤。

附片 15g(先煎半小时)　干姜 10g　高丽参 30g(另煎冲服)　葱白 7 茎　童便 1 盅(冲服)　鲜猪胆汁 1 匙(冲服)　炙甘草 5g

二诊：1 剂后利、汗均减，血压回升，烦躁稍安。病有转机，原方续服 1 剂。

三诊：下利日仅 3～4 次，下血大减，四肢微温。守方不更，再进 1 剂。

下利止，便血愈，四肢温，烦躁除。阴竭阳脱，千钧一发，药中病机，效如桴鼓。九死一生之际而霍然病已，不亦幸乎。

【按语】伤寒少阴证，阴竭阳脱，而现真寒假热之候，稍有不慎，苦寒下咽，其命立毙。此真千钧一发之际也！为医者，当恪守古训，择用经方，药症相符，必起沉疴。取四逆加人参汤合白通加猪胆汁汤，3 剂起死回生，先贤成方，不亦神乎。

四、清热渗湿法治痿证一例

方某，女，25 岁。

初诊：1992 年 9 月 27 日。

主诉及病史：产后 3 个月两下肢痿软无力，初尚能扶持而行，后则痿而不用，寸步难移。家属以为产后体亏，甘醇炙煿并进，并邀医以参、术、芪、归等甘温之物大补气血。遂至胸闷纳减，身重肢楚，卧床不起。去沪等地各大医院检查，均无阳性发现，辗转回乡，就诊中医。前医宗《素问·痿论》"治痿独取阳明"之旨，认为妇人产后，气血虚弱，筋脉失于濡养而致痿废，用归脾汤大补气血，三诊三不应，后邀予诊治。

诊查：形体壮满，两下肢匀称，无萎缩征象。诉胸闷腹胀，饮食不馨，身重不欲转侧，懒于言笑，苔薄腻，脉濡带数。正品茗踌躇，适值天阴将雨，见其居处地面泛潮，观四周环境低矮卑湿，产期又值长夏湿土当令之时。《经》云："有渐于湿，以水为事，若有所留，居处相湿，肌肉濡渍，痹而不仁，发为肉痿。"又云："湿热不攘，大筋软短，小筋弛长。软短为拘，弛长为痿。"

辨证：产后气血虚弱，腠理空疏，湿邪自外而入，湿热壅阻，流于下肢，发为痿证。

治法：清热渗湿。

处方：加味二妙散去当归、龟板，加车前子、泽泻、生米仁。并嘱清淡素净饮食，居高爽干燥之处。

二诊见效，五诊收功。

【按语】痿之论治，需辨病机。湿热所致，反投甘温，犹抱薪救火，于事无补，反增病耳。清热渗湿，节饮食，居高处，自可见愈。

五、疏肝解郁、行气逐瘀法治溢乳一例

刘某，女，30 岁。

主诉及病史：产子 5 载，乳犹不止，时时溢出，访医数辈，服药罔效。观其方，或云脾虚不能统摄而用参、芪等健脾统血之品；或云冲任受损而用龟、鹿、阿胶之类调理八脉，如此等等。

诊查：体态丰腴，容颜华丽，全无外征。切之脉弦，中见涩象。询其经期，曰产子后月事多闭塞不畅，或月余一至，或数月一潮，量极少而腹痛。其痛或在脐中，或攻窜两侧少腹。既或不值潮期，也时时作痛。且丈夫成边，难得相聚，更少顾恤，多有抑郁。

辨证：肝气不疏，气滞血瘀。

治法：疏肝解郁，行气逐瘀。

处方：柴胡　枳壳　赤白芍(各)　制香附　川芎　当归　川楝子　元胡索　蒲黄(包煎)　五灵脂(包煎)　没药各 10g　小茴香　炙甘草各 5g　炮姜 2g　3 剂

二诊：3 剂药后，经至，下黑色血块甚多，腹痛大减，续服 5 剂。

三诊：经净痛消，乳汁不复溢出。

【按语】人问溢乳而用疏肝理气、活血化瘀者何也？予曰：此妇正值华龄，夫婿长年戍边，携子而居，忧郁少欢，肝气不得舒展，郁于少腹分野，气滞则血不得行而成经闭腹痛之症。其验者，痛于脐下正中为血瘀，痛于两侧为气滞。经血乳汁同源，哺乳之妇，经多不行，所引之血，释化为乳。哺乳经行者其奶必少。今妇产子 5 载，经量极少，其内闭之血，均化为乳，蕴于阳明之经，遂溢而不能制也。疏利气机，通其瘀阻，使经血得行，溢乳自瘥，此乃澄本溯源之举也，其理不亦洞然乎。脉弦中见涩，乃气滞血瘀故也。取疏肝理气，活血通经治之，乃取乳血同源之理，实乃治病求本之法耳。

六、峻补脾肾法治慢惊一例

谢某，男，6 岁。

主诉及病史(其父代诉)：子罹痼疾，四处求医，耗资无算，总不得效，请教治法。问其状，曰此儿一岁时即腹泻，日行多次，呈青绿色。尔后食少行迟，羸弱不堪。近 3 年来，腹泻不止，夜间吵闹，灭灯惊呼，妄言见鬼。秉烛彻夜，方得稍安。稍一交睫，四肢抽搐，频频发作，夜半后更剧，天明始静，倦卧不起。合家惊怖，不知何物作祟。翻阅病例，或曰癫痫，或曰缺钙，各种疗法，未收寸功。

诊查：见形瘦肉削，声微气促，四肢厥逆。夜间观之，一如父言。昏睡露睛，惊怖神慌，手足微搐，发作不已。

辨证：脾肾两败之慢惊风证。食少而泻。形瘦肉削，昏睡露睛，声微气促，脾惫之兆，倪端已露。四肢厥冷，夜间惊哭，妄言见鬼，肾阳之败，其征亦显。《临证指南医案》有云："脱阳者见鬼"，即此候也。搐者，肝风动也。盖腹泻日久，脾胃虚弱，肝水横逆侮土，故粪色青绿。无土之木，易动易摇，故搐搦频作，而其搐也微，此又与实热之肝风有别也。且肝旺于寅卯，故夜半后尤甚。综观此证，乃脾肾两败，肝风内动之慢脾风重证也。

治法：双补脾肾，兼佐平肝。然平平之剂，如隔靴搔痒，非大剂急投，鲜克有济。忽忆谢映庐治慢脾风证用大回生汤，且曰："悉用此法，屡验不爽"。遂毅然一投。

处方：人参 10g(另煎冲服)　焦白术 10g　炙黄芪 15g　附片 6g(先煎)　炒枣仁 10g　杞子

10g　干姜 3g　肉桂 2g　丁香 3g　白豆蔻 3g(后入)　钩藤 15g　全虫 2g　炙甘草 5g

日进 2 剂，频频进服，使药力充溢全身虚弱之处。

二诊：时隔三日，其父告曰：服药二日 4 剂，此儿躁扰不安，头面泛红，搐搦稍平，问可再服否？予曰：此乃阴病转阳者也，实属可喜佳兆，岂可半途而废，功败垂成。正如岐伯所言“阴病见阳者生”，其病有望矣。原方 5 日 10 剂。

三诊：泄减厥回，搐搦也止。此脾气来复，肾阳回宅之征也。然小儿乃稚阳之体，其阴未充。且阳脱者未有不损其阴者，故回阳之中，必佐阴药，务使阳潜阴固，庶不致有偏颇之患。于原方中加熟地 15g、当归 6g，日减为 1 剂。

四诊：又五日，其父欣然曰：夜已能寐，不复惊叫，腹泻也止，与旬前判若两人矣。则改其剂，续予调理脾胃，使其虚弱之处，务必充填尽至。数载顽疾，非朝夕可收全功。遂用香砂六君子汤进退，复进半月。见其肌肉已充，四肢温和，夜能安寐，与常儿无异状也。数载痼疾，收功于两旬又半，可谓幸矣。

【按语】慢脾风证，病情多端。以其惊而用重镇之品，徒伤元气；以其搐而投寒凉之物，则雪上加霜。见症治症，于事无补。其要者，脾肾两败耳。故治之之法，健脾温肾为要务，佐以他药，始为得当。且病久日深，泛泛之剂，难挽狂澜，重剂急投，方克有济。

七、攻积导滞法治前额头痛一例

卓某，65 岁。

初诊：1971 年 3 月 16 日。

主诉及病史：头痛 3 载，无休无止。因不堪其苦，多处就诊，经多项检查，均无阳性发现，诊为神经性头痛。阅其所服之方，均宗“身半以上风之中也”，“巅顶之上，唯风可到”之说，选用祛风止痛之剂，如川芎茶调散之类，服后未收寸功。目前常服“头痛粉”、“安乃近”等药，可暂解一日之窘，而难收久远之效。

诊查：刻见头痛不止，痛在前额，胸闷纳差，大便或数日一行，干结色褐难通。舌苔黄腻，脉沉滑实。

辨证：胃腑不降，中焦壅塞。

治法：攻积导滞，通瘀止痛。

处方：生军 10g(后入)　白芷 6g

一剂后所下褐色粪便甚多，头痛减轻。三剂后胸次畅达，胃纳见馨，大便正常，头痛若失。呜呼！治在变通而不可囿于常法；药在功专，而不在其众。

【按语】前额乃阳明胃经所布达之处，该处疼痛，应从胃腑论治。该妪便干难行，胸闷纳差，脉沉滑实，均是胃腑积滞壅阻，失其通顺之明证也。大便色褐者，积滞久而血瘀也。今用大黄入胃经，取其攻积导滞逐瘀之功，胃腑得通，瘀血得除，浊气下行，则无上逆之变，此乃上病下治者也；白芷通胃经，取其芳香化浊，通窍止痛之功。两药相伍，取其相得益彰之效。

八、环腰水肿从带脉论治一例

竺某，女，76 岁。

主诉及病史：环腰系带处疼痛 6 年。近 3 个月来，忽水肿腹大，疼痛难忍，多家医院诊治疑为肝硬化腹水。经肝功能、B超、CT等多项检查未发现任何阳性征象，西药治疗毫无改善。

诊查：见腰部系带处环周疼痛，两季肋下及腹部一圈如囊裹水，肿胀外突，皮色光亮，按之如泥，肿处无青筋显露，肝脾触诊无肿块发现，大便不畅。舌边有瘀斑，脉细涩。从部位看，此乃带脉为病，细询其因，知其6年前曾跌仆于地，臀部首当其冲，其状甚惨。因家住农村，未及时就诊，卧床3个月，始得活动。于是摄片检查，提示胸12至腰4椎体陈旧性压缩性骨折。

辨证：跌仆损伤，累及带脉，瘀血阻滞故常痛不止。

治法：活血通络，祛瘀生新，水肿自消。

处方：当归　川芎　赤芍　桃仁　红花　山甲片　丹皮　延胡索　五灵脂(包)　枳壳　制大黄各10g　炙甘草6g

3剂后，肿消其半，痛也大减，续服5剂，肿消痛止，一如常人。

【按语】此肿于腹，人以为臌胀，每用利水之剂，边利边肿，未得其要也。此乃带脉为病，又以跌仆所致，其肿乃瘀血所致也。用膈下逐瘀汤收功，此乃治病求本也。

九、顽固性慢性肾炎血尿从冲任论治一例

邬某，女，12岁。

主诉及病史：患儿3年半前患急性肾炎。住院3个月后，浮肿消退，尿检唯红细胞一直持续在＋＋＋～＋＋＋＋，曾赴各地大医院诊治3载余未愈。

诊查：面色不泽，腰酸楚，脉细。阅前服诸方为小蓟饮子、导赤散、归脾汤、六味、知柏，不一而足。

辨证：肝肾之伤，损及奇经。久服清利之剂，徒伤阴血；补益肝肾之方，力不入奇脉。欲收速效，不乎难乎！

治法：仿叶天士治尿血主从奇经八脉法。

处方：炙龟板(先煎)15g　鹿角胶(烊冲)　阿胶(烊冲)　萸肉　杞子　当归　女贞子　旱莲草　柏子仁各10g　生地　怀山药　血余炭　白茅根各30g　7剂

二诊：尿中红细胞减至＋＋。又7剂。

三诊：尿中红细胞0～3个/高倍视野。

四诊：因逢终考，学业紧张，尿中红细胞又上升为＋。续服原方28剂，尿检红细胞阴性。至今年余，面色红润，身高增长，未见复发。

【按语】《临证指南医案》云："尿血之症，虚者居多，……倘清之不愈，则专究乎虚。上则主于心脾，下则从乎肝肾，久则亦主于八脉。"又云："盖冲脉动，而诸脉皆动，任脉遂失担任之司，下元真气何以固纳。"尿血日久，肝肾损伤，累及冲任。今以自拟理奇拯阴煎，用生地、山萸肉、枸杞子、当归等药补肝肾之虚，又取龟、鹿、阿胶等血肉有情之品，调理冲任，使其安于职守，尿血自愈。

十、理气散结、破积导滞法治肠梗阻一例

毛某，74岁。

主诉及病史：一周前因腹胀、便秘、呕吐入某医院住院，诊为肠梗阻。保守治疗一周，症状未见改善。因无法承受巨额费用而自动出院。一女陪伴驱车前来我处求诊。其女云：母独居

陋室，常孤郁寡欢。半月未圊，腹胀难忍，呕吐粪水，虽欲食而粒米难进。声音低沉，似难接续。

诊查：刻见神委面暗，时时呕吐，口臭难闻，触之腹部硬结。苔秽浊黄腻，脉沉而有滑象。

辨证：气结血瘀，痰、食互阻，中焦痞塞，胃腑不降，浊阴上逆。

治法：理气散结，破积导滞，降逆止呕。

处方：广木香 10g　槟榔 10g　青陈皮各 10g　枳实 10g　川朴 10g　白豆蔻(后入)6g　生军 10g　桃仁 10g　姜半夏 10g　生姜 5 片　甘草 5g　2 剂

水煎后稍冷，频频而进，昼夜不辍。

二诊：第二天，家属来告，药后未见呕吐，二时许矢气转频，继而大便得通，泻出黑褐色粪液甚多，声音转亮，并索要饭食矣。此气机得理，瘀血得下，食积痰湿得通。浊阴下，清阳升，生机已现，守方不更，生军减为 5g，日服 1 剂，再俟二日。

三诊：药后 3 天，患者步行二华里亲自前来求诊。见其神情清爽，谈吐自如，焕然另一人也。曰，服先生 4 剂药，价廉而效速，已逃此劫。年老家贫，无以为谢，给先生增寿耳。观其舌净口干，此“阳结”伤津也，以益胃汤善其后。

【按语】中医无肠梗阻之病名，以其主要症状为腹胀、便秘、呕吐，当属阳结。其病因为气、血、痰、食互结而成。因此，理气散结、破积导滞、降逆止呕为治疗主要手段，采用木香槟榔丸合生姜泻心汤出入即是此意。

【编者评注】赵国仁主任医师来稿医案 15 例，今选 10 例。所治湿温一案，颇得叶天士之规矩，首则清解湿热，化痰开窍；继则清化余热，养胃生津。而愈后慎养亦属万全之举。其回阳救逆治寒厥案也体藏仲景治厥之妙。他如治痿、治惊、治水肿、治肠梗阻等皆能得心应手。虽纵横跌荡而不失其准绳也。

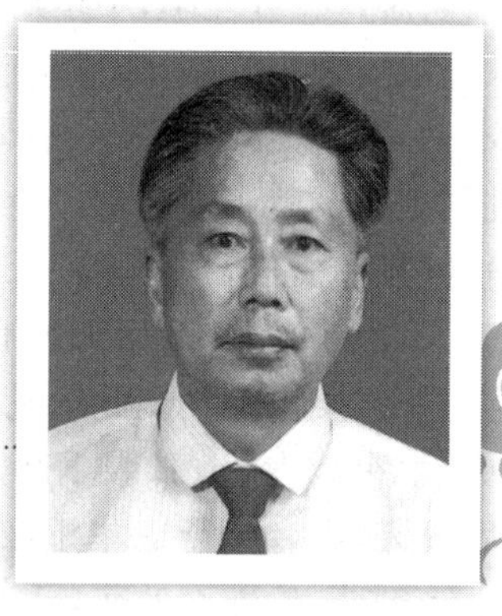

钟达锦医案

【生平传略】

钟达锦教授，主任医师。1934 年 10 月 13 日出生于福建省武平县。从小受舅父及姐夫从事中、西医的影响，立志学习医学，并于 1954 年考取浙江医学院(现为浙江大学医学院)临床医学系，进入毕业实习阶段时正值学校开门办学，他于 1958 年下半年有幸接触萧山县知名中医陈佩永老师，利用毕业实习之余悉心学习陈老中医师应用中医中药和针灸治疗的经验，并逐渐对中医产生浓厚兴趣。1959 年大学毕业后，适逢党中央号召“西医离职学习中医”，作为一名临床教师，他被医学院首批选派参加“西学中”班学习，认真学习中医理论，并积极应用中西医两法开展教学、科研和医疗活动，于 1960 年 8 月被省卫生厅推荐作为浙江省“西学中”青年积极分子代表参加卫生部在上海召开的《全国中西医结合工作会议》，会后又参加了全国 45 所高等医学院校《疾病防治学》教材审定会议，有幸与国内知名院校的专家共同探讨高等医学院教材如何正确增加中医内容等问题，为以后教材的编写打下了良好的基础。

1968 年起，与杭州大学生物系、浙江医科大学药学系老师，参加上山识药、采药和浙江省中草药资源的调查，嗣后又不断参加浙江省卫生厅组织的民间单方、验方的发掘、整理工作。1969 年为开发浙江省的中草药资源椿树和接骨金粟兰的药用价值，被省卫生厅、省科委分别指定为“椿树碱治疗恶性肿瘤研究协作组”和“接骨金粟兰治疗类风湿性关节炎研究协作组”组长，经过 3 年左右的努力，均获得相应的科研成果，并批准为新药。

1973 年他再次被选送参加浙江中医学院举办的“西学中”班学习，系统学习了《内经》、《伤寒论》、《金匮要略》及《神农本草经》等中医经典名著，并进一步学习了何任、潘澄濂、蒋文照、陆芷青、潘泽侯等名老中医的临诊经验，为以后从事中医和中西医结合的研究打下了良好基础。学习结业后回浙江医科大学筹备建立医学系和附属医院中医教研室，继入中医科工作，此后作为科室主要负责人，积极在西医院校开设中医学的教学、医疗和科研工作，并主持或参加了学校及全国西医院校医学系、口腔系、预防医学系等《中医学》教材的编写共6册，其中公开出版发行的教材1册，完成卫生部视听教材《八纲辨证》的编导1部。主编并公开发行的专著有《艾滋病的中医治疗》中、英文版本各1册，《中西医结合中医基础理论研究进展》、《中西医结合临床研究进展》各1册。参编《中国中西医结合临床全书》、《贫血与细胞疾病》、《急性肾功能衰竭》、《英汉医学分类词典》各1册，发表论文50余篇。承担国家课题2项，省厅级课题4项，获浙江省人民政府科技进步奖1项、厅级成果5项。

1988年起历任历届浙江省新药审评委员会委员，并连任二届浙江省医疗事故技术鉴定委员会委员。近几年来连续被聘担任国家自然科学基金项目同行评议专家。

一、白细胞减少症的诊治经验

白细胞减少症是由多种原因引起的一组综合征，当外周血白细胞计数持续低于4.0×10^9/L即可诊断。西医认为本症可由粒细胞生成和成熟障碍、破坏或消耗过多、或分布异常所致。中医认为本病与脾肾关系密切，当脾的生化之源不足或肾藏精、生髓的功能不足，则血的化生乏源，造血之机受阻，因此人体禀赋不足、病后体弱、感受四时不正之气或用药不当，均可导致脾肾亏虚，营卫气血衰减而引起白(粒)细胞的减少。

白细胞减少症是一个呈慢性临床经过的疾病，其临床症状轻重不一，常表现为体倦乏力，头晕心悸，失眠多梦，面色少华，五心烦热或低热绵绵，食欲减退，舌质淡红或偏红，脉多细弱或沉细弱，中医辨证时常见者为气阴两虚或脾肾阳虚证。拟定治法与选方时，前者宜益气养阴，方用生脉散加减或八珍汤加减；后者宜温补脾肾，方用黄芪建中汤合右归丸加减。

笔者在临诊中发现，白细胞减少症是多种疾病的一个表现，大量病例继发于其他疾病之后，常见者如骨髓造血功能低下性疾病、慢性肝病、消耗性疾病、感染性疾病，以及由于合并使用某些药物后引起，如他巴唑、某些抗生素等。还有不少病例既有血虚、脾肾虚弱的表现外，也有血瘀、湿热并存的证候。因此辨证用药时应认真辨别，不宜一味益气养阴或温补脾肾，而对有湿热或瘀血见证者，先予清利湿热或活血祛瘀，并重视原发病的病因治疗。

既往笔者根据白细胞减少症的病因、病机及临床见症，自拟“升白复方”治疗，该方由柴胡10g、丹参12g、苦参9g、赤小豆30g、白扁豆10g、黑大豆30g、仙灵脾10g、补骨脂10g组成，充分考虑到本病以虚证为多的特点，结合夹瘀、夹湿、夹热和虚实夹杂的病机以及中医辨证的特点，突出选用三种豆类药以健脾利湿和补血，仙灵脾、补骨脂以补骨填髓，并取丹参活血养血之功和苦参清热利湿之效，配以柴胡又能升举中焦之阳气，使全方具有健脾补肾、养血活血的功效。在具体应用时对骨髓功能障碍或低下，白细胞长期难升者，应重用补肾生血之品；对粒细胞分布异常、假性白细胞减少症应佐以活血之法；凡湿热兼见者应先行化湿清热后再调理气血与脾肾。用该方治疗慢性白细胞减少症103例，总有效率达80%左右(钟达锦，林斌，陈素娟，等．升白宁治疗白细胞减少症的临床疗效报告．中华血液学杂志，1986，7(6)：354-355.)。近代研究证明方中所用药物具有改善机体免疫功能，促进骨髓造血，减少粒细胞的破坏和补充人体必需微量元素等作用。

二、慢性淤胆型病毒性肝炎的诊治经验

淤胆型肝炎是病毒性肝炎以肝内淤胆为主要特征的一个特殊类型，约占病毒性肝炎的2%～3.8%。慢性淤胆型肝炎具有病程长、里热盛、血瘀重的特征。起病可类似于急性黄疸型肝炎，也可在慢性肝炎基础上出现以黄疸为主要表现的证候。中医认为其病位在肝胆，涉及脾胃，中医常用活血、清热、解毒、通下等大法，西医则以退黄、护肝、降酶为常用治疗方法。

在临诊中所见的淤胆型肝炎，病程均在半年以上，或原有乙型、丙型、丁型病毒性肝炎或HBsAg携带者，长期有不同程度的肝区不适，食欲减退，皮肤及(或)巩膜发黄不退，面色灰黄而暗，皮肤瘙痒，小便色黄，大便灰白，舌质暗红或见瘀点、瘀斑，舌苔薄腻或黄腻，脉弦略数。B超检查可见肝内回声增粗，分布不均匀，肝脏和(或)脾脏轻度肿大。血清胆红素(TBIL)、直接胆红素(DBIL)、胆汁酸(TBA)、γ谷氨酰转肽酶(GGT)、谷丙转氨酶(ALT)、谷草转氨酶(AST)升高；血清胆碱酯酶(CHE)明显低于正常值范围。大部分病例经用α干扰素及核苷类似物拉米夫定或单磷酸阿糖腺苷等治疗，疗效不稳定。

据本病的临床表现，可以认为湿热瘀阻、肝胆失疏或肝病及脾是其主要病因病机。因此抓住湿、热、瘀是组方选药的关键。笔者自拟的活血清胆汤系针对上述病机而设。活血清胆汤由垂盆草、茵陈、田基黄各30g，炒当归、赤芍、炙鳖甲、炒米仁、香茶菜各15g，郁金、制大黄、焦栀子各10g组成。具体应用时随症加减。经本方治疗绝大部分病例肝功能及临床症状明显改善，表现为随肝功能逐渐好转，食欲及体力增加，面色及舌色转红润，巩膜及皮肤黄染变淡，尿色变清，大便转黄。

活血清胆汤中以具有清利湿热的垂盆草、茵陈、田基黄为主药，与活血养血、软坚散结的当归、赤芍、鳖甲相配伍；更配入清热解毒、散瘀消肿的香茶菜、栀子以增强其清热利湿、活血散瘀之功，佐以疏肝健脾化湿的郁金与米仁以助其疏泄肝胆、健脾利湿之效。方中使用制大黄意在通利湿浊之邪，使邪有所去。全方既有茵陈蒿汤之意，又异于一般单纯清利湿热之剂。现代研究证明，上述诸药有明显的护肝、促进胆汁的排泄、改善肝细胞的炎症和肝脏微循环障碍等作用，因此也切合现代医学对本病的治疗机理。

三、慢性胃炎的诊治经验

慢性胃炎是由于饮食习惯不良，胆汁反流，免疫及精神因素，特别是幽门螺杆菌感染等引起胃粘膜上皮遭到反复损伤后，使粘膜再生能力受到影响，以致粘膜发生炎症性改变，有的最终导致不可逆的固有胃腺体的萎缩或消失。通过纤维胃镜及胃组织病理学等检查，可以分为慢性萎缩性胃炎、慢性浅表性胃炎和慢性肥厚性胃炎等类型。中医将本病归属于胃脘痛、心痛、呕吐等范畴，认为与脾胃虚弱、肝气犯胃、胃失和降有关。

据临床所见，患者均以饭后上腹部饱闷感、压迫感或上腹部隐痛而就诊。临诊时，见上腹部隐痛、饱闷感、嗳气不舒、舌苔薄黄者，一般以胃粘膜充血、水肿为主要病理表现的慢性浅表性胃炎为多；上腹部隐痛不明显，而以上腹部饱胀为主，少有吐酸，舌质偏红，且见裂纹，舌苔少者，多为慢性萎缩性胃炎或慢性肥厚性胃炎。前者多为脾胃升降失调，肝气犯胃，宜清热和胃治之；后者多为胃络所伤，胃阴不足，宜养胃生津化瘀等法治之。慢性萎缩性胃炎伴消瘦、疲乏和腹泻等全身虚弱的症状时，则应调理全身之阴阳气血。

笔者对本病的治疗，根据中医药学理论，采用“清降和胃、化浊祛瘀”的治法。基本方为柴胡 6g、蒲公英 15g、白花蛇舌草 15g、香茶菜 10g、白及 10g、白芍 10g、黄连 6g、香附 10g、米仁 15g、佛手片 6g、萼梅花 6g、炙甘草 6g。方中蒲公英、白花蛇舌草、香茶菜、黄连清热燥湿，散结解毒；米仁健脾化湿；白芍、甘草养血柔肝，缓急止痛；白及消肿生肌；香附疏肝理气；佛手、萼梅花理气疏肝和胃，调和胃之阴阳。全方既符合治法，又兼顾脾胃之升降、肝气之疏调、阴阳之平和。在具体处方时，应根据疼痛的不同程度（满、胀、痛）适当增加理气、行气和破气药。如对腹胀经治不减，大便干结等，宜加消导、润下之品；胃阴虚明显者，酌加养胃生津之品；伴有全身或脏腑阴阳气血不足者，宜增加相应的补益阴阳气血之品；对胃酸分泌不足或缺乏者，宜少用收涩制酸的中药。经药效学研究证明，基本方中所用中药具有调整胃肠动力学，改善或消除胃粘膜的炎症性改变，清除幽门螺杆菌等作用，与现代医学治疗本病的观点不谋而合。根据多年的临床观察证明，由于中医强调整体治疗，故中医治疗不仅能有效改善局部症状与体征，而且也能调整全身的阴阳气血之平衡。

【编者评注】钟达锦主任医师本是浙江医学院西医毕业生，但在毕业实习阶段得遇老中医陈佩永先生。陈先生以针药并施，功力深厚，从而启发钟达锦学习中医之信心。毕业后他参加“西学中班”，奠定了他一生的追求。他在中西医结合诊治疾病方面不断探索，积累了丰富经验。本集所收正是他临床工作的经验点滴，从中能看出他中西医结合的功力。

盛玉凤医案

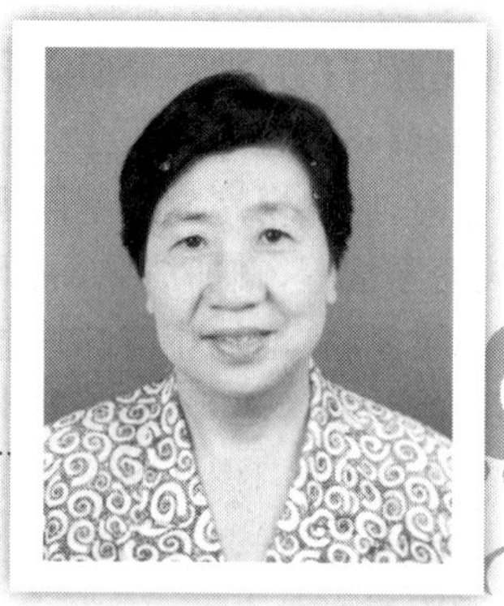

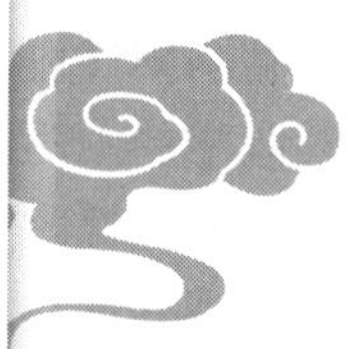

【生平传略】

盛玉凤，女，1939年生，浙江省台州市人，浙江省中医院妇科主任中医师。出身中医世家，幼承庭训，耳濡目染，早年即对中医产生浓厚兴趣。1965年毕业于浙江中医学院医疗系本科，同年分配至浙江省中医院妇科工作。1976年至1981年又师从全国著名中医妇科专家裘笑梅主任医师，深得其传。在40余年的临床、教学和科研工作中，积累了丰富的经验，学术上推崇陈自明、叶天士、沈尧封诸名家，尤服膺于傅青主。临证主张中医辨证与西医辨病结合，宏观与微观结合，治病注重调整肝、脾、肾三脏的功能，善用补肾、健脾、疏肝和调理气血诸法治妇科疑难杂症，特别对闭经溢乳综合征、子宫内膜异位症、功能失调性子宫出血、习惯性流产、不孕症等疗效显著。常年承担带教任务，其学子遍及海内外。著有《痛经》，合著《实用中医妇科手册》，曾协助恩师整理编写了《裘笑梅妇科经验选》，该书1987年获浙江省高校科研成果一等奖。发表论文30余篇。

1996年被评为“浙江省名中医”，2002年又被评为“全国老中医药专家学术经验继承工作指导老师”。历任浙江省中医药学会妇科专业委员会主任委员、中华中医药学会妇科专业委员会委员和《世界中医妇科杂志》常务编委等职。

一、丹栀逍遥散治愈肝郁化火致痛经、乳癖一例

董某，女，32岁，已婚。

初诊：1982年2月22日。

主诉及病史：平素月经不调，经期不准，20～40天不定，每次经前10天胸闷不舒，乳房胀痛，摸之有块，经来小腹胀痛，经量多少不一，婚后二年未孕。平时头晕腰酸，心烦易怒，口干苦，胃口不佳。末次月经1月17日。

诊查：脉弦数，苔薄黄，右乳触诊有条状硬块（西医检查诊断为乳房小叶增生）。

辨证：肝郁不疏，郁久化热，气滞血结，以致痛经、乳癖。

治法:疏肝清热,和血调经,行气散结。

处方:焦山栀 9g　粉丹皮 9g　当归 9g　炒白芍 9g　柴胡 4.5g　白蒺藜 9g　八月札 9g　广郁金 9g　橘核络各 4.5g　青皮 6g　白茯苓 9g　薄荷 3g　5 剂

二诊:2 月 28 日。服药后月经昨日来潮,心胸烦闷稍减,小腹仍觉胀痛,月经量少夹有小血块,伴头晕不适,脉舌同前。治守原方增损。

处方:粉丹皮 9g　当归 9g　炒白芍 9g　柴胡 4.5g　白蒺藜 9g　八月札 9g　广郁金 9g　橘核络各 4.5g　青皮 6g　王不留行 9g　炒川楝子 9g　薄荷 3g　3 剂

此后以逍遥散加减连服 20 余剂,经期变准,经量中等,腹痛消失,乳房结块渐消,仍以逍遥散出入,先后共服药 45 剂,现已怀孕 3 月余,一般情况良好。

【按语】本例痛经、乳癖,乃肝郁化热,气滞血瘀所致。盖肝主疏泄,肝郁则气机失于条达,胞脉不利,经血不畅,痛经乃发。乳房与足厥阴肝经紧密相关,肝郁不舒,气滞血结,乳癖所由生矣。至于症见心烦易怒,口干苦,脉弦数,苔黄,显系肝郁化火之象。疏肝清热,和血调经,行气散结,确为对症之治法,方用丹栀逍遥散出入甚为妥帖,故初诊即显效验。嗣后治疗大法不变,坚持服药,遂获痊愈。然此等病证,还须患者情怀舒畅,切忌恚怒抑郁,所谓"药逍遥人不逍遥,亦属无功",善哉斯言!

又方中白蒺藜、八月札、橘核、橘络是笔者治疗肝郁气滞型痛经、乳癖的常用药物,临床证实疗效显著。先师裘笑梅主任医师经验方蒺麦散(白蒺藜、八月札、大麦芽、橘核、橘络、蒲公英)用以治疗肝郁之乳癖、闭经、痛经、不孕症等,即以此类药物为主,堪称历验不爽,录记于此,以供参考。

二、寒滞血凝痛经,温经汤能获佳效一例

李某,女,22 岁,已婚。

初诊:1980 年 6 月 29 日。

主诉及病史:17 岁月经初潮,周期尚准,量中等,5 天净,无痛经史,身体健壮。一年前因经前游泳,以致经来小腹冷痛喜温,量少色紫暗夹有血块,腰背酸楚,大便偏烂,汗出淋漓,恶心呕吐,每次须用止痛针止痛,末次月经 6 月 4 日。

诊查:苔白腻,舌质淡,脉象弦紧。

辨证:寒邪客于胞中,血为寒凝,气失畅行,发为痛经。

治法:温经散寒止痛。

处方:潞党参 9g　当归 9g　赤芍 9g　川牛膝 9g　莪术 9g　川芎 4.5g　制苍术 9g　茯苓 9g　牡丹皮 4.5g　桂心 4.5g　姜半夏 4.5g　广木香 4.5g　炙甘草 3g　5 剂

二诊:7 月 6 日。经水按期于 7 月 5 日至,经量增多,腹痛减轻,恶心呕吐已除,大便转正常。治守原方出入。

处方:潞党参 9g　当归 9g　赤芍 9g　川芎 4.5g　制苍术 9g　茯苓 9g　牡丹皮 4.5g　桂心 4.5g　广木香 4.5g　制元胡 9g　炙甘草 3g　3 剂

三诊:8 月 7 日。月经准时于昨日来潮,腰腹均无痛苦,经量多,色红夹有小血块。药已见效,仍宗原方加减。

处方:潞党参 9g　当归 9g　川牛膝 9g　赤芍 9g　制元胡 9g　制苍白术各 9g　桂心 4.5g　牡丹皮 4.5g　川芎 4.5g　莪术 4.5g　炙甘草 4.5g　5 剂

此后连续两个周期于经前 3 天服药 5 剂,巩固疗效。

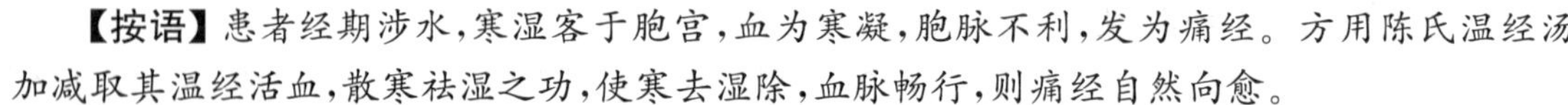

【按语】患者经期涉水，寒湿客于胞宫，血为寒凝，胞脉不利，发为痛经。方用陈氏温经汤加减取其温经活血，散寒祛湿之功，使寒去湿除，血脉畅行，则痛经自然向愈。

温经汤有两方，一为《金匮要略》方，其组方为吴茱萸、当归、芍药、川芎、人参、桂枝、阿胶、牡丹皮、生姜、甘草、半夏、麦冬；一为《妇人大全良方》方，其组方为党参、当归、白芍、牛膝、莪术、川芎、丹皮、桂心、甘草。两方均有温经散寒，活血行滞之功，但补益作用，仲景方较陈氏方为著，而行气破滞之力，陈氏方较仲景方为强，大同小异，临床据证择用可也。

三、肾阴亏损致月经不调，左归饮效验甚彰一例

冯某，女，40岁，已婚。

初诊：1982年4月12日。

主诉及病史：怀孕6次，顺产3胎，人工流产3次(末次流产1981年11月)。近半年来月经先后无定，经前7天两侧乳房作胀，每次经来及经行后小腹隐痛，月经量少色殷红质稠，淋漓10天净，头晕耳鸣，腰酸若折，形体逐渐消瘦，手足心灼热，口干喜饮，夜来失眠。末次月经3月23日。

诊查：妇检外阴经产式，子宫颈中度糜烂，子宫前倾，大小正常，活动无压痛，附件阴性。脉象弦细带数，舌质偏红少津。

辨证：肝肾阴亏，气机郁滞，胞脉不利。

治法：滋肾养肝，兼以行气和血。

处方：大熟地12g　生地12g　金毛狗脊12g　怀山药15g　生白芍9g　甘杞子9g　山茱萸9g　川石斛9g　怀牛膝9g　八月札9g　柴胡6g　橘络4.5g　5剂

二诊：4月18日。服药后头晕耳鸣减轻，腰酸口干好转，脉舌如前，月经将届。治守原方加活血调经之品。

处方：大熟地12g　生地12g　金毛狗脊12g　怀山药15g　生白芍9g　甘杞子9g　山茱萸9g　川石斛9g　怀牛膝9g　八月札9g　柴胡6g　橘络4.5g　当归9g　制香附9g　丹皮9g　茜草9g　川芎4.5g　5剂

三诊：4月29日。月经按期于4月23日来潮，量增多，色红，6天净，腹痛、腰酸、乳胀均好转，五心灼热亦瘥，脉弦细，苔薄，舌质淡红。前法既效，无事更张。

处方：大熟地12g　生地12g　生白芍9g　甘杞子9g　山茱萸9g　当归9g　鹿角胶9g　菟丝子12g　金毛狗脊12g　怀牛膝9g　续断肉12g　柴胡6g

上方连服20余剂，两个月后因其他疾病来院就诊，诉经治疗后月经已恢复正常。

【按语】本例诊断为肝肾阴亏，其辨证要点在于经行后腹痛，经水淋漓，且伴眩晕、腰酸，舌质偏红少津，脉弦细带数。故前后数诊均用左归饮为主方，随证加减而获显效。笔者治疗此种类型的月经不调，诸如月经后期、月经过少、经期延长、月经先后无定期、崩漏、闭经等，多用本方化裁，历验不爽。值得指出的是，本方偏于滋腻，临床应用时可佐以辛香流动之品，尤其是兼夹气滞者，更宜配合行气药物，庶无壅滞呆胃，阻碍气机之弊，本例的用药，即寓此意。

四、桂枝汤调和阴阳营卫治愈妊娠恶阻一例

王某，女，28岁，已婚。

初诊：1982年4月5日。

主诉及病史：今年2月结婚，现停经53天，形寒怯冷，神怠乏力，纳谷不馨，嗜酸择食，时有呕恶，以往经期正常。

诊查：尿妊娠试验阳性。妇检子宫增大如妊娠50天大小。脉象细滑，苔薄白，舌质润。

辨证：胎之初结，阴阳失调，脾胃不和，而成恶阻。

治法：调阴阳，和脾胃。

处方：川桂枝4.5g　炒白芍6g　带叶苏梗4.5g　化橘红4.5g　炙枇杷叶9g　炒竹茹6g　清炙甘草2.4g　生姜3片　红枣3枚　5剂

二诊：4月11日。药后形寒已解，呕恶亦除，脉细滑，苔薄白。续服原方5剂以资巩固。

【按语】妊娠早期，生理上往往出现一时性的阴阳偏颇，营卫不和，脾胃失调状态，故用桂枝汤加带叶苏梗、橘红、枇杷叶、炒竹茹和阴阳以调理脾胃。盖桂枝汤治妊娠恶阻，始载于《金匮要略·妇人妊娠病脉证并治》，曰："妇人得平脉，阴脉小弱，其人渴，不能食，无寒热，名曰妊娠，桂枝汤主之"。徐忠可尝谓："桂枝汤，表证得之，为解肌和营卫；内证得之，为化气调阴阳"。已故名医范文虎常以本方加当归、川芎等治疗妊娠恶阻或腹痛者，屡获奇效，足资借鉴。

本例用药剂量较小，病轻故也；若投重剂，恐药过病所，反伤正气，有损胎元。

五、胶艾汤治肾虚血少滑胎建奇功一例

吴某，女，31岁，已婚。

初诊：1981年7月12日。

主诉及病史：停经48天，阴道出血量少色红2天，恶心呕吐较频，腰酸若折，小腹坠痛，神怠嗜睡。曾于1979年、1980年各自然流产2次。

诊查：尿妊娠试验阳性。脉象细滑，舌质淡红，苔薄。

辨证：肾虚冲任不固，血亏胞胎失养。

治法：补肾养血，止血安胎。

处方：大生地15g　炒白芍15g　当归身6g　阿胶珠12g(烊冲)　艾叶炭4.5g　菟丝饼12g　化橘红4.5g　苎根炭12g　黄芪15g　党参15g　杜仲12g　炙甘草3g　3剂

二诊：7月16日。药后腰酸腹坠痛不若前甚，阴道出血已止，恶心呕吐未止，脉舌如前。治守前法。

处方：大生地12g　炒白芍15g　阿胶珠(烊冲)12g　当归身6g　艾叶炭3g　菟丝饼12g　杜仲12g　党参15g　黄芪15g　炙甘草3g　5剂

经治后诸恙愈，后足月顺产。

【按语】胶艾汤出自《金匮要略》，是治疗崩漏，半产后下血不绝，或妊娠下血(胎漏)的经世名方。本例西医妇科诊断为习惯性流产，中医辨证属肾虚血亏所引起的"胎漏"、"滑胎"，故用胶艾汤补血安胎。胎系于肾，今肾虚胎元不固，故加用菟丝饼、杜仲等益肾固胎之品；又脾为气血生化之源，遂配合党参、黄芪健脾益气，俾气能生血，阳生阴长之义也；苎根炭功擅止血安胎，于妊娠下血者恒多取用。诸药合用，共奏补肾养血，止血安胎之效，方药合乎病因病机，故获良效。

六、产后气血两虚，八珍汤乃对证之治一例

胡某，女，28岁，已婚。

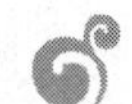

初诊:1975年11月18日。

主诉及病史:一个月前因难产,出血过多,又加产后失于调养,出现头晕,身体瘦弱,精神倦怠,心悸心慌,睡眠不安,乳汁清稀量少,大便干结,恶露已净。

诊查:面色苍白,舌苔薄白,舌质淡,脉象细弱无力。

辨证:产后气血两虚,而成怯弱之证。

治法:补气养血。

处方:生熟地各12g 炒当归9g 炒白芍9g 白茯苓9g 潞党参9g 炒白术9g 阿胶珠9g(烊冲) 陈皮6g 川芎3g 炙甘草3g 5剂

二诊:11月23日。药后精神较前好转,乳汁略增,惟头晕目眩,夜寐不安,大便干结如前。仍守原法。

处方:生熟地各12g 炒当归9g 炒白芍9g 白茯苓9g 潞党参9g 阿胶珠9g(烊冲) 甘杞子9g 炒枣仁9g 柏子仁9g 陈皮6g 川芎3g 炙甘草3g 5剂

三诊:11月28日。药后诸症向安,续用原方10剂,以资巩固。

【按语】由于分娩时带来的产创和出血,以及产妇的努气等,耗损了不少气血,脏腑功能因之减弱,“百节空虚”,所以产后病临床以虚证为多。有鉴于此,朱丹溪提出“产后无得令虚,大补气血为先,虽有他症,以末治之”。傅青主赞同丹溪之说,尝谓:“斯言尽治产之大旨。若能扩充立方,则治产可无过矣。”观本例患者,产时出血过多,气血耗伤不待言矣;加之产后失于调养,气血更形不足。初诊用四物养血,四君益气,加入阿胶血肉有情之品,意在峻补精血,佐少量陈皮以理气,使全方补而不滞,滋而不腻,故收到了满意疗效。以后二诊,坚守原法,效验益彰,乃至痊愈。

七、产后虚中夹瘀,恶露久延,生化汤功效堪夸一例

李某,女,26岁,已婚。

初诊:1976年4月10日。

主诉及病史:足月自然分娩58天,恶露久延未止,色紫暗夹块,少腹时有阵痛,伴头晕,腰酸腿软,神倦乏力。

诊查:脉象细涩,苔薄,舌质淡边微紫。

辨证:产后肾虚血亏,瘀血内滞,新血不得归经,遂令恶露不绝。

治法:补肾养血,温经祛瘀。

处方:炒当归9g 大熟地9g 桃仁9g 制狗脊12g 制川断12g 炒蒲黄9g 苏木屑9g 炒川芎3g 炮姜1.2g 益母草12g 炒贯众12g 紫丹参15g 3剂

二诊:4月13日。药后恶露减少,血块除,腹痛瘥,头晕腰酸肢软依然,脉舌如前。治宜益气养血,调肝补肾。

处方:太子参20g 白茯苓9g 炙黄芪9g 甘杞子9g 炒白芍9g 大熟地12g 狗脊炭12g 桑寄生12g 川断炭12g 陈皮4.5g 5剂

三诊:4月18日。恶露已止,头晕腰酸好转,脉细,苔薄白,舌质淡红。治守前法。

处方:炙黄芪9g 太子参12g 甘杞子9g 炒白芍9g 白茯苓9g 大熟地12g 制狗脊12g 制川断12g 菟丝饼12g 陈皮6g 桑寄生12g 7剂

【按语】产后气虚血亏,肝肾不足,兼有血瘀,乃虚中夹实之证。此时若专事补养,则瘀血

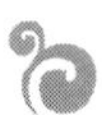

更加凝滞;若徒用祛瘀,则新血势必受伐,故初诊采用生化汤加减,养血祛瘀并用,补消兼施而应手取效。瘀去痛止后,改用益气养血,调补肝肾,以固本善后,病乃告愈。

八、少腹逐瘀汤治愈血瘀型不孕一例

李某,女,29岁,已婚。

初诊:1977年3月15日。

主诉及病史:结婚3年未孕。14岁月经初潮,每次经期错后10天左右,经来少腹坠痛,量少,色紫黑夹有血块。月经前后带下颇多,色白质稀,食欲尚好。曾服药效果不显,末次月经2月20日。

诊查:妇检宫颈光滑,宫体前位正常大小,活动,两侧附件阴性。脉象沉紧,舌苔薄白,舌质淡润。

辨证:寒湿内滞,瘀阻胞宫。

治法:温经化瘀,散寒祛湿。

处方:当归尾15g　赤芍9g　生蒲黄9g　制延胡索9g　川芎4.5g　五灵脂4.5g　制没药4.5g　艾叶4.5g　小茴香3g　淡干姜3g　肉桂心3g　茯苓12g　5剂

二诊:3月23日。药后月经来潮,量较前增多,少腹坠痛减轻,脉仍沉紧,苔薄白,舌质淡。治步前法,方用少腹逐瘀汤加味。

处方:当归15g　赤芍9g　生蒲黄9g　川芎4.5g　五灵脂4.5g　制没药4.5g　艾叶4.5g　制延胡索9g　小茴香3g　淡干姜3g　肉桂心3g　茯苓12g　3剂

嘱其每次经前服上方5剂,连续治疗3个周期后,月经周期基本已准,痛经亦轻,嗣后怀孕,翌年3月分娩一婴。

【按语】本例不孕,究其病因,系寒湿阻滞胞宫,营血因之瘀积使然。因瘀积的部位在于下焦少腹,故用《医林改错》少腹逐瘀汤为主方温经而散寒湿,活血以消瘀滞。病因得除,则月经自调而受孕矣。王清任称本方“种子如神”,乃指其治瘀阻胞宫不孕而言,可见并非虚语。

九、右归饮出入治愈肾阳不足,胞宫虚冷不孕症一例

陈某,女,29岁,已婚。

初诊:1977年11月6日。

主诉及病史:结婚已二年半,未孕。自17岁月经初潮起周期不准,经常40～80天一潮,经来色淡,量或多或少,经后小腹绵绵作痛,形寒畏冷,头晕目眩耳鸣,腰膂酸楚,带下颇多,色白质稀,大便偏烂,食欲尚可,曾服药效果不显。

诊查:面色不华,脉细弱,舌质淡,苔薄白。妇检外阴及阴道正常,子宫颈光滑,子宫平位较正常小,活动无压痛,附件阴性。

辨证:肾阳不足,胞宫虚冷,冲任失调。

治法:补肾暖宫,调理月经。

处方:熟地15g　怀山药12g　当归9g　鹿角胶9g　菟丝子9g　白茯苓9g　炒白术9g　盐水炒杜仲9g　制附子6g　肉桂末1.5g(吞)　广木香4.5g　5剂

二诊:11月14日。服药后月经仍未来潮,腰酸头晕不若前甚,白带减少,大便转正常,纳

食欠佳，脉细弱，苔薄白，舌质淡红。拟原法兼以活血醒胃。

处方：怀山药 12g　当归 9g　菟丝子 9g　炒白术 9g　盐水炒杜仲 9g　制附子 6g　肉桂末 1.5g(吞)　广木香 4.5g　潞党参 9g　藏红花 3g　川芎 6g　丹参 15g　焦山楂 9g　焦神曲 9g　5 剂

三诊：11 月 25 日。药后月经已于 11 月 19 日转，经量中，色亦转红，4 天净，腹痛已除，面色转华，脉舌如前。再拟原法增损，以观其效。

处方：大熟地 15g　怀山药 12g　菟丝子 12g　盐水炒杜仲 12g　枸杞子 9g　山茱萸 9g　当归 9g　鹿角胶 9g　制附子 4.5g　陈皮 4.5g　肉桂末 1.5g(吞)　紫河车粉 3g(吞)　7 剂

嘱其每次月经前 3 天及月经即净后服上方 3 剂。连续治疗 4 个周期，患者月经周期已准，腹痛除，嗣后怀孕。

【按语】胞宫主月经和胎孕的功能，依靠冲、任两脉的充养，而冲、任两脉又隶属于肾。患者肾阳不足，精血亏损，胞宫虚冷，故罹患不孕、痛经等症，治用右归饮化裁温肾暖宫，滋填精血，从而使肾阳恢复，精血充盈，如是则月经自调而孕育矣。这里值得指出的是，右归饮出自《景岳全书》，其制方之意，在于"温阳补肾，使元阳得归其原"，是景岳"善补阳者，必于阴中求阳"理论在组方上的具体运用。笔者常以此方加鹿角胶、紫河车等血肉有情之品治疗肾阳虚而引起的不孕、月经过少、闭经、崩漏、痛经等病证，屡获卓效。

【编者评注】盛玉凤主任医师，出身中医世家，幼承家学，素有仁济之心。系统学习于浙江中医学院之后又从名师裘笑梅先生，深为受益，经验渐丰。40 余年致力于妇科，深谙妇科疑难杂证必须中医辨证与西医辨病相结合方能认证准确，而治疗上注重肝脾肾三脏，即补肾、健脾、疏肝互为参详。因此临床上每获显效。平生治愈痛经、经闭、月经不调、不孕、滑胎等疾患患者不计其数。尤能化裁古方，增加新意，使理论与实践结合紧密，并著书立说以教后人。

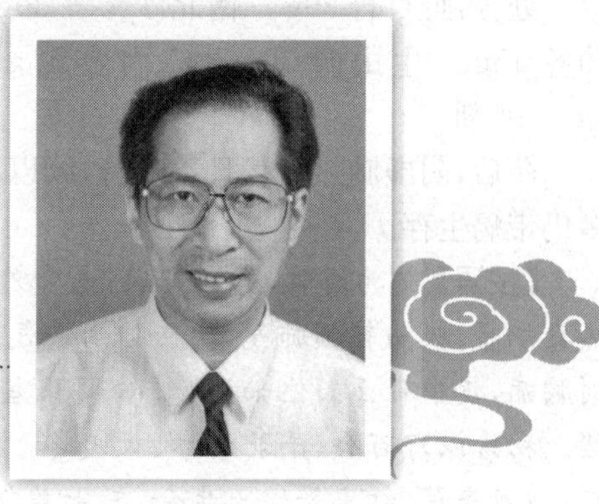

常青医案

【生平传略】

常青，1942年生，汉族，浙江绍兴人。主任医师，教授，浙江省名中医，中医肿瘤内科专家。早年毕业于浙江中医学院医疗系六年制本科，以其成绩优异德才兼备而深得当代中医大师吕炳奎、何任、杨继荪、颜德馨等名家赏识。40年来，他致力于临床、科研和教育，历任杭州市中医院大内科主任、杭州市中医学校校长、光明中医函授大学浙江分校副校长和香港中华中医药学院客座教授等职；现任院专家顾问组组长、肿瘤研究所所长、硕士研究生导师，兼任浙江中医学院内科教授和浙江省中医肿瘤研究会常务理事。培养带教各类中医人才300余名，评为浙江中医学院优秀临床指导老师；在国内外发表肿瘤、中风、哮喘及妇科等领域学术论文30余篇；出版专著2部；研创“复方扶正消瘤丸治疗中晚期肿瘤”获浙江省优秀科技进步奖。学术上崇尚江南叶（煦春）杨（继荪）学派，强调活法圆机、衷中参西。临床经验丰富，长于内科妇科疑难重症，尤精肿瘤、中风；著有《常青治癌特色精华》和《实用中风防治手册》等专书。

一、养阴清肺、培土生金法临床治疗肺癌一例

李某，男，53岁，已婚。

初诊：1998年5月4日。

主诉及病史：反复低热，咳嗽，痰中带血，胸痛2月余，省肿瘤医院胸片检查示“右肺门区肿块”。痰脱落细胞学、纤维支气管镜检查证实“肺腺癌”。积年咽干口燥，心烦寐劣，盗汗，纳钝，大便干结，畏于手术，求诊中医。

诊查：消瘦，气短，胸痛，舌红少苔，脉细数，TSGF90。

辨证：阴虚肺热，中州失运，痰瘀夹毒凝结。

治法：养阴清肺，培土生金，消瘤解毒。

处方：野百合30g　南北沙参各30g　黛蛤散30g(包)　天麦冬各30g　太子参30g　山海螺30g　川贝母10g　蛇舌草60g　原三七30g　炒谷麦芽各30g　红枣30g　14剂

二诊:5月21日。咳嗽胸痛减轻;咽干口燥、心烦寐劣等症状明显好转。药证的对,守方续进。

处方:野百合30g 南北沙参各30g 天麦冬各30g 川贝母10g 蒸百部30g 焦三仙各15g 生山药30g 鸡内金15g 蛇舌草60g 白英30g 原三七15g 生甘草6g 14剂

药后,阴虚肺热症状日益改善,续以培土生金,补中益气法临证化裁,击鼓再进,随访3年多仍带癌生存。

【按语】肺为娇脏,喜润恶燥;易受外邪。肺气不足则邪气乘虚而入,结而成瘤,郁久化热,热毒炽盛,极易耗损肺气,灼伤肺阴。气阴两虚,肺失清肃,故咳嗽,低热,咽干口燥;肺络灼伤则胸痛,痰中带血。他如消瘦、心烦寐差、气短乏力、盗汗、便干及舌脉之象,均为气阴两虚使然。初诊以野百合、南北沙参、天麦冬、太子参养阴益气,黛蛤散、山海螺、川贝母清金润肺化痰;炒谷麦芽、红枣等培土生金,三七益气化瘀止血。全方不单纯应用清热解毒抗癌之品,而宗“邪之所凑,其气必虚”之旨,以补虚为先,待脉证好转,又续以健脾之品以培土生金。盖土为万物之母,气血、精神、津液、筋骨、脏腑百骸,莫不禀气于胃。胃得受纳,脾得健运,则元气充盛矣,所谓“正气存内,邪不可干”,故能正复癌抑,生活自理而带癌生存近4年,肿瘤相关因子复查在正常范围(TSGF65)。

二、理气化痰、消瘤散结法临床治疗乳腺癌一例

潘某,女,48岁,教师。

初诊:1999年4月14日。

主诉及病史:乳腺癌术后,发现右乳上方有5个大小不等结节,经妇保院B超检查,最大者0.5cm×1.2cm,质硬,边界清楚,无压痛。积月情志抑郁,胸闷胁胀,经前乳房胀满,胃纳不馨,夜寐不安。

诊查:舌暗苔腻,脉细数,面暗无华,肿瘤相关因子检测:TSGF80↑。

辨证:肝郁气滞,痰瘀凝滞,乳癌复发。

治法:理气化痰,消瘤散结。

处方:柴胡10g 八月札30g 山慈菇15g 夏枯草20g 炙鳖甲20g 莪术20g 象贝母20g 蜈蚣3条 赤白芍各30g 藤梨根60g 生薏米仁60g 生甘草7g

二诊:4月28日。药后精神转佳,胸闷、胁胀转瘥,乳房结节缩小,病情好转,原旨出入。

处方:八月札30g 山慈菇15g 生薏米仁60g 象贝母20g 蜈蚣3条 炙鳖甲20g 赤白芍各20g 莪术15g 藤梨根60g 黄药子10g 鸡内金10g 生甘草7g 14剂 另嘱同时服用“扶正消瘤丸”,一次4颗,一日3次。

半月后,诸症显瘥,检查未见乳房结节,续以长期服用扶正消瘤丸。随访3年未复发,生活自理,并已恢复工作,TSGF68(肿瘤相关因子复查在正常范围)。

【按语】本例乳癌,缘于肝脾失调,肝郁则气血瘀滞,脾伤则痰浊内生,痰瘀郁结,经络凝滞,则见乳房肿块。丹溪曰:“块乃有形之物,气不能成形,痰与食积,死血也”。正是其病机所在。他如胸闷胁胀、经前乳房胀痛,均为肝郁气滞而致,其舌脉象亦为气滞痰瘀互结之象。初诊以柴胡、八月札疏肝理气;山慈菇、夏枯草、象贝母化痰散结;鳖甲、莪术、赤白芍等软坚化瘀。全方宗“结者散之,客者除之,留者行之,苦以泄之,坚以软之,辛以开之”之旨,共奏理气化痰,

消瘤散结之效。次以自拟丸药补益正气，消瘤抗癌以达病所，攻补兼施，渐磨溶化。俾气振血畅，则破残之邪遂去矣。

三、温肾运脾、活血化瘀法治愈胸痹一例

邱某，男，69岁，已婚。

初诊：1999年2月2日。

主诉及病史：心胸绞痛频作，痛彻背脊，胸闷憋气，心悸，形寒肢冷，倦怠乏力，眩晕频作，冷汗时出，纳呆，寐劣，便溏，溲清。

诊查：面苍，肢冷，神疲气短，舌淡暗，舌边有瘀点，苔薄，脉沉而结。

辨证：脾肾阳虚，瘀血阻络，心脉痹阻。

治法：温肾运脾，活血化瘀。

处方：熟附片 15g　鹿角片 10g　炒白术 15g　茯苓 30g　生黄芪 60g　苦参 30g　薤白头 10g　炙甘草 10g　麝香(冲服)0.3g　紫丹参 30g　红花 10g　当归尾 10g　14剂

二诊：2月16日。药后心痛未发，心悸气短减轻，畏寒，倦怠好转，纳增。药证的对，宜前法化裁善后。

处方：熟附片 20g　炒白术 15g　生黄芪 60g　苦参 30g　茯苓 30g　紫丹参 30g　红花 10g　鸡血藤 30g　薤白头 10g　炙甘草 10g

一周6剂，连服4周。

4周后，除胃纳欠馨外，余症皆除，胸痹告愈。

【按语】本例胸痹，缘于脾阳不振，命门火衰，"阳微阴弦"此之谓也。胸阳不振，则胸闷憋气，心悸气短，眩晕，寐劣；心脉痹阻，气血不畅，不通则痛，故心胸绞痛，痛引脊背。他如面苍、肢冷、倦怠乏力、冷汗时出、便溏、溲清，均为脾肾阳虚之故。初诊方中，运用白术、茯苓、黄芪健脾；熟附、鹿角片温肾；麝香、丹参、红花、当归尾等活血化瘀，通络止痛。二诊临证化裁，均注重补而寓通，通而寓补，通补兼施，扶正而不碍邪，祛邪而不伤正。临证处裁得当，胸痹得愈。

四、通腑涤痰、化瘀清脑法治愈中风一例

张某，女，72岁。

初诊：2001年6月28日。

主诉及病史：有高血压史15年。积年眩晕如堕，昨晨起因与邻人争吵而突感头晕头痛，口唇向左歪斜，右侧肢体麻木不遂，足不任身，言謇咯痰量多，便秘3日，面红口干而苦。

诊查：半身不遂，口舌㖞斜，语謇，喉中痰鸣，舌质暗红，苔黄腻，脉弦滑。

辨证：风阳上亢，痰热夹瘀。

治法：通腑涤痰，化瘀清脑。

处方：羚羊角 6g　明天麻 30g　赤芍 30g　钩藤 15g　淡竹沥(分冲)2支　天竺黄 10g　川、怀牛膝各 30g　全蝎 8g　广地龙 30g　生大黄(后下)15g　生甘草 7g　7剂

二诊：头痛头晕已减，唇㖞语謇好转，舌红，苔薄黄，脉滑。拟原旨出入，击鼓再进。

处方：羚羊角(入煎)6g　明天麻 15g　嫩钩藤 15g　淡竹沥(分冲)2支　天竺黄 10g　川、怀牛膝各 30g　广地龙 30g　蜈蚣 3条　忍冬藤 30g　赤白芍各 30g　桃仁 10g　炒谷

麦芽各 15g　14 剂

二周后，言语已清，唇歪已复，右侧肢体活动亦利，能下床步行，舌红润，脉细滑。中风基本告愈，续以地黄饮子化裁滋阴熄风善后。

【按语】本例中风，缘于高年肾精衰耗，水不涵木，肝阳偏亢，适因怒动肝火，火无所制，风火相煽，痰瘀互阻，气血逆乱而致半身不遂，舌强不语，口眼㖞斜，痰涎壅盛。《素问·调经论》云："血之与气并走于上，则为大厥。"正是此意。他如面红、口干而苦、舌质暗红、苔黄腻、脉弦滑，均为痰瘀互阻，肝热怫郁之象。初诊以羚羊角、天麻、钩藤平肝熄风；生大黄、淡竹沥、天竺黄通腑清热涤痰；牛膝走而能补并引血下行；地龙、全蝎熄风解痉柔络通络。全方清热熄风，涤痰化瘀，续以滋阴熄风，濡养营络，恪守"急则治其标，缓则治其本"之古训而取效。

五、宣肺清热、解痉定喘法治愈哮喘一例

潘某，男，10 岁，学生。

初诊：2000 年 12 月 30 日。

主诉及病史：哮喘 3 年，遇寒即发。今岁又作，经服中西药二月未效。气促，胸闷如塞，入夜尤甚，汗出而烦，寐不安。晨起咯吐稠痰始适，口干倦怠，纳谷不馨。

诊查：呼吸促迫，气粗息涌，坐卧不安，喉中若小鸡声，舌暗红，苔薄黄，脉弦细滑数。

辨证：肺经客寒，郁而化热，痰阻气道。

治法：宣肺清热，化痰定喘，抗敏解痉。

处方：嫩射干 6g　炙麻黄 10g　光杏仁 10g　生石膏　桑白皮各 30g　生甘草 10g　川象贝各 10g　白果 10g　款冬花 30g　黄芩 20g　鱼腥草 30g　地龙 15g　7 剂

二诊：7 剂药后哮喘即平，胸闷亦舒，夜寐得酣。晨起咳痰亦少，口干，舌边红，苔薄，脉细滑。痰热渐化，前法化裁。

处方：嫩射干 6g　炙麻黄 10g　光杏仁 10g　炙白前 15g　生甘草 10g　桑白皮 15g　鱼腥草 30g　广地龙 15g　全蝎 5g　葶苈子 10g　天竺子 12g　佛耳草 15g　诃子 5g　7 剂

药后效如桴鼓，哮喘未发，咳痰亦止，寐安，纳增，精神转佳，脉细，舌淡苔薄。继以调理并加服河车大造丸善后，迄未再发。

【按语】本例哮喘，病于冬季，乃风寒引动宿疾。诚如《医方考》所云："膈有胶固之痰，外有非时之感，内有壅塞之气，然后令人哮喘。"肺经客寒，痰唾凝结，气道奔迫，故见呼吸促迫，喉中水鸡声；痰壅气阻，则胸膈满闷如塞，夜寐不安。他如汗出而烦，口干，咯吐稠痰，舌边红，苔薄黄，脉弦滑，均缘于阴虚之体，痰从热化，郁阻于肺所致。初诊以射干、麻黄宣肺平喘，豁痰利咽；杏仁降逆平喘；桑、葶、黄芩、生石膏清热泻肺，广地龙、全蝎、川象贝、款冬花止咳化痰解痉平喘；白果、诃子敛肺平喘，可防麻黄过于耗散之弊。全方宣、清、降三法合一，共奏宣肺清肺，化痰平喘之功，俾肺气宣畅，痰热内除，则咳喘自平。

六、清肝健脾、和胃化瘀法治愈胃脘痛一例

徐某，男，24 岁，未婚。

初诊：1999 年 6 月 28 日。

主诉及病史：胃脘隐痛，HP 阳性已 4 年余。近 2 月来，脘痛加剧，心烦易怒，食后作胀，口

干而苦，泛酸嘈杂，1 小时后渐退，便秘腹泻交替互见。

诊查：舌暗苔黄，脉细弦。

辨证：肝火犯胃，脾虚夹瘀。

治法：清肝健脾，和胃化瘀。

处方：炒川连 6g　炒吴萸 2g　蒲公英 30g　川朴花 15g　炒白术 15g　三七 15g　延胡索 15g　炙刺猬皮 15g　广木香 10g　鸡内金 10g　焦六曲 15g　甘松 10g　生甘草 10g　7 剂

二诊：泛酸嘈杂已止，便秘腹泻明显好转，胃脘隐痛及纳后作胀减轻，纳谷转香。肝胃之热已平，前法药证相符，宜化裁善后。

处方：佛手片 10g　炙香附 10g　炒白术 15g　炒白芍 15g　鸡内金 10g　焦六曲 15g　炙刺猬皮 15g　广木香 10g　炒延胡 15g　蒲公英 30g　生甘草 10g

药后脘痛向愈，纳馨便调，脾胃运化基本恢复，拟守方再进 7 剂，病瘥告愈。

【按语】本例胃脘痛，缘于肝失疏泄，郁久化热，胃热脾弱则胃脘作痛，嘈杂嗳酸。《素问·至真要大论》说："诸逆冲上，皆属于火。"他如心烦易怒，口干苦，舌暗红，苔黄，脉细弦，均为肝火炽盛之故。初诊以左金丸清肝抑土；炒白术、广木香、鸡内金、焦六曲健脾助运；甘松醒脾和胃。久痛不愈，必入血络，面舌呈暗红正是胃有瘀血之象，故以延胡索、三七调气化瘀，刺猬皮制酸和胃，蒲公英、甘草清胃抑菌。上方谨守肝火犯胃，胃热脾虚夹瘀之病机而对症下药，遂得桴鼓之效。次以白芍、延胡索、香附疏肝和血；太子参、白茯苓、鸡内金、焦六曲等健脾助运，疏肝而不伤正，健脾而不滞气，治疗章法分明，遂使积年宿疾向愈。

七、益肾育阴、分清别浊法治愈消渴一例

陈某，女，47 岁，已婚。

初诊：1997 年 4 月 18 日。

主诉及病史：患糖尿病 3 载余。曾用胰岛素治疗近两载，未显效，近来体倦乏力，渴甚饮多，而小便频数量多，混浊如膏；心烦寐劣，头晕耳鸣，腰膝酸软，肤痒而干燥，经闭。

诊查：刻诊形瘦倦怠，烦渴引饮，耳轮焦干，小便如膏，头眩如堕，舌质绛，苔薄，脉细数。

辨证：肾阴亏损，津枯液耗，分清别浊无能。

治法：益肾育阴，分清别浊。

处方：细生地 30g　天花粉 30g　生玉竹 30g　旱莲草 30g　怀山药 30g　生黄芪 30g　桑螵蛸 15g　女贞子 24g　生龟板 30g　车前草 30g　福泽泻 30g　九香虫 10g　川萆薢 30g　10 剂

嘱患者慎房事，节喜怒，食宜新鲜蔬菜、玉米、怀山药、兔肉、牛羊肉、腰花、鸡蛋为主。不宜煎炙及糟藏咸物。

二诊：药后渴感减轻，肤痒止，小便淡清，头晕好转，拟原法出入，再拓疗效。

处方：生黄芪 30g　天花粉 30g　西枫斗 30g　福泽泻 30g　怀山药 60g　桑螵蛸 15g　旱莲草 30g　九香虫 10g　杭白菊 15g　炙龟板 30g　川萆薢 30g　菟丝子 30g　6 剂

嘱患者同时服用消渴丸合六味地黄丸。4 周后检测尿糖及空腹血糖均已正常，病情转瘥。

【按语】前贤谓："消渴之疾，皆起于肾。"盖肾水枯竭，则无以制余火，而煎熬脏腑，火因水竭而愈烈，水因火烈而益干，消渴由是生焉。心肺受燔，燥气炽盛，津液干焦则饮水自救；肾虚

失于封藏而固摄无权，则津液下泄自走而小便如膏；肺病气失管摄，则便多而频；他如体倦乏力，心烦寐差，头晕耳鸣，腰膝酸软，舌绛，脉细数，均为肾阴亏虚，相火浮动，心肾不交之候；肤痒而燥为津亏燥气所致。初诊以生地、玉竹、天花粉育阴补肾；白芍、女贞子、旱莲草养肝以纠水不涵木之偏；桑螵蛸、炙龟板益肾敛精，滋阴潜阳；车前草、川萆薢分清泌浊；泽泻滋不足之水，泻有余之火；九香虫有醒脾之妙，脾旺则心肾相交，健脾而津液自化。全方补肾水阴精之虚，济身中津液之衰，开通道路，分清别浊，以济津液。次以丸药益肾健脾别浊，以滋生化之源而收末功，总以壮水之主以制阳光而消渴得愈。

八、温经通络、调冲化瘀治愈不孕症一例

赵某，女，30岁，已婚。

初诊：1998年2月13日。

主诉：婚后3年未孕，经上海某医院检查，诊断为输卵管不通、附件炎，宫颈炎。月经后期，量少，色黑有块，经行不畅，少腹疼痛，经前痛剧。

诊查：刻诊正值经后，少腹隐痛，畏寒肢冷，舌暗，边有瘀点，脉弦涩。

辨证：宫寒气滞，瘀阻胞络。

治法：温经通络，调冲化瘀。

处方：桂心6g　桃仁10g　川芎15g　炒小茴8g　炒艾叶9g　当归15g　红花10g　玫瑰花15g　阿胶10g(烊冲)　台乌药12g　炒白芍15g　路路通10g

一周6剂，连服4周。

二诊：月经盈月一次，少腹痛除，舌色转淡而瘀象消失，苔薄，脉细而滑。拟原旨出入拓展疗效。

处方：川芎15g　炒小茴8g　台乌药15g　阿胶10g(烊冲)　当归15g　桃仁10g　玫瑰花15g　茯苓15g　炒白芍15g　制香附10g　菟丝子30g　路路通10g

一周6剂，连服两个月即怀孕，足月生子。

【按语】本例女子不孕，缘于胞门冷也。瘀阻冲任，胞脉不通，致多年不孕。瘀血阻滞，寒客冲任，故使经行后期，量少而色黑有块。经行不畅，则少腹疼痛拒按。此外，舌暗、舌边有瘀点、脉弦涩，均为瘀血内阻之象。初诊以桂心、炒小茴、艾叶、台乌药温经散寒；川芎、桃仁、红花、路路通活血化瘀，通络止痛；玫瑰花、香附行气解郁；阿胶、当归、白芍养血活血。诸药共奏温经通络，调冲化瘀之功。俾客寒去则胞脉得以温煦，瘀阻去则新血生而经顺。再以苓、术健脾并菟丝子蔓延多子之品，则宫暖冲调而自达育麟之效。

【编者评注】常青主任医师早年毕业于浙江中医学院，学术上崇尚叶熙春、杨继荪等名家，衷中参西，学验俱丰。临证之时每能遵崇《内经》之旨和前贤高论，故能左右逢源而多效验。对于内科杂证和肿瘤的治疗有很多值得借鉴的经验。

葛琳仪医案

【生平传略】

葛琳仪，女，祖籍江苏吴县，1933年生。1962年以优异成绩毕业于上海中医学院。现为主任中医师，硕士生导师，国家级名中医，享受国务院政府特殊津贴，并任中华全国中医学会理事、内科学会理事、浙江中医学会副会长。在担任浙江省中医院院长、浙江中医学院院长期间，对医疗、教学、科研等管理体制采取了一系列的改革措施，为加强理论与实践的结合、提高医学院校后期教学质量，实施了医教结合。在学术上，独创"三位合一"的辨证思维模式，主张临诊时衷中参西，强化了中医治病"知常善变"和"治病求本"的辨证观。擅长呼吸系统和消化系统疾病以及疑难杂证的治疗，对"喘证"提出了分阶段治疗的方法，善用"清法"治疗诸咳。先后著有《慢性气管炎中西医结合诊断分型》、《心力衰竭的中医治疗》、《慢性气管炎中西医结合科研资料汇编专辑》，是《临床中医内科学》一书的编委。

一、清宣法治新咳一例

陈某，女性，27岁。

初诊：1998年3月2日。

主诉：3天前发热，经治热退，但仍咳嗽，痰少不畅，鼻塞流涕，咽痛且干。

诊查：舌边尖红，苔黄，脉细。

辨证：风热袭肺，肺失宣发。

治法：清热宣肺。

处方：金银花15g　净连翘12g　淡子芩15g　白桔梗9g　嫩前胡12g　荆芥9g　防风12g　牛蒡子15g　板蓝根9g　藏青果9g　木蝴蝶6g　苍耳子9g　辛夷花9g

二诊：3月5日。咳嗽明显好转，痰量较前增多，色白易咯，鼻塞消失，咽痛减轻，舌淡红，苔薄，脉细。前方有效，拟原方加减：

金银花15g　净连翘12g　淡子芩15g　鱼腥草15g　白桔梗9g　嫩前胡12g　光杏仁12g　浙贝母12g　姜半夏9g　陈皮6g　牛蒡子15g　板蓝根9g　藏青果9g

5剂药服完后诸症悉除。

【按语】该例外感之后，邪热循喉入肺，肺气失宣，此时邪尚未完全入里，《外感温热论》曰："温邪上受，首先犯肺"。温热之邪，属于阳邪，其性炎上，最易犯肺，临床可见发热、咽痛、鼻塞、咳嗽等症，此时的主要矛盾是热邪遏肺，肺之宣发功能失常，采用金银花、净连翘、黄芩、板蓝根清热解毒，桔梗、前胡、荆芥、防风宣肺，牛蒡子、藏青果、木蝴蝶利咽，苍耳子、辛夷祛风通窍，使邪热从表而解，则邪去肺清，诸症自愈。此法亦常用于喘证患者，新感外邪，肺气被束，发为实喘时，采用上法，可祛邪外出，不致邪热内侵而成久喘、虚喘。

二、清化法治痰咳一例

黄某，男性，73岁。

初诊：1998年12月4日。

主诉：两周前外感后引发咳嗽、痰多色黄粘稠不易咯出，胃纳不佳，肢倦乏力。

诊查：舌边尖红，苔黄厚腻，脉弦。

辨证：痰热壅肺，肺气失宣。

治法：清热化痰，宣肺止咳。

处方：淡子芩15g　蒲公英15g　野荞麦根15g　七叶一枝花15g　炒川朴12g　制苍术12g　莱菔子15g　陈胆星6g　姜半夏9g　陈皮6g　茯苓12g　象贝12g　杏仁12g

服药7剂后症状消失。

【按语】患者感受外邪，正不胜邪，风热之邪由表入里，内合于肺，肺气壅塞，不能输布津液而聚成痰热，壅阻于肺，肺气失宣，出现咳嗽、痰多、肢倦乏力、苔黄厚腻等症。此时痰热胶着，痰为阴邪，热为阳邪，痰不化则热难清，单清热则痰愈甚，当以清热化痰并进。方中淡子芩、蒲公英、野荞麦根、七叶一枝花清热为主，余药化痰宣肺止咳，且辛温、辛凉药合用，可相互制约，不致太过。

三、清降法治喘咳一例

章某，男性，68岁。

初诊：1997年11月3日。

主诉及病史：反复咳、痰、喘20余年，近年气急胸闷明显，动则尤甚，夜间不能平卧。就诊时诉近日因外感，咳嗽、痰量增多，色白粘稠难出，气急更为明显，纳差，大便艰行。

诊查：气喘吁吁，呼多吸少，舌苔薄黄腻，舌质淡红，脉数。

辨证：邪热壅肺，肺失肃降。

治法：清肺降气。

处方：清炙麻黄9g　生石膏(先)15g　光杏仁9g　象贝9g　炒苏子9g　葶苈子12g　牛蒡子9g　淡子芩15g　蒲公英15g　野荞麦根15g　七叶一枝花15g　姜半夏9g　陈皮6g

二诊：服药7剂后复诊，咳嗽、咯痰显减，气急好转，大便一日两次，质烂，舌苔薄，脉细。再投清降之剂。

处方：清炙麻黄9g　光杏仁12g　炒苏子9g　葶苈子12g　淡子芩15g　鱼腥草15g

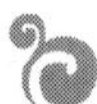

七叶一枝花 15g　沙氏鹿茸草 15g　款冬花 9g　炙紫菀 9g　野百合 9g　蒸百部 9g　露蜂房 15g

此方连服 14 剂，咳嗽、咯痰几瘥，气急亦十去六七。继拟清补之剂善调其后。

【按语】此法多用于喘咳患者，当邪热壅肺，影响到肺的肃降功能为主时，则可表现为咳嗽、咯痰、气急，活动后尤甚，夜间不能平卧，大便干结等症，《素问·脏气法时论》指出："肺苦气上逆，急食苦以泻之。"此时清降法是常用的方法。在此类患者中选用清炙麻黄，当然不是取其发汗之功，而是用其平喘之力。《伤寒论》第 63 条、167 条分别指出"发汗后，不可更行桂枝汤，汗出而喘，无大热者，可与麻黄杏仁甘草石膏汤"。"下后，不可更行桂枝汤，若汗出而喘，无大热者，可与麻黄杏仁甘草石膏汤。"这就说明喘咳患者，即使汗出亦可用麻黄，只是重在药物的相互配伍上，麻黄配石膏，则汗出不忌麻黄，无大热不忌石膏。因此临床上亦常以"清炙麻黄"配合平喘降气之杏仁、苏子、葶苈子、牛蒡子治疗肺实而喘之证，同时伍以淡子芩、蒲公英、鱼腥草、七叶一枝花等以清肺热。

四、清润法治燥咳一例

陈某，女性，43 岁。

初诊：1997 年 10 月 13 日。

主诉：咳嗽月余，咽痒即咳，入夜尤甚，痰少不畅，口干欲饮，大便艰行。

诊查：形体消瘦，舌质偏红，苔薄黄，脉缓。

辨证：热灼津伤，肺气失宣。

治法：清热生津，宣肺利咽。

处方：南北沙参各 15g　麦冬 12g　冬桑叶 9g　天花粉 15g　野百合 9g　野荞麦根 15g　七叶一枝花 15g　桔梗 9g　前胡 12g　蒸百部 9g　徐长卿 12g　牛蒡子 12g　木蝴蝶 6g　7 剂

二诊：7 天后复诊，诉咳嗽减而未净，咽痒好转，大便一日一行，舌淡红，苔薄，脉缓，再拟原方出入：

南北沙参各 15g　麦冬 12g　冬桑叶 9g　五味子 9g　鲜石斛 15g　野百合 15g　野荞麦根 15g　七叶一枝花 15g　羊乳根 15g　炙紫菀 9g　款冬花 9g　徐长卿 12g　牛蒡子 9g

再服 7 剂，诸症皆瘥。

【按语】该例患者素体消瘦，阴津不足；肺在天为燥，在地为金；秋季感邪，秋燥之气，内应于肺，日久不解，每致灼伤肺津，气失宣肃，发为干咳少痰，此时以《温病条辨》沙参麦冬汤意合野百合、野荞麦根、七叶一枝花，配合宣肺利咽之剂，共奏清热生津，宣肺利咽之功。

五、清养法治虚咳一例

陈某，女性，72 岁。

初诊：1999 年 3 月 5 日。

主诉及病史：素有慢性咳嗽、咯痰、气急史 30 余年，1 个月前外感后症状加重，前经治疗，症状有所改善，但仍咳嗽、痰多、气喘，神疲乏力，整日卧床。

诊查：舌质红，少苔，脉细略数，精神疲软，咳声低弱。

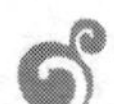

辨证:肺虚邪恋,宣肃失司。

治法:清养结合。

处方:南北沙参各 15g　麦冬 12g　五味子 6g　甘杞子 15g　制玉竹 15g　人参叶 15g　羊乳根 15g　野百合 15g　野荞麦根 15g　七叶一枝花 15g　桔梗 9g　前胡 12g　炒苏子 9g

此后守方加减,服用 20 剂,症状明显改善,已能起床活动。

【按语】本例患者年逾古稀,加之久罹咳喘之证,肺之气阴两伤,但新感外邪,余邪未清之时,如一味清肺,或一味补虚,则易犯虚虚实实之忌,故予清养结合。方中生脉散益气生津,杞子与玉竹、人参叶与羊乳根、野百合均为常用的药对,具养阴润肺之功,配合清热宣肺降气之品,使正复邪去。

六、活血化瘀治久喘一例

奚某,男性,68 岁。

初诊:1998 年 9 月 21 日。

主诉及病史:原有慢性咳嗽、咯痰、气急反复 30 余年,近来胸闷气急明显,动则尤甚,不能平卧,咳嗽,咯痰不多,大便艰行。

诊查:唇甲青紫,舌质暗红,舌下瘀筋显露,舌苔薄白,脉弦。

辨证:肺肾两虚,兼有血瘀。

治法:补肾益肺,行气活血。

处方:补骨脂 9g　枸杞子 15g　制玉竹 15g　人参叶 15g　羊乳根 15g　野百合 9g　全瓜蒌 15g　炒川芎 15g　广郁金 12g　当归 12g　莪术 12g　丹参 15g　野荞麦根 15g　沙氏鹿茸草 15g　葶苈子 12g

二诊:14 天后复诊,诉气急明显好转,已能平卧。原方加减,善调其后。

【按语】"诸气膹郁,皆属于肺。"肺朝百脉,全身的血液,都通过经脉而聚会于肺,再经肺气的宣肃而运行至全身,因而肺具有调节全身气机,推动血液正常运行的功能。《沈氏尊生书》指出:"气运于血,血随气以周流,气凝血亦凝矣"。喘证患者,肺失宣肃,则易致气滞血瘀。该例患者以胸闷气急为主要症状,咳嗽,咯痰不多,苔不腻,说明此证痰浊不盛,主要问题是喘证日久,肺肾亏虚,血行不畅,瘀阻胸膺。正如唐容川所云:"瘀血乘肺,咳逆喘促"。故应以行气活血为首要,配合补肾纳气,则补中有疏,行中有摄,使补而不滞,行而不散。

七、冬令调补治虚喘一例

王某,女性,56 岁。

初诊:1998 年 12 月 10 日。

主诉及病史:咳嗽、咯痰、气急反复 5 年余。前经治疗,目前症状缓解,唯感腰酸、乏力、肢楚,足跟疼痛。

诊查:舌质淡红,苔薄,脉细。

辨证:久病体虚。

治法:膏药缓图。

处方:生熟地各 150g　怀山药 200g　丹皮 150g　泽泻 150g　枸杞子 150g　制玉竹

150g　杜仲 150g　川断 150g　狗脊 150g　补骨脂 150g　菟丝子 150g　制首乌 100g　制黄精 150g　猪茯苓各 100g　炒白术 150g　潞党参 200g　清炙芪 200g　防风 150g　炙升麻 100g　野百合 100g　百部 100g　紫菀 150g　款冬 150g　杏仁 150g　象贝 150g　川朴 100g　广木香 90g　枳壳 150g　青陈皮各 90g　炒米仁 200g　红枣 250g　阿胶 250g　白文冰 250g　上等黄酒 250g

每日早晚一匙开水冲服。

1999 年 11 月再次来诊，述去年服膏滋药后，外感次数明显减少，因而咳嗽、咯痰、气急等症大为减轻，要求再服。

【按语】治疗久喘虚喘的患者，除在症状严重时辨证施治投以不同的药物治疗外，冬季是治疗的最佳时机。经曰："冬三月，此谓闭藏，水冰地坼。……所以圣人春夏养阳，秋冬养阴，以从其根。故与万物浮沉于生长之门。"冬主藏精，结合人们冬季习惯进补的风俗。对素有喘证的患者，在"三九"时节，症状缓解期，根据辨证，投以大剂量的滋补之品，制成膏滋药每日服用，使患者肾固体健，来年春天喘证的发作可大为减少，甚至不发。此例喘证患者，病已 5 载，年近花甲，就诊时以腰酸乏力等肾虚症状为主要表现，故处方以六味地黄汤意为主，增入多味温肾补阴之品，以冀"阳中求阴，阴中求阳"，使阴平阳秘；同时久喘患者，肺脾肾三脏俱损，肺虚卫外不固，则易受外邪；脾虚不能健运，故湿聚痰生；肾虚气不摄纳，气急动则更甚。因而在侧重补肾的基础上，投入参苓白术、玉屏风之意，平补肺脾，更配合化痰止咳之品以治咳喘，用时也考虑到动静结合，在大剂补药中，适当加入川朴、枳壳、木香、青陈皮等理气之品，以防碍胃。

八、补理结合愈久泻一例

郑某，女性，64 岁。

初诊：1999 年 11 月 7 日。

主诉及病史：患"溃疡性结肠炎"两年余，反复腹痛腹泻，时有便血。刻下腹痛则欲便，便下质稀夹暗红色血，日解三四次，胃纳尚可，神疲乏力，小便无殊。

诊查：形体消瘦，精神不振，舌质淡红，苔薄黄，脉细。

辨证：脾失健运，湿热下注。

治法：健脾理气，清化湿热。

处方：太子参 15g　炒白术 9g　赤白芍各 15g　黄柏 9g　知母 9g　川楝子 15g　槟榔 12g　炒川朴 12g　当归 15g　槐米 9g　檵木 30g　紫珠草 9g　淡芩炭 9g

服药 10 天后复诊，诉药后便血已止，但大便不畅，左小腹隐痛，舌脉同前。原方出入：

太子参 15g　炒白术 9g　蒲黄(包)12g　槟榔 9g　元胡 15g　蒲公英 15g　紫珠草 30g　檵木 30g　广木香 9g　炒枳壳 12g　淡芩炭 12g　全瓜蒌 15g

二诊：14 剂药服后，症状明显改善，大便一天一二次，无便血，小腹有时有针刺感觉，余均可。原方加减，善调其后。

【按语】患者前经他医清热化湿、凉血止血之品治疗，收效甚微，现便前腹痛，解下血便，但脉不弦、口不苦、性不躁，肝旺之证不显。考虑到病已两载，脾气损伤，气虚致气滞，出血并血瘀，故采用益气健脾与理气导滞相结合的方法，并加入活血止血之品，使补中有理，疏中有止，则肠道气畅血和，便血腹痛自止。

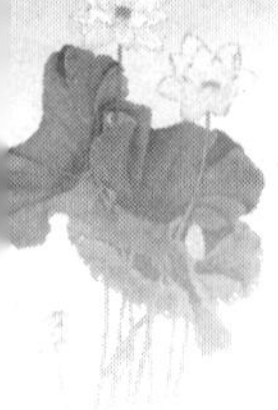

九、补肾豁痰治肾痹一例

陈某，男性，32岁。

初诊：1999年3月15日。

主诉及病史：近一年余来感腰脊酸痛，以夜间卧床时更为明显，不能转侧，晨起活动后好转，但不能提重物，伴精神不振，纳便尚可，无发热，口不渴，西医诊断为“强直性脊柱炎”。

诊查：舌质红，苔薄，脉缓，第七胸椎至第二腰椎压痛，局部无红肿、畸形。

辨证：督脉亏虚，痰浊阻络。

治法：益肾补督，豁痰通络。

处方：大生地 20g　怀山药 15g　炒杜仲 12g　陈胆星 9g　石菖蒲 9g　白芥子 6g　桑白皮 15g　人参叶 15g　细辛 3g　白花蛇舌草 15g　制川草乌各 6g

二诊：服药7剂，症状有所改善，苔薄，质红，脉缓。拟原方出入：

大生地 20g　怀山药 15g　甘杞子 15g　制玉竹 15g　当归 15g　紫丹参 15g　炒杜仲 12g　陈胆星 9g　石菖蒲 9g　白芥子 6g　鲜石斛(先)15g

三诊：上方服后，腰背酸痛明显改善。效不更方，守方再服，共服药30余天，诸症悉除。后以上药加减制成丸剂长期服用，以巩固疗效。

【按语】强直性脊柱炎，中医称之为肾痹，《素问·痹论》中指出：“肾痹者，善胀，尻以代踵，脊以代头。”对于痹证的成因，《济生方·痹》中指出：“皆因体虚，腠理空疏，受风寒湿气而成痹也”。患者以腰脊酸痛为主，说明属肾虚督亏。但局部不红，无发热，口不渴，提示热邪不盛；痛处固定不移，非游走不定，则风邪不盛；痛不在下肢关节，无肿胀，因而湿邪亦不盛。《医贯》曰：“肾虚不能制水，洪水泛溢为痰……”李时珍也云：“肾主水，凝则为痰饮，溢则为肿胀”，考虑到患者腰脊酸痛，除肾亏督脉空虚外，尚有痰浊阻于脉络之因，故在补肾的基础上，加入豁痰之陈胆星、石菖蒲、白芥子及温经通络之细辛、川草乌，故药后症状显减。

【编者评注】葛琳仪主任医师积几十年临床经验，于呼吸及消化系统之疾患颇多心得。既能治病求本，又能知常达变。其治咳也，初病宜宣宜清，久病宜清宜养；其治喘也，初病宜清宜降，久病宜降宜补，兼顾血瘀。其冬令以膏剂调补治疗虚喘亦颇具特色，足资效法。

董汉良医案

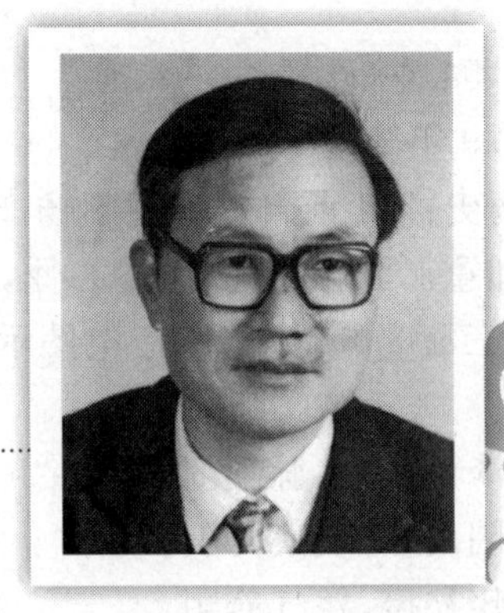

【生平传略】

董汉良，曾用名董今墨，男，1943年12月25日出生于绍兴平水，汉族，中共党员。1968年毕业于浙江中医学院医疗系后，分配于浙江新昌工作，1987年奉调绍兴市中医院，从事中医临床工作30余年。曾任新昌中医院副院长，绍兴市中医学会副秘书长、常务理事，新昌县中医学会秘书长。《绍兴中医药》编审，兼任湖南九嶷山医学院兼职教授和浙江中医学院兼职教授，中华全国华东地区男性学会分会会员等职。现在绍兴市中医院从事内科临床工作，为主任中医师，参加中医专家门诊。临床治病强调治痰化瘀，擅长咳喘、男性病及内、妇、儿科疑难杂症；诊余勤于著述，理论密切联系临床，于1980年在《中医杂志》发表"试谈痰瘀相关"，荣获浙江省科协优秀论文奖，在日本汉方医中颇受重视和赞誉，并撰著《痰瘀相关论》，1986年整理《潜厂医话》（由人民卫生出版社出版），1987年出版《中药记忆法》（江苏科学技术出版社）；1994年主编《越医汇讲》，为使"吴越同舟"，书中附有《吴医汇讲》（由人民卫生出版社出版），1995年编著《方剂记忆法》（江苏科学技术出版社出版）；1996年北京金盾出版社出版了其《中医诊断入门》，2000年金盾出版社又出版了其《新编中医入门》；2001年上海科学技术出版社出版其《疰夏百问》；1999年浙江科学技术出版社出版其《糖尿病病人菜谱》、《肾病病人菜谱》；2002年人民卫生出版社出版其《常见病中医保健》，同年完成出版浙江科学技术出版社《慢性咳嗽菜谱》及《竹治百病》二书。同时参编了《中西结合内科研究》（江杨清主编）、《现代中医内科学》（何绍奇主编）、《实用中医脑病学》（程绍寰等）、《中国传统医学绝技大全》（刘智壶主编）及《中医学三百题》、《中医精华浅识》等。发表医学论文二百余篇，在学术上探求精深，在医术上治病务实效，在医德上不分贵贱贫富，老幼病残尤为珍视。

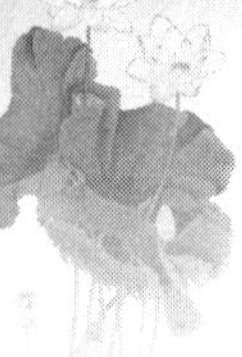

一、化痰祛瘀、益气养阴治疗冠心病一例

周某，女，54岁，已婚。

初诊：1979年2月5日。

主诉及病史：2年前自觉胸闷不畅，时有头晕目眩，夜寐多梦易惊，测血压时高时低。去年入冬以来加重。卧床不起，头昏心悸，时时汗出，四肢无力，胃纳不佳。曾于杭州浙二医院检查，甘油三酯3.6mmol/L，心电图示：ST段压低。诊断为冠心病，经中西医治疗未见明显好转。

诊查：舌淡而少苔，脉细涩。

辨证：气阴两亏，痰瘀内阻。

治法：化痰祛瘀，益气养阴。

处方：西洋参30g　五味子10g(打)　辰麦冬10g　丹参30g　陈皮10g　全瓜蒌10g　薤白10g　穞豆衣15g　5剂

二诊：2月10日。服药2剂后，胸闷有所减轻。再经3剂，夜寐梦减，自汗减少。治以前方化裁。

处方：西洋参10g　五味子10g(打)　辰麦冬10g　辰茯苓10g　丹参30g　陈皮10g　全栝蒌10g　薤白10g　炙甘草5g　5剂

经治二月，病情大为好转，已无明显胸闷心悸，胃纳亦香，嘱平素服山楂片，西洋参代茶，现能坚持上班。

【按语】冠心病临床所见以本虚标实为多。补虚以益心气，养心阴为主，祛实以祛痰浊、化瘀血为上。本案治疗以生脉饮合丹参陈皮饮、瓜蒌薤白汤治之。方中丹参活血养血，化瘀宁心，陈皮燥湿化痰又理气宽中。瓜蒌、薤白为仲景治胸痹之专剂，乃以化痰宽胸为用，合而用之为痰瘀同治之平剂，不但可以入药，平素又可代茶防病。本案标本兼治，随证加减，又嘱其平日调理，故疗效显著。

二、祛痰化瘀治疗中风一例

潘某，女，67岁，已婚。

初诊：1979年10月6日。

主诉及病史：昨日下午突然烦躁不安，不能自主，继而昏仆不省人事，当时神志似清未清，二便失禁，经当地医院治疗开始清醒。平素无高血压史。

诊查：右半身不遂，口眼㖞斜，不能言语，舌紫瘀，苔白微腻，脉弦而濡。

辨证：痰瘀互结，上蒙清窍。

治法：祛瘀化痰。

处方：天竺黄10g　胆星10g　白芥子10g　昆布10g　海藻10g　夏枯草10g　象贝10g　地鳖虫10g　丹参30g　三七粉3g(吞)　10剂

二诊：10月16日。家属代诉：下肢能够伸动，小便仍失禁，大便秘结不解。即以补阳还五汤加化痰祛瘀之品。

处方：黄芪50g　当归15g　川芎30g　桃仁10g　红花5g　广地龙10g　水蛭5g

丹参 30g　胆星 10g　天竺黄 10g　麻仁丸 10g(吞)　10 剂

经治二月余，至 12 月 5 日，家属所诉：已能正常行动，唯较以前迟缓。嘱其长期服补阳还五汤。

【按语】中风为重危急诊，因在农村，每以中医药救急。从证所知为现代医学的缺血性中风，治宜祛痰化瘀，疏通络脉，所拟方：治痰与化瘀二队药列队分明，治痰如天竺黄、胆星、白芥子、昆布、海藻、夏枯草、象贝；化瘀如土鳖虫、丹参、三七粉、水蛭、红花、川芎。在选药时需注意轻重缓急，重药轻投，先轻后重，按证情递减用药，如活血之品，先可用丹参、地鳖虫，继可用水蛭、红花、川芎，尤其对于中风一证，尤需谨慎，否则杀人而不见血也！对于此类中风，诸如夏枯草之类既化痰软坚又平肝降压，可以大胆选用，同时槐米、赤芍、蒲黄亦可随时加用，以防不测。

三、化痰祛瘀、补肾纳气治疗肺气肿一例

梁某，男，61 岁，已婚。

初诊：1984 年 10 月 12 日。

主诉及病史：反复咳嗽、咯痰、气喘 10 余年，遇寒则发，一月前因受凉而复发，咳嗽，痰多、痰白质粘，并有胸闷气急，动则更甚，日趋加重，不能工作，退休养病。平素纳差、神疲乏力。

诊查：X 片检查提示老慢支肺气肿，舌淡瘀，苔薄白，脉弦而滑。

辨证：痰阻血瘀，肾不纳气。

治法：化痰祛瘀，补肾纳气。

处方：苏子 10g　莱菔子 10g　白芥子 10g　葶苈子(包煎)10g　沉香木 10g　琥珀 5g(吞)　丹参 30g　陈皮 5g　茯苓 10g　5 剂

二诊：10 月 17 日。药后诸症得瘥，咳嗽咳痰明显减少，胸闷减轻，仍有气急。纳增。治以前方加减。

处方：苏子 10g　莱菔子 10g　白芥子 10g　葶苈子 10g　沉香曲 10g　紫石英 30g　丹参 30g　陈皮 10g　地鳖虫 10g　桃仁 5g　5 剂

药后已无咳嗽、咳痰，气急明显缓解，缓则治其本，嘱其服参蛤散(红参 10g 另炖；蛤蚧 1 对研粉，分 4 次吞服)，核桃仁生吃或沽药，并于每年夏天做“冬病夏治”(外治药贴)，连续 3 年。患者至今未发，现可从事爬山等运动。

【按语】咳喘之证，喘更难治，久病不愈，多为肾不纳气之证，治痰活血以祛其标，补肾纳气以固其本。方中以“诸子皆降”之理，用三子养亲汤为基本方，以祛痰浊，并加丹参、琥珀活血化瘀，重用紫石英、沉香木补肾纳气。由于发时以治标祛邪实为主，故嘱其平日用参蛤散及“冬病夏治”固本，此乃平日治肾之意，若发时加用参、芪、苁蓉之属，则胶柱鼓瑟未必见效。故凡遇咳喘发时，需以祛痰活血为主，稍佐补肾纳肾之品，若“风雨”过后，则需扶正固本，以防患于未然。

四、治痰化瘀治疗老年性前列腺肥大一例

王某，男，66 岁，已婚。

初诊：1990 年 5 月 10 日。

主诉及病史：尿频、尿急、余沥不尽 5 年余，日趋加重，甚者挤压小腹时方能排出少许小便，

3天前出现小便不通，并小腹胀满，拒按，B超示老年性前列腺肥大。现住院留置导尿。

诊查：四肢不温，面色无华，舌淡苔薄白，脉弦细无力。

辨证：痰瘀阻滞，肾阳不足。

治法：治痰化瘀，佐以温通肾阳。

处方：桂枝 5g　茯苓 10g　米仁 30g　桑白皮 15g　赤小豆 30g　冬葵子 10g　牛膝 10g　仙灵脾 15g　琥珀 5g(吞)　益母草 20g　3剂

二诊：5月13日，服完后有自行排尿之趋向，即拔去导尿管，尿点滴而下，继以前方加减。

处方：桂枝 5g　茯苓 10g　赤芍 10g　丹皮 10g　桃仁 10g　赤小豆 15g　冬葵子 10g　牛膝 10g　益母草 20g　仙灵脾 15g　3剂

药后二便俱下，排尿通畅。嘱其长期服用金匮肾气丸，并以益母草泡茶服，以调治善后。

【按语】老年性前列腺肥大属中医癃闭范畴。小便不畅，点滴屡出，病势较缓者为"癃"；欲解不解，病势较急者称"闭"。排尿困难，少腹胀痛，甚则小便闭塞不通者为癃闭。本案为癃闭证。由于患者年事已高，肾阳不足，故温肾补阳，利窍排尿为基本治法。对肥大之前列腺，中医按"积聚"论治。积之成，多由痰瘀所结而成，《内经》所谓："汁沫与血相搏，则并合凝聚不得散，而积成矣。"汁沫为痰，痰与血相结为肿块，故需治痰化瘀。故本案用桂枝茯苓丸为基本方，增加痰瘀同治之品，如益母草、琥珀、冬葵子、赤小豆之类。为巩固治疗，当以温肾补阳，以化气利水如仙灵脾、仙茅、巴戟天、龟板皆可加用，同时软坚化积之三棱、莪术、炙鳖甲亦可用之。

五、活血化痰、祛风利湿治疗美尼尔综合征(梅尼埃病)一例

竹某，女，31岁，已婚。

初诊：1992年6月8日。

主诉及病史：3年前开始出现头晕目眩，有房屋旋转感，如坐舟中，畏光怕声，并有恶心、呕吐、纳呆，每因心情紧张或劳累即可引发，经西医诊断为美尼尔综合征(梅尼埃病)，给予扩张脑血管等药物，仅可暂时缓解。

诊查：舌淡瘀，舌苔薄白，舌边有齿痕，脉弦滑。

辨证：痰瘀阻络，脾虚湿滞。

治法：活血化痰，祛风止眩。

处方：姜半夏 10g　茯苓 10g　胆星 5g　川芎 5g　水蛭 5g　当归 10g　葛根 30g　防风 5g　甘草 5g　5剂

二诊：6月13日。药后诸症若失，再以前方服3剂，以巩固疗效。后嘱其长服参苓白术丸以调理善后，至今未发。

【按语】梅尼埃病，一般临床辨证以痰湿眩晕居多，常用程钟龄的半夏白术天麻汤加减治疗。本案根据痰瘀相关学说，"治痰必化瘀"之理，在治痰之剂中加用化瘀之品。

所用之剂二陈汤为基本方，加胆星以增加治痰之功；并重在活血祛风，如水蛭、当归、葛根、防风之属，其中水蛭为水中之物，既活血又利水，当归活血养血，葛根、防风直达病所，以祛头风，所以用之立竿见影。所列医嘱，目的是健脾利湿，湿去则痰消。"无痰不作眩"也。

六、祛风化痰、活血通络治疗痹证一例

李某，男，50 岁，已婚。

初诊：1982 年 3 月 12 日。

主诉及病史：腰骶部疼痛 2～3 年，无明显外伤史，遇气候变化病情转剧，腰骶部怕冷，腰部有酸重感。经外地用针灸及草药等治疗鲜效。

诊查：素体尚健，舌淡瘀，苔薄白，脉弦而缓。

辨证：痰瘀阻络，风湿痹痛。

治法：祛风化痰，活血通络。

处方：威灵仙 30g　鬼箭羽 10g　千年健 10g　川草乌各 9g(先煎)　水蛭 10g　地鳖虫 5g(研末吞)　白芥子 10g　胆星 5g　陈皮 5g　3 剂

二诊：3 月 15 日。药后疼痛减轻，再进原方 3 剂。

药后病情控制，即以六味地黄丸 250g，调治而愈。

【按语】痹证为闭塞不通之证，痰瘀阻络，不通则痛。临床上除热痹外分痛痹、行痹、着痹。在诸痹治疗中祛络中之痰为治疗之关键。历来治痹强调祛风通络。其实祛风止痛治其标，祛痰化瘀为治本之法。案中之水蛭、地鳖虫活血化瘀，白芥子、胆星、陈皮祛痰利湿，威灵仙、鬼箭羽、千年健、川草乌为痰瘀同治之品，并各有止痛之功。所以本方在痹证发作时效果较好。其中川草乌为有毒之品，必须先煎 20 分钟以上，一以减其毒性，二以增其止痛之功。待病情稳定后当以补肾为治。现代著名中医学家朱良春先生有益肾蠲痹丸，强调补肾在痹证治疗中的地位，所以医嘱以六味地黄丸长服。六味地黄丸为补肝肾、化痰瘀之剂，很适合痹证的治疗。

七、祛风化痰、活血止痛治疗头痛一例

杨某，男，60 岁。

初诊：1989 年 3 月 8 日。

主诉及病史：患者于 10 年前曾有头部外伤史，一年前开始出现头部抽痛，视物不清，时发时愈，遇劳或气候变化则发，受风则加剧，痛如针刺，难以忍受。头部 CT 显示无殊。服西药止痛片，仅能暂缓。

诊查：舌淡，苔薄白，脉细而涩。

辨证：风痰夹瘀。

治法：祛风化痰，活血止痛。

处方：蜈蚣粉(吞)1g　僵蚕 10g　地龙 10g　白芷 10g　白芥子 10g　藁本 10g　川芎 5g　珍珠母 30g　5 剂

二诊：3 月 13 日。药后头痛减轻，视物清，略有头晕。治以原方化裁。

处方：蜈蚣粉(吞)1g　僵蚕 10g　地龙 10g　白芷 10g　白芥子 10g　藁本 10g　川芎 5g　当归 15g　瓦楞子 30g　茯苓 10g

服完痛除，继续调服 20 余剂，诸症若失，至今未发。

【按语】“头部抽痛”为风性之明症，故需祛风化痰；痛为不通之明症，故需活血通络。本案用祛风止痛直趋头部清阳之位之品，达到药到痛止的目的。其中蜈蚣研粉吞服，既增强疗效，

又节约药材，若用煎汤入药，实属浪费。白芷、防风、藁本为治头痛之常药，凡医皆知。所用之珍珠母以重镇安神，白芥子、僵蚕、白芷化络中痰浊，地龙、川芎祛络中血瘀。故所列方药为痰瘀同治以祛风之剂。其中复诊中瓦楞子又为痰瘀同治之品，故亦常加用。此方较川芎茶调散治头痛效更佳，复发率更低。

八、活血化痰、祛风止痛治疗胁痛一例

吕某，男，57岁，工人。

初诊：1980年6月9日。

主诉及病史：患者近日来胁肋疼痛，按压咳嗽痛甚，呈刺痛，经西医诊查肝、肺、血象均无殊，诊断为肋间神经痛。用地塞米松等药，只能暂时缓解。平素身体健康，无慢性疾病。

诊查：舌质紫，苔浊而微黄，脉弦滑。

辨证：风痰夹瘀入络。

治法：活血化痰，祛风止痛。

处方：蜈蚣10g　地鳖虫20g　白芥子20g　制胆星10g，研细为散，每次10g，一日2次，开水送服。

3天后药完痛止而告愈，嘱其服逍遥散以调理善后。

【按语】本案为单验方介绍。对于久治不愈，反复发作之肋间神经痛不妨一试。药简效宏，简便易得。肋间神经痛属怪异之证，治宜痰瘀同治。但若肝阴不足之胁肋疼痛，或肝火犯肺之咳嗽胁痛之证，必须在滋养肝阴（如一贯煎）或清泻肝火（如黛蛤散）基础上，加用上列药散，则疗效更好，不妨一试。

上方活血化瘀尚可加三七粉、血竭或麝香、琥珀之类；化痰尚可加天竺黄、川贝或竹沥拌散（烘干后用）。

九、祛风化痰、调营和血治疗荨麻疹一例

石某，女，26岁，已婚。

初诊：1980年4月19日。

主诉及病史：近3年来，时发荨麻疹，遇风则发，全身红斑成片，摸之高出皮肤，瘙痒难忍，一日早、中、晚三潮，睡时不痒，起则作痒。并有恶寒怕风。

诊查：舌淡，苔薄白，脉弦细。

辨证：风胜入血夹痰瘀。

治法：祛风化痰，调营和血。

处方：蜈蚣粉3g(吞)　桂枝8g　赤白芍各10g　葛根20g　甘草5g　3剂

二诊：4月22日。痒减大半，3日中仅发一次。治以前方加减。

处方：蜈蚣粉3g(吞)　桂枝8g　赤白芍各10g　徐长卿15g　白鲜皮10g　僵蚕10g　蝉衣5g　甘草5g　3剂

服完痒止，嘱其长服玉屏风口服液，坚持锻炼，随访一年，未发。

【按语】此案用桂枝汤调和营卫，加葛根解肌，蜈蚣祛风。其中活血化瘀为治荨麻疹时必须注意的问题，血和则疹退，在二诊中所用之赤白芍、徐长卿、白鲜皮、僵蚕、蝉衣为祛风活血之

剂，若仅用祛风之剂，则燥甚而痒更作，只有血和则达到养血和血而祛风的目的。所谓“血行风自灭”也。

十、活血化瘀治疗肠粘连一例

王某，女，43岁，农民。

初诊：1980年3月10日。

主诉及病史：今年二月腹部肿瘤切除，继又作阑尾切除术，术后引起肠粘连，经常少腹痛，痛时有硬块突起，移时痛止块平，大便时溏时硬，B超检查无明显肿块。

诊查：少腹似有压痛，舌淡，苔薄白，脉沉弦。

辨证：痰瘀阻络。

治法：活血化痰。

处方：水蛭10g　乳没药各5g　当归12g　贝母10g　苦参10g　白芥子10g　大黄(后下)5g　枳壳12g　5剂

二诊：3月15日。疼痛发作减少，肿块自觉较软，再进原方5剂。

药后痛止，大便调畅，诸症得瘥。

【按语】术后肠粘连属中医“积聚”范畴。“积”常有形，固定不移，痛有定处，治在血分。“聚”常无形，聚散无常，痛无定处，治在血分。

本案肠粘连既有有形之积，又有无形之聚，故从“积聚”论治。积聚宜治痰化瘀，散聚理气。故方中用水蛭、乳香、没药、当归活血化瘀，贝母、白芥子化痰消结，苦参以清肠中湿热，枳壳以理肠中之气。大黄为本方不可缺少的佳品，一药数用，既活血又化痰，既通腑又泻火，故不能不用。

同时此案中用了仲景当归贝母苦参丸方。《金匮要略》有载：“妊娠，小便难，饮食如故，当归贝母苦参丸主之。”并有“男子加滑石半两”之句。说明亦可用于男子。关于“小便难”又有人纠误为“大便难”，其实无误。“小便难，饮食如故”为“癃闭”(老年性前列腺肥大)典型症状，此方痰瘀同治，化痰散结，消除阻结，故笔者有专论(《当归贝母苦参丸证治探讨》)，认为是仲景的痰瘀同治方，可移治于前列腺肥大症。

十一、秘精汤治愈尿精症一例

朱某，男，25岁，未婚。

初诊：1995年10月12日。

主诉及病史：自1994年8月份起，自觉头胀头痛，头晕目眩，耳鸣，腰酸，四肢无力，日渐消瘦，纳便如常；在绍兴市各大医院就诊未见好转。经B超、X线、血生化(全套)，直至CT(头颅)检查均未见特殊病变。因全身乏力不能自支，骶腰酸痛难受，头部诸症无减，无力骑自行车，行走也觉双腿重滞，尿频而多，经尿检，发现精子满视野。余无殊。西医诊为：前列腺炎；用回春通淋丹、泌尿灵及大量抗生素等，均未见寸效，反复多次尿液镜检皆为精子满视野。心情恐惧，慕名前来男病专家处门诊，此时，已辗转2月余。

诊查：面色㿠白，目眶凹陷，神疲萎弱，唇干舌燥，语言无力；自诉有手淫史，但近年自觉乏力而停止，腰骶酸重，尿清而频，夜间无遗精，白天无滑精；检查：阴茎发育正常，但痿软，阴囊上缩，睾丸偏小，无肿胀，无压痛，亦无其他特殊病变，尿道口清洁，裤无精斑，包皮宽松。尿检：NIT(－)，pH6.0，GLU(－)，PRO(＋)150mg/dl，BLD(－)，KET(－)，BIL(±)0.2mg/dl，URO＋12mg/dl。镜检：精子满视野。脉弱无力，舌干而瘦削，少苔。

辨证：肾虚不固，作强无能，阴虚及阳，闭藏失控之尿精症。

治法：补肾涩精，调补阴阳。拟近人经验方秘精汤(牡蛎、龙骨、芡实、莲子、知母、麦冬、五味子)加减。

处方：芡实 30g　牡蛎 30g　龙骨 15g　黄柏 10g　金樱子 30g　刺猬皮 30g　巴戟天 10g　苁蓉 10g　杞子 30g　萸肉 10g　7 剂

二诊：10 月 19 日复诊，精神明显好转，诸症若失，并告知夜间遗精一次，阴茎晨起勃起而坚挺，且较前易兴奋、敏感。尿检：正常，未见精子。遂以补肾益气之品调理善后。

处方：芡实 30g　牡蛎 30g　龙骨 15g　金樱子 30g　刺猬皮 30g　杞子 20g　巴戟天 10g　仙茅 10g　山药 30g　萸肉 10g　鸡内金 10g　7 剂

嘱其劳逸结合，多进含有蛋白质、维生素丰富的食物如鸡蛋、豆腐、鱼、精肉等；并需清心寡欲，爱惜身体。月余反复尿检多次，均无尿精出现，一切康复如初，病遂告愈。

【按语】本案为临床罕见之证，因尿必精泄，尿精不止，精与尿相兼并存，故权称为“尿精症”。此症有别于遗精、滑精。究其原因，为少年无知，手淫频犯，而致肾精亏耗，日久伤及肾阴，阴虚及阳，肾气虚衰，肾气不固，精关失约，而致遗精无度，故见尿精不止。在治疗上宜标本兼治，即固摄与固本兼治，方中龙、牡、芡实、金樱子、刺猬皮为补肾固涩之品，苁蓉、杞子、萸肉为补肾益气之味。合而用之，则肾气固而精关控，故前后二诊即病告痊愈。

所用之秘精汤原见于《新中医》1977 年 6 期第 34 页，为专治遗精之剂，考秘精汤，实系《济生方》秘精丸(菟丝子、牡蛎、桑螵蛸、白石脂、茯苓、家韭子)脱胎而来，二方皆为补肾固精，涩精止遗之剂，所不同的是秘精汤偏于补肾阴，秘精丸偏于补肾阳，而本案所用之剂为中庸之剂，此为王道。因患者阴损及阳，需阴阳并调，并结合自己临证心得化裁应用，如重用刺猬皮涩精之效极佳，重用杞子生精之力较足。

十二、野荸荠延长肝癌生存期一例

姚某，男，56 岁。

初诊：1970 年。

主诉：患者素有乙型肝炎病史，长期乏力、肢肿，肝区隐痛。而后突发呕血，经县人民医院检查(B 超)，疑为肝占位性病变，经杭州、上海等肿瘤医院确诊为肝癌。

诊查：肝区胀满，触之不平，状若覆盆，面色黑滞，鼻有红丝赤缕，脉弦细，舌紫瘀。

辨证：肝脾血瘀，痰毒内结。

治法：解毒活血，化痰散结。

处方：野荸荠 60～120g 煎汤，服汤及荸荠。药后，病情稳定，生活自理。

经治 5 年之久，凡山塘、溪沟、池湖、沼泽所生野荸荠，在方圆 50 里地基本采完，后改用家种老荸荠代用，历经 6 年，因癌肿破裂，药源缺乏，病情恶化，大吐血而病故。但大大地延长了生存期，因据当时上海明确诊断后，预计可生存 3 个月左右。

【按语】野荸荠为野生的荸荠，多年生长于水边，个小、皮厚、色黑、质硬、不甚甘甜，状若算盘子；家种荸荠即俗称荸荠，春种冬收，个大、皮薄、色红褐、质脆、味甘甜鲜美，两种荸荠为同一科属植物，只是生长的环境不同，野生者自生自长自灭，但得天地之性，受天地之气；家种者为人工栽培，生长条件优越。荸荠为莎草科植物，荸荠的球茎，是多年生水生草本，又称地力、水芋、乌芋、马蹄、乌薯。性甘寒而滑利，有清热化痰，消积散痞之力。《本草新编》中说："乌芋(即荸荠)，切片晒干，入药最消痞积，与鳖甲同用最佳，亦不耗真气，近人未知入药，特表而出之。地栗(荸荠别称)有家种、野产之分，药用宜野产者佳。然无野产，即拣家种之老者，切片连皮，晒干用之，不特消痞积，更能辟瘴气也。"由此可知姚某之肝癌能带病延年，荸荠之功不可泯灭也。

野荸荠目前除山区可以采集到外已很少药源，服时只需洗净泥土，连皮芽一起煎服。荸荠之功历代本草记载不少，《本草求真》中说："乌芋(荸荠)止一水果，何书言力能破积攻坚、止血、治痢、住崩、擦疮、解毒、发痘、清声醒酒。其效若是之多，以味甘性寒，则于在胸实热可除，而诸实胀满可消；力善下行，而诸血痢血毒可祛；是以冷气勿食，食则令人患脚气。"由此导出了荸荠治病疗疾之真谛。

十三、阴虚血亏、内热伤津之假渴一例

杨某，女，73岁。

初诊：1993年9月。

主诊：患者素有糖尿病，用西药降糖药不断。1993年8月在检查中发现肺部病变，痰中带血，经某肿瘤医院多次检查，确诊为肺癌。因年老不能进行手术及化疗，而求治于中医中药保守治疗。

诊查：患者自觉口渴但不想喝水，尿亦不多，身体明显消瘦，时时低热不退，舌光无苔，若吃咸物舌发痛，时有痰中带血。X线片显示：肺癌特征，有明显阴影。

辨证：阴虚血亏，内热伤津。

治法：滋阴养血，清热生津，使以散结解毒。

处方：北沙参10g　鲜石斛30g　山萸肉10g　青蒿10g　牡蛎30g　守宫4只　白花蛇舌草30g　米仁30g　青黛30g(包)　5剂

二诊：药后，口渴之象已除，热退，血止，药已见功，至1994年4月调治未断，精神尚可，生活自理，病情稳定。

【按语】假渴为临床多见之证，为渴不欲饮，虽口干舌燥，但不欲饮水，或只需湿润口腔，或饮亦不多，只喜热饮，饮后脘胀者称为假渴。阴虚则阳亢，血虚则内热，阴血亏耗，内热偏胜，热耗津液，则络脉失润，故常见口渴而不思饮之假渴。本案患者因癌毒耗伤阴血故致阴虚血亏，内热伤津，所用方药标本兼治，既养阴清热，药如北沙参、鲜石斛、萸肉之属；又解毒散结，药如白花蛇舌草、守宫、米仁、青黛之类。其中青蒿、牡蛎清轻透达，善清虚热；青黛重用以解毒散结。故从本治假渴而症状消失，这亦是中医治病之妙谛。

十四、肾阳衰微、脾失健运黑苔一例

单某，女，42岁，纺织女工。

初诊：1994年7月8日。

主诊：近几日因工厂日夜加班，自觉乏力腰酸，四肢重滞，精神不振，足跟疼痛，纳差无味，并见黑苔，因听人说"苔黑病重"，故前去就诊。

诊查：面色黑滞，眼圈黑色更为明显，少气乏力，时觉胸闷。B超：肝胆正常；血常规、肝功能检查无殊；X线胸片正常，未见器质性病变。舌淡少苔，脉沉弱。

辨证：脾肾两亏，痰瘀内阻。

治法：温肾健脾，化湿利痰，佐以活血。

处方：仙茅 10g　仙灵脾 30g　巴戟天 10g　桂枝 3g　玉米须 15g　泽泻 10g　丹参 30g　益母草 10g　青蒿 10g　3剂

3日后黑苔全消，月余追访，未见黑苔发生。

【按语】黑苔是指舌上苔色为煤灰涂舌者。《伤寒舌鉴》、《四诊抉微》、《辨舌指南》等记载多为重危急症所见，并指出“非药可治”。但在临床上并非如此。在内科杂证中所见黑苔就是一个明证。患者由于劳役过度，素体脾肾不足，而致肾阳衰微，脾湿不化，在治疗上就以温补肾阳之二仙汤加巴戟天、桂枝，配以化湿利痰之玉米须、泽泻、青蒿，而方中丹参为活血养血之品，合而用之则化痰利湿，活血化瘀，致肾阳振奋，脾湿渐化，故黑苔则除。

十五、顽固性呃逆伴嗳气一例

张某，女，60岁。

初诊：2001年10月8日。

主诊：2个月前因与人争执生气后出现反复嗳气伴呃逆，自用土法（喝开水、捏耳朵、打喷嚏等）毫无效验，一直不能自止，即去绍兴市人民医院内科求诊，经B超检查，无肝、胆、脾、胃病变，诊断为胃炎，给予金奥康、胃复安等药治疗毫无寸效，整天整夜嗳气伴呃逆，饮食难进，异常痛苦。又去市第二医院，诊为膈肌痉挛，给予阿托品及镇静药，虽有时可稍停片刻，但药停即发。此后，又经市区各级大小医院4家，并服中、西药近2个月，效如石沉大海。后经同楼好友介绍，并陪同前来就诊。

诊查：患者面色萎黄，消瘦犹如80岁老太，由其夫搀扶就诊，精神委靡，嗳气频频，呃逆连作，作时呈点头状。面情异常痛苦，语声低微，不愿多讲，时用手势代语，祈望医生能解除其疾病之苦，胃纳不佳，每天仅服100g饭或粥，夜寐不宁，自凌晨起不能入睡，并伴嗳气、呃逆，只好起床活动，但体力不支，故常坐卧不宁，口苦、口干，又不能下咽水液，脉沉弱带弦，尺部尤甚，舌红少苔，根微腻，唇干而紫红。

辨证：肝胃气逆伴肾不纳气。

治法：平肝降逆，和胃理气，并佐以补肾纳气。

处方：丁香 3g　柿蒂 10g　刀豆子 10g　韭菜子 10g　旋覆花 10g（包）　代赭石 30g　太子参 30g　姜半夏 10g　川连 3g　甘草 5g　苏子 10g　苏梗 10g　竹茹 10g　陈皮 5g　3剂

嘱其停服其他一切中、西药，嘱其有效、无效3日后定来复诊。

二诊：10月18日。患者来院，其夫非常高兴，诉：药后嗳气、呃逆渐止，3剂服完没有发生嗳气、呃逆。患者精神好转，诸症得瘥，脉弦细，舌红少苔。即前去苏子、苏梗，加酸枣仁 30g、鲜石斛 30g、北沙参 15g，再服5剂。

5剂后已如常人，1个月后电话联系并亲自上门随访，患者自理家务，一切康复如初。

【按语】本病为嗳气伴呃逆，两者并见在临床上不多，常为分别见证。该病因有情志怫郁之变，而致肝气不疏，肝木犯胃，故病虽以呃逆为主症，然而病诱发之源为七情肝郁（生气），所以原病为嗳气，标病为呃逆，因反复不愈故称其为顽固性呃逆伴嗳气，两者以呃逆为重，即急则治其标，所列治则、处方选用治呃逆专方丁香柿蒂汤之属，加用治嗳气专方旋覆代赭汤之类。其中值得一提的是韭菜子一味，因其肾不纳气，凡肾虚、老年性顽固性呃逆，在治呃逆中需时时顾及补虚温肾。韭菜子虽记载有补肝肾、暖腰膝、壮阳固精之功，主治肾虚之腰痛、遗精、早泄、阳痿、女子带下、男子精冷等证，未见有治呃逆记载。笔者根据“质重能降”、“诸子能降”的思维（《中药记忆法》笔者著），又根据其补益肝肾之功，试用之，即效若桴鼓，屡试屡验。此物色黑而质硬，不易破碎，需炒后打碎应用，效果更好。还有刀豆子有记载：“暖补元阳，其子治病后呃逆不止。”（清·张石顽）有似韭菜子之功，但逊于韭菜子，两药配伍，则相得益彰。

十六、鸦胆子为主治痢药简效宏一例

张某，女，65岁。

初诊：1992年10月12日。

主诉及病史：下痢赤白已有3年余，面色黄肿，乏力腰酸，纳差口苦，经西医诊断为慢性结肠炎、肠息肉（肠结核待排），用过各类抗生素，灌肠收效甚微，特邀我会诊。

诊查：痢下赤白时好时止，尤其劳累或饮食不当时更为明显，常伴腹痛里急，腰酸腹胀，人日消瘦，有时腹中有攻痛之感，疑为肠癌，心神不宁，有时彻夜不眠。脉濡细，舌淡瘀，苔浊腻。

辨证：脾虚湿滞，痰瘀内结，肠毒未消。

治法：健脾化痰，活血解毒。

处方：鸦胆子（去壳）20粒（用肠溶胶囊套服），三七粉3g（冲服），山药粉50g煮成糊状兑服。（为张锡纯三宝粥）20剂。

经20天治疗，病情日益好转，终告痊愈，大便正常，未见痢下赤白，诸症若失。

【按语】此案因病程较长，又中西药治疗少效，故选用张锡纯三宝粥。此方以鸦胆子为主，配伍三七、山药，组方十分精悍，配伍又很精当，用之亦十分合拍，因此笔者深深体会到张锡纯之处方有一定实用性和科学性。其中三味药：鸦胆子解毒止痢，三七活血化瘀，山药健脾护肠，合而用之，标本兼顾，次递清楚。张氏在《医学衷中参西录》中说：“鸦胆子，味极苦，性凉，为凉血解毒之要药，善治热性赤痢，二便因热下血，最能清血分之热及肠中之热，防腐生肌，诚有奇效，愚生平用此药治愈至险之赤痢不胜计”。又说：“凡诸痢症皆可用之，即纯白之痢，用之亦有效验，而以治噤口痢，烟（鸦片）痢，尤多奇效。”为了辨证用药，常伍三七祛腐生新，配山药治久痢不愈气虚之证，佐生地榆以护膜生肌。因此临证可单用或配成方剂应用。三宝粥就是治“久痢，脓血腥臭，肠中欲腐”之良剂，验之于临床，疗效可靠。

十七、平卧则安，起则晕眩一例

赵某，男，74岁。

初诊：1992年4月。

主诉：长期卧床已有年余，前医按中风后遗症、心力衰竭、冠心病、高血压等论治，收效甚微。平卧则安，起则头晕目眩，恶心，甚者呕吐，故用双轮平板车平卧送来求医，又因不能起坐，家属要求车边应诊。

诊查：患者平卧，面色皖白，神志清楚，对答满意，纳差懈怠，四肢无力，口淡无味，大便不畅行，小便能自控，四肢能随意活动，无半身不遂之象，令家属扶持起坐，片刻，即头晕目眩，移时泛泛欲吐，随即予以平卧，卧则诸症渐消，脉迟缓，舌淡苔白腻。心律齐，心跳60次/分，偶有期前收缩，腹平软，肝脾未及，无肿块触及。心电图提示：冠状动脉供血不足；脑电图提示：脑供血不足；B超检查肝、胆、肾无殊；血压不稳定。

辨证：肝肾不足，阳气不升，痰瘀阻络。

治法：补益肝肾，补气升阳治其本；治痰化瘀，疏导经络治其标。

处方：葛根30g　黄芪30g　白术10g　升麻10g　水蛭粉5g(吞)　熟地30g　当归15g　川芎30g　荷叶30g　炙甘草5g　5剂

二诊：5剂后，由其子代诉，药后精神好转，纳食渐香，大便畅行，扶持坐起，眩晕不立即发生。药中肯綮，效不更方，前方加仙灵脾30g、仙茅10g。又进10剂。

10天后"起则眩晕"明显减轻，但因有恐惧"眩晕"的心理，不敢久坐，能起坐5～15分钟即平卧，即以前方增删调治20剂，"起则眩晕"基本控制，但不能下床行动，只能半卧或端坐。配以灸百会。经内外兼治后，效果显著，头晕目眩已平，能下床拄杖行走，药治亦因之停止。

【按语】眩晕一证，历代医家论说颇多，如朱丹溪提出"无痰不作眩"。张景岳认为："无虚不作眩。"徐春圃以虚实分论，陈修园按风、火、痰、虚论治。虞抟补充"瘀血致眩"。故眩晕一证，按虚实分，风、火、痰、瘀致眩为实；气血阴阳亏虚致眩为虚。本案高年肝肾亏损，脾虚气弱，清阳不升，痰瘀阻络，气血不能上荣故平卧则安，起则眩晕。所见为本虚标实之象，治当补气升阳，取用东垣补中益气汤之意；益气养血，滋补肝肾，选用景岳贞元饮；并加葛根、川芎、水蛭活血化痰，直趋头部，荷叶升清降浊，降脂化痰合而祛络中痰瘀。全方使标本同治，络道畅行，气血上荣，则眩晕得平。

十八、自拟三阳汤治疗小儿高热一例

徐某，男，4岁。

初诊：1985年5月。

主诉：患儿因受风寒，鼻塞、流涕，发热达39℃，彻夜不安，时有呕吐，即去县人民医院诊治，诊断为流感，予以抗生素并输液，另加退热剂(安乃近)，兼加抗病毒口服液，可暂时退热，但第二天又高热复起。后由其祖父与笔者联系要求中医治疗。

诊查：高热嗜睡，面色潮红，时有惊悸，两鼻气粗，口干舌燥，指纹紫红，脉细数，舌红苔微黄。

辨证：风热化燥，伤津劫液。

治法：祛风清热，养阴生津。

处方：柴胡8g　黄芩8g　冬桑叶5g　甘菊5g　银花10g　连翘8g　石膏30g　知母5g　青黛10g(包)　鲜石斛15g　芦根15g　3剂

煎药后不拘时服。

二诊：药后热渐退，神志清，欲饮食，稍咳嗽。再以原方去柴胡、黄芩、石膏、知母，加杏仁5g、川贝5g、金锁银开15g，3剂。

药后热退净，咳嗽有痰，在原方基础上去青黛、鲜石斛，加鱼腥草10g、山海螺10g、炙甘草3g，5剂。热病痊愈，康复如初。

【按语】小儿高热，在西医诊治后高热不退的情况下，笔者常用自拟三阳汤(柴胡、黄芩、石膏、知母、银花、连翘)治之,一般3剂可以退热。若热毒甚者加青黛;伤阴耗津加鲜石斛、芦根;咳嗽多痰加鱼腥草、山海螺。若高热抽搐或神昏谵语,当中西医结合或送医院救治。本案在西医无效情况下诊治,多从病毒感染考虑,因此必须发挥中医特长,强调辨证与辨病相结合,才能收到立竿见影的效果。

十九、健脾益气、统血归脾治疗过敏性紫癜一例

刘某,女,16岁,学生。

初诊:1979年6月。

主诉:昨夜突然腹痛,自服驱蛔虫药,排出蛔虫数条,但腹痛仍不止,而在下肢皮下出现瘀斑,而来医院求诊。

诊查:患者面色萎黄,纳呆口淡,四肢酸重,皮下出血斑明显,血常规检查:血小板 $13\times10^9/L$,脉沉细。舌红少苔。邀西医会诊,诊为过敏性紫癜。中医诊为肌衄之证。

辨证:脾不统血,血不归经。

处方:当归12g　赤白芍各12g　白术10g　泽泻12g　茯苓12g　丹皮10g　仙鹤草30g　乌梅5g　黄芪30g　5剂

二诊:药后腹痛渐止,皮下出血停止。再以原方去当归、乌梅,加太子参30g,槐米15g,女贞子10g,旱莲草10g,又5剂。瘀斑渐退,病转痊愈。半月后追访,康复如初。

【按语】过敏性紫癜为西医诊断病名,属中医肌衄范畴。患者因一派脾虚气弱,气不摄血之象,故从健脾益气,统血归脾入手,用当归芍药散加味治疗,收到满意效果。大凡出血当先救急,以止血为治疗之首,故方中用仙鹤草收敛止血,丹皮、赤芍凉血止血,黄芪、白术补气摄血。止血需活血,使之血止而不留瘀,故当归既活血又补血,丹皮、赤芍凉血又活血。泽泻、茯苓以利湿化痰,使瘀血化水之后不致留停体内化生痰瘀。故本案除标本兼治外,又深一层考虑愈后的病变,此为法中之妙法。

二十、补肾纳气、通阳宣痹治疗咳喘一例

张某,女,80岁,农民。

初诊:1980年9月8日。

主诉:每逢入冬就卧床不起,咳喘、心悸,夜不能宁,彻夜端坐已经数月,单用西药见效甚微。

诊查:面色黑滞,唇绀舌紫,肢末厥冷,精神委靡,下肢凹陷性浮肿,胃纳不佳,舌淡瘀,苔白腻水滑,脉数疾。心电图提示:心力衰竭;X线片提示:肺气肿、肺心病。

辨证:肾阳衰微,水气凌心。

治法:补肾纳气,通阳宣痹。

处方:炙桂枝8g　附子10g　全瓜蒌10g　薤白10g　胆星10g　远志10g　丹参30g　当归15g　赤小豆30g　陈皮5g　3剂

二诊:药后由家属代诉:气喘稍平,可以半卧而睡。再以原方加健脾之白术10g、茯苓10g,又3剂。

3剂后转方代诉:药后诸症缓解,并能平卧和进食,亦能室内走动。再以健脾益肾之剂善

后调理。

【按语】此案病重笃而方平淡,"看似容易实奇曲"为本案特点。方中桂枝、附子补肾纳气,瓜蒌、薤白通阳宣痹,胆星、远志化痰宁心,丹参、当归活血养血,赤小豆、陈皮利水渗湿,治从肾、脾、心三脏。高年咳喘以肾虚、脾弱、心衰为基本特征,结合西医辨病,适时用西药(如强心剂、平喘剂),配合中医辨证,强调治本扶正,这样较单纯中医或西医治疗来得持久和巩固。

【编者评注】董汉良主任中医师治学唯勤,临证之余,著述颇丰。所录医案应为得意之笔。理法方药,中规中矩,尤能引经据典,似可启迪后学。

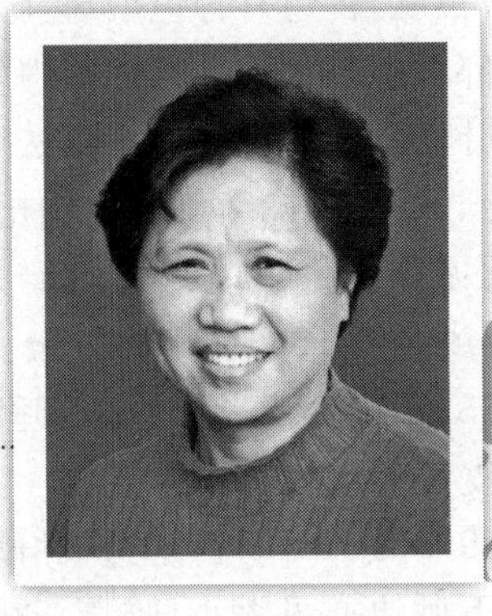

程志清医案

【生平传略】

程志清，女，1947年10月生。浙江中医药大学教授、主任医师、博士生导师。1969年毕业于安徽中医学院，为首批全国名老中医陆芷青教授学术经验继承人，并曾师从魏长春、杨继荪等名医，1979年调入浙江中医学院，先后任浙江中医学院中医基础理论教研室、中医诊断学教研室主任、学院科研处处长、研究生处处长，历任全国中西医结合学会活血化瘀专业委员会委员、浙江省中医药学会理事、浙江省中西医结合学会常务理事、浙江省中西医结合学会康复专业委员会主任委员。

学术上主张西医辨病与中医辨证相结合，继承与发展相结合。临证博采众长，师古而不泥古，擅长诊治内科疑难杂病。近年来主要从事中医药防治心血管病临床与实验研究。提出用益肾平肝、涤痰化瘀法治疗中老年高血压，清心解毒定悸法治疗急性病毒性心肌炎，利湿化痰、祛瘀补肾法治疗高脂血症的学术观点均已得到临床与实验的科学验证。至今已发表学术论文70余篇，主编《陆芷青内科精华评述》、《中医十大名方》、《中医药防治高血压病》等学术专著6部，先后主持国家科技部、国家中医药管理局等8项省部级课题，有6项成果获省、厅科技进步奖。“清心饮治疗病毒性心肌炎作用机理的实验研究”获1999年浙江省政府科技进步三等奖、省教育厅科技进步一等奖。“利湿化痰祛瘀补肾法对高脂血症作用研究”、“清心饮拆方研究”两项成果分别获1998年、2002年度浙江省教育厅科技进步二等奖。1994年以来，在培养的研究生中已有16名获硕士学位，1名获博士学位。

一、柔肝软坚、健脾化痰、解毒祛瘀法治疗右胁癥积一例

吴某，男，59岁。

初诊：1988年9月24日。

主诉：右胁肿块17年，伴神疲乏力，纳呆气急半年余。

诊查：右胁肿块已有17年，半年来逐渐增大，伴神疲乏力，纳呆，多行走则感到气急，膝软。

查体：肝剑突下五指，表面不平，质硬，1988年9月10日，东阳人民医院B超提示肝区实质占位，呈结节状融合成团块型（3.1cm×3.3cm和7.3cm×3.5cm），浙医一院B超提示结节性肝癌。舌淡白苔白腻，舌边有青色瘀斑，脉细弦。

辨证：肝郁脾虚，痰瘀互结，毒邪内阻。

治法：柔肝软坚，健脾化痰，解毒祛瘀。

处方：当归9g　赤白芍15g　枸杞子12g　炙鳖甲30g（先）　半支莲30g　半边莲30g　白英30g　石见穿30g　八月札12g　广地龙15g　郁金12g　生苡仁30g　茯苓皮12g　生黄芪30g　潞党参15g　广木香9g　鸡内金9g　30剂

二诊：1988年11月24日。药后睡眠好转，食纳增加，精神略振，症情好转，肿块见小。上方加冬瓜子、皮各18g，20剂。

三诊：1989年3月7日。迭进柔肝软坚化痰祛瘀之剂，并嘱平日常服乌龟肉、鳖甲肉，症情好转，右胁下肿块亦见缩小，唯感乏力神疲多行则气急，舌红中裂，入夜口干，苔薄黄，脉细弦。再拟原法：

处方：潞党参24g　生黄芪30g　白英30g　炙鳖甲30g（先）　半支莲30g　半边莲30g　石见穿30g　八月札12g　当归9g　赤白芍15g（各）　丹参30g　鸡内金12g　玄参12g　浙贝30g　瓜蒌皮9g　生牡蛎（先煎）30g

【按语】本案西医诊为肝癌，因患者体质较差不能接受化疗，遂就诊中医。证属肝郁脾虚，痰瘀互结，毒邪内阻，故以当归、赤白芍、枸杞子、炙鳖甲柔肝软坚，生苡仁、茯苓皮、生黄芪、潞党参健脾化痰，半支莲、半边莲、白英、石见穿、八月札、郁金解毒祛瘀，广地龙涤痰通络，广木香、鸡内金行气消积。服药1个月后诸症悉有好转，二诊加冬瓜子、皮化痰利湿。三诊舌转红加丹参以凉血活血，生牡蛎、玄参、浙贝、瓜蒌皮以软坚涤痰。前后服药100剂，病情稳定，还能做些农活。1990年5月，胁痛又作，上方再进，加服蛇毒胶囊，胁痛止，因家境经济状况较差，遂停服中药，平时自采绞股蓝、半支莲、白英、白花蛇舌草煎水当茶饮，癥积虽见缩小，但仍存在。患者带瘤生存8载，直至1996年年底因干农活时不慎跌伤而病故。

二、疏肝清热、化瘀散结治愈左肝低回声结节一例

朱某，男，66岁。

初诊：2003年1月25日。

主诉：B超、CT发现左肝低回声结节与小片状非囊性低密度影3天，自觉症状不明显。

诊查：2003年1月22日体检，B超检查见肝大小正常，实质回声增粗，呈网络样改变，左肝叶下段可见一约1.1cm低回声结节，边界欠清，胆、胰、脾、肾未见异常。结论：①血吸虫肝病，②左肝低回声结节，建议短期内随访。1月25日CT提示肝Ⅲ段小片状非囊性低密度影，性质待定，建设随访或MR检查，AFP、铁蛋白、CA199在正常高值。有乙肝病史和糖尿病史，目前无明显不适，舌红绛苔薄黄，脉弦滑。

辨证：肝郁血瘀。

治法：疏肝解郁，清热化瘀散结。

处方：柴胡10g　炙鳖甲（先煎）10g　郁金12g　炒赤芍12g　茵陈24g　半支莲20g　香茶菜15g　生牡蛎（先煎）30g　怀山药30g　浙贝30g　佛手6g　玄参10g　炮山甲（先

煎)6g　生米仁 30g　炒莪术 10g　炒枳壳 9g　14 剂

二诊:2003 年 2 月 10 日。糖尿病,乙肝,CT 提示肝小片状非囊性低密度影,腰酸,舌红苔薄黄腻,脉弦滑,治疗拟疏肝清热,化瘀软坚。上方去玄参、香茶菜,加石见穿 15g、杞子 15g、女贞子 12g、桑寄生 18g,14 剂。

三诊:2003 年 2 月 24 日。2003 年 2 月 19 日超声示:血吸虫性肝病。检查见:肝大小、形态正常,实质回声增粗,分布不均,未见明显结节回声,肝内外胆管不扩张。糖尿病,乙肝,CT 提示肝小片状非囊性低密度影,腰酸,舌红苔薄黄腻,脉弦滑。治疗拟疏肝清热,化瘀软坚。上方再 14 剂。

四诊:2003 年 3 月 7 日。CT 复查肝小片状非囊性低密度影消失,腰酸好转,舌红绛苔薄黄,脉弦。治拟原法化裁。原方去桑寄生 15g,加旱莲草 15g,白茅根 30g,7 剂。

五诊:2003 年 4 月 4 日。3 月 13 日 B 超二次复查,肝内低密度影消失,有慢性前列腺病史,小便化验有红细胞,舌红苔薄,脉弦。治拟原法化裁。去苡仁、石见穿、莪术,加生地 20g、丹参 24g,7 剂。

另:六味地黄丸每次 8 粒,每日 2 次。

【按语】本案因体检时 B 超与 CT 发现左肝低回声结节与小片状非囊性低密度影,虽无明显自觉症状,由于患者有乙肝病史,AFP、铁蛋白、CA199 在正常高值,病人精神上非常紧张,笔者采用辨病辨证结合,针对肝内结节与舌质红绛,用柴胡、郁金、枳壳、佛手疏肝解郁,茵陈、半支莲、香茶菜、生苡仁清热利湿,赤芍、莪术、生牡蛎、浙贝、炙鳖甲、炮山甲化瘀散结,更以玄参滋阴降火软坚散结,怀山药补脾益肾,养阴生津又有降糖作用,二诊见有腰酸,加杞子、女贞子、桑寄生,石见穿化瘀散结、三诊、四诊 B 超二次复查左肝低回声结节消失,CT 复查肝小片状非囊性低密度影消失,原法基础上加益肾养肝以资巩固。

三、熄风通络、解毒祛瘀法治愈上腔静脉阻塞综合征一例

夏某,女,57 岁,住院病人。

初诊:1992 年 4 月 26 日。

主诉及病史:颜面及两上肢、颈胸部严重肿胀伴右上肢偏废及阵发性抽搐 3 个月。患者因头痛、恶心、呕吐严重于 1992 年 1 月 15 日住院,至 1 月 18 日开始出现口角左歪,右太阳穴抽搐,右上肢偏废不用,西医拟诊“脑梗死”,给予对症治疗,病情略有好转。至 4 月上旬,家属见病情起色不快,遂自敷草药于右手部,之后局部出现肿胀水疱,4 月 16 日颜面红肿,次日色转紫暗,张口、吞咽困难,紫肿迅速蔓延至两上肢及上半胸部。给予地塞米松、先锋必等治疗 1 周,病情未见起色,已下病危通知,家属力邀吾会诊。

诊查:CT 检查提示:“上腔静脉阻塞综合征”、“脑梗死”、“颅脑左侧颞顶部脑动脉畸形可能”。X 线胸片报告:“纵隔阴影明显增宽”。骨髓检查:“粒系明显增生,有感染现象。”血检:WBC 3.0×10^{9}/L,N 0.94%,L 0.06%,RBC 4.4×10^{12}/L,Hb 131g/L,PLT 330×10^{9}/L,未见幼稚细胞。刻诊:患者精神委靡,声低懒言,颜面高度肿胀呈暗紫色,双目红赤,因胞睑肿胀成线缝状,双上肢及胸上部肿胀发亮呈紫红色,触之有硬实感,两手心有白色鸽蛋大小水疱三四个,两寸口因肿胀无法切脉,纳呆便溏,唇紫,舌体瘦薄色绛,舌苔光剥少津。

辨证:阴虚阳亢,热壅血瘀。

治法:育阴平肝,清热化瘀。

处方：生地 12g　北沙参 12g　麦冬 12g　忍冬藤 30g　连翘 12g　丹皮 10g　赤芍 12g　丹参 30g　蚤休 15g　佛手 5g　丝瓜络 12g　玄参 12g　甘菊 12g　羚羊角粉 0.5g(分吞)　3 剂

二诊：4 月 29 日。面部紫肿、唇紫略退，舌体瘦薄色绛、光剥苔好转。上方再进 5 剂。

三诊：5 月 4 日。病人又出现头部与右上肢相引抽掣，舌又转红绛少津，寸口脉无法切得。此乃肝肾阴虚，瘀血阻络，经脉失养，厥阴风动之证。急拟育阴熄风，化瘀通络：

炙龟板(先煎)30g　生牡蛎(先煎)30g　炙鳖甲(先煎)20g　全蝎 5g　炙地龙 12g　生地 30g　赤白芍各 24g　丹参 30g　水蛭粉(分吞)5g　羚羊角粉(分吞)0.5g　钩藤(后下)15g　5 剂

四诊：5 月 9 日。改投上方后，病情日见好转，肿胀减退，抽搐减轻。上方再服 7 剂，肿胀明显消退，头及右手抽搐筋掣消失，肿胀部位的肤色已趋正常。血象检查也有好转：WBC 12.0×10^9/L，N 68%，L 29%，单核 3%。上方去羚羊角、钩藤，服至 6 月 7 日，面、肢肿胀已基本消退，右上肢活动较为灵活，已能下床走动。至 6 月 29 日颜面上肢浮肿全部消退，行走如常。于 7 月 6 日出院，继予中药调理，随访二年未发。

【按语】本病是因患者中风后外敷草药引发多发性脉管炎而致上腔静脉阻塞综合征。初诊时两上肢、胸部高度肿胀，触之有硬实感，肤色光亮红紫，双目因肿胀而呈线缝状，其证实属罕见。根据肤色红紫，血小板、红细胞、血红蛋白增高，唇紫，舌绛紫少津等特征，瘀血阻脉无疑。又因患者素体阴虚阳亢，火灼津血以致瘀阻血络，加之外敷草药，客邪入脉，诱使病情加重。初拟养阴清热、活血通脉之剂获小效，药虽对症，但力所不逮，病情未得控制。之后又见头与右上肢相引抽掣，肝肾阴亏，风阳内动之征暴露，改投三甲散，以异类灵动之品加强育阴潜阳、熄风镇痉、祛瘀通络作用，药后病势顿挫，如法调理 3 个月，诸症消失痊愈。

四、炙甘草汤化裁治愈心悸一例

周某，男，22 岁。

初诊：2002 年 7 月 24 日。

主诉及病史：心悸、心慌、胸闷反复不已一年余。有病毒性心肌炎病史。

诊查：24 小时动态心电图提示频发室早，ST-T 轻度改变，心率 90 次/分，8～9 次期前收缩/分，舌红，苔薄，脉细促。

辨证：气阴两虚，心脉阻滞。

治法：益气养阴，宁心舒痹。

处方：炙甘草 10g　太子参 30g　麦冬 15g　五味子 5g　生地 30g　玉竹 15g　龙齿(先)20g　丹参 30g　郁金 12g　赤芍 12g　苦参 10g　甘松 10g　玄参 12g　7 剂

以上药用黄酒 4 两入煎，每日 2 次，每次煎 1 小时后取汁 250ml，冲入米醋一汤勺服用。

二诊：7 月 31 日。药后心悸心慌胸闷均见好转，舌红，苔薄，脉细促。原方再进。7 剂。

三诊、四诊：8 月 7 日、8 月 14 日。心悸心慌胸闷显减，期前收缩减少，唯大便溏薄，舌红，苔薄，脉细，偶有歇止。再拟原法化裁。上方去玄参加生山楂 15g，30 剂。

五诊：9 月 28 日。期前收缩消失已一月余，诸症悉瘥，近日夹感，咽痛咳嗽，早搏又现，舌红尖盛，苔薄黄，咽红充血，脉浮数有歇止。拟予清宣。

处方：银花 15g　板蓝根 15g　连翘 12g　野荞麦根 30g　桔梗 6g　生甘草 6g　瓜蒌

皮 12g　玉竹 15g　丹参 30g　郁金 12g　苦参 10g　玄参 12g　6 剂

六诊：10 月 5 日。外感已愈，咽喉尚感不适，有时感到心悸，舌红苔薄，脉细偶有歇止。治拟清咽利喉，宁心定悸。

处方：太子参 30g　麦冬 15g　五味子 5g　玉竹 15g　丹参 30g　郁金 12g　赤芍 12g　苦参 10g　玄参 12g　银花 15g　野荞麦根 30g　桔梗 6g　生甘草 6g　6 剂

七诊：10 月 12 日。咽喉不适、心悸已除，舌红苔薄，脉细偶有歇止。治拟益气养阴，宁心舒痹。

处方：生晒参 7g　麦冬 15g　五味子 5g　生地 30g　玉竹 15g　丹参 30g　郁金 12g　炙甘草 10g　赤芍 12g　苦参 10g　玄参 12g　7 剂

以上药用黄酒 200g 入煎，每日 2 次，每次煎 1 小时后取汁 250ml，冲入米醋一汤勺服用。

八诊～十五诊：2002 年 10 月 19 日—2003 年 1 月 4 日。症情稳定，期前收缩消失，脉舌如常。上方加阿胶(冲入)12g，煎服方法同前，每日 1 剂。

十六诊：2003 年 1 月 28 日。期前收缩未现，病情稳定，有时咽喉不适，舌淡红，脉缓。拟原法制成丸剂以资巩固。

处方：炙甘草 200g　生晒参(先)100g　麦冬 300g　五味子 100g　生地 600g　玉竹 600g　川芎 240g　当归 200g　龙齿(先)400g　丹参 600g　郁金 240g　炙桂枝 60g　赤芍 240g　苦参 200g　甘松 200g　玄参 240g　银花 300g　木蝴蝶 100g　金果榄 200g　胖大海 100g　佛手 120g　生山楂 300g

上方加入黄酒 2.5kg，入煎 2 次，每次 2 小时后浓缩至 1000ml，加入蜂蜜、阿胶各 500g 收膏，蜜丸如黄豆大小，每次 10 丸，每日 2 次。

【按语】本案属病毒性心肌炎后遗症，心悸、心慌、胸闷、期前收缩反复不已，屡服西药心律平、可达龙等获小效而期前收缩未愈，笔者用张仲景炙甘草汤益气养血，滋阴复脉而治愈，期间西药全部停用。体会有四点：一是掌握用药尺度，炙甘草汤是张仲景为伤寒脉结代，余邪未解而设，方中温散与清润并行，使外邪清正气醒而血脉复，现用于内伤病心悸脉结代，是借其益气养血，滋阴复脉作用，所谓补阴血以养心体，益心阳以复心用，心气足则脉气可通，心血足则脉体可续。但方中温散的桂枝、生姜与味厚滋腻性温的阿胶与性凉的生地使用时要掌握火候，舌红、咽红者不宜用桂枝、生姜，纳呆苔腻便溏者不宜用阿胶。炙甘草补中益气缓急养心为君，用量应在 10g 以上。合生脉饮以助益气生脉之力，生地滋阴生血用量至少在 20g 以上。二是注意本方的煎服方法。仲景原方用法是以清酒七升，水八升，煮取三升，文火久煎，使药力尽出而气不峻，笔者改用黄酒 200g 与水共煎，1 小时取汁 250ml 放米醋 10ml 共饮。米醋散瘀解毒，下气消食，既可缓生地、阿胶之滋腻，又可开胃消食，促进吸收，助长药力。三是守方与变法。本病病情反复缠绵难愈，故而见效后应注意守法守方，坚持治疗，不宜频频换药，但遇有外感时应注意急则治其标，以防邪气深入，影响本病治疗。四是专病专方应用：苦参、甘松、玉竹、生山楂、丹参现代药理研究均有调整心律作用，可根据心率快慢结合证情合理选择，快速者选用苦参、丹参，心律慢者可用甘松、玉竹，但不必拘泥于此。

五、清热凉血、祛风通络法治愈过敏性紫癜一例

周某，男，10 岁。

初诊：1993 年 10 月 25 日。

主诉：皮下紫癜伴关节痛、腹痛一月余。

诊查：皮下紫癜起于乙肝疫苗注射之后，儿童保健院诊断为过敏性紫癜，已服泼尼松(5mg，tid)、扑尔敏(2/3 片，tid)，证情未减。面部浮肿，皮下紫癜高出皮肤，血小板 124g/L，WBC 2.24×10^9/L，C 75%，N 24%。舌红紫苔浊腻，脉滑数。

辨证：血分热毒。

治法：清热凉血，祛风通络。

处方：生地 15g　赤芍 10g　丹皮 10g　蚤休 10g　水牛角(先煎)20g　银花 12g　连翘 10g　苦参 9g　地肤子(包煎)12g　白鲜皮 12g　地龙 10g　大青叶 10g　板蓝根 10g　7 剂

二诊：1993 年 11 月 2 日。药后皮下紫癜大部消退，舌红苔薄脉滑数，关节尚酸痛。治拟原法。

处方：生地 15g　赤芍 10g　丹皮 10g　蚤休 10g　水牛角(先煎)20g　银花 15g　连翘 12g　苦参 10g　大青叶 15g　板蓝根 10g　紫草 10g　生甘草 5g　地龙 10g　制僵蚕 10g

三诊：1993 年 11 月 14 日。本方服后 3 剂，诸症消失。原方加绞股蓝 15g。

1993 年 11 月 21 日。来信述诸症均瘥，已上学读书。

【按语】本案病自注射乙肝疫苗后，全身皮下紫癜，关节疼痛，腹痛，在当地住院治疗一月未愈，来儿童保健院诊断确诊为"过敏性紫癜"，开始服泼尼松等，病情略有缓解，但皮肤紫癜仍有发出，遂由其亲戚带来我处诊治。余思之此乃血分热毒，从皮肤而出，故拟犀角地黄汤之意，水牛角代犀角，配生地、赤芍、丹皮清热凉血散瘀，加大青叶、板蓝根、银花、连翘、蚤休清热解毒，地肤子、白鲜皮、苦参、地龙祛风通络。二诊病势顿挫，加地龙、僵蚕通络，紫草解毒透疹。三诊诸症悉瘥，随访二年未发。

六、辨证论治眩晕胸痹三例

(一)陈某，女，74 岁。

初诊：2003 年 2 月 22 日。

主诉：头晕胸闷胸痛伴恶心腹胀、下肢浮肿反复不愈一年余。

诊查：精神委靡，面部浮肿，下肢凹陷性浮肿，形体肥胖，行动气急，入夜不能平卧，近半年已反复住院 4 次。被诊断为原发性高血压、冠心病、房颤、心衰、心功能Ⅳ级。有脑血栓病史。近日出院而诸症未减。舌色紫暗，苔白厚腻，脉弦结，BP146/90mmHg。

辨证：心肾阳虚，心脉瘀阻，水气内停。

治法：温阳利水，化瘀通脉。

处方：生黄芪 15g　汉防己 12g　猪茯苓各 15g　桂枝 3g　红花 5g　益母草 15g　大腹皮 12g　冬瓜子皮各 30g　瓜蒌皮 12g　薤白 9g　法半夏 12g　丹参 30g　降香(后下)9g　淡附片 3g　干姜 5g　3 剂

二诊：2003 年 2 月 27 日。胸闷、胸痛、恶心、腹胀减轻，颧红，入夜不能平卧，口舌干燥，苔腻，BP146/90mmHg，脉弦结。再拟原法化裁。前方去降香(后下)，加甘松 12g，水煎，3 剂。

三诊：2003 年 3 月 6 日。BP：150/85mmHg，全身浮肿，恶心，呕吐好转，近日夹感咳嗽，头痛，目赤，舌暗红质胖，脉弦。治拟平肝熄风，温阳宣痹。

处方：天麻(先煎)12g　钩藤(后下)15g　炒白术 15g　猪茯苓各 15g　甘菊 10g　桑白

皮 12g　炒赤芍 12g　冬瓜皮子各 30g　生黄芪 15g　汉防己 12g　淡附片 3g　干姜 5g　益母草 15g　制半夏 12g　陈皮 6g　广地龙 12g　6 剂

四诊:2003 年 3 月 13 日。浮肿已退,入夜已能平卧,目赤、胸闷已除。头痛未已,脚抽筋。舌暗红苔薄,BP:151/75mmHg,心率 62 次/分。治拟原法化裁:去桑白皮,加夏枯草 15g、全蝎(后下)5g,7 剂。

五诊:2003 年 3 月 20 日。BP:124/64mmHg,心率 86 次/分,律齐,浮肿今退,入夜已能平卧,偏头痛,有时右手臂及手指拘挛。舌红苔薄黄腻,脉弦。治拟平肝熄风,通阳利水,用 2003 年 3 月 13 日方去全蝎、淡附片,加当归 12g、川芎 10g、生牡蛎(先煎)30g,7 剂。

六诊:2003 年 3 月 26 日。BP:120/75mmHg,心率 86 次/分,律齐,浮肿今退,入夜已能平卧,右手臂及手指拘挛好转。咽喉发痒口咸,咳痰泡沫状,舌淡红苔薄白滑,脉弦滑。治拟原法。2003 年 3 月 20 日方去牡蛎,加桑寄生 15g、怀牛膝 12g、桑叶 12g,7 剂。

七诊:2003 年 4 月 3 日。BP:130/70mmHg,药后诸症悉减,精神好转,已能上下楼梯行走,偏头痛已瘥,手指拘挛消失。口干,咽喉不适。舌红苔薄黄,脉弦偶有歇止。治拟原法,3 月 26 日方加野荞麦根 30g、厚朴 5g、桔梗 6g,7 剂。

八诊:2003 年 4 月 10 日。症情稳定,已能从事日常生活起居。再拟原法,上方去野荞麦根、厚朴、桔梗,再进 7 剂。随访一年症情稳定。

【按语】本案初诊以头晕胸闷胸痛伴恶心腹胀、下肢浮肿为主症伴见面浮气急入夜,不能平卧,乃属心肾阳虚,心脉瘀阻之证。以真武汤温阳利水,瓜蒌薤白半夏汤加桂枝、红花、益母草、丹参通阳涤痰化瘀。3 剂后胸闷胸痛好转。二诊加甘松以增强行气、开痹、通瘀之功。三诊诸症悉见好转,唯夹感后引动风阳上升而见头痛、目赤,故加天麻、钩藤、地龙平肝熄风。四诊浮肿已退,入夜已能平卧,目赤、胸闷已除,头痛未已,脚抽筋,加夏枯草、全蝎以增平肝通络之力。五诊心肾阳气已见恢复,偏头痛,有时右手臂及手指拘挛。此乃血虚肝失濡养之象,去附片加当归、川芎、生牡蛎、甘菊养血柔肝。六诊、七诊因有夹感,故加祛风清热之品。

(二)项某,男,57 岁。

初诊:2003 年 3 月 14 日。

主诉及病史:急性脑梗死后伴阵发性房颤、心悸、怔忪两个月,近周加剧。患者 2003 年 1 月 17 日上午突发急性脑梗死,左侧肢体活动受限,经住院治疗后虽肢体活动恢复,期间又发现房颤,服用倍他乐克、乙胺碘夫酮治疗后消失,但于 3 月 7 日房颤又复发,服用以上药物无效,有高血压病史 4 年,最高血压 150/105mmHg,平时服用络活喜与开博通。

诊查:刻诊 BP:140/90mmHg,神情紧张,心慌心悸,失眠,畏寒,口干,时有呵欠,舌红绛苔薄黄,脉弦促。

辨证:阴虚阳亢,痰瘀阻络,心脉痹阻。

治法:育阴潜阳,涤痰化瘀,宁心舒痹。

处方:生地 15g　当归 10g　赤芍 12g　川芎 10g　天麻(先)12g　珍珠母(先)30g　太子参 30g　麦冬 15g　五味子 5g　郁金 12g　丹参 30g　灵芝 10g　夜交藤 30g　炒枣仁 15g　炙远志 6g　生山楂 15g　葛根 15g　7 剂

二诊:2003 年 3 月 21 日。服上方,心悸、心慌、畏寒、口干均好转,房颤消失。齿痛,舌红苔薄黄,脉弦。治拟原法。去当归、川芎、灵芝、葛根,加玄参 12g、蒲公英 30g、鸡内金 12g、生石膏(先煎)24g、细辛 2g,7 剂。

三诊:2003 年 3 月 28 日。迭进益气养阴,涤痰化瘀定悸之剂,房颤未发。齿浮、胸闷、夜寐好转，夜尿减少，纳食增加，舌红苔薄，脉弦。治拟原法。前方去生石膏、细辛，加川芎 10g、桑寄生 20g、葛根 15g，7 剂。

四诊：2003 年 4 月 4 日。心悸、畏寒、齿浮、胸闷、夜寐好转，纳食增加，夜尿 2 次，舌红苔薄，脉弦。治拟原法。前方加钩藤（后下）15g，7 剂。

五诊：2003 年 4 月 11 日。服上药后，心悸、畏寒消失，齿浮、胸闷、夜寐好转，纳食增加，偶感泛恶舌红苔薄黄，脉弦。BP：130/80mmHg。治拟原法。前方去钩藤，加竹沥半夏 12g、竹茹 12g，7 剂。

六诊：2003 年 4 月 18 日。心悸、胸闷、畏寒、呵欠消失，夜寐已安，纳食增加。舌红苔薄黄，脉弦，BP110/80mmHg，治拟原法，前方去玄参、远志，加佛手 6g，7 剂。

【按语】本案因高血压突发急性脑梗死住院治疗，虽肢体活动恢复，但房颤、心慌、心悸未已，伴有神情紧张、失眠、畏寒、口干、时有呵欠，舌红绛，苔薄黄，脉弦促。证由阴虚阳亢，痰瘀阻络，以致心胸阳气失于舒展，脉气不相衔接，发为心慌心悸、脉促；心失所养，心神不宁，而见失眠；畏寒、呵欠乃阳气不展之象。故以生地、当归、赤芍、川芎、天麻、珍珠母育阴潜阳，太子参、麦冬、五味子益气生脉以振心气，郁金、丹参、生山楂、葛根、炙远志化瘀涤痰舒痹，灵芝、夜交藤、炒枣仁宁心安神。二诊心悸心慌畏寒、口干好转，房颤消失，因齿痛而去当归、川芎、灵芝、葛根之辛温升散，加蒲公英、生石膏清胃泻火，细辛配石膏以增通络止痛之功。三诊～五诊，房颤未发，诸症悉有好转，据症加减，六诊时已恢复日常工作，症情稳定。

（三）赵某，女，60 岁。

初诊：2002 年 10 月 18 日。

主诉及病史：头晕头胀伴胸闷心悸心慌反复发作一年余，近两月加剧。既往有高血压病史与冠心病心绞痛发作史，长服降压西药心痛定每次 10mg，2 次/日。

诊查：BP145/75mmHg，心率 47 次/分，心律不齐，舌红，苔薄黄腻，脉弦结代。心电图提示心动过缓，ST－T 段改变。

辨证：阳亢气逆，心脉瘀阻。

治法：平肝降逆，通阳舒痹，涤痰活血。

处方：天麻（先）12g　钩藤（后下）15g　怀牛膝 12g　葛根 15g　郁金 12g　炙甘草 9g　桑寄生 15g　丹参 10g　赤芍 12g　当归 10g　川芎 10g　甘松 12g　夏枯草 15g　石决明（先）30g　瓜蒌皮 12g　薤白 9g　制半夏 12g　7 剂

另：心宝丸，每次 2 粒，每天 2 次。

二诊：2002 年 10 月 25 日。BP：145/75mmHg，心率提高到 56～60 次/分，头晕、头胀、胸闷、心悸、心慌减轻。原方再进 7 剂。

三诊：2002 年 11 月 8 日。头晕、心悸、胸闷显著好转，舌红苔薄，脉弦。再拟原法。上方去制半夏，加玉竹 10g、鲜石斛 15g，20 剂。

四诊：2002 年 12 月 11 日。心悸头晕已瘥，血压平稳，每日心痛定 10mg，2 次/日。舌红，苔薄白，脉沉细。

处方：天麻（先）12g　钩藤（后下）15g　法半夏 12g　桑寄生 15g　丹参 10g　赤芍 12g　川芎 10g　夏枯草 15g　甘松 12g　郁金 12g　怀牛膝 12g　炙远志 6g　瓜蒌皮 12g　薤白 9g　7 剂

五诊：2002 年 12 月 18 日。近日夹感咳嗽，痰少，有时胸痛，舌红苔薄，脉弦。BP140/85mmHg。治拟原法。12 月 11 日方加枸杞子 15g、甘菊 10g，7 剂。

六诊:2002年12月30日。心悸头晕已瘥,胸闷胃脘不适,干咳显减,舌红,苔薄,脉沉弦,再拟原法。上方桑寄生改为24g,加生山楂15g。

七诊:2003年1月10日。迭进益肾平肝降逆方剂,头晕、气急、咳嗽均瘥,自觉精神体力恢复正常,舌红,苔薄,脉弦。治拟原法以资巩固。

处方:天麻(先)12g　钩藤(后下)15g　法半夏12g　桑寄生24g　葛根15g　丹参10g　赤芍12g　川芎10g　夏枯草15g　甘松12g　郁金12g　怀牛膝12g　炙远志6g　瓜蒌皮12g　薤白9g　杜仲15g　生山楂15g　7剂

八诊:2003年3月28日。中药已停近3个月,至今症情稳定,精神体力俱佳,能从事一般家务劳动,头晕心悸胸闷均瘥,舌红,苔薄,脉弦,心率70次/分,血压一直稳定在120～130/70～80mmHg,因最近想到桂林旅游,特来咨询能否前往。嘱路途勿劳累,慎起居,旅游无妨。心痛定隔日1片10mg,中成药心宝丸已停止服用。随访二年症情稳定。

【按语】本案因肝阳亢逆日久以致气滞痰凝,心脉瘀阻,症见头痛头晕,胸闷胸痛,脉来弦结,其治当平肝降逆与涤痰活血舒痹并举。初诊以天麻(先煎)、钩藤饮合瓜蒌薤白半夏汤化裁,以天麻、钩藤、石决明平肝潜阳;桑寄生、牛膝补肝益肾,引火下行;瓜蒌皮、薤白、制半夏通阳散结,行气祛痰,郁金、川芎行气散瘀,赤芍、当归、丹参养血活血化瘀。其中甘松甘温气香透窍,行气、开痹、通瘀,与炙甘草合用辛甘化阳,行气通阳,与心宝丸(附子、肉桂、人参、鹿茸、麝香、洋金花、田七等温阳、益气、活血药物组成)合用有提高心率与纠正心律失常的作用。少佐夏枯草清肝泻热,以防心宝丸之温热而升动肝阳。值得一提的是,葛根甘辛平无毒,轻清升散,有解肌舒项背之效,现代研究证实葛根总黄酮及葛根素能直接扩张血管,使外周阻力下降,而有明显降压作用,并能增强冠脉血流量和脑血流量,减少心肌耗氧量,因此对高血压、冠心病兼有项背不适者甚为合拍。

七、辨证论治高血压眩晕五例

(一)谢某,男,42岁。

初诊:2003年3月1日。

主诉及病史:头晕、头胀伴胸闷、胸痛反复不愈两年,近月加剧,伴口苦、身重、善太息、大便粘滞气秽,有原发性高血压家族史二年。

诊查:面色晦暗,形体肥胖,舌红,苔黄腻干,舌下瘀紫,脉弦细,体重87kg,身高1.80m,体重指数26.9,BP:160/110mmHg,平时服用开博通。

辨证:气火上逆,痰瘀痹阻。

治法:清肝泻热,涤痰化瘀,宽胸舒痹。

处方:夏枯草15g　炒黄芩12g　龙胆草5g　焦山栀12g　柴胡10g　薤白9g　郁金12g　瓜蒌皮12g　竹沥半夏12g　丹参30g　赤芍12g　川芎6g　炒枳壳12g　天麻(先煎)12g　钩藤(后入)15g　7剂

二诊:2003年3月15日。BP:165/105mmHg,头晕、头胀、大便粘滞气秽显著好转,尚感胸闷,心悸,口苦,舌红,苔中薄边黄腻,舌下瘀紫好转,脉弦,生化全套均在正常范围,心电图未见明显异常。治拟原法。

处方:龙胆草5g　柴胡10g　焦山栀12g　泽泻15g　生蒲黄12g　炒决明子15g　夏枯草15g　炒黄芩12g　薤白9g　郁金12g　瓜蒌皮12g　竹沥半夏12g　丹参30g　赤

芍 12g　川芎 6g　炒枳壳 12g　天麻(先煎)12g　钩藤 15g(后下)　7 剂

三诊:2003 年 3 月 22 日。BP:140/90mmHg,头晕、头胀、胸闷、胸痛好转,咽痒、咳嗽显减,口腻,舌红,中薄边黄腻,脉弦。治拟原法。3 月 22 日方生地改 12g,加制天虫 12g、车前子 12g,5 剂。

四诊:2003 年 3 月 29 日。BP:145/90mmHg,迭进清肝涤痰,宽胸舒痹之剂,血压下降,头晕、头胀、胸闷、胸痛显减,咽痒、咳嗽未已,厚腻苔转薄,舌红,脉弦细沉。拟原法化裁。

处方:夏枯草 15g　炒黄芩 12g　龙胆草 5g　焦山栀 12g　柴胡 10g　薤白 9g　郁金 12g　瓜蒌皮 12g　竹沥半夏 12g　丹参 30g　赤芍 12g　川芎 6g　炒枳壳 12g　天麻(先煎)12g　双钩藤(后下)15g　野荞麦根 30g　生地 15g　7 剂

五诊:2003 年 4 月 3 日。BP:135/90mmHg,头晕、头胀、耳鸣、胸闷、胸痛显减,惟咽痒作咳,舌红,苔边黄腻中薄。治拟原法(清金平木)。用 3 月 29 日方去生地、制天虫,加玄参 12g、牛蒡子 10g、桑白皮 12g,7 剂。

(二)斯某,男,58 岁。

初诊:1978 年 9 月 16 日。

主诉及病史:头晕头痛如劈,行走飘浮感,反复不愈一月余,住院前有高血压病史,长服降压药片,周前因工作繁忙,头晕头痛剧烈,BP 210/120mmHg 而收住入院治疗,经西药治疗血压下降而自觉症状未见好转,头痛剧烈,头重脚轻,头晕欲仆,肢麻颤抖,以致不能下床行走。要求中医会诊。

诊查:面红如醉,舌红绛,苔老黄糙,脉弦劲。BP 170/100mmHg。

辨证:肝阳亢逆,风火相煽。

治法:凉肝熄风。

处方:羚羊角 2g(先煎)　钩藤 15g(后下)　生地 18g　白芍 12g　川贝 6g　竹茹 12g　滁菊 12g　石决明 30g(先煎)　广地龙 12g　桑叶 15g　川牛膝 10g　决明子 30g　3 剂

二诊:1978 年 9 月 19 日。上方 1 剂后头痛顿减,3 剂后,诸症悉减好转,血压降至 150/90mmHg。原方再进 7 剂。

三诊:1978 年 9 月 26 日。BP 100/60mmHg,诸症悉瘥,舌红,苔薄黄腻。上方去羚羊角,加赤白芍各 12g、川芎 6g、天麻 12g。带药出院,以资巩固。

(三)颜某,女,44 岁。

初诊:2002 年 11 月 16 日。

主诉及病史:头晕头胀,左偏头痛,胸闷,心慌气急乏力一年余,近半月诸症加重。患者自觉感冒后咽部不适,咳嗽,痰难咯出,恶心脘胀,少寐肢麻,腰酸膝软,口干喜温饮,便秘,手足心热,皮肤烘热,有高血压家族史。

诊查:形体肥胖,心电图提示 ST-T 轻度压低,V_3、V_4 T 波倒置;舌暗红,苔薄黄,脉沉弦,BP 142/85mmHg,B 超示颈椎肥大,BM(体重指数):29.62。

辨证:风阳上逆,肺失宣降。

治法:平肝降逆,清肺化痰。

处方:天麻(先煎)12g　钩藤(后下)12g　桑叶 15g　决明子 15g　瓜蒌皮仁各 12g　薤白 9g　法夏 9g　广木香 12g　桔梗 6g　陈皮 6g　银花 12g　连翘 12g　杭菊 12g　鱼腥草(后下)30g　丹参 20g　炒枳壳 9g　黄芩 10g　板蓝根 15g　牛蒡子 10g　5 剂

二诊:2003 年 2 月 22 日。上方服后外感咳嗽已愈,头痛、头胀诸症均有好转,停药一月,头胀头痛又现，指抖，伴面部轻浮，颈项板滞，腰酸，大便秘结，舌暗红，苔薄腻脉沉弦，BP 140/90mmHg。治拟平肝益肾，涤痰化瘀。

处方：天麻(先煎)12g　钩藤(后下)15g　决明子 30g　丹参 30g　全瓜蒌 15g　薤白 9g　制半夏 12g　炒枳实 12g　怀牛膝 12g　桑寄生 30g　佛手 6g　炒黄芩 12g　夏枯草 15g　茺蔚子 10g　14 剂

三诊：2003 年 3 月 20 日。前予平肝降逆，涤痰化瘀，大便泻下甚多，头胀头痛，胸闷减轻，舌红边有齿痕，苔薄腻色黄，脉弦滑，BP 136/86mmHg，咽喉疼痛，左侧肢体疼痛。治拟平肝降逆，化瘀涤痰，清热利咽。

处方：天麻(先煎)12g　钩藤(后下)15g　炒决明子 30g　丹参 30g　瓜蒌皮 12g　薤白 9g　制半夏 12g　玄参 12g　桑寄生 30g　野荞麦根 30g　炒枳壳 12g　生槐米 30g　怀牛膝 12g　炒杜仲 15g　7 剂

四诊：2003 年 4 月 3 日。BP 138/86mmHg，头胀、头痛、腰酸、烘热均有好转，大便二日一解，舌暗红，苔薄微腻，脉沉弦细，咽喉疼痛。治拟原法，用 3 月 20 日方，加生地 12g、赤芍 12g，5 剂。

五诊：2003 年 4 月 17 日。BP 130/80mmHg，头胀、头痛显减，腰酸、烘热均有好转，惟经行前脘腹胀满，舌红，苔薄腻，脉沉弦细。治拟原法。原方减生地、玄参，加佛手 6g、茯苓 12g，7 剂。

(四)俞某，女，64 岁。

初诊：2003 年 6 月 25 日。

主诉及病史：头晕头胀半月未已，有原发性高血压病史，平时不服降压片。1999 年底做膀胱癌手术。

诊查：BP 160/90mmHg，形体肥胖，舌紫暗，苔白腻，脉弦滑，身高 1.55m，体重 75kg，体重指数 31.3。

辨证：肝阳上亢，痰瘀内阻。

治法：平肝降逆，涤痰化瘀。

处方：天麻(先煎)12g　钩藤(后下)15g　制半夏 12g　黄芩 12g　夏枯草 30g　石决明(先煎)30g　瓜蒌皮 12g　薤白 9g　炒枳壳 12g　怀牛膝 12g　炒杜仲 15g　桑寄生 20g　郁金 12g　丹参 30g　炒决明子 15g

二诊：BP 150/80mmHg，药后诸症均减，舌暗红，苔白微腻。再拟原方再进。

三诊：2003 年 5 月 7 日。近日夹感，头痛身楚，咳嗽痰多，舌红，苔薄腻，脉弦滑。治拟清肺化痰，平肝降逆。

处方：桑叶 15g　甘菊 10g　羌独活各 5g　野荞麦根 30g　瓜蒌皮 12g　浙贝 15g　鱼腥草(后下)30g　黄芩 12g　夏枯草 15g　天麻(先煎)12g　钩藤(后下)15g　生米仁 30g　冬瓜仁 30g　苦丁茶 15g　丝瓜络 12g

四诊：2003 年 6 月 17 日。BP 150/80mmHg，头痛、身楚、咳嗽减轻，胸闷心悸，左胁下不适，体重减至 70kg，体重指数 29，咳嗽痰多，舌红苔薄脉弦滑。治拟平肝降逆，涤痰舒痹。

处方：天麻(先煎)12g　钩藤(后下)15g　制半夏 12g　黄芩 12g　焦山栀 12g　郁金 12g　桑寄生 20g　怀牛膝 12g　炒杜仲 15g　石决明(先煎)30g　丹参 30g　瓜蒌皮 12g　薤白 9g　炒枳壳 10g

四诊：2003 年 7 月 2 日。BP 130/80mmHg，药后诸症均减，舌红苔薄黄脉弦。治拟原法。

上方去焦山栀，加夏枯草 10g、炒决明子 15g、茯苓 12g、海藻 10g。

五诊：2003 年 7 月 9 日。BP 130/80mmHg，诸症急减，舌红，苔薄黄，脉弦。治拟原法。原方去制半夏，加广地龙 12g。

六诊：2003 年 8 月 5 日。BP 130/75mmHg，病情稳定，舌红，苔薄，脉弦细。治拟平肝益肾，涤痰化瘀。

处方：天麻(先煎)10g 钩藤(后下)15g 黄芩 12g 桑寄生 30g 怀牛膝 12g 炒杜仲 15g 瓜蒌皮 12g 薤白 9g 法半夏 12g 赤芍 12g 川芎 10g 丹参 30g 决明子 15g 海藻 15g 半支莲 30g

(五)俞某，女，67 岁。

初诊：2003 年 6 月 28 日。

主诉及病史：头晕头痛，伴肩背酸痛，颈项四肢麻木，便溏，身重，反复不愈 3 年，有原发性高血压病史 3 年。

诊查：BP 180/100mmHg，体重 61kg，身高 149cm，体重指数 27.7，形体肥胖，舌淡胖，苔薄腻，脉沉细。

辨证：痰湿内阻，风阳上旋。

治法：半夏天麻白术汤化裁。

处方：天麻(先煎)12g 炒白术 15g 茯苓 15g 郁金 12g 法半夏 12g 钩藤(后下)15g 葛根 15g 炒米仁 30g 桑寄生 20g 怀牛膝 12g 夏枯草 15g 豨莶草 15g 7 剂

二诊：2003 年 7 月 3 日。BP 120/80mmHg，头晕、头胀、肩背酸痛、颈项板滞好转，体重 58kg，体重指数 26.4，便溏，血糖 6.19mmol/L，舌淡胖边有齿痕，脉沉弱。治拟原法。

处方：天麻(先煎)12g 炒白术 15g 茯苓 15g 郁金 12g 法半夏 12g 钩藤(后下)15g 葛根 15g 炒米仁 30g 桑寄生 20g 怀牛膝 12g 夏枯草 15g 怀山药 30g 川连 3g 炮姜 6g

三诊：2003 年 7 月 8 日。BP 130/80mmHg，诸症悉减，体重 56kg，体重指数 25.5。拟原法化裁，上方加荷叶 15g。

【按语】中老年高血压是综合因素作用下，人体阴阳平衡失调，尤其是肝肾阴阳失衡所致。肝肾亏虚为中老年高血压病之根本，阳亢痰瘀为病之标，而瘀血内停贯穿高血压病的全过程。治疗中老年高血压病应标本同治，以调肝、补肾、健脾、化瘀、涤痰为证治大法。其中调肝有疏肝、清肝、凉肝、平肝的不同。治疗高血压强调针对主症辨证立法处方。

本病(一)案形肥身重，痰湿素盛，气滞蕴久，生痰化热，以致气火上逆，头晕头胀，胸闷胸痛痰瘀痹阻，而见口苦苔腻，投以龙肝泻肝汤清肝泻热，瓜蒌薤白半夏汤加丹参、赤芍、川芎涤痰化瘀舒痹，方证合拍故而见效显著。随以原法调理二月，诸症悉瘥，停服中药，随访症情稳定。

(二)案因高血压头痛剧烈而入院，症见头痛剧烈，面红目赤，头晕欲仆，舌红绛，苔黄糙，脉弦劲而数。风火相煽，亢逆于上症状明显，故投以凉肝熄风，涤痰清热，取《通俗伤寒论》羚羊钩藤汤化裁，以羚羊角凉肝熄风为君，臣以钩藤、石决明、决明子则凉肝熄风作用增强，佐以白芍、生地酸甘化阴，滋阴柔肝，地龙、桑叶、甘菊清热平肝，竹茹、贝母清热化痰。诸药合用，可使热去阴复，痰消风熄，共奏凉肝熄风，涤痰清热之功。因药证合拍故 1 剂后病势顿挫，头痛顿减，7 剂后诸症悉有好转。如法调理二周后出院随诊。

(三)案头晕头胀，左偏头痛，腰酸膝软，便秘，手足心热，舌红脉弦，证属阴虚阳亢，痰凝血瘀，初诊因兼夹外感，引动风阳上逆，故拟平肝降逆，清肺化痰并治。二、三诊外感愈转拟平肝益肾，涤痰化瘀，头胀、头痛、腰酸、烘热均有好转，血压渐趋正常。四诊加赤芍、生地以助育阴平肝之力。五诊血压恢复正常，头胀头痛显减，腰酸烘热均有好转，因脘腹胀满去生地、玄参之阴腻碍胃，加佛手理气和胃，茯苓配半夏健脾化痰。如法调理，至今症情稳定，血压正常。

（四）案以头晕、头胀、形体肥胖、舌紫暗、苔白腻为特征，证属肝阳上亢，痰瘀内阻，与上例比较痰湿偏重，治法虽同，用药有所侧重，取天麻、钩藤、石决明平肝降逆，黄芩、夏枯草、炒决明子、制半夏清气化痰，瓜蒌皮、薤白、炒枳壳宽胸理气，郁金、丹参活血化瘀，怀牛膝、炒杜仲、桑寄生益肾平肝，现代药理证明均有降压作用。全方配伍共奏平肝降逆涤痰化瘀之功，一月后体重减轻5kg，体重指数减至29，血压降至正常，自觉症状明显好转。笔者曾用该法系统治疗100例高血压患者，降压与症状有效率分别达到95%与97%以上。

（五）案以头晕头痛，形肥身重，便溏，舌淡胖边有齿痕苔腻，脉沉细等痰湿内阻，风痰上旋为辨证要点，据证投以半夏天麻白术汤化裁，涤痰熄风，药证合拍，故见效显著。

【编者评注】程志清教授自安徽中医学院毕业后即从事中医临床工作。1979年调入浙江中医学院，从事教学和医疗，擅长治疗中医内科疑难杂证，对心血管病、高血压、病毒性心肌炎等证着力尤雄。本集所收验案可以看出程氏辨证详审，立法清晰。化裁古方能尽得精髓而又灵活通变。

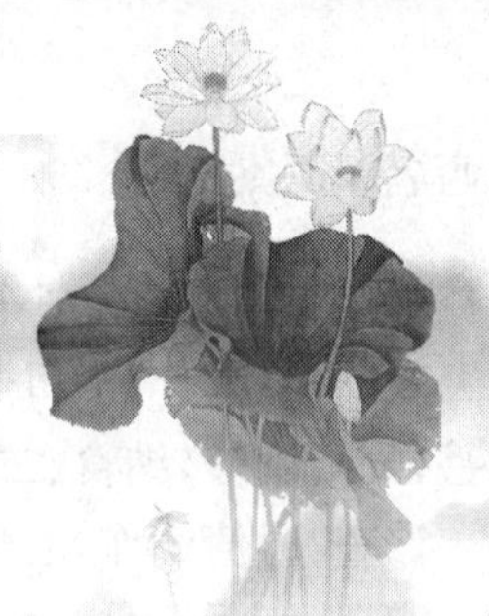

山西名医医案

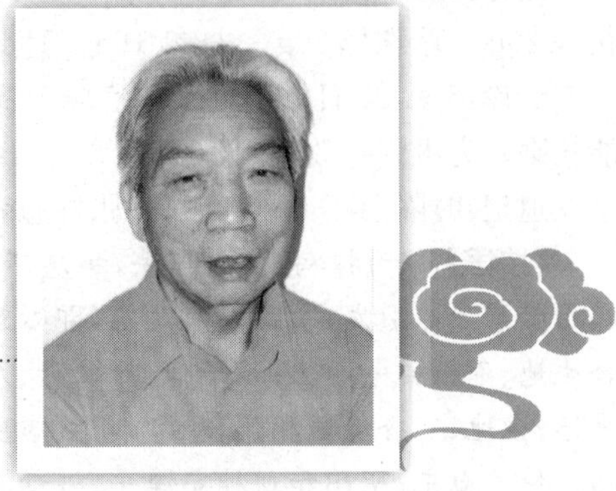

王怀义医案

【生平传略】

王怀义，男，1932年生，自幼好学，奋志学医。1953年毕业于西安卫生学校，从医于陕西三原县卫生院，工作3年，改学中医。1962年又毕业于成都中医学院。受命至山西省中医药研究院行医。从医士逐级晋升为主任医师。曾任山西省中医药学会理事、《山西中医》编委。1987年被国家中医药管理局评为国家级名老中医，被定为学术经验继承带徒导师。2001年又被山西省中医药管理局聘为高级顾问，山西中医学会第五届理事顾问、山西省中医药学会脾胃专业分会顾问。

在50余年的医疗生涯中，先西医后中医，通晓中西医两种医理、医术。积有丰富的临床治疗经验。总结有医学论文30余篇，医学论著14种。临床方面，以中医内科为主，擅治脾胃病。特别是治疗胃痛更有特色。善用活血化瘀法，治疗疑难杂病、慢性久病，能够别开生面，疗效显著。治疗温热病亦颇有见地，认为一些来势迅猛、病情凶险的传染病，如流行性乙型脑炎，可不必拘泥于卫气营血分治论之限，主张早用清热解毒重剂（清脑活血汤），以阻截病势，防邪深入。在中西医结合方面，主张"衷中参西"、西为中用、西诊中疗，但不失中医辨证论治特色。临床治疗，讲究实效，不尚空谈，作文立说，当存已见，验方不秘，不误后学，是其做人处事的基本准则。

一、益气养阴、镇心安神法治愈惊悸（阵发性心动过速）一例

马某，女，21岁，山西交城段村人。

初诊：2000年6月25日。

主诉及病史：心悸频发，神怯时作，病已10年。初由惊恐所得，每因激动、受惊、过劳即作，

日益加重，作则心慌、心悸、心跳加快，甚至每分钟达180次以上。伴有心虚胆怯，惶惶不安，病来突发，一日频作，或日日连作。近十余日频发不已，动则汗出，形神不安。饥饿时胃痛，气上则甚，气下则缓，纳食、二便尚好，经多方治疗无效。

诊查：时值病作，心慌心跳，面带惊恐，形瘦神疲，舌红苔白，脉象疾数（心跳178次/分）。

辨证：气阴不足，心虚胆怯。

治法：益气养阴，镇心安神。

处方：党参18g 五味子10g 麦冬15g 柏子仁20g 龟板20g 牡蛎30g 龙骨40g 茯苓20g 珍珠母30g 丹参16g 生地15g 桂枝10g 丁香10g 甘草15g

二诊：6月22日。上方1剂症减，2剂神安，连服6剂，心悸已平，胃安心定，动不汗出，夜能长眠。为巩固疗效，再服6剂。

追记：时隔两年，适有其村一张姓患者患骨痹来诊，询知马某已婚、育子，原病未作。

【按语】惊为神病，心虚胆怯，神志不安；悸为心动，心主血脉，故有心慌，心跳加快。本案病由劳累受惊引发，心脑俱病之症，即心跳加速与神志不安同病，而作止无常。故方用生脉散合生地、龟板益气养阴；柏子仁、珍珠母、龙骨、牡蛎、赭石、茯苓镇心安神；桂枝、茯苓、丹参活血平悸；生地、丁香燥滋相兼合甘草而益虚安胃，气血得以生化。全方共奏益气养阴，镇心安神之功。使气血充，阴阳和则神安悸平，心动有序，心跳过速自止。

惊悸之病，古有分惊悸、怔忡两病者，也有合两病为一者，然两者有别。心跳悸动，合神志不宁、时发时止、频发不已者为惊悸；不因惊恐、激动而心中悸动、动无定时者为怔忡。本案为心与脑俱病，多为心脏神经衰弱症或室上性心动过速症。本方集三甲复脉汤、炙甘草汤、五苓散、生脉散加减化裁而成，药证相符，故方灵效速，每遇此病，用之辄效。

（魏勍整理）

二、益气温中、缓急止痛法治胃痛（十二指肠溃疡）一例

贾某，男，27岁，太原人。

初诊：1984年4月27日。

主诉及病史：空腹胃痛二年。病由饮食不节，过饥过饱，过于劳累。渐觉夜半脘腹作痛，继而每于午夜、傍晚时空腹作痛，得食则安。时病时止，频发不已。近二月来每于半夜痛醒，得食虽缓，但痛不止。空腹打嗝，烧心，嘈杂，喜温喜按，知饥能食，但身困乏力，二便尚好。

诊查：腹痛喜按，按之痛减，舌淡苔白，脉弦而缓。钡餐造影示：十二指肠球部充盈不满，伴有激惹，有一龛影约1cm大。西医诊断为十二指肠球部溃疡。

辨证：肝木犯胃，虚寒胃痛。

治法：益虚温中，缓急止痛。

处方：加味黄芪建中汤。

黄芪30g 桂枝10g 白芍30g 熟地14g 白芥子10g 丁香10g 川楝子15g 甘草10g 大枣5枚 高良姜10g

二诊：5月4日。上药1剂痛缓，3剂后痛止。6剂之后空腹亦无打嗝、嘈杂之感，仍有多饥之感。继服上方，改熟地为20g。

嘱服上方6剂之后，改服金匮肾气丸与附子理中丸，意在温中益肾以善其后，治疗月余病未再作。3年来胃肠造影3次未查见溃疡。

【按语】饥饿时空腹作痛，得之于饮食不节，过饥不食，病属饥伤。中虚求食以自救，故得食而痛止或痛缓，喜温喜按，病属中寒胃虚，肝木来犯，故虚当补之，劳当温之。方用加味黄芪建中汤。药用黄芪、桂枝益气温阳；高良姜、丁香、白芥子温中降逆；熟地补益阴气；白芍、甘草、川楝子缓肝之急而止痛。全方共奏温中益胃，缓急止痛之功。本方之妙，在于熟地、大枣同白芥子、丁香合用，有滋而不腻，燥不伤阴，且有制酸护胃之效，为益虚止痛的要药。

（张晓虎整理）

三、舒郁安神法治愈女子梦交似遗精一例

李某，女，47岁，二婚。

初诊：1983年4月12日。

主诉及病史：夜梦与男交，醒则下流淫液，量多而似带非带，或汩汩外流，或状如喷射，犹似遗精。初不在意，也羞于就医，日渐加甚，昼夜时有所作，或一日夜三四作。甚则头晕目眩，夜梦纷纭，神疲气短，腰腿酸困，心神惶恐不安，乃就医于门诊。

诊查：面黄体瘦，便干溲黄，懒于言行。舌淡苔白，舌尖稍红，脉象虚弦而数。

辨证：肝郁心虚。

治法：疏肝宁心。

处方：柴胡桂枝龙牡汤(化裁方)。

柴胡10g　黄芩10g　半夏10g　党参10g　桂枝10g　炒枣仁20g　龙骨30g　牡蛎30g　远志10g　甘草10g　6剂

二诊：4月19日。服上药2剂后，夜梦减少，白日不泄。4剂之后，似遗精症消失，淫液如常。6剂之后，梦无“鬼交”、下遗，食纳增加，神清，肢体酸困消失。为巩固疗效，再服6剂。

嘱其上方服完后，再用丸药调理。日服逍遥丸2次，每次2丸；夜服天王补心丹二丸。其病遂愈。

【按语】本案病在心、肝，缘于丧夫再婚，双方子女失和，气滞伤肝，疏泄太过，所愿不遂，心有所思，夜梦鬼交，遗泄过频，久泄伤肾，肾精亏虚，气血受损，故见头昏目眩，神疲乏力，腰腿软困等症。法当调肝益心以治其本，安神涩精以节其流。本方中之小柴胡汤，疏利肝胆之气，清其郁热。加远志、酸枣仁则养心，加龙骨、牡蛎则涩精止遗。柴胡得桂枝，亦有助于疏肝理气之功；党参合桂枝以益心气，党参得半夏则健中交通阴阳，而达水火相济之妙。全方合用共奏调肝宁心、安神止遗、固本节流之功。

（王静芳整理）

四、活血安神法治愈笑症一例

李某，男，34岁，太原×厂工人。

初诊：1986年1月13日。

主诉及病史：因事与愿违，胸闷不乐，心烦意乱，继则坐卧不安，神志恍惚，置物即忘，病难自已，病经一年，久治无效。近来夜卧噩梦连连。日间时时发笑，或笑难自止，求诊于余。

诊查：神情不安，时烦时笑，或呆坐，舌红苔白，脉象弦涩，时大时小，或疾或缓。

辨证：气滞血瘀，肝郁化火，神明受扰。

治法：疏肝理气，活血安神。

处方：血府逐瘀汤加味。

赤芍 10g　桃仁 10g　当归 10g　生地 12g　红花 10g　枳壳 10g　柴胡 10g　川芎 10g　桔梗 10g　栀子 12g　怀牛膝 30g　夜交藤 30g　甘草 10g　4 剂

二诊：上方 2 剂后自觉胸畅，夜能安卧，噩梦已除，笑能自止。4 剂后笑病不作，但觉头昏乏力，放物即忘，查脉象正常，效不更方，再加天麻 12g、龟板 20g、远志 10g。

上方连服 10 剂，诸症皆止，追访 5 年病未再作，身健。

【按语】笑之为病，医籍少见方论，《冷庐医话》中载有一文"丧夫得癫疾，时发笑声，用六味地黄汤加犀角"治愈，"盖笑主于心，心生火，心郁则愈炽"故发笑。本案肝郁血滞，血瘀生热，热扰心神。此心肝之病所以夜梦昼笑。古有久病从瘀和怪病从瘀之说，用血府逐瘀汤加减。方中柴、枳、芍、草乃四逆散，理气疏郁，加栀子以制肝火；桃、红、归、地、芎以养血活血，瘀去而神清。辅加夜交藤、远志、龟板安神而强志，桔梗升清；牛膝降浊。俾使气血升降有序。全方理气活血、化瘀安神、和调阴阳，使神安而愈。

（张晓虎整理）

五、温阳建中、益虚止痛法治愈胃痛（十二指肠溃疡）一例

贾某，男，37 岁，太原市×厂工人。

初诊：1990 年 4 月 1 日。

主诉及病史：空腹时胃痛，得食痛止 7 年。病由饮食不节，初病胃中嘈杂，继而饥饿时胃痛，常于劳累、受寒后痛甚。痛时喜温喜按，得热食则痛缓或痛止。近日饥痛加剧，至午夜尤甚，得红糖姜水则痛缓，但白天得食虽痛缓而不止，久治无效。

诊查：面带苦容，弓腰按腹，舌淡苔白，脉象弦缓，镜检确诊为十二指肠溃疡。

辨证：中寒胃痛。

治法：温阳建中，益虚止痛。

处方：加减黄芪建中汤。

黄芪 30g　桂枝 10g　白芍 30g　甘草 12g　高良姜 10g　丁香 10g　白芥子 10g　熟地 14g　川楝子 16g　生姜 3 片　大枣 5 枚

二诊：4 月 5 日。上方 1 剂即痛缓，4 剂即痛止。为巩固疗效，上方连服 30 余剂，痛未再作，镜检溃疡愈合，病未再发。

【按语】饥饿胃痛之说，早见于《灵枢・百病始生》中，《临证指南医案》中有饥饿胃痛"求食自救"之说和益虚止痛之法。劳伤其形，饿伤其中，寒从内生，胃中阳虚，故得热食则痛止。方用黄芪、桂枝、高良姜、丁香、生姜温中散寒，益气补虚；不用饴糖而用熟地、大枣补阴和营，从阴引阳，使阳得阴助而生化无穷；熟地与白芥子、丁香同用则滋而不滞，温而不燥；白芍与甘草、川楝子合用缓急止痛而制肝且不伐肝。全方合用则有温中补阳，益虚止痛之功。

本病有因肝阴虚而用一贯煎者；有因心脾气血两虚而用归脾汤者；有因胃阴虚而用益胃汤者。分证从补论治。常用熟地、生地、阿胶或鹿角胶，伍以砂仁或丁香、白芥子相反相成，不仅有益虚止痛之功，也有制酸护胃之效，且有益于溃疡愈合炎症消失。

六、泻火平肝、活血熄风法治愈面目抽搐流泪(面肌痉挛)一例

段某,女,51岁,交城县人。

初诊:1999年6月20日。

主诉及病史:右面抽动,见风流泪,病已3个月不解。郁怒操劳,适值经绝之年,初病心烦易怒,头昏胁胀,继则少眠,面目抽动,见风流泪,烦劳更甚,尿赤便干,手指微颤。

诊查:右面目抽动,左眼流泪,指端颤动,血压高(170/92mmHg),舌红苔黄,脉弦细数。

辨证:气郁化火,肝风内动。

治法:泻火平肝,活血熄风。

处方:龙胆草10g 栀子10g 石决明20g 草决明20g 当归10g 白芍20g 桃仁10g 红花10g 天麻15g 全蝎10g 蝉衣10g 地龙20g 木瓜20g 羌活10g 葛根20g 防风10g 甘草10g

二诊:6月27日。上方连服3剂之后面目抽动即缓,目泪已止,头昏亦去,6剂之后,病去身安,血压正常。原方照服以固疗效。

嘱服上方又5剂之后,一年未作,2000年3月6日病又作,20日后再服上方10剂又病愈,血压正常。2001年5月6日来诊,言及夏来烦劳流泪,面抽之病又作一月,再予上方加水蛭6g,连服12剂之后,病未再作。

【按语】《内经》有"诸风掉眩,皆属于肝"及"火气上燔,见风泣(泪)下"。本案为木火之体,适遇经绝之年,春夏之交,阳升风动,情郁烦劳,五志之火上逆,内外相应,肝风内动而头昏,烦躁,面目抽动,皆属肝火风动之象。木火上逆,见风流泪,亦肝窍之病。方用龙胆草、栀子、石决明、草决明泻火平肝;当归、白芍、桃仁、红花活血养血,治风先治血也;合全蝎、蝉衣、天麻解痉熄风;木瓜、地龙、白芍、甘草缓急舒络;羌活、防风引药上行,为祛风止泪的要药,伍用葛根,则疏而不燥,脑顶之病,非此三药不达。全方合用,有清热平肝、活血疏络、止痉熄风之功,所以风熄泪止。

木火之体,每值春夏之交,风火主令,阳气暴升,天人相应,肝木用事,火动风生,本案患者年届经绝之期,气血交乱之时,肝风上扰,抽风流泪,故而重点在解肝郁、清肝热而熄风。方证相合,所以三治三止。

七、清热舒络、缓急止痛法治愈残肢灼痛(红斑性肢痛)一例

武某,男,30岁,已婚,山西文水人。

初诊:1999年8月10日。

主诉及病史:左腿残肢,灼热剧痛3个月不止。病由去年汽车着火,烧伤过重,肌肉坏死,截去左脚,致小腿残疾。历经半年之后,一夜左腿残肢突然大痛不止,日益加重,状如火燎火灼,日夜难安,得凉则减,冰块加裹其腿,日夜不离方安。伴有烦热汗出、口干喜饮、便干溲黄。医药久治无效,苦无愈期,适我外出乡诊于此,应邀会诊。

诊查:去冰查看患肢,患者残肢红赤灼热,离冰则苦叫其痛,面赤汗出,舌红无苔,脉洪数。

辨证:热灼伤阴,络脉瘀阻,不通则痛。

治法：清热舒络，缓急止痛。

处方：白虎芍甘汤加味。

知母 10g　生石膏 25g　白芍 30g　甘草 16g　麦冬 12g　桑枝 30g　地龙 30g　夜交藤 30g　没药 10g　木瓜 30g

二诊：8 月 17 日。服上药 1 剂即痛减。夜能成眠。3 剂痛止。6 剂即撤去冰块，也不觉痛，效不更方，再服 6 剂。

上方连服 12 剂，痛止病愈。久裹厚冰亦无后遗冻疮。嘱其平日忌用辛辣发物，戒抽烟喝酒，随访 3 年，残肢灼痛，再未发作。

【按语】本例因于汽油烧伤致残，火毒已蕴伏于内，夏末阳热外袭，内外相加，症见烦热面赤、汗出口渴、便干尿黄、脉象洪数，胃热可知。肢体灼痛、舌红无苔而干、热入血分，知阴液耗伤，筋脉失养，挛急灼痛。故拟用白虎芍甘汤。石膏、知母清热；芍药、甘草、麦冬养阴生津，缓急止痛；桑枝、地龙、忍冬藤、木瓜、没药活血通络；夜交藤宁心安神。全方共奏清热养阴、舒筋活络、缓急止痛之功。

八、清热解毒、活血开窍法治愈暑风（重症流行性乙型脑炎）一例

孙某，男，11 岁，住院号 49838。

初诊：1973 年 9 月 13 日。

主诉及病史：高热、头昏、呕吐两天。体温高达 40℃，突然烦躁、神昏、抽风、目珠上视，急诊收住某传染病医院。中医约我主治。

诊查：体温 40℃，抽风昏迷，烦躁不安，舌绛苔黄，尺肤灼热，脉象滑数而疾。查眼底水肿，脑脊液清亮，白细胞数升高 200 个/HP，符合乙型脑炎。

辨证：气血（营）两燔，热陷心包。

治法：清热解毒，活血开窍。

处方：清脑活血汤加减（乙脑Ⅱ号协定方）。

银花 30g　大青叶 30g　蒲公英 30g　板蓝根 30g　连翘 15g　生石膏 60g　知母 12g　赤芍 12g　泽兰 15g　郁金 10g　石菖蒲 15g　怀牛膝 20g　桑寄生 15g　青黛 6g　甘草 10g

每日 2 剂，水煎，4 次分服。

二诊：9 月 17 日。上方 2 剂后体温渐降，神清风熄，口干索饮。其母以其病减，还有西医输液用药，自行停服中药 36 小时，次日体温又骤升，高达 39.8℃，再现昏迷、惊厥抽风。再予上方 6 剂，热降风熄，神清目睁，调治 1 周后，无后遗症痊愈出院。

【按语】乙型脑炎是一种病毒侵犯大脑而发生的急性传染病，属中医温病暑温、暑风之列。其病来势迅猛，热毒壅盛，很快即气血两燔，热陷心包。神昏惊厥，风火相煽，险情毕现，非清热解毒重剂，不足以阻截其病势，所以用银花、公英、大青叶、板蓝根、青黛、连翘、生石膏、知母，速在解其毒，彻其热；泽兰、赤芍、怀牛膝活其血，使凉而不滞；郁金、菖蒲开窍醒脑，与活血药相伍，既活血开窍，又能引诸药上行于脑直达病所；怀牛膝、桑寄生益肾通络，益肾即所谓护脑。全方合用，共奏清热解毒、活血开窍、凉血清脑之功。经过两起两落，未连续用药的教训，证明除邪务尽，否则病情反复。再用原方得愈，说明了本方之效。

乙型脑炎虽属温病，由于其来势迅猛，病变险恶，20 世纪 60 年代前后，病死率极高，可达 30%以上，当时还未有特效的防治法，中西医结合论治之后，下降到 10%左右。历年来，通过

数以千例的证治实践,体会到本病从卫气、气营、营血三型论治较为实用。由于其热毒壅盛,病情凶猛,早期即当除邪(退热)务速,非清热解毒重剂,不可阻截其病势的发展,不除邪务尽,不能防止暴喘、暴脱、惊厥险情的发生。在用药方面,清热解毒药与活血药同用,则凉而不滞,血活热清;郁金、菖蒲开窍,与活血药同用,引药上行,通过血脑屏障而直达病所,从而加强疗效。怀牛膝、桑寄生之用,可益肾通络,伍以泽兰,有益于降低脑压和引邪热下行,血活络通,则脑清神醒。

(王静芳整理)

九、分利清浊法治愈口水过多一例

张某,男,12岁,河北省人。

初诊:1969年4月6日。

主诉及病史:口吐清水,频唾不止,病已5个月。初病由于口热、口糜作痛,经用泻火解毒,口疮、口痛虽愈,但口水过多,时吐不已,伴有口苦心烦,便干尿热。

诊查:唾水时作,舌红苔黄,脉象细数。

辨证:阳明湿热,廉泉不合,口水上涌。

治法:分利清浊。

处方:萆薢10g　黄芩7g　黄连6g　滑石16g　车前子15g　茯苓10g　益智仁10g　乌药10g　瞿麦6g　吴茱萸4g　甘草6g

二诊:4月10日。服上方1剂后口水大减,4剂后口水全止。唯口苦、尿黄未去,苔脉同上。照上方,黄连改为8g,瞿麦改为12g,继服3剂,遂愈。

【按语】口水,又名涎水,或名唾水。口水过多症,“小儿得之为气血未充,老年人得之为气血先衰”,但本案起于口热、口糜之后。缘于湿热所致,为廉泉开合失司之病。湿热尚未全清,本当治胃,因其窍开于口。今用黄芩、黄连清心肺之热。因五行相关,胃热得清,廉泉则开合有序。伍用萆薢、滑石、茯苓、瞿麦、车前子分利清浊,导湿热下行,上病下治;益智仁、乌药虽有缩泉之意,但合吴茱萸而能摄口水之上逆,全方共奏清热利湿,摄水止唾之功。

萆薢分清饮方有三,《女科切要》、《丹溪心法》之方偏于温摄,《医学心悟》之方偏于清利。皆名分清,可治法迥异。今承程钟龄代之意而合其方加以化裁,而有立竿见影之效。

(王静芳整理)

十、温经散寒、血府逐瘀法治愈下肢痼冷一例

陈某,男,63岁,河北省人。

初诊:1990年8月16日。

主诉及病史:双腿冷困已20年。初因孟冬涉水,致下肢发冷、困胀、酸痛。经用祛风散寒,痛止而冷不解,腿冷如冰,日益加甚。近两年来日用厚棉衣,夜用棉套裹腿,也未能止其冷。又需重物压腿,方能安卧。

诊查:患者下肢微肿,步履沉重,神疲少眠,二便正常,舌淡苔白,脉象沉缓。

辨证:风寒入经,久病夹瘀。

治法:温经散寒,通脉逐瘀。

处方：血府逐瘀桂附汤。

赤芍10g　桃仁10g　当归10g　生地10g　红花10g　枳壳10g　柴胡10g　川芎8g　桔梗10g　附子10g　桂枝15g　荆芥14g　怀牛膝30g　白芥子10g　鸡血藤30g　夜交藤30g　甘草10g

二诊：8月28日。服上药3剂，下肢冷困即减去大半，6剂之后冷困即止，十余剂之后即脱去棉裤，睡卧亦安。上方去荆芥，继服10剂。

追访3年，再未发作。

【按语】下肢痼冷，缘于冬月涉水，寒从下受，寒留肌肤之内经络之中，久寒不去，积冷不解。"痼久之冷，乃寒之甚也"。血受寒则凝而留滞，血凝则脉中气血流行失常，此阳虚血滞。故方中用桃、红、归、芍、地、芎即桃红四物汤，治其血，通其脉。柴、枳、芍、草即四逆散，治血必先行气，气行血活则瘀去；用桂枝、附子、荆芥温经散寒以逐其冷，佐以白芥子祛其痰湿，以消其肿，湿去气也行；用鸡血藤、夜交藤养血宁心，心主血脉也；重用怀牛膝引血下行，可引诸药而直达病所。诸药合用共奏温经散寒、活血通脉之功。"脉者血之府也"。血府逐瘀者亦即通脉活血之意，久寒血必凝，血凝气亦滞，阳失温煦之力，因果相循，病冷益痼，治以温阳化瘀，而达到寒去血活，瘀去新生，气血周流，阳气自温，血脉通畅，痼冷得除。即所谓"冰冻已解，而水流自行"。

（魏勍整理）

十一、宣痹通腑、急下救肺法治愈暑风暴喘（乙脑并发呼吸衰竭）一例

宋某，男，21岁，未婚，民办教师。

初诊：1973年9月5日。

主诉及病史：初病发热、头痛，呕吐两天，旋即高热烦躁，神昏谵语，四肢拘急，目珠直视。虽用清热解毒药，体温不降反升，神志昏迷，惊厥抽风。加用三宝开窍、熄风，病至第6天突见暴喘息贲，呼吸抬肩，鼻翼扇动，病势急危，风、火、痉、喘险情毕露，濒临死亡之际，邀余诊治。

诊查：项强抽风，角弓反张，神志昏愦，呼吸急促，鼻翼扇动，张口抬肩，痰鸣声粗，舌质绛赤，苔黄燥而有芒刺，触之棘手，脉象疾数有力，每分钟178次，呼吸每分钟40～60次，下腹坚满，询知已七日未大便，体温41℃，查脑脊液清亮，其中白细胞升高。符合乙脑诊断。

辨证：腑结肺痹，风火痰喘，热陷心包。

治法：宣痹通腑，急下救肺，泻火平喘。

处方：瓜蒌10g　枳实10g　芒硝12g　厚朴10g　大黄12g　杏仁10g　葶苈子10g　生石膏90g　连翘12g　银花30g　大青叶30g　板蓝根30g　玄参15g　麦冬12g　甘草10g

二诊：9月6日。上方服后，肠鸣漉漉，但未便下，风、火、痰、喘，息贲昏愦未缓。西医吸氧、输液、吸痰，继续救治。询知服上药后，肠鸣有声，知病有转机，是胃气未绝，仍须急下救逆，遂加大其剂。

照原方改大黄18g、元明粉15g，即煎服。

上药服后40分钟许，肠鸣漉漉，便下盈盆。满室熏臭，旋即喘逆自缓，继而热减。4小时后风熄，喘平，知大有转机，止其下药。翌日神清身安，第三日体温已平，索食求饮。又调治一周，无后遗症，病愈出院。思此案已过30有年，患者业已成家立业。

【按语】本案病于暑温，热陷心包，气血两燔，缘于失下，延误病机，故而清热凉血、开窍熄风诸法无效，风火痰喘并作。加之神志昏愦、直视、喘逆抬肩，此乃心肺之气欲绝之兆。至急且危，病机是由于燥矢不下，蒸热上逆，腑实肺痹，痰火上壅，反助邪火更炽，气逆暴喘病热加剧。治此病必先其所急，治当急下存阴救肺，药用大黄、元明粉、枳实、厚朴通腑下结；伍用葶苈子、杏仁、瓜蒌之宣降以开上启下，所谓“肺与大肠相表里也”；又得玄参、麦冬益阴润肠之助，使下法有相得益彰之妙；后当伏其所因，用银花、大青叶、连翘、板蓝根解其毒，生石膏、知母泻其热，以治其本。诸药共奏宣痹逐结、急下救肺、泻火解毒之功和釜底抽薪之妙。燥矢一下，腑气得通，大气一转，风、火、痰、喘俱平，急下不仅救阴，亦可救逆防脱，使重病转危为安。

乙脑并发呼吸衰竭，当时治无效法，多九死一生，符合中医暑温致喘之列。《仁斋直指方》说：“诸有病笃，正气欲绝之时，邪气盛行，都壅逆而为喘”。急下治喘救逆之说，源于《伤寒论》之大承气汤之“急下存阴”说；《温病条辨》之宣白承气汤之“宣痹逐结”法治疗“喘促不宁”说。通下救肺，挽危救喘，所以治疗乙脑并发呼吸衰竭也不无根据，根据“实喘治肺，虚喘治肾”的原则，总结治疗乙脑并发呼吸衰竭的临床抢救经验，列分为痰火壅肺型，治以泻火导痰，降气救喘法；腑结肺痹型，治以通下救肺，宣痹治喘法；气阴两竭型，治以益气救阴，治喘防脱法；阳衰喘脱型，治以回阳固脱，平喘救逆法。此4型论治法，抢救乙脑呼吸衰竭时，实喘不可畏其危而不攻下，虚喘不可畏其病温而远温，而贻误病机。

（张晓虎整理）

十二、益气化瘀、补中升阳法治愈脱肛一例

侯某，男，58岁，山西太原人。

初诊：1980年3月12日。

主诉及病史：脱肛52年，何病致脱，已无从回忆，从记事日起，每便则脱，便后自复，每于就医即服补中益气汤，虽有小效，也未根除。去年因患湿热下注，肠风下血之后脱肛加重，有时难于自复，伴有小便难禁。

诊查：肛肠外脱，未见出血。舌暗苔白，有3个瘀血斑，脉弦缓。

辨证：中气下陷，气虚血瘀。

治法：益气化瘀，补中升阳。

处方：补中益气化瘀汤。

黄芪30g　党参20g　白术10g　升麻10g　柴胡10g　当归12g　红花10g　水蛭9g　枳壳15g　甘草10g　土元10g

二诊：3月18日。上方连服5剂，肛门不脱，小便也能自禁。稍感腰困，舌脉同上。再照上方去枳壳，加川断20g、覆盆子20g、羌活8g，服5剂，以巩固疗效。

追记：患者有小恙即来求诊，一次发热头痛来诊，询知小便如常，肛也未脱。自此愈后，再未来诊。

【按语】少年脱肛是血气未充，“老年脱肛是气血已衰”。脱肛之病常涉及脾肾，益气升阳、补肾固脱是为常法。治之大法不出“下者举之、升之、固之”。此患者初病从少、至壮、气血渐充，虽脱而不甚，用补中益气法后，虽效不除，老年又患肠风下血之后，元气不支，脱而不复，此谓久病必虚，久虚必瘀，夹之舌有瘀斑，气虚血瘀无疑。故用补中益气汤加减，方用黄芪补中益气，升阳固表；党参、白术、甘草甘温益气，补脾健胃；升麻、柴胡协参、芪以升举清阳，升提下陷

之气；当归补血和营；枳壳易陈皮疏理气机；可使补而不滞；红花、水蛭、土元合当归活血祛瘀。诸药合用则奏益气化瘀、升阳补中之功，使虚者得补，瘀者得化，陷者得举，补中有行，行不碍虚，气行血活，何患久病之不除。

【按语】本案用补中益气汤与活血化瘀同用，是补中有活，化瘀有益于补气，治疗脱肛每用多验。久虚则瘀者，有碍于气行，也有碍于血活，故所治久病当从瘀论治。50 年脱肛，5 剂药得愈，故特志之。

（张晓虎整理）

十三、清热化湿、活血祛风法治愈浸淫疮（急性渗出性皮炎）一例

陈某，男，52 岁，河南洛阳人。

初诊：1984 年 4 月 18 日。

主诉及病史：右前臂外侧，初病皮肤灼热，瘙痒继而红肿，糜烂渗水。病已 10 天，疮面日益扩延，渗液下流，痒无休止，夜更难忍，心烦口渴，便干尿赤，但无身热、结痂之象。西医消炎、外敷，并用激素，其效不显。

诊查：病处红肿，糜烂疮面为 12cm×9cm。渗水外流，纱布外包，10 分钟后纱布湿透即能拧下约十余毫升水，渗水量之多可知。舌红苔黄，脉象滑数，体温不高。

辨证：湿热蕴渍，浸淫肌肤。

治法：清热化湿，活血祛风，敛疮止痒。

处方：①苍术 10g　黄柏 10g　萆薢 20g　苡仁 20g　苦参 12g　苍耳子 10g　防风 10g　蝉衣 10g　紫草 30g　栀子 10g　车前子 20g　赤芍 10g　泽泻 12g　生地 15g　甘草 10g

6 剂内服

②苦参 10g　蛇床子 10g　黄连 8g　黄柏 10g　黄芩 10g　地肤子 12g　白矾 10g　川椒 10g　煎水频频外洗

二诊：3 天后，病去七八，痒止，日夜得安，6 剂之后，肿消热已。患者言不意内科大夫，亦能治皮肤病。

嘱上方再用 6 剂，不可嗜酒如命，少食辛辣厚味。其病遂愈。

【按语】患者平素恣食厚味，嗜酒如浆，可知湿热蕴郁，浸淫肌肤，病在心脾二经，所谓“诸痛疮痒，皆属于心”，“诸湿肿满，皆属于脾”，故用黄柏、苦参、栀子、生地、紫草、赤芍凉血活血；苍术、萆薢、车前子、泽泻、苡仁、甘草健脾除湿；蝉衣、防风、苍耳子祛风止痒。全方共奏清热解毒，祛风化湿之功，达到热去湿化，风去痒止之用。外用方有清热渗湿，敛液止痒之功，直达肌肤，内外夹攻，其效颇捷。

（魏劼整理）

十四、培土抑木、降逆止吐法治疗顽症呕吐（神经性呕吐）一例

谢某，男，34 岁，河北省邯郸人。

初诊：1966 年 6 月 10 日。

主诉及病史：夫妇两地，久怀抑郁，初病胁胀、呃逆，渐见呕吐不止，病达 4 年之久。诸法检

查无果，诸药调治无效。知饥能食，食后即吐，吐食待尽方止，吐如喷射状，吐前胃中并无不适，大便干燥。

诊查：形瘦神疲，面带愁容，舌红苔干微黄，脉象弦而滑数。上消化道钡餐造影未见异常。西医诊为神经性呕吐。

辨证：肝郁气滞，胃失和降，气逆呕吐。

治法：培土抑木，降逆止呕。

方药：参赭降逆汤。

处方：党参 15g　白术 10g　猪苓 10g　丁香 10g　半夏 12g　枳实 12g　大黄 5g　旋覆花 12g　代赭石 25g　柿蒂 25g　甘草 6g　生姜 3 片

水煎服，每日 1 剂，两次分服。

二诊：6 月 14 日。服上方 1 剂吐已大减。2 剂后吐止，4 剂后便已通畅。为巩固疗效，照上方再服 3 剂。

三诊：1979 年 8 月 15 日。遇事不快，呕吐又作，历经 10 日，又于门诊求治，唯体质较丰，舌红苔白，脉弦寸滑，他症仍如前述。再予前方加藿香 15g，改半夏 15g，又服 5 剂吐止，再服 3 剂病愈。

【按语】病因怫郁动肝，肝木犯土，夹胃气上逆而吐，吐之前后胃无不适，知胃无伤。“见肝之病，知肝传脾，当先实脾”，古有明训。故先用党参、白术、猪苓、甘草、生姜，以实脾和胃；半夏、丁香、柿蒂降逆止吐；枳实、大黄导滞通便，旋覆花、代赭石则平肝镇逆，寓攻于补。胃气下行为顺，故而吐止。全方共奏补中和胃、降逆止吐、泄肝安胃、培土抑木之功。

（王静芳整理）

十五、健脾导滞、化积消癥法治愈食积成癥（胃柿石症）一例

张某，男，45 岁，运城农民。

初诊：1982 年 4 月 18 日。

主诉及病史：胃痛食后加重，病已 4 个月余。初病由于吃柿子饼过量，当晚夜半时突觉腹中膜胀、疼痛。日后每食则痛，腹中有一包块，大如鹅卵，伴有干呕、呃逆、纳少、便干、体瘦乏力。当地西医诊为胃柿石症。治无效果，遂来就诊。

诊查：精神不振，面黄体瘦，大便稍干，两日一行，上脘部有一 8cm×6cm 大包块，触之坚硬滑动。舌暗，苔白而厚腻，脉象弦滑。

辨证：宿食滞留，食积胃痛。

治法：健脾导滞，化积消癥。

处方：苍术 10g　厚朴 10g　陈皮 10g　三棱 10g　莪术 10g　槟榔 8g　莱菔子 12g　焦三仙各 15g　生姜 3 片　甘草 10g

二诊：4 月 21 日。上药 3 剂服后，肠鸣漉漉，大便先硬后稀，夹有粪块数枚，腹胀痛大减，包块消失大半，饮食增加，效不更方，加丹参 15g。

三诊：4 月 28 日。又服上方 5 剂，饮食增加，腹痛已除，包块不可触及。再作钡剂造影，X 线报告胃内未见异常。示柿石已消失。患者神怡，自返原籍。

【按语】饮食自倍，肠胃乃伤，况柿饼性凉而涩，过食也败胃气，夜服即睡，胃难消磨，脾不运化，柿积成块，是成食积包块，名曰食癥；或称胃内柿石症。夜半胃中胀痛，久而得食则痛，腹

胀纳少，形瘦神疲。食积之病，法当化积消食，运中导滞。方用苍术、厚朴、陈皮强胃运脾，以培中州；三棱、莪术化积消癥；槟榔导滞散结；莱菔子、焦三仙消食除积；丹参活血以利气行滞；生姜、甘草和中。全方有运中消食、化积导滞、消胀散结之功。宿食得化，结滞得消，脾运胃和则积结可除。妙在本方化积于无形，下积而不见柿石排下，癥消食进，胃痛不作。

《杂病源流犀烛》论癥说："好食生冷粘滞之物，因脾胃虚不能化，遂与脏气相搏，结积成块，日渐长大，坚固不移，此谓之食癥"。柿石之成正与此说符，是由柿之生冷粘滞不化，结积于胃中所致。胃为柿石所踞，食不能为胃所容纳，故食后胃痛，故为疏导消积，佐以运脾和中之剂，化积于无形之中，邪去而正安，故凡食后胃痛者，多属实证，拒食以自卫，法当攻邪消积，和中导滞，不可从补致壅以资邪而犯实实之戒。

（王静芳整理）

十六、养阴清燥、益胃增液法治愈无唾液症（腮腺炎后遗症）一例

张某，男，20岁。

初诊：1967年6月8日。

主诉及病史：口干无水，吞食难下，病已3个月，病起于3个月前因患痄腮（双）之症。口干无津以咽，每食米饭、蒸馍干食之物，必索水搅拌，方能下咽，食纳不思，饮食减少，日益消瘦，大便干结，小便黄赤。

诊查：口干舌燥，舌尖边红，苔黄，脉细数。

辨证：阳明胃热，津不上承。

治法：清胃增液，养阴润燥。

处方：玉竹30g　葛根15g　麦冬15g　石斛15g　天花粉10g　党参15g　连翘10g　神曲15g　五味子10g　山楂10g　谷芽15g　麦芽30g　甘草10g　生姜3片

二诊：6月11日。上药服1剂后，口干即减，唾液渐多，3剂药服后，不用水拌食物渐能吞下，纳食增加，大便正常，精神好转，口咽微干，上方加丹皮10g。

上药共服10剂，纳食如常。随访半年，未见复发。

【按语】腮腺炎古名为痄腮，病"由阳明胃热所致。口为脾窍，舌为心窍。"热之气乘于心、脾，津液竭燥，故令人口舌干燥（《普济方·口干》）。病由胃热及脾，脾不能为胃运化津液，水气不能上承，廉泉干涸则唾液不生。治当养胃生津，以充化源。仿玉泉散方之意，用玉竹、石斛、麦冬、天花粉、葛根养阴生津；党参、五味子合麦冬益气生津；连翘清热散结；谷芽、麦芽、神曲、山楂醒胃消食以助生化；甘草调和诸药，生姜和胃。全方合用，共奏养阴增液，醒胃消食之功。胃清则生化有源，气充液盛，水足舟行，饮食自下。

腮腺炎症，口水全无，当系唾液腺分泌障碍，或腺之开口不通。口水中医名曰"涎"，涎为脾之液，其窍为廉泉，廉泉开则有涎，闭则无津。本案通过益胃增液，液充涎出，饮食自咽。

十七、燥湿运脾、升清降浊法治愈嗜睡症一例

杨某，男，23岁，工人。

初诊：1976年11月16日。

主诉及病史:嗜睡3个月有余,初病饮食不节,腹泻腹胀,继而乏困,嗜睡,健忘,曾用参苓白术散、六君子汤不效,神困嗜睡,日益加重。或坐、或行、或食、或开会,无论何地、何时,皆可眼困入睡,甚者骑自行车时,放车路旁,卧倒即睡,一觉醒后,再骑车上路,今日骑车就诊,半路弃车即睡,醒后来诊时,仍觉眼困乏力。

诊查:眼困少神,舌红,苔白厚腻,脉濡数。

辨证:湿困脾阳,升降失调。

治法:燥湿运脾,升清降浊,开窍醒脑。

处方:醒脑胃苓汤。

苍术10g　厚朴10g　陈皮10g　茯苓16g　泽泻12g　白术10g　桂枝10g　猪苓12g　远志10g　羌活7g　石菖蒲12g　甘草3g

二诊:4月1日。上方4剂后泻止神清,亦不嗜睡,8剂之后,尤其饭后也不觉神困,腹胀肠鸣亦止,舌红苔白,脉数。守上方,去桂枝,加荷叶10g,连服7剂痊愈。

【按语】本例由于野外操劳,饮食不节,胃伤碍脾,脾为湿困,浊气不降反而逆上,神明受蒙故而嗜睡、健忘。清气在下则生䐜胀、便溏;湿困脾阳而神困肢疲。法当运脾利湿,输转中焦,俾使浊降清升,神明得展。方中用平胃散之燥湿运脾,五苓散之利水,在于使水走小肠,从膀胱而下,小便利则大便实。去桂枝加荷叶,在于降浊而升清,不致有湿热之变。用远志、菖蒲、羌活之升阳开窍,在于引清阳于脑,益智醒神,甘草和中,故全方则有升清降浊、健脾利湿、开窍聪神之功,脑清神醒则嗜睡、健忘自除。

"壮盛之人,昼精夜瞑",人之常态;夜则少眠,昼则嗜睡,是人之病态。至于胃不和而导致的多寐嗜睡症,沈金鳌说:"胃不和者,胃之气本下行,而寐亦从阴而主下,非若寤之从阳主上","多寐,心脾病也",或由"心神昏浊",或由脾不运湿,湿困脾阳。本例为湿盛之多寐,亦阴气盛而多寐者,此案嗜睡不分时间、地点,卧倒即睡,醒则即行,故用胃苓汤合羌活、菖蒲、远志升清降浊,开窍醒脑,方证合拍,故其效也速。

(张晓虎整理)

【编者评注】王怀义主任医师西医卫校毕业后从医3年而改学中医。1962年自成都中医学院毕业后一直从事中医临床。积累了丰富的临床经验。精于中医内科,尤擅脾胃病的治疗,认为空腹胃痛,得食痛止者属虚宜补;饱食胃痛,空腹痛止者,属实宜消。确属经验之谈。他如用活血化瘀法治疗慢性久病和疑难杂症均能获得满意疗效,颇多借鉴之处。

朱进忠医案

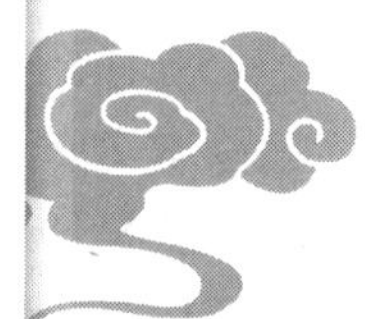

【生平传略】

朱进忠，男，1933年生。主任医师、教授。河北省定州市人。出身于中医世家，幼承庭训，攻读医籍，1956年为求深造考入北京中医学院。1962年毕业后到山西省中医研究所（山西省中医药研究院前身）工作，并从著名医家李翰卿学习。1976年到全国中医研究班，从岳美中、赵锡武、方药中、王伯岳等名家学习。50多年中，长期从事临床、教学、科研工作。先后任山西省中医研究所中医基础理论研究室主任、山西省中医药研究院文献研究所所长、中医基础研究所名誉所长、山西省职工医学院教授、山西中医学院教授，兼山西省中医学会常务理事、内科分会主任委员，中华中医药学会名医研究会理事、山西省药品审评委员会第1、2、3届委员，山西省政协第5、6、7届委员，山西省保健委员会顾问。1993年享受国务院政府特殊津贴，1999年获卫生部医促会德艺双馨医护工作者称号。现为国家人事部、卫生部、国家中医药管理局第二批老中医药专家学术经验继承工作指导老师、硕士研究生导师。退休后，创办了山西进忠中医药研究所，继续从事辨证论治方法学与疑难病证治规律的研究和新药的开发研究。在学术上，主张"没有治不好的病，只有我治不好的病"和"没有治不好的病，只有我现在治不好的病"。通过研究提出了疑难疾病从肝论治、辨证依据脉为第一、危重疾病尤应诊腹等观点和辨证论治三步、相似辨证、天人相应辨证等方法。撰著了《中医内科证治备要》、《难病奇治》、《疑难病诊治思路秘诀》、《脉诊大全》等书24部及大量论文。

一、益气养阴、除湿清热法治愈病毒性心肌炎一例

高某，女，22岁。

初诊：2000年1月29日。

主诉及病史：1999年8月25日，因发热汗出，心悸气短，极度疲乏无力，急住某院。诊为病毒性心肌炎。中、西药治疗半年多，因无明显效果而出院。

诊查：面色㿠白，精神疲惫，发热汗出，畏风，气短心悸，稍微活动则感呼吸困难而急促，纳呆不馨，口舌干燥，说话时断时续。体温38.6℃。舌质嫩红，苔薄白，脉虚大而促。

辨证：气阴大衰，湿热内郁。

治法：大补气阴，除湿清热。

处方：西洋参10g　甘草6g　黄芪15g　当归6g　麦冬10g　五味子10g　青皮10g　陈皮10g　神曲10g　黄柏10g　葛根15g　苍术10g　白术10g　升麻10g　泽泻10g

二诊：2月10日。服药7剂后，发热汗出消失，心悸气短明显改善，精神、食欲好转。但仍胸满、心烦、心悸。舌苔白，脉弦滑而时有结代。体温37.2℃。综合脉症，诊为痰热阻滞，少阳枢机不利。拟予和解少阳，化痰散结。

处方：柴胡10g　人参10g　黄芩10g　半夏10g　甘草6g　生姜4片　大枣7枚　瓜蒌15g

三诊：2月18日。服药7剂后，心烦心悸，胸满气短等症3天未有出现，精神、食欲正常。舌苔白，脉弦滑。上方继服。

四诊：3月6日。20多天来，诸症均未出现，已上班工作。经连续查心电图、动态心电图、GOT、GPT数次，均正常。

【按语】近些年来在社会上流传着一句被很多人同意的话：西医好，中医好，中西药并用更好。但临床上发现并非如此。本例开始曾中、西药并用，但效果不明显，后在患者拒绝配用西药的情况下，突然症状改善并痊愈。事实证明在并用中西药上是应该研究的。

《内经》将君臣佐使的配伍原则确定为组方的基础，而近世中药、西药并用，对药物的相须、相使、相畏、相杀、相恶、相反等，大都不予考虑，至于君、臣、佐、使更多丢在脑后。其中，西药并用而不效者是否与此有关，尤应研究。

仲景《伤寒论》云："太阳病三日，已发汗，若吐，若下，若温针，仍不解者，此为坏病，桂枝不中与之也。观其脉证，知犯何逆，随证治之。"本证既已久用中、西药饵不效，故按"观其脉证"，先见脉虚大而促，予清暑益气以益气养阴，除湿清热，后以小柴胡加瓜蒌以和解少阳，化痰散结而治之。切中病情，故获捷效。

二、益气养阴、除湿清热法治愈高热不退一例

苏某，男，38岁。

初诊：2000年4月10日。

主诉及病史：2月2日突然恶寒发热。查体温39.5℃。医诊感冒。予抗生素、输液等治疗3天，非但发热不减，反而日益加重，体温持续在40～41.3℃，并时见谵语。乃至某院住院治疗。前后住院65天，始终未予确诊。在这65天中，除用激素开始时曾见5天体温下降至38.8℃以外，余均持续在39.5～41.2℃。近1周来，精神极度疲惫，翻身都感困难，时时汗出，频频恶心呕吐，饮食几废。

诊查：精神疲惫，言语时断时续，身热汗出。舌苔薄白，脉虚大紧数。

辨证：气阴两虚，湿热蕴结。

治法：益气养阴，除湿清热。

处方：西洋参10g　甘草6g　黄芪15g　当归6g　麦冬10g　五味子10g　青皮10g　陈皮10g　神曲10g　黄柏10g　葛根15g　苍术15g　白术10g　升麻10g　泽泻10g

二诊:4月11日。服药3剂,呕吐恶心,发热汗出不减。患者一怒之下,拒绝继续应用任何西药,改为单独24小时服用2剂中药法进行治疗。次日体温下降至38.8℃,精神增加,恶心呕吐停止。又继服2剂,体温下降至37.3℃,饮食稍进。惟昨日始发现腹微满、尿热。舌苔黄白,脉弦紧。此邪入膜原,湿热不化,正气稍复也。治宜达原饮加减:

厚朴10g　草果10g　槟榔10g　黄芩10g　知母10g　菖蒲10g　柴胡15g　桂枝10g　蝉蜕10g

三诊:4月18日。4天来体温一直正常,精神大增,饮食、二便正常。

【按语】高热不退不但有实热,而且有虚热;不但有阴虚,而且有气虚。本例脉虚大紧数,自汗盗汗,当属气阴两虚之发热,故以补气养阴重剂而始效。

中药、西药并用病证不减,是中药不效?还是西药不效?是药不对证?还是药物有副作用?是某药之不当?还是配伍之有禁忌?很难决断。本例在患者拒用西药,增大中药之量的情况下,迅速取效,其因于单独应用中药之对证?还是减少了相恶相反之西药,尤当深入研究。

仲景在《伤寒论》中谈到服药方法时,曾经指出:"若一服汗出病瘥,止后服,不必尽剂。若不汗,更服依前法。又不汗,后服小促其间,半日许令三服尽。若病重者,一日一夜服,周时观之。"余治重病早期多遵1日1剂法服药,不效则多考虑是辨证之错误,及至细读仲景之书,改变服药方法为小促其间,一日一夜服后,大都很快取效,始知对服药方法、服药时间亦当研究。

三、益气养血、清热解毒法治愈手术切口长期不愈一例

刘某,男,23岁。

初诊:2001年3月10日。

主诉及病史:2000年12月5日,因车祸右腿粉碎性骨折而在某院手术治疗。3个多月来,手术切口部的肌肉一直不见生长,且有的局部皮色日渐紫暗,有的部位有淡淡的脓水溢出,整个大腿微肿、微痛、微胀,并时有自汗盗汗。

诊查:面色皖白,神疲乏力。舌苔白,脉虚大而稍数。

辨证:气血两虚,热毒内蕴。

治法:补气养血,清热解毒。

处方:黄芪15g　当归6g　银花10g　连翘10g　白芥子1g

二诊:3月20日。服药10剂后,精神、食欲好转,汗出停止,局部皮色正常,脓汁消失。上方继服。

三诊:3月28日。近2天来,又感疲乏无力,气短,自汗盗汗。舌苔白,脉虚大而数。此气阴俱虚,湿热内蕴,复感外邪也。治宜补气养阴,除湿清热,佐以解表。

处方:人参10g　甘草6g　黄芪15g　当归6g　麦冬10g　五味子10g　青皮10g　陈皮10g　神曲10g　黄柏10g　葛根15g　苍术15g　白术10g　升麻10g　泽泻10g

此方服至4月10日,诸症消失,痊愈。

【按语】以张从正为首的攻邪学派强调邪留则正伤,邪去则正安,故宗此说者遇见外伤所致之病大多强调活血、解毒两端,其为预防感染而用清热解毒、抗生素治疗者更属多见。以薛立斋为首的温补学派通过研究发现了攻邪学派的弊端,提出"不问大小,必以治本为第一要义"的观点,从而解决了外科疾病中的很多难以解决的问题。本例正是在这一观点的基础上,根据其脉见虚大而数而辨其证为气血俱虚,并采用补气养血之法才取得疗效的。

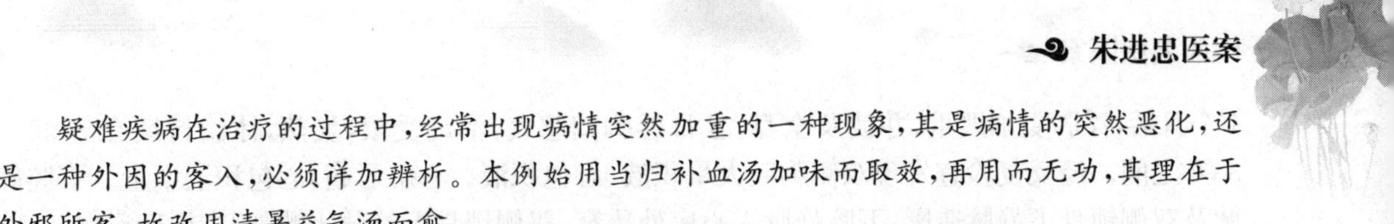

疑难疾病在治疗的过程中，经常出现病情突然加重的一种现象，其是病情的突然恶化，还是一种外因的客入，必须详加辨析。本例始用当归补血汤加味而取效，再用而无功，其理在于外邪所客，故改用清暑益气汤而愈。

四、泻火解毒法治愈过敏性紫癜七窍出血一例

耿某，女，10岁。

初诊：1987年4月2日。

主诉及病史：今年1月2日突然出现鼻衄，上下肢紫斑。急至某院。诊为过敏性紫癜。中、西药治疗4个多月，不但诸症不减，反见加重。特别是近1个多月以来，全身到处大片大片的紫斑，不断地发生鼻衄、耳衄、眼衄、咳血、吐血、尿血、便血，身热烦躁，饮食不能。

诊查：神烦焦躁，面色青黄。舌苔黄燥，脉滑数。

辨证：心胃实火，迫血妄行。

治法：泻火解毒。

处方：黄连10g　黄芩10g　大黄4g

二诊：4月6日。服药4剂后，衄血、吐血、咳血大减，神烦焦躁好转，饮食稍进。舌苔黄，脉滑数。上方继服。

三诊：4月14日。服药7剂后，衄血、尿血、便血、咳血、吐血、紫斑均消失。饮食大增，精神好转。舌苔白，脉滑小数。

因患者再无法支付任何费用，要求改用不用钱的妙方。乃嘱自采新鲜羊蹄、鲜茅根泡茶服。

6月2日，诸症消失，各种检查均正常。

【按语】某医云：本例是在我院久治不效，且又无力支付任何费用，又处病情危重的情况下，停用任何药物时，请你进行治疗的，真没想到竟能取得如此疗效。其故何也？我说：泻心汤在《金匮》中早有治疗吐血、衄血的记载，唐容川著《血证论》更列其为止血第一方，称：心为君火，化生血液，是血即火之魄，火即血之魂，火升故血升，火降即血降也。知血生于火，火主于心，则知泻心即是泻火，泻火即是止血。得力大黄一味，逆折而下，兼能破瘀逐陈，使不为患。此味今人多不敢用，不知气逆血升，得此猛降之药，以损阴和阳，真圣药也。且非徒下胃中之气而已，即外而经脉肌肤，凡属气逆于血分之中者，大黄之性亦无不达。盖其气最盛，凡人身气血凝聚，彼皆能以其药气克而治之，使气之逆者，不敢不顺。今人不敢用，往往留邪为患。惜哉！方名泻心，乃仲景探源之治，能从此悟得“血生于心，心即是火之义，于血证思过半矣。”其意即在于此。该医又问：何不用大剂取其速效？答曰：大剂大黄攻下有余，而难泻心火也，且本证正虚邪实，若大剂攻邪则正伤而难复，故予小量缓泻其火，使邪去而正不伤，病去而易复。

五、温化水饮、消散癥坚法治愈多发性浆膜炎、胸腹积液、心包积液一例

高某，女，73岁。

初诊：2001年2月18日。

主诉及病史：去年7月3日突然颈部、耳后、颜面浮肿，持续头痛，气短而喘。急住某院。

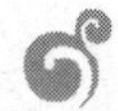

1个月后，浮肿更加严重，并波及全身，且日感胸闷憋气，活动受限，发热，体温持续在37.5～38℃之间。经反复检查发现双侧胸腔大量积液、心包积液。心脏彩超：心包积液中量。下腔静脉及双侧锁骨下静脉造影：下腔静脉入心房处狭窄，双侧锁骨下静脉闭锁，侧支循环形成，上腔静脉闭塞。磁共振成像：上腔静脉阻塞综合征，胸腔积液。胸水：黄色混浊，比重1.008，白细胞总数1.71×10^9/L。

诊查：全身浮肿，以颈面部为甚，呼吸极端困难，腹脘胀大，精神疲惫。舌苔白，脉弦大紧数。

辨证：饮停胸膈，上迫于肺，肺气壅塞。

治法：温化水饮，消散痞坚，泻水平喘。

处方：防己10g　桂枝10g　生石膏15g　人参10g　半夏10g　陈皮10g　丝瓜络10g　紫菀10g　葶苈子3g

二诊：2月23日。服药3剂后，胸中憋气，呼吸困难，脘腹胀满，浮肿均稍减，并开始能自如的活动。此时因患者自感数月之中，虽用大剂激素、抽水、用利尿剂，却日甚一日，而停用任何药物后竟奇迹般地出现症状改善，因此坚决要求出院治疗。舌苔白，脉弦大紧数尺脉尤甚。此水饮虽盛，而肾之气阴大虚已显露，故仍以原方加慢肾Ⅰ号，1日3次，1次4粒，空心服。

三诊：3月3日。服药7剂后，浮肿消失，胸憋气短，胃脘满胀大减，饮食大增，但走路快时仍感呼吸困难。彩超：胸腔积液、心包积液均明显减少。舌苔白，脉弦大稍数。上方加茯苓10g。

四诊：3月15日。诸症基本消失。彩超：胸腔积液、心包积液消失。舌苔白，脉弦大紧稍数。继服15剂，愈。

【按语】痰饮一名，《内经》中称为积饮。仲景《金匮要略》中始称痰饮，并因其所在的部位不同而分称痰饮、悬饮、溢饮、支饮四名。且称留于心下则背寒冷如掌大；留于胁则痛引缺盆，咳嗽则转甚；留于胸中则短气而渴，四肢历节痛；留于膈则满喘咳唾，发则寒热，背痛腰痛，且泣自出。在治法中提出膈间支饮，喘满痞坚者用木防己汤。赵以德注云：心肺在膈上，肺主气，心主血，今支饮在膈间，气血皆不通利，气不行，则与水同逆于肺而发喘满。血不利，则与水杂揉，结于心下而为痞坚……用木防己者，味辛温解散留饮结气，又主肺气喘满，所以为主药；石膏味辛甘微寒，主心下逆气，清肺定喘；人参味甘温补心肺气不足，皆为防己之佐；桂枝辛热，通血脉开结气，且支饮得温则行，又宣导诸药，用之为使。今本证喘满痞坚正合木防己汤主治之证，故以木防己汤与之。然本例除上证外，尚有肺水壅塞之面颈肿，故再配合二陈、葶苈辈；又且本病脉弦大紧数尺脉尤甚，肾气大衰，故再佐用慢肾Ⅰ号以扶正气，服之而愈。

六、补气养血、清热解毒，佐以消痰排脓法治愈脓胸、肺脓肿一例

赵某，女，58岁。

初诊：1985年4月10日。

主诉及病史：3月5日突然高热寒战，医予大剂清热解毒、抗生素等治之，不效。转入某院。诊为肺脓肿、脓胸。前后用中药清热解毒、宣肺定喘、抗生素等治疗，非但不见好转，反见日甚一日，特别是近10天以来，一直高热寒战，体温39.8℃，且汗出不断，咳喘气短，在右侧第3肋间有一豆大的溃破口，不断地有脓汁和气泡随吸气排出，精神疲惫，饮食不进。

诊查：面色㿠白有汗，溃破口周围皮肤紫暗，活动困难。舌苔黄白腻，脉虚大滑数。

辨证：气血俱虚，热毒蕴郁，腐化为脓。

治法：补气养血，清热解毒，祛痰排脓。

处方：黄芪 15g　当归 6g　银花 10g　连翘 10g　白芥子 3g

嘱其第一天在昼夜 16 小时中共服 2 剂，其后改为每日 1 剂。共服 5 剂。

二诊：4 月 14 日。发热减，体温降至 38.1℃，精神增加，汗出减少，饮食稍进。舌苔黄白腻，脉虚大滑数。上方继服，5 剂。

三诊：4 月 19 日。在停用其他任何中、西药的情况下，服药 5 剂后，体温降至 36.5℃，身热、汗出消失，溃破口已收口，精神、饮食增加，乃继服 4 剂。

四诊：4 月 23 日。胸满咳痰。舌苔白，脉弦滑数。此痰热壅郁也。治以理气化痰清热。

处方：柴胡 10g　枳实 10g　桔梗 10g　瓜蒌 15g　青皮 10g　橘叶 10g　当归 10g　赤芍 10g　白芥子 3g　黄芩 10g

五诊：4 月 30 日。服药 7 剂后，症状大部消失。胸透及胸 X 线片均正常。继服 10 剂痊愈。

【按语】本例在治疗过程中，一些同道和家属曾向我提出如下问题：①本例曾用大剂清热解毒和抗生素不效，你却仅用小量的银花、连翘？②本例曾用大剂补益药配合清热解毒不效，你却仅用黄芪 15g、当归 6g？③本例前曾用大剂不效，而你却小剂取得了疗效？我说：本例是一个正大虚而又邪大实之证，扶其正恐助其邪，祛其邪恐伤其正，且本例脾胃大衰运化不能，药品入胃，脾胃受损，更难施化，故正虚邪实之证，常用大剂反而不效，此用药之理一也。《内经》曾云："壮火之气衰，少火之气壮；壮火食气，气食少火；壮火散气，少火生气。"本例之用小量补益之品者，取其少火生气以扶正不助邪，此用药之理二也。稍佐白芥子者，取其搜剔内外痰结及胸膈留滞之脓，而又不致于助热，此其用药之理三也。至于为什么小剂反效，大剂无效，其理亦在其中了。

七、通腑泻热法治愈流行性乙型脑炎昏迷一例

邢某，男，30 岁。

初诊：1967 年 7 月 15 日。

代诉及病史：7 月 8 日中午突然持续高热，是夜即发生昏迷，急住某院。诊为流行性乙型脑炎。予中药清瘟败毒饮加减、安宫牛黄丸、西药等治疗 6 天，仍然不见好转。

诊查：神昏，体厥如冰，腹部硬满。舌苔黄厚而干燥，脉沉伏。

辨证：阳明腑实，阳气闭郁，体厥之证。

治法：通腑泻热。

处方：枳实 15g　厚朴 15g　大黄 15g　芒硝 10g(冲)

二诊：7 月 17 日。从 7 月 15 日夜至 7 月 16 日中午共服药 2 剂。服药后大便两行，至昨日下午神志转清，肢体转温。又继服 1 剂。舌苔黄白，脉弦数。此少阳阳明谷病也。拟和解攻里。

柴胡 18g　半夏 10g　黄芩 10g　大黄 4g　枳实 10g　白芍 10g

7 月 24 日复诊，诸症消失。

【按语】昏迷一症大多强调开窍，故至宝丹、安宫牛黄丸、紫雪丹被称为三宝。本例之所以久用清瘟败毒合安宫牛黄丸之不效者恐在于此也。

张仲景之治少阴病有急下三条，吴又可著《温疫论》列体厥医案、阳证似阴系，屡述真假之辨的重要，他说："凡阳厥手足皆冷，或冷过肘膝，甚至手足指甲皆青紫，剧则遍身冰冷如石，血凝紫黑成片，或六脉无力，或脉微欲绝，以上脉证悉见纯阴……误投温剂，祸不旋踵。"并力主攻下。本例体厥脉沉伏悉见纯阴，而舌苔却黄厚而燥，知其为真实假虚之体厥证，故予急下之剂而愈。

温热病大家叶天士在温热病的辨证依据上的巨大贡献之一是察舌，仲景在热病辨证依据上的巨大贡献之一是按腹。本例真假之辨证即取两家之论才取效也。

八、温中散寒、化气利水法治疗糖尿病一例

郑某，女，65 岁。

初诊：2001 年 1 月 5 日。

主诉及病史：烦渴多饮多尿 3 年多。医诊糖尿病。先用西药治疗 1 年多，未效。继又配合中药益气养阴，清热生津法治疗 1 年多，症状不减，日渐疲乏无力，食欲不振，汗多。特别是近半年来，又发现腰腿疼痛，手足麻痛难忍，行动困难。3 个多月来，又时时恶心呕吐。经过多次会诊确诊为：①糖尿病，②骨质增生，③末梢神经炎，④糖尿病性肾病，⑤糖尿病酮症酸中毒。

诊查：神烦，腰腿疼痛行动困难。舌苔白润质淡暗，脉弦紧而数。

辨证：脾肾虚寒，水气不化。

治法：温中散寒，化气行水。

处方：附子 10g　肉桂 10g　白术 10g　泽泻 10g　猪苓 10g　茯苓 10g　人参 10g　干姜 10g　甘草 10g

水煎，置冰箱中候其冰冷而未冻成冰时服。

二诊：1 月 12 日。服药 7 剂后，口渴喜饮，疲乏无力，腰腿疼痛均减，恶心呕吐消失，食欲增加。且云：此次所服之药改变了过去服用中药的一个惧怕心理，就是服药时感到胃肠特别舒服，而且味道也好。上方继服。

三诊：1 月 20 日。连续服药 7 剂，以上症状竟全部消失。且尿糖已由＋＋＋＋减为±，血糖亦正常。舌苔白，脉濡缓。此水饮已除，阴阳仍不足。拟阴阳俱补之剂。追访 3 个月，未见复发。

【按语】张仲景在《金匮要略》一书中，曾列消渴小便利淋病为一篇，言："脉浮，小便不利，微热消渴者……五苓散主之"，"渴欲饮水，水入则吐者，名曰水逆，五苓散。"至隋唐时代，则强调"消渴之为病，当由热中所作也。"近世则认为消渴的病机有三点：其一为阴虚为本，燥热为标；其二为气阴两伤，阴阳俱虚；其三为阴虚燥热。而对《金匮要略》所述之五苓散者大都认为非消渴病，更非糖尿病。余察其脉弦紧而数，且舌苔白润者，宗其脉、舌，知其为脾肾阳虚，水饮停聚，阳不化水，治以温阳散寒，化气行水，往往效如桴鼓。其所以冷服者防其格拒也。

九、健脾除湿、宽中消满法治愈肠梗阻一例

岳某，男，78 岁。

初诊：1967 年 11 月 8 日。

代诉及病史：小肠疝气反复发作 30 多年。每次发病用手托回并系以腹带后即症状消失。

近些年来，发病日渐频繁，特别是近几天，往往刚刚托回不久又很快发病，两天前虽请数医亦未托回，为此乃急用复方大承气汤、萝卜芒硝汤等大剂，并辅以灌肠法进行治疗，其症状不减。

诊查：神志不清，呼吸微弱而促，腹胀大如鼓，口中痰涎不断地从口角流出，并时有呕恶动作，四肢厥冷不温。舌苔白润，脉虚数而时见促。

辨证：脾气大衰，寒湿郁滞。

治法：健脾除湿，宽中消满。

处方：厚朴 24g　生姜 15g　半夏 15g　甘草 6g　人参 10g

嘱：在昼夜 18 个小时内，分 4 次鼻饲。

二诊：11 月 9 日。在鼻饲完 1 次后约 2 小时，发现有微弱的肠鸣音，3 个小时后出现矢气，且时有双眼睁开。服第 2 次后约 1 小时，呕吐消失，并排出少量粪便，2 小时后，神志清醒，并出现饥饿感，腹痛消失，四肢微温。至今晨喂其少量流食。嘱其继服 2 剂。果愈。

【按语】近世诸医多认为肠梗阻系属中医的关格、结胸、肠结范畴。在治疗上多主张疏通肠道，以通为用，且云：实证者用大承气汤，虚证者用五仁汤，虚寒者用大建中汤。然此证屡用上法却无效者何也？正气大衰也，虚证当补，又兼寒湿邪实，故以补正以健脾益气，除湿宽中消满以除邪，正如《伤寒论》所云："发汗后，腹胀满者，厚朴生姜半夏甘草人参汤主之。"程郊倩："阴盛于中，津液为阴气搏结，腹中无阳以化气，遂壅为胀满。主以厚朴生姜甘草半夏人参汤者，益胃和脾培其阳，散滞涤饮遣其阴。"

十、益气养阴、理气化痰法治疗缩窄性大动脉炎一例

周某，女，35 岁。

初诊：1985 年 4 月 10 日。

主诉及病史：头痛失眠，频发眼底出血 6 年多。前后在太原、北京、上海、广州等多家医院诊为缩窄性大动脉炎、眼底出血。近 1 年来，头痛更为剧烈，左眼已基本失明，右眼视力亦明显减退。近一个多月以来，左手食、中指下发现紫暗疼痛。且经常感到烦躁不安，时或恶心欲吐。因对生活失掉信心，经常出现自杀的念头，但经他人及时发现而获救。

诊查：神烦乏力。舌苔薄白，脉左沉细缓，右虚大弦滑。

辨证：气阴两虚，痰郁气结。

治法：补气养阴，理气化痰。

处方：黄芪 15g　当归 6g　西洋参 10g　麦冬 10g　五味子 10g　竹茹 10g　枳实 10g　半夏 10g　陈皮 10g　茯苓 10g　甘草 6g　菖蒲 10g　远志 10g　生地 10g　玄参 10g

二诊：4 月 18 日。服药 7 剂后，头痛稍减，睡眠好转。上方继服。

三诊：5 月 10 日。头痛、手痛明显好转，精神增加，饮食好转，右眼视力基本正常，左眼出现微弱的光感。上方加远昌补理胶囊，1 日 3 次，1 次 4 粒。

四诊：7 月 5 日。自 4 月 19 日停用西药后，病情明显改善，至 6 月 20 日头痛、指痛竟基本消失，睡眠明显好转。上方继服。

五诊：12 月 30 日。经过比较长的一段治疗，病情已大见改善，为了巩固疗效，改用汤剂隔日 1 剂，胶囊剂每日 3 次，每次 4 粒。其后果然诸症消失。

【按语】《内经》在指出辨证上要四诊结合时，又特别指出："欲知其要，则色脉是矣。"《难经》在指出辨证上要四诊合参时，又专门指出："独取寸口以决五脏六腑死生吉凶。"张仲景为了

阐明《内经》、《难经》所言之深刻含义，又在《伤寒论》各篇中专门告诫说：“辨……脉证并治。”元·朱震亨惟恐医者不明其理又专门以《脉因症治》为书名以警示。本例之所以取效者在辨证，辨证之所以准确在于以脉为辨证依据的第一要素。

【编者评注】朱进忠主任医师出身中医世家，幼承庭训而克绍箕裘。稍长即为北京中医学院第一届大学生。毕业后一直从事中医科研与医疗。勤奋好学，博采众家之长；崇尚仲景，善用《伤寒论》之方。由于辨证准确、理法方药丝丝入扣而疗效颇佳。本文所收病案多系久经辗转不愈或已濒危之重证，经朱先生诊治而获奇效者，或他医以重剂罔效而朱先生看似轻描淡写而竟收功者。其中奥妙非体认个中三昧者道不出也。

张友仁医案

【生平传略】

张友仁，1935年生，汉族，山西省榆次市人，出身于中医世家，自幼研习医籍，高中毕业后考入太原医学专科学校，后又赴广州中医学院深造。40余年来曾在山西省西医离职学习中医班任教，后又任教于山西医学院中医班。原山西省中医药研究院皮肤科主任、主任医师，在临证时强调辨证施治，审证求因，析因探变，用药精炼，疗效卓著，临床经验丰富，求医者众多，在山西中医皮肤科学术界享有较高声誉，现任山西省中西医结合学会皮肤科专业委员会副主任委员，《山西中医》杂志编委，山西省中医药研究院名中医及医院专家委员会委员，曾编著出版了《中国乡村医生手册》、《简易美容入门》、《中华效方汇海》、《骨伤科皮科必备》、《古今特效单验方》等书，在国内医学杂志发表医学论文20余篇。为全国第二批老中医药专家学术经验继承工作指导老师。

一、温经散寒、养血通脉法治愈硬皮病一例

缪某，男，37岁。

初诊：1998年5月11日

主诉及病史：左上臂局限性硬皮病二年余，已在多家医院诊治，效不明显。平素背部恶寒。

诊查：左上臂椭圆形斑块，呈象牙白色，表面干燥平滑，轻微凹陷萎缩。舌质淡，苔薄白，脉沉缓。

辨证：肾阳不足，风寒痹阻。

治法：温经散寒，养血通脉。

处方：当归10g　桂枝6g　白芍12g　细辛2g　怀牛膝6g　炮附子3g　独活9g　桑枝20g　10剂

二诊：5月22日。服药后觉皮损较前变软有毛囊出现。治以上方加羌活6g。治疗月余，基本痊愈。

【按语】师云：皮痹病，寒湿入络，气血凝滞，是为病机，治疗重在祛风散寒，活血通脉，结合

辨证兼以补益肝肾、益气活血等法。本例患者平素背部恶寒,舌质淡,苔薄白,脉沉缓。此为肾阳不足,风寒湿痹阻经络所致,故投以当归、桂枝、白芍、细辛、桑枝温经散寒、养血通脉;怀牛膝、炮附子温肾助阳;独活、羌活祛风湿。药后月余,寒湿尽除,皮痹治愈。

(刘西娟整理)

二、补肾健脾、益气养血、活血软坚法治愈掌跖角化症一例

董某,女,20岁。

初诊:1998年2月17日。

主诉及病史:手掌、足跖皮肤厚硬,色黄,无汗皲裂,活动受限。家族中其母亲、姐姐有相同表现,但程度较轻。

诊查:手掌、足底皮肤黄厚硬,无汗皲裂。舌淡苔薄白,脉缓。

辨证:先天不足,气虚血瘀(掌跖角化症)。

治法:补肾健脾,益气养血,活血软坚。

处方:党参10g　何首乌30g　陈皮10g　当归10g　赤芍15g　元参20g　红花10g　丹参20g　炮甲珠5g　生龙骨30g　生牡蛎30g　制乳香5g　制没药5g　枳壳6g　甘草6g

每日1剂,水煎服,用第3煎趁热熏洗。

二诊:3月15日。服上药30余剂,掌跖皮肤变软变薄。守法随症加减治疗6个月余,病基本痊愈。

【按语】张师认为掌跖角化症由于先天不足,后天失养,气虚血瘀,肤失濡养所致。以补肾健脾、益气养血、活血软坚为治疗原则。方中首乌补肾;党参健脾;当归、丹参、玄参、赤芍、红花养血活血;龙骨、牡蛎、甲珠软坚散结;乳香、没药活血散血;枳壳、陈皮行气,合方共使气血旺盛,坚消结散,顽疾得愈。

(刘西娟整理)

三、疏肝清热、化痰散结法治疗多发性神经纤维瘤一例

陈某,男,32岁。

初诊:1990年3月8日。

主诉及病史:自幼体表长有多个大小不等的咖啡色斑和粉红色柔软小瘤子,随年龄增长逐渐增多增大,颜色渐变深暗,不痛不痒。经病理切片检查,诊断为“神经纤维瘤”。平素性情急躁易怒,晨起口苦咽干,渴而欲饮。

诊查:躯干四肢泛发大小不等的咖啡斑,皮肤肿瘤大如黄豆,小如米粒,色泽深暗。舌质红苔薄,脉弦细。

辨证:气郁血瘀,痰气互结。

治法:疏肝活血,化痰散结,清热生津。

处方:柴胡9g　黄芩6g　浙贝母15g　三棱9g　莪术9g　葛根10g　当归9g　天花粉9g　生地12g　白芍9g　川芎6g　桔梗9g　薏苡仁30g　甘草6g

每日1剂,水煎服。连服30剂。

二诊:4 月 12 日。服药 1 个月,瘤体较前缩小。再进前方加夏枯草 15g。

间断服药百余剂。一年后随访,瘤体变平变小,较前缩小大半,未见新皮疹出现,病情好转。

【按语】师谓:气瘤病,软而不坚,皮色如常,随喜怒消长,无寒无热。此病因为先天禀赋不足,脏腑功能失常致痰浊内生;或为肝气不疏,痰气互结;或为心经郁热,痰火互结;或为中阳不足,寒湿凝滞。治疗重在辨证化痰,施以行气、活血、健脾、燥湿、软坚、散结等法。本例患者平素性情急躁易怒,口苦咽干欲饮,舌质红,苔薄白,脉弦细。证属气郁痰结血瘀。由于肝气不疏,气机不畅,肝郁脾虚运化失常则津停为饮,痰气互结成为气瘤。舌质红、苔薄、脉弦细为气滞血瘀,化火伤津之象。主要病机为肝气不疏,脾失健运,痰气互结,化火伤津。药用三棱、莪术活血行瘀,软坚散结;柴胡疏肝理气;黄芩、葛根、天花粉清热生津止渴;薏苡仁健脾利湿;生地、当归、白芍、川芎养血活血;桔梗宣肺化痰,开宣肺气使药力直达病所。全方切合病机,共奏良效。

(刘西娟整理)

四、健脾补肾法治愈鱼鳞病一例

王某,男,16 岁,未婚。

初诊:1997 年 4 月 12 日。

主诉及病史:四肢、躯干部皮肤干燥、粗糙 1 年,以四肢伸侧为重,冬重夏轻。发病前曾发生腹痛腹泻。

诊查:患部皮肤干燥、粗糙,伴有糠秕状鳞屑,呈多角形,为棕黑色,边缘略为游离如鳄鱼皮样。指(趾)甲未见改变。曾在某医院做病理检查诊断为“寻常性鱼鳞病”。舌质淡红,脉象沉细。

辨证:脾肾两虚,血不养肌。

治法:健脾补肾,养血润肤。

处方:何首乌 10g　黄精 10g　生地 12g　当归 6g　黑芝麻 30g　生白芍 10g　丹参 15g　枸杞子 10g　甘草 6g　7 剂

二诊:4 月 17 日。服药后皮肤干燥好转,鳞屑略有减少,口干。治以前法化裁。

处方:何首乌 10g　黄精 10g　生地 12g　当归 6g　黑芝麻 30g　生白芍 10g　丹参 15g　枸杞子 10g　甘草 6g　苍术 12g　麦冬 12g　玄参 12g　石斛 12g　5 剂

三诊:服药后皮肤干燥明显好转,大部分鳞屑已消退接近正常皮肤。继以前法化裁。

处方:何首乌 10g　黄精 10g　生地 12g　当归 9g　黑芝麻 30g　生白芍 10g　丹参 15g　枸杞子 10g　苍术 12g　麦冬 12g　元参 12g　石斛 12g　黄芪 15g　焦三仙各 12g　甘草 5g　7 剂

服药后皮肤干燥、粗糙已消失,鳞屑全部消退呈正常皮肤,余无其他不适。

【按语】鱼鳞病属先天遗传性皮肤病,乃先天禀赋不足,后天脾胃失调,营血亏损,肌肤失养所致。本例患者发病前曾患腹泻,致使脾胃虚弱,运化失司,累及肝肾,精血亏虚,肌肤失养所致。全方以养血益精,健脾滋肾为法,重用黑芝麻,取其补中益气,润养五脏之功,使脾健肾旺,精血恢复,肌肤得养而病愈。

(郭盾整理)

五、五味消毒饮化裁治愈掌跖脓疱病一例

董某，女，23岁。

初诊：1998年12月10日。

主诉及病史：双手掌、足跖部泛发皮疹2年余。2年前无明显诱因，双手掌起皮疹，并逐渐增多，延及双足跖部，伴口干、便秘。

诊查：患部皮肤基底部潮红，上覆成群粟粒大小脓疱，不隆起于皮面，1周内干涸结痂，但又有新脓疱出现。疱汁细菌培养为阴性。舌质红，苔黄腻，脉滑数。

辨证：湿毒内蕴，外发肌肤。

治法：解毒祛湿。

处方：银花30g　公英30g　地丁20g　泽泻15g　猪苓10g　白花蛇舌草30g　野菊花12g　板蓝根15g　草河车15g　茯苓15g　半支莲15g　大黄6g(后下)　甘草6g　5剂

二诊：2月16日。服药后基底部红斑变淡，部分脓疱消退，口干减轻，大便通畅，每日一行。治以前法化裁。

处方：银花30g　公英30g　地丁20g　泽泻15g　猪苓10g　白花蛇舌草30g　野菊花12g　板蓝根15g　草河车15g　茯苓15g　半枝莲15g　甘草6g　5剂

服药后，患部红斑消失，脓疱全部消退，达到临床治愈。

【按语】本病例乃禀赋不足，湿邪内蕴，复感毒邪，湿热相合，郁久不散，蕴聚肌肤所致。五味消毒饮功效清热解毒，原为《医宗金鉴》治疗疔肿疮毒所设，张老在五味消毒饮基础上加入祛湿之品，旨在清热解毒，祛湿安肤，湿热去则病自愈，且体会到加大银花、公英、地丁用量(一般在30g左右)常能提高疗效。

(郭盾整理)

六、胃苓汤化裁治疗手部慢性湿疹一例

卫某，女，42岁，已婚。

初诊：1999年3月17日。

主诉及病史：双手指皮肤皲裂，伴瘙痒、疼痛5年。5年前曾做洗衣工，双手经常长期浸泡在冷水中。起初，双手部起皮疹，瘙痒，日久患部发生皲裂。伴胃脘不适、口粘。

诊查：患部皮肤粗糙伴有皲裂及少量丘疱疹。刮取鳞屑做真菌培养为阴性。舌质淡红，苔白腻，脉沉滑。

辨证：湿邪侵袭，伤及脾胃，脾失健运，肌肤失养。

治法：健脾除湿，养血润肤。

处方：苍术15g　白术15g　厚朴9g　茯苓12g　陈皮9g　炒槟榔6g　泽泻15g　木瓜9g　白鲜皮15g　当归10g　鸡血藤10g　丹参15g　甘草6g　7剂

二诊：3月25日。服药后患部丘疱疹消失，皲裂好转。治以前方化裁。

处方：苍术15g　白术15g　厚朴9g　茯苓12g　陈皮9g　炒槟榔6g　桂枝6g　当归10g　鸡血藤12g　丹参15g　甘草6g　7剂

三诊：4月1日。服药后患部皲裂基本消退，皮肤粗糙明显好转。于上方再进5剂而

治愈。

【按语】本例乃外湿侵袭，伤及脾胃致脾失健运，肌肤失养所致。局部表现以皲裂为主，乃湿邪蕴久，耗血伤阴，化燥生风，肌肤失养所致。如单纯应用燥湿药以祛湿，更易耗伤阴血；而重用滋阴养血药，易使湿邪留恋难祛，故在健脾祛湿的基础上酌加滋阴养血、活血祛风之品，而取得较好疗效。

（郭盾整理）

【编者评注】张友仁主任医师出身中医世家，复经深造，医术较精，专攻皮科，疗效亦著。本集所收验案6则皆久治不效者。张氏辨证准确，守方不移，有的竟达半年之久，终使顽疾痊愈，足见其认证之真，且体藏补益脾肾之妙。主祛湿毒而兼调气血，亦颇具中医以整体论治之特色。

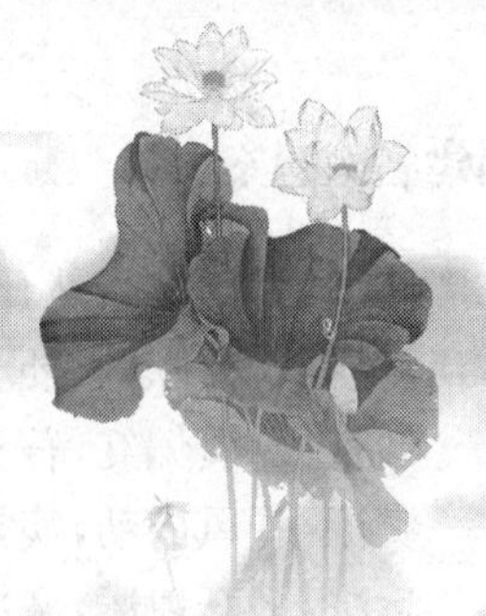

福建名医医案

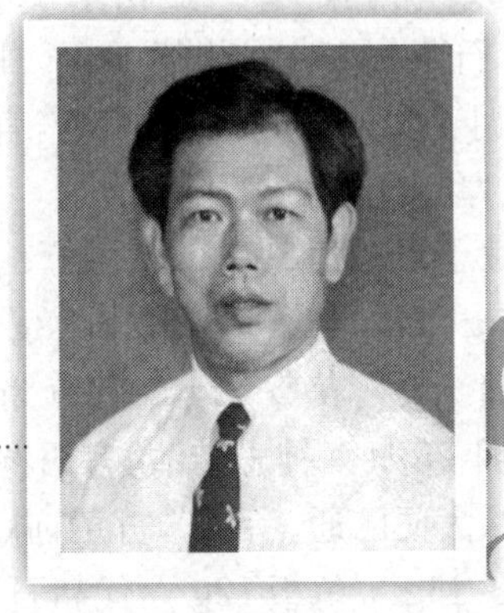

陈炳焜医案

【生平传略】

陈炳焜，男，1945 年生，汉族，福建省南安人，主任医师。出身于当地中医世家，祖辈四代行医，声名广远。自幼耳濡目染，稍长后，更苦读医经，勤求古训，并于中学时代抽暇随父行医。至 18 岁，考入当年福建中医学院六年制医疗本科学习，毕业后分配到厦门市第二医院工作至今。曾多次于中国中医研究院西苑医院、广安门医院进修学习，并曾在名医陈可冀、赵金铎、路志正等老先生身旁侍诊聆教。

30 多年来，他长期致力于老年病的中西医结合临床实践，曾参与原中医研究院主编的大型中医诊断学著作《中医症状鉴别诊断学》、《中医证候鉴别诊断学》等的编写工作，并先后于《中医杂志》、《国外医学・中医中药分册》等国家及省市级刊物上发表过论文 30 余篇及译文 10 余篇，其对肺心病的防治研究工作获得过省、市的科技成果奖。曾担任厦门大学海外教育学院的中医教学工作，还多次应邀前往日本，与当地医院进行老年病防治的科研合作。

他现为第三批全国老中医药专家学术经验继承工作指导老师。历任福建省中医药学会理事、福建省中西医结合学会理事、福建省中西医结合学会虚证与老年病专业分会常务委员、厦门市中医药学会常务理事、厦门市第二医院中医科主任。

学术上尤擅长于中医虚证、瘀证、杂症、老年病、肺心病的诊治。

一、平肝熄风、化痰开窍治愈中风闭证一例

谢某，男，74 岁，已婚。

初诊：1986 年 12 月 20 日。

代诉：晨起时猝然仆倒，昏不知人，牙关微闭，四肢拘急，喉中气粗，痰声连连。平素嗜好烟酒，时有头晕目眩，大便干结。

诊查：舌质偏红，苔黄厚腻，脉弦滑数。

辨证：肝风内动，痰热蒙窍。

治法：平肝熄风，辛凉开窍。

处方：①羚羊角粉 1g　至宝丹 1 粒　灌服

②杭菊 15g　钩藤 9g　夏枯草 18g　竹茹 12g　天竺黄 10g　川贝 6g　制胆星 9g　生白芍 15g　石菖蒲 15g　茯苓 12g　甘草 3g　2 剂

二诊：12 月 22 日。药后神志略清，言语含糊，右侧肢体不用，痰声减轻，小便自遗，大便不通，舌红，苔黄厚腻，脉仍弦数。

处方：①续予羚羊角粉 0.5g 灌服

②杭菊 15g　钩藤 9g　夏枯草 18g　枳实 9g　瓜蒌 30g　地龙 12g　生白芍 15g　山甲 6g　石菖蒲 15g　茯苓 12g　甘草 3g　3 剂

三诊：12 月 25 日。神志转清，言语謇涩，右侧不遂，已能张口徐徐进食，但易呛咳，喉无痰声。小便自知，大便已通。舌红，苔黄，脉弦不数。

处方：天冬 15g　龟板 12g　代赭石 18g　茵陈 15g　怀牛膝 30g　枳实 15g　地龙 12g　生白芍 15g　生牡蛎 18g　山甲 6g　石菖蒲 15g　杭菊 15g　钩藤 9g　丹参 30g　甘草 3g　5 剂

四诊：12 月 30 日。神识已清，右身不遂、言语謇涩较前改善，二便尚调。舌偏红，苔薄黄，脉弦。

处方：麦冬 15g　生地 15g　川楝 6g　枸杞子 15g　当归 9g　黄芩 12g　龟板 12g　杭菊 15g　赤芍 15g　红花 6g　地龙 12g　山甲 6g　石菖蒲 15g　甘草 3g　7 剂

建议同时配合针刺、理疗，功能锻炼。

此后调理约半年有余，而终能拄杖行走。

【按语】中风多由于痰、热、虚、瘀。卒中之人常表现为仆倒闷乱，语言謇涩，痰涎壅塞，肢体痿痹，不识人事。此等患者，多于病前有眩晕、肢麻、头痛、易仆之见症。本例患者年事颇高，又有眩晕之疾，系因肝阴不足所致。又往日素嗜烟酒，大便秘结，腑气不通，痰浊内贮，郁久化火，引动肝风。风火相引，痰随风起，蒙闭清窍，而致中风闭证，表现为猝然仆倒，昏不知人，牙关微闭，四肢拘急，喉中气粗，痰声连连，更见舌红、苔黄厚腻、脉弦滑数。所谓“诸风掉眩，皆属于肝”。欲熄其风，当从乎肝。药用羚羊角、钩藤、菊花、夏枯草清肝熄风，天竺黄、胆南星、川贝、竹茹清热化痰，伍佐至宝丹开窍醒神。盖痰浊内蒙心窍，则神识不清，舌强语謇，阻遏经络，则口眼㖞斜，半身不遂，皆与痰浊有关。故治中风，需辨分中经络、中脏腑，区分闭证、脱证，区分阳证、阴证，同时还要辨识有无邪热，有无痰浊，有无血瘀。首治危急，开窍醒神；次辨兼症，依次治之。本例中，治风治痰、清热通腑、滋阴活血依次迭出，但不离于肝，先清肝风，次潜肝阳，再滋肝阴，而病情终能渐行好转。

二、养阴除热、调和营卫治愈汗证一例

钱某，男，38 岁，已婚。

初诊：1989 年 2 月 20 日。

主诉及病史：半年来，昼夜汗出，局限于颈部以上，不论气候或热或寒，而在性急、躁怒或用心劳力之时加重，伴五心烦热，无腰酸，无神疲乏力，二便自调。平素房事过频。

诊查：舌体瘦色偏红，苔薄白，脉细。

辨证：阴虚内热，营卫失和。

治法：养阴除热，调和营卫。

处方：生地15g　生黄芪30g　熟地15g　黄芩6g　黄连6g　桂枝4g　白芍15g　麦冬15g　当归10g　五味子10g　麻黄根15g　生牡蛎18g　甘草3g　5剂

患者服上药后诸症痊愈。

【按语】汗证常见有盗汗与自汗，盗汗是指入睡时汗出，醒来即止而言。临床上有部分患者同时兼有自汗和盗汗；自汗是指人体不因劳累，不因天热、穿衣过多及服用发汗药而自行汗出。《医学心传》云："盗汗者，寐中而通身如浴，觉来方知，属阴虚，营血之所主也。……盗汗宜补阴降火。"又《丹溪心法》云："自汗属气虚、血虚、湿、阳虚、痰。自汗之证，未有不由心肾俱虚而得之者，故阴虚阳必凑，发热而自汗，阳虚阴必乘，发厥而自汗，故阴阳偏胜所致也。"故有"自汗属阳虚，盗汗属阴虚"一说。陈老认为，汗证是阴阳失和所致，《内经》谓"阳加之阴，谓之汗"。该患者盖因久欲劳作，阴血暗耗，时日长久后导致阴虚内热，逼迫津液外泄，故夜间盗汗出，同时阴虚不能敛阳，虚阳越于上，更兼营卫不和，营阴不能内守，卫阳不能外护，腠理不密，故而颈部以上时时汗出。临床上还可常见有两颧发红，女子月经不调，男子梦遗滑精。方以当归、生地、熟地滋阴养血，黄连、黄芩泻火坚阴，黄芪固表，麻黄根、生牡蛎、五味子敛汗，桂枝、白芍调和营卫。使得阴生、火降、气固、营和则汗不外溢，气不外泄。

三、理气化痰、养阴安神治愈不寐一例

郑某，女，40岁，离异。

初诊：1995年11月20日。

主诉及病史：自一年前家庭离异后，常出现夜寐不安，近一个月来更是彻夜难眠，或多噩梦，心悸心烦，又多忧虑，自觉委屈，易伤感。咽干，如物梗阻，吞之不下，吐之不出，胸闷，腹中如有火燎。纳食不馨，二便自调。曾服用多种中西药物，不见好转。月经常常愆期。

诊查：舌暗红，苔薄黄干，脉细数。

辨证：气郁痰阻，久伤阴分。

治法：理气化痰，养阴安神。

处方：柴胡10g　白芍15g　枳壳10g　陈皮10g　香附10g　川芎10g　酸枣仁30g　半夏10g　苏梗10g　知母10g　浮小麦15g　甘草10g　茯苓15g　4剂

二诊：1995年11月24日。服上药后，咽中不适及胸闷、腹中火燎感消失，精神睡眠似有好转，舌脉基本同前。

处方：川芎10g　酸枣仁30g　知母10g　浮小麦15g　甘草10g　茯苓15g　远志15g　夜交藤30g　煅龙牡各20g　百合20g　7剂

三诊：1995年12月1日。患者此次来诊，面有喜色，诉近一年来未曾如此安睡过，要求继续服上药治疗。以上方加减续服十余剂，并渐改予天王补心丹口服，病情获愈。

【按语】对于临床上失眠证，陈老常引张景岳在《景岳全书·杂证谟·不寐》一段论述："不寐症，虽病有不一，然惟知邪正二字，则尽之矣。盖寐本乎阴，神其主也，神安则寐，神不安则不

寐。其所以不安者，一由邪气之扰，一由营气之不足耳。有邪者多实证，无邪者皆虚证。凡如伤寒、伤风、疟疾之不寐者，此皆外邪深入之扰也。如痰，如火，如寒气、水气，如饮食、忿怒之不寐者，此皆内邪滞逆之扰也。舍此之外，则凡思虑劳倦，惊恐忧疑，及别有所累，而常多不寐者，总属真阴精血之不足，阴阳不交，而神有不安其室耳。知此二者，则知所以治此矣。”陈老曾言，景岳深知阴阳之理，为医中儒、儒中医也。在本案例中，患者显因家庭变故后出现诸症，气机不畅，神不内安，导致失眠，气逆同时又可以影响整体气血津液的运行，出现情绪上的波动，自觉症状纷繁复杂。气郁而痰阻，痰阻而气更滞，气郁又化火，火热伤阴分，故治疗之初注重理气调气，俾气机通顺，则水湿津液输布正常，阴分得以回复，再加予养阴降火，安神定志之品，自然水到渠成。

四、养肾阴、除虚热、化血瘀治疗消渴一例

王某，女，65岁，已婚。

初诊：1996年8月16日。

主诉及病史：去岁以来，口干喜饮，3个月来，症较前剧，烦渴喜饮，饮一溲二，尿多泡沫，体重减轻，神疲乏力，午后自觉发热，腰膝酸软，耳鸣重听，肢端麻刺，大便干结。多次测空腹血糖于11.2～13.4mmol/L之间。

诊查：舌暗有瘀斑，苔薄黄干，脉细数。

辨证：肾阴不足，虚热血瘀。

治法：养肾阴，除虚热，化血瘀。

处方：知柏各10g　生地30g　山萸20g　丹皮20g　茯苓15g　泽泻10g　怀山药15g　桃仁15g　赤芍10g　太子参30g　葛根30g　天花粉20g　7剂

并嘱配合饮食控制。

二诊：8月23日。口干烦渴、肢端麻木感及大便干结已略好转，空腹血糖9.8mmol/L，但仍腰膝酸软，耳鸣重听，舌脉基本同前。效不更方，续前方7剂。

三诊：8月30日。口渴症状继续减轻，饮水及尿量明显减少，已无午后低热，肢端麻刺感，仍乏力，腰酸，重听耳鸣，大便一日一行，舌暗有瘀斑，苔薄黄，脉细。

处方：太子参30g　葛根30g　天花粉20g　黄芪30g　麦冬15g　枸杞子15g　生地30g　山萸20g　丹皮20g　茯苓15g　泽泻10g　怀山药15g　赤芍10g　7剂

此后续上药加减治疗3个多月，诸症好转，唯余耳鸣重听。多次复查空腹血糖均在7.0～7.8mmol/L之间，后改服中成药继续维持。

【按语】中医消渴一症有上消、中消、下消之分。上消以多饮烦渴为主，中消以消食易饥为主，下消以多尿为主。实际临床上多饮、多尿是互相关联的，实难以此作为分型要点，而是常以兼症来帮助分型。但无论何种，均不离肾虚，诚如《重订严氏济生方》所云：“消渴之疾，皆起于肾，盛壮之时，不自保养，快情纵欲，饮酒无度，喜食脯炙醯醢，或服丹石，遂使肾水枯竭，心火燔炽，三焦猛烈，五脏干燥，由是消渴生焉。”陈老治疗消渴，亦重视补肾水阴寒之虚，泻心火阳热之实，除燥热之盛，济津液之衰。正因为消渴病中，不离肾阴虚损，故陈老临床喜用六味地黄汤、知柏地黄汤加减，以达效验。此例患者一派阴虚内热夹有血瘀之象，故以知柏地黄汤加减，滋肾清肺，泻火除烦，清退虚热。治疗之初，以知柏地黄汤偏于治标，此后待虚热渐消，而更侧重于养阴益气，偏于治本。另，陈老在治疗中除以养肾阴之外，还注意到虚热日久，热凝血瘀，

以致气血不通，不通则经脉失养，症见肢麻，舌暗，有瘀斑，血络不通，瘀阻于内，易致心脑血管疾患，其在治疗中常加活血之品，如桃仁、赤芍、丹皮等，使津液生而不枯，气血利而不涩，对于防治消渴病的各种远期并发症有积极的临床意义。

五、解表散寒、宣肺泄热治愈咳喘一例

陈某，男，68岁。

初诊：1984年1月10日。

主诉及病史：咳嗽多年，冬春为甚，近因天寒外出感邪，引起咳嗽昼夜不休，当地以温药补之，迁延日久未愈，现喘促明显，且仍恶寒发热，汗出，并时有心中烦躁，夜难平卧，痰黄，口干喜饮，食欲减少，大便干结，小便自利。

诊查：舌淡红，苔黄燥干，脉细数。

辨证：表寒未解，入里化热，壅遏肺气。

治法：解表散寒，宣肺泄热。

处方：麻黄10g　杏仁10g　生石膏24g　黄芩10g　桑白皮10g　苏叶10g　甘草6g　生姜12g　瓜蒌30g　内金10g　厚朴15g　3剂

二诊：1月13日。服前方二剂后渐不恶风寒，热退，喘促，咳嗽略有好转，但仍痰多色黄，口渴心烦，舌脉同前。

处方：桑白皮10g　杏仁10g　栀子10g　黄芩10g　葶苈子10g　花粉10g　瓜蒌30g　内金10g　厚朴15g　甘草3g　4剂

二诊后未再回诊，以后方知其服上药后诸症俱除，痊愈返乡。

【按语】外受表寒，未能予正确治疗，以温补之品济之，则病邪不除，反生变症，表寒不除，邪盛入里，化热壅肺，表寒里热，故取麻杏石甘汤合清热化痰等品以求表里双解。《丹溪手镜》曾言："汗出而喘者，邪气在表也，邪气外盛，壅遏诸气不利而喘，与麻黄杏子甘草石膏以发之。"又《景岳全书》亦云："实喘之证，以邪实在肺也，肺之实邪，非风寒则火邪耳。盖风寒之邪，必受之皮毛，所以入肺而为喘。火之炽盛，金必受伤，故亦以病肺而喘。"麻杏石甘汤重用生石膏之辛寒，合麻黄共达清里解表，宣肺平喘，杏仁、甘草化痰利气，佐桑白皮、黄芩清泄肺热，厚朴平喘通便。初诊之后，表邪随解，证候以里证、痰热为主要表现时，更予桑白皮汤加减，续治之。二诊时则以桑白皮汤加减专清肺中之热。陈老常言，喘有虚实寒热之分，有内外相引之患，叶天士曾云："大凡实而寒者，必夹凝痰宿饮，上干阻气，如小青龙、桂枝加朴杏之属也；实而热者，不外乎蕴伏之邪，蒸痰化火，有麻杏甘膏、千金苇茎之治也。虚者，有精伤、气脱之分，填精以浓厚之剂，必兼镇摄肾气，加沉香，都气入青铅，从阴从阳之异也；气脱则根浮，吸伤无海，危亡可立而待，思草木之无情，刚柔所难济，则又有人参、河车、五味、石英之属，急续元真，挽回顷刻，补天之治，古所未及。更有中气虚馁，土不生金，则用人参建中。"则是得治喘真经也。

六、活血化瘀、行气开痹治愈胸痹一例

何某，男性，45岁，已婚。

初诊：1985年5月17日。

主诉及病史：平素性情急躁。前已有胸痛达3年之久，劳累或郁怒后易作，痛时如针刺，痛

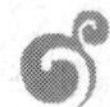

处局限固定，伴有心悸气短，憋气，两胁胀闷，不能平卧。近1个月来发作较频繁，每周2～4次，曾于外院行胸片、心电图等检查，未发现异常。

诊查：舌暗，苔白，脉弦涩。

辨证：心脉瘀阻。

治法：活血化瘀，行气开痹。

处方：当归10g　赤芍20g　瓜蒌30g　桔梗10g　薤白10g　桃仁10g　红花6g　川芎10g　牛膝15g　生地15g　枳壳6g　柴胡9g　4剂

二诊：5月21日。服药4剂后，胸部刺痛减轻，能平卧，仍心悸气短，并有夜寐差。

处方：当归10g　赤芍20g　桃仁10g　红花6g　川芎10g　牛膝15g　生地15g　枳壳6g　柴胡9g　远志9g　柏子仁15g　4剂

三诊：5月25日。服药后，感觉各症消失，改予复方丹参片等中成药口服。

【按语】本例患者素有七情不畅，气郁日久，滞碍胸中，血脉不通，以成胸痹，故而胸痛如针刺，痛处固定，他如胁胀、憋气、舌暗、脉涩，均是血瘀气滞之象。胸痹是临床的常见疾病，常见于45岁以上的患者，其常由寒邪、饮食不当、情志失调、年老、劳作等原因引起，多为心病，《灵枢·五邪》言："邪在心，则病心痛"。又《素问·脏气法时论》言："心病者，胸中痛，胁支满，胁下痛，膺背肩胛间痛，两臂内痛。"患者以痛症为主，处以活血化瘀，兼以行气开痹治疗，以血府逐瘀汤加减，方中桃仁、红花、当归、川芎、赤芍活血祛瘀，柴胡、枳壳行气疏肝，合则行气以活血；又以生地滋阴清热，与桃仁、红花、当归、赤芍、川芎相伍，养血不滞血，瘀去新血生，更以桔梗载药上行，合枳壳一升一降，开胸利气，更兼薤白、瓜蒌开胸散结，牛膝引血下行，通利血脉，合枳壳之降泄入气，引气血下行。桔梗、柴胡伍牛膝、枳壳升降同施，开胸祛瘀，肺肝脾同治，气血并调，使肝气得疏，肺气得降，脾气得运，气机调畅则瘀血自化，复以甘草调和诸药，缓急止痛。此中活血与行气相兼，瘀去则气顺，气顺则瘀去，相辅相成，以收全效。

七、清热宣肺、化痰平喘治愈哮证一例

陈某，男，22岁，未婚。

初诊：2001年3月26日。

主诉及病史：两个月来反复出现气喘，呼吸困难，喉中鸣响、咳嗽胸闷，时发时止。昨再因外出淋雨，感而出现咳嗽，喉中哮鸣有声，胸闷，伴咳痰，痰黄量中，夜间难于平卧，伴恶寒发热，口干。4个月前家中始养犬。

诊查：舌淡红，苔黄腻，脉数。

辨证：风热郁肺。

治法：清热宣肺，化痰平喘。

处方：麻黄9g　杏仁10g　石膏18g　厚朴10g　桑白皮10g　蝉蜕10g　半夏10g　陈皮10g　地肤子30g　前胡10g　茯苓10g　甘草3g　4剂

二诊：2001年3月30日。气喘发作已减，仍咳嗽咳痰，痰黄不稠，口干，微恶寒发热，夜能平卧。舌淡红，苔黄腻，脉弦。治以清热化痰，宣肺平喘。

处方：白果9g　地肤子15g　杏仁10g　前胡6g　甘草3g　麻黄6g　苏子6g　胆星10g　黄芩10g　桑白皮10g　莱菔子10g　厚朴10g　5剂

嘱不养宠物，避免接触易致敏的物质。门诊随访治疗半年未再发作。

【按语】本例患者，自豢养宠物后始常出现喉中喘鸣，时发时止，是为外邪侵袭，肺失宣降，津液凝聚，痰浊内蕴，胶结于肺，壅塞气道。体内有留邪，出外复感寒，邪入里化热，勾结伏痰，内外相引，而出现喉中哮鸣、恶寒发热；痰热互结，肺气失宣，故咳嗽痰黄、口干；苔黄腻、脉数为热邪与痰邪相互为患的表现。《金匮钩玄·哮》："治哮必用薄滋味，不可纯用凉药，必带表散。"故于初诊处方中有麻黄、前胡、蝉蜕、地肤子以表散，用麻黄、杏仁宣肺平喘，石膏、桑白皮清泻肺热，厚朴与杏仁通肠腑而泻肺热，陈皮、半夏、前胡、茯苓化湿浊，祛痰邪，蝉蜕、地肤子疏风邪以利气。故肺中之气能宣肃，肺中之热能外泻，肺中之痰能内消。二诊时，热势已减，气稍得舒，而痰浊顽邪，羁热于内，故续予定喘汤加减以清热化痰，宣肺平喘，其中因款冬性温而润，故弃之，更予胆星、莱菔子清热化痰理气，治疗而愈。

八、温肾纳气、温阳化饮治愈痰饮一例

许某，男，53岁。

初诊：2002年11月16日。

主诉及病史：素有痰饮喘促，久治无效。刻下见有咳嗽咳痰，痰质清稀，喘促无力，难于平卧，不耐久行，言语低微，脊背偻伛，纳少便溏，夜尿频多，畏寒肢冷。

诊查：舌淡晦，苔白滑，脉细弱。

辨证：肾阳亏虚，水饮泛肺。

治法：温肾纳气，温阳化饮。

处方：生地24g　怀山15g　山茱萸10g　桂枝8g　制附子9g　丹皮10g　泽泻10g　茯苓15g　干姜6g　麻黄6g　五味子10g　甘草3g　4剂

二诊：11月20日。以上各种症状均见减轻，续上方5剂。

三诊：11月25日。患者诉经前述治疗后，咳嗽咳痰及喘促明显减轻，痰质已不似从前清稀，较粘稠，量明显减少，能平卧，但纳食仍少，大便糊，日二行，舌淡晦，苔白，脉力稍复。

处方：生地15g　怀山30g　山茱萸10g　桂枝3g　制附子3g　丹皮10g　泽泻10g　干姜6g　芡实30g　二芽各10g　党参15g　陈皮10g　甘草3g　5剂

服上药后，渐改用金匮肾气丸、香砂六君子丸等口服4个多月，病情大有好转，唯稍有咳嗽咳痰，余无大碍。

【按语】患者素有痰饮，久咳致喘，久病及肾，肾不纳气，饮邪犯肺，则喘促无力，难于平卧，言语低微，脾肾阳虚，故见畏寒肢冷，纳少、夜尿、便溏等症，苔白滑，脉细弱是阳虚水停的表现。《金匮要略》痰饮咳嗽病篇提出："病痰饮者，当以温药和之。"《景岳全书》也说："夫痰(饮)即水也，其本在肾，其标在脾。在肾者，以水不归源，水泛为痰(饮)也，在脾者，以食饮不化土不制水也。……故治痰(饮)者，必当温脾强肾以治痰(饮)之本，使根本渐充，则痰将不治而自去矣。"本例初诊即以金匮肾气丸加减以温补脾肾，化除水饮，但原金匮肾气丸中重用生地，配伍小量桂枝3g、附子3g以温阳暖肾，生发肾气，寓少火生气之意，而本例患者由于脾肾阳虚甚重，故而初诊时加大桂、附用量，另加予干姜，暗含真武之意，共起温暖脾肾，除寒化饮之功，另以丹皮清泻肝火，监制桂、附之温燥，免却壮火食气之忧，茯苓、泽泻利水渗湿，麻黄以利水平喘，五味子以敛气平喘，麻、味二品一散一收，相得益彰。本例以温肾健脾为主，待阳气稍复，渐加健脾之力，以助运化，运化得权，饮邪易化，调以丸剂，徐徐收功。

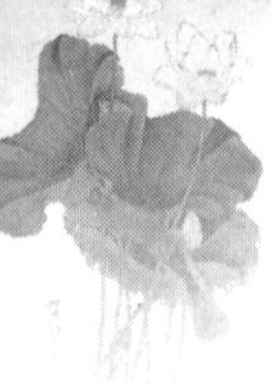

九、疏风解表、清热解毒治愈高热一例

张某,男,15岁,未婚。

初诊:2002年3月20日。

主诉及病史:高热5天,昼轻夜重,反复不退,恶寒不著,伴咽喉疼痛,轻咳少痰,口干,小便黄,大便3日未解。曾经口服及肌注西药抗生素等解热镇痛药,病情无改善。

诊查:舌偏红,苔黄,脉弦数。

辨证:风热犯卫。

治法:疏风解表,清热解毒。

处方:银翘各15g　板蓝根15g　大青叶15g　青黛6g　荆芥10g　牛蒡10g　枳实10g　杏仁10g　厚朴10g　薄荷10g　芦根15g　甘草3g　3剂

患者服毕第2剂后发热即退,3剂而愈。

【按语】高热中医亦称为"发热",可分为外感发热及内伤发热两类。外感发热尤为多见,主要是由于外感六淫之邪侵袭卫分。内伤发热多见于体质虚弱及慢性病患者,有时亦兼外感。温热病邪属阳,其性升散,易于伤阴,温邪上受,从口鼻而入,首伤手太阴肺经,肺卫之气相通,致使卫气不固而形成卫分证,邪在卫分,肺卫失宣,表邪不解,而见发热、微恶风寒、咳嗽、咽痛等症。本例患者,平素体质佳,此次发病急,病程短,兼有表证,属外感风热导致无疑。临床对外感高热的治疗常用解表法、清热利湿法、清热解毒法、清热生津法等。本例处方中在银翘散的基础上加减,大量应用银翘及板蓝根、大青叶、青黛等清热解毒之品,共同加强清热解毒之效,同时,"肺与大肠相表里",外感高热,多从肺系而入,常有大便秘结之症,以枳实、厚朴、杏仁通腑气,以使邪热外出,缩短退热时间。

十、健脾和胃、养阴清热治愈虚劳一例

刘某,男,64岁,已婚。

初诊:2001年6月13日。

主诉及病史:去岁因胃癌而行胃大部切除术,一年来大便溏软,一日3～4次,时有腹痛,纳食呆滞,身体虚弱,骨瘦如柴,四肢酸楚倦怠,神疲乏力,夜有低热,伴有盗汗、健忘、头晕。

诊查:舌淡,苔白,脉细弱。

辨证:脾胃虚弱,兼有肾虚。

治法:先予健脾和胃,次以养阴清热。

处方:党参15g　茯苓15g　白术15g　葛根15g　木香10g　内金10g　黄芪15g　当归10g　苡仁30g　苍术15g　谷麦芽各6g　甘草3g　7剂

二诊:6月20日。服药后胃纳好转,乏力减轻,余症同前。处方:续上方14剂。

三诊:7月4日胃纳明显增加,仍肢体酸楚,低热,夜间盗汗,健忘,头晕,小便自利,大便成形,舌淡,苔白,脉细。

处方:党参15g　茯苓15g　白术15g　谷麦芽各6g　怀山药30g　山茱萸10g　丹皮10g　寄生30g　鸡血藤15g　泽泻10g　熟地24g　砂仁10g　甘草3g　7剂

四诊:7月9日。诸症好转,肢体通利,夜热已退,盗汗少作,胃纳正常,已能安谷。

处方：续前方7剂煎服后，渐改为六君子丸（或补中益气丸）合六味地黄丸治疗半年，诸症全除，体元渐复。

【按语】本例患者因胃部疾病手术，刀戕之后，脾胃受损，运化不能，水谷精微无以化生，不能濡养四肢百骸、五脏六腑，不能化生卫气营血，故而神疲羸弱。又《内经》云："年四十，而阴气自半也，起居衰矣。……年六十，阴痿，气大衰……"故该患者另见有肾精不足，阴虚有热之象。肾为先天之本，脾为后天之本，后天之治在脾胃，运化无权，何以调补气血阴阳？故治疗之先为健脾和胃，俾胃气得复，能受厚重，再予养阴滋润之品。初诊以七味白术散加减，四君子益气健脾，木香、藿香、苡仁、苍术芳香化湿，行气醒脾，谷麦芽、内金健运消食，葛根甘寒清轻，升津止泻，合用为健脾化湿、升津止泻之剂，黄芪、当归补益气血。连服20余剂，全力调治脾胃，合而击之。三诊之时，胃纳已渐复，此时投些许滋腻之品，不致碍胃，且胃气已复，药能感应，起滋阴清热之效，《素问·阴阳应象大论》曰："精不足者，补之以味"，三诊时以四君为基，添以六味地黄汤，其中熟地滋肾填精以充髓，山萸酸温入肝，养肝涩精，使血旺化精以益肾，山药补脾固精，以后天充养先天，泽泻泻肾降浊，合砂仁以防熟地之腻，泽泻、茯苓、丹皮三药同用，泻火降浊，以泻为补，使气化通行，火泻精固，浊降清升，则肾阴自复；另加桑寄生补肝肾，强筋骨，鸡血藤行血补血，舒筋活络。三个诊次分别用药，递次而进，是避实就虚，各个击破之理。

十一、疏肝和胃治愈胃脘痛一例

余某，女，36岁，已婚。

初诊：2000年6月7日。

主诉及病史：平素工作紧张，作息无常，饮食无节，3年来时有胃脘部反复疼痛，饥饱均作。曾服用吗丁啉、雷尼替丁、654－2等多种西药及中药，病情未见减轻。曾于我院行上消化道钡餐检查，诊断为胃窦炎。近日每天不定时发作胃脘部疼痛，伴嗳气频仍，胁肋胀满，纳食大馨，大便每日二次，不成形，呈糊状。

诊查：舌质暗红，苔少，脉沉弦。

辨证：肝胃不和。

治法：疏肝和胃。

处方：柴胡12g　白芍18g　枳壳9g　香附6g　陈皮9g　炒白术15g　川芎9g　佛手15g　莱豆壳15g　马蹄金15g　甘草6g　7剂

二诊：6月14日。胃痛无作，仍纳食不香，大便一日二行。舌暗红，苔少，脉弦。

处方：柴胡12g　白芍18g　枳壳9g　香附6g　陈皮9g　炒白术15g　谷麦芽各6g　内金10g　神曲15g　马蹄金15g　甘草6g　5剂

此后再于上方加减，偶配合逍遥丸治疗3个月，诸症消失，并诉平素之经行腹痛随之解除。

【按语】本例胃脘痛盖因长期工作紧张，饮食不节所致。长期情绪过度，肝失条达，气失疏泄，木郁乘土，故可出现胃脘部疼痛，伴嗳气频仍，胁肋胀满；胃气受损，纳食不馨；脾胃失运，肠道失和，故大便次数增多，粪质改变。《杂病源流犀烛·胃脘痛论治》云："胃痛，邪干胃脘病也。胃禀冲和之气，多气多血，壮者邪不能干，虚则着而为病。偏寒偏热，水停食积，皆与真气相搏而痛，惟肝气相乘为尤甚，以木性暴，且正克也。"在治疗上，陈老对胃脘痛证治时常引《景岳全书·杂证谟·心腹痛》言:“胃脘痛证,多有因食、因寒、因气不顺者。然因食因寒亦无不皆关于气。盖食停则气滞,寒留则气凝,所以治痛之要,但察其果属实邪,皆当以理气为主,宜排气饮加减主之;食滞者,兼乎消导;寒滞者,兼乎温中;若止因气逆,则但理其气,病自愈矣。”可见治疗胃脘痛一证,皆应以理气为第一要务,其临床中常取四逆散、柴胡疏肝散等为基本方,并随证加减。本例初诊中以柴胡、香附行气疏肝,枳壳、陈皮运脾畅中,合则行气疏肝以调畅肝胃之气滞;川芎行气活血,白芍养血柔肝,合则和血止痛,以畅旺肝经之血行;炙甘草益气调药,合芍药酸甘化阴,缓急止痛;菜豆壳、马蹄金、佛手理气消胀止痛。全方气血并调,散收结合,疏柔并进。次诊时疼痛大减,然仍纳差,则更予谷麦芽、神曲、内金等健运消食之味,使脾胃之气得复。另其人舌暗乃气滞日久,血运失畅之征。待气机通顺,假以时日,则血络阻碍之象得以缓和。

十二、通窍活血法治愈头痛一例

张某,女,38岁,已婚。

初诊:1998年2月20日。

主诉及病史:自1994年来,时有头痛,近日加重,伴头昏,部位固定于前额及双颞侧,以闷痛、胀痛为主,并时有针刺感、麻木感,伴睡眠差,头痛发作无明显规律,纳可便调,平时血压正常。有痛经史,经量少,色暗,有血块。曾服用多种中西药物效果不佳。

诊查:舌质暗,舌边见瘀斑,苔薄白润,脉涩。

辨证:血瘀头痛。

治法:通窍活血止痛。

处方:当归9g　红花9g　牛膝15g　桃仁10g　枳壳10g　柴胡6g　川芎10g　桔梗6g　生地10g　赤芍20g　蔓荆子10g　甘草3g　4剂

二诊:2月24日。自诉服上药后头痛有明显好转,程度减轻,嘱续服上药7剂,再配合逍遥丸口服。

三诊:3月3日。诉昨月经来潮,未再出现痛经,且现无头痛,夜寐已安,嘱续予逍遥丸,经期过后再配以太极通天液口服。

【按语】头为天象,六腑清阳之气和五脏精华皆会于此。如果经气上逆,干犯清道,不得运行,则壅遏为痛。此例患者以头痛为主诉,但其内有瘀血阻滞,临床表现为头痛,部位固定,时如针刺,伴痛经、舌暗、瘀斑、脉涩等象。临床上辨为瘀血头痛,其多因久痛入络,血滞不行,或有外伤,《灵枢·厥病》云:“头痛不可取于前者,有所击堕,恶血在于内。”坏血瘀结于脉络,不通则痛。血府逐瘀汤原是王清任用以治疗“胸中血府血瘀”所致诸症,近代因本方活血化瘀而不伤血,疏肝解郁而不耗气,已拓展其临床运用。故选此方加减治疗。果然于采用活血化瘀治法之后,以上诸症俱见好转,此方实为活血化瘀之妙方。陈老在临床中常示后学者言,头痛在辨证中需区分其为外感或内伤,外者有因风寒、风热、风湿为患,内伤有因肝阳上亢、气血虚弱、肾精不足、痰浊中阻、瘀血阻络等,宜加详析,并在辨证论治的基础上,太阳位者加川芎、羌活、独活、麻黄;少阳位者加柴胡、黄芩;阳明位者加升麻、葛根、石膏;厥阴位者加吴茱萸;血虚者加当归、川芎;气虚者加黄芪;虚风内动加天麻;痰浊者加半夏;对于夹风寒者,忌补敛,宜辛温发散;夹邪热者,宜辛寒、苦寒、解散;夹痰者,忌升、补、敛、酸甘、滞腻,宜豁痰降气、辛燥。阴虚者,忌辛热发散,宜补血益阴,甘寒、酸寒。

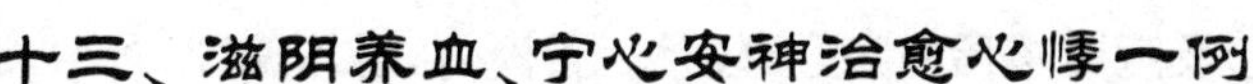

十三、滋阴养血、宁心安神治愈心悸一例

林某，女，33岁，已婚。

初诊：1998年10月7日。

主诉及病史：长期工作劳累，竞争剧烈，去年来常有心慌心悸感，曾行心电图示：偶发室性期前收缩。今年症状似有加重，发作频仍，时有惊悸，复查心电图示：频发室性期前收缩。此外还伴有气短，失眠多梦，疲乏无力，口干苦，大便干结。

诊查：舌质偏红，体瘦，少苔，微黄且干，脉来时有促发。

辨证：此属心阴不足，虚火内动。

治法：宜滋阴养血，宁心安神。

处方：生地黄18g　玄参12g　麦冬12g　太子参15g　天冬12g　丹参15g　五味子9g　远志9g　酸枣仁15g　当归12g　茯苓12g　柏子仁15g　炙甘草3g　5剂

二诊：10月12日。服药后失眠多梦，气短乏力，大便干结等症俱见好转，心慌心悸发作频率略有减轻。于上方去天冬、太子参、玄参，加紫石英30g、煅磁石30g、龙骨12g、牡蛎12g，7剂。

此后并做随症加减，治疗一个月余，患者诸症痊愈，多次复查心电图均示正常。

【按语】此病盖由患者长期殚精竭虑，而导致心血暗耗，阴液不足，虚火内生，迫心扰神所致。心阴亏虚，心失所养，故心悸易惊，心火内生，心神被扰，故致不寐，虚火耗津则口干微苦，大便干结。《景岳全书·杂证谟》："凡治怔忡、惊恐者，虽有心脾肝肾之分，然阳统乎阴，心本乎肾，所以上不宁者，未有不因乎下；心气虚者，未有不因乎精。"故初诊方用生地为君，一能滋肾水以补阴，水盛则能制火，一能入血分以养血，血不燥则津自润，天冬、玄参、麦冬滋养心阴，甘寒滋润以清虚火，当归、丹参补养心血，太子参、茯苓补心气，酸枣仁、柏子仁、五味子、远志收敛心气，养心安神。然初诊方中偏于补阴益气，重镇定悸之力不足，5剂之后，阴血亏虚见症有所好转，但心悸心慌仍存，《医碥》云："惊则气上，以重坠之药镇其浮越……由于火盛血虚者，甘寒滋润之剂以泻心补血。"此时加用紫石英、磁石、龙牡等重镇之品，而收到镇惊定悸之效。

十四、温肺化饮、止咳平喘治疗肺胀一例

周某，男，64岁，已婚。

初诊：1999年1月11日。

主诉及病史：罹患慢性喘息性支气管炎、肺气肿10余年，每年反复发作，冬春两季为重。近1个月来因感寒后出现咳嗽咳痰，喉中痰声沉重，咯痰色白，质清稀，不粘，伴喘息不能平卧，面目虚浮，形寒肢冷，腰膝酸软，胸中闷塞。现无发热。

诊查：舌质淡晦，舌体偏胖，苔白厚腻，脉象弦滑，重按无力。

辨证：病久肺肾两虚，痰饮内伏。新感外寒引动，肺失宣肃。

治法：急则治标，宜先温肺化饮，止咳平喘。

处方：麻黄6g　桂枝9g　干姜6g　细辛3g　五味子6g　半夏9g　杏仁10g　桔梗9g　葶苈子10g　苏子10g　白芥子10g　莱菔子10g　甘草3g　4剂

二诊：1月15日。服药后咳喘明显减轻，咯痰减少。原方续服3剂。

三诊：1月18日。咳喘基本好转，唯神疲乏力，肢冷畏寒，腰膝酸软，不思饮食，仍不耐过劳，劳累后气促，晨起及睡前咳稀白痰，质较粘。舌淡晦，舌体偏胖，苔白，脉弦。

处方：党参 15g　当归 6g　陈皮 10g　干姜 6g　白术 12g　茯苓 15g　黄芪 30g　乌梅 10g　仙灵脾 12g　五味子 6g　甘草 6g　7剂

7剂过后改服用同仁堂支气管炎咳喘丸及蛤蚧定喘胶囊维持，随访1年未见病情复发及加重。

【按语】本例反复发作咳喘已十余年。久病累及肺肾，由于水湿输布不利，气化不能，留为水饮。从其临床症状来看，不仅饮邪恋肺致肺失清肃，有肺气亏虚之症，且有肢冷形寒腰膝酸软等肾虚见症。在标证为急时，宜以温肺化饮，止咳平喘为先，方用小青龙汤加减。“麻黄乃肺经专药，故治肺病多用之”，其归肺、膀胱经，具平喘利水之功，伍以桂枝温化水湿，干姜、细辛温化水饮，半夏、杏仁化痰平喘，葶苈子、苏子降气平喘，桔梗、五味子敛肺气。诸药合用，以收后效。而在咳喘好转，标证解除后，则改用补益之剂，以补中益气汤加减，以治其本。方中参、芪、炙草补益肺气，五味子、乌梅敛气平喘，当归活血，白术健脾，陈皮理气，干姜温化寒饮，并与仙灵脾温养肾中阳气。但肺为五脏之华盖，故于诊治之中，宜时刻注重肺之救治，辨其虚实而处方遣药。

（以上均由饶线明整理）

【编者评注】陈炳焜先生既承家学，自少年时期即受到其父的熏陶又得到福建中医学院的正规教育，因此中医基本功较为扎实。故能在临床实践中得心应手地发挥，如治中风能首治危急而开窍醒神，继而治风治痰、清热通腑、滋阴活血依次出招，而其中平肝风、潜肝阳、滋肝阴为主线，盖取“诸风掉眩，皆属于肝”也。他如治虚证、血瘀证、老年病等均能平治于权衡，疗效显著。

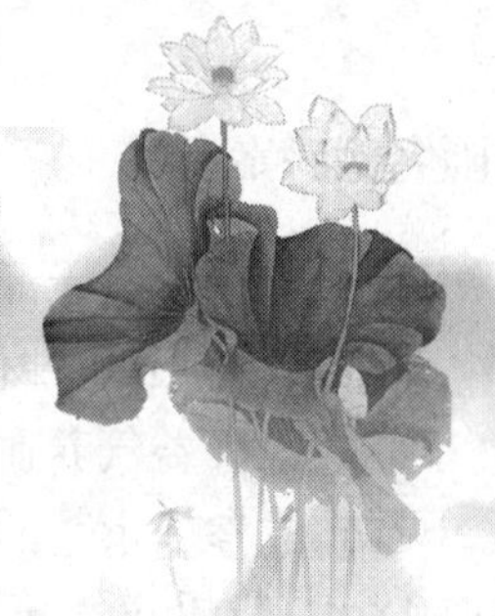

新疆名医医案

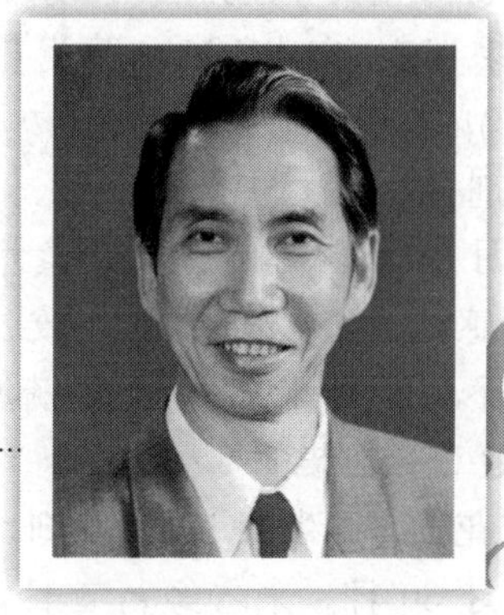

王多让医案

【生平传略】

王多让，男，1937年生，汉族。中医主任医师。曾先后任过乌鲁木齐市中医医院内科主任，业务副院长、院长及名誉院长，乌鲁木齐中医药学会会长，新疆中医药学会副会长，《新疆中医药》杂志编委，新疆中医民族医高级职称评委会评委，全国中医药学会内科疑难病专业委员会委员。从事中医临床医疗、教学、科研40多年，不断实践和探索，潜心研究气血学说，将其理论运用在临床治疗、科研和教学之中，并将研究心得体会总结成文，撰写30多篇论文分别发表在全国或新疆中医杂志上，其中有的在国际和全国学术会议上做过交流。运用气血学说撰著成《从气血论治现代疑难病》、《王多让医学心悟录》两部专著。作为新疆著名的中医专家，他对急慢性肝炎、肝硬化、脂肪肝的诊治最有特色。还擅长治疗肾小球肾炎、肾病综合征、类风湿关节炎、冠心病、高血压、慢性胃炎、胃溃疡、过敏性鼻炎、慢性前列腺炎并肥大等疾病。他主持研究的临床医疗课题和保健课题科研成果共15项，分别获得国家级、省级及市级科研成果奖，他本人被评为有突出贡献科技拔尖人才，享受国务院政府特殊津贴。

一、健脾益气养血、调理冲任治愈闭经一例

仇某，女，已婚。

初诊：1999年11月12日。

主诉及病史：停经6个月，素日感乏力神疲，情志抑郁，食少纳差，曾肌注黄体酮，药后可来少许月经，不用则停。妇科检查未见异常。刻下患者神疲乏力，抑郁寡欢，食少纳差，经停6个月。

诊查:面色萎黄无泽,舌淡苔薄,脉细弱。

辨证:气血不足,冲任虚损。

治法:健脾益气养血,调理冲任。

处方:党参 15g　白术 15g　茯苓 15g　甘草 10g　当归 15g　川芎 12g　白芍 12g　熟地 12g　柴胡 6g　郁金 12g　益母草 30g　香附 15g　6 剂

二诊:10 月 17 日。服药后自觉神疲乏力略减,仍食少纳差,情志抑郁好转,舌淡苔薄,脉沉细。治继以健脾益气养血为法,佐以醒脾开胃以助气血生化有源。

处方:党参 15g　白术 12g　黄芪 30g　茯苓 12g　香附 15g　龙眼肉 15g　当归 15g　大枣 10 枚　鸡内金 15g　三仙各 15g　柴胡 12g　白芍 12g　益母草 30g　牛膝 12g　桑寄生 12g　6 剂

三诊:10 月 23 日。精神振作,纳食增加,面色虽萎黄但有光泽,舌淡脉细弦。细问病由,患者病由夫妻感情不和,久郁生气而致。木郁克脾土,致脾胃虚弱,气血生化乏源,今气血得复,肝郁之征渐显露。治以养血活血,疏肝解郁。

处方:熟地 15g　柴胡 6g　郁金 12g　白芍 12g　当归 15g　薄荷 3g　益母草 30g　桃仁 12g　红花 12g　牛膝 12g　6 剂

四诊:10 月 30 日。来告经行二日,量少色暗,乳房胀痛,舌淡苔薄脉滑。治理气活血为法。

处方:柴胡 6g　当归 12g　熟地 12g　桃仁 10g　红花 10g　枳壳 12g　香附 15g　牛膝 12g　川芎 15g　赤芍 15g　三棱 12g　水蛭 6g　3 剂

五诊:经期已过,历时 5 天,患者精神佳,情志无抑郁,乳房胀痛缓解,面色始转红润,舌淡,苔薄,脉细。经后气血耗伤,冲任虚损。治以益肾和脾,调养气血。

处方:党参 15g　白术 12g　黄芪 30g　龙眼肉 15g　桑寄生 15g　川断 15g　熟地 15g　川芎 15g　香附 15g　当归 15g　白芍 15g　益母草 30g　6 剂

六诊:精神佳,无特殊不适,舌淡,脉细。以八珍益母丸方意拟方,炼蜜为丸,每服 6g,每日 2 次。

【按语】病由肝郁日久克脾,脾失运化,气血不足所致,首以健脾益气养血为治,佐以疏肝,待脾健气血得复时,则以疏肝养血健脾为治,同时根据月经周期予以活血之品,经行则以理气活血为主,经后则以补肝肾、益脾、调养气血为主。

二、解郁疏肝治愈阳痿一例

朱某,男,50 岁,已婚。

初诊:1999 年 5 月 14 日。

主诉及病史:阳痿 1 周。由于生气后出现阳痿,同时伴胸闷,两胁胀痛,情志抑郁。

诊查:舌淡,苔薄,六脉弦。

辨证:肝郁气滞。

治法:解郁理气疏肝。

处方:柴胡 10g　枳实 15g　木香 10g　白芍 15g　香附 15g　青皮 15g　山萸肉 15g　菟丝子 15g　补骨脂 15g　仙茅 12g　蜈蚣 2 条　当归 15g　甘草 10g　6 剂

二诊:1999 年 5 月 20 日。服药 6 剂后,胸闷胁胀减轻,舌淡脉弦。原方加入威灵仙 12g。

6剂。

三诊：1999年5月26日。胸闷胁胀基本缓解，舌淡，苔薄，脉弦。治宗前法化裁。

处方：柴胡10g　枳实15g　白芍15g　甘草10g　郁金15g　香附15g　当归12g　丹参30g　蜈蚣2条　全蝎6g　乌药10g　巴戟15g　仙茅15g　6剂

四诊：1999年6月1日。患者病情稳定，无特殊不适，舌淡，脉小弦。治以补肾助阳，佐以理气活血，并嘱药后可以合欢。

处方：仙灵脾15g　仙茅15g　巴戟15g　补骨脂10g　菟丝子15g　山萸肉15g　蜈蚣2条　丹参24g　当归15g　柴胡10g　佛手15g　白芍12g　6剂

药后来告，合欢成功，尽如人意。故停药，嘱调节情志。

【按语】本案病起情志不畅，肝失疏泄，故初诊以解郁理气疏肝为治，非见阳痿即补肾。方中妙在使用蜈蚣、全虫、当归、丹参等活血通络之品，使气血运行通畅，经脉和利。末诊见肝气得舒，转以补肾兴阳为治而收功，一举而能合欢。

三、温补脾肾、益冲任治愈崩漏一例

李某，女，28岁，未婚。

初诊：1999年6月2日。

主诉及病史：经行月余不止。劳累后经行月余，量多色淡，伴腰酸痛，小腹坠痛，肢冷自汗。

诊查：精神疲惫，面色萎黄，舌淡苔薄，脉沉细。

辨证：脾肾阳虚，冲任虚损。

治法：湿补脾肾，益冲任。

处方：制附片10g　党参30g　白术12g　茯苓15g　黄芪30g　阿胶(烊化)15g　生地15g　白芍15g　当归15g　巴戟天15g　仙灵脾15g　小茴香15g　甘草10g　血余炭30g　5剂

二诊：1999年6月7日。经血已止，肢冷汗出，腰酸痛减轻。舌淡苔薄，脉沉弱。治从前法。

处方：黄芪30g　党参15g　白术15g　茯苓12g　巴戟15g　仙灵脾15g　川断15g　杜仲15g　白芍15g　当归15g　阿胶(烊化)15g　6剂

【按语】本案抓住脾肾阳虚、冲任虚损为重点，以温脾肾、益冲任一诊而血止，非见血止血，充分体现了中医辨证论治之优。方中附子温脾肾，巴戟天、仙灵脾温肾固摄，四君子益气健脾，归、芍、阿胶益肝血，小茴香调畅气机，暖下元，唯以血余一味止血，竟收全功。

四、清热利湿、凉血活血治愈黄疸一例

贾某，男，49岁。

初诊：1999年9月24日。

主诉及病史：目黄身黄6天。6天前出现右上腹胀痛，连及肩背，继则出现双目发黄、身黄；伴腹胀，纳差，口苦，大便干结。B超检查示：胆囊炎，胆囊水肿。肝功示总胆红素46μmol/L。

诊查：白睛黄染，右胁压痛，舌质红，苔黄腻，脉弦滑而数。

辨证：肝郁气滞，湿热内盛。

治法：疏肝理气，清热利湿，凉血退黄。

处方：柴胡 10g　当归 15g　赤芍 30g　川楝 15g　元胡 15g　槟榔 15g　厚朴 12g　二丑 15g　大黄 10g　茵陈 30g　泽泻 15g　焦三仙各 15g　甘草 10g　连翘 15g　6 剂

二诊：1999 年 9 月 29 日。大便已通，胁胀痛减轻。仍感口苦纳差，舌红苔黄腻，脉弦滑而数。治以前法化裁。

处方：柴胡 10g　川楝 15g　元胡 15g　丹参 15g　赤芍 20g　厚朴 15g　苍白术各 12g　陈皮 12g　泽泻 15g　猪茯苓各 15g　木通 10g　茵陈 60g　连翘 15g　银花 30g　焦三仙各 15g　6 剂

三诊：1999 年 10 月 5 日。胁肋胀痛缓解，腹胀已除，纳食香，黄疸渐退。唯口干苦，便干，舌红苔薄黄，脉弦数。治宗前法化裁。

处方：柴胡 10g　川楝 15g　当归 15g　茯苓 15g　白术 10g　龙胆草 15g　茵陈 30g　大黄 10g　败酱草 30g　银花 30g　连翘 15g　乌药 15g　赤白芍各 15g　砂仁 6g　6 剂

四诊：1999 年 10 月 11 日。诸症缓解，B 超检查示：胆囊正常，肝功检查正常。病起肝郁，脉示小弦。故予逍遥散巩固疗效。

处方：当归 15g　白芍 12g　柴胡 10g　茯苓 12g　甘草 6g　薄荷 3g　白术 15g　茵陈 30g　连翘 15g　6 剂

【按语】首剂以疏肝理气止痛为主，辅以利湿退黄，待疼痛减轻，转以清热利湿退黄为主。然湿与热结，缠绵难去，宜分而治之，故在二诊中加强利湿，使湿去热孤。终至湿热退矣。又以大剂连翘、银花、败酱草清热解毒。虽辨为阳黄，大剂清热又恐过于苦寒，伤脾败胃，故又加入温中行气之砂仁，及性温之疏肝气的台乌，合方不致阴凝太甚。

（以上均由邓红整理）

【编者评注】王多让主任医师身处祖国西北边陲，为中医事业奋斗 40 多年。勤于探索，善于总结，在长期临床实践中摸索出一整套从气血论治疑难病之经验。本集所收几则医案，虽非尽属传略所言之专擅，但理法方药井然，疗效亦佳。似随机从笥中捡来而未经雕琢者。

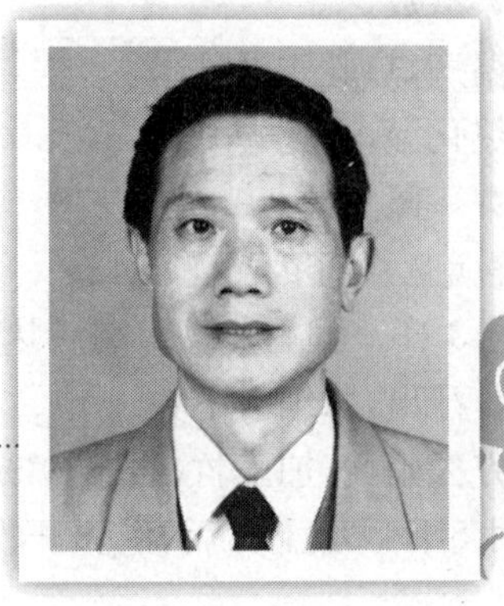

李兴培医案

【生平传略】

李兴培，1939 年生，汉族，教授，主任医师。四川彭州人。1962 年毕业于成都中医学院（现成都中医药大学）医学系六年制本科，即来新疆医学院（现新疆医科大学）第二附属医院从事医疗、教学和科研工作迄今。1975 年 6 月—1976 年 8 月赴卫生部中医研究院（现中国中医研究院）随前辈名中医王文鼎、岳美中、赵锡武、钱伯煊和赵心波等进修学习，获益匪浅。兼任中华中医药学会内科学会常务理事、新疆中医药学会副会长。学术上潜心中医经典，推崇仲景学说，融会诸家，躬身实践，力倡辨证，乐遣经方，重视中西医有机结合，防治结合，于内、外、妇、儿和肿瘤各科常见病和疑难病证治疗积累了丰富经验。培养高级医学人才 1000 余人。发表学术文章 100 余篇，主编和参编已出版专著有《蒲辅周研究》、《中国中医理论暨临床经验》、《现代中医治疗学》、《危重疑难病证中医治疗进展》和《医方妙用》等 18 部。设计和主持的“活络通脉汤（通脉冲剂）治疗血栓闭塞性脉管炎”获省级重大科技成果奖。多次出国作学术交流、讲学及考察，获多个奖项。系国家人事部、卫生部及国家中医药管理局审定的首批全国名老中医药专家学术经验继承工作指导老师之一。享受国务院政府特殊津贴。

一、清热化湿、芳化导下法治愈湿温病（伤寒）一例

张某，女，28 岁，已婚。

初诊：1965 年 4 月 1 日。

主诉及病史：两天前因头部剧痛，发冷发热，咳嗽痰白，大便秘结，体温 39.6℃，当晚来院急诊。传染科查得：急性病容，神清，口唇干，舌被厚苔，咽轻度充血，颈软；心（—）；两肺闻及少许干鸣音；腹软，肝触及肋下 2 指，质Ⅱ度；脾肋下 1 指余，质Ⅰ度；腹部见 3 块玫瑰疹。印象：伤寒。因其须照料小孩，不能住院，开给合霉素及维生素 B_1、C 带回单位内服。翌日又来门诊就治，嘱服原药，加用“使痛宁”及水合氯醛，是晚体温 40.2℃。因热势缠绵，全身不适，来门诊

要求服中药治疗。

诊查：面色晦黄而间暗，神疲乏力，口苦而干，饮热少量，两日未大便，小便略黄，舌质红，舌苔黄厚腻，脉象滑数。

辨证：湿温病，热胜于湿。

治法：清热化湿，芳化导下。

处方：藿香　佩兰叶各 9g　银花　薏仁各 12g　连翘 15g　川连　木香　大黄（另包后下）　芒硝（另包兑入）各 6g　滑石 18g　甘草 3g　2 剂

二诊：4 月 3 日。服上方第 1 剂后热退。又剂身困消失，纳增口和，大便畅行，头中心痛，口干渴喜冷饮，汗出，脉细滑不数。

处方：上方去硝黄，加玉竹、石斛各 9g，牡蛎 15g，2 剂。

三诊：4 月 5 日。服上方后，渴止汗收，余况亦可。前方进退出入，又 4 剂康复。随访数年未犯。

【按语】根据本案脉症，李师认为属湿温病，湿热俱盛，热胜于湿。故用川连、滑石、银花、连翘、薏仁、大黄清热化湿；川连、大黄清热燥湿；藿香、佩兰芳香化浊；大黄、芒硝通腑下燥，使邪有出路；木香助脾运；滑石、甘草清热利湿，使湿热亦从小便出；甘草既用以缓和硝黄之峻烈，亦为顾护正气。药物切中病机，首剂即热退，各症著减。惟舌质红，苔黄，口干渴喜冷饮，汗出，热炽伤阴可知，因加玉竹、石斛、牡蛎育阴潜阳，去硝黄，2 剂而渴止汗收。续用前方出入，又 4 剂而愈。

（李永强整理）

二、清利湿热、调气导滞法治愈痢疾一例

朱某，男，32 岁，已婚。

初诊：1980 年 6 月 28 日。

主诉及病史：3 天前食冷食后起病即发热，全身不适，继而出现脓血便，每日达 20 余次，伴腹痛，里急后重，纳差。大便镜检：红细胞 60～70/HP，脓细胞 40～45/HP，吞噬细胞（+），诊断为“急性菌痢”。于 6 月 25 日收传染科住院治疗。给予卡那霉素及香连丸治疗，病情无明显好转，遂邀李师会诊。

诊查：口渴不欲饮，苔白，脉细濡数。

辨证：湿热阻结，气滞伤络。

治法：清利湿热，调气导滞。

处方：白头翁 20g　秦皮 12g　白芍　槟榔各 10g　木香　川连　大黄各 6g　葛根　旱莲草各 25g　马齿苋 30g　3 剂

二诊：7 月 1 日。服药后大便减为每日 3～4 次，为少许粘液便，腹痛减。遂于上方加罂粟壳 10g，通涩并用。4 剂后，大便次数减至每日 1～2 次，镜检正常，于 7 月 6 日出院。

三诊：7 月 9 日。出院 2 天后反复发低热，腹痛，腹泻，脓血便每日 4～5 次，于 7 月 9 日再度入院，并邀李师第二次会诊。诊查：舌质红，舌苔中厚黄腻，脉细濡数。证属湿热未尽，气滞仍甚。仿初诊法治之。

处方：白头翁 15g　秦皮 12g　白芍　川连　槟榔各 10g　木香　大黄各 6g　马齿苋　旱莲草各 30g　甘草 3g　6 剂

服药后，腹痛、里急后重好转，大便每日3～4次。上方去大黄。5剂。药尽剂，大便减为每日1次，软便成形，于7月31日出院，随访迄今未复发。

【按语】本案以其脉症，当属湿热痢疾无疑。《医门法律》云："凡治痢不分所受湿热多寡，辄投合成丸药误人者，医之罪也，所以然者，痢由湿热内蕴，不得已用苦寒荡涤，宜汤不宜丸，盖'丸者，缓也'，'汤者，荡也'。故初起邪势乖张之际，香连丸缓不济急，且药不胜病，了无寸效。"《医学入门》曰："无积不成痢"，治当因其势而利导之，通因通用为正治之法。方选白头翁汤、香连丸与葛根芩连汤加槟榔、大黄清利湿热、行气导滞，益以马齿苋、旱莲草以其长于治血痢也，白芍和血，佐甘草乃解痉止痛名方芍药甘草汤已寓其中。方药与病机合拍，初投即效，便次锐减，若续投之，湿热除，痢自止。李师因思赤痢已去，通涩同用亦古人倡用之法，如《证治要诀》曰："治痢须先逐去积滞，去已多，三五日后，自可兜涩"，随即误入罂粟壳10g，前证复燃。观是例可知，先贤"痢无止法"之言洵非虚妄之谈。若仅凭一家之言孟浪兜涩，闭门留寇，反致偾事，实欲速不达也！

（李永强整理）

三、发汗解表、清宣达热法治愈太阳风寒两伤（大叶性肺炎）一例

俞某，女，43岁。已婚。

初诊：1965年6月7日。

主诉及病史：咳嗽八九天，但寒不热（虽值夏天仍着棉袄），无汗时烦，头痛，胸痛，全身呈游走样痛，渴喜热饮，昨日咳血少许，似为脓样，痰中带血。

诊查：舌质淡红，苔薄白而润，脉浮紧略数。

辨证：太阳风寒两伤（大叶性肺炎）。

治法：发汗解表，清宣达热。

处方：炙麻黄6g　桂枝　杏仁各9g　石膏　白茅根　芦根各30g　大枣3枚　生姜　炙甘草各3g　2剂

二诊：6月11日。服上方血止，胸痛消失，口已不干，余症依然。惟昨日又咳血两口。仍用上方，桂枝减半量，3剂。

三诊：7月15日。因他疾来诊，云服上方毕，诸症告痊，迄今仍佳。以后多次相遇，皆言正常，从事田间劳动。

【按语】李师认为本案伤于风寒邪气，风寒外束，毛窍闭塞，现但寒不热而头身疼痛、无汗等表实之证；邪实在表，脉乃浮紧；里热扰胸，而见烦躁；热动络脉，咳血作焉。此太阳病风寒两伤，营卫同病之证，急宜解表清里之大青龙汤。因思病逾7日，热动络脉，已见咳血，遂益以芦根、白茅根辅佐石膏清宣达热，且监制麻、桂、姜之过度辛温燥烈，故两剂而血止，胸痛亦瘥。复见又咳血两口，桂枝减半量投服，病乃向愈。此例关键在于认证正确，否则遇太阳病脉微弱、汗出恶风之表里俱虚证，误投发汗峻剂大青龙汤，势必造成大汗亡阳，手足厥冷，筋惕肉瞤之逆证。但若见病逾7日，又见咳血，而不敢用解表清热之剂，诚惶诚恐，畏首畏尾，甚至滥施苦寒止涩，祸不旋踵。辨证论治之重要性，于斯可以概见。

（李永强整理）

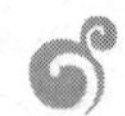

四、补气养阴、化瘀豁痰法治愈血厥(心脑综合征)一例

兰某,男,34岁,四川籍,已婚。

初诊:1977年1月26日。

主诉及病史:胸骨后持续性疼痛近8个月,心前区阵发性疼痛2月余。经检拟诊为:①梅毒性心脏病(主动脉狭窄兼闭锁不全);②主动脉瘤;③心绞痛。于1976年12月22日收住院。患者病后常因头痛而眼发黑、头昏而晕厥,每月发作数至十余次不等。入院后,即不能下床,下床即晕倒,不省人事,数秒钟后清醒,彼时血压、脉搏正常。心脏听诊:主动脉瓣区双重高亢杂音。胸片示:主动脉弓升段外突,侧位片亦显示升主动脉增宽。心电图检查:电轴−30°,左前分支传导阻滞。康氏反应阴性。一个月来,举凡进半流饮食及软食均吐,其营养完全依赖输注葡萄糖及维生素维持。全院扩大会诊意见,邀李师会诊。

诊查:舌苔白,脉弦劲。

辨证:胃热上逆。

治法:清胃降逆安中。

处方:大黄9g　甘草6g　3剂

煎成后,采用多次、少量、冷服法。

二诊:2月7日。服上方,药尽吐止,食量日增。上方又3剂。药后吐未再发,纳谷正常。惟下床即头晕、晕倒(曾分别晕倒在厕所及放射科)依旧,兼见心前区闷痛不适,多梦易惊,站立或活动后,心前区即有扭紧感,旋即晕厥,不省人事,但无抽搐,数分钟清醒。舌体胖大,舌质淡红,脉弦缓。证属气阴两伤,气滞血瘀,痰热上扰。法当气阴两补,活血化瘀,开胸化痰。

处方:太子参　玉竹　丹参各30g　陈皮20g　黄芪18g　麦冬　降香各15g　茯苓　柏子仁各12g　竹茹　菖蒲　半夏　郁金　枳壳　瓜蒌　薤白各9g　6剂

服药后,可下床活动2～3分钟,未见晕厥。略事增损又4剂,头晕好转,下床活动及入厕未再出现晕厥,生活自理。

【按语】本案证情,现代医学认为系主动脉瘤造成血液流出道狭窄,随着体位改变,引起供血不足,脑部暂时缺氧,发为晕厥。祖国医学认为,此系血瘀于上,而引起昏厥重证。气逆血瘀之厥,《类证治裁》所用方,即为通瘀煎。李师会诊时认为,患者“食入即吐”为其首苦,当急则治标,给予大黄甘草汤清胃降逆安中,3剂吐止,又3剂巩固疗效,持续1个半月之“食入即吐”遂告愈。而其心前区闷痛不适系胸阳不振、气滞血瘀;多梦易惊为胆气虚怯,痰热上扰;脉弦缓,舌体胖大,舌苔薄白,乃气机阻滞,湿邪上泛之象。法予气阴两补、活血化瘀、清化痰湿、开胸散结,治以温胆、生脉、瓜薤诸方合剂化裁。6剂晕厥终止,又4剂而活动、入厕概未晕厥发生。中药虽未能治愈其心脏血管系统之器质性改变,但可以之消弭其苦恼及难以对付之“食入即吐”症及晕厥,亦系小补耳!

(李永强整理)

五、清化痰热、斡旋气机法治愈食管憩室一例

游某,女,44岁,已婚。

初诊:1982年2月13日。

主诉及病史:咽喉部热辣感,吞咽不利,吐清水,异物感4月余。

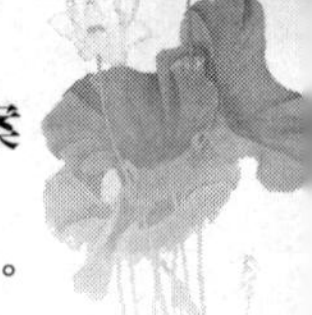

诊查：胃脘痞满，心悸眠差，时烦，舌质淡红，舌苔薄白，脉细弦。检查：咽红，扁桃体肿大。食管钡透示：食管中段见一局限扁平突龛，境界锐利，诊为食管中段憩室。

辨证：痰热胶结，胃失和降。

治法：清热化痰，斡旋气机。

处方：半夏　川朴　射干　柿蒂　石斛　黄芩　生姜各10g　茯苓　知母　柏子仁各15g　公英30g　麦冬12g　6剂

二诊：2月20日。药后咽部热辣感及心烦心悸全除，余症依然。乃专事斡旋气机。

处方：半夏12g　厚朴　苏梗　射干　台乌　枳实各10g　柿蒂　威灵仙　茯苓各15g　麦芽25g　木香6g　生姜　炙甘草各3g　42剂

三诊：4月1日。各症显著好转，舌质暗，苔白腻，脉细。李师认为痰热稽久，必耗气伤阴。治当扶正与祛邪并行，法予补气养阴，疏肝降逆，化痰散结。

处方：北沙参25g　麦冬　茯苓各15g　代赭石30g　半夏12g　旋覆花　柿蒂　香附　射干　厚朴各10g　大枣6枚　生姜　甘草各3g　2剂

药后食管钡透摄片示：食管边缘光滑，粘膜规则，未见异常征象。续以原方巩固疗效旬日，痊愈出院。

【按语】本案食管憩室良由肝郁日久损伤胃气，脾胃通降失常致气机阻滞，化生痰热，阻于食管中的一种临床常见病。《医述》引《会心录》云："运化失职，而脾中之生意枯，五液无主，而胃中之津液涸，虚阳上泛，夹冲、任二脉，直上阳明，贲门终日为火燔燎，木槁不已，是已隔塞不通，食不得入矣"。患者肝木侮土，脾胃受损，中气虚馁，运化无力，升降失司，津液不得输布，气滞痰瘀，津不上承，故见咽喉部热辣感，吞咽不利及异物感；脾阳不升，胃阴不降，上逆则泛吐清水；六腑以通为用，胃气以下行为顺，脾胃升降失常则胃脘痞满；舌红、苔薄、脉细弦，为痰热之征。当予理气降逆，清化痰热，予半夏厚朴汤加麦冬、石斛、黄芩、知母、公英、射干，6剂而热势得平。李师认为，该患病程4个月，本虚标实，虚实夹杂，即肝逆犯胃，胃受克而虚，仲景谓治法当"制木必先安土"。李师认为，久克必正气难复，故二诊方中以半夏厚朴汤加味理气降逆，化痰散结，计服42剂，各症显著好转。三诊中见舌质暗，脉细。李师认为，痰瘀日久，必耗气伤阴，当扶正与驱邪并行。法予补气养阴，疏肝降逆，化痰散结。药用旋覆代赭汤与半夏厚朴汤合剂化裁。足见以上皆深符"调顺阴阳，化痰下气，阴阳平均，气顺痰下，胸噎之疾，无由作矣"（《济生方》）之旨。因认证准确，增损有度，故获复检食管钡透摄片未见异常之捷效。此诚如李东垣之谓："善治病者，惟在调和脾胃"。

（宁建武整理）

六、和降化瘀法治愈贲门狭窄一例

王某，女，28岁，已婚。

初诊：1983年6月23日。

主诉及病史：咽部异物感、吞咽困难3月余。1980年曾因十二指肠球部溃疡合并出血，用药治疗而愈。胃肠钡透示：贲门通过受阻，贲门入口有1cm长狭窄段，狭窄段以上即食管膈下段呈囊性扩张，并有轻度逆流征象，管壁柔软，钡剂通过缓慢。

诊查：症见泛泛欲吐，食入即吐，吐出物为胃内粘液及少量食物，上腹胀满，时烦，舌淡红，苔薄白，脉细。

辨证：肝郁脾虚，湿遏中州，痰凝阻滞，微有化热。

治法：和胃降逆，化痰解郁，佐以清热。

处方：竹茹　川朴　陈皮　香附各6g　半夏　枳壳　郁金各9g　苏梗　青皮　佛手各4.5g　20剂

二诊：7月15日。烦除热平，余症依然。仍用前法施治。

处方：太子参25g　枳壳　台乌　苏梗　槟榔　青皮　射干　厚朴各10g　半夏12g　茯苓　陈皮各15g　胖大海4枚　沉香6g　生姜　甘草各3g　10剂

三诊：7月25日。因服汤药过多，仍呕吐而畏惧服药。嘱多次、少量、冷服，吐即药减。惟仅能进薄粥少许，自感气息上逆迫至咽部，胸满烦闷，舌质淡红，苔薄白，舌边有齿痕，脉细而沉涩。予补气降逆，安中和胃法。予旋覆代赭、半夏厚朴、大黄甘草汤合剂加味，并嘱戒气恼、节饮食。

处方：明党参　代赭石　威灵仙各30g　麦冬　茯苓各15g　半夏12g　枇杷叶　旋覆花　枳壳　苏梗　厚朴各10g　大黄6g　大枣6枚　生姜　甘草各3g　70剂

四诊：9月30日。服药后食纳日益增进，5剂后基本正常，25剂后每天可进400g米饭。胃肠钡透示：贲门狭窄较前好转。服至40剂病情有反复，进食后有上顶感，时胃痛与咽部异物感，兼少腹疼痛，舌苔中后黄腻，舌边有瘀点，溯及有长期气郁史及劳累过度史，舌边瘀点，脉细而涩。证属宿瘀为患，血府逐瘀汤主之。

处方：桃仁泥12g　柴胡3g　当归　生地　川牛膝各10g　枳壳　赤芍　甘草各6g　桔梗　川芎各5g　15剂

服11剂后少腹疼痛著减；又4剂少腹痛止，进食气逆上顶感著减。1983年10月19日以显效出院调理。出院后续服上方两个月，气郁则间服半夏厚朴汤合甘麦大枣汤加威灵仙、天冬、代赭石，各症逐渐消失，恢复正常田间劳动。

1984年9月22日来院食管钡餐透示：食管贲门段已正常。嘱继续戒气恼，节饮食，忌刺激性食物，停药饮食调理。两年后，陪婆母来院治病，云康复如常，两年内一直未犯。随访迄今18年，诸况均佳。

【按语】贲门狭窄属中医学“噎膈”范畴。每责之肝郁气滞，横逆犯胃，中焦运化失司，升降失调或恣食辛辣燥热无度，以致津伤血燥，气血不畅，日久瘀热停滞，痰瘀胶结，阻于气道，噎膈由生。诚如李中梓所云：“忧思悲恚，则脾胃受伤，津液渐耗，郁气生痰，痰阻不通，则气上而不下，妨碍道路，饮食难进，噎膈所由成也”。故临证每以开郁行气、化痰散结为施治大法。患者咽部异物感，吞咽困难，泛泛欲吐、食入即吐，胃内胀满不适，实缘于忧思脾伤气结，气郁而生痰，而血瘀由生。痰瘀胶结，阻于气道则咽部异物感，吞咽困难；脾胃受伤，胃失和降，则泛泛欲吐，食入即吐；脾胃气机不畅则胀满疼痛；舌淡红、苔白、脉细为脾胃气虚不运之征象。李师认为，本病初期多实证，该患病程3个月，缠绵不愈，必胃气更伤，气血两虚，虚实相兼。若屡投降逆化痰之剂，恐耗伤正气，诚不可取也。

《素问·平人气象论》云：“人无胃气，曰逆，逆者死”。故“有胃气则生，无胃气则死”已为至理名言。因此李师认为调气方面，还在于扶脾和胃。故当初方用半夏厚朴汤加味以和胃降逆，化痰解郁，佐以清热。俟烦除热平，即在上方中加入太子参补脾益胃；胖大海开宣肺气，因肺为气之主，肺朝百脉；以大队理气燥湿化痰药行气消积，降逆除满，多次少量冷服，服10剂吐即显著减轻。三诊再予旋覆代赭、半夏厚朴、大黄甘草汤加枇杷叶、威灵仙，补气降逆，安胃和中。嘱适寒温、节饮食、怡养性情。俟胃气得复，太子参易为明党参鼓舞清阳，健运中气。药后食纳

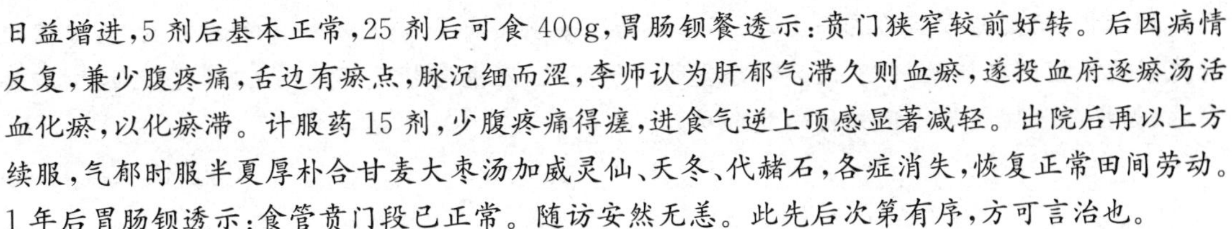

日益增进，5剂后基本正常，25剂后可食400g，胃肠钡餐透示：贲门狭窄较前好转。后因病情反复，兼少腹疼痛，舌边有瘀点，脉沉细而涩，李师认为肝郁气滞久则血瘀，遂投血府逐瘀汤活血化瘀，以化瘀滞。计服药15剂，少腹疼痛得瘥，进食气逆上顶感显著减轻。出院后再以上方续服，气郁时服半夏厚朴合甘麦大枣汤加威灵仙、天冬、代赭石，各症消失，恢复正常田间劳动。1年后胃肠钡透示：食管贲门段已正常。随访安然无恙。此先后次第有序，方可言治也。

（宁建武整理）

七、疏肝和胃行瘀法治愈贲门失弛缓症一例

谢某，男，31岁，已婚。

初诊：1981年2月20日。

主诉及病史：饮水进食，吞咽困难，食物反流，泛泛欲吐3月余。胃肠钡透诊断为“贲门失弛缓症”。

诊查：胸膈痞满，舌质暗，脉细弦。

辨证：肝郁气滞，胃失和降，气痰交阻。

治法：和胃降逆。

处方：龙骨　龙齿(先煎)各30g　竹茹　半夏　枳壳　陈皮　茯苓　旋覆花各10g　山药　柿蒂各15g　生姜　丁香各6g　甘草3g　6剂

二诊：2月27日。服药后，食物上逆以致不能进食逐日好转，及至缓解，仅偶尔食之过猛过多有上泛情况。口苦，舌质暗，脉弦。上方加灵仙25g。服10剂后，虑久病气虚，方中加参须10g扶正气，半夏15g、陈皮25g行气开郁。服14剂后证情平稳，但仍时时抑郁，胸胁部窜痛。乃肝气郁结，郁久兼瘀之象。宜疏肝解郁，和胃降逆，佐以化瘀。

处方：柴胡　青皮　香附　竹茹　苏梗　川朴　旋覆花　柿蒂各10g　枳壳　半夏各12g　赤芍　陈皮各15g　桔梗　生姜各6g　甘草3g　14剂

服药2周，吞咽顺利，各症渐瘥。食管钡透证实钡剂通过顺利，仅见贲门区膈下段略有痉挛征象，出院食疗调治。追访21年，一切如常。

【按语】贲门失弛缓症是食管神经肌肉功能障碍所致的一种疾病，且较少见。归其病因，多责之于脾胃。脾主肌肉，为气血生化之源，后天之本。《冯氏锦囊秘录》谓其为“上下四旁之枢机”。脾胃虚弱，升降失调，痰气胶结，则见吞咽困难，食物反流，泛泛欲呕，胸膈痞满等虚实夹杂之证。

《景岳全书·传忠录》云：“善治精者，能使气中生精”。当和胃降逆治之，故初诊方中用龙骨、龙齿镇静除热，孕育真阴，潜静冲激；温胆汤燥湿化痰，降逆和中；丁香柿蒂汤合旋覆花下气降逆止呕；山药、甘草健脾和胃。6剂后即见食物上逆及不能进食逐日缓解，仅偶尔饮食过猛，食物上泛，食管后有阻塞感。仍为痰气交阻之征。《本草图解》谓灵仙“搜逐诸风，宣通五脏，消痰水”。李师经验，本品尚有良好的平降逆气功效。因证情不稳，时上腹窜痛，李师认为久病则损伤正气，故予参须扶助正气，加大半夏及陈皮用量助下气降逆、化痰散结。然该患究系肝郁过久，以致气滞血瘀，故兼胸胁窜痛，以致久服疏肝调气之品未见寸效。遂予疏肝解郁，和胃降逆，佐以化瘀。方予半夏厚朴汤、丁香柿蒂汤、香附旋覆花汤、柴胡疏肝散和血府逐瘀汤等合剂通变化裁，仅服14剂即见功，吞咽顺利，各症皆瘥。食管钡透证实钡剂通过顺利，仅见贲门区膈下段略有痉挛征象，予出院调治。从本案全治程窥知，虽治疗方药多进退于调气药类中，但

具体到病机、治则与方药的统一上，又不容假借。如前半部分重点以和胃降逆为主，虽曾获症状减轻及至缓解之佳效，但不久又故态复萌。细究之，乃患者肝气郁结已久，致气滞血瘀，胸胁窜痛，始投疏肝理气与化瘀并行而竟全功。

（宁建武整理）

八、补中益气、疏肝降逆法治愈胃粘膜脱垂症一例

潘某，男，51岁，已婚。

初诊：1967年9月12日。

主诉及病史：上腹痛胀，呕吐3年余，西医诊断为胃粘膜脱垂症。

诊查：其呕吐物为食物及涎水，食纳较差，经常彻夜不寐，苔白，脉弦。

辨证：肝脾不和，中气下陷，心气虚弱。

治法：疏肝理脾，补中益气，养心安神。

处方：柴胡　灵脂　黄芪　党参　元胡　柏子仁　枣仁各10g　香附　怀山药各12g　龙骨15g　枳实　苍术　厚朴　青皮　陈皮各6g　炙甘草3g　3剂

服药后上腹痛及眠差均较前好转，呕吐著减，食欲转佳。虑其病久入络，再予上方增损，先后益以大队行气活血之品如小茴、桃仁、槟榔、广木香、白蔻、莪术、没药、半夏曲、紫苏等。服药至28剂时胃肠钡透示：胃粘膜脱垂症消失。又予上方稍有加减调治月余，剑下膨隆部痛胀减并有所缩小而出院。

【按语】胃粘膜脱垂症，是指胃窦部粘膜通过幽门管脱入十二指肠。中医学认为乃因中气下陷，脏器失固而致。脾居中焦，脾气的健运有赖肝气的疏泄条达。肝之疏泄无权，肝郁不达，克犯脾胃，脾胃虚弱，血之生化不足致心神失养，故夜不成眠；脾为生痰之源，脾胃虚弱，脾阳不运则水湿内停，故呕吐涎水；舌白主脾虚，脉弦主肝主痛。李师认为，本案本虚标实，但标本俱急，故补中益气、疏肝降逆并行，标本同治。

张景岳云："善治脾者，能调五脏即所以治脾胃也"。方中黄芪、党参、山药补中益气，山药补而不滞，补脾气益胃阴以御肝之克伐；柴胡、枳实、甘草疏肝理气和胃降逆；苍术、厚朴、陈皮、炙甘草为《太平惠民和剂局方》之平胃散，辛香燥湿，健脾除胀；青皮、香附疏肝解郁；元胡、五灵脂活血、行气止痛且通利血脉而消散瘀血；龙骨收敛固涩；柏子仁、枣仁养心安神，益肝柔肝，以免肝气横逆；后益以小茴、桃仁、槟榔、木香、白蔻、莪术、没药和半夏曲旨在行气、化瘀、醒脾，使肝气条达，脾阳得升，胃气得复，诸症渐除，获胃粘膜脱垂症得愈之佳效。李师认为补气以复摄持之权，非特全身性症状得以好转甚或缓解，亦有助于恢复胃粘膜之固有紧张性，故协同配伍，取效彰然。

（宁建武整理）

九、建中敛涩、升阳降浊法治愈胃幽门窦溃疡一例

顾某，男，27岁，已婚。

初诊：1967年12月7日。

主诉及病史：上腹部疼痛、呕吐泛酸2年余，加重2天，并吐咖啡样物2次。胃肠钡餐透视为：胃幽门窦溃疡。历用维生素C、氢氧化铝、普鲁本辛、股动脉封闭及内服5%普鲁卡因等治疗两个月，再次胃肠钡餐透视为：胃幽门部仍有龛影，慢性胃炎。其间先后4次反复呕吐咖啡

样物，每次 300～400ml，经化验证实为血液。尚伴以阵发性腹痛、腹胀、恶心及失眠等。考虑为顽固性溃疡所致，故于 12 月 7 日邀外科会诊，考虑手术治疗。因患者对手术顾虑重重，未予同意，故当日邀请李师会诊。

诊查：神疲乏力，舌苔薄白，脉细濡缓。

辨证：胃阳虚弱。

治法：温中补虚，缓急定痛。

处方：黄芪　龙骨　瓦楞子　元胡各 12g　桂枝 6g　白芍　炒川楝　半夏　茯苓　陈皮各 9g　炮姜 4.5g　炙甘草 3g　丁香 1.5g　大枣 3 枚

二诊：1968 年 1 月 5 日。服药后，各症逐渐减轻，服至 28 剂时，吐血两口。旋改弦易辙，予收敛固涩、缓急止痛之剂。

处方：龙骨 15g　白及　侧柏叶各 12g　茜草　元胡　川楝子各 9g　炮黑姜 6g　生大黄　炙甘草各 3g

进此方后再未吐血，疼痛日减及至消失。后期方药，间有增损。共服 45 剂，胃钡透复检并摄片示：胃溃疡愈合。痊愈出院。

【按语】胃溃疡之为病，多因寒邪、饥饱不匀或嗜酒无度，损伤脾胃；或其他脏腑功能失调，乘侮伤及脾胃，以致中气不升，浊阴不降，气滞不行，不通则痛；胃气不行，上逆则呕吐；脾胃虚寒，阳气不运，水饮停聚则泛酸；久病入络，脉络损伤则呕吐咖啡样物。本案症兼神疲乏力，舌苔薄白，脉细濡缓，皆水谷精微不能输布全身之一派虚象。

李师认为，脾胃阳虚病势缠绵之胃脘痛，当温中补虚，缓急定痛，方选黄芪建中汤化裁。久病入络，兼之胃阳虚弱，中焦失于健运，血行迟滞，气滞血瘀，佐以金铃子散行气活血，化瘀定痛；中阳虚弱，运化失司，每致水湿内停，症见呕恶泛漾，益以二陈、丁香温运之；龙骨、瓦楞子宁神制酸；屡伴出血情况，故生姜炮黑，取法温涩；频见泛酸，遂去饴糖；盖药证相符，奏效尚捷，诸症渐减。惟服药至 28 剂时，吐血两口，"急则治标"，法更敛涩缓急之剂治之，间有个别增损，前后计服药 73 剂，溃疡愈合。

药理研究证实：黄芪建中汤，可防止大白鼠结扎幽门所致胃溃疡的发生，并抑制胃酸分泌，减少游离酸总酸度，使胃液 pH 值上升，可能系本方取效之基本原理。应予指出的是，方中龙骨、瓦楞子、白及庇护疡面，中和胃酸对胃壁的消蚀作用，特别是其本身所具生肌敛口作用，对促进溃疡面之愈合更是不容忽视的；余如侧柏叶、茜草皆止胃出血之佳品；生大黄疏通瘀血之窒滞，引血下行而归经，尚具一定敛涩性而止血，是故本案之疗愈机制是综合性的。

（宁建武整理）

十、疏利肝胆、健脾滋柔化瘀法治愈黄疸病（胆汁性肝硬化）一例

李某，女，31 岁，已婚。

初诊：1977 年 2 月 2 日。

主诉及病史：曾于 1976 年 9 月上旬罹急性黄疸型肝炎，经治愈出院。20 天前全身瘙痒，恶心，纳差，尿色深黄，右上腹间断性疼痛，痛剧时向右肩部放射，住于单位医院。因黄疸继续加深，巩膜及全身皮肤深度黄染，大便呈白陶土色，即转诊并于 1976 年 12 月 31 日住入我院。查体：血压 90/60mmHg；肝肋下 1.5cm，剑突下 2cm，质地中等；脾肋下 1.5cm；墨菲征阳性。尿三胆试验：尿胆红素阳性。肝功检验：黄疸指数 300U，凡登白试验阳性，胆红素 513μmol/L，

锌浊 20U，麝浊 20U，麝絮“＋＋＋＋”，谷丙转氨酶 196U，白球蛋白比例倒置。诊断为梗阻性黄疸待查。入院后经抗感染及护肝治疗，罔效，乃于 1977 年 1 月 12 日，在硬膜外麻醉下行剖腹探查术。术中发现肝脾肿大，胰腺头有一长约 3cm 的硬结节，快速病理切片证实，符合胆汁性肝硬化。术后又抗感染及护肝等，热退，黄疸指数 160U，胆红素 273.6μmol/L，其余肝功项目大致同前，遂邀李师会诊。

诊查：巩膜及全身皮肤黄而鲜明如橘子色，小便深黄，大便色白，干结难解，纳差乏力，右胁疼痛，舌苔黄白兼见略腻，脉细弦。

辨证：肝胆湿热。

治法：清利肝胆湿热。

处方：金钱草　茵陈　大青叶各 30g　白芍　栀仁各 12g　郁金 15g　川连　大黄各 6g　柴胡　黄芩　枳实　厚朴各 9g　甘草 3g　1 日 1 剂

服上方后，黄疸逐日减退，大便通畅转黄，纳谷增进，胁痛减轻。用药 40 剂，肝功检验：黄疸指数 10U，凡登白（直接）试验阴性，胆红素 17.1μmol/L，锌浊 8U，麝浊 8U，麝絮“＋＋”，谷丙转氨酶 28U，显著好转出院。出院后上方增损，断续服药 80 剂。因麝絮“＋＋”延续 3 个月，加服黛矾散 1 个月，即明矾 1 份、青黛 2 份共为末，每次 1g，1 日 3 次，胶囊吞服，至肝功能完全恢复正常。继以补气健脾、滋肾柔肝之剂疏调巩固。

处方：太子参　焦白术　茯苓　制首乌　菟丝子　麦芽各 10g　橘皮 6g　丹参 15g　楮实子 25g　炙甘草 3g

断续服药两个月后，上方加吉林白参 10g、三七 6g、胎盘粉 30g、郁金 10g、山药 45g、土鳖虫 12g，按此比例制成蜜丸，每丸重 10g。1 日 2～3 次服，每次 1 丸，服药两个月，肝功正常。随访 25 年，多次复检肝功，皆系完全正常，康复如初。

【按语】本例来势急骤，并为手术后病理切片证实为胆汁性肝硬化。孙宏训《实用肝脏病学》载其临床病程“常为渐进性而不能恢复”，足见其非轻浅之疾。《丹溪心法》：“胁痛，肝气盛，木气实”。李师认为其右胁下痛、脉弦，皆肝旺之征，故以栀仁、川连、大黄、黄芩、白芍以清肝抑肝。巩膜及皮肤黄染，尿色深黄，纳差乏力，舌黄白相间兼腻，脉细弦，究系一派湿热内蕴，郁而不伸之征象，故投予金钱草、茵陈、大青叶、栀仁、川连、大黄、黄芩等大队清肝利胆、清热燥湿；柴胡、郁金、白芍、枳实、厚朴疏肝理气、开通郁结；甘草调和诸药。盖病机与方药合拍，故取效彰然。巩固疗效之于本例亦至为重要。该患出院后，汤、丸、散间进，移时半年余，诸症渐解，肝功能正常且尚巩固。其中原方增损服用以荡其余波，辅助其疏泄之权，即“祛邪务尽”；黛矾散清肝利胆，有退黄及防止黄疸复发之功，对有慢性肝功损害者，有促进肝功能恢复之作用，故而缠绵达 3 个月之久的麝絮“＋＋”终于转阴；治肝当先实脾，肝肾同源，后期肝、脾、肾同治，汤、丸消息之，此全面兼顾，故疗效巩固。李师认为倘若肝功正常后巩固疗效措施不力，易致宿恙死灰复燃，前功尽弃。临床者于此不可不慎，亦不可不知。

（李永强整理）

十一、活血化瘀法治愈肾癌尿血一例

刘某，男，52 岁，已婚。

初诊：1982 年 5 月 10 日。

主诉及病史：4 年来屡次出现一过性无痛性血尿，曾反复行肾盂造影等检查，均无特殊发

现，仅考虑为“后尿道炎”。数月来尿血时发时止，每次服中药(药物不详)辄效。近月来尿血渐频，色如酱油，且有血块阻塞尿道，排尿困难，微有尿痛、尿急、尿频，伴头昏乏力。邀李师会诊。

诊查：舌质淡红，舌苔薄黄，脉细数。

辨证：下焦结热，伤及血络。

治法：凉血止血，佐以散瘀。

处方：小蓟饮子加马齿苋等。4剂。

二诊：5月15日。服药罔效。继用原方加三七、花蕊石以化瘀止血，当晚少腹胀痛，尿时涩痛，尿色暗红，夹多量瘀块，难以解出，后半夜始解出，烦躁，口不干，微头昏，耳鸣，无腰痛，大便自调。舌质淡红，舌苔白，舌中后部有深裂，脉弦数有力。证属血瘀阻于下焦，少腹逐瘀汤主之。

处方：没药　川芎　赤芍　醋灵脂　元胡　川牛膝各6g　当归　生蒲黄　地龙各10g　炮姜3g　2剂

虑其尿血已久，气随血脱，故精神倦怠。上方加太子参60g、黄芪30g，5剂。服上方第2剂后尿血明显好转，自19日晚8时至20日尿色正常。又服3剂后，尿色白天清澈，夜晚和晨间仍有血尿，余无不适。改投血府逐瘀汤6剂。3剂后血止，仅时感腰痛。上方加白花蛇舌草、半支莲各30g，3剂。药尽剂，已1周未见尿血，无不适感，给予育阴潜阳、化瘀止血剂善后。药后再未尿血，精神、睡眠、食纳均佳，后转泌尿外科手术，确诊为右侧肾癌。

【按语】此例为罕见之尿血凝块，且经手术证实为右侧肾癌，虽药治亦非短期可以为功，但活血化瘀治则竟然能消其缠绵而至为痛苦的肉眼血尿和大量血凝块，为本病的治疗提供了思路，临床意义重大。

(李永强整理)

十二、补中益气、清热固秘法治愈血淋如膏(乳糜血尿)一例

王某，女，45岁，已婚。

初诊：1980年10月18日。

主诉及病史：3个多月前劳累后小便呈米泔样，并间以絮状物和血丝，曾在某医学院附属医院行逆行冲洗，服中药30剂，小便依然如故，即来我院住院治疗。小便混浊，状若米泔且带血，小便乳糜试验阳性。前医予清热凉血，利尿除湿之剂，方用萆薢　车前子各12g　石菖蒲　白茅根　丹皮各9g　乌药　生甘草各6g　益智仁3g　生地30g　生地榆　蒲公英各15g　10剂。药后尿况及诸症依然，乳糜试验仍阳性。遂邀李师会诊。

诊查：伴头晕目眩，腰部酸痛，倦怠乏力，全身灼热，舌白，脉细。

辨证：中虚血热，固摄失权。

治法：补中益气，摄精固秘，佐以凉血止血。

处方：党参　黄芪　金樱子各25g　芡实　小蓟　藕节　白茅根各30g　白术　乌贼骨各15g　茜草12g　当归　升麻　柴胡　陈皮　血余炭各10g　炙甘草3g

二诊：11月26日。服4剂后尿乳糜试验转阴性，精神渐振；20剂后小便清澈，尿检正常，仅腰酸胀微痛。原方去小蓟、藕节、血余炭、蒲黄，加桑寄生15g，焦杜仲、覆盆子各10g，益智仁、山萸肉，枸杞子各9g，以滋补肝肾。之后多次尿检均正常，乳糜试验阴性，证实疗效巩固，12月22日痊愈出院。

【按语】乳糜尿属中医学“膏淋”范畴，带血者《医学入门》谓之“血淋如膏”。前贤对其病

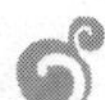

因、病机，多以湿热立论，但亦有主热者，故难怪前医径用清热凉血、利尿除湿、佐以温肾化气以泌别清浊之剂。但为何用药后依然如故？李师重审病机，乃中气不足，无由摄持为本，血热伤络为标，治当标本同治，故投补中益气汤佐四乌贼骨一藘茹汤、水陆二仙丹加覆盆子、益智仁、血余炭等补中益气，摄精固秘，加白茅根、藕节、小蓟、茜草凉血止血；加桑寄生、杜仲、山萸肉、枸杞子滋补肝肾，全面兼顾，整体调整，而获痊愈。

（李永强整理）

十三、首化瘀热继投温通化瘀法治愈癥积（卵巢囊肿）一例

严某，女，26岁，已婚。

初诊：1969年6月4日。

主诉及病史：不规则阴道出血两月余，妇检见：左侧附件有鸡蛋大表面不平之实质性包块，无明显活动性，有轻压痛。子宫后上方子宫直肠凹有一长圆形质硬包块如腊肠状，有压痛，活动受限，行后穹隆穿刺未抽出液体，故包块性质不明。血沉30mm/h。诊断：①原发性不孕；②卵巢囊肿；③月经紊乱。收住妇科后历经诊刮术、安络血和三合激素治疗仍未止血，遂邀李师会诊。

诊查：阴道出血不已，色暗，左侧少腹痛剧，痛处拒按，舌白，脉缓。

辨证：血瘀化热。

治法：清热止血，行气化瘀。

处方：细生地25g　生熟蒲黄各15g　香附　生地榆　益母草　贯众炭各12g　五灵脂　乌贼骨　茜草　台乌　小茴香各9g　12剂

5剂后血仍多，加参须9g、蚕砂9g、生熟蒲黄各25g，继用3天。

3剂后血减，参须改为太子参15g。

二诊：6月16日。药尽血止，无腹痛。法更补气温阳，活血化瘀。

处方：党参　台乌　当归　赤芍　红花　桂枝各9g　丹参12g　大腹皮　香附各6g　吴茱萸　甘草各3g　三七2.1g(研冲)　3剂

服药后，妇检复查见：宫体后屈大小正常，中等硬度，囊肿未触清，亦未触及其他包块。续服5剂，再次妇检：宫体大小正常，Ⅲ度后屈，无压痛，两侧附件未触及包块。痊愈出院。

【按语】本例不规则出血两月余，缘于癥结“瘀血”形成，是故“瘀血不去，新血不生”，经血滴沥不尽。方中参类补气摄血，且寓“养正积自消”之意；生地、生地榆、贯众、乌贼骨清经止血以“塞流”；失笑散、茜草、益母草、丹参、红花、三七为活血化瘀要药，以澄本清源；香附、台乌、大腹皮、小茴香调畅气机；桂枝、吴茱萸温通经脉，皆资助其活血化瘀药畅旺血行、疏通窒滞，而治其本。盖药证相符，故投药仅为时半月，竟收意外佳效。随访33年，无任何不适之感，退休在家，安度晚年。

（李永强整理）

十四、补肾壮阳填精法治愈无子（男性不育症）一例

马某，男，29岁，已婚。

初诊：1976年9月9日。

主诉：婚后3年不育，精液镜检：精子数目$13.7\times10^{9}/L$，活动度：70%。其爱人妇检无异

常发现。

诊查：腰膝酸痛，伴时头昏，苔白，脉缓。

辨证：肾阳虚衰，无由化精。

治法：补肾壮阳填精法。

处方：黄芪　熟地　补骨脂　巴戟天　菟丝子各 90g　枸杞子　金毛狗脊　胡芦巴　蛇床子　川断　肉苁蓉　仙茅　鹿角胶　甘草　韭子各 60g　仙灵脾　怀牛膝各 30g

上药共研极细末，加入等重量之炼蜂蜜，和匀，搓条制丸，每丸 9g。1 日 3 次，每次 1 丸，淡盐开水送服。服药逾半，其爱人即受孕，10 个月后，正常娩出一男婴。

【按语】不育症，原因殊多。本例属精子数目少，活动力相对减少。李师认为中医辨证责之为肾阳虚衰，不能将饮食之精微化生为生殖之“精”，或影响其正常收藏（“肾藏精”）。此种疾患非汤剂之荡涤所宜，李师多采用补肾填精之法，自制补肾填精种子方，曾治数例皆效。方中补骨脂、巴戟天、菟丝子、枸杞子、狗脊、胡芦巴、蛇床子、川断、肉苁蓉、仙茅、鹿角胶、韭子、仙灵脾皆补肾壮阳之品，但非辛温燥烈之性，无以动火；惟恐若斯，益以熟地滋阴补肾以济之；黄芪、甘草补中益气，振奋全身阳气，现代药理研究证实，二药尚具激素样作用；怀牛膝补肾强腰膝，现代药理研究结果表明有兴奋腹下神经之作用，故与传统经验其“性擅走下”暗相吻合，引药直达病所，遂奏佳效。

（李永强整理）

十五、搜风豁痰法治愈口眼㖞斜（颜面神经瘫痪）一例

苏某，男，46 岁，已婚。

初诊：1972 年 8 月 27 日。

主诉及病史：抽烟时发现右眼不能闭合，饮水漏水，吃饭漏饭 2 天。门诊内科查见：右眼不能闭合，不能抬额及皱眉，右侧鼻唇沟变浅，舌向左偏，诊为口眼㖞斜“右侧颜面神经麻痹”（周围性）收住院。后因病房床位紧张，转请李师会诊。

诊查：舌白，脉缓。

辨证：风邪犯上，面筋瘫痪。

治法：搜风豁痰定痉。

处方：蝉蜕 30g　钩藤 18g　生南星　生半夏（均先煎半小时）　僵蚕各 6g　蜈蚣 3 条　全蝎 4.5g　12 剂

9 剂后僵蚕告缺，以地龙 10g 代，加制川乌 6g。

服药后各症消失。以原方 4 剂，微炒研为极细末，1 日 3 次，每次冲服 2g；惟方中生南星、生半夏皆改为制南星、法半夏，以策安全。随访 30 年迄今未犯。

【按语】本案为风邪所中，上犯颜面经络，出现面筋瘫痪，发为口眼㖞斜，故以大队虫类搜风之品如蝉蜕、蜈蚣、全蝎、僵蚕、地龙、加南星、半夏、川乌温化豁痰，俾湿去则面部经络气机通畅，口眼㖞斜自止。续以散剂善后，庶免复发。

（李永强整理）

【编者评注】李兴培教授系我国第一届中医大学毕业生，理论基础雄厚，临床功底扎实，故能见解独到，辨证精审。又善于总结经验，方药娴熟，故能左右逢源而疗效显著。所收 15 例验案涉及多种疾病，足见其医术全面而高明。后学者细心研读，定能每受启迪。

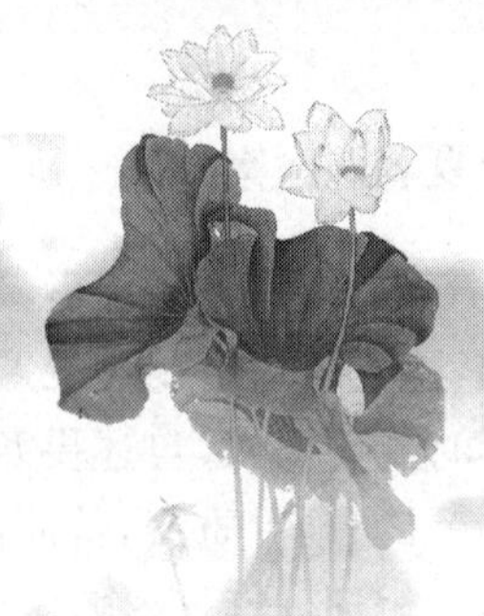

宁夏名医医案

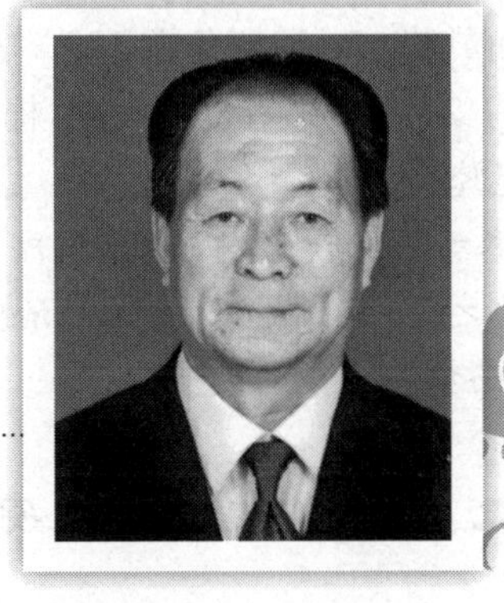

陈卫川医案

【生平传略】

陈卫川，1939年生，回族，中医主任医师，河南省开封市人，从医50年。一直从事内科临床、科研和教学工作，擅长中医内科疑难杂症，尤其对糖尿病、脾胃病的诊治及回族体质用药有独到见解。临床以中医基础理论指导辨证论治，以中医病因病机作为辨证论治的理论依据，形成了自己独特的辨证论治规律，强调"保正气、养胃气、护津液"在辨证论治中的地位。

曾任吴忠市中医院院长，宁夏回族自治区中医院内科主任，现任宁夏回族自治区政协委员，宁夏中医研究院回族医药研究所副所长，内科主任医师，是宁夏中医界回族医药带头人之一。1997年1月被中华人民共和国卫生部、人事部、国家中医药管理局确定为全国老中医药专家学术经验继承工作指导老师，2002年1月被自治区授予"自治区名中医"称号。

曾先后担任《中国回族大辞典·医药卫生分册》、《中国各民族医药·回族卷》、《中国各民族百科全书·回族卷》、《宁夏中草药》等著作的编写工作，主编《中国回族医药》，并担任《中国民族医药》杂志、《中国民族民间医药》杂志编委，发表《以酸制甘法在糖尿病中的应用》、《论保护正气》、《回族医药研究之必要性》、《回族民间医药浅谈》等学术论文10余篇，承担国家中医药管理局科研课题《回族卫生保健研究》。

一、补气升阳、温补脾肾法治愈畏寒一例

王某，女，54岁，农民。

初诊：1998年5月20日。

主诉及病史：患者24岁结婚，生育5胎，生产第5胎时，正值冬季，天气寒冷，产后无人照顾，感受风寒后出现畏寒，虽夏季棉衣也不能离身，曾多次服中药治疗，病情未见明显缓解，来诊时身着棉衣，自述畏寒，倦怠乏力，腰酸膝冷，胃纳少，二便尚调。

诊查：舌质淡，苔薄白，脉沉细。

辨证：产后劳伤，脾肾阳虚。

治法：补气健脾，温阳益肾。

处方：黄芪30g　党参15g　白术12g　当归10g　陈皮10g　苍术30g　附子10g　桂枝10g　仙灵脾15g　鹿角霜10g　柴胡10g　升麻10g　甘草10g　白芍10g　4剂

二诊：5月24日。患者畏寒大减，棉衣已脱，身着毛衣，面带喜悦，继用前方，以固其效。6剂后患者病已痊愈。

【按语】本案因劳伤而发，脾肾阳虚，不能温煦形体，振奋精神，故畏寒、倦怠、腰酸膝冷。因为脾为后天之本，气血生化之源，故治宜健脾益肾升阳。气血得充，阳气温煦，诸症渐消，10年顽疾，经旬而愈，甚为难得。

二、清热豁痰、宁心安神法治愈围绝经期综合征一例

王某，女，56岁。

初诊：2000年4月21日。

主诉及病史：患者近1个月无诱因出现心慌心烦，坐立不安，阵阵汗出，口干口苦，不思饮食，二便尚调，头昏健忘，夜寐不安。

诊查：舌质红，苔薄腻，脉弦数。

辨证：痰热扰心，心神不安。

治法：清热豁痰，宁心安神。

处方：黄连3g　陈皮10g　制半夏15g　茯苓10g　甘草10g　竹茹12g　龙胆草10g　郁金10g　菖蒲15g　远志15g　枣仁30g　合欢15g　菊花10g　4剂

二诊：患者服药后仍觉心慌，但已能坐卧，再予3剂。

三诊：患者心慌发作次数减少减轻，余症亦减轻。上方减龙胆草以免伤胃，继服4剂。

四诊：患者偶有心慌，但觉乏力。再予前方加焦三仙各15g，以健脾助运，5剂后患者痊愈。

【按语】本病诊断是围绝经期综合征，陈老师认为因肝失条达，郁久化火，灼津生痰，痰火内扰，心神不宁，故以清热化痰，宁心安神为主，痰去火降，心神自安。

三、滋阴降火法治疗眩晕一例

马某，女，43岁，回族。

初诊：1999年10月26日。

主诉及病史：患者平日常头昏，中药治疗可缓解。近1周头昏又作，服中药3剂未见好转，来本院就诊。

诊查：头昏心烦，口干口苦，夜寐不安，纳可，二便调，手足心烦热，舌质红，苔薄黄，脉弦略数。

辨证：阴虚燥热，虚火上扰。

治法:滋阴降火。

处方:沙参 12g　麦冬 12g　玄参 15g　五味子 6g　银柴胡 12g　青蒿 12g　龙胆草 10g　菊花 15g　酸枣仁 30g　合欢 15g　夜交藤 30g　牛膝 15g　3 剂

二诊:患者用药后头昏大减,再予原方 4 剂。并嘱患者饮食清淡,少食燥热辛辣之品。遂愈。

【按语】本案患者为一回族妇女,因回族饮食特点喜食牛肉、油炸食品及八宝茶等燥热之品,易耗伤津液。望其面色潮红,属阴虚之体质,用药避免辛燥。陈老师以回族妇女特有的体质学角度进行辨证,选用酸甘化阴,苦寒清火之品,药到病除,体现了陈老师重体质因人制宜的辨证论治思想。

(以上均由贾爱民整理)

【编者评注】陈卫川主任医师,身为回族,熟谙回族生活习性和体质特点。因此辨证用药每能予以参详而因人制宜,兼嘱患者饮食宜忌,故能获得满意疗效。

贾占清医案

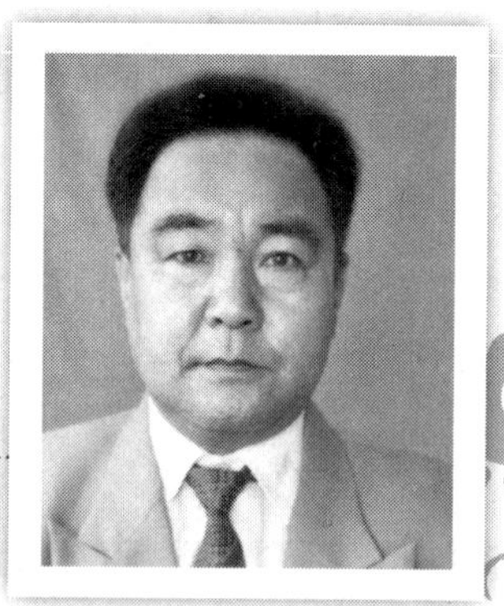

【生平传略】

贾占清，男，1939年生，汉族。中医主任医师，第2批全国老中医药专家学术经验继承工作指导老师。河北涿县人。出身于中医世家，幼承庭训，1965年毕业于河北中医学院，分配宁夏后一直在石嘴山市第一人民医院工作，曾任中西医科科主任，并多次在西学中班任教。1979—1981年参加援贝宁医疗队，并接受了贝宁电视台的采访报道。1991年调入宁夏回族自治区中医医院暨中医研究院，先后任针灸科主任、妇科主任、乳腺病研究室主任。中国中医药学会宁夏分会常务理事、中国针灸学会宁夏分会常务理事、中国中医药学会乳腺病专业委员会委员、中国中医药学会肿瘤分会委员。

从事中医临床工作40年，治学勤勉，技术全面，经验丰富。主张：①治病明确诊断为先；②辨证与辨病相结合；③中西医互补，择优施用；④临证重在病机分析，终以法度取效。在灵活变通古方、经方、验方的基础上用药广泛，配伍精当。十分推崇孙思邈所说的为医应有“鹫之眼，狮之胆”。擅长中医内妇科疑难杂病，兼通外儿科及针灸，尤其对肿瘤、囊肿以及经闭、崩漏、不孕症等有研究，对乳腺增生病的治疗曾获科技进步二等奖，先后发表学术论文20篇。

一、清泄肝火、化痰散结法治愈肉瘿一例

王某，女，41岁，已婚。

初诊：1997年3月19日。

主诉及病史：咽部有物梗阻1周。患者近一周来自觉咽部有物梗阻，吞咽饮水均不缓解，用手触摸有肿块。同位素扫描示：甲状腺显影清晰，位置、形态正常，轮廓完整，体积增大（左叶尤甚），腺体内放射性分布欠均匀，未见点片状放射性减低缺损区，余部未见明显异常。诊断为结节性甲状腺肿大（左叶明显）。刻下症见：心烦易怒，头晕目眩，视物昏花。

诊查：颈部皮肤无红肿，左侧触及6cm×3cm大小肿块，质韧，表面光整，可随吞咽上下移动，无压痛。舌淡红，苔薄白，脉弦滑。

3月17日甲状腺穿刺脱落细胞检查见正常腺上皮细胞，未查见恶性细胞。

辨证：肝阳上亢，痰郁交阻。

治法：清泻肝火，化痰散结。

处方：菊花15g　黄芩12g　丹参30g　夏枯草20g　珍珠母20g　生龙牡各20g　生石决20g　海藻15g　昆布15g　僵蚕10g　黄药子12g　重楼12g　怀牛膝15g　枣仁30g　百合30g　6剂

二诊：3月26日。药后症状减轻，食欲增加，精神好转，体重增加1000g，肿块缩小为3cm×2cm。上方加当归10g、赤芍12g，6剂。

上方加减共进40剂后愈。

【按语】"肉瘿"在临床上多见，多因肝郁脾虚，痰结颈部而成。肝为刚脏，主宰谋虑，性喜条达。因情志抑郁，肝失条达，遂使肝旺气滞内结，肝旺侮土，脾失运化，饮入于胃。不能化生精微而形成痰湿内蕴，随经络而行留注于喉结，气血为之壅滞，聚而成形，乃成肉瘿。心烦易怒，头晕目眩，视物昏花，舌红苔薄白，脉弦滑，均为肝阳上亢之征，故方中用菊花平肝熄风，清肝泄热；黄芩泻上焦火；夏枯草泻肝胆火；海藻、昆布、夏枯草、生牡蛎、僵蚕软坚散结，化痰消瘿；珍珠母、生石决平肝潜阳；枣仁、百合养心安神。古人有"痰必夹瘀"之说，故方中用丹参、当归、赤芍养血活血散瘀。全方共奏清泻肝火，化痰散结，养血活血散瘀之功，使症状消除，精神好转，食欲及体重增加，肉瘿消而病愈。

（王淑斌整理）

二、补肾健脾法治愈滑胎一例

郑某，女，27岁，已婚。

初诊：2000年5月5日。

主诉及病史：停经51天，腰酸腹痛阴道流血2天。患者自然流产2胎，1997年2月、1998年5月均在孕3月前流产。末次月经2000年3月15日至2000年3月18日。查尿HCG阳性。自觉腰酸下坠痛，小腹隐隐作痛，阴道有少量咖啡样血，乏力，恶心呕吐，纳差，大便稀，夜尿多。舌淡红，苔薄白，脉细滑无力。查血尿常规、肝肾功能均正常。

辨证：肾阳不足，脾气虚弱。

治法：补肾健脾，佐以固冲安胎。

处方：党参15g　太子参20g　黄芪30g　山药30g　白术12g　熟地15g　白芍12g　砂仁(后下)6g　菟丝子15g　川断15g　杜仲15g　补骨脂15g　竹茹10g　阿胶(烊冲)15g　旱莲草30g　甘草6g　3剂

二诊：2000年5月9日。药后腰酸坠痛、腹痛均好转，阴道流血已止，原方再进5剂。

三诊：2000年5月14日。药后无特殊不适，精神好转，纳便正常。原方再进。

共进20剂，现产检无异常。

【按语】肾虚不能系胎，故屡孕屡堕。肾虚膀胱失约则夜尿多。腰为肾之府，肾虚则腰酸下坠。肾为先天之本，脾为后天之本，先天不足，后天失养，化源匮乏，统摄无权，无以养胎和固摄胎元，故孕至一定时间就滑胎，则阴道流血。运化失常则恶心呕吐，纳差，便稀。脉细滑无力为肾阳不足，脾气虚弱之象，滑胎主要是肾气亏损，气血失调，冲任不固，不能摄血养胎所致。因此安胎大法以固肾为本，佐以健脾。本案为肾阳不足，脾失健运所致之滑胎，所以用党参、太子参、黄芪、白术益气养血；白芍、甘草止腹痛；熟地、阿胶养血止血；杜仲、菟丝子、川断补肾益精安胎；山药、白术、砂仁补脾和胃，理气安胎，并能使熟地补而不滞；旱莲草益肾阴、清肝热、凉血止血。全方补肾健脾，温而不燥，滋而不腻，气血和畅而能安胎。

（王淑斌整理）

三、益气疏肝、通络化痰法治愈乳癖一例

孙某，女，45 岁，已婚。

初诊：1999 年 4 月 28 日。

主诉及病史：双乳疼痛伴肿块 2 年余加重 2 周。患者二年前即发现乳房疼痛、有肿块，时轻时重，未曾治疗。近 2 个月肿痛加甚，触之痛明显，胸闷气短，情绪低落，叹息则舒。末次月经 1999 年 4 月 7 日，周期 23～27 天，经期 5～7 天，量、色、质尚可。

诊查：双乳肿块大小 5cm×5cm，压痛（＋＋），皮色无红肿，肿块边界不清，与周围组织相连，质中等，有两处 0.5cm×0.5cm 小结节。舌淡红，苔薄黄，脉细弦。

辨证：肝郁气虚，痰瘀交阻。

治法：益气疏肝，通络化痰。

处方：太子参 30g　柴胡 10g　赤白芍 15g　制香附 12g　路路通 12g　莪术 10g　三棱 10g　丹参 30g　山甲（分冲）3g　海藻 12g　昆布 12g　生牡蛎（先煎）30g　元胡 12g　夏枯草 15g　蒲公英 15g　5 剂

二诊：5 月 5 日。药后乳房变软，肿块右 3cm×3cm，左 5cm×5cm，压痛（＋）。末次月经 4 月 30 日。上方再 7 剂。

三诊：5 月 12 日。药后症状消失，肿块右 3cm×3cm，左 4cm×4cm，压痛（±）。原方加减服 45 剂后块消，痛止。以本方炼蜜为丸服用 1 个月，以巩固疗效。随访至今未再复发。

【按语】本案属“乳癖”。乳病多以肝胃两经所主，气为血帅，血为气母，气行则血行，气化则水布，气滞则血瘀。肝主疏泄，性喜条达，其经脉抵少腹，布胸胁，夹胃贯膈。肝郁不疏，气机结滞，破坏其冲和条达，疏泄失司则见胸闷气短，情绪低落，叹息则舒。气滞胸胁则胸胁、乳房胀痛。气滞血瘀，痰瘀交阻，气虚不能行血、行痰，可见乳房肿块。脉细弦为气虚肝郁、痰瘀交阻之脉象。贾师以气血调治来消积除癖，故而达到治疗目的。方中柴胡配白芍疏柔相济，动静兼顾，符合并顺应肝脏生理。香附、路路通、元胡疏解气郁、调畅气机，行气止痛。山甲、三棱、莪术活血化瘀，破积攻聚。夏枯草、海藻、昆布、生牡蛎化痰软坚，使气血调和，气顺痰消，乳癖消散，疾病告愈。

（王淑斌整理）

【编者评注】贾占清主任医师出身中医世家，早年毕业于河北中医学院，医学功底深厚，基础扎实。长期从事临床，经验丰富，注重明确西医诊断，辨病与辨证结合，中西医互补等思想符合现代中医临床的大方向，由此出发则病机分析准确而透彻，方药组成合理而精当。如此诊治而病不速愈者鲜矣。

解放军名医医案

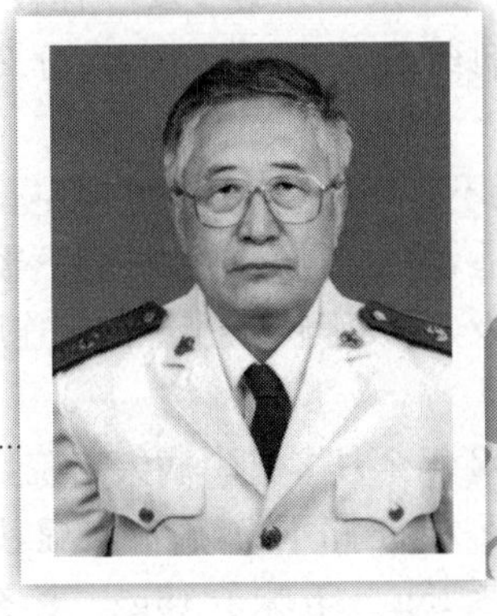

马 山 医 案

【生平传略】

马山，1937年生，汉族。中医主任医师、教授。河北省宽城县人。1964年毕业于北京中医学院，同年入伍参军，历任海军医院医生、主治军医、副主任、主任医师、教授。从事中医临床、中西医结合、科研、教学工作近40年。现任海军青岛疗养院副院长，海军胃病研究所所长，全军中医学会常委，全国中医药内科脾胃专业委员，海军科委委员，国家指定带徒弟老中医，获国务院特殊津贴，长期担任国家、军委首长保健工作。在学术上主张辨病辨证相结合，充分利用现代先进医疗仪器检查，为中医临床诊断治疗服务，对提高中医疗效很有帮助。善治儿科诸病、疑难杂症。利用人的胆结石代替天然牛黄治疗各种急症热性病，效果肯定。研制海洋生物钙，解决人群缺钙之问题。认为钙离子又是强心活血药物之一。先后发表120篇文章，合著9部书，专著4部，研制“丹桂香颗粒冲剂”治萎缩性胃炎。获科技二等奖1项，三等奖2项，四等奖多项。立二等功1次，三等功1次。

一、补气清热解毒、活血法治愈多发性神经炎一例

李某，男，62岁，已婚。

初诊：2002年1月25日。

主诉及病史：10天前双下肢麻木，先从脚趾麻木，后双足麻木至小腿渐渐上行到大腿。麻木加重，不能走路，抬腿困难，不痛，不发烧，生活不能自理。到医院神经科住院，经脑脊液、血象、CT等多方面检查确诊：格林巴病，即多发性神经炎。用大剂量激素、抗生素、抗病毒灵等多种药物治疗。病情发展较快，上至腹胸，呼吸困难，吞咽困难，准备气管切开。病危通知书告家属，病人可能随时窒息而死。肌力“0”级，一级护理。病人家属请我会诊。

诊查：病人瘫卧床上，四肢废退，呼吸困难，急躁不安，不痛不烧，大便干，舌红苔白，脉弦细，中枢神经系统检查，未见阳性体征，四肢肌力“0”级。

辨病辨证：多发性神经炎，属中医风痱病。证为气虚邪实，经络不通。

治法：扶正驱邪，清热解毒活血。

处方：黄芪 100g　板蓝根 60g　僵蚕 15g　柴胡 10g　升麻 10g　党参 15g　黄芩 12g　麻黄 10g　杏仁 10g　苡米 30g　生石膏 50g　知母 15g　当归 15g　赤芍 15g　双花 15g　大黄 12g　丹参 30g　水蛭 10g　桂枝 10g　甘草 6g

7 剂，每剂药煎 3 次，共 600ml 分 2～3 次服。首次 300ml。晚 18 时服 1 次，第 2 次早 6 时服。

服药后无不良反应，半夜 2 点钟左右，病人从床上坐起，陪床人员惊喜不已，病人说服药后全身轻松、舒适，呼吸通畅，要求将剩下半剂药服下。第 2 天早晨 8 时，医生查房，四肢肌力从“0”级升至 2 级，呼吸好转，吃饭自如，连服 7 剂。基本恢复正常，但全身乏力，走路需扶拐，大便通畅。

二诊：2002 年 2 月 2 日。病人出院，在家里调治，精神、食欲、呼吸、二便正常，脉缓无力。四肢软，倦怠乏力，走路不稳，属气血虚，以大补气血，温阳补肾通络法。

处方：党参 15g　五味子 15g　麦冬 15g　黄芪 60g　熟地 30g　当归 15g　麻黄 10g　炮附子 10g　细辛 4g　巴戟天 12g　仙灵脾 15g　肉苁蓉 30g　丹参 30g　水蛭 10g　焦三仙各 12g　甘草 6g

14 剂，每剂煎 3 次，分 3 次服，痊愈。

【按语】多发性神经炎是免疫功能低下，由病毒侵袭所致。属中医风痱病范围，正气虚，邪实，阻滞经络。表现为气虚胸闷，四肢躯体肌肤麻木、废退、瘫痪，重者不能进食，呼吸困难窒息而死。古方有小续命汤治风痱病记载。主方药有麻杏石甘汤加祛风药。笔者治疗多发性神经炎多例，多采用扶正清热，解毒通络法，都获可喜疗效。黄芪 100g，量大，补气力专，有增加免疫抗病毒作用。板蓝根、僵蚕解毒祛风抗病毒药为公认。因本例较重用量也打破常规。黄芪、党参、柴胡、升麻提补中气，解表退邪。麻黄、杏仁、生石膏、苡米、黄芩、双花、大黄清热泻火，消除神经水肿力专。古方乙字汤专治急性外痔红肿热痛专方，疗效很好。药物由柴胡、升麻、黄芩、当归、麻黄、生石膏、大黄、甘草等药组成。消肿止痛迅速。麻杏石甘汤消肺水肿治肺炎，对其他各种急性炎症水肿均有效，加入清热解毒药疗效增倍。活血药如丹参、当归、水蛭促进炎症吸收。恢复期用大补气血壮阳补肾活血药，饮食调理，适当锻炼。

二、补气温中、活血法治萎缩性胃炎一例

张某，男，55 岁，已婚。

初诊：1997 年 6 月 22 日。

主诉及病史：上腹隐胀满，嗳气、嘈杂、堵闷、隐痛多年。反复发作，春秋季加重，饭后胀满，遇冷或生气后加重。消化好。1996 年 8 月胃镜检查见胃体、底部粘膜变薄，血管网显露，局部粘膜粗糙不平，结节样改变，角部粘膜充血、水肿，红白相间，局部以白为主，白区凹陷，窦部粘膜呈鹅卵石铺路样变，部分以白为主。病理报告 AB 型重度萎缩性胃炎，重度肠化生，部分腺体异性增生。

诊查：上腹隐胀痛，嗳气，嘈杂，消化好，二便正常，精神体力佳，脉弦，舌淡少苔，口腔粘膜

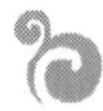

色暗，增生结节，咽红。

辨病辨证：重度（AB型）萎缩性胃炎，重度肠上皮化生，不典型增生。证属中气虚寒，气滞血瘀。

治法：益气温中，解毒活血。

处方：黄芪30g　桂枝10g　细辛4g　吴萸10g　蒲公英30g　白花蛇舌草15g　红花10g　桃仁10g　炮山甲8g　生牡蛎30g　王不留行15g　当归15g　赤芍15g　枳壳10g　苏梗15g　三棱10g　莪术10g　土元10g　丹参30g　水蛭10g　乌梢蛇15g　蒲黄10g　炒五灵脂10g　乌药10g　甘草6g　20剂

水煎内服，每剂煎3次，共600ml，分早中晚各一次服。

二诊：7月19日。服药后自感上腹舒适，胀痛基本缓解，吃饭好，大便日2次，排气多。效不更方，在原方去白花蛇舌草，加全蝎6g，再30剂。服药方法同前。

三诊：自感良好，有时头晕，乏力，舌淡苔白，脉弦。

处方：黄芪30g　桂枝10g　细辛4g　吴茱萸10g　蒲公英30g　枳壳10g　苏梗15g　红花10g　桃仁10g　丹参30g　当归12g　赤芍15g　生蒲黄10g　炒五灵脂10g　炮山甲8g　牡蛎30g　王不留行15g　土元10g　水蛭10g　乌梢蛇15g　焦三仙各12g　甘草6g　30剂

服法同前。

四诊：8月19日。病员精力好，无症状，正常工作，食欲好。脉有力。前方（三诊）又服60剂。

五诊：10月20日。病在恢复好转，症状改善，服益气活血药近5个月。胃镜复查胃粘膜光滑，红白相间，以红为主，病理报告中度萎缩性胃炎，中度肠化生。从胃镜复查，病理报告，病在好转，但恢复较慢。宗前法，益气温中活血药续服。

处方：蒲公英30g　黄芪30g　桂枝10g　细辛4g　吴萸10g　枳壳10g　苏梗15g　丹参30g　红花10g　桃仁10g　川芎10g　当归12g　赤芍15g　干姜10g　水蛭10g　土元10g　炮山甲8g　牡蛎30g　王不留行15g　生蒲黄10g　炒五灵脂10g　乌药10g　三棱10g　莪术10g　甘草6g

本方又服60剂，每日1次，服法同前。胃镜复查，病理报告慢性浅表性胃炎，萎缩性胃炎治愈，肠化生不典型增生消失。随访3年未复发。

【按语】萎缩性胃炎、肠化生、不典型增生是胃癌的前驱病变。本例又是重度萎缩性胃炎，症状又不明显。通过用益气温中活血法治疗7个月，胃镜复查病理检查结果治愈。胃粘膜粗大，隆起结节吸收变光滑。局部以白为主变为以红为主，侧支循环建立，使局部营养改善，血流旺盛，萎缩腺体恢复，达到治疗目的。方中水蛭、土元、乌梢蛇、全蝎等药有活血、溶血抗癌作用，并有十几种氨基酸。三棱、莪术是活血破瘀药，也是胃肠道动力学最好的药物，促进胃肠蠕动加快，排气多。服本方药对个别有脑动脉硬化患者之头晕，乏力症状，坚持服药后亦可缓解，萎缩性胃炎都可治愈。

三、升提活血汤治胃粘膜脱垂病一例

辛某，女，45岁，已婚。

初诊：1992年3月15日。

主诉及病史：上腹隐胀痛10年，加重半年。上腹隐胀痛，嗳气，嘈杂，饭后明显，反复发作，消化不良，大便时干或溏，遇冷或生气后加重，X线钡餐造影，胃粘膜粗糙，幽门口增宽。胃镜检查见窦部粘膜粗大、隆起，有两条粗大粘膜伸向幽门。诊断：①慢性浅表性胃炎；②胃粘膜脱垂。

诊查：上腹胀痛，嗳气，嘈杂，堵闷，食纳不佳，饭后胀痛明显，消化不良，咽充血，口腔粘膜循环不好，色暗。舌淡，舌苔白，脉缓。

辨病辨证：①慢性浅表性胃炎；②胃粘膜脱垂；③肠道功能不良。属中医胃脘痛。证为脾胃气虚，寒瘀气滞。

治法：升提中气，温经活血。

处方：党参 12g　白术 12g　柴胡 10g　黄芪 30g　升麻 10g　桂枝 10g　良姜 10g　香附 10g　元胡 10g　当归 12g　赤芍 15g　细辛 4g　蒲公英 30g　白花蛇舌草 15g　炮山甲 8g　牡蛎 30g　丹参 30g　枳壳 10g　片姜黄 10g　三棱 10g　莪术 10g　红花 10g　桃仁 10g　乌药 10g　甘草 6g　15剂

每剂煎3次，共600ml，分3次服。

二诊：4月1日。症状改善，腹胀痛缓解，有时夜间隐胀痛，食欲不佳，脉弱。方宗前法。

处方：黄芪 30g　党参 12g　柴胡 10g　升麻 10g　蒲公英 30g　白花蛇舌草 15g　生地 30g　麻黄 10g　杏仁 10g　薏米 30g　元胡 10g　白芷 15g　半夏 10g　干姜 10g　红花 10g　桃仁 10g　细辛 4g　丹参 30g　当归 12g　赤芍 15g　生蒲黄 10g　炒五灵脂 10g　三棱 10g　莪术 10g　炮山甲 8g　牡蛎 30g　王不留行 15g　水蛭 10g　苏梗 15g　甘草 6g　15剂

服法同前。

三诊：4月16日。脉症好转，症状不明显，食欲增加，体重增加，月经正常，脉弦。

处方：党参 10g　黄芪 30g　蒲公英 30g　白花蛇舌草 15g　茯苓 10g　陈皮 10g　厚朴 12g　肉桂 10g　枳壳 10g　细辛 4g　片姜黄 10g　半夏 10g　干姜 10g　红花 10g　桃仁 10g　当归 15g　赤芍 15g　生蒲黄 10g　炒五灵脂 10g　炮山甲 8g　牡蛎 30g　水蛭 10g　三棱 10g　莪术 10g　焦三仙各 12g　甘草 6g　15剂

服法同前。

四诊：5月10日。放假休息，外出旅游活动，情况良好。食欲、精神、二便正常。上方再15剂，嘱病人6月胃镜复查。

五诊：6月15日。病人如常，胃镜检查报告，胃粘膜光滑，轻度充血，红白相间。胃粘膜脱垂治愈。

【按语】胃粘膜脱垂病是多发常见病。传统用补中益气汤治疗，效果不理想。因粗大条索状肿胀粘膜是慢性炎症所致，治疗需用温中活血药加补气药结合起来，疗效肯定，笔者拟升提活血汤治疗本病300例，一般2个月都可治愈。

四、清热温阳、健脾活血止泻治糖尿病腹泻一例

杨某，女，60岁，已婚。

初诊：1998年5月16日。

主诉及病史：腹泻，肠鸣，腹胀痛1年多。腹泻稀便，日泻3～6次，腹胀痛，肠鸣，大便无粘

液、脓血，无里急后重，粪便检查为消化不良。肠镜检查结果未见异常。素有糖尿病史10年。血糖12mmol/L以上。形瘦，乏力头晕，睡眠不好，怕寒四肢不温，食欲不佳。舌淡少苔，脉沉细。

辨病辨证：糖尿病腹泻，证属脾胃虚寒，寒热夹杂证。

治法：清热健脾止泻，温肾活血。

处方：党参12g　炮附子10g　细辛4g　川椒10g　黄芩连各10g　山药30g　白术30g　苍术30g　丁香6g　肉豆蔻10g　赤石脂30g　故纸15g　五味子15g　丹参30g　水蛭10g　防风15g　乌梅18g　白芍15g　陈皮10g　焦三仙各10g　甘草6g　13剂

每剂煎3次共600ml，分3次服。

二诊：6月1日，病人自述服上方第3天腹泻止，连服13剂，腹泻未再复发，食欲好，体力增强，大便正常。未再开方至今未复发。平时以治糖尿病为主进行调治。

【按语】糖尿病腹泻是糖尿病并发症之一。治疗单用健脾补肾止泻法效果不理想，应以治糖尿病为主兼顾止泻。本方乌梅丸，苦寒温热并用，有温阳止泻，降血糖作用。山药、苍白术量大能健脾止泻降血糖，痛泻要方调整肠道功能止泻；其他如丁香、肉豆蔻、赤石脂、故纸、五味子补肾温肾止泻；丹参、水蛭活血通络改善微循环。

五、清热解毒、温经活血治痘疹性胃炎一例

王某，女，38岁，已婚。

初诊：1986年12月6日。

主诉及病史：上腹胀痛8年，加重1个月。上腹隐胀痛，嗳气，嘈杂，烧心，堵闷，空腹或夜间痛著，饭后胀痛，喜暖，食纳不佳。1986年10月胃镜检查：见胃粘膜充血水肿，体部粘膜隆起结节，顶端糜烂凹陷有多个，窦部小弯侧多处粘膜隆起不平，顶端糜烂。病理报告慢性浅表性胃炎伴糜烂渗出。诊断：痘疹性胃炎。

诊查：上腹疼痛，烧心，嘈杂，嗳气，空腹痛明显，食少纳差，饭后腹胀、堵闷，鼻充血，咽充血，舌红苔白薄，脉弦。

辨病辨证：痘疹性胃炎，属中医胃脘痛，证为湿热夹瘀。

治法：清热祛湿，活血化瘀。

处方：蒲公英30g　白花蛇舌草15g　生地30g　麻黄10g　杏仁10g　薏米30g　茯苓15g　白术15g　泽泻30g　陈皮10g　大黄8g　苏梗15g　红花10g　桃仁10g　当归15g　赤芍15g　元胡10g　白芷15g　丹参30g　肉桂10g　枳壳10g　细辛4g　三棱10g　莪术10g　乌药10g　甘草6g　15剂

每剂煎3次，共600ml，分早、中、晚服。

二诊：12月22日。服药后，症状明显缓解，腹胀痛基本消失，食欲好，嗳气减少。舌淡少苔，脉缓。

处方：蒲公英30g　白花蛇舌草15g　茯苓10g　陈皮10g　苏梗15g　肉桂10g　枳壳10g　片姜黄10g　半夏10g　干姜10g　炮山甲8g　牡蛎30g　当归15g　赤芍15g　红花10g　桃仁10g　丹参30g　三棱10g　莪术10g　乌药10g　焦三仙各10g　甘草6g　15剂

服法同上。

三诊：1月10日。脉症好转，病在恢复，食欲、精神、二便正常。上方(22日)加水蛭10g，土元10g，再进15剂，服法同前。

四诊：2月3日。胃镜复查，粘膜光滑，窦部粘膜轻度充血。痘疹样变吸收治愈。

【按语】痘疹性胃炎是慢性浅表性胃炎之一，治疗很棘手。笔者用本法治1000例痘疹性胃炎，多在40～60剂药治愈，复发很少。清热解毒、活血化瘀是基本法，其他药是辨证用之。

六、消导、软坚、化瘀法治愈巨大粪结石一例

潘某，女，38岁，已婚。

初诊：1983年5月20日。

主诉及病史：左下腹有巨大包块，按之痛，质坚硬，大便不通畅，半个月。外科住院检查。X线钡餐造影见左下腹10.0cm×10.0cm密集圆形物，边缘光滑。诊断为左下腹巨大粪结石。准备手术取石。追问病史，病人10年前因患巨结肠病、大便不通，行粪结石手术切除。术后情况良好，但近4年来，大便不畅，4～5天一次，左下腹疼痛，有包块，渐渐增大，大便7天一次，排便困难，甚至不通，住院手术治疗。因第二次手术，难度较大，采用中药治疗观察。

诊查：中年劳动妇女，左下腹疼痛，有巨大包块，质硬，大便不通。舌红苔白，脉弦。

辨病辨证：左下腹巨大粪结石，证属肠道阻滞大便不通，日久瘀滞气血不通形成癥瘕。

治法：消导、软坚、化瘀。

处方：茯苓10g　陈皮10g　半夏10g　钩藤30g　伏龙肝15g　厚朴12g　青黛6g　槟榔15g　生山楂15g　莱菔子15g　大黄10g　三棱10g　莪术10g　干姜10g　枳壳10g　片姜黄10g　鸡内金10g　当归15g　白芍15g　焦甘草6g　12剂

水煎内服，煎2次共500ml，分2次服。回家边劳动边服药治疗。

二诊：6月10日。服药后大便通，日2次，腹痛缓，自感包块变小变软，用手按摩局部包块加压后，包块变碎成多个小块，随大便排出。X线钡餐造影包块结石消失。痊愈出院。10年未复发。

【按语】本例巨大粪结石实属少见，是长期残余粪便积存形成结石，阻塞肠道。质坚硬，大小如铅球。属中医积滞、癥瘕范围。方选保和丸，但力单薄，加青黛清热消积化食，杀虫通下；茯苓、陈皮、钩藤、伏龙肝、甘草平肝和胃软坚散结，笔者用本方治各种便秘，能使坚硬大粪球变软。三棱、莪术软坚化瘀，使结石而消之。大黄、槟榔、山楂、莱菔子消积化食导滞。

七、清热祛湿、温经活血法治慢性糜烂胃炎一例

贺某，男，50岁，已婚。

初诊：1998年10月20日。

主诉及病史：上腹隐胀痛多年，加重6个月。上腹痛以空腹或夜间明显，饭后胀痛、嘈杂、嗳气、堵闷，遇冷或生气后加重，舌淡少苔，咽充血，脉弦。X线钡餐造影见胃粘膜粗大，有潴留液。多次胃镜检查诊断：全胃粘膜充血水肿著，伴有多处片状糜烂，局部粘膜隆起结节。多方治疗效不佳，症状较多，每次检查均属慢性糜烂性胃炎。

诊查：病人近日上腹痛著，夜间明显，饭后腹胀、嗳气、堵闷，不欲食，大便干，舌红苔白，脉沉弦。

辨证：慢性糜烂性胃炎，证属胃蕴湿热，经络瘀滞。

治法：清热祛湿，温经活血。

处方：蒲公英 30g 白花蛇舌草 15g 生地 30g 麻黄 10g 杏仁 10g 薏米 30g 大黄 8g 泽泻 30g 茯苓 15g 陈皮 10g 厚朴 12g 肉桂 10g 枳壳 10g 片姜黄 10g 半夏 10g 干姜 10g 细辛 4g 红花 10g 桃仁 10g 丹参 30g 当归 15g 赤芍 15g 三棱 10g 莪术 10g 甘草 6g 10 剂

每剂煎 3 次，共 600ml，分 3 次服。

二诊：11 月 2 日。服药后上腹疼痛缓解，腹胀减轻，大便正常，食欲好转，症状明显改善。

处方：蒲公英 30g 白花蛇舌草 15g 麻黄 10g 杏仁 10g 薏米 30g 泽泻 30g 陈皮 10g 厚朴 12g 肉桂 10g 细辛 4g 黄芪 30g 半夏 10g 干姜 10g 丹参 30g 当归 15g 赤芍 15g 水蛭 10g 三棱 10g 莪术 10g 生蒲黄 10g 炒五灵脂 10g 苏梗 15g 甘草 6g 15 剂

水煎内服，服法同上。

三诊：11 月 20 日。病人胃镜复查，胃粘膜糜烂，隆起吸收，胃粘膜光滑，轻度充血，以红为主。病理报告轻度慢性浅表性胃炎。但病人上腹隐胀痛，嗳气有时存在，饭后明显，舌淡少苔，脉弦。

处方：蒲公英 30g 茯苓 10g 陈皮 10g 厚朴 12g 黄芪 30g 桂枝 10g 白芍 15g 丹参 30g 三棱 10g 莪术 10g 半夏 10g 干姜 10g 生蒲黄 10g 炒五灵脂 10g 乌药 10g 焦三仙各 10g 甘草 6g 8 剂

服法同上。随访 3 年未复发。

【按语】糜烂性胃炎有急、慢性之分。笔者治疗本病有 2000 例，多数 15～30 剂治愈。症状同溃疡病，空腹或夜间痛重，嘈杂嗳气，饭后腹胀，每次胃镜复查见有多处面积大小不等的糜烂。治疗很棘手。清热药多用蒲公英、白花蛇舌草、双花、生地之类，祛湿清热药多用三黄、栀子等，用于急性糜烂胃炎并见胃酸多者有效，一般只用 3～7 天，久用苦寒伤胃。五苓散有清热祛湿止恶止吐，有推动胃肠蠕动作用。清热解毒药配麻杏薏甘汤、生地治各种急性、慢性糜烂性炎症均好用，吸收快，改善症状好。如腹痛、腹胀。活血药止痛快，能促进局部循环改善，使炎症吸收，复发较少。

八、温阳养血、补精活血法治慢性溃疡性结肠炎一例

罗某，男，20 岁，未婚。

初诊：2000 年 3 月 5 日。

主诉及病史：腹泻大便带脓血，腹痛 3 年。腹泻日 3～5 次，大便带粘液，有时带脓血，便前后左下腹痛，喜暖，反复发作。经结肠镜检查，发现降结肠粘膜 3 处糜烂、溃疡，周围充血水肿，有较多渗出物。诊断：慢性溃疡性结肠炎。经内服药、灌肠等法治疗效不好，反复发作。

诊查：病人面色不泽，食欲不振，腹泻，腹胀，怕寒，四肢不温，舌淡少苔，脉沉细。

辨病辨证：慢性溃疡性结肠炎，为中医慢性腹泻，证为脾肾阳虚。

治法：温阳养血，补精活血止泻。

处方：大生熟地各 30g 麻黄 10g 肉桂 10g 细辛 4g 丁香 6g 肉豆蔻 10g 山药 30g 赤石脂 20g 乳香 6g 没药 6g 阿胶 10g 鹿角霜 15g 全蝎 6g 乌梢蛇 15g

川椒 10g　黄芩连各 8g　防风 15g　白术 12g　陈皮 10g　当归 15g　白芍 15g　石榴皮 15g　生蒲黄 10g　炒五灵脂 10g　黄芪 30g　丹参 30g　焦三仙各 10g　甘草 6g　15 剂

每剂药煎 3 次，共 600ml，分 3 次饭前 2 小时服。

二诊：3 月 27 日。服药 15 天，腹泻止，日 1～2 次便，成形，无粘液及脓血，腹痛减轻，但左侧腹坠胀，窜痛不舒，怕寒喜暖，脉弦。

处方：党参 12g　白术 12g　炮附子 10g　川椒 10g　大生熟地各 30g　肉桂 10g　炮姜 10g　阿胶 10g　鹿角霜 15g　乌梢蛇 15g　茯苓 10g　陈皮 10g　丁香 6g　肉豆蔻 10g　当归 12g　白芍 15g　生蒲黄 10g　炒五灵脂 10g　乌药 10g　黄芪 30g　防风 15g　焦三仙各 10g　甘草 6g　15 剂

服法同前。

三诊：4 月 15 日。食欲好，体重增加，面色红润，大便日 1～2 次，成形，无粘液，腹胀痛缓解，有时大便溏，但很快好转。宗上法加味治疗。

处方：黄芪 30g　大生熟地各 30g　麻黄 10g　肉桂 10g　细辛 4g　阿胶 10g　乌梢蛇 12g　全蝎 6g　茯苓 10g　陈皮 10g　当归 15g　赤芍 15g　蒲黄 10g　五灵脂 10g　乌药 10g　木香 10g　槟榔 12g　莱菔子 10g　枳壳 10g　甘草 6g　8 剂

服法同上。

四诊：5 月 8 日。病员结肠镜复查，溃疡糜烂吸收，结肠粘膜光滑，无充血。溃疡治愈。随访 2 年未复发。

【按语】慢性溃疡性结肠炎是一种难治的常见病。笔者用阳和汤、乌梅丸、止泻散、痛泻要方等综合治疗，效果肯定，复发较少，重复应用有效。

九、平肝潜阳、化痰解痉法治食管失弛缓症一例

辛某，女，63 岁，已婚。

初诊：2000 年 3 月 16 日。

主诉及病史：病人吞咽困难一年余。吃饭咽下不畅，需进稀食，或进食时需用温水送下。晚上睡眠吐食，或反胃吐食物、水液。胸骨后胀痛，嗳气、堵闷。X 线钡餐造影见食管下端痉挛狭窄，上边扩张，呈漏斗状。诊断：食管失弛缓症。治疗一年无效。

诊查：病人素有萎缩性咽炎，经温中活血法治愈，5 年未复发。近一年因精神紧张，睡眠不好，渐渐胸闷，食纳不佳，进食困难，每次吃饭时需用温水送下，食进很慢，否则反胃吐食，胸骨后胀痛，夜间反食，吐水。舌淡苔白，脉弦。

辨病辨证：食管失弛缓症，属中医噎膈。证为肝郁气滞，胃气不降。

治法：平肝潜阳，化痰解痉。

处方：代赭石 30g　茯苓 10g　陈皮 10g　半夏 10g　枳实 8g　竹茹 10g　南星 10g　钩藤 15g　天麻 10g　麻黄 10g　杏仁 10g　全蝎 8g　白芍 60g　威灵仙 30g　当归 15g　生龙牡各 30g　僵蚕 10g　细辛 4g　焦三仙各 12g　甘草 6g　15 剂

每剂煎 3 次，共 600ml，多次缓慢服下。

二诊：3 月 30 日。服药 15 天后，吞咽通畅不噎，晚上不反食吐饭水。上腹胸部胀痛明显好转。钡剂检查，食管下端狭窄变宽，钡剂通过顺畅，食管上端扩张明显变小变细。服药后症状改善，食管下端痉挛基本缓解。效不更方，原方再 15 剂。服法同前。随访 2 年多未复发。

【按语】食管失弛缓症是一种很难治的病。西医需手术或食管扩张术,但疗效均不理想,极易复发,病人很痛苦。中医多用疏肝理气降逆法,以旋覆花代赭石汤为主方,疗效不确切。笔者多年用此法治疗本病,基本是无效的。针灸治疗临时能缓解症状,但不能维持较长时间又复发。本病是功能性食管平滑肌痉挛所致,与面肌痉挛抽搐、斜颈、支气管哮喘等病的肌肉痉挛抽搐性质一致。故采用平肝潜阳、化痰解痉法治疗本病,同样取得满意的效果。本法取旋覆花代赭石汤、小青龙汤、玉真散、温胆汤等意,加僵蚕、全蝎、天麻、钩藤等平肝熄风药,加白芍60g、威灵仙30g,解痉、柔肝、通行十二经脉。

十、疏肝理气、活血法治脾肠曲综合征一例

宗某,男,50岁,已婚。

初诊:1996年6月30日。

主诉及病史:左胁下至左侧腹胀痛,窜痛2年。痛无规律,白天晚上均痛,便前便后也痛,有时胀痛,嗳气,左下腹胀满,窜痛,大便时干或溏,无粘液,遇冷或生气后加重。B超未见异常。X线全消化道钡餐造影,见横结肠与降结肠交界处(即脾肠曲位)变狭窄,粘膜未见异常。诊断:脾肠曲综合征。结肠镜检查未见异常。

诊查:病人左侧腹胀痛2年。痛无规律,窜痛,腹胀,嗳气,不欲食,大便时干或溏,大便无粘液或脓血。舌淡少苔,脉弦。

辨病辨证:脾肠曲综合征,证属肝胃不和,肝郁气滞血瘀。

治法:疏肝理气,温经活血。

处方:柴胡10g 当归12g 白芍30g 枳壳10g 肉桂10g 片姜黄10g 木香10g 槟榔15g 莱菔子12g 茯苓10g 陈皮10g 厚朴12g 乌药10g 细辛4g 丹参30g 三棱10g 莪术10g 小茴香10g 生蒲黄10g 炒五灵脂10g 甘草6g 8剂

每剂煎3次,共600ml,分3次服。

二诊:7月10日。服药后症状明显改善,左腹胀痛减轻,次数减少,嗳气嘈杂存在,效不更方,上方白芍改50g,余药再10剂,服法同前。治愈。随访3年未复发。

【按语】脾肠曲综合征,属肠道功能紊乱范围,是常见多发病。治疗很棘手,易反复发作,与饮食、情绪有关。本病用疏肝理气、温经活血法治疗取效甚多。三棱、莪术活血破瘀药,笔者认为此二药是胃肠道动力最好的药物。

【编者评注】马山教授1964年毕业于北京中医学院,系统学习了中西医各科,因此从事中西医结合比较得心应手。临床实践中主张西医辨病与中医辨证相结合,用中西医两法治病,因此疗效较高,尤其对各种胃病的诊治颇具独到之处。如萎缩性胃炎、肠上皮化生、异性增生之治愈率均在80%以上。其他如疣状胃炎、肥厚性胃炎、糜烂性胃炎、胆汁反流性胃炎、胃粘膜脱垂、溃疡病等均有较好疗效、较深研究。本集所收几例胃病医案前后皆经胃镜检查,疗效确切而且很少复发,其中守方数月者,更能彰显其定见。

刘正才医案

【生平传略】

刘正才，男，1938年1月生，重庆市潼南县人。1959年9月考入成都中医学院医疗系本科，1965年毕业于成都中医学院并留校任教。1970年调入成都军区任保健医生、门诊医生。1987年后曾任成都军区老年病研究所所长、成都军区机关医院中医科主任、主任医师。全军中医学会理事、成都军区中医学会名誉会长。1978年以后，曾获全国、全军及省市级优秀科技图书和科技成果奖18项。1964年以来，先后在国内外30多种报刊上发表学术论文和中医科普文章300余篇。1980年以来，单独或与人合作出版了《内经新识》、《中医免疫》、《养生寿老集》、《中医长寿之道》、《中华药膳宝典》等28部专著，其中《养生寿老集》、《中医免疫》、《大众药膳》被日本学者译成日文出版，《中华药膳宝典》等三部著作在香港出繁体字版，《健美长寿妙方》等三部书在台湾暖流出版社出版，《长寿之谜》经外文出版社译成英、法、意、西班牙文版，向世界各国发行。受聘为香港中医专业学院客座教授、中国药膳研究会常务理事和学术部部长、中国中西医结合学会养生康复学专业委员会委员等职。现由国家二部一局选定为全国老中医药专家学术经验继承工作指导老师，正致力于研究开发“道家医学”，所编著的第一本《道家针灸》已由美国Blue poppy出版社出版。曾赴香港、古巴讲学一年，为古巴培养了一大批针灸医师，荣获古巴国务委员会授予的勋章。

一、养胃阴治愈小儿肺炎一例

刘某，男，8个月。

初诊：1963年11月20日。

主诉(其母代诉)及病史：今年11月初，因咳喘高热，医院诊断为肺炎。曾用青霉素等抗菌治疗半月，其热不退，咳喘依旧。复请儿科专家诊治，用麻杏石甘汤加味，连服了6剂，上午热退，午后高热再起，喘息加重，入夜尤甚。半个多月来，患儿不吃奶和其他食物，只饮糖水，已瘦得皮包骨，面色苍白，气息奄奄。人皆以为不治。

诊查：患儿面色萎黄，皮肤干皱，瘦骨嶙峋，舌红光无苔无津液，脉细数。

辨证：胃阴虚。

治法：滋养胃阴。

处方：沙参 10g　麦冬 12g　生地 10g　石斛 12g　玉竹 10g　芦根 15g　地骨皮 10g　冰糖 5g　3 剂

二诊：11 月 23 日。其母诉：服药 1 剂后患儿神情转好，能吃几口奶；服药 2 剂后，解下干便，下午已不高热；服药 3 剂后，下午、晚上热退到 37℃，患儿能食稀粥。查舌上已有津液，脉象虽细，但较前和缓。

处方：原方去地骨皮、生地，加生谷芽 15g、甘草 2g，3 剂。

服 3 剂后，体温降至正常，咳喘消失，胃纳复常。后以饮食调理而痊。

【按语】养胃阴能退中西药退不下来的肺炎高热，这种案例实不多见。这位患儿现已 38 岁，身体甚壮。其母说，那次热退病愈之后，再也未发过高热。刘师说“养胃阴”一法是叶天士《临证指南医案》所载，又按吴鞠通“久热久咳，加地骨皮”；再据他自己的经验加一味芦根。芦根生津清热，无论实热、虚热的发热，都有很好的退热效果。通过这个案例刘师对胃阴体会很深，写了《试探胃阴》一文，发表在《浙江中医杂志》1964 年第 8 期。

二、补命门火治愈肾阳虚重症一例

谢某，女，40 岁。

初诊：1962 年 11 月 10 日。

主诉及病史：头冷痛、畏风、腰背下肢冷 3 年多。曾于 1959 年患“大头瘟”，过用苦寒、寒凉之品后遂致头冷痛、畏风，虽盛夏酷暑亦厚裹头巾。逐渐腰背冷痛，两膝以下足冷如冰，步履维艰。入冬便向炉而坐，终日闭门不出。历时 3 年，投药鲜效。

诊查：面色苍白，舌质淡白、胖嫩，舌苔白润，脉沉迟无力。

辨证：命门火衰，肾督阳虚。

治法：温阳补肾。

处方：右归饮（重用鹿角片 30g），12 剂。

二诊：11 月 25 日。患者连续服上方 12 剂后诸症略减，仍怯冷畏风。看来病属沉疴，药轻难治。这类药方，他医也曾用过。走老路已是不通，须另辟蹊径。遂仿张锡纯服生硫黄法。

处方：生硫黄 500g，每次服 1.5g，早、晚饭前各服 1 次。嚼服或白开水冲服。

三诊：1963 年 2 月 26 日。患者坚持服食生硫黄整整一个冬天，500g 硫黄已所剩无几。头冷痛、畏风，服食硫黄两个月即消失，腰背冷痛也大有好转。服食 3 个月后，膝以下也不觉冷了。现可出门步行，只是不耐远走。嘱饮食营养跟上，每天能吃一个鹿茸（0.5g）蒸蛋更好，并将剩余的生硫黄吃完。

两年后随访，病人已完全康复。病时性欲全无，已分居多年。病愈后不久怀孕并生下一男。患者共吃生硫黄 500g，鹿茸蛋 30 个。

【按语】这位患者已是年近八旬的老太婆了，身子骨硬朗。老太太说，自那以后，她感冒也少有过，身体一直健康。

方中硫黄，刘师强调一定要用张锡纯所说的“生硫黄”，即天然硫黄矿石。提炼过的硫黄，含少量砷，毒性较大。硫黄还不能入煎剂，硫黄加热可产生有剧毒的三氧化二砷(砒霜)。所以生硫黄宜嚼服，或作成散剂冲服。硫黄补命门之火，能治沉寒痼疾，对于肾阳虚重症方可，肾阳虚轻症则不相宜。

三、补心气、通心脉治愈心绞痛一例

杨某，男，50岁。

初诊：1973年3月12日。

主诉及病史：胸闷气短，心前区疼痛，反复发作两年多。经西医诊断为冠心病心绞痛。心电图示心肌缺血。现头昏，神倦肢软，常出虚汗，短气难言，心绞痛一日数发，血压偏低，工作难支，在家休养。

诊查：舌质淡胖，舌苔白润，脉弱。

辨证：心气不足，心阳不振，心脉痹阻。

治法：补心气，温心阳，通心脉。

处方：党参30g　黄芪30g　桂枝10g　肉桂10g　丹参15g　川芎9g　郁金12g　赤芍12g　枳壳12g

二诊：3月15日。此方连服3剂，心绞痛发作次数减少，疼痛、胸闷减轻。

处方：效不更方。因在家休养，嘱只要病情稳定，照方服10余剂。

三诊：4月1日。续服原方十余剂后，心绞痛已一周未发作，精神转好，头已不昏，血压升至正常，心电图改善，四肢有力，遂上班工作。查舌已红活，脉缓较前有力。

处方：原方去肉桂、赤芍，加甘草(炙)6g，10剂。

随访：1975年1月6日。患者连服上方10剂，心绞痛未再发作，心电图恢复正常，能坚持全天上班，遂自动停药。1年多来安然无恙。

【按语】冠心病心绞痛，以中老年人多见。一般医者喜用活血化瘀之法。刘师认为，单用活血化瘀法可以取效一时，但难防止复发。盖中老年人患冠心病者，多以心气虚为本，应以补心气为主。心气虚轻者用党参、黄芪，重则需用生晒参、红参或西洋参。见刘师治老年冠心病总是在补心气的基础上，辨证选配他药。如痰浊阻脉者合瓜蒌薤白桂枝汤；瘀血痹阻者，合丹参、郁金、赤芍等活血化瘀之品；心阳不振者配桂枝、肉桂温通心阳；痰瘀互结者，豁痰化瘀并用。经他所治的数十例冠心病患者，无不应手取效，而且复发者甚少。刘师说："治疗中老年特别是老年冠心病，一定要抓住'心气虚'这个本，要念念不忘治本。舍本而逐其末，非治病之道也。"这的确是经验之谈。

四、祛痰化瘀治愈高血压一例

吴某，男，65岁。

初诊：1985年10月8日。

主诉及病史：头昏脑胀10余年，加重2年。其人身体肥胖，大腹便便。医院检查诊断为高脂血症、动脉粥样硬化、高血压、冠心病。常服降血脂、降血压的西药。胆固醇可降至正常，但甘油三酯总在高水平；收缩压可降到140mmHg，但舒张压降至110mmHg就不再下降。一天不服降压西药，血压就升至190/130mmHg，其人上重下轻，步履不稳，且出现频繁期前收缩。

诊查:面红而略显浮肿,舌质红,舌苔黄厚而腻,脉象弦滑,时有歇止。

辨证:痰热久郁,夹瘀上冲。

治法:祛痰清热,化瘀降逆。

处方:陈皮 10g　法半夏 12g　茯苓 15g　茵陈 12g　泽泻 15g　莱菔子 20g　赤芍 12g　丹皮 12g　夏枯草 30g　车前子 15g　川牛膝 12g　3 剂

二诊:10 月 11 日。服药 3 剂,病情稳定,因未停降压西药,难以判定疗效,但舌苔变薄,上重下轻感好转。

处方:上方加生山楂 15g。嘱停服降血脂西药,但降压药暂不停。连服一周后再诊。

三诊:10 月 18 日。上方 1 日 1 剂,服到第 5 剂后血压降至 145/95mmHg。患者十分高兴,因为舒张压从未降到 95mmHg。考虑此病短期难以告愈,便嘱患者将上方代茶饮,并节肥甘厚味。降压西药由一日 3 次减为早、午各 1 次。坚持 3 个月。

四诊:1986 年 1 月 20 日。患者因怕中风,老老实实按医嘱,节肥甘厚味,天天将中药当茶饮,3 个月来从未间断。服中药两个月后,因血压一直稳定在 140/90mmHg,便自行只早上服降压西药 1 次。查血脂甘油三酯也降至正常范围,体重也由 90kg 降到 75kg。自觉一身轻快,头不昏胀了,也无上重下轻之感。舌苔薄而不腻,脉略弦而歇止消失。为防死灰复燃,嘱西药仍每天早上吃 1 次,中药只用泽泻、生山楂、夏枯草各 15g,共为粗末泡茶饮,以巩固疗效。肥甘厚味仍需节制。

随访:2001 年 4 月 16 日。其人已年逾古稀,精神矍铄。由于他尝到中药的甜头,积极参加老年大学中医养生班学习。他说这些年来他的血压一直稳定在 135～140/85～90mmHg,丢掉西药已 3 年了,每天只饮生山楂茶,血脂也维持在正常水平,体重还略有下降,全身无任何不适。

【按语】高血压,一般都认为是肝肾阴虚,肝阳上亢引起。刘老师则从痰瘀立论。他说:现在肥胖人患高血压的居多,肥人多痰,久病必瘀。痰瘀阻脉,因而肥胖人常有高脂血症、动脉粥样硬化,必然导致高血压或高血压合并冠心病。其病本在“痰瘀”,所以要用祛痰的二陈汤为主,辅以活血化瘀之品。中老年人高脂血症、动脉粥样硬化所致的高血压,病情顽固,非朝夕可愈。此例之所以获效,关键在于医患配合得好,病人持之以恒地服药,又注意了节制肥甘厚味。与其说是医生善于处方,还不如说是病人善于调养。妙哉师言,这是教科书上学不到的啊。

刘老对胖人高脂血症的高血压,常于辨证方中加车前子和莱菔子。车前子健脾利尿。脾为生痰之源,健脾可防止痰湿的生成,从而起到降血脂的作用。利尿可以排钠,从而起到降压的作用。莱菔子消食化滞,祛痰下气。对于常吃肥甘所致的高脂血症,不但有降脂功效,且可因莱菔子消食下气通大便的作用而达到减肥之目的。所以加上这二子,患者服后二便通利,一身轻松,血压自然下降。

五、益气活血、化痰通络治愈中风偏瘫一例

张某,男,60 岁。

初诊:1996 年 3 月 8 日。

主诉及病史:半边肢体麻木、瘫痪年余。患高血压多年,其人身体肥胖,嗜食肥甘烈酒。一年前突然昏倒,救醒后出现偏瘫。经 CT 检查,诊断为脑梗死中风后遗症。曾针灸、电疗、按摩以及中西医多种疗法治后好转。现半边面部麻木,右侧肢体麻木,步履艰难,须扶杖缓行。自

觉心悸气短，健侧足软无力。

诊查：舌质正红，苔白略腻，脉弦缓。

辨证：气虚血滞，痰瘀阻络。

治法：益气活血，化痰通络。

处方：黄芪 60g　当归 9g　川芎 9g　赤芍 12g　地龙 15g　全蝎 6g　川牛膝 10g　竹茹 12g　胆星 9g　法夏 12g　独活 15g　木瓜 15g　甘草 3g　4 剂

二诊：3 月 13 日。服药 4 剂后，肢麻减轻，行动渐感有力。上方加丹参。嘱连服 6 剂。

三诊：3 月 20 日。服 6 剂后，心悸大减，可弃杖走千步。上方去木瓜、独活，加生山楂 15g。嘱连服 10 剂，并节肥甘，少饮酒。

四诊：4 月 3 日。患者述，肢体麻木消失，不再气短心悸，每天可弃杖行走八千步。嘱续服 6 剂巩固疗效。要求患者基本吃素，坚持走路。

【按语】中风后遗症，一直是临床科研的课题。目前治疗中风后遗症的新药层出不穷，但多从溶血栓、化瘀血出发，不少患者用上几个疗程后即感心悸气短，全身乏力。为此，老师提出治疗中风后遗症既要看到瘀血、痰浊或痰瘀阻滞经脉的一面；也要看到患者体虚的一面。尤其是肥胖人中风后遗症，根据“肥人多气虚”之理，应着重补气。因为气虚无力推动血行，也会致瘀。所以王清任的补阳还伍汤重用了黄芪。他曾与同事将脑血栓中风后遗症患者分成两组，一组单用蝮蛇抗栓酶治疗，另一组则加用补阳还伍汤，重用黄芪至 100 克。都于 4 个疗程后统计疗效。结果显效率单用蝮蛇组为 35%，加补阳还伍汤组为 55%。经统计学处理 $P<0.01$，有显著差异。刘老师曾在全国老年病协作攻关会上宣读了他“补虚化痰瘀治疗中风后遗症”的论文，得到与会专家的认同。在此是举一例以窥全豹。

六、化瘀祛风治疗脑动脉硬化一例

胡某，男，50 岁。

初诊：1976 年 3 月 7 日。

主诉及病史：头项强痛，右上肢颤抖、麻木年余。曾按“风湿”治疗无效，又疑为颈椎病，但照片未见异常。经大医院作脑血流图检查，诊断为脑动脉硬化。现不但手抖麻木，走路也不稳，兼有健忘、失眠。血压不高而偏低(100/80mmHg)。

诊查：舌正红，舌尖有瘀点，苔薄白，脉弦硬。

辨证：痰瘀滞脉，瘀久化风。

治法：化痰消瘀，祛风通络。

处方：葛根 50g　赤芍 12g　丹参 15g　生山楂 15g　菖蒲 6g　橘络 6g　僵蚕 10g　全蝎 6g　大葱 10g

二诊：3 月 12 日。服上方 3 剂后头项强痛减轻，余症依旧。考虑脑动脉硬化非数日可解，得打持久战。上方加制首乌 30g、槐花 10g，嘱其常服。

三诊：4 月 6 日。患者称连续服了 20 剂，头项强痛消失，手已不抖，睡眠好转，走路也平稳了。复查脑血流图，脑供血不足的征象大有改善。嘱常吃葛根羹(葛根磨粉煮成羹)和核桃，或制首乌煎水代茶饮以巩固疗效和进一步改善脑的血氧供应。

【按语】现在是知识爆炸的时代，脑力劳动为主的年代，加上生活水平的提高，吃肉类食品较多，因而患脑动脉硬化者与日俱增。刘老师治疗脑部疾病包括颈椎病，喜重用葛根，少则

50g,多可至150g。因葛根含黄酮类物质,能扩张脑血管,改善脑血液循环,确保脑供血良好。刘老认为,脑动脉硬化与痰瘀有关。痰瘀阻滞脑窍,可出现头昏耳鸣,记忆力锐减,失眠多梦;严重者使脑神经失养出现肢体运动障碍,因而要化痰化瘀。化痰用菖蒲、橘络,认为菖蒲芳香,化痰浊而开脑窍。橘络辛通,可化经络之痰。化瘀用赤芍、丹参、生山楂,与化痰药相配兼有降血脂,清除引起动脉硬化的病因。痰瘀久滞有化风之象,项强、手抖、麻木即是"风",故加用葛根、僵蚕、全蝎祛风之品。由于本方集中针对引起脑动脉硬化之病因——"痰瘀",又顾及所化之"风",标本兼治以治本为主,因而疗效显著。值得一提的是,所嘱患者的善后食疗,为一般书上所不备。这一巩固疗效,防止复发的良方,应予提倡。

七、益气养阴佐以清热解毒治疗糖尿病一例

王某,女,45岁。

初诊:1998年3月7日。

主诉及病史:口渴喜饮,逐渐消瘦年余。西医检查空腹血糖为8.2mmol/L,餐后2小时血糖为10.8mmol/L。诊断为糖尿病。曾服降糖灵等西药,疗效不佳。服中成药玉泉丸,口渴好转,但血糖下降不明显。停中西药血糖又有升高的趋势,而求开中药方。

诊查:舌红,舌苔薄黄少津,脉细数。

辨证:胃肺阴虚。

治法:润肺养胃。

处方:沙参15g　麦冬15g　石斛20g　乌梅10g　天花粉15g　3剂

二诊:3月12日。述服3剂后口渴减轻,血糖如故。时有心累心跳,干活感到疲乏无力,有时皮肤长疖子,外阴常有瘙痒。上方单从上消论治,看来是病重药轻,因而疗效不显著。据症分析,实为气阴两虚兼有热毒为患,法当益气养阴兼清热毒。

处方:西洋参6g　玉竹15g　枸杞子15g　山药30g　黄芪30g　黄连6g　知母15g　3剂

三诊:述服3剂后已不口渴,外阴瘙痒减轻,心累乏力好转。查空腹血糖降至7.2mmol/L,餐后2小时血糖降至8.8mmol/L。未服西药,说明本方对证,因而效显。效不更方,嘱续服10剂。

四诊:4月3日。述服10剂后,血糖已降至正常,诸症若失。病人十分高兴地问是否可以停药。考虑中老年糖尿病,只要注意饮食调养和适当运动是可以不服药的。于是嘱多吃蔬菜,少吃含糖高的食物和动物脂肪,特别要常吃苦瓜、南瓜、蕹菜(空心菜)。暂停药观察。

随访:病人已年余未再来就诊,于是电话随访。病人说她糖尿病已经好了,停药后就用饮食调养,至今血糖不高,也没有不适的感觉,而且体重还增加了。

【按语】糖尿病被称为"富贵病",随着生活水平的提高,发病率也急剧增加。对于中老年的2型糖尿病,的确可以通过饮食控制。老师所说的苦瓜、南瓜、蕹菜,已成为众所周知的防治糖尿病的食物。但对于病情较重者还是需要辅以药物。老师益气养阴合清热解毒之法,可资临证借鉴。所用西洋参、黄芪、枸杞子、山药都为现代实验研究所证实的有降血糖作用的中药。黄连的现代研究表明,所含黄连素具有抗升糖激素作用,能促进胰岛B细胞再生及分泌胰岛素之功能恢复,对2型糖尿病疗效最好。刘老师遣方用药常是在辨证的前提下,结合中药的现代研究成果,虽未用西药而实寓中西医结合的理论,所以临床疗效甚佳。

八、清利湿热、活血排毒治愈痛风一例

王某，男，50岁。

初诊：1997年8月18日。

主诉及病史：足大趾跖趾关节红肿热痛反复发作2年多，加重半年。曾在某大医院查血尿酸为833μmol/L，诊断为痛风性关节炎。服秋水仙碱，开始一年间可以控制症状，近年来秋水仙碱也不管用了，要吃德国进口药才能止住剧痛，但价格昂贵，一年多时间就花去万余元，且不能防止复发。半年来逐渐加重，还累及其他足趾关节，每于半夜突然发作，剧痛难忍，无法安眠。

诊查：左足大趾跖趾关节红肿，小趾跖趾关节也红肿焮热。舌质红，舌苔黄腻，脉滑数。查血尿酸为930μmol/L，白细胞10×10^9/L，血沉32mm/h。

辨证：湿热下注，瘀阻关节。

治法：清利湿热，活血排毒。

处方：黄柏15g　苍术15g　苡仁30g　萆薢15g　地肤子15g　松节15g　秦艽15g　赤芍12g　丹皮12g　川牛膝10g　紫草10g　甘草6g

二诊：8月22日。述服药2剂痛就减轻，3剂服完就基本不痛，红肿也明显消退。方既对证，勿须更改。自觉症状好转，再查血象：血尿酸降至520μmol/L，血沉降至22mm/h，白细胞降至6×10^9/L。证明上方疗效确实，嘱续服3剂。

随访：2001年3月16日患者带其子来看病时说：3年前他的痛风吃了刘先生5剂药就好了，还剩下1剂药留着等病复发了再吃，可这3年一直没有再发。没想到5剂药竟治愈了他进口药都没治好的痛风。而且这张方子他又告诉了其他3个痛风朋友，都在10剂以内治愈，不复发，不忌口，含高嘌呤的鱼、虾、鸡、鸭，照吃不误。说着患者出示了他精心保存的老师3年前给他开的处方。

【按语】痛风发作时按湿热流注关节论治，医者周知，但能取得如此佳效者却很少。原因是一般医者多用清热利湿之法，而少有配合活血排毒之方。老师则双管齐下，使患者血液中的高尿酸毒物从小便排出，因而效如桴鼓。亲见老师用此方治一位年近七旬的痛风老人，也是3剂知，6剂已。笔者也用老师的原方，药味剂量不变，也在6剂内控制了两例痛风急性发作的患者，而且可使血尿酸迅速降至正常。难怪那位王工程师劝老师拿这个方子去申请专利。老师深知临床科研之艰辛，程序之复杂，实验之严格，手续之繁琐，观察之广泛，非个人和一般单位所能胜任，只一笑置之。

九、温阳化水、活血化瘀治疗风心病慢性心衰一例

涂某，女，45岁。

初诊：1973年5月11日。

主诉及病史：患风湿性心脏病二尖瓣狭窄十余年，加重3年。现面目浮肿，脚肿更甚，胸腹胀满，心跳心累，四肢逆冷。服西药地高辛开始有效，现觉无功。

诊查：两颧发红，足胫按之凹陷不起。舌质淡紫，尖边有黑色瘀点，舌苔白润，脉结代沉弱。

辨证：心肾阳虚，久病致瘀，水湿泛滥。

治法:温阳化水,活血化瘀。

处方:制附子(先煎2小时)30g　生姜9g　白芍12g　白术12g　茯苓15g　槟榔15g　泽泻30g　茅根30g　丹参15g　桃仁10g　甘草3g　3剂

二诊:5月15日。连服3剂后,面肿已消,腹胀减轻,足肿消退大半。四肢仍冷,舌上瘀点仍在。

处方:上方加红花9g,6剂。

三诊:5月22日。连服6剂后脚肿全消,腹已不胀,胸觉开阔,心跳心累好转,舌质开始红活,脉较前有力,仍有结象。

处方:原方去槟榔、泽泻、茅根,加党参15g、玉竹15g。嘱每天1剂,连服10剂。

随访:患者两月未来就诊,电话询问得知患者症状除干活时感到心累外,余无不适,所以自动停药了。

【按语】风心病二尖瓣狭窄用中药是无能为力的。但中医药对慢性心衰则有一定作用。本例患者在强心的西药地高辛无效的情况下,中药却能发挥效力,关键是重用了附子。附子毒性较大,但久煮2小时后,其毒性成分乌头碱已被破坏,而强心成分却不受影响,所以能代替地高辛发挥强心作用。本例是典型的阳虚水泛的真武汤证,但病久致瘀,若只用真武汤则难以获此佳效,因而活血化瘀药的作用也不可忽视。刘老师在学术上不墨守成规,善于吸取新知。温阳化水与活血化瘀并用,正是他继承不泥古、发扬不离宗的具体表现。也是当代老中医与过去老中医在学术思想上的差异。时代在前进,科学技术在发展,中医学也在发展。刘老师在临床上也体会到,要提高临床疗效也要不断地吸取现代最新研究成果。

十、振奋心阳治愈低血压一例

赵某,男,38岁。

初诊:1973年3月18日。

主诉及病史:头昏多年,去西藏则自愈,回内地即头昏,肢末觉凉。查血压90/60mmHg。

诊查:舌质淡红,舌苔白润,脉缓乏力。

辨证:心阳不振,清阳不升。

治法:振奋心阳。

处方:肉桂9g　桂枝9g　炙甘草9g

水煎或白开水冲泡,代茶频频饮用。

二诊:3月21日。服上方3剂后头昏减轻,血压100/60mmHg。嘱续服6剂。

三诊:3月28日。连服6剂后,头已不昏,四肢觉暖,血压110/62mmHg。嘱再服6剂。

随访:6月6日。患者带儿子看病,问及他血压情况,他说吃完最后6剂,血压升至120/68mmHg。停药两个多月,血压一直稳定。

【按语】20世纪70年代老师以善治低血压闻名。曾著文"中医药治疗38例低血压的临床报告"发表在1975年第2期《新医药学杂志》上。1976年河南开封一医生用此方治疗青年女子的低血压50余例也收到显著疗效。另一医生也用此方治疗6例低血压,服药1～2周,自觉症状消失,血压维持在正常范围。还著文发表在《天津医药》1976年第2期上。南京、广州有医生来信说本方经得起重复,疗效可靠。刘老说他在治低血压过程中几经失败,曾用补中益气汤、归脾汤无效,后观察到不少低血压患者有肢凉、脉弱的现象。认为属心阳不振,阳气不能达于四末所致。考《伤寒论》桂枝甘草汤就是治心阳虚的轻症，与低血压病机合拍，但嫌桂枝力弱，故增肉桂一味，以加强振奋心阳的作用，所以疗效较为满意。此方现已被不少学者编书时引用，可见还有较高的学术价值。

（陈永华　皇甫卫华整理）

【编者评注】刘正才教授临床经验丰富，而且善于总结，用药精当，味少力专。治命门火衰仅用一味生硫黄，治低血压头昏仅用桂枝甘草汤加肉桂，均能收到良好疗效。治疗痛风融会叶天士久病入络理论在清泄湿热毒邪的同时加上活血化瘀之品，故能收到3剂知、6剂已之显效。临床医生读此，能不拍案叫绝？

李玉林医案

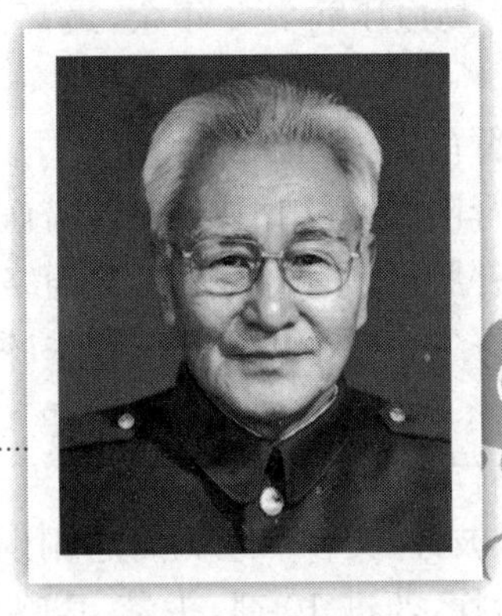

【生平传略】

李玉林，1930年生，1947年从医，1957—1963年就读于北京中医学院。历任中国中医学会第二届理事，解放军中医学会常务理事兼老年病、虚证专业委员会主任委员，空军中医学会副会长兼中医专业组长，空军高等医专中医教研室名誉主任、教授，青岛光明中医函授大学副校长，《康复与疗养》杂志副主编，中国中医药学会糖尿病分会副主任委员，空军青岛疗养院、慢性病医院中医科主任，主任医师。离休后曾任济宁市中医院、疑难病联合医院、青岛济青中医院主任医师等。

现任青岛平安医院专家诊室主任医师，仍兼中医药学会糖尿病分会顾问，中国特效医术研究会委员，《微量元素与健康研究》杂志、《美国中华糖尿病》杂志、《齐鲁医学》杂志编委，黑龙江省中西医结合糖尿病专业委员会名誉主任委员等。

长期从事中西医结合治疗糖尿病及其并发症、冠心病、脑血栓等的治疗与研究。荣获三项军队科技进步奖，参加编写《糖尿病及合并症中西结合诊疗学》等19部专著，其中4部任副主编，应"中华当代名医系列丛书编委会"特邀主编《李玉林防治糖尿病的经验》，并撰写《参照现代中药药理辨证论治》等30多篇论文。其中多篇获优秀论文奖，荣获中国中医药优秀学术成果文库颁发的一等奖、奖旗、奖章及署有"中华医学、突出贡献、临床特技、一代领先"的名医奖牌和中国中医药学会糖尿病专业委员会发的"名医楷模"金牌。参照现代药理辨证施治常可使辗转多处、经多方治疗无效的病例获满意疗效。其业绩及学术思想刊于《当代名医大典》、《世界优秀名医专家人才名典》等十多部书刊中。多次在国际国内学术会议上作报告，在国内外有较高知名度。曾接到10多个国家、地区医学院的兼职教授邀聘。

一、平肝潜阳、活血通络法治脑血栓一例

贾某，男。59岁。

初诊:1984年3月23日入院。

主诉及病史:右肩关节痛,右侧肢体活动障碍。头晕脑胀,耳鸣目眩,失眠,有时夜睡仅1～2个小时。高血压病史3年余,最高达240/105mmHg,入院时血压190/110mmHg,诊为"脑血栓"。

诊查:右臂前上抬约30°,侧抬15°,后伸0°,右腿能离地15cm。舌苔黄褐,脉沉弦细。

辨证:肝肾阴虚,肝阳上亢,兼气滞血瘀。

治法:滋补肝肾,平肝潜阳,活血通络,补气行滞,镇静安神。

处方:桑寄生30g　枸杞10g　牛膝24g　当归12g　地黄30g　玄参30g　生龙牡各30g　钩藤24g　地龙12g　黄芩12g　丹参30g　川芎10g　葛根30g　三七粉6g(分冲)　黄芪30g　枣仁30g　夜交藤30g

每日用微波针,交替取患侧曲池、阳陵泉,留针30分钟。并吸入空气阴离子。

经上述治疗,药进10剂,头晕、耳鸣、肩痛均减,夜睡好转,血压155/110mmHg。加莲子6g。服6剂后测血压146/90mmHg,右臂前抬75°,侧抬45°,后伸15°,右腿抬高25cm。效不更方。服药至8月18日,诸症悉除,肢体功能完全恢复,无后遗症。测血压120/80mmHg。患者为表明已彻底痊愈还表演了军人正步走。1年后第二次脑血栓住院,又用上法治疗3个月痊愈出院。

【按语】本案初诊所用处方经现代药理研究证实:葛根有扩张冠脉和脑血管的作用,使脑血管阻力下降,脑血流量增加,降血压,抑制血小板聚集;当归有显著扩冠作用,能降血脂、降低血小板聚集,抗血栓形成,明显增高脑动脉硬化病人纤维蛋白溶酶活性;地黄能降脂、降压,脑血流图显示能改善脑供血;丹参、川芎增加冠流量、降血压,有抗凝和促纤溶作用,抑制血小板聚集,改善微循环;三七能扩张冠脉,增加冠流量、减少心肌耗氧量,有显著抗凝作用,抑制血小板集聚促进纤溶和积血的吸收;桑寄生扩冠并降血压;黄芪、钩藤,能降压,扩张血管,改善微循环;黄芩、地龙、牛膝降血压,扩张外周血管;枣仁镇静、催眠、降压。统观全方之作用:①改善心脑供血及微循环;②血小板解聚、抗凝、促纤溶、促进积血吸收;③降血脂、降血压;④镇静催眠。

二、化瘀通络、养阴熄风法治心肌梗死一例

陈某,女,58岁。

主诉及病史:高血压病史10余年,发病时血压200/110mmHg、心率81次/分,憋气,出虚汗,胸痛彻背,心电图报告:急性下壁心肌梗死,经用ATP、辅酶A、细胞色素C、地塞米松,并用异丙基肾上腺素升压、吸氧,抢救3天,血压维持在120/80mmHg,可此时反而出现了口唇发绀,大汗淋漓,心律不齐,心电图记录有长达20秒描记直线,报告为高度房室传导阻滞。继而阵发昏迷,伴四肢抽搐,有时尿失禁。诊断为下壁心肌梗死合并心源性休克、心脑综合征。虽经多次调整用药,均未能控制其发作,一直持续了4昼夜。

诊查:患者阵发性昏迷、抽搐,阵发性胸痛彻背,胸闷,神倦,纳呆,口唇发绀,脉沉弦尺弱,时有结代;舌苔黄腻,舌质紫暗。

辨证:气滞血瘀,阴虚风动。

治法:化瘀通络,养阴熄风。

处方:丹参　葛根　桑寄生各30g　红花12g　川芎9g　赤芍15g　黄芩15g　补骨脂

9g　黄精 10g　防己 9g　焦三仙各 9g

服药后果获效验，昏迷抽搐等危象未再发生，病情日渐好转，经治 35 天出院，半年后随访，能料理家务。

【按语】本例治疗，以养阴益肾培其本，活血化瘀通络治其标。在辨证论治过程中，虽是传统的综合四诊见症进行辨证处方，但在选药时参照了现代药理研究成果，如桑寄生、川芎、赤芍、红花、黄精、防己、山楂均能增加冠状动脉血流量，改善心肌供血；葛根有扩张脑血管和冠状动脉的作用，心脑供血改善，则心脑综合征可望解除。

三、温阳通脉法治血栓闭塞性脉管炎一例

董某，女，66 岁。

主诉及病史：患者脚痛已 3 年，夏减冬重，昼轻夜重，痛不成寐，查足背动脉搏动不能触及，某医院诊为“血栓闭塞性脉管炎”。

诊查：脉弦滑，苔白腻。

辨证：阳虚寒阻经脉，气虚血瘀，不通则痛。

治法：温阳通脉，补气行血。

处方：毛冬青 30g　丹参 30g　赤芍　川芎各 15g　金银花　当归　玄参　熟地　黄芪各 30g　红花 10g　制附子 10g　桂枝 10g　炮姜 10g　甘草 10g　三七粉 3g(分冲)

水煎服，药渣熏洗双脚。大葱叶须炒热布包外敷痛处。

药进 9 剂，白天痛减，夜间仍痛。前方加元胡 15g、土元 10g，桂枝改用肉桂 10g。连服 10 剂，足痛明显减轻，夜可入寐。但又出现肠鸣腹胀。加白术、茯苓、三仙各 10g。5 剂后复诊，脚痛止，脚跟紫斑消失。效不更方，再予 8 剂，患者因经济困难，自行改为 2 日服 1 剂。至 4 月 4 日复诊时，诸症悉除，足背动脉搏动已恢复。

【按语】四妙勇安汤治疗血栓闭塞性脉管炎早有报道，合桂附理中汤治寒阻经脉者效佳，加用四物、丹参、元胡、毛冬青、红花、土元以增强活血化瘀之力，黄芪补气，气行则血行。以三七代党参者，取其散瘀止痛，现代药理研究证明三七可增加冠状动脉血流量，增强心缩力，有利于闭塞脉管的疏通。笔者曾治本病数十例，均需数月见功，此例仅用药 32 剂而愈，可能与内服药加三七、外用药渣煎汤熏洗，大葱炒热外敷，内外治法并用有关。

（李建飞整理）

【编者评注】李玉林教授年少从医，初入门迳。老泉发奋之年复就读北京中医学院系统深造，理论水平显著提高。长期临床，经验颇丰，对糖尿病、心脑血管有较深研究。平肝潜阳、活血通络法治脑血栓一案采用针灸和中药双管齐下疗效甚捷。医生治病如皆能从提高疗效出发而采取综合疗法则造福多多矣。

李炳文医案

【生平传略】

李炳文，1941年生，汉族。主任医师。河北任县人。1966年毕业于北京中医学院中医系，1978年考取中国中医研究院硕士研究生，致力于研究中医经典著作及基础理论，1981年毕业并获医学硕士学位，留任中医研究院广安门医院主治医师。1984年被特征入伍，现为海军总医院主任医师及医院专家组成员。主要社会兼职有：中国中医药学会副会长，国家药品监督管理局中药品种保护审评委员会委员，国家药品监督管理局药品审评专家库专家，北京中医药学会副会长、第二军医大学中西医结合临床博士研究生导师，《中医杂志》编委会副主任委员，《解放军医学杂志》编委，《人民军医》特约编审，全军中医学会名誉会长和海军中医学会会长等。从事中医药理论及临床研究40余年，熟读经典，勤于实践，不但理论功底深厚，且临床经验十分丰富。擅长心脑血管病、肾病、脾胃病及急性温热病的临床诊治。发表"把握整体、辨证论治"、"临证隅见"、"热痹治验"、"病机刍谈——中医辨证思维方法初探"、"周易原理与中医特色"、"慢性肾炎的因机证治"、"《内经》天癸学说探讨"、"敛脾固肾法为主治疗慢性肠道疾患"、"宁心复脉合剂治疗冠心病、心绞痛及心律失常的临床与实验研究"等学术论文30余篇。参加主编、编审、编写《中医临床大全》、《素问今释》、《医论医话荟要》、《中医症状鉴别诊断学》、《中医硕士研究生论文集》、《中医内科临床辨证治疗学》、《内经新论》等学术专著12部。获军队科技进步三等奖6项。参加研制的"产妇康"新药，已被推荐为国内妇产科必备药品。鉴于其医、教、研方面的贡献，获政府颁发的特殊津贴，并于1997年被确定为全国中医师承制导师。

一、疏风清热、活血除湿治愈慢性湿疹一例

患者：山田小李花，女，26岁，未婚。

初诊：1998年3月17日。

主诉及病史：罹患湿疹20年，病情时好时坏。儿时皮疹散在于全身，成年后皮损主要集中在身体上部。近3年来颈项部皮肤逐渐增厚、硬结、苔藓化。平素肠胃功能欠佳，经常腹泻。

诊查：就诊时皮损限于颈项、面部，颈项部皮肤粗糙，皮纹显著，部分苔藓化，瘙痒，有抓痕。舌红，脉弦细。

辨证：风毒侵袭，湿热相搏。

治法：疏风清热，活血除湿。

处方：消风散加减。

木通5g　苍术10g　黄柏9g　知母9g　荆芥10g　防风10g　当归10g　牛蒡子6g　蝉衣6g　苦参10g　生石膏5g　炙甘草6g　皂角刺10g　白鲜皮15g　土茯苓15g　生苡仁30g　焦三仙各10g　14剂

二诊：4月17日。服上方后皮损程度及局部瘙痒症状明显好转，舌脉同前。原方加蛇蜕5g，继服14剂。

三诊：5月22日。病情较稳定，局部有时瘙痒，舌红，苔黄，脉弦细。二诊方加五味子9g，继服14剂。

四诊：6月5日。面部湿疹有好转，舌红，脉弦细。三诊方加藏红花5g，另炖服。

五诊：6月22日。皮疹处皮肤外观改善，仍轻度瘙痒，但无抓痕。舌脉基本同前。仍予消风散加减：

木通5g　苍术10g　黄柏9g　知母9g　荆芥10g　防风10g　当归10g　牛蒡子6g　蝉衣6g　生石膏5g　炙甘草6g　皂角刺10g　白鲜皮15g　土茯苓15g　生苡仁30g　板蓝根15g　五味子9g　蛇蜕6g　14剂

六诊：9月25日。因半月前去越南旅游，当地气候炎热潮湿，致病情反复，颈、胸及上肢又起皮疹，局部瘙痒，有抓痕。舌质偏红，苔白腻，脉细弦。治以祛风、除湿、活血为主，处方如下：

银柴胡15g　防风9g　五味子9g　苦参10g　凌霄花10g　茵陈15g　白鲜皮15g　僵蚕10g　皂角刺10g　蝉衣9g　刺蒺藜15g　生甘草6g　14剂

七诊：10月9日。服上方后，皮疹明显减轻，六诊方加当归、红花各10g，14剂。

八诊：10月23日。病情继续好转，颈项部皮肤外观已基本正常，舌红少苔，脉弦细。湿热伤阴，改以养血润燥为主，疏风除湿为辅，以善其后：

当归10g　制首乌10g　白芍10g　红花10g　防风9g　银柴胡15g　僵蚕10g　五味子9g　蝉衣9g　白鲜皮15g　茵陈15g　苦参10g　皂角刺10g　凌霄花10g　白蒺藜15g　生甘草6g　30剂

九诊：12月29日。病情基本痊愈，皮损不显，舌脉同前。上方再服14剂。

十诊：1999年3月19日。原皮疹处皮肤完全恢复正常，病者无不适感觉，胃纳佳，眠好，二便调。舌质偏红，苔少，脉细。仍以消风散加味治之：加茵陈、白鲜皮、皂角刺、凌霄花各15g，绿萼梅10g，14剂。

十一诊：5月7日。病情稳定，皮疹无反复。近日感口干、口渴，舌质略红，苔薄黄。辨证属肝胆风火上攻，予清宣解毒汤原方，以疏散肝胆风火：

桑叶10g　连翘10g　夏枯草15g　白芷6g　荷叶10g　防风9g　白茅根15g　菊花10g　黄芩10g　银花15g　生甘草6g　蝉衣6g　7剂

十二诊：6月22日。皮疹已彻底痊愈，病人甚为满意，其母特来感谢。

近来患者因准备毕业论文答辩，学习紧张，加之天气转热，感疲乏倦怠，舌质淡红，苔薄白

腻,脉虚细。辨证属气阴两虚,兼夹湿热,治以东垣清暑益气汤加味:

党参 6g　麦冬 6g　五味子 6g　青皮 6g　陈皮 6g　苍术 6g　白术 6g　升麻 6g　葛根 6g　黄芪 6g　炙甘草 6g　黄柏 6g　当归 6g　神曲 6g　凌霄花 10g　泽泻 6g　14 剂

【按语】病人患湿疹已 20 年,在本国(日本)时曾求治于西医及汉方医,效果不显。两年前来中国攻读硕士学位。就诊时颈项部暴露处皮肤粗糙、硬结、苔藓化,影响美观,病人甚为苦恼。西医认为该病的病因和发病机制比较复杂,主要是变态反应所致。老师根据其症状、舌脉等情况,辨为风毒侵袭、湿热相搏,予以消风散加味治之,以疏风清热、活血除湿为主,前后治疗整一年(1998 年 3 月 17 日～1999 年 3 月 19 日),湿疹痊愈。皮疹消失后,改以《医宗金鉴》地黄饮子加味,以养血、凉血为主,兼以疏风清热,以治其本。

消风散也出自《医宗金鉴》,为治疗皮肤发疹瘙痒、抓破后外渗津水等风疹、湿疹之方。痒自风来,止痒必先疏风,方中荆芥、防风、牛蒡子、蝉衣开发腠理,透解在表之风邪;苍术散风燥湿、苦参清热利湿、木通渗利湿热,三药共奏去湿之功;风毒内蕴,则气血壅滞,郁而化热,故以石膏、知母清热泻火,当归和营活血,生地清热凉血,胡麻仁养血润燥;甘草调和诸药,并能解毒。诸药相和,能疏风清热、活血除湿,临床疗效确切。老师常在原方基础上酌情加用皂角刺、凌霄花、僵蚕、白蒺藜、白鲜皮、土茯苓、生苡仁、板蓝根等,以加强疏风、凉血、祛湿、解毒、止痒之功。跟师临证中,以消风散为主治疗湿疹、风疹、糖尿病皮肤瘙痒等数十例,均收到良好效果。

二、自拟保胎方治疗胎漏、滑胎一例

于某,女,27 岁,已婚。

初诊:1997 年 7 月 4 日。

主诉及病史:怀孕两月余,有少量阴道出血。此前曾怀孕两次,均在孕 3 个月左右时自然流产,故要求保胎治疗。

诊查:阴道少量出血,舌质偏红,苔薄白,脉两尺不足。

辨证:脾肾两亏,阴虚内热。

治法:脾肾双补,滋阴安胎。

处方:自拟保胎方。

黄芩 10g　白术 10g　前胡 10g　桑寄生 15g　川断 10g　砂仁 5g　黄连 9g　女贞子 15g　荷叶 10g　苏梗 9g　竹茹 10g　旱莲草 15g　14 剂

二诊:服上方 5 剂后,阴道出血止,现孕近 3 个月,无明显不适,舌质偏淡,面色略显萎黄。证属脾肾不足,上方减黄连、荷叶、苏梗、竹茹,加杭芍 10g,继服 14 剂。

三诊:目前已孕 3 个月,舌质略红,苔薄白,脉滑数。辨证为阴血不足,胞宫蕴热。治以养血清热为主:

黄芩 10g　白术 10g　前胡 10g　桑寄生 15g　川断 10g　砂仁 5g　杭芍 10g　女贞子 15g　柴胡 10g　旱莲草 15g　14 剂

四诊:孕 3 个月余,测基础体温不稳定,自我感觉无不适,舌脉同前。以益气安胎、理气补肾为法:

柴胡 10g　枳壳 5g　杭芍 10g　生甘草 6g　黄芩 10g　白术 10g　菟丝子 10g　前胡 10g　川断 10g　桑寄生 15g　太子参 15g　荷叶 10g　14 剂

五诊：患者情况稳定，食纳、睡眠佳，二便调，双脉滑利和缓。张锡纯认为菟丝子为安胎良药，老师甚以为然，前方继服。

六诊：怀孕近5个月，食欲、睡眠、精神佳，二便调。检查胎儿发育良好，各项指标正常。调整处方如下：

黄芩10g　炒白术10g　桑寄生15g　前胡10g　砂仁5g　女贞子15g　川断15g　旱莲草30g　炙甘草6g　14剂

以六诊方为主化裁，坚持服药至孕7个月后停药。足月产下一男婴，母子平安康健。

【按语】老师常以自拟"保胎方"为主治疗"胎漏"、"胎动不安"、"滑胎"等证。该方由黄芩、白术、杭芍、柴胡、前胡、川断、荷叶、竹茹各10g，桑寄生、女贞子、旱莲草各15g，黄连、苏梗各9g、砂仁5g组成。以黄芩、黄连、竹茹清热燥湿安胎；白术、荷叶健脾安胎；川断、桑寄生、女贞子、旱莲草补肾滋阴安胎等，可谓照顾全面、理法完备。临床曾以该方为主治疗数例滑胎患者，均足月而产，母子康健。

流产（包括先兆流产、习惯性流产等），中医称之为胎漏、胎动不安或滑胎。老师认为其病因不外虚实两端。虚者有气血不足、肾气亏虚；实者有瘀血阻滞、湿热扰动胎元等。具体到每个病人，往往多种因素并存，虚实互见，故治疗亦应灵活多变，不可拘泥。

就安胎之处方用药而言，老师认为，第一，胎前用药宜凉。因为妇人怀孕，血聚荫胎，故阴血相对不足。阴血不足，则生内热，临床孕妇多表现出内热之象，如脉数、怕热、口渴、舌红，体温亦较平时略有升高等。孕妇多嗜酸物，亦为阴血不足的表现。第二，安胎不忘健脾。"带脉者，所以约束胞胎之系也。带脉无力，则难以提系，必然胞胎不固。"而带脉绕腰脐而系于脾，或曰脾主带脉，脾胃健运，则带脉约束有力，胎气自固。反之，脾胃不健，带脉拘急，牵动胞胎，则胎元不固。再有，脾胃为后天之本，气血生化之源，冲脉隶于阳明，脾胃健运，气血旺盛，则胎有所养，故安胎离不开健脾和胃。值得注意的是，老师认为，安胎健脾不宜用茯苓，因其淡渗滑利，于固胎不利，以选党参、白术、芡实为佳。第三，安胎需要固肾。肾藏精、系胞、主生殖，张锡纯谓："男女生育，皆赖肾脏作强……肾旺自能荫胎也"，而肾气不足，胎元难安。补肾之品，老师认为以菟丝子、桑寄生、川断为妙。第四，安胎应注意清利湿热。湿热扰动，胎元不固是造成胎动不安、滑胎的另一重要因素。朱丹溪提出"白术、黄芩为安胎圣药"，主要是因为此二药相配伍，既能清热又能祛湿之故。当然，白术尚能健脾以固带脉。老师认为，对大多数习惯性流产者，以此二药为主，酌情加入补气养血补肾药，服至孕7月左右，基本可保母子平安。

另外，瘀血阻滞，亦可造成胎元不固。此时应活血化瘀以安胎，方选《金匮》桂枝茯苓丸，不必顾虑因活血而伤胎，此即《内经》"有故无殒亦无殒"之义。

现代医学认为，造成流产的原因，往往与精子质量不高如精子活动力下降、精子顶端缺陷有关。尤其是早期流产（孕12周以内）时，胚胎染色体异常所占比例可达50%～60%，此种胎儿多数发生流产，即使能继续发育，出生后也会发生某些功能异常或合并畸形。故老师认为，安胎也要一分为二，并提出防治流产，男子需"康精"，女子需"康宫（康卵）"的见解。

三、小柴胡汤加味治疗肾功能不全一例

翟某，女，65岁，已婚。

初诊：1997年6月24日。

主诉及病史：近一年来反复感冒发烧，以后尿中逐渐出现蛋白及血细胞，血中肌酐、尿素氮

升高，双下肢水肿，诊为“肾功能不全”，住北京某医院治疗，效果不明显。

诊查：饮食难下，下肢水肿，呕恶欲吐，大便不畅，7～8天一行，舌苔白腻，舌质暗，脉沉细，面色晦暗少华。

辨证：少阳枢机不利。

治法：和解少阳，疏理枢机。

处方：小柴胡汤合当归芍药散、五皮饮化裁。

柴胡10g　黄芩10g　清半夏10g　党参10g　当归10g　川芎9g　白芍10g　茯苓皮10g　赤芍10g　泽泻10g　炒白术10g　桑白皮10g　大腹皮10g　冬瓜皮10g　地骨皮10g　白茅根15g　14剂

二诊：服上方后，大便3～4日一行，仍不通畅，但较以前明显好转，呕恶除，仍饥而不欲食，舌质暗，苔薄白，脉沉，下肢水肿较前减轻，惟患者自感咽干而痛。上方改为以小柴胡汤合升降散出入：

柴胡10g　黄芩10g　清半夏10g　党参10g　僵蚕10g　姜黄10g　焦大黄5g　蝉衣6g　黄连10g　木瓜10g　白茅根15g　苏梗10g　蚕砂10g(包)　14剂

三诊：服上方后大便一日四行，稀薄，下肢仍肿，有时需服利尿药。原方焦大黄改为3g，另加防己10g、生黄芪15g，14剂，以利水消肿。

四诊：服上方后效果较好，食欲好转，乏力改善，大便通畅，日行2次，舌质淡红，苔薄白，脉弦细。仍以上方为主化裁：

蝉衣6g　僵蚕10g　姜黄10g　大黄3g　柴胡10g　生黄芪15g　半夏10g　黄芩10g　党参10g　黄连9g　白茅根15g　白鲜皮15g　木瓜10g　苏梗10g　蚕砂10g　益母草15g　冬瓜皮15g　14剂

五诊：以小柴胡汤为主加减，服药已两个月。目前病人精神、食欲好，体力较前明显增强，自感无明显不适，大便日行2次，舌质暗，舌苔薄白，脉和缓。以小柴胡汤合当归芍药散化裁：

柴胡10g　黄芩10g　清半夏10g　党参10g　当归10g　川芎9g　赤白芍各9g　泽泻10g　炒白术10g　桑白皮10g　白茅根30g　生黄芪15g　冬瓜皮15g　地骨皮15g　焦大黄6g　大腹皮10g　茯苓皮15g　14剂

随访至2001年，患者仍能正常生活。

【按语】目前肾功能不全属顽疾，中医中药亦少能根治，但经中药调理后，可明显缓解症状，从而提高患者生存质量，使之带病延年，故探讨该病的中医中药治疗有很大的现实意义。

西医所谓肾功能不全，从中医脏腑辨证角度观之，主要涉及脾肾两脏。肾为胃之关，关门不利，则聚水而从其类也。胃主受纳，为水谷之海，精微由脾为之转输，糟粕由二便排出体外，是肾司二便。肾衰之时，精不能藏而浊气停聚，当升不升，当降不降，当变化不变化，升降出入乖戾，脾肾失却升清降浊之本能。

就虚实而言，肾衰属本虚标实之疾——正气虚而水湿浊毒积聚。此时，脏腑功能衰惫，邪毒积聚，壅滞三焦，大虚大实交结并存，虚、实二者均较明显，攻邪则伤正，补虚则滞邪，实属攻补两难。另一方面，肾衰者水火失济，上下不能通达，治之以寒则害阳气，治之以热则助火邪，寒热非宜。权衡八法，此时唯和法可行。《医学入门》亦指出“关格”之病，治之以和法。此处和法应包括宣降肺气、和解少阳(和解枢机)、调理(调和)脾胃、交济水火等。

总之，肾衰之治以保精泄浊，即升清气、保精气、降浊气为原则。

四、茯苓泽泻汤合吴茱萸汤治疗痰饮反胃一例

滕某，男，14岁。

初诊：1999年11月4日。

主诉及病史：自幼时起即发食入反出之病，时作时止，时轻时重，近一年来加重，呕食前头晕、恶心，吐后稍舒。平素食欲欠佳，口渴少饮水，进食量少，恶食水果。曾就诊于西医，予“健胃消化药”（具体不详）治疗，效果不显。

诊查：形体消瘦，舌质略红，苔薄白略黄，脉弦长中空。

辨证：中焦虚寒，胃有停饮。

治法：温中化饮，降逆止呕。

处方：茯苓泽泻汤合吴茱萸汤加味化裁。

茯苓 50g　泽泻 15g　炙甘草 6g　桂枝 10g　生姜 9g　黄连 10g　炒白术 10g　吴茱萸 6g　大枣 10g　枳壳 15g　太子参 15g　佛手 15g　7剂

二诊：11月12日。服药1周来未发生呕吐，食欲好转，欲进食水果，饮水亦较前增多（以前饮水甚少）。治疗有效，上方再进14剂。

三诊：11月26日。服药3周来未出现呕吐，口渴减，精神、食欲转佳。二诊方茯苓减为30g，减佛手，再进14剂。

四诊：12月10日。服药已1个多月，未出现过呕吐，食欲、精神好，舌嫩红，苔薄白，脉弦细长。一诊方再进14剂。

五诊：12月24日。近日感冒，微发寒热，鼻流清涕，轻咳，舌质红，苔薄黄。先治新病：通宣理肺口服液每次10ml，每日2次；清热解毒口服液每次20ml，每日2次。待感冒痊愈后，再酌情调治脾胃。

六诊：2000年2月5日。前几日因饮食不节，又呕吐一次，伴腹泻数次。目前食欲仍欠佳，大便已恢复正常。舌苔薄黄腻，脉弦长中空。治以保和丸、葛根芩连汤化裁：

焦三仙各 9g　茯苓 15g　陈皮 9g　清半夏 10g　连翘 10g　黄连 6g　广木香 6g　葛根 9g　黄芩 10g　7剂

以后以一诊方为主又治疗1个多月，停药后随访至近三年，未再发病。胃纳佳，二便正常。

【按语】《金匮要略·呕吐哕下利病脉证并治》谓：“胃反，呕而渴欲饮水者，茯苓泽泻汤主之。”茯苓泽泻汤方中茯苓、泽泻、白术淡渗健脾以利水；桂枝、甘草、生姜辛甘化气以和胃降逆。气化水行，水饮散尽，则呕渐止。吴茱萸汤温胃散寒，降逆止呕，与茯苓泽泻汤同用，可加强其止呕之功。患者舌质略红，苔白略黄，有化热之势，故加黄连以清热，且黄连与吴茱萸又组成左金丸，辛开苦降以止呕。辨证准确，药证相符，故而取效。

五、宁心复脉汤治疗冠心病一例

王某，女，55岁。

初诊：1997年9月9日。

主诉及病史：两年前始出现胸闷气短、发作性心前区疼痛等症状，劳累或生气后病情加重，心电图检查示ST－T改变，经由专科确诊为“冠心病，劳力性心绞痛”。予以心痛定、消心痛、

丹参滴丸等治疗，有一定效果，但生活质量明显受到影响。近半年来症状较前愈加明显，基本不能做家务，睡眠差，口干口粘，咽中梗介，大便有时偏干。

诊查：形体稍胖，面色瘀暗，舌暗淡，苔薄白，脉细涩无力。

辨证：气虚血瘀，心脉不通。

立法：益气活血，解郁通脉。

处方：自拟宁心复脉汤加味。

党参 15g　黄精 15g　丹参 20g　白茅根 30g　甘松 10g　郁金 10g　茵陈 15g　桑寄生 15g　降香 15g　14 剂

二诊：服上方后胸闷、憋气好转。大便不畅，脉沉弦细涩而短。短则气病，原方加黄芪、草决明各 15g，以益气、通便。

三诊：气力增加，服药以来心绞痛次数减少，大便通畅。上方继服 14 剂。

四诊：病情较服药前明显改善，近一周来未出现过心绞痛（药前约二三日心绞痛发作一次）。胃纳佳，二便调，睡眠佳。三诊方继服 1 个月。

以后以宁心复脉汤为主间断治疗 4 月余，病情逐渐稳定。

【按语】宁心复脉汤为老师自拟方，用以治疗气虚血瘀型冠心病，效果颇佳。老师认为冠心病为本虚标实之证。虚主要为心气不足，实则有气滞、血瘀、痰阻之别。其中以气虚血瘀型最为多见。他根据自己多年临床经验，总结出“宁心复脉汤”以治疗之，效果良好。该方由党参、黄精、丹参、降香、甘松、郁金、茵陈、桑寄生组成。方中党参、黄精补益精气；丹参、降香养心活血，散瘀定痛；甘松、郁金、茵陈疏肝理气止痛；桑寄生益肝肾，通血脉。全方药性平和，临床屡用屡效。

（以上均由李秀玉整理）

【编者评注】李炳文教授中医科班出身，复经攻读研究生深造，于中医基础理论造诣颇深，40 年临床实践又使之经验丰富。辨证精审，理法方药四平八稳，其中又不乏独到之处而自制经验之方。如用自制“宁心复脉汤”治冠心病一例就很见功力。

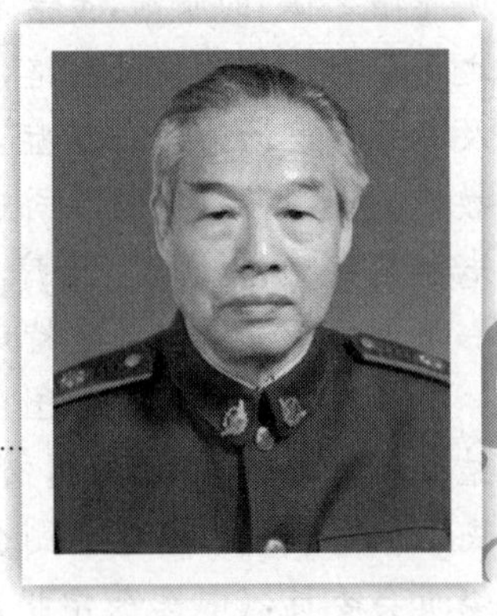

高辉远医案

【生平传略】

高辉远，名达，号后可楼主人。湖北蕲春县人，1922年生于中医世家，其叔祖父高藻轩和父亲高士怡均为当地名医。他从小继承家学，刻苦向父辈学习，数年间熟读岐黄、仲景、李时珍及历代医籍经典，取历代诸家之长，博古融今，在治疗上形成独特风格，很快闻名于乡里。

1954年完成北京中医进修学校学业后因品学兼优而奉调参加中国中医研究院的筹建工作，并留该院从事教学、医疗、科研工作，期间曾任高干外宾特诊室副主任，负责中央首长、民主人士、国际友人的中医医疗保健工作。

1958年，在周恩来总理的关怀下，高辉远被选为当代著名中医学家蒲辅周老先生的学生和助手。在继承整理蒲老的学术思想、医疗经验等方面进行了不懈的努力，追随蒲老凡17年，口授心悟，尽得真传，整理出版了《蒲辅周医案》、《蒲辅周医疗经验集》等书。

他治学严谨，医术精湛，从事中医50多年，不仅对中医内科、老年病、妇科、儿科的疾病诊治有独到之处，对于温病、热病的治疗亦莫不得心应手。从事多年的老年保健工作，他总结"老年人体质的特殊性，老年病的多样性、复杂性，老年多脏同病的治则，老年人胃气、肾气的重要性，老年人选方用药的严谨性，老年病预防为主，防治结合等规律"。例如：他将老年人"冠心病"分为八型，设有八法，总结出冠心病的病机是本虚标实，用"安神定志丸加减"治疗冠心病取得了较好的疗效。对于"肾病"的治疗，他提出了"温阳化气"，使"气化"功能恢复则"肾病"方可痊愈，他用"春泽汤加味"治疗"肾病"取得满意的效果。通过对糖尿病多年的潜心研究，认为它的病机是气阴不足，燥热伤津，应以益气养阴，清热泄火为法，他配制的"高氏降糖丸"对于2型糖尿病有较好的治疗作用，且无副作用。对于老年慢性支气管炎，他配制的"751止咳糖浆"供不应求。经过多年的临床，他给中医的治疗八法赋予了新的含义，即"汗而毋伤，下而毋损，温而毋燥，寒而毋凝，消而毋伐，补而毋滞，吐而毋缓，和而毋泛"。特别是运用中医理论指导，发挥中医特长，治疗老年危重病症时有独到之处，在抢救叶帅的过程中作出巨大贡献，曾荣立三等功。对于儿科的疾病，他始终把握“小儿为稚阴稚阳之体”的原则，灵活遣方用药，于疑难杂症随治而愈。对于妇科之不孕症，认为“痰浊阻络，脉络不通”也可导致不孕，他用益母胜金丹及苍莎导痰汤治疗不孕症，使许多妇女怀孕得子。几十年来，高辉远教授一直担任中央领导同志的中医保健工作，勤勤恳恳，兢兢业业，在老年病的预防、保健、治疗方面，总结出一整套十分可贵的经验，是第一批被授予享受国务院特殊津贴的中医专家。

高辉远教授曾任中国中医药学会副会长、常务理事、中国中西医结合研究会常务理事、副秘书长，国家卫生部科学委员会委员，中国人民解放军全军中医学会副会长，中医老年医学会主任委员，全军保健委员会委员，《中医药学报》、《中医杂志》、《中国中西医结合杂志》编委，中国中医研究院名誉教授，北京中医药大学客座教授，解放军305医院中医科主任、主任医师。

一、益气养阴、清热生津法治疗消渴病一例

杨某，男，55岁。

初诊：1987年9月14日。

主诉：两年前发现有“糖尿病”，口渴思饮，容易饥饿，尿频而浊，疲乏。

诊查：空腹血糖11.37mmol/L，尿糖＋＋＋＋，舌质红，舌苔白腻，舌中有裂纹，舌边有齿印，脉沉滑。

辨证：气阴亏损，脾不健运，湿热内生（消渴病）。

治法：益气养阴，清热生津，健脾利湿。

处方：玉液汤合黄连生地汤加减。

粉葛根15g　山药10g　花粉10g　石斛10g　川黄连8g　生地20g　玄参10g　苍术15g　云茯苓10g　猪苓10g　滑石15g　五味子6g　黄芪8g　7剂

服药后病人症状均有改善，要求继续服用，病人曾连续服用上方，尿糖控制在±～－范围内，血糖在7.7～8.8mmol/L之间。

二诊：1989年8月11日。病人服药后自觉症状消失，尿糖、血糖控制较好，饮食就未加强控制，但烟、酒未沾，口干，口渴，饮水多，尿多，易饥，尿糖为＋＋＋，血糖为10.4mmol/L，大便正常，舌有裂纹，脉沉滑。仍以益气养阴，清热利湿为法。

处方：粉葛根15g　黄芪15g　山药10g　石斛10g　川黄连8g　生地20g　玄参10g　玉竹10g　云茯苓10g　滑石10g　猪苓10g　荷叶10g

上方7剂水煎服，早、晚各1次。

病人服药后症状减轻，嘱其服用此方1个月，且严格控制饮食。

1个月后，病人尿糖±或－，血糖为8.15mmol/L，病人深为满意。

【按语】消渴病的病机要点以阴虚为本，以燥热为标。高老根据脉证及病机治以益气养阴、清热生津、健脾燥湿法。方中黄芪升阳益气助脾气散精；山药补脾固肾以止尿数频，润肺生

津而治口渴；生地凉血滋阴；天花粉清热生津；黄连清热降火；黄柏清热燥湿；石斛滋阴生津；苍术健脾燥湿；茯苓、泽泻健脾利水；滑石清热利尿；玄参滋阴清热，生津止渴；五味子敛阴固涩。共奏益气养阴，清热生津之功，故药到病除。

二、辛温解表、祛风止痒法治疗荨麻疹一例

李某，男，7 岁。

初诊：1987 年 11 月 3 日。

主诉及病史：患儿 1 个月以前，全身突然出现风疹块，瘙痒异常，西医诊断为“荨麻疹”，曾服苯海拉明、异丙嗪、安其敏、防风通圣丸等，效果不理想。

诊查：全身皮肤遍起红疹，局部皮肤红肿、发热，无皮肤破损及流水，皮肤瘙痒，遇风则甚，以头面、颈部为甚，有鼻塞、喷嚏，无汗出，见冷风则痒甚，饮食一般，大便正常。舌质淡，舌苔薄白，脉浮紧。

辨证：风寒束表，阳气不化，营卫不和，外发为疹。

治法：辛温解表，祛风止痒，宣肺透疹。

处方：麻黄汤加减。

麻黄 6g　桂枝 4g　杏仁 10g　甘草 3g　防风 10g　连翘 10g　忍冬藤 10g　丹皮 10g　蝉衣 6g　地肤子 12g　生姜 3 片　大枣 5 枚

二诊：服上方 3 剂后，怕冷恶风感觉好转，瘙痒也减轻，病人纳食不香，皮肤仍有红润，疹块隐现，二便均可，舌淡，苔薄白，脉弦。

处方：上方加焦三仙各 10g，赤芍 10g，红花 10g，再进 3 剂。

随访：服上药后，疹退痒止而愈。

【按语】本例为“荨麻疹”，主症在表，表不解，疹不退，痒不止，病不除，以恶风、无汗、关节疼痛不舒为主症，脉浮紧，八九日不解，表证仍在，此当发汗解表，祛风止痒，宣肺透疹。方用麻黄汤辛温解表，宣达肺气。方中忍冬藤、连翘清热解毒，丹皮凉血，蝉衣、地肤子止痒，使表寒解，肺气宣达，疹块透发，瘙痒自然而止。

三、温中健脾、止血养荣法治疗血小板无力症一例

罗某，女，38 岁。

初诊：1969 年 8 月 5 日。

主诉及病史：两年来九窍出血，皮肤也有散在性大小不等的瘀斑，月经量较多，体质虚弱，气短懒言，纳食也差，某医院诊为“血小板无力症”。

诊查：面色皖白，神疲倦呆，语言低微，舌质淡，舌苔薄白，脉细数无力。

辨证：劳伤为病，脾不统血所致之“大衄”。

治法：温中健脾，止血养荣。

处方：党参 10g　白术 10g　炮干姜 10g　菟丝子 10g　鸡血藤 10g　阿胶珠 10g　炒丹皮 10g　生地炭 15g　血余炭 6g　醋制香附 10g

病人坚持每周来诊，随证以上方加减，历时半年，出血倾向得到完全控制，九窍及皮肤不再出血和见瘀斑，体质增强，食纳恢复，面色润泽，实验室检查：血小板计数正常，出、凝血时间正

常，血小板纤维蛋白原含量不低，血小板第3因子活性恢复，此例属临床治愈，嘱其返回原地继续调养，并服原方至一年停药，恢复正常工作，每年来函告知未再复发。

【按语】现代医学认为：血小板无力症是一种常见染色体隐性遗传性疾病，治疗效果多不够满意。中医虽无此种疾病的名称，但根据本例所见之出血倾向，与中医“大衄”颇为契合。此例辨证为劳伤，则立法论治亦当为理损无疑。依照“脾统血”的重要理论，分析本例九窍肌肤皆出血，应属脾脏虚损，血失统御之权，选用理中汤健脾益气，理虚固本，佐以止血养荣治标，标本并治，本固则标安，而出血得止。然劳伤之证，非短暂所能巩固，必须坚持调治一年方能康复根治，这不仅符合“治病必求于本”之旨，也体现了辨证论治的灵活性。

四、益气养血法治疗贫血一例

蔡某，女，32岁。

初诊：1987年4月26日。

主诉及病史：病人1981年在生小孩时发现血红蛋白低，经输血治疗，血红蛋白曾上升为120g/L，但此后又有下降，现在血红蛋白73g/L，血小板不低，红细胞2.5×10^{12}/L，自觉头晕乏力，心悸，胸闷，纳可，月经正常。

诊查：面黄，舌质淡，舌苔薄白，脉细数无力。

辨证：气血不足。

治法：益气补血。

处方：当归补血汤、圣愈汤加减。

生黄芪15g　当归10g　熟地15g　菟丝子15g　阿胶珠10g　白术10g　白芍12g　山药10g　女贞子10g　香附10g　山萸10g　大枣5枚　建曲10g　14剂

二诊：1987年5月10日。服药后自觉症状较以前好转，血红蛋白为85g/L，头微晕，心有时微悸、微闷，月经正常，纳可，二便正常，睡眠可，舌质淡，舌苔薄白，脉沉细。原方加太子参10g，连续服用1个月。

三诊：1987年6月10日。服药后血红蛋白已上升至115g/L，红细胞4.2×10^{12}/L，头晕、乏力、心悸、胸闷症状消失。

将上药做成丸剂，早、晚各10g，连服3个月，以资巩固。

1987年12月19日随访，病人血红蛋白、红细胞均正常。

【按语】当归补血汤中重用黄芪，大补脾肺之气，以补生血之源，更用当归益血和营，以使阳生阴长，气旺血生。正如《名医方论》中吴鹤皋所说：“有形之血不能自生，生于无形之气故也。”圣愈汤益气、补血，正如《名医方论》中张秉成所说：“补气者，当求之脾肺，补血者，当求之肝肾”。熟地入肾，壮水补阴，白芍入肝，敛阴益血，二味为补血之正药。山萸肉、女贞子助熟地补益肝肾之阴，阿胶珠、大枣补血滋阴；香附为理气之良药，气行则血行，气血通利，疏泄条达，则血生有源，灌注全身四肢百骸。

五、行气解郁法治疗劳累后周身浮肿一例

李某，男，60岁。

初诊：1989年4月21日。

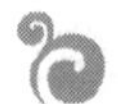

主诉及病史：劳累则周身浮肿已10余年，休息则肿消，周身疼，烦躁，乏力，睡眠欠佳，胸闷，心前区疼痛，纳差，口干咽燥。

诊查：西医检查各项指标均正常，舌苔白腻，脉沉弦。

辨证：肝气不疏，脾湿流溢发为浮肿。

治法：行气解郁，利水消肿。

处方：越鞠丸加减。

苍术15g　川芎10g　香附10g　栀子10g　建曲10g　桑枝10g　豆豉10g　连皮茯苓15g　丹参10g　炙甘草3g　浮小麦10g　大枣5枚　7剂

二诊：1989年5月3日。浮肿消退，周身疼及烦躁均有减轻，胸闷及心前区疼消除，大便偏干，舌苔薄白，脉细弦。原方加麻仁10g，继服7剂。

【按语】 病人浮肿，曾用健脾益气、利尿消肿药物而效果不理想，从病人的症状看，劳累则全身浮肿，休息则肿消，并且兼有乏力，看起来为气虚之证，其实不然。病人兼有烦躁，胸闷，心前区疼痛，纳差，睡眠不佳，脉沉弦，为肝气不舒，气机郁滞，枢机不利。正如《医宗金鉴·删补名医方论》所说："夫人以气为本，气和则上下不失其度，运行不停其机，病从何生。"越鞠丸着重于行气解郁，使气机流畅，茯苓连皮在于利水消肿，甘麦大枣汤养心安神，和中缓急，以治疗睡眠欠佳，豆豉可清心除烦，桑枝则通络止痛，气机条达则湿散水泄肿消。

六、温中补虚、降逆止呕法治疗头痛一例

温某，女，60岁。

初诊：1989年12月3日。

主诉及病史：头痛已20年，每痛则恶心呕吐，每痛则服去痛片，已不能脱离去痛片，同时自觉乏力，服西洋参后好转。

诊查：舌苔薄白，脉沉细。

辨证：胃中虚寒，浊阴上逆。

治法：温中补虚，降逆止呕。

处方：吴茱萸汤加减。

吴茱萸6g　党参10g　法夏10g　陈皮8g　炙甘草5g　茯苓10g　竹茹10g　白薇10g　建曲10g　荷叶10g

上方7剂水煎服，每日2次。

二诊：1989年12月11日。服药症状明显减轻，已不用止痛片。舌苔薄白，脉沉细。上方10剂，炼蜜为丸，每丸重10g，每日2丸。

半年后随访，病人已不用止痛药，偶有疼痛，服丸剂即可缓解，且体重增加4kg，体力好转。

【按语】 柯琴在《伤寒附翼》中所说："少阴吐利，手足厥冷，烦躁欲死者，吴茱萸汤主之。按少阴病，吐利，烦躁四逆者死，此何复出治方？要知欲死是不死之机，四逆是兼胫臂言，手足只指手掌言，稍甚微甚之别矣。……少阴之生气注于肝，阴盛水寒，则肝气不舒而木郁，故烦躁；肝血不荣于四末，故厥冷；水欲出地而不得出，则中土不宁，故吐利耳。病本在肾，病机在肝，不得相生之机，故欲死。势必温补少阴之少火，以开厥阴之出路，生死关头，非用气味之雄者，不足以当绝处逢生之任也。吴茱萸辛苦大热，禀东方之气色，入通于肝，肝温则木得遂其生矣。苦以温肾，则水不寒，辛以散邪，则土不扰，佐人参固元气而安神明，助姜、枣调营卫以补四末。

此拨乱反正之剂，与麻黄、附子之拔帜先登，附子真武之固守社稷者，鼎足而立也。若命门火衰，不能腐熟水谷，故食谷欲呕。若干呕、吐涎沫而头痛，是脾肾虚寒，阴寒上乘阳位也。用此方鼓动先天之少火，而后天之土自生，培植下焦真阳，而上焦之寒自散，开少阴之关，而三阴得位者，此方是欤。"高老根据多年的经验及柯琴的释义，灵活运用此方，有吐利而无手足逆冷、烦躁欲死等症，用党参代人参。去调合营卫之姜、枣，加降逆止呕、健脾和胃之陈皮、法夏、茯苓、炙甘草、竹茹。临床所见此类"头痛"，一般兼有怕冷或手足凉，舌苔白，或舌苔白滑，脉沉、迟、细。

七、理气化痰、滋阴生津法治疗梅核气(慢性咽炎)一例

柴某，女，33岁。

初诊：1990年2月14日。

主诉及病史：两个月来喉间有异物感，胸满痛，放射至咽部、颈部及臂部，吞咽尚能通过，但速度稍慢，咽痛、咽痒、咽干，有时咳嗽，痰少而粘。

诊查：胃肠检查未见异常，胸透正常，血象正常，气管镜检查未见异常，舌质红，舌苔薄白，脉细数。

辨证：气郁化热，灼伤津液，化而为痰酿成梅核气(慢性咽炎)。

治法：理气化痰，兼清郁热。

处方：香苏散加减。

苏梗10g　香附10g　杏仁10g　桔梗10g　射干10g　豆根8g　花粉10g　石斛10g　生甘草3g　郁金10g　枳壳8g　7剂

二诊：1990年3月6日。连续服用上方后，症状明显减轻，疼痛基本消失，喉间异物感明显减轻，不咳，咽干好转，气色转荣，晨起似有白粘痰从鼻腔流下，二便正常，胸闷好转，舌苔薄白，脉细。原方加苍耳子8g、法夏10g，继服7剂。

【按语】此为气郁化热，炼灼津液，凝而为痰，痰热互结于喉咽，而出现咽痛、咽干、咽痒、咽部异物感，故用理气化痰、滋阴润燥法治之。苏梗理气解郁，行气宽中，消痰利肺，香附疏肝解郁，理气止痛，枳壳理气宽胸，消胀除痞，郁金可散肝郁又可凉血，所以用以上理气药使气下痰散，行气又可消胀，气通则疼止。天花粉、石斛滋阴生津，豆根清热泄火，射干清热解毒，消肿利咽，桔梗、炙甘草清利咽喉，杏仁宣降肺气，苍耳子通窍利湿，法夏健脾化痰。药物简单，但抓住病机，对症用药，疼痛随之而除。

八、祛寒除湿、温经通络法治疗腰痛一例

范某，女，55岁。

初诊：1990年2月14日。

主诉：腰周围疼痛，发板，足跟痛，呈游走性，纳可，二便正常，眠差。

诊查：西医各项化验未见异常，舌淡苔薄白，脉沉细。

辨证：寒湿外袭，闭阻经络，发为腰痛。

治法：祛寒除湿，温经通络。

处方：甘姜苓术汤加减。

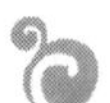

茯苓 10g　白术 10g　黑姜 15g　炙甘草 5g　狗脊 10g　萆薢 10g　桂枝 8g　白芍 15g　防己 10g　川牛膝 10g　夜交藤 15g　杜仲 10g　7 剂

二诊：1990 年 3 月 9 日。服药后腰痛及足跟疼已缓解，腰部已不发板，活动自如，睡眠有时多梦，舌淡红，苔薄白，脉沉细。原方加龙齿 10g，继服 7 剂。

【按语】此病人的症状正如《金匮要略》所描述的"肾着"一样，腰疼，沉重，发板，皆冷湿着肾，属阳气不化之征也。此为寒湿侵袭，病起于下。然病不在肾之中脏，而在肾之外府。故其治法，不在温肾散寒，而在燠土以胜水。高老在运用此方时用黑姜且量略大，取其黑入肾，量大是为了加强其温散之力。

九、透邪解郁、疏肝理脾法治疗嗳气一例

李某，男，53 岁。

初诊：1989 年 12 月 11 日。

主诉及病史：病于 1984 年，当时感到头眼胀，觉天旋地转，曾住院治疗，病情好转，现感到右胁痛，动则汗出，嗳气不断，深为痛苦，纳可，大便正常。曾有梅尼埃病病史。

诊查：肝功化验正常，舌质红，舌苔薄白，脉沉缓。

辨证：肝气不疏，横克脾土，肝脾不和，运化失职，升降失调。

治法：透邪解郁，疏肝理脾，佐升清降浊，平肝熄风。

处方：四逆散与半夏白术天麻汤加减。

蒺藜 10g　菊花 10g　天麻 10g　白术 10g　法夏 10g　荷叶 10g　柴胡 10g　赤芍 15g　枳壳 8g　炙甘草 5g　小麦 10g　大枣 5 枚　7 剂

二诊：1989 年 12 月 19 日。服药后症状明显好转，嗳气得到控制，头眼胀减轻，睡眠较以前好，舌脉如前。原方继服 7 剂。

三诊：1989 年 12 月 28 日。病人服药后，症状基本消失，将上方 7 剂炼蜜为丸，每丸重 10g，每日 2 丸。

【按语】病人主症为嗳气不除，但有梅尼埃病病史，且伴有右胁痛，应为肝脾不和，肝胃不和引起。脾胃不能升清降浊，而致痰浊夹肝风上扰清窍，引起头眩目晕。用四逆散疏肝解郁，半夏白术天麻汤平肝熄风、燥湿化痰，甘麦大枣汤调和阴阳、和中缓急，药少而精，疗效显著，虽未用降逆止嗳之丁香、柿蒂、旋覆花、代赭石，而嗳气消除，此在于抓住病机，用药准确，故收到满意效果。

十、燥湿祛痰、平肝熄风法治疗头晕一例

姚某，女，48 岁。

初诊：1989 年 3 月 17 日。

主诉及病史：头晕，视物不清，口鼻冒热气，烦躁，口干，眠差，饮食可，二便调，曾患"乳腺增生"。

诊查：舌淡红，舌苔薄黄，脉滑数。

辨证：肝风夹痰上扰清窍。

治法：平肝熄风，燥湿祛痰，行气开郁。

处方:温胆汤加减。

蒺藜 10g　菊花 10g　茯苓 10g　法夏 10g　陈皮 8g　枳实 8g　竹茹 10g　炙甘草 3g　丹参 10g　荷叶 10g　苡仁 15g　谷精草 15g

二诊:3 月 24 日。病人服上药 6 剂后,头晕减轻,视物昏花明显好转,清晰度增加,眼科检查,视力由 0.2～0.5 上升至 0.4～0.7,舌苔薄黄,脉细数。病人要求继续服用中药。原方加决明子 10g,继服 6 剂。

三诊:3 月 31 日。服药后症状缓解,头晕消失,视物较以前清晰,视力有所提高,舌脉如前,病人要求继服 6 剂,以资巩固,上诊方再进 6 剂。

【按语】此属肝阳亢进,引动肝风,夹痰湿上扰清窍,"头目为诸阳之会",头目不清乃浊邪侵之而成,为何用温胆汤加减主之,因夫人之六腑,皆泻而不藏,惟胆为清净之府,无出无入,寄附于肝,又与肝相为表里。胆有邪,岂有不波及于肝哉?土不达则痰涎易生,痰为百病之母,痰热扰胆于肝,使肝阳亢,木郁不达,引动痰热,夹之上扰清窍,使之头晕,肝之窍在目,而致视物不清,故在温胆汤的基础上,加入蒺藜、菊花、决明子、荷叶平肝阳熄风,丹参凉血活血,谷精草明目清热,此方药简力专,收效甚捷。

十一、补益心气、养心定志法治疗胸痹一例

孙某,男,50 岁。

初诊:1987 年 7 月 22 日。

主诉及病史:在科威特工作期间易患感冒,回国后感到嗅觉差,甚则不闻香臭,并有气短、胸闷、憋气、不由自主的紧张,睡眠不实易醒。

诊查:舌质红,舌苔薄黄腻,脉沉弦。

辨证:心气不足,痰饮阻滞发为胸痹。

治法:补益心气,养心定志。

处方:定志丸加减。

太子参 10g　茯苓 10g　菖蒲 8g　远志 8g　炙甘草 3g　浮小麦 10g　大枣 5 枚　佛手 8g　辛夷 10g　通草 10g　苍耳子 10g　黄柏 8g

上方 7 剂水煎服,早、晚各 1 次。

二诊:1987 年 8 月 8 日。服药胸闷已止,至今未再发作,去北戴河也未感不适,服药后感到鼻腔通畅,嗅觉好转,紧张感也消失,舌质红,舌苔白腻,脉沉弦。原方加荷叶 10g,再进 7 剂。

【按语】胸痹是老年性由"损"所致的"虚"证,或者心阳不足,或者心气虚弱,或者心血失养,或者营卫失调。治疗方针,按照"辨证论治"的原则,着重在通心阳、益心气、养心血、调营卫。《千金方》之定志丸,用太子参益心气,茯苓佐参调心脾,菖蒲、远志通心窍以定志,立意有"补心强志"的作用。《金匮要略》之甘麦大枣汤,养心安神,和中缓急,亦补脾气。方中甘草甘缓和中,养心以缓急迫为主,辅以浮小麦微寒以养心宁神,大枣补益脾气,缓肝急并治心虚,佛手芳香辛散,苦降温通,长于行气止痛。辛夷、通草、苍耳子、黄柏,清肺经之热,通鼻窍,后方又加荷叶取其轻清甘凉,清热润燥,甘凉益阴,芳香通窍,故临床取得了较好的疗效。现在讲一下通常流行的"活血化瘀"法治疗冠心病,供血不足或心肌梗死并非都由血瘀所致,本病发生多于 40 岁以上病人而非青年人,本虚标实,应抓住疾病的本质,且活血化瘀药大多辛温走窜,耗气

伤阴,故这种“辨病论治”的办法是不可取的。

十二、调营卫、通心气、化痰湿法治疗冠心病一例

于某,男,51岁。

初诊:1964年2月17日。

主诉及病史:1944年曾患“风湿性关节炎”,1963年在某医院诊断为:冠心病,陈旧性心肌梗死,左心室劳损。现在自觉胸闷气短,心前区疼痛牵连背部,向左腋下及臂部放射,手臂不能上举,伸举即疼痛加重,每日发作频繁,不能活动,走路则有心慌心跳,易出汗,夜间难以平卧,每隔十多天即有一次类似休克样的发病,常有头晕头痛,睡眠不佳,每夜只睡2个小时,心绞痛发作时饮食不下,曾服中药500剂,多为瓜蒌薤白半夏汤或炙甘草汤加减,诸症未见改善。

诊查:血压200/120mmHg,右脉关部沉微缓,余脉沉细涩,舌质正,舌苔薄黄微腻,唇紫。

辨证:营卫不调,心气不足,痰湿阻滞。

治法:调营卫,通心气,化痰湿。

处方:十味温胆汤加减。

西洋参3g　茯神10g　枣仁9g　远志9g　菖蒲9g　法半夏10g　橘红9g　枳实9g　竹茹9g　川芎9g　丹参10g　柏子仁12g　大枣3枚　5剂

二诊:1964年2月27日。服药后头晕减轻,饮食好转,有少量黄而灰的痰,仍耳鸣,眠差,左关微弦细数。原方去丹参,加桑寄生10g、石决明18g。

三诊:1964年4月9日。服药后心前区疼痛减轻,发作次数减少,未再发作休克,心前区闷憋略舒,已可平卧,二便调和,饮食可,脉沉细涩。舌质正,舌中心微有薄黄腻苔。原方去大枣,西洋参改为人参6g,加宣木瓜9g、琥珀粉1g(分2次冲服)。

四诊:1964年5月7日。心前区偶有闷痛,发作疼痛时间缩短,手臂微痛,腰及腿部也微酸痛,脉沉细,舌质正,苔中心白腻。原方去竹茹、石决明,加萆薢9g、怀牛膝9g、狗脊10g,除感冒外常服此方,病情平稳。

【按语】对冠心病心绞痛,有按胸痹论治的,有按心悸论治的,本例曾用瓜蒌薤白半夏汤及炙甘草汤治疗过,虽服药500多剂,但症状始终未缓解。我们分析其症状及病情经过,结合脉涩、唇紫,辨证为营卫不调,心气不足,痰湿阻滞。因为心主营,营不调则卫亦滞,故重在通心气以调营卫,用十味温胆汤,通其心气,兼化痰湿;加川芎、丹参和营,营气和则卫亦利。仅四诊,病情即能稳定,冠心病心绞痛得到控制,从而说明了不能用现代医学的病去硬套中医的证,必须辨证论治,抓住本质。

十三、疏肝理气、健脾和胃法治疗肝囊肿一例

钟某,男,58岁。

初诊:1987年1月8日。

主诉及病史:1970年曾因肝脏染疾入院治疗,去年检查发现白细胞低,(2～3)$\times10^9$/L,血小板为26$\times10^9$/L,自觉肝区不舒,腹胀,易疲乏,下肢轻度浮肿,纳食尚可,大便日一次,尿黄,睡眠尚好。

诊查:CT可见肝内有一小的囊肿。舌边尖微红,舌苔薄白,脉沉弦。

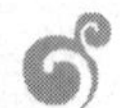

辨证：肝气不疏，横克脾土，脾不健运。

治法：疏肝理气，健脾和胃。

处方：四君子汤合小柴胡汤加减。

太子参 10g 白术 10g 茯苓 15g 陈皮 8g 炙甘草 3g 柴胡 10g 赤芍 15g 茵陈 15g 鸡血藤 15g 菟丝子 15g 三棱 8g 莪术 8g 建曲 10g 大枣 5 枚 7 剂

二诊：1987 年 1 月 22 日。病人曾感冒 1 次，服感冒药后，症状已消失，病人腹胀明显，血小板上升为 $64\times10^9/L$，下肢轻度浮肿，尿黄，舌苔黄稍腻，脉沉弦。原方加川朴 10g、茯苓连皮 20g，继服 7 剂。

三诊：1987 年 2 月 18 日。经服上药 20 多剂，血小板上升为 $70\times10^9/L$，白细胞上升至 $5\times10^9/L$，自觉症状明显减轻，腹胀减轻，矢气见少，精神转佳，舌苔微黄，脉沉弦。原方继续服用。

1987 年 12 月 18 日随访。病人自觉症状消失，血小板、白细胞均正常，CT 显示肝内小囊肿消退。

【按语】此病人表现为肝脏病的症状，从理化检查看血象不正常，应辨证论治，还是辨病论治呢？高老从中医理论入手，坚持辨证论治。分析病机，肝气不疏，肝脏枢机不利，肝失条达，故肝不能发挥其正常的功能使血象异常。仲景曰："见肝之病，知肝传脾，当先实脾"。脾胃为气血化生之源，脾胃被克，血生无源，则易疲乏、腹胀，脾虚水湿内停，则有轻度浮肿。故本病应疏肝理气，健脾益气，这样血生有源，血象逐渐正常。如不能抓住本质，认清病机，一味养血补血，凡滋补气血之品均可碍胃，使气滞更甚，脾不运化，加重脾的负担，会使病情加重，反而不能使血象趋于正常。所以治病必求于本，不可只见树木，不见森林。

十四、温阳健脾、抑肝除黄法治疗重症病毒性肝炎一例

田某，男，29 岁。

初诊：1973 年 4 月 10 日。

主诉及病史：发热，头痛如裹，食欲不振，腹部胀满，恶心欲吐，嗜睡，有时烦躁，体温在 39℃以上，意识有时不清，大便泻泄，日行八九次。

诊查：病人呈重病容，体力极度衰弱，面色晦暗，全身皮肤深度黄染，息微目瞋，尿如浓茶，大便溏稀薄，舌暗，苔白腻而厚，脉细濡无力。血清总胆红素 39.3μmol/L。

辨证：苦寒伤中，阳气欲脱，肝木侮脾，属"疫黄"（重症病毒性肝炎）。

治法：温阳健脾，抑肝除黄。

处方：附子理中汤加茵陈、芍药。

吉林参 10g 白术 10g 炮干姜 8g 炙甘草 5g 川附子 8g 白芍 10g 茵陈 15g

二诊：4 月 13 日。体温下降，冷汗已止，不再呕恶，大便减少为日行 2～3 次，意识渐渐恢复，脉仍濡细，舌苔白腻稍减，病情已少见转机，按效不更方之说，继服原方 6 剂。

三诊：4 月 18 日。病情进一步缓解，体温降至 37.8℃，黄疸似有减退，腹泻已止，目启不瞋，脉濡细有力，舌质红，舌苔腻淡黄，再服 5 剂。

四诊：4 月 23 日。病人神识清楚，体温已降至正常，血总胆红素由 39.3μmol/L 降为 19.6μmol/L，舌苔薄黄，脉濡细微弦。继服 5 剂。

五诊：4 月 28 日。黄疸基本消退，各项检查指标趋于正常，脉沉缓微弦，舌质红，舌苔薄

黄。病邪已退，正气待复，治宜健脾益肝。

党参10g　白术10g　茯苓10g　陈皮10g　炙甘草5g　白芍10g　当归10g　女贞子10g　菟丝子10g　绵茵陈10g　建曲10g

根据症状变化，加减用药，调治半年，完全康复。

【按语】此病为中医所说的“疫黄”，脾阳衰败，一般认为黄疸多由湿热瘀滞所致，治法也大多采用清热除湿之剂，但临床应具体问题，具体分析，二千多年前就有阳毒、阴毒之分。程钟龄《医学心悟》指出：“阳毒、阴毒热之极寒之甚至极而无复加者也。”此患者正由“寒之甚至极而无复加”。辨证为“阴毒”，温阳以制阴毒，岂可一见毒素而不加辨证就滥用苦寒清热除湿，以致延误病情。此例为脾阳受伤，附子理中汤温脾阳以复中阳，加芍药以抑肝缓肝，绵茵陈可清热解毒，清肝利胆去黄，用之得当，重症也可转危为安。

十五、健脾益气、利水消肿法治疗肝硬化腹水一例

付某，男，51岁。

初诊：1987年5月15日。

主诉及病史：病人1966年5月患“急性黄疸型肝炎”，在部队医院住院3次，各项指标恢复正常，治愈出院。1983年10月又发病，经检查诊断为“早期肝硬化”。1985年初出现腹水，1985年底住院治疗，腹水逐渐消退，1986年全年未见腹水，1987年5月又见腹水，血清总蛋白46g/L，白蛋白26g/L，球蛋白20g/L，B超显示：肝脏轻度萎缩。每日吃350g左右，腹胀，下肢无浮肿，血小板60×10^9/L。

诊查：舌质稍淡，舌苔薄白，脉弦细数。

辨证：肝旺克脾，脾不健运，水湿内停。

治法：养血柔肝，破血行气，利水消肿。

处方：太子参15g　茯苓连皮20g　白术10g　白芍15g　川附子8g　三棱8g　莪术8g　猪苓10g　金钱草15g　元胡8g　茵陈15g　菟丝子10g　鸡血藤10g　7剂

二诊：服7剂后，病人感到腹胀减轻，舌脉如前。原方加车前子12g，继服14剂。

三诊：病人服药后，腹胀明显减轻，饮食增加，每日用餐近500g，要求继服中药。上方加郁金10g，继续服用。

四诊：1987年9月15日。病人感到症状已基本消失，血清总蛋白56g/L，白蛋白32g/L，球蛋白24g/L，血小板110×10^9/L左右，B超显示，腹水已消失，肝脏大小与1月B超显示基本一致。病人劳累后感到疲乏，食凉饮，或吃饭多则有腹胀，矢气多，舌脉如前。原方加川楝子10g，做为蜜丸，每丸重10g，早、晚各1丸，坚持服用。

【按语】用四君子汤益气健脾，太子参补气养阴，以白术为臣，苦温健脾燥湿，佐以茯苓甘淡渗湿健脾，茯苓连皮并加大用量，苓、术合用，健脾除湿之功更强，促其运化。猪苓甘淡，甘以助阳，淡以利窍，功专利水渗湿，其利水作用较茯苓强。茵陈苦寒燥湿清热，又善渗泄而利小便。金钱草甘、咸微寒，甘淡利尿，咸以软坚，可利水消肿，去肝、胆之湿热。元胡可活血行气止痛，气行则水行。三棱、莪术既可走血分，以破血中之积结，又走气分，行气消积止痛。白芍可柔肝平肝，鸡血藤补血活血，菟丝子补肝肾，助阳益精。本病治疗要做到：①舒肝理气，不用燥烈之柴胡。②益气健脾，渗湿利水，忌用大量破气消水药物。③用菟丝子、鸡血藤、白芍养血以柔肝。④川附子温阳益火，使水湿化，腹水消，特别是对肝硬化腹

水，不可急功近利。

十六、温补肾阳、暖脾胜湿法治疗乳糜尿一例

祁某，女，67岁。

初诊：1987年9月23日。

主诉及病史：患者自1968年10月发病，小便混浊，伴有腰酸，持续3年，经中药治疗1年，诸症消失，近20年未再发作。今年9月以后又出现了小便混浊如牛奶样，有油脂滴，伴有腰疼，小便化验证实为“乳糜尿”，但经各方检查，病灶不明，原因不清。病人伴有下肢发凉，发软，犹如寒从下起，睡眠一般，服用安眠药方可入睡，多梦，纳可，大便正常。

诊查：舌苔少，舌质淡，脉沉细。

辨证：寒湿下侵，脾肾阳虚。

治法：温肾暖脾胜湿。

处方：肾着汤加减。

苍术15g　茯苓15g　黑姜8g　炙甘草5g　狗脊10g　萆薢10g　巴戟肉10g　菟丝子15g　益智仁8g　官桂8g　附子8g　苁蓉10g

二诊：上方连服1个月，小便化验，“乳糜尿”已消失，其他症状随之缓解。

【按语】肾着汤是《金匮要略》的方子，正如《金匮要略心典》所说：“肾受冷湿，着而不去则有肾着，身重，腰中冷，腰下冷痛，皆冷湿着肾，而肾气不化之征也，盖所谓清冷袭虚，病起于下者也。然病在肾之外府，故其治法，在于燠土以胜水，甘、姜、苓、术辛温甘淡，本非肾药，名肾着者，原其病也”。本例病人20年前曾发病，时值年轻，而今复作，与劳累及年龄有关，不能单一用肾着汤，此为肾之外府，损及肾之中脏，除肾着汤外，还应加入温肾阳、补肾助阳之药物，使肾阳盛以助脾阳，使之冷湿去，否则病必不除。故肾着汤中加入温肾阳之川附片、官桂，补肾阳之巴戟肉、菟丝子、淡苁蓉、益智仁、狗脊，温肾阳以补脾阳，使脾阳化生有根，肾阳化生有源。高老正确运用《金匮要略》成方，又不拘泥于条文，高屋建瓴，把握病机，抓住主症，知其标本，灵活加减运用，整体去考虑疾病成因、转归、病史、体质、年龄，收到事半功倍的效果。

十七、温经通络、清热利湿法治疗类风湿关节炎一例

汤某，女，54岁。

初诊：1989年12月11日。

主诉及病史：一周前足大趾跳痛，逐渐加重，发展至足踝以上均有肿胀作痛，一年前双足趾关节就曾出现疼痛，但未引起注意，现右中指关节肿痛，右胸痛连及左胸，右前臂也有疼痛。

诊查：类风湿因子阳性，血沉58mm/h，舌质红，舌苔薄白，脉沉弦。

辨证：风寒湿邪，郁久化热，经络不通，发为痹证（类风湿关节炎）。

治法：温经通络，清热利湿。

处方：苍术15g　黄柏10g　生苡仁15g　土茯苓15g　防己10g　木瓜10g　川牛膝10g　灵仙10g　桑枝15g　茯苓皮10g　松节10g　生草5g

上方7剂水煎服，每日2次。

二诊：1990年1月15日。病人连服上方1个月后疼痛减轻，肿胀明显消退，舌脉如前。

处方:苍术 15g　黄柏 10g　生苡仁 15g　土茯苓 15g　防己 10g　灵仙 10g　川牛膝 10g　木瓜 10g　桑枝 15g　茯苓皮 10g　桂枝 8g　生黄芪 15g　炙甘草 5g　没药 6g　15 剂

【按语】病人虽发现足趾关节肿胀及其他部位的关节疼痛,但病情却不是初起,而是 1 年前发作,现在逐渐加重至此。寒湿已化热,且影响到经脉,病人已无恶寒怕冷,从症状看为湿大于热,应以利湿清热为主,兼以温经通络,使血脉畅通。二诊时加桂枝使温通阳气,和调阴阳,通行血脉。加入黄芪取其大补元气,使气旺以促血行。祛瘀滞而不伤正,并助诸药之力。加没药取其散血消肿,定痛生肌之功。

十八、益气固表、调和营卫、祛湿清热法治疗关节炎一例

马某,女,36 岁。

初诊:1988 年 1 月 14 日。

主诉及病史:周身疼痛,小关节肿疼,鼻寒咽堵,胸闷。

诊查:舌苔薄白,脉滑。西医检查:血沉 40mm/h,类风湿因子阳性。

辨证:风寒湿邪侵袭周身、流注关节为痹证。

治法:益气固表,调和营卫,祛湿清热。

处方:玉屏风散合桂枝芍药知母汤加减。

生黄芪 10g　白术 10g　防风 8g　桂枝 8g　白芍 10g　知母 8g　防己 10g　桑枝 15g　炙甘草 5g　木瓜 8g　苡仁 15g　生姜 3 片　大枣 5 枚　7 剂

二诊:1988 年 1 月 29 日。病人自行服 15 剂后即感周身不痛,自觉良好,血沉 38mm/h,类风湿因子阴性,由于昨日感冒,今日感到头痛,身冷,鼻塞,舌苔薄白,脉弦细。

处方:生黄芪 10g　白术 10g　防风 8g　桂枝 8g　白芍 10g　知母 8g　防己 10g　桑枝 15g　炙甘草 5g　苡仁 15g　芥穗 8g　羌活 10g　生姜 3 片　大枣 5 枚　7 剂

三诊:服药后关节痛及头痛均消失,小关节肿疼消退,舌苔薄白,脉弦。西医检查:血沉为 15mm/h。

上方去芥穗、羌活继服 7 剂。

【按语】此为痹证,病因风寒湿外袭,风湿流注于筋脉关节,气血运行不畅,故关节疼痛肿大。高老选用张仲景的桂枝芍药知母汤,去麻黄、附子之辛燥,加入黄芪补气生血,与白术、防风配合又益气固表,使表气充则有力驱邪外出,桂枝、芍药、甘草、白术调和营卫,充益五脏之元,防风、生姜开泄行痹而祛风外出,桑枝、木瓜、防己通络止痛,白术、苡仁又可补土去湿,知母利尿消肿,滋阴清热,生姜、甘草、大枣和胃调中,只有这样才能风湿去,虚热除,阴血生,则病自愈。

十九、健脾和胃、疏肝理气法治疗慢性肠炎一例

陈某,男,38 岁。

初诊:1987 年 7 月 18 日。

主诉及病史:病人 1972 年患肠炎后至今不愈,易便溏,并带有粘液,一日数行或数日一行,大便不畅,无腹痛,有时轻度腹胀,饮食一般,经大便化验,西医诊断为“慢性肠炎”。

诊查:舌苔薄黄,舌质红,脉沉弦。

辨证:脾虚肝旺,腹胀泄泻。

治法:健脾止泻,疏肝理气。

处方:五味异功散合加味逍遥散加减。

党参 10g　白术 10g　茯苓 10g　陈皮 8g　炙甘草 5g　木香 6g　赤芍 12g　柴胡 10g　防风 10g　川黄连 6g　焦山楂 10g　五灵脂 10g

上方 7 剂水煎服,早、晚各 1 次,忌辛辣,油腻,生冷之物。

二诊:服 7 剂后病人感到症状大为缓解,因路远未来就诊,在就近药店连购 20 多剂,共服药 1 个月,病人症状已消失,大便每日一行,无腹胀,且体重增加 2kg。

【按语】五味异功散系四君子汤加陈皮而成,它的功能是健脾、益气、和胃。本方的特点是健脾益气,燥湿化痰,本方补而不腻,补中有消导之意。木香既可行气又可健脾消食导滞,疏通气机,正如《本草衍义补遗》中所说:"木香行肝经气,煨熟实大肠"。《本草纲目》曰:"木香乃三焦气分之药,能升降诸气。"柴胡疏肝解郁,赤芍养血柔肝,二药共奏疏肝理气之功,防风又可散肝舒脾,川黄连清热燥湿,治疗湿热蕴结大肠的泄泻,疗效最佳,《神农本草经》曰:"主治肠澼腹痛下痢……",《名医别录》曰:"止消渴……调胃厚肠"。五灵脂可通利血脉,《开宝本草》曰:"主治心腹冷气,小儿五疳,治肠风,通利血脉"。

二十、健脾和胃、清肝泻火法治疗食管裂孔疝一例

常某,男,59 岁。

初诊:1988 年 2 月 28 日。

主诉及病史:自觉胸脘不舒已 3 个月,5 年前食量较多,食后胀满难受,需平躺片刻始适,大便素来较干,饭后胃有隐疼,有烟酒嗜好,睡眠多梦,烧心泛酸,早起有痰,无其他疾病,市第四医院钡餐检查诊断为:食管裂孔疝。

诊查:舌苔黄腻厚,脉沉弦。

辨证:肝胃不和,脾不健运。

治法:健脾和胃,清肝泻火,疏肝止痛。

处方:五味异功散合左金丸加减。

党参 10g　白术 10g　茯苓 10g　陈皮 8g　炙甘草 3g　川朴 10g　吴萸 5g　川黄连 16g　乌贼骨 10g　葛花 10g　川楝子 10g　竹茹 10g　杏仁泥 10g

二诊:1988 年 3 月 20 日。服上方 20 剂后,自觉效果较好,纳食增加,食后不觉胀满,不需躺下,烧心泛酸已止,胃疼基本消失,早上空腹时偶有隐疼,早上吐痰减少,舌质红,舌苔黄腻稍薄,脉沉弦。原方加生苡仁 10g,继服 10 剂,以巩固疗效。

【按语】"食管裂孔疝"的治法很多,有的以理气为主,有的以降逆为主,高老以五味异功散为底方取其健脾和胃又不滋腻,补中有泄,用黄连、吴萸清肝泻火;因本症大多由肝郁化火所致。《素问·至真要大论》说:"诸逆冲上,皆属于火","诸呕吞酸,暴注下迫,皆属于热",可见呕逆、吐酸皆为火热上冲所致。肝火犯胃的呕吐吞酸,肝有火,胃也热,单用黄连苦寒治热,难以兼顾肝胃,故重用黄连,配少量吴萸(6∶1),意义在于以黄连苦寒泻火为主,少佐吴萸辛热,从热药反佐以制黄连之寒,且吴萸辛热,能入肝降逆,以使肝胃和调。前人对于本方配伍意义,从五行的"母子"关系中用"实则泻其子"来解释,即肝木火旺,用泻心火方法以平肝木,此说于理

亦通。但临床中我们一般用黄连与吴萸的比例为2～3∶1即可，疗效较为满意，不可拘泥于6∶1的比例。

二十一、健脾益气、滋养阴血法治疗结肠腺癌后遗症一例

乔某，男，39岁。

初诊：1988年7月23日。

主诉及病史：既往体质较好，今年6月6日大便鲜血，肠镜检查诊断为：结肠腺癌，6月25日做切除术，周围未发现转移，因白细胞较低未做化疗，体重下降10kg，纳不香，腹微胀，大便成形，每日2次，疲乏无力。

诊查：舌苔薄黄，脉沉细。

辨证：结肠癌后遗症，脾胃虚弱，化源不足。

治法：健脾益气，滋养阴血。

处方：五味异功散加减。

生黄芪10g　太子参10g　白术10g　茯苓10g　陈皮8g　炙甘草3g　苡仁15g　建曲10g　白花蛇舌草15g　菟丝子10g　砂仁5g　当归10g　6剂

二诊：1988年7月30日。服上方自觉良好，胃口好转，体力改善，感到有力，体重也增加，腹胀减轻，大便每日1～2次，量不多，成形，睡眠时多梦，舌苔薄白，脉沉细。原方加巴戟天10g，继服7剂。

三诊：1988年8月8日。自觉精神较好，体力亦佳，食纳尚可，控制食量，大便偏干，白细胞总数为5.5×10^9/L，有所上升，舌质正，舌苔少，脉沉细有力。原方加苁蓉12g，继服7剂。

四诊：1988年8月15日。精神较好，纳可，腹不胀，大便不干，血象：白细胞总数7.2×10^9/L，中性66%，血红蛋白110g/L，红细胞3.65×10^{12}/L，血小板由80×10^9/L上升至120×10^9/L，体重增加，舌苔薄白，脉沉细有力。原方加阿胶珠10g，继服7剂。

【按语】本例患者为“结肠腺癌术后”，损伤气血，又因本身疾病影响到肠胃功能，必然会出现气血不足，如果一味用温燥补气药或补血养血的寒凉药，不但不能补益气血，还易化燥伤阴，变生内热。应以调理脾胃为主，因为脾胃为后天之本，气血化生之源，只有脾胃功能正常，既可以消化食物，又可输布药力直达病所，有一举两得之妙。高老选用补而不腻的五味异功散，辅助以养血生血之菟丝子、当归、巴戟肉、阿胶珠，更加以开胃消食之建曲，芳香醒脾之砂仁，清热解毒并具有抗癌作用的白花蛇舌草。经过用药，病人不仅在症状上，而且在客观指标上均得到改善。现在临床上一见“癌症”，则用大量的苦寒清热解毒或软坚散结或辅之以补益气血的药物，这样效果未必满意，因大剂量苦寒之品损伤脾胃之气，耗伤阴血，又影响药力的敷布，在经济上也给病人造成负担，这是不可取的。因为“癌”的形成非短期所致，故在治疗上也不可毕其功于一役，应按疾病的规律性，辨证论治，审证用药，才是控制疾病的发展，减轻症状，减少痛苦，延长生命的唯一途径。

二十二、补肾固涩、清热滋阴法治疗小儿遗尿一例

杨某，女，12岁。

初诊：1988年9月11日。

主诉及病史：9岁开始遗尿，起初遗尿即醒，后则虽尿不醒，控制饮水或叫醒则不遗尿，纳可，大便干燥。

诊查：舌尖红，舌苔薄白，脉沉缓。

辨证：肾气不足，下元虚冷，膀胱失约。

治法：补肾固涩，滋阴清热。

处方：缩泉丸合六味地黄丸加减。

熟地黄 10g　山药 10g　山萸 8g　生黄芪 10g　桑螵蛸 10g　益智仁 10g　台乌药 8g　草薢 10g　天冬 10g　炙甘草 3g

二诊：1988年10月6日。病人服上方21剂后，感到症状控制较好，大便已不干燥，参加跑步，自觉气短，舌尖稍红，舌苔薄白，脉沉缓。原方加五味子 8g，继服7剂。

服药后一直未再遗尿，嘱其将上方10剂炼蜜为丸，每丸重10g，每日2次，每次1丸。

【按语】"遗尿"一症儿科多见，有的因先天肾气不足，或后天失养，均可致遗尿，此患者为肾气不足，下元虚冷，以致水气不化，郁久则有化热之象，同时由于心肾不交，水火不济，也可致心阳亢盛，心火旺，故以缩泉丸与六味地黄丸加减用之，目的在于温肾祛寒，滋阴清热，引火归原，缩尿止遗。益智仁温肾纳气，暖脾摄津，固涩缩尿；乌药温散下焦虚冷，以助膀胱气化，固涩小便；山药健脾补肾而涩精气。熟地滋肾阴，益精髓，山萸滋补肾阴，桑螵蛸益肾缩尿，草薢益肾又可分清降浊，生黄芪补气健脾在于使膀胱、三焦气化有力，天冬滋阴泻火，使心肾相交，水火既济，这样则下元虚冷可除，肾气恢复而膀胱约束有权，遗尿可愈。

二十三、清理肝胆湿热法治疗小儿神经性耳聋一例

张某，女，5岁。

初诊：1989年8月22日。

主诉及病史：去年10月曾出水痘，元旦期间又有发热，因听电话发现右耳听不见，才进行检查治疗。

诊查：同仁医院检查：耳膜无损伤，诊断为"神经性耳聋"，舌质红，舌苔薄黄，脉弦滑。

辨证：肝胆湿热，循经上扰以致失聪。

治法：清理肝胆湿热。

处方：龙胆草 6g　柴胡 8g　通草 6g　菖蒲 8g　丹参 8g　生地 10g　车前子 10g　薄荷 8g　炙甘草 3g　7剂

二诊：1989年8月30日。服药后听力稍有好转，以往大便干燥，现在大便每日一行，舌苔黄腻，脉滑数。上方加佩兰 6g、苡仁 10g，继服7剂。

三诊：1989年9月8日。当日测听力，较以前明显好转，但手心热，舌苔薄黄，脉滑。原方加丹皮 10g，继服7剂。

【按语】病人为"神经性耳聋"，其他症状表现不明显，从病人的病史、病位、经络走向及舌苔、脉象来判断为肝经湿热，上扰清窍所致。对症使用龙胆泻肝汤，果有疗效。在方中高老用菖蒲一药，取其祛痰开窍之功，正如《神农本草经》所言："菖蒲主风寒湿痹，咳逆上气，开心孔，补五脏，通九窍，明耳目，出声音，主治耳聋痈疮，温肠胃，止小便利"。薄荷一药，正如《本草求真》所说："气味辛凉，功专入肝与肺，故书皆载辛能发热，凉能清热，用于咽喉口齿眼耳……"。

二十四、活血化瘀、温通经脉法治疗附件炎一例

江某，女，42 岁。

初诊：1987 年 9 月 24 日。

主诉及病史：曾患“肝炎”，现已痊愈，但右下腹部经前疼痛明显，经期手足肿胀，腰带增宽 6cm，痛经剧烈，经后逐渐缓解，经量一般初暗淡，中间色红有血块，以后又暗淡，食欲差，饭后腹胀，口苦，眠差多梦，大小便均正常。

诊查：妇科检查，右下腹可触及包块，边缘清楚，诊断为：月经先期，右侧附件炎，舌质淡，舌苔薄腻，脉沉弦。

辨证：冲任虚寒，瘀血阻滞所致痛经。

治法：温经散寒，活血化瘀，利水消肿。

处方：艾叶 10g　香附 10g　生地 15g　当归 10g　川芎 8g　赤芍 10g　官桂 6g　丹皮 8g　益母草 10g　五灵脂 10g　苍术 15g　茯苓(连皮)15g　7 剂

二诊：1987 年 10 月 27 日。病人初服时右下腹疼痛明显，但继续服药则疼痛减轻，包块明显消退，月经颜色红而无血块，饮食好转，饭后腹胀，口苦，手足肿胀均有好转，舌质淡，舌苔薄白，脉沉细。病人已服上方 28 剂，要求再服。上方加川楝子 10g、焦山楂 10g。

三诊：1987 年 11 月 27 日。服药后诸症基本消退，包块已摸不到，本次月经来潮，未再痛经。上方 7 剂，炼蜜为丸，每丸重 10g，每日 2 丸，连服 3 个月以巩固疗效。

【按语】此病人为“痛经”，证属虚实寒热夹杂，故非纯用祛瘀之法所宜，当以温经散寒与养血祛瘀并用，使血得温则行，血行瘀消，诸症可愈。方中艾叶、官桂为君，温经散寒，通利血脉。当归、川芎、生地、赤芍活血祛瘀，养血调经，丹皮、五灵脂、益母草祛瘀通经，共为臣药。香附理气解郁，调经止痛为佐药，正如李时珍曾称此药为“气病之总司，女科之主帅”。同时佐以连皮茯苓利水渗湿，苍术燥湿健脾，官桂与茯苓配合共奏温阳化气利水之功。二诊加入川楝子、焦山楂，既可疏肝解郁，消食开胃，又可消积导滞，以配合活血化瘀药物，消散包块。本证虽有包块，但未用破血散结之辛温走窜之品而包块亦消，因病人月经不调，痛经为甚，经调则痛消，痛消则结散，如不养血活血祛瘀调经而用辛温燥烈之品，只会耗伤阴血，则结愈坚硬难消，徒伤正气。此人水肿为血瘀经脉不通之水肿，血行则水行，不需大量利水，经调则水肿自消，故用连皮茯苓、苍术稍稍佐之，则水肿很快消退。从此例可以看出，只要抓住主证，不要急功近利，反而使症状很快消退，包块虽在，但经调则块消，疗效显著。

二十五、平肝熄风、健脾和胃、化痰降浊法治疗分娩后高血压一例

彭某，女，39 岁。

初诊：1988 年 2 月 7 日。

主诉及病史：1977 年妊娠分娩后出现高血压，至今不愈，最高血压达 190/110mmHg，一般在 120～130/90mmHg 间波动，经常服用复降片、罗布麻片以控制血压，血压增高时头疼、项强，劳累紧张则加重。近 2 周感到胸闷，轻微窜疼，饮食及睡眠正常，大便偏稀，次数多，小便正常。

诊查：舌苔少，舌边缘有齿痕，脉弦细。

辨证：肾阴不足，肝阳偏亢，痰浊上扰。

治法：平肝熄风，健脾和胃，化痰降浊。

处方：导痰汤加减。

蒺藜 10g　菊茶 10g　茯苓 10g　法夏 10g　陈皮 8g　炙甘草 3g　枳实 8g　竹茹 10g　桑寄生 12g　女贞子 10g　荷叶 10g　龙骨 15g　川牛膝 10g　7 剂

二诊：1988 年 2 月 21 日。病人服上方 14 剂，自觉体力增强，血压平稳，头痛基本消失，大便偏稀，次数多，舌边缘有齿痕，舌苔薄白，脉沉弦。上方加山药 10g、建曲 10g，减竹茹为 6g。继续服用 14 剂。

【按语】病人的高血压为妊娠分娩后出现，属中医的头痛，根据病人头痛、颈强、劳累紧张加重、大便稀、舌苔少、舌边缘有齿痕，可辨证为脾不健运，失其升清降浊之职，痰浊内生，随肝风上扰清窍，使茯苓、半夏、陈皮、炙甘草、竹茹健脾和胃，燥湿化痰，以绝痰浊之源，蒺藜、菊花平肝熄风，龙骨平肝潜阳，桑寄生、女贞子滋补肝肾之阴以敛亢盛之肝阳，荷叶升清降浊，芳香开窍，川牛膝引药下行，药简力专，疗效甚捷。

二十六、活血化瘀、缓消癥块法治疗卵巢囊肿切除术后痛经一例

李某，女，28 岁。

初诊：1989 年 4 月 9 日。

主诉及病史：于本月 13 日作左侧卵巢囊肿剥离术，手术顺利，但现在经前小腹疼痛较重，乳房发胀，经期前后颜面浮肿明显，经行 6～7 天，走路多，则足跟疼痛，畏寒怕冷。

诊查：舌苔薄白，脉象沉细。

辨证：卵巢囊肿切除术后，瘀血在胞宫，瘀血阻脉发为痛经。

治法：温通血脉，活血化瘀，行气止痛，缓消癥块。

处方：桂枝茯苓丸加减。

连皮茯苓 20g　炒丹皮 10g　桂枝 8g　香附 10g　艾叶 10g　乌贼骨 10g　茜草 10g　苡仁 10g　川芎 10g　川牛膝 10g　木瓜 8g　元胡 10g　7 剂

二诊：病人服 1 个月后，自觉精神好转，体力增强，本次经期小腹疼已不明显，经期浮肿基本消失，乳房胀疼减轻，走路时亦无足跟疼痛。脉沉缓，舌红苔白。嘱其将上方炼蜜为丸，每丸重 10g，每日 2 次，每次 1 丸，连服 3 个月，以巩固疗效。

【按语】本证为瘀血阻络，寒凝血脉引起的痛经，故应以温通血脉，活血化瘀为主，病人因有卵巢囊肿史，又是切除术后，缓消癥块既可防止囊肿再发，又清理由于手术引起的瘀血及瘢痕，一举两得。正如《金匮要略论注》徐忠可所说："药用桂枝茯苓丸者，桂枝、芍药，一阴一阳，茯苓、丹皮，一气一血，调其寒温，扶其正气。"方中桂枝温通血脉，茯苓渗利下行而益心脾之气，既有助于行瘀血，亦有利于消肿利水，共为君药。宿有癥块，郁久多能化热故又配伍丹皮、川芎化瘀血，清瘀热，共为臣药。艾叶、元胡温经散寒，木瓜则舒筋活络，配合桂枝之温性，川牛膝可补肝肾，强腰膝，香附为妇科之圣药，苡仁、乌贼骨均配合茯苓以渗湿利水，茜草则为活血通经之佳品。病人服之有效，炼蜜为丸，取其有缓和诸祛瘀药力，起到缓消的作用。

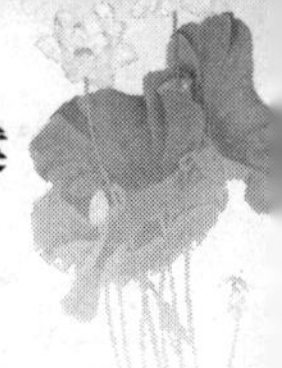

二十七、补土伏火法治疗外阴瘙痒一例

赵某,女,33岁。

初诊:1989年3月26日。

主诉及病史:阴户刺痒6年,曾用外洗法,膏药外涂法,口服维生素E,注射针剂等,病情未见好转。经前痒重,月经周期正常,皮肤干燥,白带多且浊,睡眠多梦。

诊查:舌苔薄黄,脉沉细。

辨证:阴虚相火不藏,皮肤干燥,外阴瘙痒。

治法:滋阴清热,祛风止痒。

处方:三才封髓丹加减主之。

生地15g　黄柏10g　知母10g　官桂6g　椿皮10g　地肤子10g　砂仁壳8g　山药10g　炙甘草3g　赤芍10g　首乌藤15g　益母草10g　7剂

二诊:服药后刺痒明显减轻,睡眠好转,白带有所减少,有时口干,脉、舌苔如前。上方加沙参10g、天冬10g。继服7剂,服法同前。

三诊:1989年3月14日。服药后症状基本消除,要求继续服用,上方8剂,炼蜜为丸,每丸重10g,每日2次,每次1丸,连服3个月。

【按语】三才封髓丹原见于《卫生宝鉴》,主治妄梦遗精或虚火不眠等症。蒲辅周老中医曾用之治疗顽固性口腔溃疡,效果比较满意,称此方为补土伏火法。高老在此方基础上加味,名之曰"加味三才封髓汤",治疗白塞综合征,即中医之狐惑病,屡屡获效。本例虽非狐惑病,但此症病机为阴虚火旺,相火妄动,皮肤干燥,外阴瘙痒,为阴血不能滋润皮肤,妄火上逆,阴不敛阳则睡眠多梦,舌苔薄黄。本方除了用三才封髓汤外,又用了赤芍、益母草、首乌藤,在于凉血活血,敛血滋阴。地肤子则可祛风止痒,又可配合椿皮、山药健脾渗湿,清热利湿,官桂则为引火归原之药,用量不宜过大,一般用5～6g为宜。

二十八、滋补肝肾、降逆止呕法治疗妊娠恶阻一例

张某,女,33岁。

初诊:1989年4月23日。

主诉及病史:妊娠已3个月,恶阻较明显,进水或进食均吐,睡眠梦多,腰酸,今晨鼻衄少许,今日午前吐5次,大便干燥。

诊查:血压110/70mmHg,舌苔薄黄,脉滑。

辨证:病人素来肝肾阴虚,妊娠后胎热化火上逆而致恶阻、衄血。

治法:补益肝肾,清热凉血,降逆止呕。

处方:桑寄生15g　续断10g　白术10g　黄芩8g　西砂仁6g　荷叶10g　法夏10g　竹茹10g　侧柏炭10g

上方4剂,水煎服,每日代茶频频饮之,每日1剂。

二诊:1989年4月28日。服药后恶心呕吐明显好转,鼻衄已止,能吃一点软食,舌苔薄黄,脉滑。原方去侧柏炭,加焦山楂10g,继服4剂。

【按语】怀孕以后在第二或第三个月中间常常出现厌食、恶心或呕吐的证候,《经效产宝》

把这种证候叫做“子病”,《诸病源候论》和《备急千金要方》称之为“恶阻”。本病的最早记载要算《金匮要略》,其在妇人篇里说:“妇人得平脉,阴脉小弱,其人呕,不能食,无寒热,名妊娠,桂枝汤主之。于法六十日当有此证,设有医治逆者,却一月,加吐下者,当绝之。”说明妊娠早期当有轻度的厌食和呕吐现象,这些症状多半很快消失,可以绝止医治,期其自安。高老认为,妊娠恶阻是表现,病机在于孕妇的体质,那就是肝、肾、气、血,故本例病人用桑寄生、续断补肝肾以固胎元,是治病之本,降逆止呕用法夏、竹茹是治其标,侧柏炭走上焦,又可凉血止血,白术,砂仁健脾和胃,芳香醒脾,化湿理中,黄芩清热降火,为安胎之佳品,妙在荷叶轻清走上,清热凉血,芳香醒脾,开启脾胃运化之功。对于妊娠疾病的治疗,切忌大剂、猛剂,以调补为主,以平缓为要。

二十九、涤痰湿、通胞络、固冲任法治疗不孕症一例

杨某,女,28岁。

初诊:1974年5月8日。

主诉及病史:婚后7年未孕,经北京某妇产医院专家确诊为不孕症、功能失调性子宫出血。患者月经素来不规则,婚前月经两三个月一行或半年一行;婚后月经半年或一年一行。1971年月经曾持续3个月不止,后即闭经,1974年1月又开始流血不停,至5月初每日早晨仍有零星出血,先后经多家医院中西医治疗均未获效。

诊查:1974年5月8日请高老会诊,观其形体丰腴,体重67.5kg,饮食、睡眠均佳,素来月经周期不正常,或经行不止,或经闭不潮,无腹痛,腰部不舒,足跟痛,疲乏倦怠,平素白带多,有时色黄,有时色赤,有时色绿,舌质红,舌苔少,脉沉微数。

辨证:痰湿阻胞,冲任失调。

治法:涤痰湿,通胞络,兼固冲任。

处方:加味苍莎导痰汤。

苍术10g　香附6g　茯苓10g　法夏10g　姜南星10g　陈皮6g　竹茹6g　续断10g　杜仲炭10g　地骨皮10g　生地炭10g　茜草炭10g　14剂

二诊:1974年5月22日复诊。服上方第2剂,经量稍多,11日起,经量又增加,且有大血块,以后逐渐减少,测体温已数月,无双相型表现(无排卵),自觉下肢发软,足跟仍痛,腰部不适,舌质红,舌苔薄白,脉沉细数。根据月经量多夹有血块,说明痰湿已除,胞络已通,拟以和气血、调冲任为法。

处方:黄芪10g　党参10g　生地10g　当归10g　白芍10g　川芎10g　续断10g　桑寄生10g　地骨皮10g　阿胶珠6g　藕节15g　14剂

三诊:病人每日服上方1剂,根据病人的月经、白带、腹痛、腰背酸痛、乳房胀痛等症状,在上方的基础上加减运用,如白带多加山药、五倍子,腹胀加醋香附、青皮,乳房胀痛加丝瓜络、橘核,腰背酸痛加杜仲、枸杞子。

至1974年11月27日,某妇产医院检查:子宫前位,增大约孕6～8周大小,全腹软,右下腹无压痛,妊娠试验阳性,脉象滑微数,舌苔薄白,有轻度咳嗽、恶心,至此已受孕两个月。治宜止咳、和胃、安胎。

处方:苏叶10g　杏仁6g　桔梗6g　竹茹6g　白术10g　续断10g　黄芩4.5g　砂仁3g　6剂

此后即停药，定期检查，一般情况良好，宫底达脐上3横指，胎儿发育较快，胎心音正常，直至足月顺产一男婴。

【按语】本例婚后7年不育，且有功能失调性子宫出血，根据脉症分析认为：这种出血固然是不孕症的主要因素，但其体态丰腴，白带素多，色兼黄赤绿，则为痰湿阻滞胞宫，亦是不孕的重要成因。据此用《济生方》的苍莎导痰汤，主治“妇女月经量少或经闭不孕，形体肥胖，倦怠乏力，白带过多”等症。此方加减可导痰除湿，荡涤胞宫，兼顾冲任，交媾阴阳，调经种子。服药后痰湿稍化，则继之用益气养血，固护冲任，以缓出血之势，治其本也。一见痰湿稍露，即再用苍莎导痰之剂以涤痰去湿，挫其标也，标本进退使用，促其痰湿尽而胞宫启，天癸调而胎妊成。

三十、化瘀调经、祛湿完带法治疗输卵管阻塞一例

李某，女，27岁。

初诊：1975年6月11日。

主诉及病史：婚后6年不孕，月经周期尚准，但经期小腹痛，量中等，色暗，有少许血块，每次经行6天。平时白带较多，子宫发育正常，男方生理亦无缺陷。经妇产医院专家检查诊断为：“输卵管不通，不孕症”。

诊查：脉弦而涩，舌质稍暗，舌苔稍腻。

辨证：血瘀痛经，湿郁带下。

治法：化瘀调经，祛湿止带。

处方：益母盛金丹加味。

益母草10g　白术10g　赤芍10g　当归10g　干地黄10g　川芎8g　丹参10g　茺蔚子10g　香附10g　乌贼骨10g　桃仁8g　茜草10g　怀山药10g　椿皮10g

水煎服，每日1剂，共10剂。

二诊：病人服药后无不适，症状逐步得到缓解。

至十诊时，月经已过期50天，青蛙试验阳性，有时恶心，脉弦滑，舌苔少。治宜和气固胎。

处方：桑寄生10g　续断10g　白术10g　黄芩6g　砂仁6g　苏叶10g　陈皮8g

水煎服，每日1剂，共7剂，每餐间隔之中各服1次。足月顺产一女孩。

【按语】因输卵管不通而致不孕，中医典籍虽无此记载，但据其脉症，分析其属何证，当用何法，也可获效。本例有经行小腹痛，色暗且有血块，脉弦涩，属血瘀痛经无疑，素多白带，又兼湿滞，故以化瘀调经，祛湿止带为治则。用益母盛金丹加减，和血理气调经，加桃仁、茜草活血化瘀通闭，山药、椿皮、乌贼骨祛湿止带，清涤胞宫，连续10诊即已受孕，充分证明了中医可在宏观上、整体上对输卵管不通辨证论治，完全可以使不通者通，不调者调，不孕者孕。

三十一、调脾胃、固肝肾法治疗习惯性流产一例

姚某，女，35岁。

初诊：1956年3月12日。

主诉及病史：婚后12年，先后流产或早产5次，其中一次是妊娠4个月流产的，其余为

5～6 个月流产的，每于妊娠 1 个月后必漏血 10 余天，并出现血压降低，引起头晕，至 3～4 个月左腿及左腰疼痛，虽屡次积极进行保胎措施，仍不能避免流产，在第 4 次妊娠时曾服胎产金丹亦未获效。现已怀孕 2 个多月，近 20 天内有恶心、呕吐、择食，大便稍干，小便正常，精神较差，睡眠尚可。

诊查：脉左关沉弦短，右沉滑，舌正无苔。

诊断：西医为习惯性流产，中医则属滑胎，且有恶阻之象。

治法：先调脾胃，次固肝肾。待脾胃健强，续以补肝肾以固胎本，并建中气以养胎元。

处方：台党参 10g　白术 10g　茯苓 10g　炙甘草 5g　广陈皮 8g　砂仁 3g　藿香 6g　山药 9g　生姜 3 片　大枣 3 枚

此方缓服 3 剂后，恶阻已止，继服下方。

以泰山磐石丸与安胎银苎酒加减合方：

熟地 12g　白术 10g　制附子 5g　人参 9g　杜仲 9g　当归 9g　桑寄生 10g　巴戟天 9g　肉苁蓉 9g　川续断 9g　苎麻根 9g

此方每剂煎 2 次，每次煎 1 小时，共取 400ml，分 2 次温服，控制活动。

共服 4 个月，直至足月顺产一婴儿。

【按语】本例 5 次流产，已成滑胎之证，每次妊娠月余时，必漏血十余天，又兼胎漏之象，究其原因，一是脾胃较弱，胎气失养，二是肝肾不足，胎本不固。治之必调脾胃，继而强肝肾，使胎有所养而本且固，佐以苎麻根以兼顾胎漏，因而第 6 次妊娠赖以足月顺产，效果较好。

三十二、调理肝脾法治疗闭经一例

白某，女，27 岁。

初诊：1956 年 5 月 11 日。

主诉及病史：月经已二年半未潮，自觉脐下有包块，按之则痛，肌肉消瘦，近一个月头晕目眩，心慌，胸膈不舒，睡眠不佳，饭后腹胀，纳差，二便尚调。

诊查：脉搏 82 次/分，体温 37.4℃，血压 104/64mmHg，颈部右侧淋巴结肿大约 1cm×1cm，心、肺正常，肝在肋下可触及边缘，子宫大小正常，后倾位、左右穹隆无扪痛，子宫颈口有轻度糜烂，脉象两寸微，两关弦，两尺沉涩。

辨证：肝郁脾约，心肾不交发为闭经。

治法：疏肝解郁，补益脾气。

处方：茯苓 10g　炒白术 10g　当归 6g　白芍 6g　醋柴胡 4.5g　丹皮 4.5g　炒栀子 4.5g　甘草 3g　制香附 10g　夏枯草 10g　吴萸 3g　生姜 3 片

二诊：1956 年 5 月 15 日。服 4 剂后，头晕目眩略减，饮食渐增，胸膈略舒，大便正常，月事仍未至，颈部淋巴结肿大依旧，脉如前，原方加入软坚散结之品。

处方：抱木茯苓 10g　当归 6g　白芍 10g　甘草 3g　炒白术 9g　醋柴胡 4.5g　丹皮 3g　川芎 3g　炒栀子 4.5g　制香附 9g　夏枯草 9g　莪术 6g　三棱 6g　海藻 9g　牡蛎 12g

三诊：1956 年 5 月 20 日。服上方 5 剂后，饮食、睡眠较好，浑身皮肤有痒感，颈淋巴结略软，午后微短气，并见手足心热，舌脉如前。此经闭日久，络脉受阻，气血不和，仍宜调和肝脾，并主通经和络，病程日久，宜以丸剂徐图，兼服下方：

当归 6g　白芍 9g　白术 9g　桂枝 6g　泽泻 6g　川芎 6g　茯苓 9g　甘草 3g　制香附 9g　鳖甲 15g　鸡内金 9g　川楝炭 6g

另大黄䗪虫丸 6 丸，每日 1 丸，睡前服。

四诊：1956 年 5 月 25 日。服上方 5 剂后，感到腰腹胀，仅下白物，未见血丝，午后手足心热减，大便正常，饮食稍差，舌苔秽腻，舌脉如前。宜原方加减续服。

当归 16g　白芍 16g　醋柴胡 6g　白术 16g　川芎 4.5g　香附 10g　三棱 8g　莪术 8g　官桂 5g　鸡内金 15g　川楝子 6g　小茴香 5g　5 剂

另大黄䗪虫丸 6 丸，服法同前。

五诊：1956 年 5 月 30 日。服 3 剂药后有少许红液，有似月经，间日又见少许，腰痛，少腹胀痛，二便正常，脉象弦滑。此为血滞络阻，若不通经消瘀，终必经闭血枯，经有欲通之象，宜乘势续进，处方：

当归 16g　川芎 10g　白芍 10g　桂枝 9g　三棱 9g　莪术 9g　丹皮 10g　元胡 10g　五灵脂 10g　炙鳖甲 15g　乳香 3g　没药 3g　川楝子 6g　鸡内金 15g

另大黄䗪虫丸 6 丸，服法同前。

六诊：1956 年 6 月 5 日。服 5 剂后下血量虽不多，兼有粘膜及白物，小腹按之痛，脉沉小紧，“大积大聚，衰其大半而止”，遂改用调胃理气和血之剂，处方：

茯苓 15g　白术 10g　当归 10g　白芍 9g　桂枝 6g　香附 9g　橘核 10g　川楝子 9g　泽泻 9g　鸡内金 15g　官桂 6g　木香 9g　5 剂

七诊、八诊，病情缓解，阴户下气(阴吹)，时有粘膜脱出，小腹及腰仍有胀痛，脉弦滑。改用疏肝理脾，疏利积气。

处方：柴胡 4.5g　香附 9g　当归 10g　川芎 10g　川楝子 10g　五灵脂 9g　三棱 9g　莪术 9g　鸡内金 9g　10 剂

另茴香橘核丸，每日 2 次，每次 6g。

九诊：月经来潮，量不多，有小血块，色紫黑，共行 4 天，腰已不痛，饮食、二便正常，脉弦滑。病人至此月事已通，气血初顺，仍以原法调理。

又过 3 个月，体力精神逐渐恢复，以后妊娠。

【按语】月经闭止而见肌肉消瘦，头晕目眩，气短心慌，手足心热，饮食较差，欲作风眩之候，人见之莫不以为虚，但颈部淋巴结核，为气郁之象，少腹包块能移，血瘕之征，根据《内经》：“二阳之病发心脾”，先调肝脾，使其饮食渐增，头晕目眩渐减，而后通经化瘀，以法攻之。若只知其为虚，而补气补血，不知其月事久停，络脉受阻，气血不和，瘀结已成，而忽视通经化瘀，则虚者愈虚，闭者愈闭，瘀者愈瘀，而为血枯经闭。故用三攻之法，而月经即有欲通之机，虽不补而补已寓其中，气以通为补，血以和为补。三攻之后，即用调理脾胃之法，疏肝理气和血之剂，虽不用攻，而攻已尽其中，正所谓“大积大聚，其可犯也，衰其大半而止”。

三十三、调和营卫、祛风活络法治疗经期抽搐一例

何某，女，21 岁。

初诊：1985 年 12 月 3 日。

主诉及病史：3 年前因寒夜起床大便，感受冷气昏倒，此后每次月经来潮时，发生麻木抽搐，经后始平。

诊查：月经期间腹痛，经量多有紫血块，舌质正无苔，脉弦虚，化验显示：血中磷、钙偏低。

辨证：本体血虚，风冷之气，乘虚而入，邪气附着，营卫失和，以致经期抽搐。

治法：调和营卫，祛风活络。

处方：当归 6g　桂枝 6g　吴茱萸 3g　细辛 2g　黄芪 10g　白芍 10g　防风 6g　川芎 6g　桑寄生 12g　生姜 3 片　大枣 3 枚　7 剂

二诊：至下月行经即无抽搐，但感觉麻木未除，仍用前法，经净后，即停汤剂。早晚各服 1 丸十全大补丸。

三诊：再至下月经期，麻木亦微，唯腹部仍有不适感，已不似从前疼痛，经期仍服汤剂，经后，早服十全大补丸 6g，晚服虎骨木瓜丸 6g。

半年后，诸症悉平，经期也恢复正常，血磷、钙指标正常。

【按语】此例病人经某医院检查，血磷、血钙偏低，服中药后，不仅症状缓解，血磷、钙指标亦趋正常，说明气血条达，有利于微量元素的正常代谢。根据病人的病情及生理特点，汤丸并进，或不同功用的丸剂不同时间服用，而达到治病的效果，充分显示了中医辨证的灵活性和因人制宜的特色。

三十四、补中气、固冲任、益阴止血法治疗经行如崩一例

汪某，女，50 岁。

初诊：1990 年 9 月 29 日。

主诉及病史：3 周前月经来潮，至今 20 多天未停，开始量少，1～2 天后突然血量增多，并有血块，近日来少腹疼痛，腰痛，曾服中药数剂及注射止血针，仍不止，现在血块略少，头目眩晕，食欲尚佳，二便正常，自觉手心发热，有时微汗，精神不佳，感到乏力。

诊查：精神倦怠，面黄不泽，脉五部沉弱，右关独洪大，舌质淡，无苔。

辨证：中气不足，冲任不固，流血过多而致气血两亏。

治法：甘温固涩，以圣愈汤加味，补中气，固冲任，益阴止血，庶免血亡气脱之虞。

处方：当归 6g　川芎 3g　白芍 6g　熟地 12g　红参 10g　黄芪 25g　阿胶 6g　炒续断 6g　地榆炭 6g　莲房炭 12g

二诊：上方 2 剂浓煎，频频服之，并不可拘时。服药后经血减少，腹痛稍轻，手心发热亦减，仍觉腰痛，站立及行走时仍觉眩晕，食欲及二便尚佳，睡眠不佳，脉沉弱，右关略缓，舌质淡无苔。仍宜益气养血，兼固冲任。

处方：红参 10g　黄芪 15g　白术 6g　当归 6g　茯神 6g　枣仁 6g　炒远志 3g　龙眼肉 6g　醋香附 2g　熟地 12g　炙甘草 3g　杜仲 6g　炒续断 6g　鹿角霜 12g　荆芥炭 2g

三诊：上方 3 剂后流血已大减，手心已不热，小腹尚有微痛，腰髋酸，欲寐、食欲、睡眠、二便均正常，脉右弱而缓，左三部沉弱，舌质淡无苔。仍用调气血、固冲任之法。

处方：红参 10g　黄芪 15g　当归 6g　熟地 10g　白术 6g　茯神 6g　枣仁 10g　龙眼肉 6g　炒杜仲 6g　鹿角胶 6g　阿胶 6g　破故纸 6g　炮姜炭 1.5g　木香 1g

四诊：上药 3 剂后流血已止，小腹已不痛，尚有头眩，耳鸣腰酸，因二夜未睡好，身疲酸软，筋惕，脉寸尺弱，两关弦虚，舌质正常，无苔。此为气血两伤，八脉空虚。治宜补气血，滋八脉。

处方：红参 10g　当归 6g　熟地 12g　鹿角胶 6g　阿胶 6g　龟板 15g　山药 10g　山

萸肉 15g　茯神 6g　枣仁 10g　龙眼肉 6g　炒杜仲 10g　炒续断 6g　枸杞子 6g

上方 7 剂,水煎服。另以黄芪 10g、当归 15g 布包,与仔鸡 1 只同炖,炖烂后去药食之,以后以十全大补丸及人参归脾丸调理而愈。

【按语】《内经》曰:“女子七七任脉虚,太冲脉衰少,天癸竭,地道不通……”。今患者年及 50 岁而月经反多,类似崩症,乃由过劳伤中,气不摄血所致。其右关脉独洪大,即是中气空虚,真虚假实之象,所以始终治以补气血,固冲任之法,而收痊愈之功。全部治法,前方以补中气为主,后方以补肝肾为要,这是先后缓急之措施,其要点在于辨之明,处之当。

三十五、补血调血、健脾益气法治疗盆腔结核后遗症一例

徐某,女,40 岁。

初诊:1989 年 3 月 11 日。

主诉及病史:1985 年曾患盆腔结核,以后出现月经不调,月经每次错后,经量尚可,白带不多,几年来睡眠不佳,晨起疲乏,手指有时麻木。

诊查:舌尖红,舌苔薄白,脉沉细。

辨证:气血不足。

治法:补血调血,健脾益气。

处方:益母胜金汤加减。

生熟地各 10g　当归 10g　白术 10g　川芎 8g　香附 10g　益母草 10g　茯苓 15g　官桂 5g　百部 10g　合欢花 15g　木瓜 10g　川牛膝 10g　生苡仁 15g　黄芪 10g　7 剂

二诊:1989 年 3 月 28 日。病人服 14 剂后,睡眠好转,手指麻木感减轻,面部有一处红疹。“慢性阑尾炎”发作,阑尾压痛点疼痛,舌苔薄白,脉沉细。

生熟地各 10g　当归 10g　川芎 10g　香附 10g　益母草 10g　茯苓 10g　赤芍 10g　生苡仁 15g　木瓜 10g　合欢花 10g　忍冬藤 10g　官桂 5g　红藤 10g　黄芪 10g　7 剂

服药 7 剂后,病人阑尾疼消失,面部红疹消退。上方去忍冬藤、红藤,炼蜜为丸,每丸重 10g,每日 2 次,每次 1 丸。

【按语】本例患者为结核后引起的月经不调,从症状看为月经错后,并无疼痛之感,可知为血分不足,故以养血补血为法,兼以健脾益气。四物汤补血调血,当归补血汤则为补气生血,用官桂一药,取其补气温阳,温通经脉、血脉。由于血不足则无以养心,加之肝血不足,肝阳亢,阴不制阳,均可扰乱心神,心失所养而致睡眠不佳,故应养血安神,疏泄肝气,取较为平和之合欢花、香附等药。百部可润肺使气血布达全身,它又可抗结核。炼蜜为丸,取其药性平稳,缓缓见功。

三十六、补土伏火法治疗白塞综合征一例

于某,女,50 岁。

初诊:1984 年 8 月 15 日。

主诉及病史:口腔溃疡长达 19 年之久,疲倦乏力,纳少,长期胃痛,大便干燥,腰腿疼,四肢关节酸痛,视物模糊,呈闪光感,反复住院诊治,确诊为:白塞综合征,继发性贫血,中度萎缩性胃炎,关节炎,眼虹膜睫状体炎。

诊查：面色㿠白无华，精神委靡，疲惫不堪，形体消瘦，血象：血红蛋白 70g/L，血小板 60×10^9/L，血沉 110mm/h，腰部 X 线片显示“骨质增生”，胃镜及活检报告“中度萎缩性胃炎”，舌质淡，舌苔薄白，脉沉细滑无力。

辨证：阴虚相火不藏引起的狐惑。

治法：补土伏火。

处方：加味三才封髓汤。

太子参 10g　生地黄 15g　天冬 10g　砂仁 6g　盐黄柏 10g　炙甘草 3g　肥知母 10g　去皮桂枝 6g　赤芍 10g　红枣 5 枚

共服上方 60 剂，口腔及前后二阴溃疡已愈合，并发症基本消失，精神大振，至今未再发作。

【按语】三才封髓丹，见于《卫生宝鉴》，主治妄梦遗精或虚火不眠等症，高老用之治疗顽固性口腔溃疡，效果比较满意，此为补土伏火法。在此方的基础加味，名之曰：“加味三才封髓汤”，治疗白塞综合征，即中医的“狐惑”病，屡屡获效。张仲景称：“蚀于上部曰惑则声喝，甘草泻心汤主之，蚀于下部曰狐，苦参汤主之，蚀于肛者，雄黄熏之。”临床用之间或有效，但对白塞综合征则多不应，根据白塞综合征病机：阴虚火旺，相火不藏，三才封髓丹加减，效若桴鼓，本例不仅治好了“狐惑病”，对其他并发症，如贫血、萎缩性胃炎、关节炎、虹膜睫状体炎均收到良好的效果。

三十七、益气固表、调和阴阳法治疗阳痿一例

姚某，男，47 岁。

初诊：1987 年 12 月 16 日。

主诉及病史：病人近日来发现阳痿，并自觉盗汗，烦躁，口干，自觉疲倦，饮食一般，二便自调，腰酸疼。

诊查：精神倦怠，面色欠红润无光泽，紧张状态，手足心出汗，舌苔薄白，舌质淡红欠润，脉沉细。

辨证：表气不固，阴阳不调。

治法：益气固表，调和阴阳。

处方：以玉屏风散、甘麦大枣汤、桂枝汤加减。

炙黄芪 10g　白术 10g　防风 8g　炙甘草 5g　浮小麦 10g　大枣 5 枚　桂枝 6g　白芍 12g　龙骨 10g　牡蛎 10g　6 剂

二诊：12 月 23 日。病人服药后阳痿现象明显好转，其他症状均减轻，舌脉如前。在上方基础上加炮姜 6g，再进 6 剂。

三诊：12 月 30 日。病人阳痿现象已消失，病人也不感到烦躁，盗汗及手足心出汗症状得到控制，有时感到疲乏，舌脉如前。上方将炙黄芪增至 15g，进 6 剂，以资巩固。

【按语】此病人主要表现为阳痿，一般常用补肾阴及肾阳之法，高老根据“胖人多气虚”的原则，结合病人的临床症状，从整体观出发，此为表虚而卫气不固，腠理疏稀，卫气外泄，营阴不得内守，而致营卫不和，使阴阳失调，出现自汗及手足心汗出，烦躁乃营阴不足，心失所养，神不守舍。阳痿则是阴阳不调，心肾不交，水火不既所为。治法则用和中缓急的甘麦大枣汤、调和营卫的桂枝汤、酸甘化阴的芍药甘草汤加减主之。复诊时，加入炮姜一味，取其温通之意，温阳才可化气，使气机通畅、条达，《伤寒论》曰：“阴阳自和者，病自愈”。阳痿的原因很多，一味滥用

滋补不一定收到应有的效果，不应拘于一方一药，而是“谨守病机，各司其职”，随证治之。

（以上均由吴登山整理）

【编者评注】高辉远先生出身世医之家，自幼克绍箕裘，熟读岐黄医典。及长，追随著名中医大师蒲辅周老先生凡十七年，得蒲老口传心授，医技精进。从医50余年，内妇儿科疾病，皆所擅长，在中央保健局工作中，深体老年病的多样性、复杂性，总结出老年人多脏同病的情况下，应首先重视胃气和肾气，而且用药宜严谨、精当而轻灵。如他将冠心病分为八型而设有八法，然其病机均属本虚标实。他对中医治疗八法赋予了新的含义：“汗而毋伤，下而毋损，温而毋燥，寒而毋凝，消而毋伐，补而毋滞，吐而毋缓，和而毋泛。”这是他临床经验的心得之处。本集所选37则验案包括内、妇、儿诸科多种疾患，其辨治之法，每多高明之处，后学者认真研习，必有启迪之处。

葛书翰医案

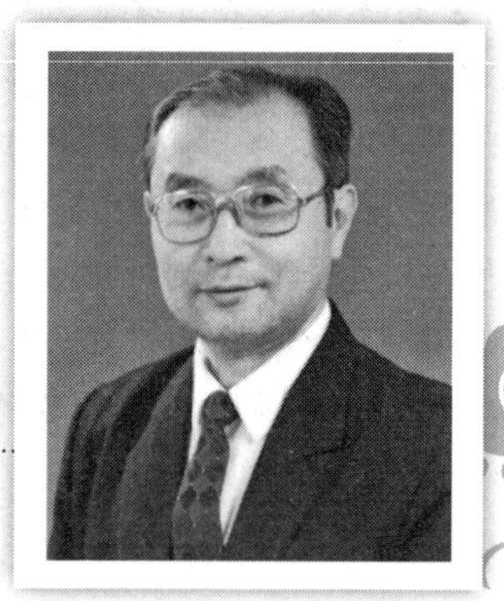

【生平传略】

葛书翰，1936年生，山东蓬莱人。主任医师。1961年毕业于中国医科大学，1970年于辽宁中医学院西学中一年。现任解放军第463医院针灸科主任。曾兼任中国针灸学会常务理事、全军针灸专业委员会副主任、空军针灸中心主任等职。

从事针灸临床40年，临床经验丰富。采用中西医结合的针刺方法，针法独特，疗效显著。擅治三叉神经痛、头痛、胃下垂、慢性前列腺炎、面瘫、顽固性呃逆、痛经、小儿厌食症、半身不遂等病。有6项针灸科研获军队科技进步奖，其中“针刺治疗三叉神经痛的临床研究”获军队科技成果一等奖。在国内外发表针灸学术论文68篇。出版《新编快速针灸疗法》、《实用针灸手册》、《中西医结合临床针灸学》等5部针灸专著。自1992年享受国务院颁发的政府特殊津贴，1997年被国家与总后勤部定为“第二批继承名老中医经验”指导老师。其名字已被收入《军中名医》、《中国当代中医名人志》等书中，临床经验被集入《中国当代针灸名家医案》、《名医针灸精华》等书中。

一、中西医结合针法治愈三叉神经痛一例

陈某，女，55岁，工程师。

初诊：1997年5月12日。

主诉：左面部阵发性剧痛3年余，近两个月加重。

病史：于1993年8月左侧面颊与口角处出现阵阵剧痛，如刀割电击样，疼痛难忍，一天发作30余次，每次疼痛持续几秒至几十秒钟。发作时不敢吃饭，不敢洗脸。到医院口腔科检查，未发现病变；到神经科检查，也未见异常，头颅CT检查也无异常。给予口服“卡马西平”，每日服6片可止痛，但出现头晕、走路不稳等症状，因而停服西药来我院针灸治疗。

诊查：表情痛苦，面部无运动障碍，舌质淡红，苔薄白，脉弦数。

诊断：三叉神经痛（左Ⅱ、Ⅲ支）。

治法：疏风散寒，通络止痛。

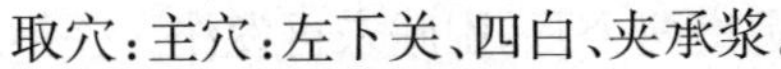

取穴：主穴：左下关、四白、夹承浆。

配穴：合谷、翳风。

针法：下关穴选用26号2寸毫针，向对侧下关穴刺入1.5寸左右，面颊或下颌有触电样针感时，留针30分钟。四白穴用1.5寸毫针，以45°角向前上方刺入0.5寸左右，有触电样针感时，留针30分钟。夹承浆用26号1寸毫针，以30°角向前下方刺入0.5寸左右，出现麻胀样针感时，留针30分钟。配穴均选用1.5寸毫针刺入0.5寸左右，取得针感后留针30分钟。每日针1次，10次为一疗程。

治疗经过：针第9次时，剧痛明显减轻，仅有时小痛。针第20次时，疼痛基本消失，偶有跳痛。针第26次时，疼痛完全消失。随访一年，疼痛未复发。

【按语】三叉神经痛的传统治法多为循经取穴或(和)近端与远端取穴相结合。1973年以前，我们采用上述针法治疗31例三叉神经痛，平均治疗40次，结果：显效1例，好转10例，无效20例。后来采用中西医结合的针法，即通过经络上的穴位刺激受累的三叉神经分支的方法来治疗三叉神经痛，收到了明显的疗效。1973—1999年共治疗2656例，有效率为98.1%，近期治愈率为55.7%。

本病例所选穴位，从针灸学角度看，下关为胃经与胆经之交会穴，四白属胃经，针刺可疏通胃经与胆经之经络气血。经外奇穴夹承浆为治疗三叉神经痛之效穴。配以翳风、合谷，以疏风散邪，通络止痛。从解剖学角度看，通过下关穴可以刺激到受累的三叉神经下颌支；通过四白穴可以刺激到由眶下孔出来的上颌神经支的分支眶下神经；通过夹承浆可以刺激到由颏孔出来的下颌神经支的分支颏神经。通过穴位刺激到受累的神经分支，患侧面部可出现触电样针感。《灵枢·九针十二原》曰："刺之要，气至而有效"。此针法可很快使"气至病所"，因而取得了较好的疗效。

二、针刺治愈发作性睡病一例

白某，女，36岁，教师。

初诊：1996年9月25日。

主诉：半年来下午出现困睡。

病史：半年前，下午备课时经常出现难以克制的睡意，十余分钟自己醒来，醒后感到头脑清晰。近两个月在备课或开会时，几乎天天出现睡眠发作，每日发作1～2次，每次8～10分钟。有时吃午饭时睡眠发作，手中饭碗失落。在生气或大笑时常常站不稳，有时倒地。到市医院神经科做过头颅CT检查与脑电检查，未见异常。诊断为"发作性睡病"。给予口服"苯丙胺"治疗两个月，未见明显疗效，遂来我院针灸治疗。

诊查：神志清楚，言语流利，内科与神经系统检查未见异常。舌质红，苔薄，脉弦细。

诊断：发作性睡病。

治法：宣发心阳，醒脑开窍。

取穴：内关(双)、神门(双)、百会、大椎。

针法：内关、神门采用常规针法，得气后留针30分钟。百会穴沿皮向前平刺至前顶后，快速捻转1分钟，留针30分钟。大椎穴正坐低头取穴，用26号1.5～2寸毫针，向前上方斜刺1～1.5寸，得气后留针30分钟。每日1次，10次为一疗程。

治疗经过：治疗8次后，每日发作1次，3～5分钟就能醒来。治疗20次后，虽下午有睡

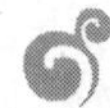

意，但已能克制住。治疗30次后，未再出现睡眠发作。观察两个月，困睡未再发作。一年后随访，备课与开会时未再出现困睡。

【按语】《素问·六节脏象论》云："心者，生之本，神之变也"。《灵枢经·邪客》云："心者，五脏六腑之大主，精神之所舍也"。均说明心是人体生命活动的主宰，在脏腑中居首要地位。只有心阳宣发，气血通达，机体才能时而动，时而卧，反之则身困体倦，嗜卧多寐。

本病例所选心包经之内关，心经之神门，均具有宁心安神、宣发心阳之作用。百会为督脉穴，位于巅顶，有升清阳、醒脑开窍之功效。大椎位于督脉，为诸阳之会，与百会相配，能激发督脉的经气，调整和振奋全身的阳气。诸穴相配，可使心阳宣发，气血通达，醒脑开窍。用以治疗发作性睡病，多获良效。

三、针刺扶突穴治疗顽固性呃逆收效显著一例

李某，男，54岁，干部。

初诊：1999年10月11日。

主诉：连续打嗝5天5夜。

病史：两周前出现右侧上、下肢麻木无力，到市医院做头颅CT检查，诊断为"脑梗死"，收住院治疗。住院第8天出现打嗝，初期仅白天打嗝，自己吃点水果或吃几口面包就不再打嗝。近5天打嗝加重，白天夜间连连打嗝不止，几秒钟一次，有时几分钟一次，影响吃饭与睡眠休息，很是痛苦。口服镇静药物，静点奴弗卡因治疗3天，未见明显疗效，故来我院针灸治疗。

诊查：神清语明，体硕肥盛，血压180/96mmHg，右上肢能上举，但无力，肌力Ⅲ级。右下肢活动自如，扶拐可行走，肌力Ⅳ级。胸透检查：膈肌有逆蠕动现象。舌偏右，舌质红，苔薄，脉弦。

诊断：顽固性呃逆。

治法：调气平胃，降逆止呃。

取穴：扶突(双)、内关(双)、足三里(双)。

针法：扶突穴选用28号1.5寸毫针，常规消毒后，针体与颈椎垂直方向刺入1寸左右，出现触电样针感时，留针30分钟(注意：针扶突穴针尖勿向下，以防出现外伤性气胸)。内关、足三里采用常规针法，取得针感后，留针30分钟。每日治疗1～2次。

治疗经过：治疗2次后，呃逆次数明显减少，由每分钟发作十余次减为一二次。治疗5次后，呃逆基本停止发作，十余分钟偶发一二次。治疗8次后，呃逆未再发作。观察2周未见复发。

【按语】顽固性呃逆属中医"哕症"，认为是由于胃膈之气失宣，胃气上逆所致。西医认为呃逆主要是由于膈神经受刺激而引起。

本病例所选的穴位，从针灸学角度看，扶突穴属手阳明大肠经，刺之可通经活络，降逆调气。内关属心包经，足三里属胃经，刺之可平胃降逆，宁心安神。从解剖学角度看，扶突穴的深部有第3、4、5颈神经的前支通过，而第3、4、5颈神经的前支共同构成了膈神经的运动和感觉纤维。针刺扶突穴能够抑制膈神经的过度兴奋，从根本上解除膈肌痉挛，达到了降逆解痉的目的，因而收效显著。在脑血管疾病后遗症中伴有顽固性呃逆者，临床并不少见，而以针刺扶突穴为主来治疗呃逆者，则不多见。笔者以此法共治疗96例此病，有效率为95.6%，治愈率为80.1%。

四、芒针治愈胃下垂一例

韩某,女,24岁,护士。

初诊:1995年5月8日。

主诉:饭后腹胀、下坠感一年余。

病史:自一年前开始,饭后出现腹胀、下坠感,不敢多吃,每顿饭仅能吃50g主食,周身无力,经常嗳气,服20余剂中药后症状较前减轻。近两个月腹胀加重,做上消化道钡餐透视检查:胃下界在两髂嵴连线下8cm。再次服中药治疗一个月,症状未见减轻,于是来针灸治疗。

诊查:身高160cm,体重40公斤,形体消瘦,面色淡黄,苔稍腻,脉沉缓。

诊断:胃下垂(Ⅱ度)。

治法:升阳益气,健脾和胃。

取穴:巨阙透左肓俞,足三里(双)。

针法:选用26号7寸长之芒针,常规消毒后,在巨阙穴进针,皮下横刺至左侧肓俞穴处。然后手持针柄与皮肤呈45°角慢慢上提,第1次提针20分钟,出针后卧床休息10分钟。自第2次以后,每次提针10分钟,卧床休息10分钟。隔日治疗1次,10次为一疗程。

治疗经过:治疗10次后,饭后腹胀明显减轻,饭量较前增加。治疗20次后,饭后腹胀、下坠感基本消失,每日能吃400g主食,体重较前增加2.5公斤。钡餐透视复查:胃下界在两髂嵴连线下3cm。完全治愈。

【按语】胃下垂是指在上消化道钡餐透视检查中,发现胃的位置低于正常,同时临床上有明显的消化系统症状。中医认为,该病的发生是因脾胃虚弱、中气下陷所致。

本病例选用的穴位,巨阙属任脉,肓俞属肾经,用芒针自巨阙皮下刺至左肓俞的通路,正好相当于脾经的支脉从胃直上入膈的通路。通过针刺并用升提手法,可达到通经活络、补脾健胃、升补中气的目的。据笔者治疗的315例疗效分析,轻度胃下垂的治愈率为79.8%,而重度胃下垂的治愈率仅为12.1%。说明胃下垂的病情愈轻,针刺疗效愈好。

五、深刺白环俞治愈慢性前列腺炎一例

王某,男,29岁,干部。

初诊:1995年6月5日。

主诉:腰骶酸痛,小腹胀坠,尿后滴沥半年余。

病史:半年前在救火中着凉以后,出现腰骶部酸痛,小腹与会阴部胀坠,排尿后有尿不尽样感觉,经常在尿后有滴沥现象。同时全身乏力,经常失眠,婚后3年多未育。曾到中医院服用两个多月中药,未见明显疗效。又到医院泌尿科检查,诊断为"慢性前列腺炎",给予"前列康"片口服,每次4片,日服3次。治疗3个多月,症状仍无明显减轻,故来我院针灸治疗。

诊查:舌质淡,苔薄白,脉沉弦。前列腺指诊检查:腺体稍大,有轻度触痛。前列腺液常规化验:白细胞每高倍视野20个,卵磷脂小体50%。

诊断:慢性前列腺炎。

治法:益肾培元,疏利气机。

取穴:主穴:白环俞(双)。配穴:肾俞(双)、三阴交(双)。

针法：白环俞选用26号5寸毫针，常规消毒后刺入4寸左右，当会阴部出现麻胀样针感时，留针30分钟。肾俞用1.5寸毫针向脊椎方向斜刺1寸左右，出现针感时留针30分钟。三阴交用1.5寸毫针直刺1寸左右，出现针感后提插捻转1分钟，然后出针不留针。

治疗经过：治疗10次后，小腹胀坠感减轻。治疗20次后，已无全身乏力感，腰骶酸痛与尿不尽感觉也好转。治疗30次后，自觉症状基本消失，仅会阴部时有不适感。前列腺液常规化验：白细胞4～5个/HP，卵磷脂小体75%。一年后来医院复查，无任何自觉症状，前列腺液常规化验：白细胞1～3个/HP，卵磷脂小体90%以上。其爱人已怀孕。

【按语】慢性前列腺炎有细菌性和无菌性之分，细菌性慢性前列腺炎用抗菌药物治疗有一定的疗效，而无菌性慢性前列腺炎用抗菌药物治疗则难以收效。针灸治疗慢性无菌性前列腺炎有较好的疗效。慢性前列腺炎属中医的"精浊"或"淋证"范畴，主要由命门火衰，不能蒸化水湿，水湿流注下焦所致。

本病例以膀胱经之白环俞为主穴，刺之以通经活络、清利下焦湿热。配以膀胱经肾俞与脾经三阴交，以清利湿热，补益脾肾。从解剖学角度看，深刺白环俞可以刺激到深部支配前列腺的盆丛神经，增强神经的调节功能，促使局部的血运加快，从而促进了炎症的吸收，因而取得了较好的疗效。

六、针刺治疗近视眼一例

赵某，女，12岁，学生。

初诊：1993年5月10日。

主诉：视力下降3个月。

病史：近3个月来发现视力不如从前，在第5排座位上原先能看清黑板上的字，现已看不清楚，被调到第2排座位上方能看清黑板上的字。到医院眼科检查，诊断为"近视眼"。建议配镜治疗，因暂不愿配镜而来针灸。

诊查：视力：左0.7，右0.8。双眼眼底正常。屈光度数：左－1.0D，右－0.5D。

诊断：单纯性近视。

治法：益气养血，通络明目。

取穴：承泣、翳明

针法：承泣选用30号1.5寸毫针，常规消毒后，以30°角向睛明方向斜刺1寸左右，当眼区周围有酸胀感或流泪时，留针20分钟。翳明穴直刺0.5寸左右，取得针感后留针20分钟。每日针1次，10次为一疗程。

治疗经过：针刺治疗1个疗程后，视力：左0.8^{-2}，右1.0^{-1}。治疗2个疗程后，视力：左0.9^{-1}，右1.0。治疗3个疗程后，视力：左1.0，右1.2^{-2}。1年后随访，视力：左0.8，右1.0^{-2}。

【按语】近视眼为眼球屈光不正的一种疾病。承泣为胃经穴，睛明为膀胱经与胃经之交会穴，承泣透睛明可同时激发胃经与膀胱经之经气，以疏通经脉，充实气血，使视力增进。据笔者治疗的1520例近视眼疗效观察，治疗前的视力在0.7～0.9者，治愈率为63.7%；而治疗前的视力在0.1～0.3者，治愈率仅为5.3%。针刺治疗近视眼的近期疗效较好，远期疗效较差，经2年随访观察，视力较治疗结束时减退者占54.8%。因此，针后应嘱患者注意用眼卫生并坚持做眼睛保健操，以巩固治疗效果。

【编者评注】针刺疗法常收立竿见影之效，加之简便而廉，因而颇受青睐。近年中医走向世界，每以针灸为先驱。葛书翰教授毕业于西医大学，西医学功底自不必言，自学习中医之后转以中医针灸为业，实属难得。40年针灸临床医人无数，科学研究，成就卓著。本集所收病案均系其科研项目中之典型，因此具有很强的说服力，更能从中西医结合的角度进行分析，便于读者理解和效法。

病名病证索引

A

B

C

D

E

F

G

H

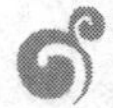

J

K

L

M

N

O

P

Q

R

S

T

W

X

Y

Z

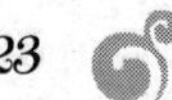

丛书总病名病证索引

C

D

E

F

G

H

J

 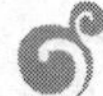

K

L

M

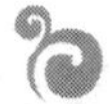

N

O

P

 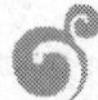

Q

R

S

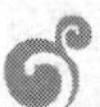

T

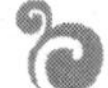

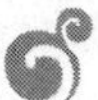

W

X

Y

Z

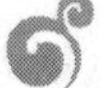